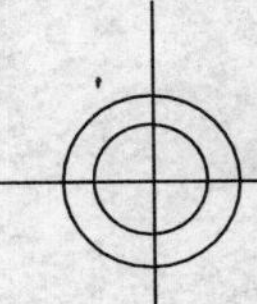

新世纪全国中医药高职高专规划教材

中西医结合外科学

（供中西医结合专业用）

主　编　陈海龙（大连医科大学）

　　　　黄明祥（贵阳中医学院）

副主编　何清湖（湖南中医药大学）

　　　　辛　明（北京中医药大学）

　　　　谭　工（重庆万县中医药学校）

　　　　李全兴（四川中医药高等专科学校）

中国中医药出版社

·北　京·

图书在版编目（CIP）数据

中西医结合外科学/陈海龙等主编．—北京：中国中医药出版社，2006.6

新世纪全国中医药高职高专规划教材

ISBN 7-80231-024-5

Ⅰ.中...　Ⅱ.陈...　Ⅲ.中西医结合—外科学—高等学校：技术学校—教材　Ⅳ.R6

中国版本图书馆 CIP 数据核字（2006）第 061237 号

中国中医药出版社出版

北京市朝阳区北三环东路 28 号易亨大厦 16 层

邮政编码：100013

传真：64405750

三河市宏达印刷有限公司

各地新华书店经销

*

开本　787×1092　1/16　印张 55.75　字数 1030 千字

2006 年 6 月第 1 版　　2006 年 6 月第 1 次印刷

书　号　ISBN 7-80231-024-5　册数 5000

*

定价：67.00 元

网址　www.cptcm.com

社长热线　010 64405720

读者服务部电话：010 64065415　010 84042153

书店网址：csln.net/qksd/

全国高等中医药教材建设
专家指导委员会

前 言

随着我国经济和社会的迅速发展，人民生活水平的普遍提高，对中医药的需求也不断增长，社会需要更多的实用技术型中医药人才。因此，适应社会需求的中医药高职高专教育在全国蓬勃开展，并呈不断扩大之势，专业的划分也越来越细。但到目前为止，还没有一套真正适应中医药高职高专教育的系列教材。因此，全国各开展中医药高职高专教育的院校对组织编写中医药高职高专规划教材的呼声愈来愈强烈。规划教材是推动中医药高职高专教育发展的重要因素和保证教学质量的基础已成为大家的共识。

“新世纪全国中医药高职高专规划教材”正是在上述背景下，依据国务院《关于大力推进职业教育改革与发展的决定》要求：“积极推进课程和教材改革，开发和编写反映新知识、新技术、新工艺和新方法，具有职业教育特色的课程和教材”，在国家中医药管理局的规划指导下，采用了“政府指导、学会主办、院校联办、出版社协办”的运作机制，由全国中医药高等教育学会组织、全国开展中医药高职高专教育的院校联合编写、中国中医药出版社出版的中医药高职高专系列第一套国家级规划教材。

本系列教材立足改革，更新观念，以教育部《全国高职高专指导性专业目录》以及目前全国中医药高职高专教育的实际情况为依据，注重体现中医药高职高专教育的特色。

在对全国开展中医药高职高专教育的院校进行大量细致的调研工作的基础上，国家中医药管理局科教司委托全国高等中医药教材建设研究会于2004年6月在北京召开了“全国中医药高职高专教育与教材建设研讨会”，该会议确定了“新世纪全国中医药高职高专规划教材”所涉及的中医、西医两个基础以及10个专业共计100门课程的教材目录。会后全国各有关院校积极踊跃地参与了主编、副主编、编委申报、推荐工作。最后由国家中医药管理局组织全国高等中医药教材建设专家指导委员会确定了10个专业共90门课程教材的主编。并在教材的组织编写过程中引入了竞争机制，实行主编负责制，以保证教材的质量。

本系列教材编写实施“精品战略”，从教材规划到教材编写、专家审稿、编辑加工、出版，都有计划、有步骤地实施，层层把关，步步强化，使“精品意识”、“质量意识”始终贯穿全过程。每种教材的教学大纲、编写大纲、样稿、全稿都经专家指导委员会审定，都经历了编写启动会、审稿会、定稿会的反复论证，不断完善，重点提高内在质量。并根据中医药高职高专教育的特点，在理论与实践、继承与创新等方面进行了重点论证；在写作方法上，大胆创新，使教材内容更为科学化、合理化，更便于实际教学，注重学生实际工作能力的培养，充分体现职业教育的特色，为学生知识、能力、素质协调发展创造条件。

在出版方面，出版社严格树立“精品意识”、“质量意识”，从编辑加工、版面设计、装帧等各个环节都精心组织、严格把关，力争出版高水平的精品教材，使中医药高职高专教材的出版质量上一个新台阶。

在“新世纪全国中医药高职高专规划教材”的组织编写工作中，始终得到了国家中医药管理局的具体精心指导，并得到全国各开展中医药高职高专教育院校的大力支持，各门教材主编、副主编以及所有参编人员均为保证教材的质量付出了辛勤的努力，在此一并表示诚挚的谢意！同时，我们要对全国高等中医药教材建设专家指导委员会的所有专家对本套教材的关心和指导表示衷心的感谢！

由于“新世纪全国中医药高职高专规划教材”是我国第一套针对中医药高职高专教育的系统全面的规划教材，涉及面较广，是一项全新的、复杂的系统工程，有相当一部分课程是创新和探索，因此难免有不足甚至错漏之处，敬请各教学单位、各位教学人员在使用中发现问题，及时提出宝贵意见，以便重印或再版时予以修改，使教材质量不断提高，并真正地促进我国中医药高职高专教育的持续发展。

全国中医药高等教育学会
全国高等中医药教材建设研究会
2006年4月

新世纪全国中医药高职高专规划教材

《中西医结合外科学》编委会

主　编　陈海龙（大连医科大学）
黄明祥（贵阳中医学院）

副主编　何清湖（湖南中医药大学）
辛　明（北京中医药大学）
谭　工（重庆万县中医药学校）
李全兴（四川中医药高等专科学校）

编　委　（以姓氏笔画为序）
万献尧（大连医科大学）
王　波（贵阳中医学院）
成秀梅（河北医科大学）
刘洪波（南阳张仲景国医学院）
李大勇（辽宁中医药大学）
李正胜（贵阳中医学院）
李全兴（四川中医药高等专科学校）
杨文涛（广西中医学院）
辛　明（北京中医药大学）
何清湖（湖南中医药大学）
陈海龙（大连医科大学）
宓　燕（北京中医药大学）
黄明祥（贵阳中医学院）
谭　工（重庆万县中医药学校）

编写说明

《中西医结合外科学》是中西医结合专业的临床课，是以中医外科学、西医外科学为基础，结合各自的优势而逐渐形成、发展起来的，是阐述中西医外科基本理论和技能的一门学科。本教材是“新世纪全国中医药高职高专规划教材”之一。

本书是以实用为原则，遵循近年来国家对中西医结合执业医师的外科学考试大纲要求，在突出中西医结合的基础上，删繁就简，重点突出，既保证了学科体系的完整性，也注意吸收了中西医结合外科学的新成果，使教材内容更具有科学性、先进性、启发性和实用性，为学生的进一步学习和实践打下必备的基础，为学生知识、能力和素质协调发展创造条件。

本书按照中西医结合执业医师的外科学考试大纲要求，立足临床工作实际需要，以西医病名为纲，融会中西医内容，注重临床思维的训练和临床技能的培养，重点介绍外科常见病和多发病，突出中西医结合诊治规律，使学生将来能运用中西医结合的方法诊断、治疗和预防疾病，培养面向基层、面向社区、面向农村的中西医结合高等医学人才。

本书包括了外科学总论和各系统外科疾病的内容，有些内容，适当作了扩展，还增添了部分章节，如男性节育与不育、皮肤病、性传播疾病等，是遵循高等中医药院校教材建设的一般原则，也兼顾基层医疗工作所必需而编入。对某些需用形象表达的内容，适当增加了插图。

参加编撰的老师都长期工作在教学与临床第一线，全体参编人员不辞劳苦，精心构思，认真写作，分工合作，它凝结了集体的智慧和力量。本书组稿、初审由黄明祥与陈海龙教授共同负责。英文标注及最后统稿由陈海龙负责。本书全部插图由大连医科大学彭奇、丛林老师绘制。中西医结合教育是一项探索性事业，编写一本适合不同教育模式，既适合课堂教学，又便于自学，强调培养学生动手能力的教材并非易事。作者们多次交流、讨论，尽其努力，几易其稿，并参考了部分专家、学者的教材和论著，在此深表谢忱。

由于时间紧、任务重，加之水平有限，本书难免有不足或错漏之处，敬祈专家及师生们提出宝贵意见，以便日后修订、补充，使教材质量不断提高。

《中西医结合外科学》编委会

2006 年 6 月

目 录

第一章 绪论

在我国医学领域，有西医外科学、中医外科学及中西医结合外科学三支重要力量服务于广大病患者。中西医结合外科学，是我国特有的传统医学与现代医学相结合的产物，是以中医外科学、西医外科学为基础，取其各自的优势与特长，进行有机结合，逐步形成与发展起来的一门临床学科。它是运用西医学知识，结合中医基础理论与辨证方法，研究外科疾病的发生与发展规律、诊断、治疗和预防的一门学科。

当前，中西医结合外科学发展迅速，从初创时期一个病、一个学科的结合，发展到全面的、系统的结合；从单纯的临床诊治结合，发展到现阶段理论思维的结合，创立了“辨证与辨病相结合”、“宏观辨证与微观辨证”相结合的临床思维模式，融会贯通中西医理论，使中西医浑然一体，出现了前所未有的生机勃勃的局面，且取得了举世瞩目的成绩。

一、中西医结合外科学的内容与范围

（一）中医外科学与西医外科学的差异

不同的学科体系决定着它们在基本概念、基本理论、基本技能方面有较大差异。对外科疾病的认知深度不一，各有偏重，故而中、西医外科学所研究的病种范围也存在着明显的区别。尽管古籍中有对中医外科“开颅”、“刮骨”、“导尿”、“肠吻合”等外科手术的记载，囿于漫长封建社会的文化背景及思想的禁锢，上述在当时显得非常先进的外科技术未能进一步发展、丰富和流传。与内科的“病位在内”相对而言，中医外科研究的病种强调“病位在外”，是指那些病发于人的体表，能够用肉眼可以直接诊察到的，有局部症状可凭的疾病，如疮疡、皮肤病、乳房病、瘿、瘤、岩、周围血管病、肛肠病及外伤疾病等。西医外科学则是一门以手术（或手法）为主要治疗手段医治疾病的临床学科。研究的病种包括损伤、感染、肿瘤、畸形、内分泌功能失调及其他（器官梗阻如肠梗阻、尿路梗阻等，血液循环障碍如下肢静脉曲张、门脉高压症等，结石形成如胆石症、尿石症等）等。

（二）中西医结合外科学的内容与范围

是以中医外科学、西医外科学为基础，将它们各自在理论体系临床诊疗方面的优势与特长有机结合，形成自己的理论体系及诊疗方法的一门新兴的学科。为了保持学科发展的系统性和完整性，又要突出学科的特长与优势，本教材包括绪论、中医外科证治概要、无菌术、围手术期的处理、麻醉、疼痛与治疗、体液平衡与营养代谢、输血、休克、重症救治与监护、外科感染、损伤、肿瘤、甲状腺疾病、乳房疾病、急腹症、溃疡病并发症及其外科治疗、门静脉高压症、腹外疝、直肠与肛门疾病、泌尿男性生殖系疾病、周围血管疾病、常见皮肤病及性传播疾病等。每个病种的论述内容包括中医和西医的病名概念、西医病因病理、中医病因病机、中医和西医的诊断与治疗等。力求发挥中、西医外科的优势，寻求理论体系的结合和创新，极力提高临床效果。

二、中医外科学发展史略

在我们伟大祖国五千年文明史的长河中，中医外科学如同整个中医学一样是我国人民长期与疾病作斗争的经验结晶，年湮代远，由简趋繁，它融涓流而汇大川，为中华民族的繁衍昌盛做出了卓绝贡献。

（一）起源于原始社会

在古人类的社会活动中，不时地要与人、兽、自然灾害作斗争，外伤出血、体内异物、化脓感染等在所难免，为了生存，逐渐学会了用青草、树叶、骨针、砭石等对伤口进行止血、包扎、排脓、引流等，这就是中医外科的起源。公元前14世纪甲骨文上就有“疮”、“疥”的记载。《山海经》记有最早使用的手术器械。周代，外科已经成为独立的学科，在《周礼·天官》中有食医、疾医、疡医、兽医之分，古代的“疡医”就是外科医生，主治肿疡、溃疡、金创和折疡（骨伤科），并开始局部与整体相结合治疗。

（二）形成于春秋战国及汉代

我国目前发现最早的医学文献是1973年在马王堆出土的、成书于春秋时期的《五十二病方》，其中记载了感染、创伤、冻伤、诸虫咬伤、痔漏、肿瘤、皮肤病等很多外科疾病，并记载有用润滑的“铤”对漏管的检查，对“牝痔”的手术治疗及对“牡痔”的外敷药物治疗等方法。此时产生的系统理论著作《内经》，其中《灵枢·痈疽》篇虽只记载外科疾病17种，但对痈疽的病因病机已有相当的认识；在其他各篇中尚有针砭、按摩、猪膏外用等多种疗法，最早提出对脱疽采用切趾术治疗。说明当时外科从理论到实践都有了较大提高。活跃在汉代医坛的，我国历史上最著名的外科学家华佗，他创制“麻沸散”用于麻醉，并施行死骨剔出术和剖腹术，开世界之先河。张仲景的《金匮要略》记述治疗肠痈、寒疝、浸淫疮、狐惑等病的辨证方法及方药，至今仍为临床所应用。可见，到了汉代，从理论、实践、药物、手术、著作诸方面看，中医外科已初步形成一个独立学科。

（三）发展于两晋南北朝、隋唐五代

晋代出现了我国现存的第一部外科专著《刘涓子鬼遗方》，主要内容有痈疽的鉴别诊断，总结了许多关于治疗金疮、痈疽、疮疖、皮肤病等的经验，有内外治法处方140个。外伤用止血、收敛、止痛药，痈疽用清热解毒药，肠痈用大黄汤并强调脓成不可服，都符合临床实际；记载有水银膏治疗皮肤病，记述了辨脓有无及切开引流，有实用价值。葛洪的《肘后备急方》总结了一些科学、实用的经验：在世界上最早以含碘食物治疗瘿病；以狗脑敷治犬咬伤，开创了免疫疗法治疗狂犬病的先例。隋·巢元方《诸病源候论》是我国的第一部病原病理学专著，对众多外科病如瘿瘤、丹毒、疔疮、痈疽、痔漏、兽虫咬伤等和40多种皮肤病的认识已达相当高的水平，如指出了疥疮由虫引起；漆疮与过敏体质有关；并有血管结扎止血术、“腹删”（网膜）脱出手术和肠吻合术的记载。唐·孙思邈《千金方》记载了许多脏器疗法，如食动物肝治疗夜盲症，食牛羊乳治疗脚气，食羊靥、鹿靥治疗甲状腺肿大等；以葱管作为导尿器械治疗尿潴留，早于西方（法国）1200多年，是世界上最先应用导尿术的记载。同期王焘的《外台秘要》载方6000余首，内有丰富的外科方药。宋代中医外科发展较快，病因病机分析注意整体与局部，治疗上注重扶正与祛邪相结合。《圣济总录》提出了疡科“五善七恶”。《太平圣惠方》指出应鉴别“五善七恶”，总结了内消、托里的治疗方法。其他如砒剂治疗痔疮、蟾酥酒止血止痛、烧灼法消毒手术器械等都是这一时期的经验总结。公元1227年魏岘的《魏氏家藏方》记载了在痔核周围先涂膏剂以免灼痛，使枯痔疗法更为完善。此时的外科专著日益增多，其中有《卫济宝书》专论痈疽，用方已注明加减之法，并记载了如灸板、消息子、炼刀、竹刀、小钩等许多器械的用法；李迅的《集验背疽方》全面论述了背疽的病原、症状、治疗等；陈自明《外科精要》提出痈疽的辨证论治应区分寒热虚实，对证治疗，强调了疮疡的整体疗法，载有托里排脓的多个方剂，至今沿用。元·齐德之的《外科精义》集先贤之大成，从整体出发，强调外科病是阴阳不和、气血凝滞所致，治疗上应辨明阴阳虚实，内外治相结合。危亦林撰《世医得效方》，这是一本伤科专著，在整骨方面有精辟的论述，整骨使用夹板、铁

钳、凿、剪刀、桑白线等器材，记载了各种创伤手术的方法，并对麻醉药的组成、适应证、剂量均有具体说明。

（四）成熟于明清时期

中医外科发展到了明清时期已趋成熟，出现了众多系统著作和不同学术流派。薛己的《外科枢要》载述外科病的理论、经验、方药，首次详述了新生儿破伤风的诊治。汪机撰《外科理例》提出了“治外必本诸内”的思想，创制了“玉真散”治疗破伤风。当时颇具特色的外科系统著作繁多，如王肯堂的《疡科准绳》、申斗垣的《外科玄启》、窦梦鳞的《疮疡经验全书》等。陈司成著《徽疮秘录》是我国第一部论述梅毒的专著，指出了本病由性交传染，且会遗传，在世界上最先使用砷剂治疗。当时出现的主要学术流派的学术思想及代表著作有：①“正宗派”，以陈实功《外科正宗》为代表，其“列证最详，论治最精”，重视脾胃，主张“外科尤以调理脾胃为要”；外治和手术尤为突出，采用腐蚀药和刀针清除坏死组织，开放脓管，使毒外泄，提倡脓成切开，位置宜下，切口要大，腐肉不脱则割，肉芽过则剪，至今沿用；记述手术方法 14 种，外治法则更多，熏、洗、熨、照、湿敷等；强调换药室卫生，注意疮口冲洗清洁，无菌观念已见萌芽，指出了良性、恶性肿瘤的鉴别及手术原则。②“全生派”，以王维德《外科全生集》为代表，创立了以阴阳为主的辨证论治法则，主张以“阳和通腠，温补气血”治疗阴证，自拟阳和汤等系列方剂，并主张“以消为贵，以托为畏”，反对滥用刀针。汪机的《外科理例》，许克昌的《外科证治全书》亦具类似特点。③“心得派”，以高锦庭《疡科心得集》为代表，受温病学说的影响，认为“疡科之证，在上部者，俱属风温、风热；在中部者，多属气郁、火郁；在下部者，俱属湿火、湿热”。应用犀角地黄汤、紫雪丹、至宝丹等治疗疔疮走黄，“三陷”变局的分类沿用至今，该书的鉴别诊断内容是有价值的文献。余听鸿的《外科医案汇编》亦属此流派。

清近代著述颇丰，如陈士铎的《外科秘录》、顾世澄的《疡医大全》各具特色。吴师机的《理瀹骈文》专述外治法的理论、方药与用法，可谓集外治法之大成。

（五）发展于新中国成立以后

鸦片战争以后，北洋政府和国民党政府都颁布了废止中医的法令，致使包括中医外科学在内的中医事业遭受严重摧残，但当时有识之士奋起反击，在改革提高中医、汇通中西医方面作出努力，有力地抵制了这股逆流。新中国成立以来，中医外科学在党的中医政策指引下，获得了真正的复兴，进入了一个历史发展新阶段。无论在理论研究、临床实践、教材建设、人才培养、学术专著、科研实验以及学术活动等方面都取得了快速发展。我们坚信，随着时间推移，有不断进步的现代科技的有力支持，通过专业人员的不懈努力，中医外科学必将取得更大发展。

三、西医外科学发展史略

西医外科学是西方医学的分支。在辗转数千年的进程中，外科解决的问题主要在体表和四肢，多为应付外伤和感染，仅仅作为内科治疗的补充，被视为和鞋匠一样的一种手艺或技巧。在漫长的中世纪时代，欧洲封建社会迷信保守，医学完全由教会控制，外科学虽属一个行业，但未获教会的批准，只能由教堂的教士或理发员兼任。由于宗教信条和经院哲学的统治，限制了外科学的发展，加之外科与内科的分家和对解剖的忽视，一度衰落而遭到内科医生的诋毁和回避。直到1745年外科医生才有自己的独立团体。17世纪，欧洲从封建社会过渡到资本主义社会，社会生产力及科学的迅速发展，推动着医学的进步。但直到19世纪中期以后，由于解剖学、病理学、生理学、麻醉学、抗菌术与无菌术的发展，长期困扰外科学发展的三个壁垒——疼痛、感染和失血被逐一突破，奠定了现代外科的基础，才有迅猛的发展。外科医师不仅采用了其他医师同样的治疗手段，还要应用外科特有的治疗方法：病灶的修补、切除，重建和移植。进入20世纪，由于以空前发展的先进科技和现代工业为物质基础，以唯物辩证法作为思想指南，现代外科进入了日新月异的蓬勃发展阶段：①医学模式已发生了从“生物-医学模式”向“生物-心理-社会医学模式”的转变。②电子化、自动化的诊疗设施不断推陈出新，显著地提高了外科整体诊疗水平。③外科作为一门博大精深的学科，在新技术浪潮推动下发生了重大变化：医学各科之间互相交叉、渗透、促进的趋势日愈明显；基础学科与外科互相促进；在先分成多个专门领域研究基础上，再于新的理论高度上综合、重组，外科新的学科形成。④现代外科同时向扩大化与缩微化两个方向发展，所谓扩大化是指手术范围的不断扩大和手术规模的扩大，而缩微化是指显微外科的广泛开展，在保证肿瘤根治的前提下缩小手术范围，尽量保留机体的结构和功能，提高生存质量。微创外科的进展有着广阔的前景。⑤外科学在临床研究工作的同时，高度重视实验外科的研究，不断追踪科技前沿，不断验证未明的机理与改进的设想。⑥人们已开始在分子水平探讨病因与病理生理变化，并尝试对恶性肿瘤及其他疾患进行基因分子治疗；体外基因重组、克隆技术的发展将使人体组织、器官的合成成为可能，移植外科的免疫排斥这一最大障碍将不复存在。继解剖学、生理学之后，分子生物学将成为第三代外科基础。⑦计算机与通讯技术极大地促进了现代外科的进步，Internet使人们之间的时空距离空前缩短，打开了信息世界的大门，外科学的教育更为直观、高效，外科学者可更快捷地获取最新信息，更快地与同道交流经验，为疑难病例进行远程会诊，开展远程遥控计算机（机器人）手术等。

外科医师不再是片面地强调手术或非手术治疗，而是重视整体，权衡利弊，综合分析，选择最佳治疗方案。

四、中西医结合外科学的形成、发展与成就

1840 年鸦片战争以后，随着帝国主义的入侵和中国的封建社会解体，西方医学亦大量涌入，我们民族豁达地接纳了这一新的医术，也为中国学习西方医学创造了时机和条件。中医外科界出现了中西医汇通的思想和主张，张山雷（1927 年）在《疡科纲要》中，引用了西医理论来阐述病因病机，认为“内脓已成，而竟不疼痛者，疡之变，神经已死”等等，开中西医结合外科之先河。然而，在半封建半殖民地社会的旧中国，医学的发展十分缓慢，无论是医疗队伍人数，医疗机构规模，还是学术研究与人才培养，均非常落后。中西医结合也无以获得实质性进展。

党和国家历来重视中医工作，1958 年 10 月 1 日毛泽东指出：“中国医药学是一个伟大的宝库，应当努力发掘加以提高。西医学习中医是一件大事，不可等闲视之”。40 年前，随着第一批西医离职学习中医班结业，我国诞生了第一批中西医结合高级医师，在他们倡导和带动下，我国掀起了轰轰烈烈的中西医结合研究工作。在临床方面，中医应用四诊进行辨证，西医利用现代化检测手段进行辨病，治疗上根据病情中西医方法兼用，短短几年就取得了可喜的成绩。1980 年卫生部召开了中医和中西医结合工作会议，提出“中医、西医和中西医结合这三支力量都要大力发展，长期并存，推进医学科学现代化，发展具有我国特点的新医药学，为保障人民健康，建设现代化的强国而奋斗”的指导方针。同时提出了实现这个指导方针的具体措施，如建设中西医结合研究基地，组织西医学习中医脱产学习班，做好中西医结合科研成果鉴定工作，召开中西医结合学术会议等。1981 年召开了全国中西医结合工作代表大会，成立了中西医结合研究会，建立了 20 多个专业委员会，出版了全国性中西医结合杂志，定期举办学术交流活动。

目前中西医结合外科已由既往一个病、一个系统地结合，发展到了全外科领域不同深度的结合，其研究由宏观发展到了微观，由临床实践发展到了实验与理论的结合。中西医结合外科学作为一门临床学科，已经形成，得到了医药界的首肯与社会的公认。随着现代科学的进步和高新技术的应用，中西医结合外科学必将有更加广阔、灿烂的前景。

西医外科学是建立在近代自然科学发展基础上的一门人体学科，其对人体组织结构、病理生理变化的认识比较详细，注重疾病的客观表现和局部组织器官的病理损害，充分运用现代生物学、物理学、化学的各种先进检测手段，对病因病理、疾病的性质以及临床表现定量化，使人们对疾病的认识由抽象变为直观，由宏观向微观发展。而中医外科学则强调“整体观念”、“辨证论治”和“天与人相应”，认为生理或病理均“有诸内必形诸外”，判断证候是“以表知里”、“司外揣内”，具整体的、宏观的、联系的、动态变化的特点。

中西医结合外科学吸取中、西医外科之所长而补各自之短，打破两种理论体系对疾病认识思维模式界限，取得了突破性进展，在实践中逐渐形成了“辨病与辨证相结合”、“宏观辨证与微观辨证相结合”的临床思维模式。在治疗中创新概念、重视理论研究与实践，取得了令人瞩目的成就：针刺麻醉已用于多种手术，包括颅脑、颈胸、腹以及骨科手术，积累丰富的经验；对中药麻醉也进行发掘、研究与应用；中西医结合治疗急腹症，如急性胰腺炎、胆石症、尿石症、阑尾炎以及肠梗阻等疾病都获得了良好效果，降低了手术率；动静结合，运用小夹板固定治疗骨折，缩短了愈合时间，又改善了功能；中西医结合治疗内痔、肛瘘，中西医结合治疗烧伤，中西医结合治疗肿瘤、免疫系统疾病等也取得了较单一方法都好的治疗效果；中西医结合对外科疾病围手术期处理，扩展了手术适应证及改善了康复过程。中药剂型改革的进步扩展了中西医结合外科的实践领域。事实证明，中西医结合已受到了广大群众的欢迎和国际医学界的重视。

五、中西医结合外科学的现状与展望

中西医结合是以中医、西医、中西医结合的医学理论为指导，以古今中外的医学实践和科技成果为基础，以现代多学科的先进技术为手段，充分应用中医、西医、中西医结合的知识和方法，通过综合分析各个专业学科临床上的各种问题，从而获取对患者的最佳治疗方案，并且是较中医或西医任何单一学科都更有明显优越性的新兴应用学科。它与中医及西医成为我国医学的三支重要力量之一。建国以来，特别是近30年来，这个学科发展迅速，医、教、研成绩卓著。全国已有不同层次中西医结合医院及研究院（所）逾百个，各省区均设有中西医结合学会，还设有多个专业委员会；全国不少医学院校大都开设了中西医结合临床医学专业，并形成了从成教、职教、专科、本科、硕士到博士层次齐全的教育体系，教材建设正方兴未艾；中西医结合外科的临床、科研硕果累累，中西医结合治疗与研究急腹症、针麻、骨伤、围手术期处理、脱疽、泌尿男性生殖系等许多外科疾病在国内外均处于领先地位，受到了广大患者的欢迎。中西医结合外科有自己的学术期刊，学术专著、论文层出不穷。

中西医结合外科学的突出成就在于：

1. 辨病与辨证的规范化 按照中西医结合“辨病与辨证相结合”的临床新思维，在疾病的诊断上建立了中西医结合的诊断模式，包括：西医病名、中医病名、西医病理（或功能）、分期（或分级）、中医辨证（或分期、或分型）。这种诊断模式不仅有助于中医病证诊断规范化，亦有助于中西医病名统一。在疾病的诊断方法及手段上，引进和使用现代科学技术，使认识深度与水平大大超过传统的四诊范围。采用辨病与辨证、宏观与微观辨证相结合的方法，极大地推动了辨证水平的提高。

2. 初步建立了中西医结合的治疗新体系 在疾病的治疗方面初步建立了中西医结合的治疗新体系，有的已达到比较成熟的程度，如：

（1）外科感染：采用扶正与祛邪并举、外治与内治相结合，合理使用抗生素。

（2）烧伤：采用消肿止痛、祛腐生新的外治原则，选用有效的中药制剂，结合补液疗法与抗生素治疗。

（3）急腹症：采用通里攻下与手术治疗相结合。

（4）恶性肿瘤：采用早期手术治疗，结合中医药抗癌、防转移、防复发、扶正与康复治疗。

（5）胆石症：采用手术或内镜治疗，结合中药利胆、溶石、排石治疗。

（6）尿石症：较小结石采用中药利尿、通淋、排石法；较大者，予体外振波碎石或气压弹道、钬激光碎石，配合中药利尿排石，防止复发。

（7）毒蛇咬伤：采用辨证论治与抗蛇毒血清相结合治疗。

（8）破伤风：采用辨证论治与破伤风抗毒素、控制痉挛发作等相结合治疗。

（9）肛瘘：采用挂线与手术治疗。

如此种种，都是根据中西医有关理论而拟订的一整套治疗原则与方法，并经实践证明确有良效。

3. 开始了治疗机理的初步探索 通过动物实验，初步阐述了一些治法与药物的治疗机理。动物实验证明，泻下剂有增进肠胃蠕动、改善肠管血液循环和降低毛细血管通透性等作用；深入研究表明，泻下法还有泄浊、排毒，调节体内电解质浓度的作用。由此提示泻下法还可用于急腹症以外的其他病证，如生大黄灌肠治疗肾衰竭，其作用优于结肠透析；通过筛选方药的研究，将一些复方制剂简化为单味药，如单味生大黄、单味甘遂末等内服，对急性胰腺炎的治疗效果并不逊于复方。此外，对结石总攻疗法的机理研究，对溃疡“煨脓长肉”治法本质的研究，对烧伤湿润疗法机制的阐述，对“收敛固脱”法治疗脱肛等肛门疾病机理的探索，对感染性休克的“菌毒并治”的探讨等，在理论上都有新的建树。

伴随着创新概念及理论研究的深入，出现了越来越多治疗外科病证的新药。上述研究成果，为中西医结合外科的发展与提高奠定了可靠的基础。随着外科新器械、新技术的开展，中西医结合外科学的基础研究还会有更多的课题有待探索，已有人开始尝试，如应用活血化瘀、泄浊排毒、益气安“胎”法治疗肾移植出现的排斥反应，取得一定的效果。

中西医结合外科的研究领域相当广泛，各个领域的发展还不平衡，有的领域尚在起步，有待进一步深入探索提高，有的还是“处女地”，但中西医结合是我国临床医学发展的必然趋势。在中西医结合医学发展的总趋势下，通过现有的、未来的中西医结合医务工作者不懈努力，必将推动这一新学科的发展，中西医结合外科学定会以崭新的姿态屹立于医学之林，造福于全人类。

六、学习中西医结合外科学的方法与要求

（一）必须牢固树立为人民服务的思想

必须牢固树立为人民服务的思想，树立良好的医德医风。必须对中西医结合医学事业无比热爱，具有高度的责任感、深厚的同情心，唯有如此才可能产生强烈而持久的求知欲，如饥似渴地汲取中、西医医学知识营养，自强不息地提高业务水平，在技术上精益求精，并不辞劳苦，不计较个人得失，全心全意地救治病人。

（二）必须重视基本功训练

基本功包括基本理论、基本知识和基本技能。基本理论是指导外科临床实践的科学依据，不仅包括外科疾病的发生原因、发展机理、病程演化等中西医两个方面理论基础，还包括要熟悉解剖学、生理学、病理学、病理生理学等基础医学知识以及与本科临床相关的知识，学会病史分析，学会对检查（体格检查及各类辅助检查）结果的分析，只有这样才能判断病情，作出较为正确的诊断。基本知识包括对常见外科疾病的诊断与鉴别诊断，治疗方法的选择（药物内外治、手术适应证）及围手术期处理等。基本技能包括病史采集、体格检查、病历及各种医疗文件书写、常用方药掌握、诊疗技术、无菌技术与手术技术基本操作等，须知任何高难、复杂的外科手术，均以精巧、高超的切开、分离、止血、结扎、缝合等外科技术为基础，只有平时从严、从难要求，勤于演练，手术中才能游刃有余。对常用的外科处置尤其是急诊处置都应悉心学习，以便行止有度，临危不乱。有了扎实的基本功，方可迅速提高医疗技术水平及独立工作的能力。

（三）必须重视实践及职业素质培养

学习外科学应贯彻理论联系实际的原则，既要学好外科理论，也要认真进行临床实践，没有理论知识就不能系统了解外科疾病，没有实践就很难去解决临床上的具体问题。只有在临床实践中注意总结经验，再通过实践来验证理论、加深理论，才能提高理论水平和动手能力。外科工作要求医生有很高的职业素质，必须有强健的体魄、灵巧稳健的双手及精确协调的手脑配合能力。不论是术前诊断、术中操作还是术后处理，都需要有敏锐的观察、分析能力，以便防微杜渐，及时处理。良好的空间想像力对于正确理解影像学检查的意义、准确掌握与应用局部解剖学知识是非常必要的。外科医生要保持头脑清醒，思维敏捷，遇有复杂紧急的情况，应随机应变，迅速正确决策，耐心细致地操作，百折不挠地度过难关。在生物医学模式正向生物－心理－社会医学模式转变的今天，加强医学伦理学、心理学等社会科学的学习，重视病人的心理调适，提高与病人及亲属的沟通技巧；广泛汲取其他自然科学领域的新进展并为我所用，才有可能提高自己的综合素质。总之，优秀的职业素质必须以广博的专业知识为基础，通过反复临床实践磨炼才可能获得。

（四）必须正确地看待手术

外科疾病大多需手术治疗，但手术不是唯一的方法，特别是中西医结合方法的应用使很多疾病的手术治疗率明显下降。一般说来，任何疾病，若能以非手术疗法治愈的，不采用手术疗法；若能以小手术治愈的，不采用大手术。片面强调手术、扩大手术固然不对，一味地追求非手术治疗率也是十分错误的。有时手术治疗是抢救病人生命的唯一有效措施，就应当机立断，及时手术，不可按部就班地追求理法方药的完美。临床上对某一病人的治疗，中医或西医的手段孰多孰少，是否需要手术治疗和选择何种手术，必须以符合病人的最大利益为出发点，要从病人的全身情况、局部病变、预后、医院设备和技术条件等方面科学、全面地考虑。

（五）必须认真思考，不断学习

书本知识是对疾病典型表象的高度概括与总结，而疾病在每个病人身上均有个性化的表现，可能表现不一或与其他疾患并存，病情也处于不断演变中。外科医生要自觉地提高临床思维水平，对临床问题的分析、综合、归纳、演绎等都要有辩证的观点，力求达到主观的认识尽可能符合客观实际，并不断验证、修订自身的判断，才能避免先入为主、缓急不分等工作失误，要在主动反复自我提问中及时弥补发现理论的缺陷，不断总结、提高。外科学习过程中应充分利用查房、会诊、学术研讨会等机会，学习他人的经验教训、思维方式与学术观点，并与自己的认识进行对比，借此不断提高理论水平及临床工作能力。要树立终身学习的观念，掌握应用计算机检索，随时猎取最新医药信息，经常浏览、研读各类书刊，掌握最新诊疗方法与学术研究动态，不断地丰富自己。

（六）必须认清自己肩负的历史重任

古训云："医者，道也"，医命之道，贵在专深。作为一个有志投身于中西医结合医学事业的青年，要想将来能肩负保障人民身体健康，为祖国医学事业的发展增砖添瓦的历史重任，今天就必须努力学习，刻苦钻研，认真实践，舍此无其他任何捷径。

第二章 中医外科证治概要

随着医学科学的进步，相关学科的互相渗透，现代中医外科，已非传统的仅局限于体表有形可征的疾病范围。如今，随着中医外科本身的丰富和发展，不断地吸取和应用现代科技成果，已广泛地涉及到现代外科的各个领域。每一种外科疾病都有不同的发病机制，临床就会有不同的表现和体征，治疗的方法和用药就有所不同。中医学主张“审因论治”，因此，在临床诊治疾病时，除了应用现代医学科技手段外，还要用中医辨治思路分析中医致病因素和疾病的发展变化与转归，这对外科疾病的诊治十分重要。

第一节 疾病的命名及名词释义

一、外科疾病的命名方法

在甲骨文中就有外科专有病名的出现，但由于我国历史悠久，幅员辽阔，地域有别，方言不同，再加上古代的门第观念，师承家传，医家对疾病的认识角度不同，所以外科疾病的命名繁多而不统一。有一个病名包括多种疾病，同一疾病又存在多种病名的情况，给后学者造成一定的困难。但中医外科比较强调对病的认识，疾病的命名取决于从不同的角度来认识疾病，所以也有一定的规律可循。一般是依据部位、穴位、脏腑、病因、形态、颜色、特征、范围、大小、传染性、病程等加以命名。

以部位命名　如乳中结核、乳痈、肛裂等。

以穴位命名　如迎香疔、委中毒、三里发等。

以脏腑命名　如肝痈、肺痈、肠痈等。

以病因命名　如破伤风、烧伤、冻疮等。

以形态命名　如蛇头疔、鹅掌风等。

以颜色命名　如丹毒、白癜风等。

以疾病特征命名　如流注、烂疔等。

以范围大小命名　如小者为疖，大者为痈，更大者为发。

以传染性命名　如疫疔、天疱疮等。

以病程长短命名　如千日疮等。

二、部分病名及专业术语释义

疡：一切外科疾病的总称。

疮疡：广义是一切外科疾病的总称；狭义是指由感染因素引起体表的化脓性疾患。

肿疡：尚未溃破的肿块。

溃疡：已经溃破的肿块。

疖：发于皮肤浅表的急性化脓性疾患，肿势范围多在3cm以内。

痈：有内痈、外痈之分。外痈是指体表皮肉间的急性化脓，一般肿势范围6～9cm。内痈是指发于脏腑的脓肿。

疽：分有头疽、无头疽两类。有头疽是指肌肤间的急性化脓，无头疽是指骨、关节部位的急性化脓。

发：痈之大者谓之发。皮下疏松部位，突然红肿蔓延成片，灼热疼痛，红肿以中心最为明显，四周较淡，边界不清，3～5天湿烂，随即变成色黑腐溃或中软不溃。

漏：以溃疡疮口流脓不止，好像滴漏一样，故名。分窦道和瘘管两种情况。窦道是指体表通向深部组织的病理性盲管；瘘管是指体表通向空腔脏器的病理性管道。

坏疽：指机体大块组织坏死，或器官或肢体因缺血而发生的坏死性疮疡。

坏死：是指由不同原因致使皮、肉、筋、骨及十二官等，失去气血津液之荣养，丧失活性，不能复原的病理性改变。

疮顶：指肿疡的顶部。阳证疮顶高耸，阴证疮顶平塌。

根脚：指肿疡的基底部。一般多指粟粒样脓头的有头疖、疔疮的基底部。根脚收束多为阳证，成脓时根脚软陷，若根脚散漫或塌陷是走黄之征。

根盘：指肿疡基底部之坚硬区。阳证根盘收束，阴证根盘散漫。

护场：疮之四周有赤肿谓之护场。是正气充盛，抑制毒邪走散的表现。

疮面：指肿疡成脓破溃后所形成的溃疡面。

疮口：指疮疡溃破后的伤口，包括疮面、疮腔、疮缘等。

肉芽：疮疡溃破，坏死组织逐渐脱落后，即将生长新肉时的疮面之“肉”。气血充足者肉芽红鲜；气血不足者肉芽苍白。

腐肉：疮疡成脓溃破后，疮面所呈现的腐败之肉，祛除腐肉后，新肉方能生长。

胬肉：疮疡溃破后，出现过度生长高突于疮面，或暴露翻出疮口之外的腐肉，称胬肉。

痰：以痰命名的外科病大多发于皮里膜外，肿硬似馒，皮色不变，按之有囊性感，溃后或出黏液，或出脓清稀夹败絮状物质。相当于西医结核性或腺体性的囊肿性疾病，如流痰（骨关节结核）或痰瘤（颌下腺囊肿）等。

瘤：指瘀血、浊气、痰饮停留于人体组织中，结聚而形成的肿物，泛指发于体表的良性肿瘤。

瘅：通疸，热也。指内脏急性实热非化脓性疾病。如胆瘅（急性胆囊炎）、胰瘅（急性胰腺炎）等。

结核：即结聚成核之意。指发生于皮肉间不明性质的肿块。如乳中结核，非西医之结核病。

痨疮：指由结核杆菌引起的外科病。如乳痨、骨痨等。

痔：通峙，有峙突之意。发生于窍道内的小突起，称痔。如鼻痔（鼻息肉）、耳痔（耳道息肉）。因痔的发生以肛门部最为多见，故多局限在肛门病中使用。

第二节　病因病机

一、致病因素

（一）外感六淫

风、寒、暑、湿、燥、火本是四时主气，如果出现异常则成为致病因素，称之六淫。六淫均可导致外科疾病的发生，其中尤以“热毒”、“火毒”最为常见。六淫所致外科病有以下特点：

第一表现为时令性。六淫所致外科病，多具有一定的季节性，例如春季多风温、风热，临床多发时毒、颈痈等；夏季多暑热、暑湿，临床多发暑疖、暑湿流注等；秋季多燥，临床多发皮肤皲裂、干燥、脱屑等证；冬季多寒，临床多见冻疮、脱疽等证。

第二，六淫致病受不同地域的影响。例如：北方多风寒，临床上脱疽发病率高；南方多湿热，患足湿气者居多。

第三，六淫所致外科病，呈现不同的临床特点。

风为春季主气，风为阳邪，其性开泄，易袭人体的阳位，且善行而数变。风邪上行多侵袭人体上部，如颈痈、颜面部丹毒等病。风袭腠理，营卫失和，气血运行失常而致皮肤病。如瘾疹，其症风团呈游走性，发生快，消退快，消退后不留任何痕迹。风邪兼寒湿之邪客于经络关节则为痹证，风胜多行痹，呈游走性的疼痛。风邪所致外科病证的特点主要为：多发人体上部或皮腠，其肿宣浮，患部皮色发红或不变，病情走注迅速，常伴有恶风、头痛等全身反应。

寒为冬天主气，为阴邪，“寒主收引”，“寒胜则痛”，侵袭人体而致局部气血凝滞，经络受阻，故易生冻疮、脱疽、流痰等病。寒邪常袭人体筋骨关节，其病一般多为阴证，局部肿势散漫，皮色紫暗，痛有定处，得温则减，化脓迟缓，全身伴有恶寒，四肢不温，小便清长等症。

暑为夏季主气，为阳邪，多伤于人体头面、肌腠。营卫失和，气血阻滞，化腐成脓，而为疖肿。暑多夹湿，外感暑邪，汗出不畅，暑湿停留而生痱，复加挠抓破损染毒，暑湿毒邪客于营卫，流注全身各处而发暑湿流注。夏季炎热，汗出过多，皮肤浸渍，影响阳气通达，局部防御功能下降，再加睡眠不足，纳谷减少，人体抵抗力下降，所以夏季是体表感染的高发季节。总之，暑邪致病多为阳证，症见焮红灼热，肿胀，糜烂，流脓或伴滋水，或痒或痛，遇冷则减。常伴口渴、胸闷、神疲乏力等全身症状。

湿为长夏主气，久居湿地，冒雨涉水，易感此邪，湿为阴邪，其性重浊黏腻，多趋人体下部且多与热邪相合。湿热下注，外科多发囊痈、下肢丹毒、青蛇肿、臁疮等病。湿邪外袭肌肤，症见肿胀、光亮、疱疹、糜烂，病程缠绵日久，如湿疮、脓疱疮等。湿邪留滞于筋骨关节，则关节沉重疼痛而成为着痹。总之，湿邪致病肿胀明显，沉重如裹，水疱迭现，化热成脓，有渗出倾向，瘙痒，常伴有食欲不振、胸闷、腹胀、大便黏滞等。

燥为秋季主气。燥有温燥、凉燥之分，在外科发病中，温燥致病较多。“燥胜则干”，燥邪外袭，易伤津液，肌肤失润，则肌肤干燥皲裂。营卫受损，皮肤失养，则脱屑瘙痒。燥伤营血，血燥生风，则瘙痒无度，病程缠绵，如白屑风、老年性风瘙痒、肛裂等证。总之，燥邪致病，患处可见干燥、脱屑、皲裂、瘙痒、毛发干枯，常伴口干唇燥，咽喉干燥，大便秘结等。

火为阳邪。温为热之渐，火为热之极，性质相同，程度不同。火邪致病，其性炎上，发病迅速，蕴结肌肤则发疖、痈、丹毒、有头疽等证；热结肠胃，则发肠痈、胆道感染等证。火邪致病，多为阳证，患处多焮红肿胀，灼热疼痛，易化脓腐烂。全身常伴口渴喜饮、便秘、溲赤等。火毒炽盛，内攻脏腑，临床则见“疔疮走黄”、“疽毒内陷”等。“六气皆能化火”，“五志过极，均能化热生火”。所以，“火毒”、“热毒”之邪，是外科最主要的致病因素。正如《医宗金鉴·外科心法要诀》所说：“痈疽原是火毒生。”

（二）外来伤害

凡跌打损伤、沸水、火焰、寒冷、金刃、竹木创伤以及强酸强碱等一切物理化学因素均可引起对人体的伤害。这些因素，一方面可以直接伤害人体，引起局部气血凝滞，化热成脓等，如肌肤创伤、瘀血流注、烧伤、冻伤等；另一方面也可间接引起外科发病，如肌肤受伤，再染毒邪而引手足生疔、破伤风等。

（三）感受特殊之毒

毒邪致病学说是中医病因学说的一个重要组成部分。前人在长期的医疗实践中，观察到有些致病因素不能概括在六淫之中，从宏观理论出发，创立了毒邪致病学说。特殊之毒包括虫蛇毒、疯犬毒、漆毒、药毒、食物毒及疫疠之毒。在外科疾病中，可由虫兽咬伤感受特殊之毒而发虫蛇咬伤、狂犬病等；由于禀赋不耐，接触某种物质而引起漆疮、膏药风（接触性皮炎）；摄入某种食物引起荨麻疹等；通过口服、注射、外用某种药物引起药毒等；接触疫死之牛、马、猪、羊而感染疫毒而发疫疔等。另外，凡未明确的病邪者，称之为毒，如无名肿毒。毒邪致病在临床上具有发病急、病势重、部分具有传染性的特点。局部焮红、灼热、疼痛剧烈或麻木不仁，有时很快侵及全身，全身常伴发热、口渴、便秘、溲赤等症。

（四）饮食不节

饮食不节包括饮食不节、饮食偏嗜、饮食不洁三方面，均可导致外科疾病的发生。《内经》：“膏粱之变，足生大丁”，首论饮食与外科发病的关系。恣食膏粱厚味，醇酒肥甘辛辣之品，可使脾胃功能失调，生湿生热，湿热火毒内蕴而发痈疽、疔疮等证；湿热下注肛门则发肛门直肠周围脓肿、痔疮等；湿热下注肠间，气血不和，致使湿热瘀血壅结肠道而发肠痈。饮食不洁，肠道染虫，往往虫积腹痛，致发肠结、蛔厥等外科急腹症。由饮食不节所致外科疾患，常伴胸腹饱胀、纳差、大便秘结、舌苔黄腻等症状。

（五）情志内伤

喜、怒、忧、思、悲、恐、惊本是人体正常的精神活动，七情太过即可变为致病的因素。超过人体生理正常调节范围致使人体气机紊乱，脏腑功能失调，从而引发外科疾患。例如，郁怒伤肝，肝气郁结，郁而化火；忧思伤脾，脾失健运，痰湿内生，致使气郁火郁，痰湿阻于经络，气血凝滞，结聚成块，而成外科结核之证，如瘰疬、瘿、瘤、乳岩、乳癖等。再如肝主疏泄，能调节乳汁的分泌，如果产妇过度精神紧张，易致肝胃不和，使乳汁积聚，郁而化热变生乳痈。总之，由情志内伤所导致的外科疾病大多发生在颈之两侧、胸胁、乳房等肝胆经循行部位，患处结块肿胀，或软如馒，或坚硬如石，常皮色不变，疼痛剧烈，伴精神抑郁，性情急躁易怒，喉间梗塞等症。

（六）肾脏虚损

小儿由于先天不足，肾精不充；成人由于早婚、房劳、妇女生育过多等因素可致肾气亏损，冲任失调，这些因素均能引起身体衰弱，易为外邪所侵而发外科疾患。肾藏精，主骨，肾亏则骨骼空虚，风寒痰浊乘隙侵入，客于骨骼而发流痰。肝肾不足，寒湿外受，凝聚经络，梗塞不通，气血不运而发脱疽。肾阴不足，虚火内生，灼津为痰，痰火互结，结于颈颐而成瘰疬。瘰疬治愈后，每由体弱而复发，尤以产后多见，亦与肾虚有关。由于肾脏虚损所致外科病，大多呈慢性，多发骨关节，虚寒证居多。

以上各种致病因素可以单独致病，亦可相兼致病，并且内伤与外感常相合而成。所以对每一种外科疾病的致病因素，应该具体分析，分别对待。另外发病原因与发病部位有一定的联系。例如，发于人体上部（头面、颈、上肢）多由风温、风热所引起；凡发于人体中部（胸腹、腰背），多由气郁、火郁所引起；凡发于人体下部（臀、腿、胫、足），多由寒湿、湿热下注所致。以上是一般的发病规律，临证时需四诊合参，对局部和全身症状进行全面综合分析，方能审清病因，推断病机。

二、发病机理

外科疾病的特点为形症俱备，但人是一个有机的整体，有形于外必本诸内。外科的发病机理与气血、脏腑、经络有密切的关系。

（一）外科发病与气血的关系

1. 气血盛衰与外科病发生、发展及预后的关系　外科发病与否与人体气血的盛衰有着密切的关系，其基本的病理变化是邪正交争。气血旺盛者，内外致病因素作用于人体则不易发病，即使发病，由于正气的作用，病势表现亦轻；气血不足者，内外致病因素作用于人体，则人体容易发病，在邪正交争的过程中，由于正不胜邪，病势表现较重。从外科疾病的病程发展来看，亦受到气血盛衰的影响，一般来说，如果气血充足者，外疡不仅易于起发破溃，而且容易生肌收口；气血不足对外疡的病程发展亦有影响，如气虚者难于起发破溃，血少者难于生肌收口，因此，治疗过程中常用扶正托毒、补益气血法，促进疾病早日愈合。外科疾病的预后也受到气血的影响。气血旺盛者，在邪正交争中，正能胜邪，临床多阳实证，局部按顺序出现应有症状，发展顺利，预后良好；气血不足者，正不胜邪，表现为阴证、虚证，局部按顺序出现不良症状，预后较差。

2. 气血凝滞是外科发病的病理基础 人身的气血循环不息，周流全身，由于各种致病因素的作用，破坏了气血的正常运行，形成了局部的气血凝滞，或阻于肌肤，或留于筋骨，或使脏腑失和，从而产生各种外科疾病。当各种致病因素引起局部气血凝滞后，会形成经络阻塞，毒邪壅于局部，使病变部位出现红、肿、热、痛和功能障碍。当毒邪炽盛时，通过经络的传导，由外传里，内侵脏腑；或脏腑内在的病变由里达表，在邪正交争的过程中，产生一系列全身症状，如恶寒、发热、头痛、骨节酸痛、纳差、便秘、溲赤等症，严重者表现为烦躁不安、神昏谵语等。所以外科总的发病机理是由于各种致病因素的作用，形成气血凝滞，经络阻塞，营气不从，脏腑功能失和等一系列病理变化，从而产生各种外科疾患。

3. 气血凝滞在病理过程中的转化 疾病的发生发展为动态的变化。疾病在气血凝滞阶段，治疗去因，使气血流通，病变消散吸收。如果局部邪毒郁而化热，热盛肉腐，血肉腐败，蒸酿液化而成脓，这是气血凝滞进一步发展的病理过程。当脓肿形成，若治疗得当，及时切开引流，或正气不虚，逼毒外出，自溃出脓，脓液畅泄，其毒外排，形成溃疡，腐肉渐脱，新肉生长，疮口愈合。

（二）外科发病与脏腑的关系

外科疾病绝大多数发于体表的皮、肉、筋、骨、脉之某一部位，但与脏腑有密切的联系。一方面表现在脏腑功能失调可致外疡的发生，如内脏肝脾失调，气火郁滞，痰湿内生，将循体表肝胆经而发外疡，在颈之两侧、胸胁、乳房部位出现瘰疬、瘿、乳中结核等病。而脏腑功能失调可引起脏腑本身病变，如：肠道运化失司，气血凝滞，导致肠痈的发生。另一方面，体表毒邪亦可引起脏腑发病，如颜面部疔疮走黄、有头疽内陷，均由毒邪炽盛，或正不胜邪，邪毒内攻脏腑所致。邪陷心包症见神昏谵语；毒邪犯肺而见咳嗽、胸痛、痰血等多种脏腑危重症状。第三，在外科疾病发展的过程中，脏腑受害与否可作为判断外科疾病预后的一个重要依据。古代医家总结的“五善”、“七恶”，是对外科预后判断的重要经验。

（三）外科发病与经络的关系

局部经络阻塞是外科发病的病理之一，同时自身经络受邪，亦可作为外科发病的条件，如外伤瘀阻后形成瘀血流注，斑秃的发生与头皮局部的外伤有关，某一部位损伤后，复加毒邪外侵而成痈肿等。此外，经络也是传导毒邪的通道。生理情况下，它具运行气血，联系人体内外各组织器官的作用。但在病理的情况下，体表的毒邪由外传里，内攻脏腑；脏腑内在的病变由里达表，均可通过经络的传导而形成。可见，经络与外科疾病的发生、发展有着密切的联系。

总之，从外科疾病的发生、发展变化来看，它与气血、脏腑、经络有密切的关系。局部的气血凝滞，经络阻塞，营气不从以及脏腑功能失调等，虽是总的发病机理，但概括而言，脱离不了阴阳的失调或偏胜，因为阴阳失调是疾病发生、发展的根本原因。气血、脏腑、经络均寓于阴阳之中，因此，临床尽管千变万化，总是能以阴阳来分析疾病的基本性质，属阴证或阳证，为阴虚或阳虚。在"辨证求因"的过程中，要抓住八纲辨证的总纲，才不致有误。

第三节　诊法与辨证

一、诊法

望、闻、问、切四诊，是诊断外科疾病的重要手段，通过四诊获得疾病的诊断性资料，进而四诊合参，综合分析，方能对疾病做出正确的诊断和辨证。

（一）望诊

望诊是医生应用视觉观察病人的全身和局部及排出物的情况。包括望局部、望精神、望形态、望舌等几个方面。外科疾病是局部有形之症，所以望局部是望诊的重点。

1. 望局部　首先观察局部颜色的变化。青色多为瘀血，如外伤皮下瘀血等；赤色为火热，如疖、疔等；白色为寒为阳虚，如脱疽、冻疮等；黑色为肾亏为死肌，如黧黑斑、脱疽坏疽期等。另外需观察局部形态，如高肿局限、焮红为阳证，平塌漫肿、皮色不变为阴证。疔疮疮顶高突，皮色鲜红，忽见疮顶黑陷，肿势扩散为走黄。溃疡疮面状如翻花或如岩穴，为岩证表现；臁疮溃疡形如"缸口"，皮肤乌黑；有头疽溃后疮面状如蜂窝。还有某些外科疾病有其好发部位，如暑疖多发于头面部；蛇串疮多发于胁肋部；脱疽好发于四肢末端，以下肢为多。

2. 望神色　神是人体生命活动的外在表现。望神，主要包括眼神、语言、呼吸、动作反应等。若患者精神振作、目光有神、呼吸均匀、形容自如，虽病但正气未衰，预后良好。若精神委顿、目光黯然、呼吸急促或不均匀、形容憔悴，是正气已衰，无论急慢疾病，预后不良。若神昏谵语，烦躁不安，为邪入心包，多见疔疮走黄、疽毒内陷，症属凶险。

望色主要观察面色，对异常面色应引起注意。如疮疡高热时面色多红赤；剧痛时面色青白；面色皖白不泽见严重痨疮及岩肿后期；面色苍白见于大量失血或晕厥病人；久病气血大亏，患者面色萎黄；岩肿晚期多见面色晦暗不泽。

3. 望形态 主要观察病人外形及体态。形体健壮、发育正常者为体质强；形体消瘦、发育不良者为体质弱。如肥胖之人多痰湿，瘦人多虚火。体态注意观察病人的被动体态及功能障碍而知病之所在。如行走脚跛者为下肢的骨关节有病；颈项强直不能转侧者，为颈项部有病变；腰挺直如板，不能弯腰拾物者多为腰椎流痰；患者以手托乳房，缓慢而行，多为患有乳痈。

4. 望舌 包括望舌质、舌苔和舌的形态三个方面的变化。

（1）*望舌质*：舌质红在外科急性病中多属热证，慢性疾病见之则多属阴虚。舌质红而起刺者属热极；舌质红而干燥者属热盛而乏津；舌绛为邪热入于营分，多见于疔疮走黄、疽毒内陷、烧伤后期等。舌质淡而白一般均为气血两虚。如果淡嫩而胖，多属阳虚，常见于疮疡溃后，脓出过多者，或为慢性消耗性疾病（流痰）。舌胖嫩而舌边有齿痕，多属气虚、阳虚，如系统性红斑狼疮后期或应用大量激素后常见到此舌象。舌光如镜，舌质红绛，伴有口糜，为病久阴伤胃虚，应用抗生素后亦可见到此舌象。青紫舌为瘀血，常见于瘀血流注。

（2）*望舌苔*：白苔见于外科疾病兼有表证，或属寒证，或属脾胃有湿。黄苔多为邪热蕴结，外科疮疡在化脓阶段多见此苔。腻苔，多为湿重征象，白腻为寒湿，黄腻为湿热。若黄腻不化，舌绛起刺，体温升高，疮疡兼见疮陷色暗，则为病情恶化或并发走黄、内陷之象。黑苔，有寒热之分。热者是苔黑乌燥，为热极似火，犹如火过炭黑；寒者见炭黑而湿润，为阳虚、命门火衰所致。望舌苔时应注意因服药或饮食而染色的假苔，另外某些病人有刷牙时刷舌苔的习惯，尤其是舌苔与证不相符时，应注意询问。

（二）闻诊

闻诊包括听与嗅两方面的内容。听主要听病人的语言、呼吸、呕吐、呃逆及疮面音等。嗅主要包括病人体臭及分泌物的气味，如脓液、痰涕等。

1. 耳闻 病人谵语、狂言，多为疮疡热毒炽盛，走黄或内陷之候；呻吟呼号多为疮疡酿脓或溃烂时的剧烈疼痛；气粗喘急，是走黄或内陷毒邪传肺的危险证候。气息低微是正气不足虚脱之象，如岩证晚期、系统性红斑狼疮脾肾阳虚时之久病之人。若急性病人，由气粗喘急转为气息低微，为病情转危之象。呕吐、呃逆出现在肿疡初起多声高有力，为邪热炽盛；出现在溃疡后期，多声低无力，为阴伤胃虚；若大面积烧伤、岩证后期见之多为胃气已绝，预后不良。另外需注意听疮面发出的声音，如烂疔疮面发出捻发音，附骨疽溃后探之内有骨擦音，为有死骨的存在；胸腹疮疡透膜后可有儿啼音或气泡破碎音。

2. 鼻嗅　有头疽、疖、痈病人，若伴有烂苹果的呼吸气味，应注意伴有消渴病；疮疡病人发出口臭，多为内有肺胃积热；病人腋下发出异味为腋臭；咳吐黄色腥臭痰，常提示有肺痈；肛周脓肿溃破臭秽，则易成瘘管；儿童头部糜烂结黄痂，发出鼠尿味是肥疮；指疔损骨、脂瘤其脓液及分泌物多带臭秽。总之，溃疡脓液无异常气味者，容易治愈；倘若脓液腥臭难闻，病在深里，则较难愈。

（三）问诊

问诊是通过医患之间的交流以获得病史资料的诊断方法。可以通过询问病人或病人家属以得知疾病的发生经过和自觉症状，这是诊断疾病的首要方法之一。包括问主诉、现病史、既往史、个人史、家庭史、经孕胎产史等内容。

主诉即患者此次发病最主要的疾苦或最明显的症状或体征。如："颈部结块红肿疼痛已有二天"。现病史是指病人患病后的全过程，即发生、发展、治疗经过等。再行收集与现病有关的旧病，家族病史及个人的职业，经孕胎产等情况。《景岳全书》总结了问诊的十项重要内容，今择与外科有关各项，分述之。

1. 问寒热　形寒发热是人体与疾病抗争的反应，外科疾病有寒热的反应，标志着病邪鸱盛。阳证疮疡病起恶寒、发热，是由火毒内发，外感风寒所致，中期高热不退，处于酿脓阶段，溃后脓毒外泄则发热渐降。若脓泄而发热不退，是毒邪未去，正不胜邪。若疮疡中后期出现寒战高热，多为毒邪走黄或内陷。阴证疮疡初起一般不发热，中期可有低热，后期往来潮热。

2. 问汗　疮疡患者自汗为气血不足，盗汗为阴虚火旺。若汗出如油气促者，当防虚脱。痈证汗出而热退，邪随汗解，有消散趋势；痈证汗出热不退，仍有继续发展的可能。

3. 问二便　大小便改变先疑泌尿生殖、肛肠病变。如：血尿常由血热妄行所致，注意有无石淋病；小便次数增多，排尿困难，尿淋沥或小便不通，多为精癃；尿道常有白浊排泄，可为精浊；尿急、尿频、尿痛、会阴痛，为急性前列腺炎的表现。大便带血，鲜红不痛多为内痔、息肉出血；大便常有脓血，大便变扁变细，排便习惯改变，为锁肛痔的表现。另外，外科疾患兼见大便秘结，小便短赤黄浊，为火毒湿热内盛的现象。若兼见大便溏薄，小便清长，为寒湿内蕴的表现。肠痈出现大便次数增多，似痢不爽，小便频数似淋，是酿脓内溃的表现。

4. 问饮食　一方面注意询问外科发病后对病人饮食的影响，一般外疡患者，纳食有味为脾胃无恙，病轻预后佳；若病后纳谷不思为脾胃已衰，病情较重。另一方面注意询问饮食与外科发病的关系。如瘾疹常与食海鱼、虾蟹有直接的关系。

5. 问病因 漆疮是由禀赋不耐，接触油漆而发；药毒是由禀赋不耐，口服、肌注、外用某种药物而发。手足部疔疮多由外伤引起；面部疔疮因挤压、碰撞、挑刺后可出现“走黄”。乳中结核多由长期情志所伤而引起。长期不良的饮食习惯，如过度饮酒、过食肥腻可诱发胆瘅等。

6. 问旧病 主要询问病人既往宿病与现病的关系。如肛漏、瘰疬、流痰，病人曾经患过肺痨，治疗较困难；有头疽、疖病、皮肤瘙痒、外伤引起感染而发湿性坏死与消渴病有关，病情多顽固难愈；男子乳房异常发育，部分与肝肾宿疾有关。另外肝肾宿疾而功能不佳者，对砒制剂的外用、内服及黄药子的内服均属禁忌。

7. 问家族史 主要意义在于现病是否具有家族遗传性及传染性。如头癣、疥疮，可由家人相互传染；乳岩、白疕具明显家族遗传倾向；梅毒可由先天遗传而得。

8. 问职业 许多外科病与职业有关。如畜牧业、皮毛制革业工人易发疫疔。长期站立工作者，易发筋瘤。长期坐写字间的人，久坐伏案，易便秘而发生痔疮。

9. 问经孕胎产史 外科发病部分与妇女经孕胎产有关。如某些瘾疹常于月经来潮前发作，经后则自愈；乳癖乳房肿块、胀痛，经前加重，经后减轻，常伴月经不调；经产妇易发脱肛、肛裂。另一方面，月经、妊娠属妇女特殊生理时段，外科用药多破瘀活血、行气通络之品，有碍胎气和影响经信，应注意外科用药上的月经、妊娠禁忌，临证时应审慎。

（四）切诊

切诊包括切脉和触诊两大类。

1. 切脉 外科疾病的发生、发展与脏腑功能、气血盛衰有密切关系，脉象的变化可以反映人体脏腑气血的变化。通过切脉能了解疾病的深浅、邪气的盛衰、正气的强弱，从而对疾病作出准确的判断，所以，切脉对外科疾病的诊断有重要意义。兹将外科常见脉象归纳分述如下。

浮脉：肿疡脉浮有力，为风寒、风热在表，或风热邪毒客于上焦；脉浮无力，为气血不足；溃疡脉浮，为外邪未净，则有续发可能。

沉脉：肿疡脉沉是邪气深闭，病在深部，为寒凝脉道气血壅塞；溃疡脉沉，是毒邪深闭内伏，气血凝滞未解。

数脉：肿疡脉数，为热毒蕴结，邪热炽盛或为酿脓；溃疡脉数，为邪热未净，毒邪未化。

迟脉：肿疡脉迟为寒邪内蕴，气血衰少；溃疡脉迟为脓毒已泄，邪去正衰。

滑脉：肿疡脉滑为邪盛为主，滑而数为痰热，滑而洪数为酿脓；脉滑而迟为有寒凝。溃疡脉滑为邪热未退或痰多气虚。

涩脉：肿疡脉涩，为寒邪壅塞，气血凝滞；溃疡脉涩为阴血不足。

大脉：肿疡脉大为邪盛正实；溃疡脉大为邪盛病进，其毒难化。

小脉：肿疡脉小为正不胜邪；溃疡脉小而细属气血两虚。

以上几种脉象为外科临床上常见的脉象。浮数属深浅，表明病位；迟数属速度，说明寒热；滑涩属充盈度，反应正邪相搏强弱；大小属幅度，标志气血的盛衰。浮、数、滑、大脉为有力之脉，多属热证、实证、阳证；沉、迟、涩、小脉为不足之脉，多属寒证、虚证、阴证。一般来说，疮疡在未溃前，邪盛正实，应见有余之脉；溃后邪去正衰，应见不足之脉。若未溃见不足之脉，则为气血衰弱，毒深邪盛；溃后见有余之脉，则为邪盛气滞难化。若疮疡在未溃或已溃之时，见到结、代、散、促脉，则为预后不良征象。

2. 触诊　触诊是通过触摸病变部位，以了解病灶深浅、范围、局部温度变化、疼痛、是否化脓或功能障碍等病理变化，从而对疾病作出进一步的判断。疮疡肿高、局限、灼热，轻按即痛，重按剧痛拒按者为阳证；如触之平塌漫肿，不热或微热，重按隐痛或不痛或喜按者多为阴证。若疮疡按之大坚而无应指感者为无脓；按之软陷而应指者为有脓。肿瘤触之坚硬如石，表面高低不平，推之不动，皮核粘连多为恶性；触之质韧或软如棉或有囊性感，表面光滑，推之活动，多为良性。按触皮肤麻木不仁而无感觉者可能为麻风，按触指（趾）发凉且趺阳脉弱或消失，可能为脱疽。肛门指诊对肛门直肠癌的早期发现有非常重要的意义。

二、辨证

（一）辨阴证阳证

阴阳是八纲辨证的纲领。外科的辨证应首先辨别阴阳属性。兹将阴阳辨证的要点分述如下。

发病缓急：急性发作属阳；慢性发作属阴。

病位深浅：发于皮肉属阳；发于筋骨属阴。

皮肤颜色：红活焮赤属阳；紫暗或皮色不变属阴。

皮肤温度：灼热的属阳；不热或微热属阴。

肿形高度：高肿突起属阳；平塌下陷属阴。

肿胀范围：根盘收束属阳；根盘软漫属阴。

肿块硬度：软硬适度，溃后渐消属阳；坚硬如石或柔软如棉属阴。

疼痛感觉：疼痛剧烈属阳；不痛、隐痛、酸痛或抽痛属阴。

脓液稀稠：脓质稠厚属阳；稀薄或纯血水属阴。

病程长短：阳证的病程比较短；阴证的病程比较长。

全身反应：阳证疮疡病起常伴有形寒发热、口渴、纳呆、便秘、溲赤，溃后症状逐渐消失；阴证病起一般无明显症状，酿脓时有骨蒸潮热、颧红或面色㿠白、神疲自汗、盗汗等症状，溃脓后尤甚。

预后顺逆：阳证易消、易溃、易敛，预后多顺；阴证难消、难溃、难敛，预后多逆。

（二）辨局部常见症状

局部症状的存在是外科疾病最显著的特征，肿胀、疼痛、瘙痒、化脓、麻木是外科局部的常见症状，通过对局部症状的辨证与全身辨证有机结合，才能对外科疾病作出准确的诊断。

1. 辨肿 肿是由各种致病因素引起经络阻塞、气血凝滞而成。肿势的缓急、集散，常为诊断病情虚实、轻重的依据。由于病人体质强弱与致病原因的不同，发生肿的症状也有所差异。

（1）*辨肿形*

①局限性：红肿高突，根围收束，不甚平坦，多为阳证、实证。

②弥漫性：肿势平坦，散漫不聚，边界不清，阳证见之，为邪甚毒势不聚，阴证见之为气血不充。

③全身性：疮疡溃后而见头面、手足虚浮，为脓出过多，病人气血大耗，脾阳不振所致。

（2）*辨成因*

①风肿：漫肿宣浮，或游走不定，不红微热，微痛兼痒。

②寒肿：肿而木硬，皮色不泽，不红不热，常伴酸痛。

③湿肿：肿而皮肉重坠胀急，深则按之如烂棉不起，浅则光亮如水泡，破流黄水。

④火肿：肿而色红，皮薄光泽，焮热疼痛。

⑤痰肿：肿势软如棉、馒，不红不热。

⑥气肿：肿势皮紧内软，不红不热，随喜怒而消长。

⑦郁结：肿势坚硬如石，或边缘有棱角，形如岩穴，不红不热。

⑧瘀血：肿而胀急，色初暗褐，后转青紫，逐渐变黄消退。

（3）*辨部位、形色*：肿发生的部位有深部、浅部及疏松、致密的不同，肿的情况亦有差别。凡病发生在皮肤浅表、肌肉之间者，肿势高突而焮红，发病较快，并易脓、易溃、易敛；凡病发在筋骨、关节间，肿势平坦而皮色不变，发病较缓，并难脓、难溃、难敛。若病发在组织疏松部位，肿势易于蔓延；发生于组织致密部位，肿势不甚但疼痛剧烈。大腿部由于肌肉丰厚，肿势虽甚，但外观不明显。一般浅表的疮肿以赤色为多；而患在深部的则以皮色不变者居多，乃至脓熟仅透红一点。颜面部疔疮、有头疽等病，在未溃时，由红肿色鲜转向暗红而无光泽，由高肿转为平塌下陷，这是走黄或内陷之象。

2. 辨痛　不通则痛，痛主要由于气血凝滞、阻塞不通而致。痛为外科疾病常见的自觉症状，其增剧与减轻常为病势进退的标志。

(1) 辨成因

①风痛：痛无定处，忽彼忽此，走往甚速。

②寒痛：皮色不变，不热酸痛，得温则痛缓。

③热痛：皮色焮红，灼热疼痛，遇冷则痛减。

④气痛：攻痛无常，时感抽掣，喜缓怒长。

⑤瘀血：初起隐痛、微胀、微热，皮色暗褐，继则皮色青紫而胀痛。

⑥化脓：肿势急胀，痛无止时，如同鸡啄，按之中软应指。

(2) 辨发作情况

① 卒痛：突然发作，疼痛急剧，多见于急性疾患。

②阵发痛：忽痛忽止，发无定常，时轻时重，多见于石淋、胆道及胃肠寄生虫疾患。

③持续痛：痛无休止，持续不减，多见于阳证未溃。病势和缓，持续较久，多见于阴证初起。

(3) 辨性状

①刺痛：痛如针刺，病变多在皮肤。

②绞痛：痛而有灼热感，病变多在肌肤。如疖、丹毒、有头疽等。

③裂痛：痛如撕裂，病变多在皮肉。如手足皲裂较深、肛裂等。

④钝痛：疼痛滞钝，病变多在骨与关节间。如流痰、附骨疽转入慢性阶段。

⑤酸痛：又酸又痛，病变多在关节。如流痰。

⑥抽掣痛：除疼痛有抽掣外，并伴有放射痛，传导于邻近部位。如乳岩、石瘿、失荣的晚期。

⑦啄痛：痛如鸡啄，并伴有节律性疼痛，病变多在肌肉，多在阳证疮疡化脓阶段。如手部疔疮、乳痈。

(4) 疼痛与肿结合辨

①先肿后痛，其病浅在肌肤。如颈痈。

②先痛后肿者，其病深在筋骨。如附骨疽。

③痛发数处，同时肿胀并起，或先后相继者，如流注。

④肿势蔓延而痛在一处者，是毒已渐聚；肿势散漫而无处不痛者，是毒邪四散，其势鸱张。

3. 辨痒 外因风、湿、热、虫、毒客于肌肤，引起皮肉间气血不畅所致；内因血虚生风生燥，肌肤失养而成。痒多为皮肤病的自觉症状。疮疡在病程的发展中亦可出现，由于痒发生原因不一，病变的过程不同，故痒的表现也各异。

（1）成因辨痒

① 风胜：走窜无定，遍体作痒，抓破血溢，随破随收，不致化腐，多为干性。如瘾疹、牛皮癣等。

②湿胜：浸淫四窜，黄水淋漓，易沿表皮蚀烂，越腐越痒，多为湿性，或有传染。如急性湿疮、黄水疮等。

③热胜：皮肤瘾疹，焮红灼热作痒，或只发于暴露部位，或遍布全身，甚则糜烂，滋水淋漓，结痂成片，常不传染。如接触性皮炎。

④虫淫：浸淫蔓延，黄水频流，状如虫行皮中，其痒尤甚，最易传染。如手足癣、疥疮等。

⑤毒：皮肤表现红肿、丘疹、水疱、风团、糜烂等多种形态，瘙痒或痛，轻则局限一处，重则泛发全身，来去甚速。有明显某种物质接触史或毒虫叮咬史。

⑥ 血虚：皮肤变厚、干燥、脱屑、作痒，很少糜烂滋水。如牛皮癣、慢性湿疹等。

（2）疮疡辨痒

①肿疡作痒：疔疮、有头疽，病起患处作痒是因毒邪炽盛，病势有发展趋势；如乳痈等证，经治疗后患处作痒，是因经治疗后毒势已衰，气血畅通，病变有消散的趋势。

② 溃疡作痒：如痈疽溃后，肿痛渐消，局部作痒，常由脓区不洁，脓液浸渍皮肤，护理不善所致；或因应用汞砷剂，敷贴膏药等引起皮肤过敏所致；或因顶风换药而致。如疮疡溃后经治疗，脓流已畅，四周余肿未消之时，或于腐肉已脱，新肌渐生之际，而皮肉间感觉微微作痒，这是毒邪渐化，气血渐充，助养新肉，将要收口的佳象。

4. 辨脓 脓因皮肉之间热盛肉腐，蒸酿液化而成，由气血所化生，是疮疡早期不得消散，发展到中期所形成的病理性产物。疮疡的出脓是正气载毒外出的现象，所以疮疡局部辨脓的有无至关重要。脓成后，再辨脓位置的深浅，以便进行适当处理；出脓后需对脓的形质、色泽、气味做进一步辨析，以判断体质的盛衰，病情的转归。

（1）辨脓之有无

①有脓：按之灼热病甚，指端重按一处其痛最甚，肿块已软，指起即复，脉数者为脓已成。

②无脓：按之微热，痛势不甚，肿块仍硬，指起不复，脉不数者，为脓未成。

（2）辨脓的操作方法

① 接触法：把两手食指的指端轻放于脓肿患部，相隔适当的距离，然后以一手指端稍用力反复按压，另一手指端即有一种波动的感觉，这种波动感称为应指。经多次及左右相互交替试验，若应指明显者为有脓。在检查时注意两手指端应放于相对的位置，并且在上下左右四处互相垂直的方向检查。若脓肿范围较小，用左手拇、食指两指固定于脓肿的两侧，以右手的食指按压脓肿中央，如有应指为有脓。

②透光法：医生用左手遮住患指（趾），同时用右手把手电筒放在患指（趾）下面，对准患者指（趾）照射，然后注意观察指（趾）部上面，如见深黑色的阴影为有脓。不同部位的脓液积聚，则其阴影可在不同的部位显现，如蛇眼疔、甲根后的脓液积聚，可在指甲根部见到模糊的阴影；蛇头疔脓液在骨膜部，则沿指骨有增强的阴影，而周围则清晰；在骨部的，沿着骨有黑色阴影，并在感染区有明显的轮廓；在腱鞘部的，沿整个手指的掌面有模糊阴影；全手指尖部、整个手指的脓肿则呈一片显著阴影。如尚未化脓时，则见清晰潮红。此法仅适用于指、趾部的辨脓。

③ 点压法：手指部的脓肿在脓液很少的情况下，可用点压法检查，简单易行。用大头针尾或火柴头等小的圆钝物，在感染区域轻轻点压，如有局部性的剧痛点，提示有脓肿形成，而剧痛的压痛点即为脓肿部位。

④穿刺法：深部疮疡，当脓已成而脓液不多，用按触法辨脓有困难时，可采用注射器穿刺抽脓方法。这种方法不仅可以用来辨别脓的有无，而且可以用来采集脓液标本。在操作时必须注意严格消毒，以及穿刺部位进针的深度等。

（3）辨脓之深浅：辨脓位置的深浅，对切开引流进刀的深浅的准确把握有重要的指导意义。

①浅部脓：肿块高突坚硬，中有软陷，皮薄灼热焮红，轻按便痛而应指。

②深部脓：肿块散漫坚硬，按之隐隐软陷，皮厚，不热或微热，不红或微红，重按方痛而应指。

（4）辨脓的形质、色泽和气味

① 脓的形质：脓稠厚者，为元气较充；淡薄者，为元气虚弱。如先出黄的稠厚脓液，次出黄稠滋水，为将敛佳象。如脓由稠厚转为稀薄，为体质渐衰，一

时难敛。如脓成日久不溃，一旦溃破，脓质虽如水直流，但其色不晦，其气不臭，未为败象。如脓稀似粉浆污水，或夹有败絮状物质，而色晦腥臭者，为气血衰竭，属败象。

②脓的色泽：脓黄白质稠，色泽鲜明，为气血充足，属于佳象。如黄浊质稠，色泽不洁，为气火有余，尚属顺证；如黄白质稀，色泽洁净，气血虽虚，不为败象。如脓色绿黑稀薄，为蓄毒日久，有损筋伤骨的可能。如脓中夹有瘀血，色紫成块者，为血络损伤。如脓色如姜汁，则每多兼患黄疸，病势较重。

③脓的气味：脓液一般略带腥味，脓液稠厚，大多是顺证；脓液腥秽恶臭的，其质必薄，大多是逆证，而且常是穿膜损骨之征。

5. 辨麻木 麻木是由于气血不运或毒邪炽盛以致经脉阻塞所致。如疔疮、有头疽坚肿色褐，麻木不知痛痒，伴有较严重全身反应，为毒邪炽盛，常易导致走黄和内陷。而脱疽早期患肢麻木且冷痛，为气血不运，脉络阻塞所致，后期易致指（趾）节坏死、脱落。

6. 辨溃疡形色

（1）*辨溃疡的色泽*：阳证疮疡的溃疡，色泽红活鲜润，脓液稠厚黄白，腐肉易脱，新肉易生，疮口易敛；阴证溃疡，疮面色泽灰暗，脓液清稀，或时流血水，腐肉难脱，新肉不生，疮口难敛。如疮顶突然陷里无脓，四周皮肤暗红，肿势扩散，多为疔疮走黄之象。如疮面腐肉已脱，而脓水灰薄，新肉不生，状如镜面，光白板亮，为虚陷之象。

（2）*辨溃疡的形态*：阳证疮疡溃后，顺证肿势聚而渐退，疮顶随脓泄而渐低，腐肉渐脱，脓水渐少，新肌渐生而愈；若溃而根盘不束，肿势不聚，脓水污秽，腐肉难脱，或疮顶陷凹、干枯则为逆证。阴证溃疡则多见疮色紫滞，出脓水或夹血水，秽浊不清，或疮口凹陷，或如翻花，或出败絮，或腐不脱，或如空壳，或僵硬不消，坚如岩石，经久不敛。另外，缺血性溃疡如臁疮，痨疮性溃疡如瘰疬，还有梅毒性溃疡、岩性溃疡、麻风溃疡等，由于疾病性质的不同，溃疡的形态各有其特性。

（三）辨经络部位

人是一个有机的整体，局部的外科表现与脏腑经络有密切的联系，通过辨病变部位的经络所属，掌握特性，可以按经络给药，提高疗效。

1. 人体各部所属经络

头顶：正中属督脉经，两旁属足太阳膀胱经。

面部、乳部：属足阳明胃经。乳外属足少阳胆经，乳头属足厥阴肝经。

耳部前后：属足少阳胆经和手少阳三焦经。

手、足心部：手心属手厥阴心包经；足心属足少阴肾经。

背部：总属阳经（因背为阳，中央为督脉之所主，两旁为足太阳膀胱经所主）。

臂部：外侧属手三阳经；内侧属手三阴经。

腿部：外侧属足三阳经；内侧属足三阴经。

腹部：总属阴经（因腹为阴，中央为任脉之所主）。

其他如生于目部为肝经所主；生于耳内为肾经所主；生于鼻部为肺经所主；生于舌部为心所主；生于口唇为脾经所主。

2. 经络辨证的应用

（1）引经报使：辨别外科疾病的经络所属，可以选用引经药，使药力直达病之所在，提高疗效。如手太阳经用黄柏、藁本；足太阳经用羌活；手阳明经用升麻、石膏、葛根；足阳明经用白芷、升麻、石膏；手少阳经用柴胡、连翘、地骨皮（上）、青皮（中）、附子（下）；足少阳经用柴胡、青皮；手太阴经用桂枝、升麻、白芷、葱白；足太阴经用升麻、苍术、白芍；手厥阴经用柴胡、丹皮；足厥阴经用柴胡、青皮、川芎、吴茱萸；手少阴经用黄连、细辛；足少阴经用独活、知母、细辛。

（2）经络特性：由于十二正经循行气血多少不同，发于各经的外科病证各有特性。手阳明大肠经、足阳明胃经为多气多血之经，发于此二经的外科疾病实证居多，多易溃易敛，治宜注重行气活血；手太阳小肠经、足太阳膀胱经、手厥阴心包经、足厥阴肝经，为多血少气之经，因血多则凝滞甚，气少则外发缓，发于这些经上的外科疾病，治宜注重破血补托；手少阳三焦经、足少阳胆经、手少阴心经、足少阴肾经、手太阴肺经、足太阴脾经，为多气少血之经，发于这些经上的外科疾病，因气多则结甚，血少则难敛，治宜注重行气滋养。

（四）辨善恶顺逆

外科疾病预后，是通过局部与全身症状综合指标进行判断。全身表现分善证、恶证；局部表现分顺证、逆证。所谓善是指好的现象，恶是指坏的现象。历代医家总结出“五善”、“七恶”的辨证方法。局部按顺序出现应有症状者称顺证；凡不按顺序出现不良症状者为逆证。善顺证预后良好，恶逆证预后不良。兹将善证、顺证、恶证、逆证表现分述如下。

1. 善证、顺证

（1）五善

心善：精神爽快，言语清亮，舌润不渴，寝寐安宁。

肝善：身体轻便，不怒不惊，指甲红润，二便通利。

脾善：唇色滋润，饮食知味，脓黄而稠，大便和调。

肺善：声音响亮，不喘不咳，呼吸均匀，皮肤润泽。

肾善：并无潮热，口和齿润，小便清长，夜卧安静。

（2）顺证

初起：由小渐大，疮顶高突，焮红疼痛，根脚不散。

已成：顶高根收，皮薄光亮，易脓易腐。

溃后：脓液稠厚黄白，色鲜不臭，腐肉易脱，肿消痛减。

收口：疮面红活鲜润，新肉易生，疮口易敛，感觉正常。

2. 恶证、逆证

（1）七恶

心恶：神志昏糊，心烦舌燥，疮色紫黑，言语呢喃。

肝恶：身体强直，目难正视，疮流血水，惊悸时作。

脾恶：形容消瘦，疮陷脓臭，不思饮食，纳药呕吐。

肺恶：皮肤枯槁，痰多音喑，呼吸喘急，鼻翼扇动。

肾恶：时渴引饮，面容惨黑，咽喉干燥，阴囊内缩。

脏腑败坏：身体浮肿，呕吐呃逆，肠鸣泄泻，口糜满布。

气血衰竭（阳脱）：疮陷色暗，时流污水，汗出肢冷，嗜卧语低。

（2）逆证

初起：形如黍米，疮顶平塌，根脚散漫，不痛不热。

已成：疮顶软陷，肿硬紫暗，不脓不腐。

溃后：皮烂肉坚无脓，时流血水，肿痛不减。

收口：脓水清稀，腐肉虽脱，新肉不生，色败臭秽，疮口经久难敛，疮面不知痛痒。

第四节 治法与方药

外科疾病的治疗分内治和外治两大类。内治之法与内科基本相同，而针对外科疾病病程发展的特点，应用透脓、托毒等法，与内科又有不同。外治法针对不同病变应用药物疗法、手术疗法和其他一些物理疗法，则为外科所独有。临证时需内治与外治并重，根据疾病的不同表现，辨证分析，准确用药，或内治与外治有机结合，或单纯应用内治或外治之法。

一、内治法

理法方药是辨证施治的具体操作，从整体观念出发，根据外科疾病发生、发展的过程，明析各个阶段的发病机理，从而采用不同的治疗原则，然后循此治则，确定治法，选方用药。外科疾病按照初起、成脓、溃后三个不同阶段，确立消、托、补三大治则，是外科总的治疗原则。

（一）内治法的三个总则

1. 消法 是运用不同的治疗方法和方药，使初起的肿疡得到消散吸收，是一切肿疡初起的治疗总则。适应于尚未成脓的初期肿疡，外科非化脓肿块性疾患及皮肤病。具体可用解表、通里、清热、温通、祛痰、理湿、行气、和营之法。若疮已成脓，则不可概用此法，以防毒散不收，气血受损，迁延难愈。

2. 托法 是用补益气血和透脓的药物，扶助正气，托毒外出，以免毒邪内陷的治疗法则。本法适应于外疡中期成脓阶段。局部血肉在热毒作用下，腐肉成脓尚未溃破，或由于正气虚弱，不能托毒外出，采用透托和补托的方法，使脓毒外出，肿消痛减。补托法适应于正虚毒盛，不能托毒外达，疮形平塌，根脚散漫，难溃难腐之虚证；透托法适应于邪盛正气未衰者，应用透脓的药物，促其出脓毒泄，以免脓毒旁窜深溃。如毒邪炽盛，加用清热解毒之品。

3. 补法 是用补养的药物，扶助正气，助养新生，促进疮口早日愈合的治疗法则。此法适应于溃疡后期，邪去正衰，疮口难敛者，症见精神衰疲，元气虚弱，脓水清稀，疮色不泽等。凡气血虚弱者，宜补养气血；脾胃虚弱者宜理脾和胃；肝肾不足者宜补养肝肾等。若毒邪未尽之时，切勿遽用补法，以免留毒为患，助邪鸱张而犯“实实之戒”。

（二）内治法的具体应用

1. 解表法 解表法是用解表发汗的药物，使表邪从汗而解的治法。适应于疮疡初期或皮肤病有表证者。解表分辛凉解表和辛温解表两大类。

辛凉解表常用方如银翘散、牛蒡解肌汤，常用药物如薄荷、桑叶、蝉衣、牛蒡子、连翘等。用于外感风热之表热证，疮疡局部焮红肿痛，或皮肤病皮疹泛发，色红瘙痒伴风热表证，如颈痈、乳痈初起、头面部丹毒、瘾疹、药毒等。

辛温解表常用方如荆防败毒散、万灵丹等，常用药物如荆芥、防风、麻黄、桂枝、羌活等。用于外感风寒证，疮疡局部肿痛酸楚，或皮肤出现急性泛发皮疹，色白，或皮肤麻木伴风寒表证，如瘾疹风寒型、麻风病初起等。

解表法在应用时应注意，凡疮疡溃后，日久不敛，体血虚弱者，即使有表证，亦不宜发汗太过，否则汗出过多，易引起痉厥。

2. 通里法 是用泻下的药物，使蓄积在脏腑内部的毒邪得以疏通、排出的治疗方法。分攻下和润下两大类。攻下法常用方如大承气汤、内疏黄连汤，常用药物如大黄、芒硝、枳实、番泻叶。用于表证已罢、热毒入腑、便结里实证，如外科疾病局部焮红肿胀疼剧，皮肤病焮红灼热，伴口干饮冷，壮热烦躁，腹痛便秘者。润下法常用方如润肠汤，常用药物火麻仁、桃仁、肉苁蓉等。用于阴虚肠燥便秘，如肛肠病、疮疡、皮肤病等阴虚火旺、肠燥便秘之证。应用通里攻下之法，宜严格掌握适应证，尤其年老体弱、妇女妊娠或月经期更宜慎用，且宜中病即止，不可过剂。

3. 清热法 是用寒凉的药物，使内蕴的热毒得以清解的方法。可分为清热解毒、清气分热、清营血分热、养阴清热几大类。

清热解毒常用方如五味消毒饮，常用药物如金银花、地丁、蒲公英、菊花、连翘等。用于热毒之证，如疔疮、疖、痈等，症见局部红、肿、热、痛，伴发热烦躁、口燥咽干、舌红苔黄、脉数等症。

清气分热常用方如黄连解毒汤，常用药物如黄连、黄芩、黄柏、石膏等。用于颈痈、流注、附骨疽、接触性皮炎、脓疱疮等，症见局部色红或皮色不变，灼热肿胀，或皮损焮红、灼热、脓疱、糜烂，伴壮热、口渴喜冷饮、溲赤便干、舌红苔黄糙或黄腻、脉洪数者。

清营血分热常用方如清营汤、犀角地黄汤，常用药物如水牛角、生地、赤芍、丹皮、紫草等。用于热入营血，如烂疔、发、大面积烧伤或皮肤丹毒、白疕血热型、红蝴蝶疮等，伴高热、口渴不能饮、心烦不寐、舌质红绛、苔黄脉数等。

养阴清热常用方如知柏地黄汤、清骨散，常用药物如玄参、生地、麦冬、知母、地骨皮、青蒿、鳖甲、银柴胡等。用于慢性炎症、红斑狼疮或走黄、内陷后阴伤有热者，或瘰疬、流痰等虚热不退的疾病。

在临床上清热解毒与清气分热有时不能截然分清，常相互合并应用，而清实火、清气分、清营血分在热毒炽盛时可相互同用。若邪陷心包，宜配合清心开窍法。应用清热药物切勿太过，必须兼顾胃气，若过用苦寒，势必损伤胃气而致纳呆、泛酸、便溏等症状，在疮疡溃后过投寒凉易影响收口。

4. 温通法 是用温经通络、散寒化痰的药物，以驱散阴寒凝滞之邪，为治疗寒证的主要治则。临床分温经通阳、散寒化痰和温经散寒、祛风化湿两大法。

温经通阳常用方如阳和汤，常用药物如附子、肉桂、干姜、桂枝、麻黄等。用于体虚寒痰阻于筋骨，症见患处隐隐酸痛、漫肿不显、不红不热、口不作渴、形体恶寒、小便清利、苔薄脉迟等内寒之象，如流痰、脱疽等病。

温经散寒常用方如独活寄生汤，常用药物如桂枝、细辛、羌活、独活、寄生、防风等。用于风寒湿邪客于筋骨，症见患处酸痛、麻木、漫肿，皮色不变，恶寒重，发热轻，苔白腻，脉沉紧等外寒之象，如痹证中风寒湿证等。

以上两法在临床应用时，症见阴虚有热者，不可施本法。因温燥之药能助火劫阴，用之不当，能够造成其他变证。

5. 祛痰法　是用咸寒化痰软坚的药物，使因痰凝聚之肿块得以消散的法则。临证分疏风化痰、清热化痰、解郁化痰、养营化痰等法。

疏风化痰常用方如牛蒡解肌汤和二陈汤，常用药物如牛蒡子、薄荷、菊花、夏枯草、陈皮、杏仁、茯苓、半夏等。用于风热夹痰之证，如颈痈结块肿痛，伴恶风发热，咽喉肿痛。

清热化痰常用方如清咽利膈汤合二母散，常用药如银花、茯苓、贝母、桔梗、瓜蒌、玉竹、黄连、连翘等。用于痰火凝聚之证，如锁喉痈，红肿坚硬，灼热疼痛，伴气喘痰壅，壮热口渴，便秘，溲赤，舌质红绛，苔黄腻，脉弦滑数。

解郁化痰常用方如逍遥散合二陈汤，常用药如柴胡、郁金、川楝子、海藻、昆布、白芥子等。用于气郁夹痰之证，如瘰疬、肉瘿，结块坚实，色白不痛或微痛，伴胸闷憋气、性情急躁等。

养营化痰常用方如香贝养荣汤，常用药如贝母、茯苓、当归、白芍、首乌、川芎等。用于体虚夹痰之证，如瘰疬、流痰后期形体消瘦、神疲肢软等。因痰而致外科病每与气滞、火热相合，故一般很少应用温化之品，以免助火生热。

6. 理湿法　是用燥湿或淡渗的药物祛除湿邪的治法。临床分清热利湿、祛风除湿、健脾燥湿几种。

清热利湿常用方剂如五神汤、萆薢渗湿汤，常用药物如茯苓、车前子、黄柏、萆薢、苍术、银花、滑石等。用于湿热交并之证，如湿疹、臁疮等，症见局部肿胀疼痛，焮红灼热，或皮肤糜烂、渗液，滋水淋漓，伴肢酸沉重、小便短赤、舌苔黄腻、脉滑数等。

祛风除湿常用方如羌活胜湿汤、豨莶丸等，常用药物如羌活、威灵仙、厚朴、苍术、苡仁、泽泻、白鲜皮、豨莶草等。用于风湿袭于肌表，如白驳风。

健脾燥湿常用方如平胃散，常用药物如苍术、藿香、半夏、陈皮。用于湿滞兼有脾虚不运证，如外科疾患伴有胸闷呕恶、脘腹胀满、纳差、舌苔厚腻等。

理湿之药，过用每能伤阴，故体弱阴虚、体液亏损者，本法宜慎用。

7. 行气法　是用行气的药物，宣通气机，调和气血，以达到解郁散结、消肿止痛目的的一种治法。临床分理气活血法、疏肝解郁法。

理气解郁常用方如逍遥散，常用药物如柴胡、茯苓、薄荷、半夏、香附、枳壳等。用于肝胆两经循行部位出现病证，如乳癖、乳岩等，症见肿块坚硬或质软而随喜怒而消长等。

理气活血常用方如舒肝溃坚汤、十全流气饮，常用药物如柴胡、夏枯草、芍药、陈皮、僵蚕、红花、香附等。用于肿疡初起、气滞而致血壅结肿证。凡行气药物多辛温香燥，易耗气伤阴，故气虚、阴伤或火盛者，须慎用或禁用。气滞则血瘀，气郁则水停生痰，在临床应用时行气多与祛痰、和营配合应用。

8. 和营法 是用调和营血的药物，使经络疏通，血脉调畅，从而达到疮疡肿消痛止的目的。适应于疮疡、肿瘤、皮肤病有气血凝滞之证候者。常用方剂如桃仁四物汤、活血散瘀汤等。常用药物如桃仁、红花、当归、赤芍、丹参、川芎、泽兰等。用于肿疡或溃后肿硬不减、结块，色红较淡，或青紫者；皮肤病表现为结节、赘生物、肿块、紫癜、肥厚、发硬，如硬皮病、血瘀型白疕、结节性红斑等。和营法在临床应用时，根据疾病的不同原因，与其他治法合并应用。如有寒邪者，宜与祛寒药同用；血虚者，宜与养血药合用；毒邪阻滞夹有血瘀者，宜和营解毒；气虚血瘀者，宜益气和营。和营祛瘀药，一般多温燥，所以火毒炽盛者不宜使用，以防助火。对气血亏损者，破血药亦不宜过用，以免伤血。

9. 内托法 用透托和补托的药物扶正托毒，使疮疡毒邪移深就浅，早日液化成脓，并使病灶趋于局限化，而邪盛者不致脓毒旁窜深溃，正虚者不致毒邪内陷，从而达到脓出毒泄，肿消痛减的目的。

透托法常用方如透脓散，常用药物如川芎、穿山甲、皂角刺、当归、黄芪。用于肿疡已成，邪盛正实，尚未溃破或脓出不畅，多用于实证。

补托法常用方如托里消毒散、薏苡附子败酱散。常用药物如黄芪、白术、人参、当归、白芍、川芎、生地、银花、甘草、白芷、皂角刺、茯苓等。用于肿疡毒势亢盛，正气已虚，不能托毒外出者。其中托里消毒散偏于益气托毒，薏苡附子败酱散偏于温阳托毒。

透脓法不宜用之过早，肿疡初起未成脓时不宜用；补托法邪盛正实的情况下不可施用，以免犯“实实之戒”。此外，脓乃气血凝滞、热盛肉腐而成，故内托法多与和营、清热等法同用。

10. 补益法 是用补虚扶正的药物，以消除虚弱，恢复正气，助养新肉生长，使疮口早日愈合的重要治法。通常分益气、养血、滋阴、助阳几种。

益气常用方如四君子汤，常用药如党参、黄芪、白术。用于肿疡疮形平塌、散漫，顶不高突，成脓迟缓，破溃困难，或兼见呼吸气短、语言低微、疲倦乏力、自汗、纳差、舌淡苔少、脉虚无力者。

养血常用方如四物汤，常用药如当归、熟地、白芍、鸡血藤。用于溃疡脓水清稀，难于生肌收口，或兼见面色苍白，头晕眼花，心悸失眠，手足发麻，脉虚无力，舌淡者。

滋阴常用方如六味地黄丸，常用药如玄参、生地、麦冬、女贞子、旱莲草等。用于外科病兼见口干咽燥、耳鸣目眩、手足心热、午后低热、形体消瘦、舌红少苔、脉细数者。

温阳常用方如肾气丸或右归丸，常用药物如附子、肉桂、仙茅、仙灵脾、巴吉天、鹿茸等。用于疮形肿形软漫，不易酿脓腐烂，溃后肉色灰暗，新肉难生，伴大便溏薄，小便频数，肢冷自汗，少气懒言，倦怠嗜卧，舌质淡，苔薄，脉象微细。

补益法在应用时应以“虚则补之”为原则，一般阳证溃后多不应用补法，如需应用，多以清热养阴醒胃之法，当确显虚象时方加补益。若火毒未消而显虚象者，当以清理为主，佐以补益之品，切忌大补。若元气虚弱，胃纳不振者，应先以健脾醒胃为主，而后再行补益。另外，疾病有气虚或血虚，阴虚或阳虚，也有气血两亏、阴阳两虚的情况，应用补法时也宜灵活应用。

11. 养胃法　是用调补脾胃的药物，使纳谷旺盛，从而促进气血生化的治法。气血为疮疡之本，凡外科疾病在发展过程中出现脾胃虚弱，运化失司，需及时调理脾胃，以助生化之源。特别是疮疡溃后，若胃纳不佳，生化乏源，气血不充则疮口难收。故治疗外科疾病需始终顾护胃气。一般分理脾和胃、和胃化浊和清养胃阴几法。

理脾和胃常用方如异功散，常用药物如党参、白术、茯苓、陈皮、砂仁等。用于脾胃虚弱，运化失职，如溃疡兼见纳呆食少，大便溏薄，舌淡苔薄，脉滑等症。

和胃化浊常用方如二陈汤，常用药物如陈皮、半夏、茯苓、厚朴、竹茹、麦芽等。用于湿浊中阻，胃失和降，如溃疡后期、手术后期兼见胸闷欲恶，胃纳不佳，苔薄黄腻，脉濡滑等症。

清养胃阴常用方如益胃汤，常用药物如沙参、麦冬、玉竹、天花粉、生地。用于走黄、内陷、急腹症恢复期、大面积烧伤，症见口干少津而不喜饮，胃纳不香，或伴口糜，舌光红，脉细数者。

理脾和胃、和胃化浊两法适应证中均有胃纳不佳，但前者适应于脾虚而运化失常，后者适应于湿浊中阻而运化失常，区别在于苔腻之厚薄，舌质之淡与不淡以及有无便溏、胸闷欲恶。而清养胃阴之法，重点在于抓住舌光质红之症。假若三法用之不当，则更增胃浊或重伤其阴。

以上各种内治法，虽各有适应证，但临证时需根据全身、局部情况、病程阶段，按病情的变化和发展选法用药，或单独应用，或数法合用，才能取得较好的疗效。

二、外治法

外治法是运用药物、手术或配合一定器械，直接作用于病变部位或身体体表某部以达到治疗目的的疗法。常用方法有药物疗法、手术疗法和其他疗法三大类。

（一）药物疗法

药物疗法是依配方将药物加工成不同的剂型，施于患处，赖药物的性能，直达病之所在，以达到治疗目的的疗法。常用的有膏药、油膏、箍围剂、掺药、草药等。

1. 膏药

（1）制作：依配方将药物共用捣烂成膏，或将药物置植物油内煎炸，捞出枯渣，加入黄丹，依黄丹在高热下的理化变化凝合成膏，将膏（药肉）用竹签摊于布上或纸上而成。

（2）作用：膏药富有黏性，敷贴患处起到固定作用；隔离疮面避免二重感染；药肉敷贴患处，发挥药物效能；使用前加温软化，对患处具热疗效应，促进局部循环。至于具体功能，依配方的不同，对肿疡消肿定痛，对溃疡起到提脓祛腐、生肌收口的作用。

（3）适应证：一切外科疾病初起、已成、溃后各个阶段，均可应用。

（4）应用：太乙膏：性偏清凉，功能消肿、清火、解毒、生肌，适应于阳证，为肿疡、溃疡通用之方。千捶膏：性偏寒凉，功能消肿、解毒、提脓、祛腐、止痛，初起贴之能消，中期贴之能溃，后期贴之能敛，适应于阳证。阳和解凝膏：性偏温热，功能温经和阳，祛风散寒，调气活血，化痰通络，适应于阴证未溃者。咬头膏：具腐蚀性，功能蚀破疮头，适应于肿疡脓成不能自破，以及患者不愿行切开排脓者。膏药厚摊适应于肿疡，3～5天一换；薄摊适应于溃疡，宜于勤换。

（5）注意事项：膏药使用过程中局部出现皮肤焮红或起丘疹，或发生水疱，甚则湿烂，伴瘙痒，是过敏现象（膏药风）；膏药不吸脓水，故溃疡脓水过多，皮肤渗液多不宜用；膏药不宜去之过早，易再次感染或形成红色疤痕，不易消退。

2. 油膏

（1）制作：依配方将药物置植物油内煎炸，捞出枯渣，加入基质凝合成膏，或将药物加工成极细面，加入基质捣匀而成。目前，常用基质有黄蜡、白蜡、猪脂、羊脂、松脂、麻油及凡士林等。

（2）作用：柔软、润滑，无板硬粘着不适的感觉，尤对病灶凹陷折缝之处或大面积溃疡更为适宜，涂于病灶局部，隔离疮面，发挥效能；保持疮面湿润，利于组织生长。

（3）适应证：肿疡，溃疡，皮肤病糜烂、结痂、渗液不多者以及肛门病。

（4）应用：金黄膏、玉露膏适应于阳证肿疡、肛门直肠痈疽等病；冲和膏适应于半阴半阳证；回阳玉龙膏适应于阳证；生肌玉红膏，功能活血祛腐、解毒止痛、润肤敛疮，适应于一切溃疡腐肉未脱，新肉未生之时，或日久不能收口者。生肌白玉膏，功能润肤生肌收敛，适应于溃疡腐肉已脱，疮口不敛者以及乳头皲裂、肛裂等病。红油膏功能防腐生肌，适用于一切溃疡。疯油膏功能润燥杀虫止痒，适应于牛皮癣、慢性湿疹、皲裂等。青黛散油膏功能收涩止痒，清热解毒，适应于蛇串疮及急慢性湿疹等皮肤焮红瘙痒、渗液不多之症。消痔膏、黄连膏功能消痔退肿止痛，适应于内痔、赘皮外痔、血栓外痔等出血肿痛之症。

（5）注意事项：若有过敏，宜改用他药；油膏不吸脓水，凡皮肤湿烂，疮口腐肉已尽，应用油膏宜薄摊勤换。用于腐肉已脱，新肉生长之时，宜薄摊，以免影响新肉生长。

3. 箍围药

（1）制作：依配方将药物加工成药粉，再加入基质共成糊状，敷贴患处。

（2）作用：具有箍集围聚，收束疮毒的作用，使肿疡初起得以消散；若毒已结聚，能促其疮形缩小，趋于局限，早日成脓溃破；若溃后余肿未消，亦可用来消肿，截其余毒。

（3）适应证：凡外疡不论初起、成脓或溃后，肿势散漫不聚，而无集中之肿块者，均可应用。

（4）应用：金黄散、玉露散，性偏寒凉，功能清热消肿，散瘀化痰，适应于红肿热痛明显的阳证，其中金黄散对肿而结块或急性炎症控制后形成慢性炎症尤宜；玉露散对焮红、灼热、漫肿效果更佳。冲和散药物平和，适应于半阴半阳证。回阳玉龙散药性偏温，适应于阴证。所用基质与药物的效能是协同的，一般阳证多用菊花汁、银花露或冷茶汁调制。半阴半阳证多用葱、姜、韭捣汁或用蜂蜜调制；阴证多用醋、酒调敷。敷贴时，肿疡宜敷满肿势并超过肿势；若毒已结聚或溃后，宜敷于四周且超过肿势范围。

（5）注意事项：箍围药应用时应一直保持其湿润状态，以利于药物的吸收，避免药物剥落或干板不适。若肿疡初起肿块局限，一般宜用消散膏药。

4. 掺药

（1）制作：依配方将药物研成极细面或用炼丹法制成结晶体粉末。用时掺布于膏药或油膏上，或直接掺于疮面，黏附于药捻上插入疮内。近年来经过剂型改革亦可将药粉混于水或乙醇中应用。

（2）作用：依配方的不同，功能消肿散毒、提脓祛腐、腐蚀平胬、生肌收口、定痛止血、收涩止痒、清热解毒。

（3）适应证：疮疡各期，皮肤病，小出血等。

（4）应用

①消散药：具消散作用，将药物掺于膏药或油膏上，贴于患处，使疮疡蕴结之毒移深居浅，肿消毒散。应用于肿疡初起而肿势局限尚未成脓者。阳毒内消散、红灵丹具活血止痛，消肿化痰之功效，适应于阳证；阴毒内消散、桂麝散、黑退消具温经活血，破瘀化痰，散风逐寒之功，适应于阴证。

②提脓祛腐药：具提脓祛腐作用，能使疮疡内蕴之脓毒早日排出，腐肉迅速脱落，是处理溃疡早期的一种基本方法。应用于溃疡初期，脓栓未脱，腐肉未尽，或脓水不净，新肉未生阶段。提脓祛腐的主药是升丹，有大升丹和小升丹之分，目前多采用小升丹。使用时，若疮口大者，可掺布于疮口上；若疮口小者，可黏附于药线上插入；亦可掺于膏药、油膏上盖贴。升丹药性较猛，应用时须加赋形药，制成九一丹、八二丹、七三丹、五五丹等。在腐肉已脱，脓水已少的情况下，更宜减少升丹的用量。应用时应注意过敏与中毒，对升丹过敏者可用黑虎丹。病变在眼部、唇部不宜应用。另外升丹陈品为佳，且宜避光密封保存。

③腐蚀与平胬药：腐蚀药具腐蚀恶肉的作用，掺布患处，能使疮疡不正常组织腐蚀枯脱。平胬药具平复胬肉作用，能使疮口增生的胬肉平复。凡疮疡脓成未溃或痔疮、瘰疬、赘疣、息肉等病，疮疡溃后疮口太小，出脓不畅，或疮口僵硬，或胬肉突出，或腐肉不脱，有碍收口时均可应用。白降丹适应于疮口太小，脓腐难去，用桑皮纸或丝棉纸做成裹药，插入疮口，蚀大疮口使脓腐易出；赘疣点之可以腐蚀枯脱；以糊作条，用于瘰疬可以攻溃拔核。三品一条枪，插入漏管，可以蚀去管壁，也可用于攻溃瘰疬，蚀去内痔。枯痔散涂敷于痔疮表面，能使其焦枯脱落。平胬丹适用于疮面胬肉突出，掺于其上，使胬肉平复。腐蚀药含有汞、砒成分，腐蚀力大，应用时需谨慎，以不伤及正常组织为原则。头面、指趾等肉薄近骨处不宜使用过烈腐蚀药，若需应用，必须加赋形药，以降低药力，以免损伤筋骨。若腐蚀目的已达，即改用提脓祛腐或生肌收口药。使用过程中，不宜长期使用，以免引起中毒。对汞、砒过敏者禁用。

④生肌收口药：具有解毒、收涩、收敛、促进新肉生长作用，掺布于疮面能促进疮口愈合，不论阴证阳证，凡溃疡腐肉已脱，脓水将尽之时均可使用。常用的生肌收口药如生肌散、八宝丹等。应用时需掌握适应证，不宜用之过早；若溃疡肉色灰淡而少红活，新肉生长缓，则宜配合内服补益剂，增加食物营养，内外结合，以助新生；若臁疮日久难敛，宜配合绑腿缠缚，改善局部血液循环。

⑤止血药：具收敛、凝血、止血的作用，掺布于出血之处，外加敷料固定，使疮口血液凝固，达到止血的目的，应用于溃疡及创伤出血。如桃花散，一般用于溃疡出血；如圣金刀散一般用于小创伤出血；三七粉调成糊状，亦有很好止血效果。但遇大出血，则需配合手术等法。

⑥ 清热收涩药：具有清热、收涩、止痒之功效，掺布于皮损处，达到消肿、干燥、止痒的目的。适用于一切皮肤病急性、亚急性阶段而渗液不多者。青黛散具较强的清热止痒作用，可用于皮肤大片潮红、丘疹而无渗液者；三石散具收涩生肌作用，一般用于皮肤糜烂，稍有渗液而无红热者。皮肤糜烂、渗液多者不宜应用，毛发生长处亦不宜应用。

⑦洗剂：依配方将药物加工成极细面，与水混合制成混悬液，用时振荡外涂。一般用于急性、过敏性皮肤病。三黄洗剂有清热止痒的功效，用于一切急性皮肤病，如湿疹、接触性皮炎等。颠倒散具清热散瘀之功，用于酒齄鼻、粉刺。亦可在上方中加入1% ~2% 的薄荷或樟脑以加强止痒之力。对皮肤糜烂、渗液多，或脓液结痂，或深在性皮肤病不宜使用。

⑧酊剂：将药物置乙醇中浸泡，倾取其药液即为酊剂，多用于疮疡未溃及皮肤病。红灵酒活血消肿止痛，适用于冻疮、脱疽未溃时。复方土槿皮酊、10%土槿皮酊杀虫止痒，适用于手足癣。白屑风酊祛风杀虫止痒，适用于白屑风。酊剂多具刺激性，溃疡或皮肤糜烂者不宜，且需避光、密封、置阴凉处保存。

5. 草药

(1) 制作：采集新鲜的植物药，野生者佳，先洗净，再用1:5000高锰酸钾浸泡后捣烂，直接敷于患处。

(2) 作用：功能清热解毒，消肿止痛，收敛止血。

(3) 适应证：一切外科疾病阳证，症见红肿热痛者；浅表创伤出血；蜇咬伤等。

(4) 应用：马齿苋、公英、地丁、丝瓜叶、芙蓉花叶、仙人掌具清热解毒消肿之功效，适应于阳证疮疡；白茅根、旱莲草、丝瓜叶等具止血之功效，适用于浅表创伤止血。地肤子、蛇床子、徐长卿等解毒止痒，适用于急慢性皮肤病以瘙痒为主症者。半边莲捣敷治毒蛇咬伤。

(5) 注意事项：一直保持敷药之湿润，药物干燥后即更换药物或用凉开水淋湿，便于药力渗透。

（二）手术疗法

是运用器械和手术操作来进行治疗的方法，是外科治疗的重要组成部分。常用的手术疗法有切开法、烙法、砭镰法、挂线法、结扎法等。手术需要选好适应病证，在无菌条件下，施满意麻醉，严格按照操作步骤进行，并需注意防止出血和晕刀的发生。

1. 切开法 是运用手术刀切开脓肿，使疮疡脓液排出，达到毒随脓泄，肿消痛减，逐渐痊愈的目的。凡一切外疡已成脓者，不论阴证、阳证均可应用。

在术前应当辨清脓成熟的程度、脓肿位置的深浅及血脉经络位置，然后确定相应的操作。当肿疡成脓之后，脓肿中央出现透脓点（脓腔中央最软的一点），即为脓已成熟，此时是切开的最佳时机。具体运用如下：

（1）切开位置：以离脓腔最近为原则，为便于引流，可选择在脓肿稍低位置或脓肿波动感最明显处进刀，可使引流通畅不致造成袋脓。

（2）切开方向：一般疮疡宜循经直切，免伤血络；乳房部脓肿应以乳头为中心做放射状切口，以免伤及乳络；面部脓肿，尽量沿皮肤自然纹理切开；手指脓肿从侧方切开；关节区附近脓肿，尽量避免越过关节；关节区脓肿行横切口；肛旁浅在脓肿，以肛门为中心做放射状切口。

（3）切口的深浅：得脓为度。浅部脓肿，确定进刀位置，用刀尖刺入脓腔，扩大创口，分开腔隔，充分引流；深部脓肿必须依解剖层次，逐层切开，逐层止血，切开皮肤、皮下组织后，以血管钳做钝性分离，达脓腔壁时，用血管钳插入脓腔后，把血管钳分开，放出脓液。

（4）切口长度：切口大小以引流通畅为度。具体应视脓肿范围大小及病变部位的肌肉厚薄而定。脓肿范围大，肌肉丰厚而脓腔较深，切口宜大；脓肿范围小，肉薄而脓肿较浅，切口宜小。切口长度不能超过脓腔的直径。

（5）操作方法：手术时以右手握刀，刀锋向外，拇、食指夹住刀口上方，其余三指把住刀柄，并把刀柄末端顶住鱼际上1/3处，左手拇、食二指按住所要进刀部位的两侧。进刀时刀口向上，在脓点部位直刺，如有落空感，即进入脓腔，可直出刀。如需扩大则将刀口向上或向下轻轻延伸。如采用西医手术刀，可应用小号尖角刀以反挑式之执刀法进行直刺，如欲刀口开大，可将刀口向上或向下轻轻延伸。

（6）注意事项：在筋脉和关节部位宜谨慎开刀，不要损伤筋脉致使关节不利。如患者体质过于虚弱，应先内服调补药物，然后开刀，以免晕厥；凡颜面部疔疮，尤其是鼻唇部位，应忌早期切开，以免疔毒走散，并发走黄危证。切开后由脓自流，切忌用力挤压，以免邪毒扩散，内攻脏腑。

2. 烙法 烙法是应用针或烙器在火上加热后，进行手术操作的一种方法。烙法分火针烙法和烙铁烙法，目前烙铁烙法多以电灼器替代。

火针针粗形如细筷，系铁或铜制成，长约18～21cm，针头细而圆，针柄较粗，或圆或方，它是借着灼烙的作用来代替开刀，使脓肿溃破引流且能防止出血。

（1）适应证：附骨疽、流痰等肉厚脓深的阴证，脓熟未溃或溃而疮口过小，脓出不畅者。

（2）操作方法：将针头蘸麻油在炭火或酒精灯上烧红，从脓腔低处向上方斜入烙之，脓即随之流出（需要创口开大，可在拔针时向上一拖，取斜出方向；需创口开小，拔针时直向取出），一烙不透可以再烙。烙后插入药线引流。至于开口大小、深度及消毒麻醉均同切开法。

（3）注意事项：对红肿热痛之阳证不宜使用；筋骨关节处恐伤筋灼骨；胸胁、腰、腹部不可深刺，易伤及内脏；头面部为诸阳之首，且皮肉较薄，禁用。

3. 砭镰法　俗称飞针，是用三棱针或刀锋在疮疡患处浅刺皮肤或黏膜，放出少量血液，使内蕴之毒，随血外泻的疗法。

（1）适应证：适用于急性阳证，如丹毒、红丝疔等。

（2）操作方法：局部常规消毒，然后用三棱针或刀锋直刺皮肤或黏膜，并按一定规律移动点击刺多处，使患部微微出血为度。刺毕，用消毒棉球按压针孔。红丝疔用挑刺手法，先刺红丝尽头，令微出血，继沿红丝走向寸寸挑断。下肢丹毒、疖、痈初起，可用围刺手法，用三棱针围绕病灶周围点刺放血。

（3）注意事项：必须无菌操作，以防感染。刺宜轻、浅、快，出血不宜过多。应避开较大血管。对慢性阴证、虚证及有出血倾向者不宜使用此法。

4. 挂线法　是用普通丝线或药制丝线或纸裹药线或橡皮筋等挂断瘘管和窦道的方法。原理是依靠线的束力，使局部气血阻绝，肌肉坏死，最终达到慢性切开的目的。

（1）适应证：瘘管、窦道或疮口过深或生于血络丛处不宜切开者。

（2）操作方法：先用球头银丝自甲孔探入管道，使银丝从乙孔穿出（如没有乙孔，可在局麻下用硬性探针顶穿，再从顶穿处穿出），然后用丝线做成双套结，将橡皮筋线一根结扎在自乙孔穿出的银丝球头部，再由乙孔回入管内，从甲孔抽出，这样，橡皮筋与丝线贯穿瘘管管道两口，此时将球头上的丝线与橡皮筋剪开（丝线暂存在管道内，以备橡皮筋在结扎折断时，用以引橡皮筋线作更换之用），然后收紧橡皮筋两端，并以止血钳紧贴皮肤夹紧，以粗丝线在钳下再将橡皮筋扎紧，最后抽出管道内的丝线，外盖敷料。如用普通丝线或纸裹药线挂线法，须每隔2～3天解开线结，再行紧线。橡皮筋因有弹性无需再行紧线，故目前多用橡皮筋挂线法。

（3）注意事项：探针穿过瘘管时，必须动作轻柔，以免造成假道，必要时可做造影，以明确瘘管走向。若瘘管管道较长，发现挂线松弛时，应及时紧线。

5. 结扎法　又名缠扎法，是将丝线缠扎于病变部位与正常皮肉的分界处通过线的束力阻断局部气血流通，使被结扎以上部位的组织失去营养而逐渐坏死脱落，从而达到慢性切除的目的。对较大脉络断裂而引起活动性出血，亦可结扎血管，制止出血。

(1) 适应证：赘疣、痔、脱疽等病，以及脉络断裂引起的出血之症。

(2) 操作方法：使用普通丝线或药制丝线或医用缝合线，对头大蒂小的瘤、疣、痔等，在根部以双套结扣住扎紧，对头小蒂大的痔核，在其根部缝针贯穿，行“8”字或“回”字结扎。对脉络断裂，可先找到断裂的络头，再用缝针引线穿过出血基底部，然后系紧打结。

(3) 注意事项：内痔做贯穿结扎，缝针不可穿过患处肌层，以免化脓。扎线应扎紧，否则达不到完全脱落的目的；扎线未脱，应俟其自行脱落，不能硬拉，以防出血。

(三) 其他疗法

其他疗法有引流法、垫棉法、药筒拔法、针灸法、熏法、熨法、热烘疗法、浸渍法等。

1. 引流法 在脓肿切开或自行溃破后，需用各种方法，使出脓通畅，腐脱新生，防止毒邪扩散。常用引流法有药线引流、扩创引流和导管引流等。

(1) 药线引流：药线俗称纸捻或药捻，多用桑皮纸制成，亦可用丝棉纸或拷贝纸等。根据临床需要，将纸裁成宽窄长短合适大小，搓成大小长短不同的绞形药线备用。药线有外粘、内裹两类，目前临床多用外粘药线。药线具药物和物理引流的双重作用，插入溃疡疮孔中，提脓祛腐，引脓外出。绞形线状，能使坏死组织附着于药线，换药时带出，还能探查脓腔的深浅及有无死骨存在。目前，将捻制成的药线高压蒸气消毒，以符合无菌要求。

①适应证：溃疡疮口过小，脓水不易排出者，或已成瘘管、窦道。

②操作方法：外粘药线，是将搓成的纸线，放油中或水中润湿，蘸药插入疮口，或用白及汁与药和匀，黏附到纸线上，候干备用。目前多用前一种。外粘药物为含红升丹成分的药物或黑虎丹，具提脓祛腐作用，用于溃疡疮口过小过深，出脓不畅者。内裹药线是将药物裹入纸内，搓成线状备用，药物多用白降丹、枯痔散等，具腐蚀作用，用于溃疡已成瘘管、窦道者。

③注意事项：药线不能全部插入疮口，留出一部分向侧方或下方折放，再用膏药或油膏盖贴。当脓水已尽，流出黄稠滋水，不宜再插药线，以免影响收口。

(2) 导管引流：古代导管用铜制成，长约10cm左右，直径约0.3cm，中空，一端平而光滑，一端呈斜尖式，在斜尖下方之两侧，各有一孔（以备脓腐阻塞导管腔头部后，仍能起引流的作用）。这种导管引流，较之药线引流，更能使脓液畅出，而达到脓毒外泄的目的。

①适应证：凡附骨疽、流痰、流注等，脓腔较深，脓液不易畅出者。

②操作方法：将消毒之导管，轻轻插入疮口，达到底部后，再稍退出一些即可，见其管腔中已有脓液畅流排出时，即用橡皮膏固定导管，外盖厚层纱布，放置数日（纱布可以每日调换），当脓液减少后，改用药线引流。导管另一种应用方式，当脓腔位于肌肉深部，切开后，脓液不易畅出，将导管插入，引流脓液外出，待脓稍少后，即拔去导管，再用药线引流。这种导管引流，目前体表脓肿已很少采用，而大多应用于腹腔手术后，如胆道感染、阑尾脓肿等手术后，且导管均改用塑料管或橡皮管（导尿管）以替代铜制导管。

③注意事项：导管的放置应放在疮口较低的一端，易使脓液畅流。导管必须固定，以防滑脱或落入疮口内。导管必须注意不要受压，管腔如被腐肉阻塞可松动引流管或轻轻冲洗，以保持引流通畅。

（3）扩创引流：是用手术方法扩大创口，进行引流。多用于脓肿溃后有袋脓现象，经其他引流、垫棉法等疗效不佳者。

①适应证：袋脓、瘰疬溃后形成空腔或脂瘤染毒化脓等。

②操作方法：分上下扩创和十字扩创。在消毒、局麻下，对脓腔范围较小者，用手术刀将创口上下延伸；如脓腔范围较大者，则作十字扩创。瘰疬之溃疡扩创后，修剪空腔之皮，使疮面全部暴露。有头疽袋脓，做十字扩创后，切忌剪去空腔之皮，以免形成较大疤痕。脂瘤感染化脓，做十字切开后，适当修剪两侧皮肤，便于嵌塞棉花，并用刮匙将囊肿内物及囊壁一起刮除。

③注意事项：扩创后，须用无菌棉球按疮口大小蘸八二丹或七三丹嵌塞疮口以祛腐，并加以固定，以防止出血，以后可按溃疡处理。

2. 垫棉法　即用棉花或纱布折叠成块以衬垫疮部的一种辅助疗法，利用加压的力量使溃疡下方的脓液得以排出，使过大的溃疡空腔皮肤与新肉得以黏合而达到愈合的目的。

（1）适应证：溃疡有袋脓者；窦道脓出不畅；溃疡脓腐已尽，新肉已生，皮肉不相亲形成空腔者。

（2）操作方法：袋脓者，垫压疮口下方空隙处，并用宽绷带固定。窦道深而脓水不易排出者，垫压整个窦道空腔，并用绷带扎紧。溃疡空腔皮肉不相亲者，宜垫压范围超过空腔，外用宽绷带固定。腋窝、腘窝部疮疡，溃后易形成袋脓或空腔，故宜早日应用垫棉法。用棉花或纱布垫支后，根据不同部位采用不同的绷带加压固定，如项部用四头带，腹壁多用多头带，会阴部用丁字带，腋窝、腘窝部用三角带包扎，小范围可用宽橡皮膏加压固定。

（3）注意事项：急性炎症期不宜应用；垫棉加压后效果不佳，宜扩创引流。

3. 药筒拔法 是采用一定的药物与竹筒若干同煮，乘热急合疮上，以吸取脓液毒水的方法。它是借药筒具有宣通气血、拔毒泄热的作用，使脓毒自出，达到毒尽疮愈的目的。同时还可减少因挤压所致的痛苦，防止因脓毒不得外出，而引起毒反内攻的流弊。

（1）适应证：一般适用于有头疽坚硬，散漫不收，脓毒不得外出者，或毒蛇咬伤，肿势迅速扩散，毒水不出者，以及反复发作的流火等证。

（2）操作方法：先用鲜菖蒲、羌活、独活、紫苏、蕲艾、白芷、甘草各15g，连须葱60g，用清水煎滚，备用。次用鲜嫩竹数段，每段长10cm，口径4cm，一头留节，刮去青皮留白，厚约0.3cm，靠节钻一小孔，以杉木条塞紧，放前药水内煮数十滚（药筒浮起用物压住），如疮口小可用火罐筒。将药水锅放在病人榻前，取筒倒去药水，乘热急扣疮口上，按紧，药筒自然吸住，待片刻药筒已温（约5～10分钟），拔去杉木塞，其筒自落。并视其需要和病体强弱，每天可拔1～2筒或3～5筒。如其坚肿不消，或肿势继续扩散，脓毒依然不能外出者，翌日可以再次吸拔，如此连用数天。如应用于流火，患部用新洁而灭消毒，先用砭镰法放血，再用药筒拔吸，待拔吸处血液自然凝固后，用纱布包扎，一般应用于复发性丹毒已形成象皮腿者。目前常因操作不便，多以拔火罐的方法代替。

（3）注意事项：必须验其筒内拔出的脓血，若是鲜明红黄稠厚者预后较好；纯是败浆稀水，气秽黑绿者，预后较差。此外操作时须避开大血管，以免出血不止。

4. 针灸法 针法和灸法在外科上应用广泛。针法根据不同病证取穴，采用不同手法。灸法具和阳祛寒、活血散瘀、疏通经络、拔引蓄毒作用。可用于疮疡各期。

（1）适应证：针刺适应用瘰疬、乳痈、乳癖、湿疮、瘾疹、蛇串疮、脱疽、内痔术后疼痛、排尿困难等。灸法适用于肿疡初起坚肿，特别是阴寒毒邪凝滞筋骨而正气虚弱，难以起发，不能托毒外达者；或溃疡久不愈合，脓水稀薄，肌肉僵化，新肉生长迟缓者。

（2）操作方法：针刺用法一般采用病变远隔部位取穴，手法大多用泻法，不同疾病取穴各异。灸法分明灸和隔灸两种，明灸因有灼痛，且易引起皮肤水疱，比较少用。隔灸法中豆豉饼灸、隔姜蒜灸等适应于气血两虚，风寒湿凝滞筋骨之证。雷火神针灸适于风寒湿侵袭，经络痹痛之证。至于灸炷的大小、壮数的多少，须视疮形的大小及疮口的深浅而定。务必使药力达到病所，以痛者灸至不痛，不痛者灸至觉痛为度。

（3）注意事项：针刺一般不宜直接刺于病变部位，头面、颈项不宜使用灸法。疔疮等阳实证，不宜灸之。手指等皮肉较薄，灸之更增疼痛。根据病情，针灸应与内治、外治等法共同施治。

5. 熏法　用药物燃烧后，取其烟气上熏，借着药力与热力的作用，使腠理疏通，气血流畅而达到治疗目的的疗法。

（1）适应证：肿疡、溃疡均可应用。

（2）操作方法：神灯照法功能活血消肿，解毒止痛，用于痈疽轻证，使未成者自消，成脓者自溃，不腐者即腐。桑柴火烘法功能温阳通络，消肿散坚，化腐，生肌，止痛，用于疮疡坚而不溃，溃而不腐，新肉不生，疼痛不止者。烟熏法功能杀虫止痒，适应于干燥而无渗液的各种顽固性皮肤病。

（3）注意事项：保持室内适当空气流通，注意患者对治疗部位热感程度的反应，以免引起皮肤灼伤。

6. 熨法　是用药物加酒、醋炒热，布包熨摩患处，可使腠理疏通，气血流畅，达到治疗目的。

（1）适应证：风寒湿痰凝滞筋骨肌肉等证，及乳痈的初起，或回乳均可应用。

（2）操作方法：取赤皮葱连须240g捣烂后与熨风散药末和匀，醋拌炒热，布包熨患处，稍冷即换，具温经祛寒、散风止痛之功，用于附骨疽、流痰、皮色不变筋骨酸痛者。取皮硝80g，置布袋中，敷于乳房患处，再用热水袋置于布袋上，具消肿回乳之功效。适应于乳痈初起或哺乳期回乳。

7. 热烘疗法　是在病变部位涂药后，再热烘的疗法。通过热力使局部腠理开疏，药力渗透，达到止痒活瘀的目的。

（1）适应证：用于鹅掌风、慢性湿疮、牛皮癣等皮肤干燥、瘙痒之证。

（2）操作方法：所用药膏如疯杨膏治鹅掌风，青黛膏治慢性湿疹，疯油膏治牛皮癣等。用时先将药膏均匀薄涂于患处，然后用电吹风或火烘患部，每日1次，约20分钟，烘后随即将药膏擦去。

（3）注意事项：操作时防止皮肤灼伤，急性皮肤病禁用。

8. 浸渍法　古称溻渍法。溻是将饱含药液的纱布或棉絮湿敷患处，渍是将患处浸泡在药液中，通过湿敷、浸泡、淋洗使药物作用于患处达到治疗目的。

（1）适应证：阳证疮疡初起、溃后；皮肤病瘙痒、脱屑；内、外痔肿胀疼痛等。

（2）操作方法：葱归溻肿汤，具疏导腠理，通调血脉之功，适用于痈疽初起；2%～10%黄柏溶液具清热解毒作用，适用于疮疡溃后脓水淋漓，腐肉不脱，疮口难敛者；苦参汤具祛风除湿、杀虫止痒之功，可洗涤尖锐湿疣、白疕等；五倍子汤具消肿止痛、收敛止血的作用，煎汤坐浴，可用于内、外痔肿痛及脱肛等；香樟木有调和营卫、祛风止痒之功，煎汤沐浴，适应于瘾疹；鹅掌风浸泡汤疏通气血、杀虫止痒，加醋同煎，每日浸泡，适于鹅掌风。

（3）注意事项：应用本法时，冬季应注意保暖，夏季宜避风凉，以免感冒。

第三章 无菌术

无菌术（asepsis）是临床医学的一个基本操作规范。对外科而言，其意义尤其重要。在人体和周围环境，普遍存在各种微生物。在手术、穿刺、插管、注射及换药等过程中，必须采取一系列严格措施，防止微生物通过接触、空气或飞沫进入伤口或组织，否则就可能引起感染。无菌术就是针对微生物及其感染途径所采取的一系列预防性措施。无菌术的内容包括灭菌、消毒、操作规程及规章制度四要素。

灭菌，是指杀灭一切活的微生物。消毒，则是指杀灭病原微生物和其他有害微生物，但并不要求清除或杀灭所有微生物（如芽孢等）。从临床角度，既要掌握灭菌和消毒在概念上的区别，更需关注其目的和效果。灭菌和消毒都必须能杀灭所有病原微生物和其他有害微生物，达到无菌术的要求。预先用物理方法（高温等）能把应用于手术区或伤口的物品上所附带的微生物彻底消灭掉。有些化学品如甲醛、环氧乙烷及戊二醛等也可消灭一切微生物。应用化学方法还可用于某些特殊手术器械的消毒、手术人员手和臂的消毒、病人的皮肤消毒以及手术室的空气消毒等。无菌术中的操作规则和管理制度则是为了防止已经灭菌和消毒的物品、已行无菌准备的手术人员或手术区不再被污染所采取的措施。任何人都应严格遵守这些规定，否则无菌术的目的就不能达到。

应用于灭菌的物理方法有高温、紫外线和电离辐射等，其中在医院内以高温灭菌法的应用最为普遍。手术器械和应用物品如手术衣、手术巾、纱布、盆罐以及各种常用手术器械等都可用高温来灭菌。电离辐射主要用于药物如抗生素、激素、维生素等的制备过程，还包括一次性医用敷料、手术衣和巾、容器、注射器及缝线的灭菌。紫外线可以杀灭悬浮在空气中和附于物体表面的细菌、真菌、支原体和病毒等，常用于室内空气的灭菌。某些药液的蒸气（如甲醛）可渗入纸张、衣料和被服等而发挥灭菌作用。大多数用于消毒的药物能杀灭细菌、芽孢、真菌等一切能引起感染的微生物，但对人体正常组织常有较大损害。只有几种毒性很小的消毒药物才适用于手术人员及病人皮肤的消毒。

第一节 手术器械、物品、敷料的消毒和灭菌

一、物理灭菌法

(一) 高压蒸气灭菌法

这种灭菌法的应用最普遍，效果亦很可靠。高压蒸气灭菌器可分为下排气式和预真空式两类。国内目前应用最多的是下排气式灭菌器，其式样很多，有手提式、卧式及立式等，但其基本结构和作用原理相同，由一个具有两层壁的耐高压的锅炉构成。蒸气进入消毒室内，积聚而使压力增高，室内的温度也随之升高。当蒸气压力达到104.0～137.3kPa时，温度可达121℃～126℃，在此状态下维持30分钟，即能杀灭包括具有顽强抵抗力的细菌芽孢在内的一切微生物。

预真空式蒸气灭菌器的结构及使用方法有所不同。其特点是先抽吸灭菌器内的空气使其呈真空状态，然后由中心供气室经管道将蒸气直接输入消毒室，这样可以保证消毒室内的蒸气分布均匀，整个灭菌所需的时间也可缩短，对灭菌物品的损害亦更轻微。灭菌条件为蒸气压力170kPa，消毒室内温度133℃，4～6分钟可达灭菌效果，整个过程约需20～30分钟。物品经高压灭菌后，可保持包内无菌2周。

使用高压蒸气灭菌器的注意事项：①需灭菌的各种包裹不宜过大，体积上限为：长40cm，宽30cm，高30cm。包扎亦不宜过紧。②灭菌器内的包裹不宜排得过密，以免妨碍蒸气透入，影响灭菌效果。③预置专用的包内及包外灭菌指示纸带，在压力及温度达到灭菌标准条件并维持15分钟时，指示纸带即出现黑色条纹，表示已达到灭菌的要求。④易燃和易爆物品如碘仿、苯类等，禁用高压蒸气灭菌法。⑤瓶装液体灭菌时，只能用纱布包扎瓶口，如果要用橡皮塞，应插入针头以排气。⑥已灭菌的物品应注明有效日期，并需与未灭菌的物品分开放置。⑦高压灭菌器应由专人负责。

高压蒸气灭菌法适用于能耐高温的物品，如金属器械、玻璃、搪瓷、敷料、橡胶制品等，各种物品的灭菌所需时间有所不同。

(二) 煮沸灭菌法

有专用的煮沸灭菌器，但一般的铝锅或不锈钢锅洗去油脂后，常也用于煮沸灭菌。此法适用于金属器械、玻璃制品及橡胶类等物品。在水中煮沸至100℃并持续15～20分钟，一般细菌即可被杀灭，但细菌芽孢至少需煮沸1小时才能被

杀灭。高原地区气压低，水的沸点亦低，煮沸灭菌的时间需相应延长。海拔高度每增高300m，灭菌时间应延长2分钟。为节省时间和保证灭菌质量，高原地区可应用压力锅作煮沸灭菌。压力锅的蒸气压力一般为127.5kPa，锅内最高温度可达124℃左右，10分钟即可灭菌。

注意事项：①为达到灭菌目的，物品必须完全浸没在沸水中。②缝线和橡胶类的灭菌应于水煮沸后放入，持续煮沸10分钟即可取出，煮沸过久会影响物品质量。③玻璃类物品需用纱布包裹，放入冷水中逐渐煮沸，以免其遇骤热而爆裂；玻璃注射器应将内芯拔出，分别用纱布包好。④煮沸器的锅盖应盖好，以保持沸水温度。⑤灭菌时间应从水煮沸后算起，若中途放入其他物品，则灭菌时间应重新计算。

（三）火烧法

金属器械的灭菌可用此法。将器械置于搪瓷或金属盆中，倒入95%酒精少许，点火直接燃烧，也可达到灭菌目的。但此法常使锐利器械变钝，又会使器械失去原有的光泽，因此仅用于急需的特殊情况。

二、化学消毒法

（一）药液浸泡消毒法

锐利器械、内镜和腹腔镜等不适于热力灭菌的器械，可用化学药液浸泡消毒。常用的化学灭菌剂和消毒剂有下列几种：

1. 2%中性戊二醛水溶液　浸泡时间为30分钟。常用于刀片、剪刀、缝针及显微器械的消毒。灭菌时间为10小时。药液宜每周更换一次。

2. 10%甲醛溶液　浸泡时间为20～30分钟。适用于输尿管导管等树脂类、塑料类以及有机玻璃制品的消毒。

3. 70%酒精　浸泡30分钟。用途与戊二醛溶液相同。目前较多用于已消毒过的物品的浸泡，以维持消毒状态。酒精应每周过滤，并核对浓度一次。

4. 1:1 000苯扎溴铵（新洁尔灭）溶液　浸泡时间为30分钟。虽亦可用于刀片、剪刀及缝针的消毒，但因其消毒效果不及戊二醛溶液，故目前常用于已消毒的持物钳的浸泡。

5. 1:1 000氯己定（洗必泰）溶液　浸泡时间为30分钟。抗菌作用较新洁尔灭强。

注意事项：①浸泡前，器械应予去污，擦净油脂；②拟消毒的物品应全部浸入溶液内；③剪刀等有轴节的器械，消毒时应把轴节张开；管、瓶类物品的内面亦应浸泡在消毒液中；④使用前，需用灭菌盐水将消毒药液冲洗干净，因该类药液对机体组织均有损害作用。

表 3-1　　常用化学消毒剂使用方法

药品	常用浓度	浸泡时间 (min)	消毒物品
酒　精	70%（重量比）	30	锐利器械、羊肠线、橡皮片
新洁尔灭	0.1%	30	锐利器械、内镜、塑胶制品
40%甲醛（福尔马林）	10%	30	导尿管、塑胶制品、内镜
洗必泰	0.1%	30	锐利器械、塑胶制品
来苏儿（煤酚皂）	2%	30	锐利器械
过氧乙酸	0.2%～0.5%	10	玻璃、塑胶制品
器械消毒液	（见注）	20	锐利器械、塑胶制品
氧氰化高汞	0.1%	30	膀胱镜、导尿管
消毒净	0.1%	30	锐利器械、塑胶制品
碱性戊二醛	2%	20	锐利器械、内镜、橡胶、塑胶导管
消毒宁	0.5%～1%	30	锐利器械、内镜、塑料制品

注：上海配方：石炭酸 20g，甘油 266ml，95%酒精 20ml，碳酸氢钠 10g，加蒸馏水至 1000ml。

北京配方：石炭酸 200ml，甲醛 200ml，碳酸氢钠 200g，加蒸馏水至 20000ml。

（二）甲醛蒸气熏蒸法

用有蒸格的容器，在蒸格下放一量杯，按容器体积加入高锰酸钾及 40%甲醛（福尔马林）溶液（用量以每 $0.01m^3$ 加高锰酸钾 10g 及 40%甲醛 4ml 计算）。物品置蒸格上部，容器盖紧，熏蒸 1 小时即可达消毒目的，但灭菌需 6～12 小时。

适用于不能浸泡且不耐高热的器械和物品的消毒。如丝线、纤维内镜、精密仪器、手术照明灯、电线等。

一切器械、敷料和用具在使用后，都必须经过一定的处理，才能重新进行消毒，供下次手术使用。其处理方法随物品种类、污染性质和程度而不同。凡金属器械、玻璃、搪瓷等物品，在使用后都需用清水洗净，特别需注意沟、槽、轴节等处的去污；各种导管均需注意冲洗内腔。凡属铜绿假单胞菌（绿脓杆菌）感染、破伤风或气性坏疽伤口，或乙型肝炎表面抗原阳性病人，其所用的布类、敷料、注射器及导管应尽量选用一次性物品，用后即焚烧处理，以免交叉感染。金属物品冲洗干净后置于 20%碘伏原液（0.1%有效碘）内浸泡 1 小时。

第二节　手术人员和病人手术区域的准备

一、病人手术区的准备和消毒

目的是消灭拟作切口处及其周围皮肤上的细菌，预防外源性感染。

应重视一般的清洁卫生，如择期手术前一日洗澡或床上擦澡、更换清洁的衣裤。手术区皮肤的毛发应剃除，剃毛时慎勿损伤皮肤（小儿的乳毛及细小汗毛，可不必一律剃毛），再用温肥皂水擦洗干净，注意清除脐、腋、会阴等处的污垢，如皮肤上有较多油脂或胶布粘贴的残迹，可先用汽油或松节油拭去。不宜在手术室内剃毛。

病人手术区的消毒可用2.5%～3%碘酊涂擦皮肤，待碘酊干后，以70%酒精涂擦两遍，将碘酊擦净。另一种消毒方法是用0.5%碘尔康溶液或1∶1000苯扎溴铵溶液涂擦两遍。对婴儿、面部皮肤、口腔、肛门、外生殖器等部位，可选用刺激性小、作用较持久的0.75%吡咯烷酮碘消毒。在植皮时，供皮区的消毒可用70%酒精涂擦2～3次。

注意事项：①涂擦上述药液时，应由手术区中心部向四周涂擦。如为感染伤口，或为肛门区手术，则应自手术区外周涂向感染伤口或会阴、肛门处。已经接触污染部位的药液纱布，不应再返擦清洁处。②手术区皮肤消毒范围要包括手术切口周围15cm的区域。如手术有延长切口的可能，则应事先相应扩大皮肤消毒范围。不同手术部位的皮肤消毒范围见图3－1。

手术区消毒后，铺无菌布单。其目的是显露手术切口所必需的最小皮肤区，其他部位予以遮盖，以避免和尽量减少手术中的污染。在手术区的皮肤粘贴无菌塑料薄膜的方法也很常用，皮肤切开后薄膜仍黏附在伤口边缘，可防止皮肤上尚存的细菌在术中进入伤口。小手术仅盖一块孔巾即可，对较大手术，须铺盖无菌巾和其他必要的布单。原则是除手术野外，至少要有两层无菌布单遮盖。一般的铺巾方法如下：用四块无菌巾，每块的一边双折少许，在切口每侧铺盖一块无菌巾，盖住手术切口周围。通常先铺操作者的对面，或铺相对不洁区（如下腹部、会阴部），最后铺靠近操作者的一侧。并用布巾钳将交角处夹住，以防止移动。无菌巾铺下后，不可随便移动，如果位置不准确，只能由手术区向外移，而不应向内移动。然后，根据手术部位的具体情况，再铺中单或大单。大单布的头端应盖过麻醉架，两侧和足端部应垂下超过手术台边30cm。上、下肢手术，在皮肤消毒后应先在肢体下铺双层无菌中单布。肢体近端手术常用双层无菌巾将手

（足）部包裹。手（足）部手术需在其肢体近端用无菌巾包绕。

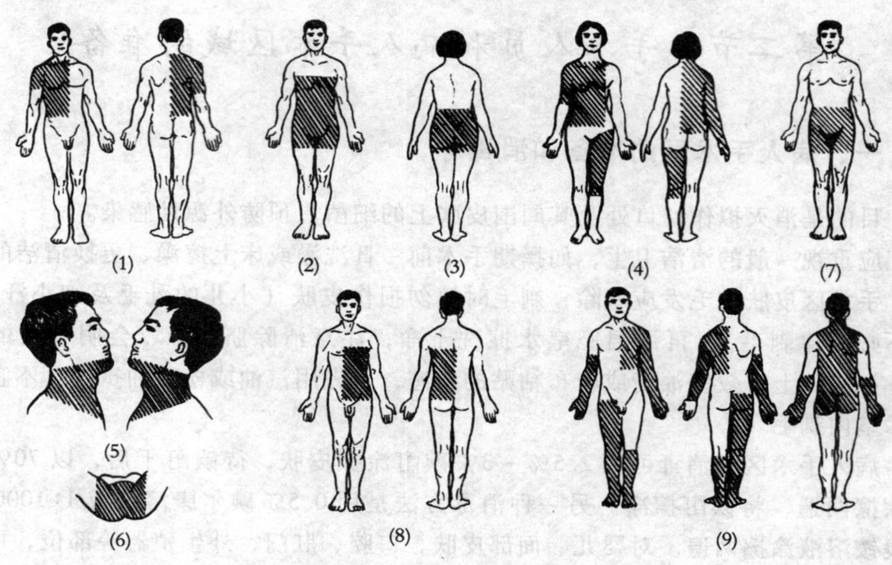

图 3－1 不同部位皮肤的消毒范围

（1）胸部手术；（2）上腹部手术；（3）臀部手术；（4）乳腺癌根治术及大腿取皮术；（5）颈部手术；（6）会阴部手术；（7）下腹部手术；（8）肾手术；（9）四肢及脊柱手术

二、手术人员的术前准备

（一）一般准备

手术人员进手术室后，先要换穿手术室准备的清洁鞋和衣裤，戴好帽子和口罩。帽子要盖住全部头发，口罩要盖住鼻孔。剪短指甲，并去除甲缘下的积垢。手或臂部皮肤有破损或有化脓性感染时，不能参加手术。

（二）手臂消毒法

在皮肤皱纹内和皮肤深层如毛囊、皮脂腺等处都藏有细菌。手臂消毒法仅能清除皮肤表面的细菌，并不能消灭藏在皮肤深处的细菌。在手术过程中，这些深藏的细菌可逐渐移到皮肤表面。所以在手臂消毒后，还要戴上消毒橡胶手套和穿无菌手术衣，以防止这些细菌污染手术伤口。

肥皂水洗手法已沿用多年，现逐渐被新型消毒剂替代。常用洗手方法有以下几种：

1. 肥皂刷手法 先用肥皂及清水将手臂按普通洗手方法清洗一遍，再用消毒过的毛刷蘸肥皂水（或肥皂），顺序交替刷洗双手臂，从手指尖至肘上 10cm

处，特别注重甲缘、甲沟、指蹼、手掌侧等部位。一次洗刷 3 分钟后，手指向上，肘部屈曲朝下，使清水由上而下冲净手臂上的肥皂水。如此反复刷洗 3 遍，共约 10 分钟。用无菌毛巾从手向肘部顺序拭干，然后双手、前臂至肘上 6cm 处浸泡于 70% 酒精或 0.1% 新洁尔灭溶液中 5 分钟，浸泡时用泡手桶内的小毛巾反复轻轻擦拭手及前臂，最后屈肘将手举于胸前（双手勿低于肘、高于肩为度），晾干。洗手消毒后，若手臂不慎碰触未经消毒的物品时，应重新洗手。

2. 氨水洗手法　用两个无菌面盆，各盛 40℃左右温开水 2000～4000ml，分别加入 10% 氨水 10～20ml，配制成 0.05% 氨水溶液。氨水必须临用前配制。先用肥皂洗手法刷洗手及手臂 2～3 分钟，清水冲净。然后浸泡在第一盆氨水中，用小毛巾自手指尖到肘上 10cm 处反复擦洗约 3 分钟，再在第二盆氨水中擦洗 3 分钟，勿再超过肘关节。为节约起见，如三人洗手，可用四盆氨水。第一人用过的第二盆氨水可作为第二人的第一盆用，余类推。用无菌毛巾从手到肘部依次拭干。双手和手臂浸泡于 70% 酒精或 0.1% 新洁尔灭溶液内 5 分钟，拿出晾干。

3. 紧急手术简易洗手法　当情况紧急，手术人员来不及作常规洗手消毒时，宜先用普通肥皂洗去手和前臂的污垢，继用 2.5% ～3% 碘酊涂擦双手及前臂，再用 70% 酒精拭净脱碘。戴无菌手套、穿手术衣后，再戴第二副无菌手套。

4. 聚烯吡酮碘手臂消毒法　聚烯吡酮碘是聚烯吡酮与碘的复合物，简称 PVP－I、碘伏。为一种碘和表面活性剂的复合体，聚烯吡酮表面活性剂作为碘的载体和助溶剂，使碘易溶于水，逐渐释放出游离碘，能较长时间保持有效杀菌作用。先用含碘肥皂液擦洗手及前臂 15～30 秒钟，清水冲洗后拭干，再用 10% PVP－I（有效碘 1%）溶液擦双手及手臂 1～2 分钟，戴无菌手套。

5. 洗必泰手臂消毒法　先用普通肥皂洗手臂，清水冲净一遍。取无菌毛刷蘸 4% 洗必泰溶液，从指甲到肘部顺序刷洗 3 分钟，温水冲洗，用无菌小毛巾拭干。用手取 0.5% 洗必泰乙醇（90%）溶液 10ml，从手指涂到腕部，直至搓干为止，约需 2 分钟，然后再取 5ml 擦手指、揉进甲沟使其自然干燥，即可穿无菌手术衣、戴手套。洗必泰化学成分为双氯苯双胍乙烷，其 1.8%（W/V）溶液俗称灭菌王。手臂皮肤消毒时，先用清水洗手及前臂，取 3～5ml 灭菌王搓揉 3 分钟，无菌毛刷刷洗指甲，清水冲洗污沫，无菌巾拭干后，再用少许灭菌王在手及前臂涂抹薄层，可持续灭菌 4～6 小时。

如果无菌性手术完毕，手套未破，在需连续施行另一手术时，可不用重新刷手，仅需用消毒液再涂擦手和前臂，穿上无菌手术衣和戴手套即可。若前一次手术为污染手术，则接连施行手术前应重新洗手。

（三）穿无菌手术衣和戴手套的方法

手术人员手臂消毒后，即需穿戴无菌手术衣、手套。根据所用灭菌方法的不同，戴手套与穿手术衣的顺序也不同。目前多数医院采用经高压蒸气灭菌的干手套，偶有用消毒液浸泡的湿手套。如用干手套，应先穿手术衣后戴手套；如用湿手套，则应先戴手套后穿手术衣。

1. 穿无菌手术衣 取手术衣，双手抓住衣领两端内面，提起轻轻抖开，使有腰带的面朝外，将手术衣向上轻掷起，顺势将两手向前伸入衣袖内，让台下人员从身后协助拉好，使双手露出袖口，然后双臂交叉，稍弯腰使腰带悬空，提起腰带直身向后递带，仍由别人在身后将腰带及背部衣带系好。穿手术衣过程中，注意勿将衣服的外面对向自己或触碰到其他物品及地面，未戴手套的手不得碰触衣服的外面（图3－2）。

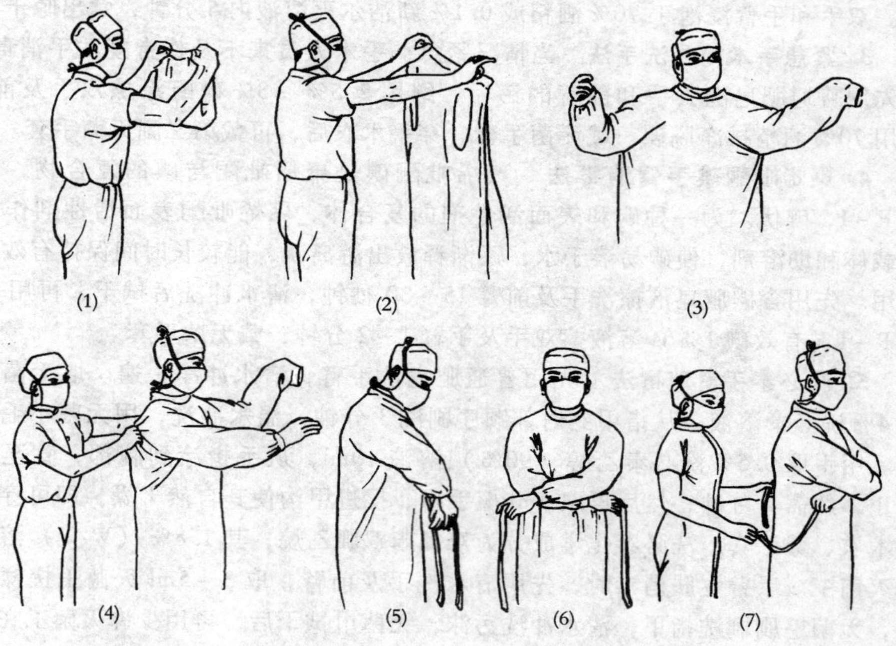

图3－2 穿无菌手术衣步骤

（1）手提衣领两端 （2）抖开全衣 （3）两手深入衣袖 （4）他人帮助穿好手术衣
（5）手交叉提起衣带 （6）将衣带向后外送出 （7）他人从身后系好衣带

2. 戴无菌手套 尚未戴无菌手套的手，只允许接触手套套口向外翻折的部分，不应碰到手套的外面；已戴一只手套的手，不可接触另一手套的内面和未戴手套的手。无菌手套有干、湿两种，以干手套最为常用。

（1）戴干手套法：先穿无菌手术衣，用手套袋内无菌滑石粉包，轻轻敷擦双手，使之滑润，用左手自手套袋内捏住两只手套的翻折部，提出手套，使两支手套拇指相对。先用右手插入右手手套内，再将戴好手套的右手除拇指外的四指插入左手套的翻折部内，让左手插入左手手套中，然后将手套翻折部翻回套压住手术衣袖口。用无菌盐水冲净手套外面的滑石粉。在手术开始前，应将双手举于胸前，切勿任意下垂或高举。

（2）戴湿手套法：在灭菌手套内先盛放适量的无菌清水，使手套撑开，手易于伸入。选取适合自己手大小的手套，解开灌有清水手套套口的绳结。以左手拇指、食指及中指提住撑开套口，迅速将右手伸入右手套内，使各指尖直达手套指部之顶端，然后将右手腕向上背伸，使手套中积水向腕下方流出。再用右手指插入左手套的翻折部并提起，将左手同上法插入手套中，使水依右手方法从腕下部排出。戴好湿手套后，再穿无菌手术衣。

手术人员做完一台手术，需继续做另一台手术时，可按下列步骤更换手套和手术衣：①洗净手套上的血渍、污物，先脱手术衣，后脱手套，注意双手皮肤不得接触手套外部及其他物品，以免受污染。②用流动清水冲洗双手，用无菌毛巾拭干。③在70%酒精或0.1%新洁尔灭等消毒溶液中浸泡双手、前臂5分钟，待干。④再按上述方法重新穿无菌手术衣及戴手套。⑤若刚完成的是感染手术或手套有破损，则须重新洗手进行手臂消毒。

第三节　手术进行中的无菌原则

在手术过程中，虽然器械和物品都已灭菌、消毒，手术人员也已洗手、消毒、穿戴无菌手术衣和手套，病人手术区又已消毒和铺盖无菌布单，为手术已提供了一个无菌操作的环境。但是，在手术进行中，如果没有一定的规章来保持这种无菌环境，则已经灭菌和消毒的物品或手术区域仍有受到污染和引起伤口感染的可能，有时可因此而使手术失败，甚至影响病人的生命。这种所有参加手术的人员必须认真执行的规章，即称为无菌操作规则。若发现有人违反，必须予以立即纠正。

无菌操作规则包括：

1. 手术人员穿无菌手术衣和戴无菌手套之后，手不能接触背部、腰部以下和肩部以上部位，这些区域属于有菌地带；同样，也不要接触手术台边缘以下的布单。

2. 不可在手术人员的背后传递手术器械及用品。坠落到无菌巾或手术台边以外的器械物品，不准拾回再用。

3. 手术中如手套破损或接触到有菌地方，应更换无菌手套。如前臂或肘部触碰有菌地方，应更换无菌手术衣或加套无菌袖套。如无菌巾、布单等物已被湿透，其无菌隔离作用不再完整，应加盖干的无菌布单。

4. 在手术过程中，同侧手术人员如需调换位置，一人应先退后一步，背对背地转身到达另一位置，以防触及对方背部不洁区。

5. 手术开始前要清点器械、敷料，手术结束时，检查胸、腹等体腔，待核对器械、敷料数无误后，才能关闭切口，以免异物遗留腔内，产生严重后果。

6. 切口边缘应以无菌大纱布垫或手术巾遮盖，并用巾钳或缝线固定，仅显露手术切口。术前手术区粘贴无菌塑料薄膜可达到相同目的。

7. 做皮肤切口以及缝合皮肤之前，需用70%酒精再涂擦消毒皮肤一次。

8. 切开空腔脏器前，要先用纱布垫保护周围组织，以防止或减少污染。

9. 参观手术的人员不可太靠近手术人员或站得太高，也不可经常在室内走动，以减少污染的机会。

10. 手术进行时不应开窗通风或用电扇，室内空调机风口也不能吹向手术台，以免扬起尘埃，污染手术室内空气。

第四节　手术室的设置、消毒和管理

整个手术室内一般包括洁净区和非洁净区，洁净区包括洁净手术室、麻醉准备室、麻醉复苏室、洁净走廊、无菌敷料室等洁净辅助用房；非洁净区包括更衣室、办公室、值班室、打包室等辅助用房和污物走廊、清洗消毒室、家属等候室等。

手术室需要有良好的管理制度以保证手术室的洁净环境。当一个手术室需连续做数个手术时，应先做无菌手术，后做污染或感染手术。每次手术完毕后和每天工作结束时，都应彻底擦拭地面，清除污液、敷料和杂物等；每周应彻底大扫除一次。手术室内应定期进行空气消毒。通常采用乳酸消毒法。在一般清洁工作完成之后，打开窗户通风1小时。100m^{3}空间可用80%乳酸12ml，倒入锅内（或再加等量的水），置于三角架上，架下点一酒精灯，待蒸发完后将火熄灭，紧闭门窗30分钟后再打开通风。也可用中药苍术的酒精浸剂（每立方米空间用苍术1g及酒精2ml，浸24小时后用）替代乳酸，同上法烟熏，封闭4小时。此法在熏蒸时呈清香味，且对物品几乎没有腐蚀作用。在绿脓杆菌感染手术后，则先用乳酸进行空气消毒，1～2小时后进行扫除，用1∶1 000苯扎溴铵溶液揩洗室内物品后，开窗通风1小时。在破伤风、气性坏疽手术后，可用40%甲醛溶液消毒手术室。按每立方米空间用甲醛溶液2ml和高锰酸钾1g，即能产生消毒作用，12小时后打开窗户通风。在HBsAg阳性，尤其是HBeAg阳性的病人手术后，地面和手术台等可洒布0.1%次氯酸钠水溶液，30分钟后清扫和清拭，或用5%碘伏清拭。也有采用紫外线消毒手术室空气的方法。通常以每平方米地面面积使用紫外线电功率1～2W计算，照射2小时，照射距离不超过2m。

患有急性感染性疾病，尤其是上呼吸道感染者，不得进入手术室。凡进入手术室的人员，必须换上手术室的清洁鞋帽、衣裤和口罩。参观手术的人员不宜超过2人。

第四章 围手术期处理

从决定病人采取手术治疗到手术后基本康复这一段时间，称围手术期。在原有疾病基础上，手术和麻醉都具有创伤性，不可避免地会给病人带来一定的心理和生理负担。围手术期处理就是针对这一问题开展的，具体来说，就是为病人的手术做好充分术前的准备和促进手术后顺利康复。围手术期处理的好坏直接关系到手术成败和病人生命安危。因此，手术前的准备应采取各种有效措施，尽可能使病人具有良好生理条件，以便安全地耐受麻醉和手术；术后的处理则是采取综合措施，尽快恢复其生理功能，防治并发症，促进病人早日康复。

第一节　手术前准备

从决定病人采用手术治疗到进入手术室称手术前期。手术前准备与疾病的轻重缓急、手术范围的大小相关。依手术的时限性可分为三类：①择期手术：施行手术的早迟不至于影响治疗效果，可在充分的术前准备后选择适当的时机进行手术，如良性肿瘤切除术；②限期手术：应在限定时间内做好手术前准备的手术，如恶性肿瘤根治术；③急症手术：需在最短时间内做好手术前准备的手术，如真性脾破裂脾修补术或切除术。

手术前必须明确诊断，判断病情程度，决定手术轻重缓急，严格手术指征，正确评估病人对手术的耐受力，制定手术方案，纠正病人术前存在的病理生理紊乱，消除隐患，降低风险，提高手术安全性。

一、一般准备

（一）心理准备

医务人员应对疾病的诊断、手术方法、可能出现的并发症及其防治措施进行充分的研究和讨论；针对病人及其家属的紧张、顾虑等心理，应向其说明手术的必要性、疗效和风险、存在的问题以及可能发生的并发症，术后恢复和预后等情况，以便取得病人及家属的信任和配合，并由病人或委托的家属签署书面知情同意书（麻醉同意书、手术同意书和输血同意书）。

（二）生理准备

1. 适应性训练　是对病人生理功能进行必要的调整和改善，有利于病人在较好状态下度过手术和术后恢复过程。对术后短期内不能下床活动的病人，术前应练习卧床排大小便；教会病人正确的咳嗽和咳痰的方法；吸烟者应于手术前2周戒烟，并注意口腔卫生。

2. 输血和补液　估计术中失血较多者，术前应做好血型和交叉配血试验，并准备一定数量全血或成分血；对有水、电解质及酸碱平衡失调和贫血的病人，尽可能在术前予以纠正。

3. 预防感染　术前应采取各种措施增强病人的体质，预防感染；严格遵循无菌技术原则；对肠道手术和器官移植术等病人，预防性使用抗生素很必要。

4. 胃肠道准备　为防止麻醉或术中及术后出现呕吐而引起窒息或吸入性肺炎，术前12小时开始禁食，术前4小时禁饮。胃肠道手术应于术前1～2日进流质饮食，必要时进行胃肠减压；对于一般手术，手术前1日可用肥皂水灌肠，有利于术后胃肠功能恢复；结肠或直肠手术病人应在术前2～3日开始服用肠道抑菌药物和无渣饮食，手术前1日晚和术日清晨行清洁灌肠，以防手术部位感染。

5. 补给热量、蛋白质和维生素　由于疾病本身的影响，以及手术创伤和术后饮食的限制均可导致热量、蛋白质和维生素缺乏，从而影响组织修复和创面愈合，并削弱机体抗病能力。故对择期手术和限期手术的病人，应在一定时间内（1周左右），通过口服或静脉途径来补充一定的热量、蛋白质和维生素，这十分必要。

6. 皮肤准备　通常在术前1日备皮，病人应洗（擦）澡、理发、修剪指甲、更换衣服，手术区皮肤剃毛。骨科手术无菌要求严格，术前3日开始皮肤准备（急诊例外）。近年来，也有主张除多毛区（头部、腋窝、会阴）外，其他手术部位不必剃毛，但必须用消毒药皂清洗皮肤。

7. 其他准备　术前应检查各项准备工作是否就绪，若发现病人体温升高、咳嗽、腹泻、女病人月经来潮等，应延期手术。手术前夜可酌情予镇静剂，保证病人充分休息。进入手术室前，病人应排空膀胱；预计手术时间较长或盆腔手术者应留置导尿管；病人若有活动义齿应将其取下，以免在麻醉和手术过程中脱落和误吸。根据手术需要将有关资料如CT、BUS、X线照片等一并送往手术室。

二、特殊准备

（一）营养不良

营养不良的病人常伴有贫血或（和）低蛋白血症，不但对麻醉和手术的耐受力降低，还严重地影响术后恢复及愈合，极易并发感染，增加手术并发症和病死率。因此，术前应尽可能予以纠正。摄入营养丰富而易于消化的饮食，必要时可输注脂肪乳、氨基酸、人体白蛋白乃至全血。

（二）高血压

血压过高的病人在麻醉和手术时可引起充血性心力衰竭或（和）脑血管意外等。对于血压过高者（>160/100mmHg），术前应给适当的降血压药物，使血压稳定在适当的水平，但不要求血压降至正常后才做手术。

（三）心脏病

心脏病患者施行手术的危险性是显而易见的，因此，心脏病患者手术前准备应注意：①长期服用低盐饮食和利尿剂，有体液失调时务必在手术前纠正；②贫血者应少量多次输血矫正；③有心律失常者，应针对原因进行有效的内科治疗，尽可能将心率控制在正常范围之内；④有急性心肌梗死者，在6个月内不可施行手术，6个月以上者，只要没有心绞痛发作，可在严密监测下施行手术；⑤心力衰竭病人，最好在心力衰竭控制后3~4周再行手术。

（四）呼吸功能障碍

手术前准备主要包括：①做血气分析和肺功能测定、胸片及心电图检查；②禁烟2周，多练习深呼吸；③对阻塞性肺功能不全者，可应用麻黄碱、氨茶碱等支气管扩张剂，以及适宜的药物雾化吸入；④经常咳吐脓痰者，应使用抗生素，并做体位引流；⑤哮喘经常发作者，可给平喘药；⑥急性呼吸道感染者，择期手术应待感染彻底控制后2周施行，若为急诊手术，需使用抗生素，并避免吸入麻醉；⑦麻醉前给药量要少，以免引起呼吸抑制和咳痰困难。

（五）肝脏疾病

主要是肝炎和肝硬化。术前应常规做肝炎病毒感染标志物和肝功能测定，了解病人有无肝脏疾病和肝功能损害的轻重。肝功能损害较重或尚可代偿者，须严格准备后方可行择期手术；肝功能严重损害者或失代偿者一般不宜施行任何手术。急性肝炎除急症抢救外，不宜手术。凡有肝脏疾病者，术前应采取各种措施，改善病人的全身情况和肝功能。必要时可从静脉补给能量合剂、支链氨基酸、维生素以及成分血。

（六）肾脏疾病

术前常规做肾功能检查，以了解肾功能及其损害的程度。轻、中度肾功能损害者，经一定的内科治疗后仍可较好耐受手术；重度肾功能损害者，须经有效的透析治疗后方可耐受手术。该类病人应避免使用对肾脏有毒（害）药物或引起血管收缩药物，最大限度地改善和保护肾功能。

（七）肾上腺皮质功能不全

对正在使用或近期内曾使用皮质激素治疗超过 1 ~2 周者，由于肾上腺皮质功能可能受到不同程度的抑制，因此，术前 2 天开始给予适量的皮质激素，以提高病人对手术的耐受力。术中、术后可根据具体情况来决定剂量和停药时间。

（八）糖尿病

糖尿病患者对麻醉和手术的耐受力降低，极易并发感染，影响愈合，甚至发生致命的并发症，这在术前要有充分估计，并采取措施加以防范。①术前应适当控制血糖，纠正体液失调，尤其是酸中毒，改善全身情况。②凡施行有可能感染的手术，术前应使用抗生素。③术前 2 ~3 天停用口服降糖药或长效胰岛素，改用正规胰岛素，使血糖稳定于正常或轻度升高水平（5.6 ~11.2mmol/L），尿糖在 + ~ + + 之内。④手术应在当日尽早施行，以缩短手术前禁食时间，避免发生酮症酸中毒；术中应根据血糖和尿糖监测的结果，静脉滴注葡萄糖注射液加胰岛素（比例为5:1）控制血糖。

三、急症手术的术前准备

急症病人的情况危急，时间紧迫，应重点询问病史，行必要的体格检查和辅助检查，同时应根据病情做必要的紧急处理，并抓紧时间做好手术前常规准备，如静脉补液、备皮、备血、胃肠减压和药物过敏试验等。对多发性损伤病人，应首先处理危及生命的损伤或并发症；休克病人应在术前及时有效地抗休克治疗，或边抗休克边手术治疗，绝不能因手术前准备而延误手术时机。重危病人的辅助检查以少搬动病人为原则，也不宜做复杂而特殊的检查，以免耽误应有的治疗。

四、病人进手术室前准备

病人对疾病的亲身体验，加之医务人员对疾病等问题的说明，加深了对疾病的认识，患者应积极调整心态，树立战胜疾病的信心；同时遵从医嘱，配合医务人员做好各项准备工作；由病人本人或其委托家属签署书面知情同意书。此外尚需筹备足够的治疗经费。

第二节 术后观察护理与不适的处理

从手术结束返回病房到病人基本康复这一阶段，称手术后期。病人在麻醉、手术以及原有疾病的影响下，常致生理功能受到扰乱，因此，手术后期应根据病人的病情和手术性质，严密观察和妥善护理，及时正确地处理术后各种不适，从而减轻病人痛苦，提高手术成功率。

一、术后观察与护理

（一）病情交代与监护

1. 一般要求 病人术毕由麻醉者或外科医生护送病人到监护室或病房，并交代病情和注意事项；搬移病人要轻柔平稳，避免输液管和引流管脱出，并保持输液管和各种引流管通畅；及时列出术后医嘱，包括护理等级、饮食要求、监测方法和治疗措施等。

2. 病情监护 监护室配有特殊的设备和专业人员，病情危重者、大手术后或全身麻醉未清醒前，应按特定的程序进行系统监护。重点监测呼吸、脉搏、血压、意识和尿量的变化，并作记录。当循环、呼吸、神经系统功能恢复正常水平时，才能将病人送回病房并继续监护。中、小手术后可行床旁监护，每2～4小时测量记录血压、脉搏、呼吸一次，直至病情平稳。此外，根据不同手术或原发疾病的不同而酌情加强其他项目的监护，如术中有大量失血或失液者，应在术后一段时间内监测中心静脉压；颅脑手术后监测意识和颅内压变化；有血管疾病的病人在术后应监测末梢循环；所有病人术后均应观察尿量，必要时留置导尿管监测每小时尿量；观察伤口有无渗、出血以及感染等情况。

3. 预防并发症 病人意识不清或麻醉未醒前应有专人守护，防止窒息、坠床等意外发生；保暖时应避免烧伤；术后早期协助病人翻身，适当地变化体位，做好皮肤护理，避免压疮发生；同时应注意有无尿潴留以及便秘的形成。

（二）一般处理

1. 卧位 根据麻醉和手术类型以及病情的不同合理选择。全麻未清醒的病人取平卧位，头转向一侧，以免误吸引起窒息和肺部感染；腰麻病人应去枕平卧12小时，以防头痛；清醒病人可根据手术需要安置卧位；颅脑术后若无休克或昏迷应取头高脚低斜坡卧位，以减轻脑水肿；颈、胸部术后多取高半坐卧位，以利呼吸；腹部术后多取低半坐卧位，以减轻腹壁的张力；脊柱或臀部手术后，多采用俯卧或平卧位；休克病人，应采取下肢抬高15°～20°，头和躯干抬高20°～30°的特殊体位。无论采取哪种体位，都应兼顾病人舒适，并有利于呼吸和血液循环。

2. 管道及引流 引流的种类较多，可分别置于切口或体腔内，以便引流渗血、渗液或脓液。引流管也可置于空腔脏器内，如胃肠减压管、T形管、胃肠和胆囊以及膀胱造瘘管等。术后要经常检查引流管有无阻塞、扭曲或压迫等情况；换药时严格无菌操作，并加强固定，以防落入体腔或脱出；要定时观察和记录引流液的量、色泽和性质。引流管的拔除时间应视具体情况而定。烟卷引流多在术后3日内拔除；乳胶片引流一般术后1～2日拔除；胃肠减压管一般待肠道功能恢复、肛门排气后方可拔除。

3. 活动 手术后病人若无禁忌，原则上应鼓励及早活动，并力争在短时间内下床活动。早期活动的优点在于：①有利于增加肺活量，减少肺部并发症；②有利于改善全身血液循环，促进切口愈合，减少下肢静脉血栓形成的发生率；③有利于胃肠道和泌尿道功能的恢复，从而避免腹胀和尿潴留的发生；④有利于增强病人对治疗效果的信心，加速康复的过程。但早期活动，应根据病人的耐受程度，逐步增加活动量。有休克、心力衰竭、重症感染、出血、极度衰竭以及有特殊固定和制动要求的病人，则不宜及早活动，但可在床上进行适宜的活动。

4. 饮食与输液 非腹部手术应视其手术大小、麻醉方法和病人的反应等，决定开始进食的时间。如局部麻醉下施行的小手术，以及体表或肢体手术，一般在术后即可进饮食；大手术或全身反应较重者需约2～3日后方可进食；椎管内麻醉者，术后6小时即可进饮食；全身麻醉者，需待麻醉清醒，无恶心、呕吐时方可进食；不能进食者予以输液。腹部手术，一般应禁食1～2日，待胃肠功能恢复、肛门排气后，可开始饮水，进食少量流质饮食，以后根据食欲情况，逐渐改为半流质及普食。禁食期间或饮食不足者，应通过静脉补充水、电解质和营养。如禁食时间较长，还可经深静脉提供肠外营养，以供应能量和减少蛋白质消耗。

二、术后不适的处理

（一）切口疼痛

术后随着麻醉作用的消失，病人开始感觉伤口疼痛，24 小时内最剧烈，2～3 日后逐渐减退。凡增加切口张力的动作，如翻身、咳嗽，都会引发、加剧疼痛。切口疼痛一般多可忍受，无须特别处理。切口疼痛在一定程度上可引起呼吸、循环以及消化功能改变，有效地控制切口疼痛可促进病人早日康复。因此，小手术后可使用一般止痛药，大手术后 1～2 日可注射哌替啶或吗啡，必要时 4～6 小时重复使用。硬膜外麻醉者可留置导管并连接镇痛泵，以缓解术后疼痛。也可采用针灸治疗，如针刺曲池、合谷、内关、足三里、三阴交等穴位，也有止痛效果。术后切口疼痛超过 3 日者，应及时查明原因，如有无切口感染、胃肠吻合口瘘、肢体受压等，并及时处理。

（二）发热

是术后最常见的症状，病人因麻醉和手术反应，体温升高 1℃左右属正常范围，一般在 3 日内自行消退。体温超过 38.5℃而持续时间较长者，要警惕感染的可能；注意是否为手术部位感染或肺部感染以及留置导尿管所致的感染；如若发热持续不退，则需考虑有无脓肿形成、吻合口漏或更严重的并发症等。对术后发热的处理，应尽快查原因进行相应处理。

（三）恶心、呕吐

常因麻醉反应所致，在麻醉作用消失后即可停止。此外，如颅内压增高、糖尿病酮症酸中毒、尿毒症、水及电解质紊乱时也可出现。腹部手术后反复呕吐，应考虑消化道功能障碍或肠梗阻所致。处理：应着重查明原因，进行针对性治疗；如原因暂时不明者，可作对症治疗，或针刺内关、足三里、中脘、天枢等穴位，可获一定疗效。

（四）腹胀

术后早期腹胀多因胃肠功能受抑制，肠腔内积气过多不能排出所致。术后 48～72 小时肠功能恢复，肛门排气后腹胀可自行缓解。如若持续腹胀应考虑腹膜炎、低钾血症或其他原因所致的肠麻痹；若腹胀伴有阵发性绞痛、肠鸣音亢进应考虑粘连或其他原因所致机械性肠梗阻。严重腹胀可影响病人的呼吸、循环功能和腹壁切口、胃肠吻合口的愈合。术后腹胀应查明原因，及时处理：①持续胃肠减压或肛管减压。②腹部热敷和肛管排气。③非胃肠道手术，也可使用胃肠促动药物，直至肛门排气。④对腹腔感染所致的肠麻痹，或已确诊的机械性肠梗阻，经非手术治疗无效者，尚需再次手术。

（五）呃逆

其原因可能与神经中枢或膈肌直接受到刺激有关。多为暂时性，少数为顽固性。处理方法：①压迫眶上缘，或针刺天突、内关、中脘、足三里等穴位。②经胃肠减压抽吸胃内积液和积气，或短时间吸入二氧化碳。③上腹部手术后发生的顽固性呃逆，要警惕膈下感染的可能，如吻合口漏或十二指肠残端漏等，应予以及时相应处理。④如未查明原因，经一般措施处理（肌注利他宁、溴隐亭）无效的顽固性呃逆，可在颈部做膈神经封闭。

（六）尿潴留

全身麻醉或蛛网膜下隙阻滞麻醉后排尿反射受到抑制，切口疼痛引起膀胱和后尿道括约肌反射性痉挛，以及病人不习惯卧床排尿等，都是引起尿潴留的常见原因。处理：①首先安定病人情绪，如无禁忌，可协助病人坐于床沿或立起排尿。②下腹部热敷，或针刺关元、气海、中极、水道、三阴交和阳陵泉等穴位，改善膀胱功能，促进自行排尿。③使用止痛药物解除切口疼痛，或肌注卡巴胆碱0.25mg促使病人自己排尿。④经上述处理措施仍无效者，可在严格的无菌操作下导尿。如导出尿量超过500ml者，应留置导尿管1~2日，以利于膀胱功能恢复。

第三节 术后并发症的防治与切口处理

重视手术后各种并发症及其发生原因和临床表现，以便采取积极的措施加以防治，是术后处理的一个重要组成部分。术后并发症可分为两类：一是各种手术后都可能发生的并发症；二是与手术方式相关的特殊并发症（如胃大部切除术后的倾倒综合征等）。后者将在有关章节叙述。

一、术后常见并发症的防治

手术后可能出现各种并发症，其发生率和严重程度与手术性质和时间、施术者的技术水平、病人的健康状况以及手术前准备是否充分、手术后处理是否恰当等密切相关。下面重点叙述各种手术后早期常见的并发症。

（一）术后出血

多由于术中止血不彻底，创面渗血未完全控制，结扎线脱落或病人凝血功能障碍所致。术后出血的部位可在手术切口、空腔脏器和体腔内。切口出血则诊治不难，而体腔内出血则诊治不易，并可导致严重后果。如术后出现下列情况应高度警惕内出血：①有引流者，当引流出的血液每小时超过100ml，持续数小时，则提示有内出血存在；②腹胀或呼吸困难进行性加重，以及在手术部位严重肿胀的同时，出现不明原因的急性贫血者，要考虑有内出血；③术后早期出现失血性休克的临床表现，特别是经扩容治疗后仍有休克的征象，或一度好转后又再度恶化者，都提示术后出血。

改善病人凝血功能，术中严格止血，结扎规范可靠，关闭切口前确保手术野无任何出血点，是预防术后出血的关键环节。一旦确诊为术后出血，需再次手术止血。

（二）肺不张和肺部感染

多见于胸、腹部大手术后，好发于有吸烟史、急慢性呼吸道感染以及年老体弱者。麻醉后尚未清醒时所致的误吸，术后切口疼痛，不敢深呼吸或咳嗽者，也是原因之一。由于病人呼吸动度受限，不能有效咳嗽，致使肺底、肺泡和支气管内分泌物积聚，黏稠的痰液堵塞支气管，造成肺不张或继发感染。临床表现为术后早期发热，呼吸急促，心率加快，频繁咳嗽，痰液不易咳出。病侧叩诊呈实音或浊音，听诊时有局限性湿啰音，呼吸音减弱或消失，或为管状呼吸音。继发感染时，体温明显升高，白细胞和中性粒细胞计数增加。胸部X线平片和血气分析有助于诊断。

保持通畅的呼吸运动为至关重要的预防措施。①术前2周停止吸烟；②术前锻炼呼吸，胸部手术练习腹式呼吸，腹部手术练习胸式呼吸。③术中和术后防止呕吐物吸入。④术后避免限制呼吸运动的固定或绑扎。⑤术后协助病人咳痰，鼓励做深呼吸和早期活动。⑥对痰液黏稠不易咳出者，在使用蒸气吸入或超声雾化吸入以及祛痰药物的同时，应用足量有效的抗生素是必要的。⑦严重痰液阻塞时，可采用支气管镜吸痰，必要时可考虑行气管切开术。

（三）尿路感染

留置导尿管和尿潴留为术后尿路感染的常见原因。感染多起自膀胱，感染逆行可引起肾盂肾炎。急性膀胱炎者主要表现为尿频、尿急、尿痛，有时可有排尿困难，一般无全身症状，尿液检查呈现较多的红细胞和脓细胞。急性肾盂肾炎多见于女性病人，主要表现为畏寒发热，肾区疼痛和叩痛，体温升高，白细胞计数增加，无菌条件下采集中段尿镜检时，可发现有大量的白细胞和细菌。

解除尿潴留，去除留置物，确保尿量充分和排尿通畅，正确合理地应用抗生素，是防治尿路感染的基本措施和有效方法。

（四）切口感染

所谓切口感染是指清洁切口和可能污染切口并发的感染。目前则将发生在切口或手术深部器官或腔隙的感染，统称为手术部位感染（SSI）。手术深部器官或腔隙的感染将在有关章节介绍。细菌入侵、血肿、异物、局部血供不良以及全身抵抗力降低等，均是导致切口感染的重要因素。手术后3～4日，切口疼痛加重或减轻后又再度加重，伴有发热，脉速，体温或（和）白细胞计数升高，则提示切口感染之可能，要及时检查切口，如发现有红、肿、热、压痛或波动感等典型征象，便可明确诊断；当疑有切口感染时，可用血管钳分开切口，进行观察和引流。

防治切口感染的要点：①严格无菌操作技术。②手术技术精湛细致。③强化手术前后处理，提高病人抵抗力。④关闭切口前用过氧化氢溶液和等渗盐水冲洗切口，必要时可置放引流物。⑤如切口已有早期炎症征象，可使用抗生素和局部理疗，以遏制脓肿形成；已形成脓肿者，应及时切开引流。

（五）切口裂开

多发生于腹部手术后7日左右。主要原因包括营养不良、切口感染、腹内压增高、缝合技术欠佳等。往往是病人在某次突然用力时，感觉切口疼痛和骤然松开，随即伴有淡红色液体自切口溢出或（和）脏器脱出。如皮肤缝线完整尚未裂开，仅深部组织裂开者，称部分裂开；切口全层裂开，有肠袢或网膜脱出者，称为全层裂开。

预防：①术前改善病人全身情况，纠正贫血和低蛋白血症；②提高手术技巧，防止强行缝合所造成的腹膜等组织裂伤；③在逐层缝合腹部切口的基础上，加用腹壁全层减张缝合；④消除腹内压增高因素，预防切口感染；⑤用腹带适当包扎腹部，也有一定预防作用。处理：切口完全裂开者，应送往手术室，在良好的麻醉下重新缝合；切口部分裂开者，视具体情况而相应处理。

（七）下肢深静脉血栓形成

多因术后长期卧床、血流缓慢、血液黏稠度增高和静脉内膜损伤所致。血栓脱落可引起肺栓塞，主要表现为患肢肿胀、疼痛、压痛和凹陷性水肿，以及患肢周径增大、皮肤苍白、浅静脉怒张等。若并发肺栓塞可出现突发的胸痛、憋闷、发绀或咳暗红色血痰等。

抬高下肢、穿弹力袜、及早下床活动等有助于预防本病。处理：抬高患肢及卧床休息1～2周，局部热敷，及早使用抗凝剂和溶栓剂，如若无效时可考虑行静脉血栓摘除术。

二、切口处理

手术是外科常用的治疗手段之一。手术切口致使手术部位各组织的完整性和连续性遭到不同程度的损害，因此，术后切口愈合有一定过程，且受多种因素影响。切口处理是为了改善局部组织修复的条件，促进手术切口及早愈合。

（一）手术切口的分类

只限于记录初期完全缝合的切口。这种切口可分为三类：①清洁切口或Ⅰ类切口，指缝合的无菌切口，如甲状腺大部切除术等；②可能污染切口或Ⅱ类切口，指手术时可能带有污染的缝合切口，如胃大部切除术、伤后6小时经清创缝合的伤口以及会阴部的手术切口等；③污染切口或Ⅲ类切口，指邻近感染区或直接暴露在污染或感染物的切口，如胃穿孔修补术。

（二）缝线拆除

切口缝线拆除的时间可根据切口部位、病人年龄和局部血供情况来决定。头、面和颈部在术后4～5日拆线；下腹部和会阴部在术后6～7日拆线；胸部、上腹部、背部和臀部在术后7～9日拆线；四肢在术后10～12日拆线；减张缝线在术后14日拆线。青少年病人可适当缩短拆线时间；年老体弱、营养不良和糖尿病病人可酌情延长拆线时间，或根据病人的实际情况采用间隔拆线。

（三）感染切口的处理

感染切口尚未形成脓肿者，可采用换药、局部热敷或理疗，同时使用有效抗生素，以促进炎症消退及控制感染。感染切口已形成脓肿时，则应拆除部分缝线，敞开切口清除坏死组织和充分引流脓液，并加强换药直至愈合，同时使用足量有效的抗生素和加强营养支持，十分必要。

（四）切口愈合分级

切口愈合分三级：①甲级愈合，用“甲”字表示，指愈合优良，无不良反应。②乙级愈合，用“乙”字表示，指愈合处有炎症反应，如红肿、血肿、硬结和积液等，但未化脓。③丙级愈合，用“丙”字表示，指切口化脓，需作切开等处理后才能愈合。

按照切口的分类和分级方法，观察切口愈合情况并作记录。如甲状腺切除术后切口愈合优良，则记以“Ⅰ/甲”表示之；胃大部切除术后切口红肿，则记以“Ⅱ/乙”表示。

第五章 麻醉

麻醉（anesthesia，narcosis）是用药物或其他方法，使病人整个机体或机体的一部分安全地暂时失去感觉，以达到无痛的目的。

麻醉学（anesthesiology）就是研究消除病人手术疼痛，保证病人安全，为手术创造良好条件的一门科学。

后汉名医华佗（141~203）用酒冲服麻沸散后进行剖腹手术。《后汉书·华佗传》记载："疾发结于内，针药所不能及者，乃令先以酒服麻沸散，既醉无所觉，因刳破腹背，抽割积聚。若在肠胃，则断截湔洗，除去疾秽，既而缝合，敷以神膏，四五日创愈，一月之间皆平复。"汉唐以后直至明清，我国古代医家经过长期临床实践和研究，有关麻醉止痛、复苏急救等方面的记载，内容丰富，经验宝贵，说明在我国医学发展中，麻醉方面有很大的成就和贡献。

1846 年 10 月 16 日，美国康涅狄格州福德市牙医 Willian T. G. Morton 在麻省总医院使用乙醚做吸入麻醉取得成功，标志着现代麻醉学的开端。1853 年英国产科医师 James Y. Simpson 为维多利亚女王施行氯仿麻醉生下王子，使氯仿麻醉得到公认。1884 年 Koller 用可卡因作局部麻醉。1920 年 Guedel 发现麻醉征象，使麻醉深度可以分期，同年，Magill 应用气管插管行吸入麻醉，解决了麻醉中气道管理的问题。1905 年 Einhorm 合成普鲁卡因，由于其毒性低，麻醉作用安全可靠，使局部麻醉得以广泛应用。1943 年 N. Lofgren 和 B. Lundquist 又合成了第一个酰胺类局麻醉药利多卡因。肌松药最早应用于临床始于 1942 年，当时应用的筒箭毒碱（tubocurarine）是由植物中提取的天然生物碱，其后应用于临床的是半合成的或完全合成的肌松药。

近半个世纪以来，新的麻醉药物不断出现，继人工合成利多卡因之后，又合成了布比卡因、依替卡因等；而新型长效、心脏毒性小、安全的局部麻醉药罗哌卡因也已用于临床。继氟烷之后，甲氧氟烷、恩氟烷、异氟烷、七氟烷和地氟烷陆续应用于临床。麻醉性镇痛药除吗啡、芬太尼、哌替啶外，还有阿芬太尼、舒芬太尼、瑞芬太尼等。咪哒唑仑、丙泊酚已广泛用于镇静、全麻诱导和复合麻醉。

麻醉和麻醉学的范畴是在近代医学发展过程中逐步形成的，并且不断地更新变化。随着外科手术及麻醉学的发展，麻醉已远远超出单纯解决手术止痛的目的，工作范围也不再局限于手术室，因而麻醉和麻醉学的概念有了更广的含义。它不仅包括麻醉镇痛，而且涉及麻醉前后整个围手术期的准备与治疗，以维护病人生理功能，为手术提供良好的条件，为病人安全地度过手术提供保障。此外，还承担危重病人复苏急救、呼吸疗法、休克救治、疼痛治疗等。

麻醉学在临床医学中日益发挥着重要作用，为外科（包括基础、腹部、神经、矫形、胸心、血管、泌尿、小儿等）、妇产科、耳鼻喉科、眼科、口腔科等手术病人提供无痛、安全、良好的手术条件以完成手术治疗。同时通过它所掌握的复苏急救知识和技术，对各临床科室病人，特别是危重急症病人发生的循环、呼吸、肝肾等功能衰竭的处理，以及在加强监测治疗、疼痛治疗等方面，也都日益发挥着重要作用。

随着麻醉学的发展，它已成为一个集临床麻醉、疼痛治疗、急救复苏及危重病医学监测治疗的综合性专业学科，成为临床医学中一个独立的重要学科，为患者、医师进行手术提供无痛、镇静、肌松条件，并保证手术过程中的安全。

表 5－1　　临床麻醉工作内容

目　的	措　施
消除疼痛	全身麻醉、椎管内麻醉或局部麻醉，手术后镇痛
保障安全	麻醉前准备，气管插入，保持呼吸道通畅和机械通气，维持每分通气量，麻醉期间各项生理参数的监测，维持内稳态以及麻醉苏醒期间的护理
便利外科手术	肌松药在麻醉中应用和呼吸的控制，控制性降压
意外情况的防治	输血、输液和用药，体液、电解质的维护，血压调控和全身降温等

第一节　概　述

一、临床麻醉的分类

可分为局部麻醉、椎管内麻醉、全身麻醉、复合麻醉、针刺麻醉、中药麻醉等。

1. 全身麻醉　应用全身麻醉药，有控制地使病人暂时丧失意识和感觉的方法。

2. 局部麻醉　局麻药应用于身体的局部，使机体某一部位的感觉、痛觉神经传导功能暂时被阻断、运动神经传导保持完好或者同时也被阻断的状态。

3. 椎管内麻醉　麻醉药注入椎管内，阻滞部分脊神经而使脊神经所支配的相应区域产生暂时、可逆的感觉、痛觉和运动功能丧失，称椎管内麻醉。局麻药注入蛛网膜下隙称蛛网膜下隙阻滞。局麻药注入硬脊膜外腔内称硬脊膜外腔阻滞（含骶管阻滞）。

4. 复合麻醉 临床上将几种麻醉药物、几种麻醉方法、特殊方法同时使用，互相配合，达到比单一麻醉方法更好的效果称复合麻醉。

5. 针刺麻醉和中药麻醉 利用针刺或使用中药而达到麻醉效果，称针刺麻醉或中药麻醉。

二、麻醉方法的选择

（一）根据病人的全身情况选择

1. 病情重、一般情况差的病人，应选择对全身影响小、合并症少的麻醉方法，如神经阻滞、局部麻醉等；或根据病人具体情况选择气管插管行全身麻醉以保证病人安全。

2. 对精神紧张不能自控的病人，最好采用全麻或在基础麻醉下行局部麻醉或部位麻醉。

3. 对老人、小儿、孕产妇，因有生理性改变，麻醉方法选择与一般成人有所不同。

4. 对合并慢性疾病者，选择麻醉时，应根据具体情况酌情选定。

（二）根据手术方式及手术对麻醉的具体要求选择

1. 根据手术部位选择麻醉。
2. 根据手术是否需要肌肉松弛进行选择。
3. 根据手术创伤性或刺激大小以及出血的多少进行选择。
4. 根据手术时间的长短合理选择。
5. 根据病人的体位是否可影响呼吸和循环进行具体选择。
6. 根据手术可能发生的意外进行相应选择。

（三）根据麻醉药和麻醉方法的特点选择

各种麻醉药和麻醉方法都有各自的特点和适应证、禁忌证，选用前要结合病情和所施行的手术加以全面考虑。

三、麻醉前的准备

麻醉和手术的风险程度，除与疾病的严重程度、手术创伤的大小、手术时间长短、失血多少等因素有关外，在很大程度上决定于术前准备是否充分、麻醉方面的考虑和处理是否切合病人的病理生理状况。麻醉前对病人进行完善的术前准备是制定最适合于病人的麻醉和手术方案的基础，需做到以下三个方面：

1. 获得有关病史，包括现病史、个人史、既往病史、过敏史、手术麻醉史、用药史等。

2. 指导病人配合麻醉，回答有关问题，解除病人的焦虑和恐惧。

3. 对病人的病情、麻醉和手术的风险及愈后、如何相互配合，麻醉与手术医师取得共识。

四、掌握病情，作出正确估计

（一）病情和体格情况分级

美国麻醉学会（ASA）对病情和体格情况做了分级，有助于对病情的判断和估计，分类如下：

1 级：病人的重要器官、系统功能正常，对麻醉和手术耐受良好，正常情况下没有什么风险。

2 级：有轻微系统性疾病，重要器官有轻度病变，但代偿功能健全。对一般麻醉和手术可以耐受，风险较小。

3 级：有严重系统性疾病，重要器官功能受损，但仍在代偿范围内，行动受限，但未丧失工作能力。施行麻醉和手术有一定顾虑和风险。

4 级：有严重系统性疾病，重要器官病变严重，代偿功能不全，已丧失工作能力，经常面临对其生命安全的威胁。施行手术和麻醉均有危险，风险很大。

5 级：病情危重，濒临死亡，手术是孤注一掷。麻醉和手术异常危险。

用于急症手术评估时加一“E”或“急”，如 ASA3E 或 ASAE3。

（二）全身情况

应注意病人的发育、营养、体重等各个方面。对体重较轻者，需适当减少麻醉药剂量。在近期内体重显著减轻者，对麻醉的耐受一般均较差。营养不良和发育较差者对麻醉和手术的耐受力均低。成人血红蛋白不宜低于 80g/L。小于 3 个月的婴儿，术前血红蛋白宜超过 100g/L，大于 3 个月的婴儿其术前血红蛋白也不应低于 90g/L。

（三）重要脏器系统的评估

1. 呼吸系统　急性呼吸系统感染（包括感冒）病人一般需在感染得到充分

控制 1 ~2 周后才可施行择期手术；如是急症手术应加强抗感染措施，且应尽量避免吸入麻醉。对慢性呼吸系统感染者应尽可能早地使感染得到控制。对肺结核（特别是空洞型）、慢性肺脓肿、重症支气管扩张症等施行全麻时宜行有效的呼吸管理。

慢性呼吸系统感染常与其他肺部疾病特别是阻塞性疾病并存，且可互为因果。对这类病人的麻醉处理应注意合理的呼吸管理。

哮喘可以作为过敏性的疾病单独存在，但更多是由呼吸道感染所引起或作为慢阻肺的症状而出现。麻醉、手术中的应激因素易引起其发作或导致严重支气管痉挛。气道炎症使气道反应性增高。麻醉前应尽可能控制感染，停止吸烟，适当使用解除支气管痉挛的药物。

对肺功能的评估可为术前准备、术中和术后的呼吸管理提供可靠的依据。肺活量低于预计值的 60%、通气储量百分比小于 70%，时间肺活量及其占用力肺活量百分比（FEV_1/FVC）小于 60% 或 50%，术后有发生呼吸功能不全的可能。

简易的床旁测试方法可粗略估计肺功能，如：①屏气试验，屏气时间在 30 秒以上为正常。②吹火柴试验，能将置于 15cm 远的火柴吹熄者，提示肺储备功能尚好，否则提示储备功能低下。③数数试验，深吸气后不换气，从 1 开始数数，一口气能数到 10 以上为正常。

2. 心血管系统 手术病人的心脏、血管情况可能比较复杂。有些心脏病人，由于其难以耐受血流动力学方面的波动，可以先行心脏手术，待情况改善后再行择期非心脏手术，如有重度二尖瓣狭窄同时又发生其他疾病的。

（1）心功能分级：一般依据心脏的运动耐量分为 4 级。

Ⅰ级：能耐受日常体力活动，活动后无心悸、气短等不适感。

Ⅱ级：对日常体力活动有一定不适感，往往自行限制或控制活动量，不能跑步或做用力的工作。

Ⅲ级：在轻度或一般体力活动后有明显不适，心悸气促明显，只能做极轻微的体力活动或静卧休息。

Ⅳ级：不能耐受任何体力活动，静息时也感气促，不能平卧，有端坐呼吸、心动过速等表现。

（2）心律失常：其临床意义主要在于引起心律失常的原因及其对血流动力学的影响。

窦性心律不齐如见于老年人可能与冠心病有关。窦性心动过缓可寻找其原因再决定是否需要处理，如为病态窦房结综合征所致，应准备好异丙肾上腺素和心脏起搏；有主动脉瓣关闭不全的病人，心动过缓可增加血液反流量而加重心脏负担。窦性心动过速者，应分析其引起的原因，予以评估和处理，有明确指征时才能采用减慢心率的措施。对阵发性室性心动过速者，如发作频繁且药物治疗效果不佳者，麻醉时需有电复律和电除颤的准备。对不宜进行或尚未进行药物复律或电复律治疗的心房颤动病人，麻醉前应将心率控制在80次/分左右，至少不应超过100次/分。对右束支传导阻滞，麻醉可无顾虑。左束支传导阻滞一般在麻醉中并不致因此而产生血流动力学紊乱。双分支阻滞特别是有症状者，有可能出现三分支阻滞或发展成为完全性房室传导阻滞，麻醉时应有心脏起搏的准备。对Ⅰ度房室传导阻滞者，应防止其转变为更严重的心律失常，对Ⅱ度Ⅱ型（莫氏Ⅱ型）和Ⅱ度Ⅰ型（莫氏Ⅰ型），其心率<50次/分者，应有心脏起搏的准备。对有Ⅲ度房室传导阻滞的病人施行手术时应考虑安装起搏器，或作好心脏起搏的准备。

（3）高血压：首先应明确其为原发性高血压（高血压病）抑或是继发性高血压（症状性高血压），警惕其是否为未经诊断的嗜铬细胞瘤。高血压病人麻醉危险性主要决定于其重要器官是否受累，以及受累的严重程度。高血压病人的择期性手术应在高血压得到控制后进行。对多年的高血压，不要求很快降至正常，应缓慢平稳降压。

（4）其他：心肌梗死后一般需间隔6个月才宜行择期手术，6个月内必须行手术者应评价病人目前的心肌缺血和心功能情况。有不稳定型心绞痛，近期有发作，心电图有明显心肌缺血表现者，麻醉的风险增大。心脏明显扩大或心胸比值>0.7者应视作高危病人。肥厚性心肌病的麻醉危险性较大。对近2个月内有充血性心力衰竭以及正处于心力衰竭中的病人不宜行择期性手术。

3. 肝　手术对肝、肾功能的影响往往较麻醉更为显著。对肝功能检查（包括较能反映肝脏情况的胆红素代谢、蛋白质合成）和凝血机制检查都必须结合病史、临床表现予以评价。重度肝功能不全以及肝病急性期者，手术风险性极高，不宜行任何择期性手术。黄疸病人迷走神经张力增强，易发生胆心反射等有害反射。肝功能不全时对药物的代谢减慢，甚至可能造成严重后果。血浆白蛋白水平低下时，药物的有活性部分增多，药效可能增加。

4. 肾　临床上较重视血浆肌酐检查，如其浓度<132.6μmol/L，肾小球清除率大都正常；尿素氮也可参考，理论上则以内生肌酐清除率比较可靠。慢性肾衰竭或急性肾病病人，原则上不宜施行择期手术。如果配合血液透析则慢性肾衰不再成为禁忌，但对麻醉和手术的耐受性仍然很低。已发展至尿毒症时，只宜于局麻或部位麻醉下行急症手术。对尿毒症病人在行血液透析而需行手术者，或为肾移植作准备而在行透析者，应了解透析的情况、效果、维持情况，以便配合得当。对合并感染者，应注意避免抗生素的肾毒性作用所引起的损伤。应该注意无尿未必即是肾衰，要避免造成医源性肾衰。

5. 内分泌系统

（1）甲状腺：对甲状腺功能亢进的病人应注意对甲亢的控制是否已达到了可接受的水平。对巨大甲状腺肿需评估气管是否受压以及受压程度，判断有无气管环软化的可能。对甲状腺功能低下者应适当采取替代疗法。

（2）糖尿病：应了解糖尿病的类型以及治疗情况、目前血糖水平。麻醉前应使血糖控制在稍高于正常水平。对营养状况不佳者，术前不应限制饮食以改善营养。应注意有无其他所致的全身或重要器官、系统的并发症。

（3）肾上腺嗜铬细胞瘤：其一系列病理生理改变是因为体内儿茶酚胺分泌过多所引起。麻醉前应对肿物的功能、病情严重程度、手术难度作出估计，并特别注意术前准备的情况。除全身情况的改善外，术前准备的重点是控制高血压和改善血容量。

（4）肾上腺皮质功能不全：多由于长期使用激素治疗或自身免疫反应所致，也常见于老年人或久病衰弱者。一般难以承受较重的手术应激反应，但术前常常难以预测，应提高警惕，合理使用替代疗法。

（5）妇女月经期间：不宜行择期手术。

6. 中枢神经系统　应注意病人的神志状态，有无颅内出血史，脊髓功能有无障碍。

7. 胃肠道　注意有无“饱胃”，有无因胃肠道疾病而致的营养不良和（或）水、电解质失调，胃肠道功能情况如何，判断是否需要进一步处理。

8. 水、电解质和酸碱平衡　应了解病人有无水、电解质和酸碱平衡失常及其潜在的病情，在纠正时要结合病因治疗。应注意电解质和电解质之间以及电解质与酸碱平衡之间的关系，慢性电解质失衡不是短时间内可以纠正的，不可操之过急。

9. 血液病　应着重了解异常出血的情况、凝血机制检查的结果，明确引起出血的原因，以便在术前准备中给予相应的病因治疗与全身支持疗法。外科常见的有血小板减少性紫癜、肝功能不佳或维生素 K 缺乏所致的凝血因子缺乏、血友病。

10. 对麻醉前治疗用药的评估

（1）抗高血压药：应了解病人术前服用抗高血压药的种类、剂量、效果及有无副作用。一般不主张术前停用抗高血压药，但可适当调整剂量，并纳入麻醉方案的全盘考虑之中。

（2）肾上腺素受体阻滞药：对已用受体阻滞药的病人，不主张麻醉前停用，突然停药可加剧心绞痛或诱发心肌梗死，可酌情调整剂量，注意其与麻醉药物的相互作用，并加强麻醉管理。

(3) 单胺氧化酶抑制剂和三环类抗抑郁药：服用此类药物者，必须于术前2~3周停药。急症手术只宜于部位麻醉下进行。

五、麻醉前用药

(一) 麻醉前用药的目的

麻醉前用药的目的是使麻醉过程平稳。

1. 使病人情绪安定，减少紧张和恐惧，解除焦虑，达到术前处于睡眠或嗜睡的状态。

2. 减少某些药物的副作用，降低某些药物的毒性。

3. 调整自主神经功能，消除或减弱一些不利的神经反射，特别是迷走神经反射。

4. 缓解术前疼痛，提高痛阈，减少麻醉镇痛药物用量。

(二) 针对性的麻醉前用药

1. 苯二氮䓬类　具有镇静、催眠、抗焦虑、抗惊厥及中枢性肌肉松弛作用，对局麻药毒性反应有一定的预防和治疗效果。对呼吸和循环功能影响甚微，但没有镇痛作用，因此，使用时在某些情况下宜和镇痛药合用。常用的药物有：

(1) 地西泮（安定）：0.15mg/kg 于麻醉诱导前1小时口服。

(2) 咪哒唑仑：0.05~0.1mg/kg 于麻醉诱导前半小时肌注。

2. 阿片类镇痛药　有较强的镇痛、镇静效能，能提高痛阈，且能与全身麻醉药起协同作用，增强各种麻醉效果，从而减少全身麻醉药用量。剧痛病人于麻醉前应用，能使病人安静合作。术中辅助用于椎管内麻醉时能减轻腹部手术的内脏牵拉痛，术后可用于切口镇痛。缺点是可引起呼吸抑制与血压下降，对低血容量病人降压作用尤为明显，有时还可出现恶心和呕吐。常用的药物有：

(1) 吗啡：0.1mg/kg 于麻醉诱导前1小时肌注。

(2) 哌替啶（杜冷丁）：0.6~1.2mg/kg 于麻醉诱导前1小时肌注。

3. 神经安定镇痛药　有较强的镇静、安定、抗焦虑和抑制呕吐、抗过敏作用，常与类阿片镇痛药如芬太尼合用。常用的药物有：

(1) 氟哌利多：2.5~5mg/kg 与芬太尼 0.05~0.1mg/kg 按50:1组成氟芬合剂，于麻醉诱导前1小时肌注。

(2) 异丙嗪（非那根）：25~50mg 于麻醉诱导前1小时肌注。

4. 催眠药　主要为巴比妥类、具有镇静、催眠和抗惊厥作用，并能预防局麻药的毒性反应。常用的有苯巴比妥、戊巴比妥、司可巴比妥等。

5. 抗胆碱能药 能阻断节后胆碱能神经支配的效应器上的胆碱受体，松弛多种平滑肌，抑制多种腺体分泌，减少呼吸道黏液和唾液的分泌，便于保持呼吸道通畅，是各种麻醉时必不可少的。抗胆碱能药还有抑制迷走神经反射的作用，故常用于椎管内麻醉。常用的药物有阿托品和东莨菪碱。

6. H_2 组胺受体拮抗药 麻醉诱导前 1 小时给病人口服西咪替丁 0.4g，可以减少胃液分泌量及降低胃液酸度。

表 5-2　麻醉前用药

	药品类别	药品名称	成人用量范畴(mg)	用法
常用（择 2~3 种合用）	巴比妥	苯巴比妥钠	50~150	口服或肌注
		司可巴比妥（速可眠）	50~150	
		戊巴比妥	50~150	
	吗啡	吗啡	5~15	肌注
		哌替啶	50~100	
		芬太尼	0.05~0.1	
	苯二氮䓬	地西泮（安定）	5~10	口服或肌注
		硝西泮（硝基安定）	5~10	
		氟西泮（氟安定）	5~10	
		劳拉西泮	2~4	
	丁酰苯	氟哌利多（氟哌定）	2.5~5	静注
	抗胆碱药	阿托品	0.3~0.6	肌注
		东莨菪碱	0.3~0.6	
		格隆溴铵（胃长宁）	0.1~0.3	
按需（常限用一种）	拮抗组胺 H_1 受体	苯海拉明	25~75	口服或肌注
		异丙嗪	25~50	
		羟嗪	50~100	
	拮抗组胺 H_2 受体	西咪替丁（甲氰咪胍）	300	口服
		拉咪替丁	150	
	抗胃酸	碳酸氢钠	0.3~1.0（g）	口服
		复方氢氧化铝（胃舒平）	2~4 片	
	镇吐	甲氧普胺(胃复安、灭吐灵)	5~10	口服或肌注

（三）麻醉前用药的使用要点

麻醉前用药应根据病人的不同情况、不同的麻醉方法与用药，确定其种类、剂量、给药途径和时间。一般于手术前晚口服催眠药，或加用安定药，以消除病人的紧张情绪，使其能安眠休息。手术当日的麻醉前用药除苯二氮䓬类药、催眠药外，可加用抗胆碱能药。剧痛病人可加用镇痛药。

一般状况欠佳、年老、体弱、恶病质、休克和甲状腺功能低下者，麻醉前用药应减量；呼吸功能不全、颅内压升高或临产妇，禁用阿片类镇痛药；年轻、体壮、情绪紧张或甲状腺功能亢进者，麻醉前用药应适当增量。多种麻醉前用药复合给药时，剂量应酌减。

第二节 针刺镇痛与麻醉

一、针刺镇痛应用于手术中的评价

针刺镇痛与麻醉是在人体某些穴位或特定部位施以刺激，辅以一定量的镇静、镇痛药物，产生提高痛阈和调节人体生理生化等功效，在此基础上可施行某些手术的麻醉方法。

针刺镇痛与麻醉是在我国针刺止痛的基础上发展起来的。1958 年以来，经过大量的临床实践和基础理论实验研究，已经掌握了一些规律，可单独或复合将其用于某些特殊部位的手术。针刺镇痛与麻醉的成功，开辟了麻醉镇痛学的一个新领域，是中西医结合的一个典范。

一般地说，针麻具有以下优点：①安全、简便、经济、易学；②无麻醉药物扰乱生理功能的困扰；②术中病人保持清醒，有主动配合手术的可能；④针刺有调整生理功能的功效，术中生命体征平稳，术后恢复较快，副反应轻，并发症少，住院日期可缩短。但在应用时可能出现镇痛不全，肌肉松弛不佳，不能完全控制内脏牵拉反应以及个体差异大等问题，故临床上大多主张“针药复合麻醉”，即在针刺镇痛的同时，辅以麻醉性镇痛药或复合应用其他麻醉药，可相应减少麻醉药物的用量而达到相同的麻醉效果。

二、麻醉前准备

1. 为保证手术顺利进行，麻醉、手术及护理人员应根据病人的病情和精神状况，认真制定麻醉和手术方案，估计可能出现的术中困难，并准备采取相应的措施。

2. 术前应对病人介绍此种麻醉的特点，并进行试针，以解除思想顾虑，让病人了解针刺穴位和手术各阶段的感觉和反应，以争取病人充分配合。

3. 为配合手术的需要，术前指导病人做某些必要的训练，例如剖胸手术可引起呼吸功能紊乱和呼吸困难，术前可指导病人锻炼用膈肌呼吸，进行缓慢而均匀的腹式深呼吸，以克服术中呼吸困难。

4. 麻醉前用药常用苯巴比妥钠和阿托品以稳定病人情绪和减少呼吸道分泌。

三、穴位选择

（一）体针麻醉的选穴

1. 根据中医学脏腑经络理论选定

（1）循经取穴：根据中医学“经脉所过主治所及”的原理，在手术切口（或切口附近）所通过的经络上，和与手术所涉及的脏腑有关的经脉上，选取该经络上针感较强的穴位。

（2）辨证取穴：根据中医脏腑经络辨证的方法，按病变和手术所涉及的部位，术中可能出现的各种证候，病人体质和病情，以及脏腑相关原则，选取有关的经络穴位。

（3）“以痛为腧”选穴：也称局部取穴，即选用手术刀口附近的穴位或阿是穴。

2. 根据神经解剖生理取穴

（1）同神经或近神经节段选穴：选用与手术部位属于同一或相近脊髓节段支配的穴位，或直接在支配手术部位的神经支或神经干上选穴。

（2）按神经节段选穴：指支配手术部位与穴位的中枢结构相离较远的穴位。

（二）耳针的选穴原则

耳廓上有近百个穴位，针刺这些穴位可治疗临床各种疾病，也可产生镇痛功效，由此发展成耳针麻醉。耳针麻醉选穴可分为基本穴、对应穴和配穴三类。

1. 基本穴 任何手术都可选用的穴位，具有镇痛、镇静和抗交感兴奋的功效，如神门、交感、皮质下、内分泌等。

2. 对应穴 取与手术切口部位及手术脏器相对应的耳廓穴位。如阑尾切除术选用腹、阑尾；甲状腺手术选用咽喉、颈。

3. 配穴 根据脏腑理论选取 1～2 个穴位，如肺主皮毛、肾主骨、脾主肌、肝开窍于目，故切皮、缝皮可配肺穴，骨手术配肾穴，腹部手术配脾穴，眼手术配肝穴。

（三）选穴注意事项

1. 不论体针或耳针麻醉，一般可只选患侧或单侧穴位。

2. 选穴数不宜多，以2～6个为宜。

3. 根据需要，可同时选体穴或耳穴以组成综合穴位处方，可以相互协同，增强功效。

4. 避免选用易出血或痛感强的穴位。

5. 选择的穴位不要妨碍手术操作和无菌技术。

四、操作方法与管理

（一）刺激方法

进针得气后，要继续给穴位施加刺激，以维持良好的得气。下列三种刺激方法可选用其一，或二者结合使用。

1. 手法运针　为针麻的基本刺激方法。频率用每分钟几十次到200次不等，但速度要均匀。

2. 脉冲电刺激　进针捻转得气后，在针上通以微弱脉冲电流，可代替手法捻针以刺激穴位。

3. 穴位注射法　在选定的穴位上注射少量药液，如维生素B_1、葡萄糖注射液、注射用水、哌替啶等，也能产生刺激穴位的作用。

（二）麻醉管理

针麻虽具有安全的特点，但术中要求与其他麻醉手术一样，应重视全面的麻醉管理和维持生理功能稳定。

第三节　局部麻醉

局部麻醉也称部位麻醉，是指局麻药应用于身体的局部，使机体某一部位的感觉和痛觉神经传导功能暂时被阻断、运动神经传导保持完好或者同时也被阻断的状态。

局部麻醉的优点在于简便易行、安全、并发症少，对病人生理功能影响小。不仅能有效地阻断感觉和痛觉，而且可完善地阻断各种不良神经反射，对预防手术创伤所引起的应激反应有一定的作用。但若行全身性给药，其不仅影响中枢神经系统，而且心脏、骨骼肌和平滑肌的功能也受影响，逾量时可致中毒和死亡。

局部麻醉主要适用于各种短小手术，以及全身情况差或伴有其他严重病变而不宜采用其他麻醉方法的病例。局部麻醉也可以作为其他麻醉的辅助手段，增强麻醉效果，减少全麻药的应用量，从而减轻麻醉对机体生理功能的干扰。对于小儿或神志不清等不能自控的病人，不宜单独使用局部麻醉完成手术，必须辅助基础麻醉或浅全麻。对局麻药过敏的病人应视为局部麻醉的禁忌证。

一、常用局麻药

1. 普鲁卡因（procaine） 又名奴佛卡因（novocaine），是一种弱效、时间短、较安全的酯类局麻药，作用时间约45~60分钟。其扩散和穿透力较差，表面局麻的作用弱，毒性小。常以0.5%的溶液用于局部浸润麻醉。

用法与剂量：0.25%~1%的普鲁卡因溶液适用于局部浸润麻醉，其他神经阻滞可用1.5%~2%溶液，一次注射量以1g为限。3%~5%溶液可用于蛛网膜下隙阻滞，一般剂量为150mg，不能再提高浓度。静脉复合麻醉可用1%~2%溶液。

2. 丁卡因（tetracaine） 又名邦妥卡因（pontocaine），是一种长效局麻药，起效时间需10分钟，时效可达3小时以上。丁卡因的毒性约为普鲁卡因的10倍。因此药起效慢及毒性大，一般不用于局部浸润麻醉。

用法与剂量：黏膜穿透力强，常以1%等渗溶液用于角膜表面麻醉。喉及气管表面麻醉常用2%溶液喷雾。蛛网膜下隙阻滞时用特制的丁卡因粉剂。

3. 利多卡因（lidocaine） 又名塞罗卡因（xylocaine），为中效局麻药，具有起效快，弥散广，穿透性强，无明显扩张血管的作用，可用于各种麻醉方法。其毒性随药物浓度而增加，在相同浓度下，2%利多卡因毒性比普鲁卡因大1倍。静脉注射或静脉滴注利多卡因可以治疗室性心律失常。

用法与剂量：4%溶液（幼儿用2%溶液）用作口、咽、气管表面麻醉，用量不超过200mg，0.5%~1%溶液用于局部浸润，1%~2%溶液用于神经阻滞和硬膜外腔阻滞，成人一次用量限于400mg。此药反复使用后可产生快速耐药性。

4. 布比卡因（bupivacaine） 又名哌卡因或麻卡因（marcaine），是一种脂溶性与蛋白结合力高的长效局麻药，作用时间可持续3~6小时。布比卡因镇痛作用时间比利多卡因长2~3倍，比丁卡因长25%。临床常用0.25%~0.75%溶液，成人安全剂量为150mg。透过胎盘的量少，对产妇较为安全，对新生儿也无明显抑制。

用法与剂量：0.25%~0.5%溶液用于神经阻滞。用于硬膜外阻滞时，可用

0.75%溶液。也可用含1%利多卡因和0.25%～0.375%布比卡因混合溶液行硬膜外阻滞。术后或产科镇痛可用0.125%～0.2%的溶液。

5. 罗哌卡因（ropivacaine）　是一种新型长效、强效酰胺类局麻药，结构和pKa与布比卡因相似，但脂溶性比布比卡因低。在等剂量硬膜外给药时，对感觉神经阻滞两药没有显著的差别，但罗哌卡因对运动神经阻滞起效慢，阻滞效能较弱，持续时间也短。罗哌卡因适用于局部浸润、神经阻滞和硬膜外阻滞，浓度分别应用0.25%、0.5%和0.75%溶液。

表5-3　常用局麻药理化性质及麻醉效能

局麻药	pKa	脂溶性	药理活性碱基比例（pH7.2）（%）	蛋白结合率（%）	强度	麻醉效能	
						显效时间（min）	持续时间（h）
普鲁卡因	8.9	0.6	2	6	1	1～3	0.75～1
丁卡因	8.5	80	5	76	8	5～10	1～1.5
利多卡因	7.9	2.9	17	70	2	1～3	2～3
布比卡因	8.1	28	11	95	6	5～10	1～2
罗哌卡因	8.1				8	5～15	4～8

表5-4　常用局麻药的浓度、剂量及用法

局麻药	用法	浓度（%）	一次最大剂量（mg）	起效时间（min）	作用时间（min）
普鲁卡因	局部浸润	0.25～1.0	1000		
	神经阻滞	1.5～2.0	600～800		
	蛛网膜下隙阻滞	3.0～5.0	100～150	1～5	45～90
	硬膜外阻滞	3.0～4.0	600～800		
丁卡因	眼表面麻醉	0.5～1.0		1～3	60
	鼻、咽、气管表面麻醉	1.0～2.0	40～60	1～3	60
	神经阻滞	0.2～0.3	50～75	15	120～180
	蛛网膜下隙阻滞	0.33	7～10	15	90～120
	硬膜外阻滞	0.2～0.3	75～100	15～20	90～180
利多卡因	局部浸润	0.25～0.5	500	1.0	90～120

局麻药	用法	浓度（%）	一次最大剂量（mg）	起效时间（min）	作用时间（min）
	表面麻醉	2.0～4.0	200	2～5	60
	神经阻滞	1.0～2.0	400	5	120～180
	蛛网膜下隙阻滞	2.0～4.0	40～120	2～5	90
	硬膜外阻滞	1.5～2.0	400	8～12	90～120
布比卡因	局部浸润	0.25		2	
	神经阻滞	0.25～0.5	200		300～420
	蛛网膜下隙阻滞	0.5	1.5～2.5		
	硬膜外阻滞	0.5～0.75	150～225	16～18	120～210
罗哌卡因	神经阻滞	0.5～1.0	200	2～4	240～400
	硬膜外阻滞	0.75～1.0	200	5～10	

二、常用局麻方法

（一）黏膜表面麻醉

1. 概念及适应范围 将渗透作用强的局麻药与局部黏膜接触，使其透过黏膜而阻滞浅表神经末梢所产生的无痛状态，称为黏膜表面麻醉。常用于眼、鼻、喉、气管及尿道等部位的浅表手术或内镜检查术。

2. 常用黏膜表面麻醉药及麻醉方法

（1）眼部表面麻醉 采用局麻药滴入法，病人取平卧位，在结膜表面滴2～3滴局麻药，滴后闭眼，每2分钟滴药一次，3～5次即可。常用4%可卡因、0.25%丁卡因或1%利多卡因。麻醉作用持续0.5小时，可重复应用。

（2）鼻腔表面麻醉 用小块棉片浸入2%～4%利多卡因或0.5%～1%丁卡因之中，然后将浸药棉片或棉球填敷于鼻甲或鼻中隔之间3分钟，在上鼻甲前端与鼻中隔间再填敷第二块局麻药棉片，10分钟后取出，即可行手术。注意棉片与鼻腔黏膜各处均密切接触。

（3）咽喉、气管及支气管表面麻醉 咽喉及气管内喷雾法是施行气管镜、支气管镜检查或施行气管内插管术的表面麻醉方法。先令病人张口，对咽部喷雾3～4下，2～3分钟后病人咽部出现麻木感，将病人舌体拉出，向咽喉部黏膜喷雾，间隔2～3分钟，重复2～3次。最后用直接喉镜显露声门，于病人吸气时对准声门喷雾，每次3～4下，间隔3～4分钟，重复2～3次，即可行气管镜检或插管。

（4）*环甲膜穿刺表面麻醉法* 是在病人平卧和头后仰时，在环状软骨与甲状软骨间的环甲膜处，用22G 3.5cm针垂直刺穿环甲膜，将2%利多卡因2～3ml或0.5%丁卡因2～4ml注入气管内。穿刺及注药时嘱病人屏气、不咳嗽、不吞咽、不讲话，注射完毕鼓励病人咳嗽，使局麻药分布均匀。2～5分钟后气管上部、咽及喉下部便出现局麻作用。

（5）*尿道表面麻醉* 男性病人使用1%丁卡因或6%普鲁卡因5～6ml，用灌注器注入尿道，让药液滞留5～6分钟即可达到表面麻醉作用。女性病人可用浸有局麻药的棉签在尿道黏膜表面涂布，持续数分钟即可。

3. 注意事项

（1）浸渍局麻药的棉片，填敷于黏膜表面之前，应先挤去多余的药液，以防吸入过多引起中毒反应。

（2）不同部位的黏膜吸收局麻药的速度不同，在大片黏膜上应用高浓度及大剂量局麻药易出现毒性反应，重者足以致命。气管及支气管喷雾法，局麻药吸收最快，故应严格控制剂量，且应准备好急救用具及药品。

（3）表面麻醉，尤其是咽喉、气管、支气管表面麻醉前须注射阿托品，使黏膜干燥，避免唾液或分泌物妨碍局麻药与黏膜的接触。

（二）局部浸润麻醉

1. 概念 沿手术切口线分层注射局麻药，阻滞组织中的神经末梢，称为局部浸润麻醉。适用于体表手术、内镜手术和介入性检查的麻醉。

2. 常用局麻药 普鲁卡因常用，一般用0.5%～1%的溶液，用量大时改用0.25%溶液，成人一次最大剂量为14mg/kg，作用持续时间45～60分钟。利多卡因用于浸润麻醉时常用0.25%～0.5%溶液，作用持续120分钟，一次用量不超过7mg/kg。对普鲁卡因过敏的病人可选用利多卡因。布比卡因常用0.2%～0.25%溶液，作用持续5～7小时，一次用量不超过1.8mg/kg。

3. 操作方法 要点是“一针技术，分层注射，水压作用，边抽吸边注射，广泛浸润和重复浸润”。一针技术是指在皮内浸润时首先用24～25G皮内注射针在手术切口一端皮内注射，针尖紧贴皮肤斜形刺入皮内，然后注射局麻药，使皮肤呈橘皮样，根据范围大小，沿切口走向，取22G 10cm穿刺针经皮丘刺入，在皮内作连续状皮丘。分层注射指依解剖层次，由表及里逐层注射局麻药，由皮内到皮下组织、筋膜、肌膜、肌肉和腹膜。也可采用注射一层局麻药切开一层组织的方法，浸润一层切开一层，注射器和手术刀交替作用，以使麻醉确切，用药时间分散，减少用药总量。水压作用是指局麻药液注毕后须等待4～5分钟，使药液在组织内形成张力性浸润，与神经末梢广泛接触，以达到麻醉效果，不应随即切开组织致使药液外溢而影响效果。边抽吸边注射的目的在于防止局麻药误注入血管的意外。（图 5－1）

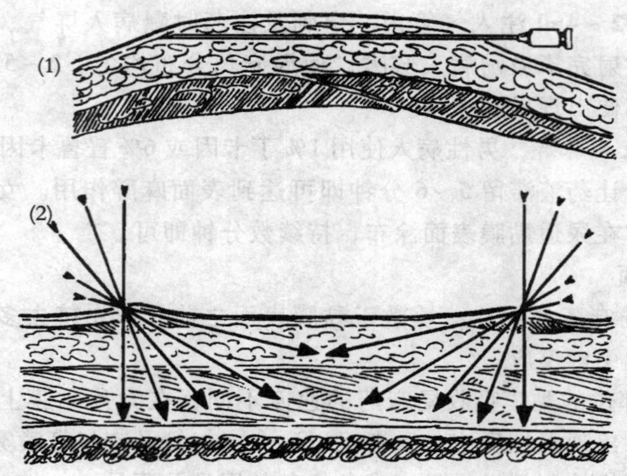

图 5－1 局部浸润麻醉

（1）皮下浸润 （2）穿刺针多次深入皮下、肌肉、筋膜和浆肌层浸润

4. 注意事项

（1）局麻药逐层浸润，腹膜、肌膜下和骨膜等处神经末梢丰富，且常有粗大神经通过，局麻药应加大量或提高浓度，肌肉纤维中痛觉神经末梢少，少量局麻药即可。

（2）穿刺进针应缓慢，改变穿刺针方向时应先退针至皮下，避免针头弯曲或折断。

（3）感染及癌肿部位不宜做局部浸润麻醉，以防扩散及转移。

（三）区域阻滞麻醉

1. 概念 围绕手术区，在其四周和底部注射局麻药，以阻滞进入手术区的神经干和神经末梢，称为区域阻滞麻醉。主要优点在于避免穿刺病理组织。

2. 操作方法 区域阻滞常用的局麻药、操作要点及注意事项与局部浸润麻醉相同，只是不像浸润麻醉沿切口注射局麻药，而是通过环绕被切除的组织包围注射，或在悬垂的组织环绕其基底部注射，前者如小囊肿、肿块活检等，后者如舌、阴茎或带蒂的肿物。

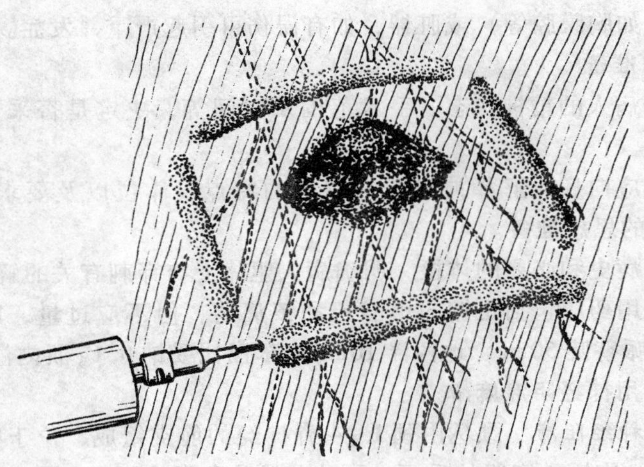

图 5－2　小肿瘤的区域阻滞麻醉

（四）神经阻滞麻醉

1. 概念　神经阻滞麻醉是将局麻药注射到神经干旁，暂时地阻断神经传导功能，达到手术无痛目的的方法。由于外周神经干是混合性的，不仅感觉神经纤维被阻断，运动神经和交感神经纤维也同时被不同程度地阻断，所以能产生无痛、良好的肌肉松弛和外周血管扩张等作用，若阻滞成功，其效果优于局部浸润麻醉。

2. 适应证与禁忌证　阻滞麻醉的适应证，主要取决于手术范围、手术时间以及病人的精神状态及合作程度。只要阻滞的区域和时间能满足手术的要求，神经阻滞麻醉可单独应用或作为辅助手段。小儿或不合作的病人，可在基础麻醉下施行神经阻滞麻醉。穿刺部位有感染、肿瘤、严重畸形以及对局麻药过敏者应作为神经阻滞的禁忌证。

3. 注意事项

（1）未用神经刺激器时，神经阻滞麻醉大多要求病人清醒合作，能及时说出穿刺针触及神经干时的异感，并能辨别异感放射的部位。

（2）神经阻滞麻醉的成功有赖于穿刺入路的正确定位，所以必须熟悉定位的标志。

（3）某些神经阻滞麻醉有几种不同的入路或方法，一般宜采用简便、安全和易于成功的方法，但遇到病人穿刺点附近有感染、肿瘤或畸形时，则需变换入路。

（4）操作力求准确、轻巧。神经干旁常伴有血管，穿刺针经过的组织附近可能有体腔（如胸膜腔等）或脏器，如有误伤可引起严重并发症。

4. 麻醉前准备

（1）根据病人的精神状态、手术范围及时间等，决定是否采用神经阻滞麻醉或阻滞方法。

（2）术前应向病人解释神经阻滞麻醉的特点、体位以及要求合作的内容，使病人有充分的思想准备。

（3）熟悉病史和必要的体检，明确病人躯体上与穿刺有关的解剖标志。

（4）术前用药应包括足够的镇静药和镇痛药，但不应过量，以保持病人清醒为宜，可用哌替啶 50mg，地西泮 10mg 或苯巴比妥钠 0.1g 肌内注射。

5. 几种常用神经阻滞麻醉

（1）颈丛神经阻滞　颈丛由颈 1～4 脊神经的前支组成，位于中斜角肌和肩胛提肌的前面，胸锁乳突肌的后面。颈丛分浅丛和深丛两组。浅丛沿胸锁乳突肌后缘的中点穿出筋膜，分出颈前神经、锁骨下神经、耳大神经和枕小神经，分布于颈前区的皮肤和浅表组织。深丛位于 2～4 颈椎旁，四周有椎前筋膜包裹，主要分布于颈侧面及前面的肌肉和其他深部组织。

颈丛阻滞麻醉适合于颈部甲状腺次全切除、甲状腺腺瘤摘除和气管、喉等手术。颈丛神经的体表标志为：颈 2 横突，位于乳突尖下 1～1.5cm 处；颈 4 横突，位于胸锁乳突肌后缘，锁骨与乳突连线的中点，胸锁乳突肌与颈外静脉交叉点的附近；颈 3 横突，位于颈 2 与颈 4 横突之间。深丛阻滞的方法：确定颈 2、颈 3、颈 4 横突解剖标志后，分别对准横突进针，遇骨质感，略退针，各注射局麻药 3～4ml。要防止过深，应以不超过横突长度为准。注药时在穿刺点的下方施压，可防止药液向臂丛神经扩散。颈丛阻滞穿刺过深，有可能导致全脊髓麻醉危险，此外可能阻滞喉返神经而出现声音嘶哑、失音或呼吸困难等并发症。浅丛阻滞的方法：在胸锁乳突肌后缘的中点进针，于皮下与颈阔肌之间注射 1% 普鲁卡因 10ml。

（2）臂丛神经阻滞　臂丛神经是由颈 5～8 及胸 1～2 脊神经的前支组成，支配整个上肢的感觉和运动。由于臂神经丛在前、中斜角肌和第一肋骨上以及腋窝顶处比较集中，可以利用这一解剖特点在上述任何一处阻滞臂神经丛，分别称为肌间沟径路、锁骨上径路、腋径路臂神经丛阻滞术（图 5－3）。

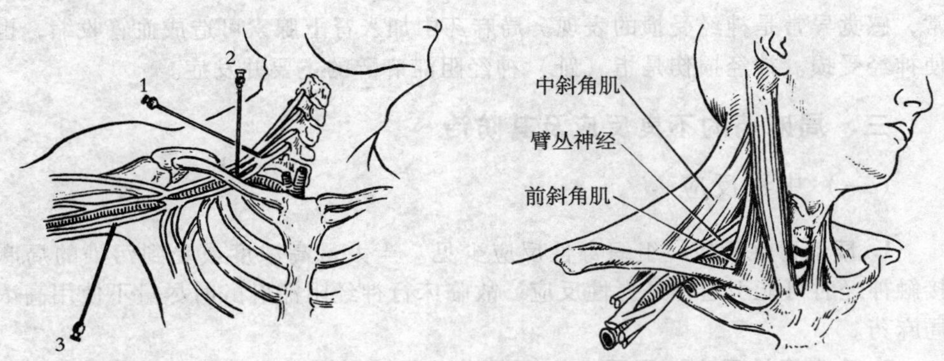

图5-3　臂丛神经阻滞方法

1. 肌间沟径路　2. 锁骨上径路　3. 腋径路

① 肌间沟入路穿刺法：病人仰卧，头转向对侧，尽量使病人肩下垂，显露颈侧部，在胸锁乳突肌锁骨头的后缘摸到的长条肌肉即为前斜角肌，前斜角肌外缘还可摸到一条几乎与之相平行的肌肉，即为中斜角肌，两肌间形成一上稍窄下稍宽的肌间隙，即为肌间沟。向颈椎方向重压时，有异感向前臂放射，即为穿刺点，穿刺针指向对侧腋窝顶缓慢进针，当病人主诉有异感时，回抽无血即可注入局麻药。本法的阻滞范围较广，包括肩关节到手。

② 锁骨上入路穿刺法：病人仰卧，头转向对侧，在锁骨的中点上缘1.5cm处，摸清锁骨下动脉搏动点，此点的外侧0.5cm处即为穿刺点。穿刺针向内、下及后方缓缓刺入，当出现异感，回抽无血和无气后即可注入局麻药。若未出现异感而触及骨质时，亦可注入局麻药。本法因易误伤肺尖，故临床上应用不多。

③ 腋窝入路穿刺法：病人取仰卧位，患肢外展90°并外旋，前臂屈曲90°，在腋窝内找出腋动脉搏动的最高点，即为穿刺点。穿刺针与动脉呈10°~20°夹角进皮，指向动脉侧缘，然后缓慢进针直到出现落空感。如针随动脉搏动而摆动，即可认为针已进入腋鞘内。固定针头，回抽无血后即可注入局麻药。

(3) 指（趾）间神经阻滞

①解剖：指（趾）是由指（趾）间神经所支配。神经接近于指（趾）的四角，与骨膜相近。

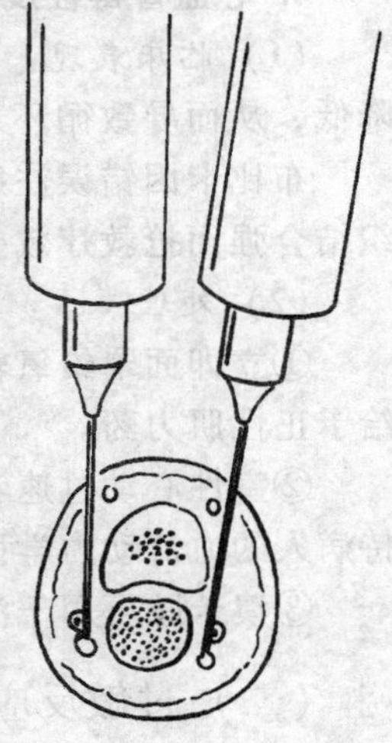

图5-4　指(趾)神经阻滞

②指（趾）间神经阻滞的操作步骤：在指（趾）间，应用25G针置于指（趾）根部，靠近骨膜，边注射边回吸，缓慢注药2~3ml。一般针从背部穿入再逐步进入近掌部，注药从近掌部到背部。在穿刺注药时应避免感觉异

常，感觉异常是神经受损的表现。局麻药中加入肾上腺素可造成血管收缩，也可使神经受损。神经损伤是指（趾）神经阻滞麻醉的主要并发症。

三、局麻药的不良反应及其防治

（一）中毒反应

1. 局部毒性反应 组织毒性反应少见。当大量高浓度或受到污染的局麻药接触神经时可能引起神经毒性反应，故临床行神经阻滞麻醉时尽量不使用高浓度局麻药。

2. 全身毒性反应的原因 主要是药物误入静脉内或用量过大。预防方法：每次注射前都要确认针头不在血管内，再注射少量局麻醉药，多重复几次，直至将局麻醉药注完。一旦发现回吸有血，则应停止注射，重新定位或穿刺后重复以上过程。

3. 中枢神经系统的毒性

（1）临床表现：轻度有头晕，头痛，耳鸣，金属异味，目眩，舌唇发麻等。可发展为肌肉抽搐、意识丧失、惊厥和昏迷。依发生程度不同可只表现为轻度，也可由轻度到重度循序发生，也可直接表现为惊厥、意识丧失和昏迷，同时可伴有呼吸功能下降或衰竭。

（2）处理：一旦发现毒性反应的早期征象，就应立即停药并面罩给氧辅助呼吸。若惊厥或肌肉抽搐影响通气应给予镇静药（如咪哒唑仑 1～5mg，必要时可加量），直至自主或辅助呼吸满意。必要时行气管插管。

4. 心血管毒性反应 往往严重且治疗困难。

（1）临床表现：心血管毒性反应表现为心肌收缩力减弱，心率变慢，血压降低，从而导致循环衰竭。

布比卡因错误注射入血管内，可导致心室纤颤或心搏停止，而且由于其与组织结合强而抢救疗效差。

（2）处理

①立即面罩给氧辅助呼吸，补液，并应用血管收缩药物以维持循环，必要时给予正性肌力药。

②室性心动过速者需进行复律，局麻药诱发的心律失常不易治疗，但只要维持病人的血流动力学稳定，随着时间推移会逐渐缓解。

③溴苄胺可用于治疗静脉注射布比卡因引起的室性心律失常。

（二）过敏反应

发生较少。一般认为酯类局麻药的发生机会相对多。

1. 临床表现　皮肤黏膜出现皮疹和荨麻疹，并有结膜充血和脸面浮肿等；喉头、支气管黏膜水肿和痉挛，可出现支气管哮喘和呼吸困难；严重时可出现过敏性休克、肺水肿。

2. 预防

（1）术前明确病人有无局麻药应用史和过敏史。

（2）术前应常规做普鲁卡因皮试。

3. 处理

（1）一旦发生过敏反应，立即停用局麻药。

（2）面罩吸入纯氧并辅助呼吸，必要时行气管插管及机械通气。

（3）肾上腺素50～100μg静注，病情急重、有明显心血管抑制者，肾上腺素0.5～1mg静注，仍未好转者，则持续静注，也可同时使用其他正性肌力药物。

（4）应用肾上腺皮质激素，以改善血管通透性，如氢化可的松250～1000mg静注。

（5）发作较轻者，可用苯海拉明10～50mg肌注或静注。

（6）支气管哮喘发作时，可用氨茶碱250～300mg静脉缓注。

（7）喉头水肿时应面罩吸氧，加压辅助呼吸，通气仍困难时应及时做气管切开。

（8）过敏性休克时应紧急综合治疗。

（三）特异质反应

当用小剂量局麻药而出现严重中毒征象时称特异质反应，亦称超敏反应。其后果严重，但发生原因尚不明确。局部超敏反应表现为局部红斑、荨麻疹、水肿或皮炎。全身超敏反应罕见，表现为广泛的红斑、荨麻疹、水肿、支气管痉挛、低血压或心血管虚脱。抢救原则与方法同前所述。

表5－5　常用局麻药中枢神经系统和心脏毒性

局麻药	等效浓度	半数致死量（mg/kg）	致惊量（mg/kg）	心肌收缩力下降50%浓度（μg/ml）	心排量下降50%剂量（mg/kg）
普鲁卡因	2	80	19	277	100
丁卡因	0.25	4	2.5	6	20
利多卡因	1	38	6.4	67	30
布比卡因	0.25	6	1.6	6	10

第四节　椎管内麻醉

将局麻药注入椎管内的某一腔隙并使部分脊神经的传导功能发生可逆性阻滞的麻醉，称椎管内阻滞或椎管内麻醉。椎管内有两个可用于麻醉的腔隙，即蛛网膜下隙和硬膜外腔。根据局麻药注入腔隙的不同，分别称为蛛网膜下隙阻滞（简称腰麻或脊麻）和硬膜外阻滞（包括骶管阻滞）。

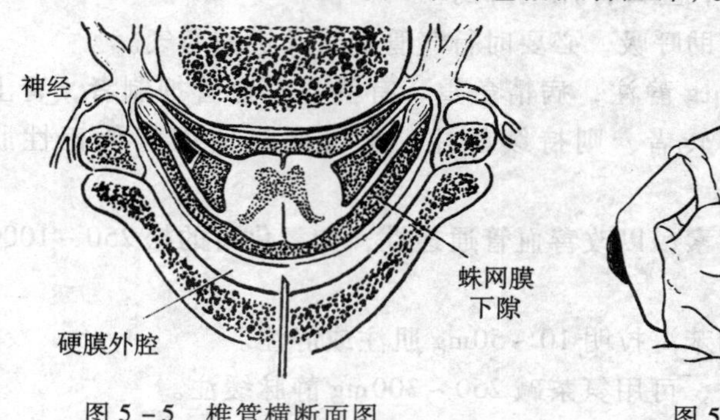

图 5－5　椎管横断面图

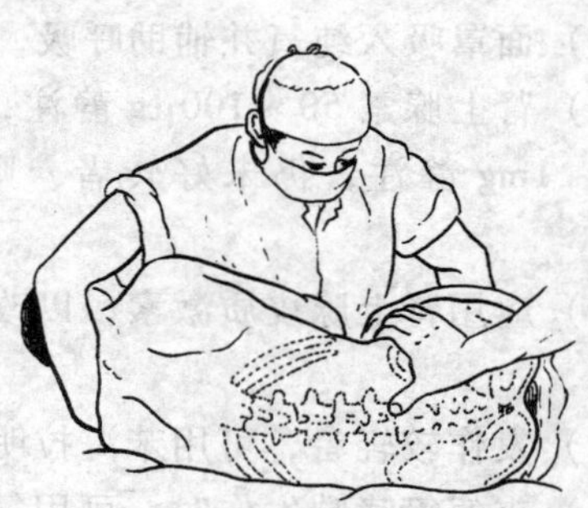

图 5－6　腰椎间隙定位点

一、蛛网膜下隙阻滞

将局麻药注入到蛛网膜下隙内产生暂时性的感觉、痛觉丧失，称为蛛网膜下隙阻滞，俗称腰麻。感觉阻滞平面超过 T_6 称为高位脊麻，T_{10}平面以下者称为低位脊麻，介于两者之间为中位脊麻，如果阻滞范围局限于会阴及臀部，则称为鞍麻，如果阻滞仅限于一侧则称单侧腰麻。

（一）机制及其对生理的影响

1. 直接作用　局麻药直接作用于脊神经前后根和脊髓产生麻醉作用，低浓度时仅阻滞感觉神经纤维。高浓度时则可同时阻滞运动神经和感觉神经纤维。一般交感神经阻滞平面比感觉阻滞平面高 2～4 节段，而运动神经阻滞平面则较感觉阻滞平面低 1～4 节段。

2. 对生理的影响

（1）*对循环系统的影响*：外周阻力下降引起血压降低。血压下降程度与麻醉阻滞平面相关，平面越高，发生率愈高。老年病人血压更易下降，故不宜行高位脊麻。血压降低后可反射性引起心率增快，但脊麻时由于静脉心脏反射而不能引起心率增加，甚至引起心动过缓；高位脊麻时因心脏交感神经阻滞而引起心动过缓，血压下降，也可引起冠状血管灌流量减少。

(2) 对呼吸的影响：对潮气量的影响取决于阻滞的平面，低位脊麻对呼吸影响不大，随着阻滞平面上升，可引起肋间肌甚至膈肌麻痹，进而引起潮气量不足甚至呼吸停止。

(3) 对胃肠道的影响：发生呕吐常见原因有：①胃肠蠕动增强；②胆汁反流入胃；③低血压；④脑缺氧；⑤手术牵拉内脏。可使用阿托品、奋乃静或灭吐灵等控制恶心呕吐。

(4) 对泌尿系统影响：脊麻对肾功能影响与血压降低程度相关，血压在80mmHg以上，对肾功能影响很小。由于阻滞 $S_{2\sim4}$ 副交感神经，术后易出现尿潴留。

(二) 临床应用

1. 适应证　下腹及盆腔手术，肛门及会阴部手术以及下肢手术，如阑尾切除术、痔切除术以及大隐静脉结扎术等。

2. 禁忌证　中枢神经系统疾病或解剖异常者，如脊髓圆锥低位或脊神经根病变等；有重度感染症状或穿刺部位有感染；休克病人；脊柱外伤或有严重腰背痛病史者；腹内压明显增高者。另外，慢性贫血、老年病人及高血压病人应慎用。

3. 常用局麻药

(1) 普鲁卡因：成人用量100~150mg，最高剂量200mg，常用浓度为5%，起效1~3分钟，维持时间45~90分钟。

(2) 丁卡因：常用剂量15mg，最高剂量20mg，临床常用1%丁卡因、10%葡萄糖、3%麻黄碱各1ml配成1:1:1溶液，起效5~10分钟，20分钟平面固定，维持2~3小时。

(3) 利多卡因：麻醉平面不易控制，使用较少。

(4) 布比卡因：常用剂量8~12mg，不超过20mg，常用浓度为0.5%~0.75%，起效5~10分钟，维持2~2.5小时。

4. 穿刺术　常取侧位，鞍区麻醉常取坐位，选 $L_{2\sim3}$、$L_{3\sim4}$ 或 $L_{4\sim5}$ 棘突间进针，有直入穿刺法和侧入穿刺法两种，刺入蛛网膜下隙后，取出针芯，可见脑脊液由穿刺针内流出。

5. 调节平面　局麻药注入蛛网膜下隙后，应尽快调节麻醉平面达到手术需要范围。影响平面的因素很多，主要有：①穿刺部位。②病人体位和局麻药比重，大比重药液向低处流，小比重药液向高处流，一般应在5~10分钟之内调好病人体位。③注药速度，速度越快范围越广。④穿刺针斜口方向。⑤麻醉药性能、剂量、浓度、容积。⑥病人体重、身高和年龄等对麻醉平面调节也有一定影响。

6. 麻醉管理 蛛网膜下隙阻滞可引起一系列生理紊乱，其程度与平面密切相关。常见有：①血压下降和心动过缓。处理首先考虑补充血容量，并辅用麻黄碱或多巴胺等，心动过缓可使用阿托品。②呼吸抑制。处理为吸氧，辅助呼吸，必要时行气管插管。③恶心、呕吐。诱因常常为血压骤降，脑供血骤减，兴奋呕吐中枢，迷走神经功能亢进，手术牵拉内脏等。处理首先应注意是否有麻醉平面过高及血压下降，并采取相应治疗措施。

（三）并发症

1. 头痛 是最常见并发症之一，典型头痛在穿刺后 6 ~ 12 小时内发生，多数发病于脊麻后 1 ~ 3 天，原因多为脑脊液外漏。多数病人持续数天后消失，少数病人持续 1 周，个别可迁延数月或更长。头痛与穿刺针粗细相关。轻微头痛 2 ~ 3 天内即自行消失，中度头痛病人可采取头低位，大量饮水或输液，可使用镇痛药。

2. 尿潴留 易发生，严重者可留置导尿管。

3. 神经系统并发症 ①脑神经受累，发生原因为脑脊液溢出，颅内压低引起；②假性脑脊膜炎，脊麻后 3 ~ 4 天发病，临床表现为头痛及颈项强直，凯尔尼格征阳性，处理同头痛，但需加用抗生素，症状即可消失；③粘连性蛛网膜炎；④马尾神经综合征；⑤脊髓炎。

二、硬脊膜外腔阻滞

（一）概述

1. 定义 将局麻药注入硬脊膜外间隙，阻滞脊神经根，使其支配的区域产生暂时性感觉、痛觉丧失，称为硬脊膜外腔阻滞，简称硬膜外阻滞。

2. 分类

（1）按给药方式不同可分为单次法和连续法两种。目前临床上以连续硬膜外阻滞为主。

（2）根据不同的脊神经阻滞部位可分为如下四类：

①高位硬膜外阻滞：于 $C_5 \sim T_6$ 之间穿刺。

②中位硬膜外阻滞：穿刺部位在 $T_6 \sim T_{12}$ 之间。

③低位硬膜外阻滞：在腰部各棘突间隙穿刺。

④骶管阻滞：经骶裂孔穿刺。

（二）阻滞机制及其对生理的影响

1. 阻滞机制 多认为局麻药经多种途径发生作用，如椎旁阻滞、经蛛网膜绒毛阻滞脊神经根、部分局麻药经硬脊膜弥散至蛛网膜下隙等。

2. 硬膜外腔的压力 硬膜外腔呈现负压，以颈部及胸部硬膜外腔出现率最高，腰部次之，骶管不出现负压。腰部负压可能是穿刺过程中硬膜被推开的结果。受咳嗽、屏气、妊娠等因素的影响，硬膜外腔的负压可变小、消失甚或出现正压。

3. 对生理的影响

（1）*心血管系统*：交感神经阻滞引起血管扩张，血压下降。阻滞平面在 T_4 以上时可有心率减慢。

（2）*呼吸系统*：取决于阻滞范围。感觉阻滞平面在 T_8 以下时对呼吸基本无影响，感觉阻滞平面在 T_4 以上时可出现呼吸抑制。

（3）*中枢神经系统*：局麻药逾量或短时间内大量局麻药经静脉丛进入循环后可引起精神症状、抽搐甚至惊厥，并伴有循环和呼吸系统早期兴奋、晚期抑制的临床表现。

（三）临床应用

1. 适应证与禁忌证 主要适用于腹部手术以及适用于蛛网膜下隙麻醉的下腹及下肢等手术。颈部、上肢及胸部手术应用较少。禁忌证与蛛网膜下隙麻醉基本相同。

2. 常用局麻药 利多卡因、丁卡因和布比卡因。

3. 应用局麻药的注意事项

（1）决定作用持续时间和阻滞深度的主要因素是局麻药及其浓度。应根据穿刺部位和手术的不同要求选择适宜的局麻药和浓度，同时应结合病人的身体状况而定。

（2）临床上常将短效与长效局麻药混合使用，如1%利多卡因和0.15%丁卡因混合液。

（3）给药顺序为试验剂量→预定量（诱导剂量）→追加维持量（阻滞作用开始减退时追加）。试验剂量+预定量为首次剂量，追加剂量一般为首次剂量的1/2～1/3。

4. 硬膜外穿刺术和置管

（1）*穿刺点的选择*：根据手术部位选定，参考体表解剖标志确定棘突位置。

（2）*穿刺方法*：分正入法和侧入法两种（图5－7）。

(3) 判断穿刺针进入硬膜外腔的方法：主要有“落空感”，用注射器推注空气液体无阻力和负压现象等。

(4) 置管、拔针、调整导管深度：导管置入硬膜外腔的长度以 3～5cm 为宜。切忌粗暴置管，遇有阻力较大不能置入或提示刺激脊神经根时应将针与导管一同拔出，重新穿刺置管。拔针时不可随意改变针尖斜口方向。置管后应用注射器回吸证实无血液及脑脊液。

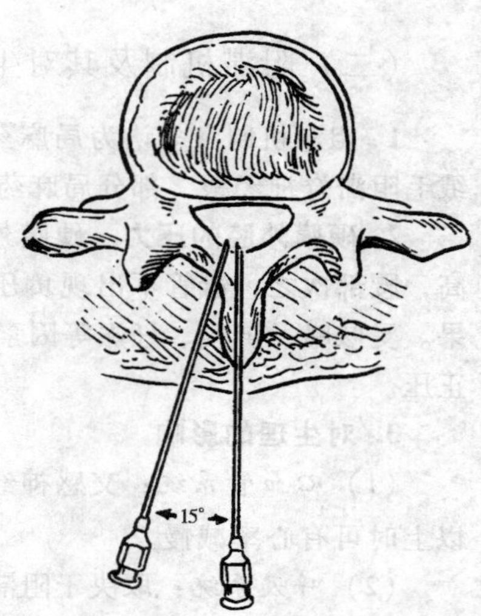

图 5－7 直入法和侧入法

5. 影响硬膜外阻滞平面的因素 包括穿刺部位、导管的位置和方向、药物容量和注药速度、注药时体位及病人的全身情况等。

6. 硬膜外阻滞常见的生理扰乱

(1) 血压下降：静注麻黄碱 15～30mg。加快输液，补充血容量。

(2) 呼吸抑制：面罩给氧及人工辅助通气，加强呼吸管理。

(3) 恶心呕吐：原因或诱因主要包括硬膜外麻醉后迷走神经功能亢进，胃肠蠕动增强，手术牵拉胃，胆囊等致内脏牵拉反射，阻滞平面过广，血压急剧下降致脑供血锐减，兴奋呕吐中枢等。处理：静注异丙嗪、哌替啶或氟哌利多。暂停牵拉刺激，迷走神经或腹腔神经丛封闭。血压下降时应用缩血管药物，吸氧和加快输血、输液速度。

(四) 硬膜外阻滞的并发症

1. 穿破硬膜 主要与操作熟练程度有关。

2. 穿刺针或导管误入血管 预防措施包括穿刺针不应偏向一侧而应位于背正中线；缓慢置管；置管后常规回吸无回血；先注入试验剂量以观察有无局麻药入血症状。

3. 全脊麻 将超量局麻药物误注入蛛网膜下隙，产生广泛的阻滞。表现为全部脊神经支配区域被阻滞、低血压、意识丧失及呼吸停止。处理原则为进行生命支持。

4. 脊神经根或脊髓损伤

(1) 脊神经根损伤：后根损伤导致根痛，为“束带样痛”（胸脊神经根损伤）、“电击样痛”，并向肢体放射传导，四肢感觉减退或消失呈条形分布，可伴有脑脊液冲击征。损伤后 3 天内根痛最为明显，2 周内多缓解或消失。处理原则为对症治疗，预后较好。

（2）*脊髓损伤*：严重损伤可致横贯性伤害，出现完全松弛性截瘫。病人立即感到剧痛，偶伴一过性意识障碍，血压可能偏低且不稳定。特点为感觉障碍与穿刺点不在同一平面（颈部低1节段、上胸部低2节段、下胸部低3节段）。治疗措施主要包括脱水及激素治疗。

（3）*硬膜外血肿或脓肿*：术前病人有凝血机制障碍或接受抗凝治疗、穿刺置管粗暴或不顺利等有引发硬膜外血肿的可能。严重的硬膜外腔血肿可引起脊髓压迫症状及体征。硬膜外血肿亦可演变为脓肿。处理：及时行椎板切除减压。

（4）*其他并发症*：空气栓塞、穿破胸膜、导管折断等。

三、骶管阻滞

经骶裂孔将局麻药注入骶管腔内，阻滞骶脊神经，称为骶管阻滞（sacral block），是硬膜外阻滞的一种。主要适用于直肠、肛门和会阴部的手术。

（一）骶管穿刺术

病人取侧卧或俯卧位。侧卧时腰背向后弓曲，双膝向腹部靠拢；俯卧位时髋部垫枕，两腿略分开，脚尖内倾，脚后跟外旋，以放松臀部肌肉。自尾骨尖端起，沿中线向头的方向按摸，约3～4cm处可摸及一个“V”或“U”形的凹陷，其两旁各有一个豆大的骶角骨质隆起，此凹陷即为骶裂孔。穿刺时用7号短斜口针，在骶裂孔中心上皮肤作一皮丘，针垂直刺过皮肤和覆盖骶裂孔的骶尾韧带，此时有阻力突然消失的落空感，将针身倾斜与皮肤呈30°角，针斜口向下，继续向前进推进1～2cm即可进入骶骨腔。穿刺成功后，接上注射器，回抽无血液和脑脊液，即可注入局麻药。注射时应无阻力，注射后不应出现局部皮下肿胀。另有一种简易的骶管穿刺法，即于骶裂孔上端垂直进针法。用7号短针刺过骶尾韧带后，即可注药。此法成功率较高，损伤血管机会较少，比较安全（图5-8）。

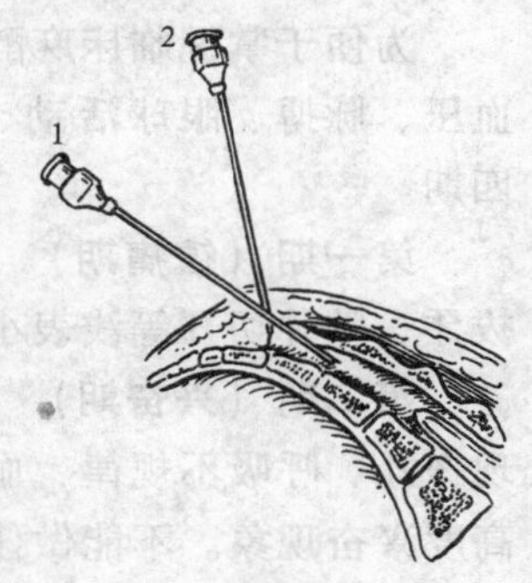

图5-8　骶管穿刺术

1. 经骶裂孔与骶管平行方向刺入
2. 简化垂直进针法

（二）常用局麻药

骶管阻滞可用内含1∶200000肾上腺素的2%普鲁卡因、1.5%利多卡因或0.5%布比卡因，其麻醉时间分别持续1～1.5小时、1～2小时和4～6小时。成人用药量一般为20ml。分次注入，即回抽无血后，先注入试探量5ml，观察5分钟，如无不良反应，再将其余15ml注入。

第五节 全身麻醉

应用全身麻醉药，有控制地使病人暂时丧失意识和感觉的方法，称全身麻醉，简称全麻。停用全麻药后，病人能在短时间内恢复意识和感觉。全麻药主要作用于中枢神经系统，首先抑制大脑皮质，其次抑制中脑及小脑，然后抑制脊髓，最后抑制延髓生命中枢。这种抑制是可逆的，并且易于控制。

根据全麻药进入人体的途径不同，全麻可分为吸入麻醉和非吸入麻醉两大类。非吸入麻醉中包括静脉麻醉、肌内注射麻醉和直肠灌注麻醉等，临床上静脉麻醉应用最为广泛。

一、Guedel 乙醚麻醉征象

为便于掌握临床麻醉的深度，Guedel 以乙醚麻醉过程中意识、感觉、呼吸、血压、脉搏、眼球活动、各种反射以及肌张力等的变化为指征，将麻醉分为四期。

第一期（镇痛期） 从麻醉开始到意识消失，痛觉迟钝并逐渐消失。可行拔牙、脓肿切开等浅表小手术，但一般不于此期施行常规手术。

第二期（兴奋期） 从意识消失到出现深而有节律的呼吸为止。此期可出现挣扎、呼吸不规律、血压升高、眼球震颤、瞳孔扩大、吞咽、呕吐等神经反射高度兴奋现象。不能做任何手术，且应防止发生意外。因此，常采用麻醉前给药或基础麻醉以消除或缩短兴奋期。

第三期（手术麻醉期） 从出现深而有节律的呼吸到呼吸麻痹为止。此期由浅到深可再分为四级：

第一级：眼睑反射消失和深而有规律的呼吸出现。胸式呼吸和腹式呼吸同时存在。眼球可有震颤，瞳孔缩小，角膜反射存在。切皮时仍可引起不同程度的反应，如呼吸加深、加快。

第二级：眼球停止震颤，固定于中央呈凝视状态。胸腹式呼吸虽存在，但潮气量比第一级少，吸气期比呼气期短。瞳孔稍散大，角膜反射迟钝。对切皮刺激的反应消失，肌肉松弛，此期即可进行大多数手术。

第三级：胸式呼吸逐渐减弱，腹式呼吸明显，肋间肌松弛。瞳孔扩大，角膜反射更为迟钝。肌肉明显松弛，是临床实用的最深麻醉，仅在必要时短时使用，不可再加深。

第四级：随麻醉加深，腹式呼吸与潮气量逐渐变小，直至呼吸完全停止。瞳孔散大，对光反应消失，肌肉极度松弛，血压明显下降。此时麻醉已经过深，应立即减浅麻醉。

第四期（延髓麻痹期） 起始于呼吸麻痹，继之，所有反射消失，瞳孔极度散大，循环衰竭而死亡。

综上所述可知，全麻第一期的镇痛作用不足以满足一般手术要求，应尽量缩短第二期，妥善掌握第三期，绝对避免第四期。

以上描述的是单独应用乙醚麻醉且未进行手术时一般病人的典型过程，事实上，麻醉由浅入深是连续变化的过程，并没有明确的界限，且其他全麻药的分期多不像乙醚这样明显而典型。此外，复合用药、病人的体质、手术刺激的强弱、尤其是肌松药的使用等，均可影响各期的表现，故临床上不再使用乙醚麻醉分期，但其仍可作为一个参考指标去衡量临床麻醉的深度，以免发生意外。

二、吸入麻醉

吸入挥发性麻醉药或麻醉性气体，经肺泡进入血液循环，再作用于中枢神经系统而使意识、感觉消失的方法称吸入麻醉。这是全身麻醉的主要方法。增减吸入气体中的麻醉药浓度可按需要调整麻醉深度。停止吸入麻醉药后，体内麻醉药可从血液循环迅速排入肺泡，再经呼吸道排出体外，病人即可苏醒。因此吸入麻醉具有可控性强、较为安全的优点。

（一）吸入麻醉药的摄取、分布与排出

1. 吸入麻醉药的摄取 吸入麻醉药经肺泡摄入血液循环，分布到脑组织达一定浓度时，即可出现全麻状态，维持脑组织内吸入麻醉药的浓度，就可维持全麻状态。脑内吸入麻醉药浓度的维持直接取决于动脉血内吸入麻醉药浓度，间接取决于肺泡内吸入麻醉药的浓度，当脑、血和肺泡气内的吸入麻醉药浓度接近平衡时，肺泡内吸入麻醉药浓度接近脑内吸入麻醉药的浓度，此时只要调节肺泡气内吸入麻醉药的浓度，即可灵活控制所需的麻醉深度。

影响肺泡气内吸入麻醉药浓度的因素有：

（1）吸入气体麻醉药浓度：增高时，肺泡气内吸入麻醉药浓度随之增高，也就提高血和脑内吸入麻醉药的分布。

（2）肺泡通气量：在吸入麻醉药浓度恒定的条件下，肺泡通气量越大，吸入麻醉药分压在肺泡气内和动脉血之间越早达到平衡。

（3）血液对吸入麻醉药的摄取：血液摄取肺泡内的吸入麻醉药，可使后者的浓度降低。血液摄取吸入麻醉药的量，主要取决于吸入麻醉药气体在血液中的溶解度，通常用血/气分布系数表示。血/气分布系数越大，提示药物在血液中的

溶解度越高，肺泡内吸入麻醉药越易被血液摄取，使肺泡内、血液和脑组织全麻药的浓度上升较慢，因此麻醉诱导较慢。血/气分布系数越小，提示药物在血液中溶解度越低，肺泡内吸入麻醉药越不易被血液摄取，肺泡内、血液和脑组织吸入麻醉药浓度上升越快，因此麻醉诱导快。常用的吸入麻醉药按其血/气分布系数的大小，依次为甲氧氟烷、乙醚、氟烷、恩氟烷、异氟烷和氧化亚氮。心排血量和肺血流量亦影响血液摄取全麻药。心排血量越大，肺泡内吸入麻醉药进入肺血流越迅速，血液摄取吸入麻醉药亦越快。

2. 吸入麻醉药在体内的分布 与各组织器官的摄取能力有关，后者取决于组织的局部血流量及吸入麻醉药的组织/血分布系数。例如在静息时，按每100g组织计算，每分钟血流量在脑组织为54ml，肌肉为3～4ml，脂肪则更小。因此脑组织能迅速摄取吸入麻醉药，脑和血之间的药物分压达到平衡的速度，远较血流量小的组织为迅速。

3. 吸入麻醉药的排出 停止吸入麻醉药后，吸入麻醉药在体内的弥散方向与诱导时相反。吸入麻醉药主要通过肺排出体外，其排出过程也受肺泡通气量、组织局部血流量以及药物的血液和组织溶解度等因素所影响。肺泡通气量越大，药物排出越快；脑血流最丰富，脑组织的吸入麻醉药排出亦快；脑/血和血/气分布系数低的药物，如氧化亚氮，容易经血流通过肺泡而迅速排出，因此病人苏醒快。

（二）吸入麻醉的方法

1. 开放点滴法 将挥发性全麻药滴在扣于病人口鼻部的纱布覆盖的金属丝麻醉面罩上，借呼出气蒸发麻醉药，靠吸入麻醉药蒸气以达到全身麻醉的目的，称开放点滴法全麻。通常用乙醚。但因麻醉深度不易保持平稳且无辅助或控制呼吸手段，安全性太差，发展至今已不再使用。

2. “T”形管吹入法 是另一种开放法，常用于小儿麻醉。应用一个“T”形接管，竖管接吸入麻醉药和氧气的混合气体，横管的一端接气管内插管，另一端开放于大气。患儿吸气时，吸入麻醉药，氧气和空气也同时吸入肺泡，由此维持全麻状态。本法的呼吸阻力极小，死腔亦小，但需高流量氧气、吸入麻醉药混合气体，因此药物消耗量大。长时间维持麻醉易致气道干燥，体热大量丧失。

3. 高流量法 将呼出活瓣装置保持一定程度的开放，让病人吸入高流量氧、麻醉药混合气以维持全麻状态，呼出的气体大部分通过活瓣排入大气，少部分则被复吸。本法的优点是较易维持恒定的麻醉深度，体热和水丢失较少，但通气道阻力增高，麻醉药耗量大。

4. 低流量法 是最常用的吸入麻醉方法。病人的吸气与呼气与大气隔绝，只呼吸由麻醉机提供的低流量的氧和麻醉气体，呼出的二氧化碳由钠石灰吸除，剩余的氧和麻醉气体可全部复吸，由此维持全麻状态。本法的优点在于麻醉深度极易主动控制，体热和水分丧失少，麻醉药耗量极少，可按需施行辅助呼吸或控制呼吸，麻醉气体对环境污染小。但气道阻力稍增高，钠石灰失效时易致二氧化碳蓄积。

（三）常用的吸入麻醉药

1. 乙醚（diethyl ether） 为无色挥发性液体，有刺激性气味，易为空气、光、热分解破坏。乙醚因对呼吸、循环功能抑制较小，安全性大，得以占据主要麻醉药地位百余年。但因其有易燃烧爆炸、刺激气道等缺点，现已不再使用。其优点是：麻醉征象易于辨认，麻醉深度易于调节，安全范围广，对呼吸和循环抑制较轻，肌松作用良好，镇痛作用强，使用设备简单，适用于任何年龄的各型手术。其缺点是：诱导和苏醒迟缓，气味不佳，对呼吸道黏膜有刺激，使分泌物增多，血糖增高，术后恶心、呕吐发生率高，易燃烧爆炸。患有急性呼吸道疾病、糖尿病、肝肾功能严重损伤、颅内压增高的病人禁用。

2. 氟烷（fluothane，halothane） 为无色透明的挥发性液体，蒸气略带水果香味，无刺激性，无燃烧爆炸性。其优点是：麻醉效果好，用药量小，诱导和苏醒均较乙醚快，麻醉深浅易于调节，对呼吸道无刺激，恶心、呕吐发生率低。缺点是：安全范围小，需有精确的挥发器，麻醉稍深可能直接抑制心肌，使心排血量减小，并易出现室性心律失常，甚至心室颤动，对呼吸抑制强。较浅麻醉下肌肉松弛作用不满意，镇痛作用弱，常需配伍用肌肉松弛剂。抑制子宫肌张力，减弱麦角新碱或缩宫素对子宫的作用。对肝脏有损害。苏醒期偶可出现寒战。因此心功能不全、休克及中毒性心肌损伤病人，急慢性肝病及剖宫产病人禁用。

3. 甲氧氟烷（ethoxyflurane） 为无色透明带水果香味的液体，无燃烧爆炸性，麻醉与镇痛效能较强，用药量小。其优点是：麻醉效能强，安全范围大，肌肉松弛作用强，对循环影响较氟烷轻，诱导和苏醒均较乙醚快。其缺点是：高浓度长时间使用有肾脏毒性反应，因此肾功能不良、术中需用肾毒性药物者禁用。

4. 恩氟烷（enflurane，ethrane）：为无色透明、无明显刺激味的液体，化学性能稳定，遇空气、紫外线、钠石灰等不分解。其优点是：麻醉效能高，诱导及苏醒快，对呼吸道无刺激，不增加分泌物，肌肉松弛作用好。在适量剂量下，心血管系统稳定，心律正常。对消化道无刺激，术后恶心、呕吐发生率低，对肝肾影响小，不燃烧爆炸。其缺点是：麻醉稍深则抑制心肌，血压易下降，深麻醉时脑电图可出现癫痫波形，苏醒期有时出现寒战或强直反应。因此严重心、肝、肾疾病与癫痫病人及颅内压过高病人禁用。

5. 异氟烷（isoflurane，forane） 为无色透明、极为稳定、挥发性强的液体。它与恩氟烷属化学同分异构体。不引起恩氟烷样的中枢性抽搐现象，脑电图不出现癫痫样波形。其优点是：麻醉效能极强，诱导和苏醒均迅速；对呼吸道无刺激，不增加分泌物；肌松作用极为良好；适宜深度麻醉下，血压、心率非常稳定；术后恶心、呕吐发生率低；对肝、肾影响轻微；不燃烧、爆炸。缺点是：麻醉稍深时有循环抑制，可出现血压下降，苏醒期可能出现寒战。目前尚未发现有肯定性的禁忌证。

6. 氧化亚氮（nitrous oxide） 俗称笑气，无色，有甜味，无刺激性，常温常压下为气态。在血液中不与血红蛋白结合，以物理状态溶解在血液中。其优点是：镇痛效果好；诱导和苏醒迅速；只要不缺氧，氧化亚氮并无毒性；对呼吸道黏膜无刺激；对呼吸无抑制；在不缺氧前提下，对心肌无直接抑制作用；对肝肾及代谢均无影响；不燃烧。缺点是：麻醉作用弱，使用高浓度时易产生缺氧，因此不能独立作为麻醉药使用，常用作其他全麻药的协同药。使用时必须与一定比例的氧混合吸入。无肌肉松弛作用。麻醉装置的氮气流量计和氧气流量计不准确时禁用。

三、静脉麻醉

将全麻药注入静脉内，经血液循环作用于中枢神经系统，由此产生麻醉的方法称静脉麻醉。静脉麻醉的优点在于用药简单方便，对呼吸道无刺激，诱导迅速，病人舒适，对周围环境无污染及不燃烧、爆炸等，但麻醉深度不易控制，剂量个体差异大，麻醉征象不易辨别以及易导致呼吸和循环功能抑制。此外，目前尚没有一种较为理想的静脉全麻药。单一药物麻醉大多只用于基础麻醉、麻醉诱导和短小手术时。在手术时间较长时，为维持麻醉平稳，常采用连续点滴法，几种药物联合使用，以达到相互取长补短的目的，此种方法，称为静脉复合麻醉，由此可做到镇静、催眠、肌肉松弛和抑制不良反应的基本要求。静脉复合麻醉是当前广为选用的全麻方法之一。

（一）硫喷妥钠静脉麻醉

硫喷妥钠（thiopental sodium）为短效的巴比妥类药物，镇静、催眠作用较强，但无镇痛效果，肌肉松弛也不佳，注射过快或剂量过大易导致呼吸、循环系统抑制。

1. 适应证与禁忌证

（1）适应证：①全麻诱导，具有舒适、快速的特点；②小儿基础麻醉；③

短小浅表手术，如脓肿切开、脱臼复位等；④短时辅助其他麻醉；⑤控制痉挛、惊厥。

（2）禁忌证：①严重心功能不全、周围循环衰竭、休克、低血容量者；②严重呼吸功能不全、支气管哮喘、呼吸道梗阻者；③严重肝肾功能障碍者；④临产分娩或剖宫产术；⑤营养不良、慢性贫血、严重脱水、低蛋白血症及老年体弱者；⑥口咽部、盆腔、肛门、尿道手术和气管镜、食管镜检查者；⑦有巴比妥类药过敏史者。

2. 麻醉方法 主要用于成人或年长儿童的气管插管麻醉诱导。用2.5%硫喷妥钠，按每千克体重4～6mg计算，以每分钟4ml的速度静脉注射，直至病人睫毛反射消失，进入睡眠后，再继续注射2～3ml，继以静注琥珀酰胆碱，即可施行明视气管内插管。另外，适用于静脉复合麻醉转浅时，追加静注剂量为每次2～3ml，累计总量不宜超过0.5g，最大剂量1g。

3. 注意事项与意外处理

（1）注意事项

①严格掌握注射速度和剂量，否则容易发生呼吸停止、血压骤降或心脏骤停。

②密切观察呼吸的幅度和频率，如出现呼吸抑制，应立即面罩吸氧辅助呼吸。

③严禁注射至静脉外，否则易引起组织坏死。

④密切观察血压、脉搏和血氧饱和度变化，对高血压、心脏病等病人尤为重要。

⑤严格掌握适应证与禁忌证。

（2）并发症处理

①喉痉挛：用面罩加压吸氧辅助呼吸，必要时行环甲膜穿刺吸氧，严重时可静注琥珀酰胆碱50～100mg后施行气管内插管。

②呼吸停止：用面罩加压给氧人工辅助呼吸，若呼吸仍不恢复，应施行紧急气管内插管。一旦继发心脏骤停，立即行心肺复苏。

③血压下降：维持呼吸基础上，适当加快输液，用麻黄碱15～30mg静注，血压仍没有上升时，可用多巴胺5～20mg或其他正性肌力药静注。

（二）氯胺酮麻醉

氯胺酮（ketamine）为非麻醉性镇痛药类的静脉全麻药，选择性地抑制大脑联络系统和丘脑新皮质系统，同时激动边缘系统。表现为感觉与意识分离，这种选择性的兴奋与抑制作用，称之为分离麻醉（dissociative anaesthesia）。具有很强的镇痛作用，给药后常呈现表情淡漠、意识消失、眼睛睁开、深度镇痛和肌张力增强的现象。可使脉搏增快，血压升高，颅内压和脑脊液压及眼压升高。剂量稍大时可抑制呼吸。

1. 适应证与禁忌证

（1）适应证：各类短小手术、体表手术或诊断性检查；各类创伤手术，适用于休克或低血压病人；用作全麻诱导，适应于全身情况较差的病人；神经阻滞、脊麻或硬膜外麻醉的作用不佳时，可用作辅助；小儿基础麻醉或辅助麻醉；与其他静脉麻醉药复合，施行全身各种手术。

（2）禁忌证：严重高血压；颅内压升高；眼压增高；心脏代偿功能不全；口腔、咽喉、食管或气管手术；癫痫或精神分裂症；甲状腺功能亢进。

2. 麻醉方法

（1）单次注射：婴幼儿、学龄前儿童用肌内注射给药，其余一般用静脉注射给药。肌注剂量为4～6mg/kg，可维持15～25分钟。静注剂量为1～2mg/kg，可维持5～15分钟。追加剂量为首次量的1/3～1/2。用药后镇痛效应十分可靠，可出现脉搏增快，血压上升，并有无意识肢体活动，肌张力增强，但不妨碍手术。

（2）连续静滴：单次静注诱导后，可用0.1%氯胺酮溶液静滴维持，开始可为60～40滴/分，以后酌情逐渐减慢滴速，术中若有变浅现象，可加快滴速或单次追加少量氯胺酮。手术结束前10～15分钟停止用药，以利于苏醒。

（3）氯胺酮复合麻醉：为充分发挥氯胺酮的镇痛作用，延长其麻醉有效时间，减少其并发症，临床上常将氯胺酮与其他麻醉药复合使用，常用的复合法有氯胺酮－安定静脉复合麻醉、氯胺酮－异丙酚复合麻醉、氯胺酮－羟基丁酸钠静脉复合麻醉，必要时可复合肌肉松弛药。

3. 注意事项

（1）麻醉期间必须加强呼吸管理，保持呼吸道通畅。

（2）苏醒期可能出现精神异常，表现兴奋，甚至幻觉、噩梦、狂喊、躁动等，可用镇静安定类药控制。

（3）术中可能出现肢体不自主活动，睁眼或肌肉紧张，若不妨碍手术，一般不用处理。活动加强时可加用安定药。

（三）羟丁酸钠静脉麻醉

羟丁酸钠是γ－氨基丁酸的中间代谢产物，具有镇静、催眠作用，作用维持时间45～60分钟，毒性低，副作用少，麻醉后下颌呈中等松弛，利于气管内插管。镇痛作用弱，不宜单独用于全麻。临床用于：①麻醉诱导，成人50～80mg/

kg，诱导时间5～10分钟，20～30分钟麻醉完全。②麻醉维持，与其他静脉麻醉药复合应用。③基础麻醉。

（四）依托咪酯静脉麻醉

短效催眠药，具有起效快、作用强、维持时间短、苏醒快等特点，对呼吸、循环影响轻微。临床用于：①麻醉诱导，成人剂量0.1～0.4mg/kg。②麻醉维持，短小手术麻醉可单独应用依托唑酯，与其他麻醉药复合应用可满足长时间手术的需要，成人剂量为0.3mg/kg。

（五）普鲁卡因静脉复合麻醉

普鲁卡因静脉复合麻醉是临床曾经广泛采用的全麻方法之一。单纯静滴普鲁卡因溶液麻醉效果很差，并且使用也不安全，因此常与肌肉松弛药、镇痛药、神经安定药或多种非巴比妥类静脉全麻药复合应用，麻醉效果良好，安全性也随之提高。

1. 适应证与禁忌证

（1）适应证：各种大、中手术，更适用于较长时间手术；有吸入麻醉禁忌证的病人。

（2）禁忌证：严重心功能不全；严重肝肾功能不全；普鲁卡因过敏；输液量有限制的心力衰竭、颅内压高、肾功能减低的病人；重症肌无力病人；休克或恶病质病人。

2. 麻醉方法　先静脉注射硫喷妥钠和肌肉松弛药行快速气管内插管，同时静脉滴入哌替啶、异丙嗪合剂2ml。继以1%普鲁卡因溶液静滴，初速为40～80滴/分。若手术需肌肉松弛，在普鲁卡因溶液中加入0.1%琥珀酰胆碱，并持续施行机械控制呼吸。术中逐渐减慢普鲁卡因滴速。若出现麻醉转浅，追加哌替啶、异丙嗪合剂，或静注少量硫喷妥钠。手术结束前20～30分钟停止用药，继续呼吸管理，直至呼吸功能完全恢复正常。

3. 注意事项

（1）普鲁卡因严禁单独静脉滴注，只能在充分的硫喷妥钠全身麻醉下使用。

（2）术中需保持静脉滴注通畅，随时调整滴速。

（3）麻醉变浅时绝不能加快普鲁卡因滴速以加深麻醉，必须用其他麻醉药加深麻醉，否则容易发生惊厥等并发症。

（4）手术进行中及术毕后，必须始终保持满意的呼吸，避免缺氧和二氧化碳蓄积。

（六）神经安定镇痛麻醉

用神经安定药氟哌啶和镇痛药芬太尼按照50:1的比例配制成氟芬合剂（依诺佛），施行静脉复合麻醉，称神经安定镇痛麻醉。

1. 适应证与禁忌证

（1）适应证：手术时间长，病人情况较差的颅脑、心脏、胸腔、腹腔等大手术。在合理扩容的基础上，适用于年老体弱、低血容量、低血压及休克病人；颅脑、脊椎或耳鼻喉科手术，术中需病人答话配合的手术；局部麻醉、针刺麻醉、中药麻醉及硬膜外麻醉中的辅助麻醉，尤其适用于精神紧张或甲亢病人；严重烧伤的清创、切痂、植皮手术；内镜检查。

（2）禁忌证：婴幼儿对芬太尼异常敏感；剖宫产术；时间短的中、小手术；严重呼吸功能不全或支气管哮喘；震颤麻痹或癫痫病人，氟哌啶易引起锥体外系兴奋。

2. 麻醉方法 将氟哌啶10mg、芬太尼0.2mg用注射用水稀释至10ml，作分次分量静脉注射，成人每次3ml，小儿每次1ml，间隔5~8分钟一次。根据病人的用药反应及手术时间长短决定总用量，成人一般用6~10ml。起效时间2~7分钟。可在表面麻醉下行气管内插管，然后复合其他低浓度全麻药施行维持麻醉，如氧化亚氮-氧吸入，间断吸入甲氧氟烷、氟烷、恩氟烷或异氟烷等，或静脉滴注普鲁卡因，或氯胺酮分次静注。手术时间超过4小时者，可补注氟芬合剂或单独用芬太尼，根据手术需要可复合肌肉松弛药，同时施行机械控制呼吸。

3. 注意事项

（1）芬太尼注入过快，易致呼吸抑制，应予防止。

（2）氟哌啶用量大，可能出现锥体外系兴奋反应，可静注安定或异丙嗪解除。

（3）术中、术后要加强呼吸管理，避免缺氧、二氧化碳蓄积。

（七）异丙酚静脉麻醉

异丙酚（propofol）是一种新型特效、作用时间短的静脉麻醉药。诱导迅速、平稳，苏醒快。苏醒后病人头脑清晰，很少嗜睡、眩晕。有明显的呼吸抑制，但无喉痉挛。因其可抑制心肌及有血管扩张作用，诱导剂量常可引起明显的血压下降。它有抗惊厥作用，能明显降低脑血流、脑氧耗和颅内压，可降低眼压。对肝肾功能无影响，具有抗呕吐作用。为目前临床上广泛使用的静脉麻醉药。

1. 适应证与禁忌证

（1）适应证：门诊病人施行短小手术或操作；辅助其他麻醉以达镇静、催眠、抗焦虑作用；用于神经外科麻醉可有保护脑的作用；小儿麻醉。

(2) 禁忌证：严重心脏病患者；休克、严重低血容量等循环功能不良者；严重呼吸功能不全、呼吸道梗阻者。

2. 麻醉方法

(1) 麻醉诱导：临床常用剂量为1.5～2.5mg/kg，再给芬太尼5μg/kg和肌肉松弛药，完成气管内插管。

(2) 麻醉维持：该药用作麻醉维持时需同时用镇痛药和肌肉松弛药，可按50μg/（kg·min）的速度静脉滴注。

3. 注意事项

(1) 静脉注射时可引起局部疼痛，宜先静注1%利多卡因减轻疼痛。

(2) 应用异丙酚前，病人应补足血容量。

(3) 诱导时快速负荷量输注时间应大于60秒，或在维持镇静催眠时采用不同速度注入，以减轻异丙酚快速注射引起的心血管和呼吸抑制作用。

(4) 与安定类或麻醉镇痛药联合应用时，诱导剂量要减少。

(5) 对年老体弱病人，诱导和维持剂量都要适度降低。

(6) 由于脂肪乳剂无抗微生物作用，使用中应保持严格的无菌操作。

（八）中药麻醉

1. 适应证与禁忌证

(1) 适应证：①临床各科各年龄组的手术；②因其具有扩张微循环的作用，适用于断肢再植或其他显微外科手术；③休克病人。

(2) 禁忌证：①高血压、心动过速、心功能不全；②肝、肾功能严重损害；③青光眼或眼压升高；④高热病人或室温过高；⑤重症甲状腺功能亢进。

2. 麻醉方法 目前临床应用的中麻静脉注射液制剂有洋金花总碱注射液（中麻Ⅰ号）和东莨菪碱注射液（中麻Ⅱ号）。

(1) 与冬眠合剂复合：麻醉用冬眠合剂1号（哌替啶100mg、氯丙嗪50mg、异丙嗪50mg）或冬眠4号（哌替啶100mg、非那根50mg）半量静滴诱导，滴完后静脉滴注中麻Ⅰ号0.08～0.1mg/kg或Ⅱ号0.04～0.06mg/kg，2～3分钟后进入全麻状态。20分钟后再注入冬眠合剂1/4量，一般无需气管插管者即可进行手术；需气管插管者，可在诱导前应用表面麻醉清醒插管。术中麻醉变浅者，可酌情追加冬眠合剂或芬太尼；需肌肉松弛者，可复合肌肉松弛药，并施行控制呼吸。

(2) 与神经安定镇痛合剂复合：先静脉注射东莨菪碱0.02～0.03mg/kg，然后静注氟哌啶与芬太尼混合液（50:1）。一般成人用氟哌啶10～15mg，最大量

20mg，芬太尼 0.1～0.2mg，最大量 0.4mg。气管插管前静注肌松药，然后进行手术。术中可持续滴入或分次静注肌肉松弛药维持肌松。麻醉转浅时可分次追加芬太尼。

3. 麻醉管理

（1）*麻醉深度的控制*：在麻醉诱导时，若麻醉深度不够，可在短时间内追加小量冬眠合剂和中麻药物。术中麻醉变浅或需要短时的麻醉加深，可根据手术过程需要，间断吸入少量笑气、氨氟醚或异氟烷，或静脉缓注硫喷妥钠、γ－羟基丁酸钠或异丙酚等。

（2）*术中监测和管理*：①麻醉中加强呼吸管理，避免缺氧及二氧化碳蓄积。对于呼吸抑制病人，除个别发生呼吸次数明显减少、呼吸浅表甚至发生呼吸暂停者，需立即给予人工辅助呼吸外，一般无需药物处理。②中麻药可使心率不同程度增快。成人心率保持在 100～120 次/分者，无需特殊处理，若在 160 次/分以上者，静脉滴注心得安 3～5mg，稀释于 5%～10% 葡萄糖注射液 100ml 中，约 10～15 分钟滴完。③中药麻醉期间病人出凝血时间、血小板计数及凝血酶原时间均无明显改变，但由于洋金花和氯丙嗪均可能使毛细血管扩张，组织灌流量加大，造成手术区有渗血倾向；另外，麻醉过浅、血压升高、呼吸道不通畅、屏气咳嗽，或病人肝功能不全也可使刀口渗血增加。因此，术中应尽量保持麻醉平稳，及时针对不同渗血原因加以处理。若渗血过多，可使用局部止血药如凝血酶、施必止、云南白药等。④由于洋金花抑制汗腺分泌，影响皮肤散热，故可使少数病人特别是小儿产生高热。因此术中应随时做好体温监测。当体温在 38.5℃以下时，可使用物理降温，如冰袋、酒精或冷水擦浴等，尤其是头部。若体温超过 38.5℃时，除上述措施更应积极外，必要时给氧，并使用解热药物。如出现高热惊厥，需及早使用甘露醇，预防脑水肿。

3. 催醒 手术结束后病人未醒可用催醒药物，一般成人用毒扁豆碱 3～4mg（儿童 0.08～0.1mg/kg）静脉缓注，多数病人在注药后 10 分钟左右即可清醒。若 30 分钟后仍未醒者，可追加毒扁豆碱 1～2mg。在催醒前后，应注意心率、血压情况。如病人有心律失常，脉搏低于 60 次/分，或收缩压低于 90mmHg，不应催醒。催醒中若出现心动过缓或血压下降者，静注阿托品可以改善。

第六章 疼痛与治疗

第一节 概 述

疼痛是每个人一生中都会遇到的感觉和体验，也是许多疾病的最常见或主要的症状，它广泛出现于各种疾病的病程中，是临床最为常见的主诉之一。疼痛具有保护机体避免伤害的作用，即痛觉可作为对于机体伤害的一种警告，引起机体发生一系列防御性保护性反应；另一方面，疼痛常常伴有组织细胞的损伤。但疼痛作为机体伤害的警告也有其局限性，如癌肿等恶性疾病，事先并没有疼痛，当人们感到疼痛时，多已为时太晚，并且某些长期的剧烈疼痛，对机体将成为一种不可忍受的折磨。疼痛不仅给患者带来极大痛苦，而且对中枢神经、循环、呼吸、内分泌、消化和自主神经等系统造成不良影响。

在临床上解除疼痛具有重要的意义，首先，未缓解的疼痛可引起不必要的痛苦，因为疼痛不仅限制活动，减少食欲，影响睡眠，还使已经衰弱的患者更加衰弱，慢性未缓解的疼痛可导致患者拒绝积极的治疗，而癌症疼痛在心理上的作用也会压倒患者，癌症患者往往会伴随着疼痛的出现而丧失希望，认为疼痛预示着不治之症正在进一步恶化。临床上当疼痛加剧时，患者不乏抑郁，甚至考虑或采取自杀。其次，对轻度疼痛进行控制也是非常重要的，因为不管病情稳定与否，未缓解的疼痛也将对患者造成极大的影响，使其无法过正常愉快的家庭和社会生活。因此，解除疼痛是治疗疼痛性疾病的重要工作，也是病人的迫切要求。

根据1979年国际疼痛研究会（IASP）对疼痛的定义：“一种不愉快的感觉和情绪上的感受，伴有实质或潜在的组织损伤”。疼痛属于一种不愉快的生理体验，是人体的一种感觉，它往往是主观的。

疼痛治疗学是一门研究疼痛的发生机理及疼痛性疾病的诊断与治疗的学科，是现代医学的重要组成部分。疼痛治疗并不局限于镇痛，还包含有运用各种治疗措施，改善局部或全身的功能状态。疼痛治疗不仅有对症治疗，还应有针对病因的治疗。疼痛治疗的范围也不限于病情治疗，还应包括预后判断和预防性治疗。目前我国许多医院均开设了疼痛门诊，有的还设有病房或成立疼痛治疗中心，专门对疼痛进行研究和治疗。

【疼痛的机制】

疼痛的发生机制尚未完全清楚。一般认为，神经末梢（疼痛感受器）受到各种伤害性刺激（物理的或化学的），经过传导系统（脊髓）传至大脑，引起疼痛感觉。同时，中枢神经系统也有疼痛的神经传导途径，它起自脑干，沿脊髓下降，通过脊髓疼痛感受途径进行调节，对疼痛的发生及发展具有调控作用。

疼痛起源于感觉神经的游离端、终末神经小体和无施万鞘的末梢轴索，通过细的有髓鞘的 Aδ 和无髓鞘的 C 传导神经纤维来完成。其中有髓鞘的 Aδ 纤维传导速度快，传导刺痛觉；无髓鞘的 C 纤维传导速度慢，传导钝痛和灼热痛。疼痛通过 Aδ 纤维和 C 纤维传导至脊髓后角的 T 细胞，兴奋后的 T 细胞再通过脊髓丘脑束将疼痛传导到脑。粗神经纤维不直接传导痛觉，但由其传入的冲动可通过“闸门”机制抑制痛觉向中枢的传导。另外，由脑干网状结构发出的与疼痛有关的下行抑制通路，主要通过缝际核产生的 5 - 羟色胺，以及网状结构产生的脑啡肽和内啡肽，使脊髓后角的传入信号减弱。疼痛冲动传入中枢后，其感知和识别需要经过分析和综合，中央回负责感知疼痛部位，网状结构、大脑边缘系统、额叶、顶叶、颞叶等广泛大脑皮质负责综合分析，并对疼痛产生情绪反应，发出反射性或意识性运动指令。

近年来的研究表明，外周敏化和中枢敏化过程在疼痛的发生机制中起着重要作用。

1. 外周敏化（peripheral sensitization） 在组织损伤和炎症反应时，受损部位的细胞如肥大细胞、巨噬细胞和淋巴细胞等释放多种炎症介质。同时，伤害性刺激本身也可导致神经源性炎症反应，进一步促进炎症介质释放。这些因素使平时低强度的阈下刺激也可导致疼痛，这就是“外周敏化”过程。

它可表现为：① 静息疼痛或自发性疼痛：在无外周伤害性刺激情况下所产生的痛觉，系由外周伤害性感受器自主激活所致。② 原发性痛觉过敏：尽管疼痛刺激轻微，但疼痛反应剧烈，系因感受器对伤害性刺激反应过强所致。③ 异常疼痛：非伤害性刺激如轻压时即可引起疼痛。

2. 中枢敏化（central sensitization） 组织损伤后，不仅损伤区域对正常的无害性刺激反应增强，邻近部位未损伤区对机械刺激的反应也增强，即所谓“继发性痛觉过敏”。这是因疼痛发生后中枢神经系统发生可塑性变化，脊髓后角神经元兴奋性增强，呈现“上扬（wind - up）”效应，也即“中枢敏化”过程。

在疼痛传递过程中，有许多神经递质作用于脊髓的多种受体。其中，甲基 - D - 门冬氨酸（NMDA）受体与脊髓背角的“上扬”效应、中枢敏化的发生以及外周感受区域的扩大等现象密切相关。

【疼痛的分类】

1. 疼痛的病因分类　有两种分类方法。

一是包括一切机械性伤害和物理性伤害所致的疼痛分类：

(1) 炎性疼痛：生物源性、化学源性炎症所致的疼痛。

(2) 内源性疼痛：指机体内环境紊乱所致的疼痛。

① 血运源性疼痛：痉挛、狭窄、栓塞、闭塞、阻断所致的疼痛。

② 免疫源性疼痛：自身免疫源性疾病和变态反应性疾病所致的疼痛。

③ 内分泌源性疼痛：凡有疼痛症状的内分泌疾病。

④ 代谢性病变引起的疼痛：嘌呤代谢失调所致的痛风症，钙、磷代谢障碍引起的骨性疼痛等。

⑤ 神经源性疼痛：各种神经痛及其综合征、症候群。

⑥ 心源性疼痛。

二是按病理性疼痛分类：

(1) 表浅痛：位于体表皮肤或黏膜，性质多为锐痛，程度剧烈，定位精确，产生肌肉活动。

(2) 深部痛：内脏、肌腱、关节、韧带、骨膜等部位的疼痛，性质一般为钝痛，程度较轻，定位不精确，肌肉活动较弱，有时疼痛放射至其他有关部位，可出现感觉过敏区。

(3) 神经性疼痛：起于末梢至中枢任何部位的病损，呈灼痛性，疼痛剧烈，弥散而持久，有时表现为痛觉过敏，常受情绪影响。

(4) 心理性疼痛：纯属精神性，有焦躁情绪，可出现个性改变、抑郁等。

2. 疼痛的性质分类

(1) 刺痛：又称快痛，感觉清晰、尖锐，定位明确，迅速发生迅速消失，情绪变化不明显。

(2) 灼痛：又称慢痛，痛觉缓慢形成，持续时间长，定位较差，呈烧灼感，使人难以忍受，常伴有自主神经系统的反应。

(3) 酸痛、胀痛、绞痛：多半属内脏痛或深部组织痛，疼痛性质不易描述，定位很差，可引起明显的情绪变化和内脏、躯体反应。

3. 疼痛程度的分类

(1) 轻微疼痛：似痛非痛，常与其他感觉复合出现，如痒、酸麻、沉重、不适感等。

(2) 轻度疼痛：疼痛局限，痛反应轻微，如隐痛。

(3) 中度疼痛：疼痛较著，痛反应出现如切割痛或烧灼感。

(4) 剧烈疼痛：疼痛难忍，痛反应强烈，如绞痛。

4. 疼痛形式的分类 分钻顶样痛、爆裂样痛、跳动样痛、撕裂样痛、牵拉样痛、压榨样痛等。

5. 疼痛的病程分类

(1) 短暂性疼痛：发病急，时间短暂，如一过性痛觉发作。

(2) 急性疼痛：发病急，时间短暂或持续，如发生在创伤、手术、急性炎症、脏器穿孔等的即刻疼痛。

(3) 慢性疼痛：发病缓或由急转缓，持续时间长或间断发作，如慢性腰腿痛、晚期癌症痛等。

6. 疼痛的部位分类 广义地讲可分为躯体痛、内脏痛和心因痛三大类，其中按躯体解剖定位又可分为：头痛、颌面痛、颈项痛、肩周痛、上肢痛、胸痛、腹痛、腰背痛、盆腔痛、下肢痛、肛门痛、会阴痛等。

7. 疼痛的器官、系统分类 ① 神经系统疼痛。③ 心血管系统疼痛。② 血液系统疼痛。④ 呼吸系统疼痛。⑤ 消化系统疼痛。⑥ 内分泌系统的疼痛。⑦泌尿系统的疼痛。⑧运动系统的疼痛。⑨ 免疫系统的疼痛。

【疼痛对机体的影响】

疼痛对机体有着广泛的影响。

1. 精神、情绪反应 短期急性疼痛可导致病人情绪处于兴奋、焦虑状态，长期慢性疼痛可导致抑郁，对环境淡漠，反应迟钝。

2. 神经内分泌及代谢 疼痛刺激可引起应激反应，促使体内释放多种激素，如儿茶酚胺、促肾上腺皮质激素、皮质醇、醛固酮、抗利尿激素等，可导致水钠潴留，血糖水平升高，酮体和乳酸生成增加，机体呈负氮平衡。

3. 心血管系统 疼痛可兴奋交感神经，使病人血压升高，心率加快，心律失常，增加心肌耗氧量。剧烈的深部疼痛有时可引起副交感神经兴奋，引起血压下降，心率减慢，甚至发生虚脱、休克。疼痛常限制病人活动，使血流缓慢，血液黏度增加，对于深静脉血栓的病人，可能进一步加重原发疾病。

4. 呼吸系统 腹部或胸部手术后疼痛对呼吸功能影响较大。可使病人呼吸浅快，肺活量、潮气量、残气量和功能残气量均降低，通气/灌流比值下降，易产生低氧血症等。由于病人不敢用力呼吸和咳嗽，积聚于肺泡和支气管内的分泌物不易排出，易并发肺不张和肺炎。

5. 消化系统 疼痛可导致恶心、呕吐等胃肠道症状。慢性疼痛常引起消化功能障碍，食欲不振。

6. 泌尿系统　疼痛本身可引起膀胱或尿道排尿无力，同时由于反射性肾血管收缩，垂体抗利尿激素分泌增加，导致尿量减少。较长时间排尿不畅可引起尿路感染。

7. 骨骼、肌肉系统　疼痛可诱发肌痉挛而进一步加重疼痛。同时，由于疼痛时交感神经活性增加，可进一步增加末梢伤害感受器的敏感性，形成痛觉过敏或异常疼痛。

8. 免疫系统和凝血机制　疼痛可引起机体免疫力下降，对预防或控制感染以及控制肿瘤扩散不利。对凝血系统的影响包括血小板黏附功能增强，纤溶功能减弱，使机体处于高凝状态。

【疼痛的测定和评估】

疼痛的程度很难找到客观指标来衡量，基本上是靠患者的主观感觉认识来决定，所以病人善于描述自身疼痛的前后对比，医生却很难掌握个体间疼痛程度的差别。疼痛受多种因素的影响，其强度与组织损伤类型和程度没有比例关系，却可使神经系统内的许多部位受到影响。同一个病人在一天之中疼痛的程度也经常发生变化，所以准确的疼痛分级是不可能，临床有疼痛强度量表和问卷量表等，现常采用强度量表来进行评估。

1. 视觉模拟评分法（划线法，VAS）　在纸上画一长 10cm 的直线，每厘米注明标号顺序，两端分别表示“无痛”（0）和“想像中剧烈疼痛”（10）。被测者根据其感受程度，在直线上相应部位做记号，“无痛”端至记号之间的距离即为痛觉评分分数。0 为无痛，1～4 为轻度疼痛，4～7 为中度疼痛，7～9 为重度疼痛，10 为最痛或极度疼痛。此法简便易行，直观且易掌握，具有粗略的量化含意，是目前临床最常用的疼痛定量方法，也是比较敏感和可靠的方法。（图 6－1）

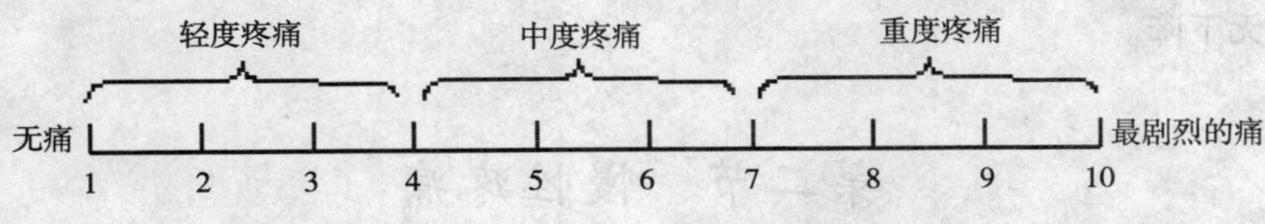

图 6－1　疼痛的视觉模拟评分法（VAS）

2. 主诉分级法（VRS）　根据病人描述自我感受的疼痛状态，一般将疼痛分为四级，即无痛、轻微疼痛、中度疼痛、重度疼痛，每级 1 分。此法虽简单，病人也容易理解，但不够精确。

0 级：无痛。

1 级：轻度疼痛。虽有痛感但是仍然可以忍受，能正常生活及睡眠。

2 级：中度疼痛。疼痛不能耐受，需要用止痛剂，睡眠受干扰。

3 级：重度疼痛。疼痛剧烈，伴有自主神经功能紊乱，严重干扰睡眠，被动体位，必须依靠止痛治疗。

3. 数字分级法（WHO 的五级分法，NRS） 是将疼痛程度用 0 到 10 这 11 个数字表示。0 表示无痛，10 表示最痛，被测者根据个人疼痛感受在其中一个数做记号。（图 6－2）

0 1 2 3 4 5 6 7 8 9 10

无痛 最剧烈的痛

图 6－2 疼痛的数字分级法（NRS）

0 度：无痛。

Ⅰ度（轻度）：间歇痛，可不用药。

Ⅱ度（中度）：持续痛，影响休息。

Ⅲ度（重度）：持续剧痛，必须用药才能缓解。

Ⅳ度（严重疼痛）：持续剧痛并伴有出汗、心率加快等自主神经症状。

4. 程度积分法 1987 年世界卫生组织曾介绍疼痛程度积分法。

1 分：轻痛，不影响睡眠及食欲。

2.5 分：困扰痛，疼痛反复发作，有痛苦表情，痛时中断工作，并影响食欲、睡眠。

5 分：疲惫痛，持续疼痛，表情痛苦。

7.5 分：难忍痛，疼痛明显，勉强坚持，有显著的痛苦表情。

10 分：剧烈痛，剧痛难忍，伴情绪、体位的变化，呻吟或喊叫，脉搏或呼吸加快，面色苍白，多汗，血压下降。

总分＝疼痛分×疼痛小时/日。

疗效评定：显效：总分下降 50% 以上。有效：总分下降 50 或以下。无效：总分无下降。

第二节 慢性疼痛

慢性疼痛在病因、发病机制、病理生理、临床表现和治疗等多方面与急性疼痛有明显差异。从某种意义上可以认为急性疼痛是疾病的一个症状，而慢性疼痛本身就是一种疾病。

【常见的慢性疼痛】

慢性疼痛所包含的范围较广泛，可遍及全身。常见的慢性疼痛有以下几种：

1. 头痛　偏头痛、紧张型头痛、丛集型头痛。

2. 颈肩痛和腰腿痛　颈椎痛、颈肌筋膜炎、肩周炎、腰椎间盘突出症、腰椎骨质增生症、腰肌劳损、腰背肌筋膜综合征。

3. 神经痛　三叉神经痛、肋间神经痛、幻肢痛、带状疱疹。

4. 周围血管疾病　血栓闭塞性脉管炎、雷诺综合征。

5. 四肢慢性损伤性疾病　肱骨外上髁炎（网球肘）、滑囊炎、腱鞘炎。

6. 癌症疼痛。

7. 心理性疼痛。

【常用的治疗方法】

1. 药物治疗　药物治疗是疼痛治疗最基本、最常用的方法。一般慢性疼痛的病人需较长时间用药，宜采取定时定量服用，以维持血药浓度。如待疼痛发作时使用，常需要较大的剂量，且维持时间较短，效果不够理想。

(1) 非甾体抗炎药：又分解热镇痛药和抗炎镇痛药，二者有所区别，前者特点解热作用突出，后者则抗炎作用较强，它们的镇痛作用都是外周的，系通过抑制体内前列腺素的生物合成而发挥作用。这些药物对头痛、牙痛、肌肉痛或关节痛效果较好。常用药有阿司匹林、吲哚美辛、布洛芬、双氯芬酸钠、保泰松等。

(2) 阿片类镇痛药：通过激动阿片受体产生强烈的镇痛作用，因这类药物很多有成瘾性，仅用于急性剧痛和生命有限的晚期癌症患者。常用的有可待因、哌替啶、芬太尼、吗啡等。

(3) 催眠镇静药：以苯二氮䓬类最常用，如地西泮、硝基安定和艾司唑仑等。巴比妥类药物多用苯巴比妥、异戊巴比妥、戊巴比妥等。此类药反复应用后，可引起药物依赖性和耐药性，故不宜使用过滥。

(4) 抗癫痫药：苯妥英钠和卡马西平用于治疗三叉神经痛、幻肢痛等神经源性疼痛。

(5) 抗抑郁药：病人因长期受慢性疼痛折磨，可出现精神抑郁症状，宜用抗抑郁药，亦可以治疗因精神、心理因素所致的疼痛。常用的有丙米嗪、阿米替林、多塞平（多虑平）等。

2. 神经阻滞　神经阻滞是指在末梢的脑脊髓神经、脑脊髓神经节、交感神经节等神经内或附近注入局麻药，而阻断神经传导功能，通过神经阻滞达到解除疼痛，改善血液循环，达到治疗疼痛性疾病的目的。神经阻滞主要用于由伤害性刺激产生的烧灼痛等，对于行为或精神性因素所致的疼痛无效。

用于疼痛治疗的神经阻滞疗法，虽然操作方法和手术的局部麻醉大致相同，但使用的局麻药因不要求肌肉松弛，只阻滞感觉神经或交感神经，故可使用低浓度局麻药。此外常在局麻药中加入糖皮质激素、B 族维生素等药物。神经阻滞疗法除用局麻药物外，还包括使用神经破坏药物，如用无水乙醇、酚甘油阻滞，或用射频热凝术、冷冻术以及用阻滞针刺压神经的机械损伤性神经阻滞等。

常用的交感神经阻滞法有星状神经节阻滞和腰交感神经节阻滞。

3. 椎管内注药

（1）蛛网膜下隙注药：把局麻药、镇痛药或神经破坏药注入蛛网膜下隙，阻滞其神经传导，从而达到止痛目的。以神经破坏药常用，常用无水乙醇或酚甘油注入蛛网膜下隙，破坏后根神经，使其产生脱髓鞘作用而达到止痛目的。

（2）硬脊膜外腔注药：硬脊膜外腔阻滞疗法多以止痛为目的，将低浓度少量局麻药及糖皮质激素等治疗用药，注入硬脊膜外腔。应注意导管的管理，因其常需要较长时间留置导管。

① 类固醇：主要用于治疗颈椎病和腰间盘突出症，常用药为泼尼松龙混悬液，也可用地塞米松、曲安奈德等。

② 阿片类：常用吗啡，仅限于癌症疼痛。

③ 局麻药：除单独使用外，常与类固醇或阿片类药物合用。

4. 痛点注射 许多慢性疼痛疾病如腱鞘炎、肩周炎、肱骨外上髁炎、肌筋膜综合征等均在疼痛处有明显的压痛点，比较固定集中。可将 1% 利多卡因或 0.25% 布比卡因 1～4ml 与泼尼松龙 0.5ml（12.5mg）混合，于痛点注射，每周 1～2 次，3～5 次为一疗程，可取得良好效果。

5. 其他疗法 有针灸疗法、按摩疗法、经皮神经电刺激疗法、物理疗法、心理疗法等等，这些也是临床上常用的慢性疼痛治疗方法。

第三节　手术后的镇痛

术后疼痛是最常见的急性疼痛，它是组织损伤的一种复杂的生理反应，它表现为心理和行为上一种不愉快的体验。它与手术创伤的大小、手术时间的长短、侵袭脏器的强度以及患者的精神状态有关。既往对术后疼痛的处理未能引起外科医师和麻醉医师足够的重视，患者往往也将术后切口疼痛视为手术后不可避免的经历。随着对术后疼痛病理生理认识的提高，人们发现术后疼痛有许多不良的影响，可以导致如术后缺氧、二氧化碳蓄积、肺不张、肺内感染乃至循环抑制等严重后果，现已将术后镇痛视为提高病人安全性，促进病人术后早日康复的重要环节，因此也越来越引起人们的重视。

【术后疼痛的原因】

主要有切口疼痛和内脏痛两方面的原因。多在术后 24 小时内最剧烈，2 ~ 3 天后明显减轻，如不减轻或反而加重，须考虑有积血、积液、血肿以及炎症等因素的存在。

【镇痛药物与方法】

术后镇痛是设法减轻或消除因手术创伤引起的病人急性疼痛，它与麻醉的区别在于，此时病人的感觉意识仍然存在。镇痛方式包括，经不同途径给予某些镇痛药物，以及采用机械、电刺激及心理治疗等技术。

术后镇痛最常用的药物是阿片类药，如哌替啶、吗啡和芬太尼等。传统的方法多是单次注射，但该方法有不能及时止痛、不能进行个体化用药、血药浓度波动大及增大用药量有“依赖性”的顾虑等缺点，现多趋于用病人自控镇痛（PCA）代替。

局麻药常选用布比卡因或利多卡因，用于硬膜外镇痛，其作用时间较长，如浓度在 0.25% 以下的布比卡因，或 0.5% 以下的利多卡因几乎不会阻滞运动神经，具有较高的安全性。

以下简要介绍硬膜外腔镇痛和病人自控镇痛（PCA）。

1. 硬膜外腔镇痛 经硬膜外腔给药镇痛优点是：副作用少，作用确切。先置入硬膜外腔导管，通过导管给药，最常用药为吗啡，成人剂量 2 ~ 3mg，用生理盐水 10ml 稀释注入。起效较慢，约在 30 分钟左右，持续时间长，约 6 ~ 24 小时，一般为 12 小时，当病人再度出现疼痛时，可重复给药。也可选用利多卡因、布比卡因等局部麻醉药物，或采用局麻药与镇痛药合用。

常见的不良反应有恶心、呕吐、皮肤瘙痒、尿潴留和呼吸抑制。

2. 病人自控镇痛（PCA） 病人自控镇痛技术是遵循“按需镇痛”的原则，用最小的剂量获得满意的镇痛效果的技术。需要专门设备即 PCA 仪。PCA 可经静脉途径给药，即病人自控静脉镇痛（PCIA）；也可通过硬膜外腔途径给药，即病人自控硬膜外镇痛（PCEA）；还可经皮下给药，即病人自控皮下镇痛（PCSA）。

PCA 实施时先由医生确定三个基本数据：①持续剂量：即每分钟持续注入的药量，一般为 2 ~ 5ml/min；②自控剂量：即按压按钮以启动药泵所输出的药量；③锁定时间：在此期间内，无论按多少次按钮均无药液输出，目的在于防止用药过量，这是PCA安全用药的重要环节。PCA开始启动时，常先给一负荷剂量作为基础。采用PCEA或PCIA时，为了能使血药浓度始终处于亚镇痛水平，常用持续少量注药的方式给予维持剂量，以提高镇痛质量。

PCA的药液配方可以多种多样。PCIA主要以麻醉性镇痛药为主，常用药为吗啡或哌替啶。而PCEA常以局麻药和麻醉性镇痛药复合应用，常用药为低浓度布比卡因（0.1%～0.25%）加少量芬太尼或吗啡。注意哌替啶有组织刺激性，不宜用于PCSA。

表6－1　常用PCA的分类及主要特征

不同类型的PCA	单次给药量（ml）	锁定时间（分钟）	常用药物
静脉PCA（PCIA）	0.5	5～8	阿片类药、非甾体抗炎药等
硬膜外PCA（PCEA）	4.0	1～5	局麻药和（或）阿片类药
皮下PCA（PCSA）	0.5	20	阿片类药

由于PCA具有良好的镇痛效果，临床应用范围和适应证较为广泛，对病人术后恢复十分有利，故深受病人和医生的喜爱，是目前最受欢迎的术后镇痛方法。

第四节　癌症疼痛与治疗

在疼痛患者中，癌症疼痛占很大的比例，尤其晚期癌症患者，疼痛发生率可高达80%。当前我国每年癌症发病人数约160万，每年死于癌症人数已由70万上升到约130万。癌症疼痛可随着患者的治愈而解除，也可能成为治愈性治疗的一个合并症而长期继续存在。癌症疼痛经常被认为是癌症晚期的危重表现。在病人的整个治疗过程中都可能有许多原因导致癌症疼痛，使病人痛苦，失去控制，影响生存质量，而且家属也不得安宁。癌症疼痛患者的生存质量明显低于无痛的癌症患者，医务工作者应使患者和家属确信，大部分疼痛可以安全有效地得到缓解。

止痛药物是治疗癌症疼痛的主要手段，但在治疗计划中，还应包括对病人和家属进行疼痛及其治疗方面的教育。癌症疼痛药物治疗的基本原则是采用个体化治疗方案，并应从最简单的剂量方案及创伤最小的止痛疗法开始。如果需要长期用阿片类药物治疗，则不要选用杜冷丁。长期使用阿片类药物治疗可能会产生耐药性及生理依赖性，但绝不能与成瘾混淆起来。如果阿片类药物加辅助止痛药全身用药至最大剂量仍无效时，应优先考虑从脊椎内给药，不要试图采用安慰剂治疗癌症疼痛。在此简单介绍一下WHO推荐的镇痛药三阶梯用药方案和用药原则。

【按阶梯口服用药】

1. 原则 即三阶梯用药。

所谓癌症疼痛治疗的三阶梯方法就是在对癌症疼痛的性质和原因做出正确的评估后，根据病人的疼痛程度和原因适当地选择相应的镇痛剂。即对于轻度疼痛的患者应主要选用解热镇痛剂类的止痛剂；对于中度疼痛应选用弱阿片类药物；对于重度疼痛应选用强阿片类药物。三阶梯的标准止痛药分别是阿司匹林、可待因及吗啡。

(1) 第一阶梯用药：用对乙酰氨基酚、阿司匹林或其他非甾体类抗炎药治疗轻度至中度疼痛。此类药物还可依镇痛需要作第二、三阶梯药物的辅助用药。由于此类药物多有胃肠不良反应，且剂量增加其毒性加重，所以用了一段时间，疼痛仍持续存在时，应加用或改用第二阶梯药物。

(2) 第二阶梯用药：用可待因，或羟考酮、曲吗多、右丙氧芬等，主要适用于第一阶梯用药后仍有疼痛的患者，一般可加用非阿片类镇痛药，必要时加辅助药。

(3) 第三阶梯用药：用吗啡，或美沙酮、丁丙诺啡和芬太尼贴剂等，口服推荐用吗啡缓释或控释剂，主要适用于重度疼痛和应用了第二阶梯药物后疼痛仍持续存在的患者。

2. 按时用药 按时用药就是按药物的有效作用时间定时给药，在此基础上有疼痛出现可临时追加。不能因为患者不痛就停服，这样便于患者维持恒定有效的体内药物浓度，对于做到让癌症疼痛病人不痛十分重要。

3. 个体化用药 个体化用药是指用药剂量应以使患者达到有效镇痛为准来调整。如患者首次就诊时的疼痛是中至重度，其治疗应从第二或第三阶梯开始。不同的人群、不同的性别、年龄、敏感性存在着个体差异，用药剂量不应受推荐剂量标准的限制。另外，长期使用阿片类药物多形成耐受性，每个人耐受性形成的速度不一，剂量也会不断提高，应以能有效镇痛为标准来调整，而不受药典规范介绍的“极量”的限制。

4. 尽可能口服给药 止痛药最好的给药途径是口服，这是最方便、最经济实用的用药方法，绝大部分癌症疼痛可以通过口服止痛药物得到良好的控制。对于阿片类药物口服途径与注射途径给药相比，较不容易产生依赖性。因此WHO疼痛治疗专家委员会提倡大力发展各种口服剂型，将口服途径给药作为癌症疼痛治疗原则向全世界推荐。如果病人不宜口服，应考虑直肠给药、透皮或鼻饲给药，如不行，选用皮下或静脉注射给药。应尽量避免肌注给药，因注射药物不仅有疼痛，而且不方便，并且吸收也不稳定。除此之外尚有极少数病人需要椎管内麻醉或局部麻醉才能解除疼痛，应当慎重选择这种给药途径，护理时需特别谨慎。

5. 注意事项

（1）对疼痛性质有所改变和新出现的疼痛不要简单地归咎于既往病因，应及时作出诊断性评价，并修正治疗计划。

（2）吗啡对神经损伤性疼痛疗效较差。神经损伤性疼痛主要见于神经干损伤后，肿瘤本身及其各种治疗方法均可引起这种损害，此时应加用抗抑郁、抗焦虑或镇静催眠药治疗。对有脏器痉挛性疼痛者应加用解痉止痛药。在应用有中枢抑制作用的辅助药物时，如安定、氟哌啶醇、氯丙嗪等，它们与阿片类镇痛药的中枢抑制作用有协同，既可增强镇痛效应，也能增加毒性，应注意观察。

（3）镇痛药应用中都有不同程度的不良反应发生。如解热镇痛药有胃肠刺激作用，宜采用肠溶型或饭后服用，且加用有保护胃黏膜作用的药物，避免大剂量长期服用，以防产生肝、肾毒性。阿片类药物主要副作用是便秘、恶心、呕吐等，宜相应的给予缓泻剂、多纤维膳食及预防呕吐的药物。

（4）癌症疼痛病人体质一般较差，可用一些支持疗法，必要时用些皮质类固醇激素来改善病人的一般状况，提高患者的情绪、心境和食欲。

【其他用药方法】

1. 椎管内注药 可选择与疼痛部位相应的椎间隙进行穿刺，成功后置入导管以便反复往硬膜外腔注入吗啡。每次吗啡剂量为 1 ~2mg，用生理盐水 10ml 稀释后注入，每日 1 次。也可应用病人自控镇痛（PCA）方式。

2. 放疗、化疗和激素疗法 既是治疗癌肿的方法，同时也是晚期癌症止痛的一种手段。放疗或化疗用于对其敏感的癌瘤，可使肿块缩小，减少由于压迫和侵犯神经组织引起的疼痛。激素疗法则用于一些对激素依赖性肿瘤，例如雌激素用于前列腺癌，雄激素用于晚期乳腺癌，都能起到止痛的作用。

3. 破坏性神经阻滞疗法 将神经破坏药物注射到蛛网膜下隙、腹腔神经丛等处，可使其支配区的疼痛消失。但仅用于预计存活期很短、疼痛较局限者。

4. 神经外科手术镇痛 神经外科手术镇痛包括的范围很广，从外周脊神经至大脑额叶。只适用于存活期很短者。

第七章 体液平衡与营养代谢

第一节　体液代谢、酸碱平衡及其维持

人体内的液体称做体液，是由水和溶解在水中的电解质和有机物质组成。机体在神经－内分泌的调节下保持着体液的含量、分布和组成等方面的动态平衡，以维持细胞内环境的稳定（homeostasis）。这是机体物质代谢、各器官功能正常进行的基础和维持生命的必要条件。许多外科疾病、创伤或手术均可导致体液平衡失调，在临床诊治过程中，对各种失调的判断和处理正确与否，直接关系到病人的安危。因此，重视体液平衡的监控和调整十分重要。

一、体液的含量和分布

体液含量因性别、年龄、胖瘦不同而有差异，这与体内脂肪含量有关。通常成人男性机体含脂量少于女性而含水量较女性为多（成人男性体液总量占体重的60%，女性为55%，两者均有±15%的变化幅度），年龄越小含水量越多（新生儿为80%，婴儿约占70%，12岁时约占65%，儿童14岁以后，其体液量所占比例即与成人相仿）。

体液包括细胞内液和细胞外液两大部分。细胞内液（intracelluar fluid，ICF）绝大部分存在于骨骼肌中，男性约占体重的40%，女性的肌肉不如男性发达，故女性的细胞内液约为体重的35%。细胞外液（extracellular fluid，ECF）则男、女性均占体重的20%。细胞外液又分为血浆及组织间液两部分，其中血浆占体重的5%，组织间液占体重的15%。以上各部分液体比例相对恒定，它们之间又不断地进行交流，保持着动态平衡，对维持机体水和电解质平衡起着重要作用，故又称功能性细胞外液。另有一小部分组织间液存在于颅腔、胸腔、腹腔、眼球、关节腔及消化道中的“第三间隙”，约占1%～2%（占组织间液的10%左右），仅有缓慢地交换和取得平衡的能力，对体液平衡作用甚小，故称为无功能性细胞外液。胃肠消化液虽属无功能性细胞外液，其变化仍会导致机体水、电解

质及酸碱平衡的明显失调，这种病理变化在外科常见。水的生理功能有：①调节体温；②作为溶剂（维持体内物理、化学环境的稳定状态）；③运输作用（运送养分到细胞中并将其中的代谢产物带走）；④润滑作用。

二、水的平衡

正常成人24小时出入量2000~2500ml。入水量：饮水1000~1500ml，食物含水700ml，内生水300 ml。出水量：呼吸带出水350ml，皮肤蒸发500ml，尿液1000~1500ml，粪带出水150ml。出现异常情况时，失水量可有很大变化，熟知这些变化，有助于预防体液平衡紊乱的发生。

1. 无形失水 即皮肤与呼吸蒸发的水分，每天要达850ml。即使在高度缺水或静息状态下，也必然有这么多水分丢失，在估计病人的液体消耗量时，不可忘记无形失水。在异常情况下，失水量更多。

2. 尿 肾脏是调节水排出的主要器官，肾每日排泄体内固体代谢产物30~40g，每溶解1g溶质需15ml水分，故正常成人每日尿量800~1300ml（平均比重1.012），即使肾脏发挥最大浓缩功能，每日尿量至少需要有500~600ml（比重1.030），否则就有代谢产物积聚的危险。尿比重高，肾脏负担重；尿比重低，肾脏负担轻。

3. 粪 消化道每天分泌消化液共约8200ml，其中含有大量水分和电解质。这些消化液在完成消化过程中，绝大部分在回肠和近端结肠被重吸收，仅有150ml左右水分从粪便排出。消化道的正常分泌、吸收功能和结构完整是维持体液平衡的重要因素。

在病理情况下，体液从血管内转移到组织间隙或体腔，引起水分在局部大量潴留，如腹水、烧烫伤及软组织损伤时的局部水肿、肠梗阻时肠腔大量积液等，称为第三间隙异常（积液）。由于机体不能利用这部分“扣押液”，故可导致血容量减少。第三间隙的变化可分为两期，第一期是液体渗出，应注意继发性血容量减少；第二期是液体回收，要防止因大量补液而造成体液容量过多。

4. 内生水 新陈代谢过程中，物质氧化到最终生成二氧化碳和水，此水亦称代谢水。每日可产生内生水约300ml。平常由于数量不多，故对整体影响不大。但如在急性肾衰竭，需要严格限制入水量时，就必须估计进去。

5. 细胞内、外液的平衡 主要受到晶体渗透压的影响，通过半透膜不断交流。细胞内K^+因其浓度差的存在常有向外渗出的趋势，这样就形成一个电位差，沿细胞外缘呈阳离子排列，内缘呈阴离子排列，就抗拒了Cl^-渗入，即细胞膜的离子交换仅限于阳离子，Na^+-K^+泵机制把因浓度差不断渗入的Na^+排出细胞外，而把渗出的K^+拉回细胞内，水液随着离子有规律地进进出出，保持着内、外液成分的稳定。

6. 血管内、外液的平衡　主要是指胶体渗透压和毛细血管内静水压平衡。毛细血管内血浆蛋白产生的胶体渗透压为3.3kPa，明显高于间质液的胶体渗透压（0.66kPa）。毛细血管动脉侧的静水压为6kPa，高于胶体渗透压，水就通过毛细血管壁流向细胞间隙；在毛细血管静脉侧，胶体渗透压不变而静水压降至2kPa，水即从组织间隙进入毛细血管内。这种液体的不断流动并保持平衡，又称为Starlimg平衡学说。

水的平衡规律一般是“多进多排，少进少排，不进也排”。如果停止进水，机体仍继续从肺、皮肤和肾排出水。若禁食数日又未补液，将可导致严重缺水。

三、电解质含量和代谢

体液的主要阳离子有Na^+、K^+、Ca^{2+}、Mg^{2+}，阴离子有Cl^-、HCO_3^-、HPO_4^{2-}和蛋白质。它们的正负总电荷数相等，而保持电中性，其半透膜两侧分子数亦基本相等，故渗透压基本相等，一般为290～310mmol/L。

电解质在细胞内液和细胞外液中的分布差异很大：①细胞内液中的骨干阳离子以K^+为主，阴离子有蛋白质、磷酸根等；细胞外液中的骨干阳离子以Na^+为主，阴离子有Cl^-和HCO_3^-等。这是因为细胞膜上的“钠泵”作用，使细胞储钾排钠而造成的（这是一个耗能的过程）。②细胞内液电解质总量大于组织间液及血浆，因细胞内液中蛋白质二价离子渗透压较低，故细胞内外渗透压仍然相等。③在细胞外液中，组织间液和血浆中的电解质组成与浓度基本相同，但血浆中蛋白质远远高于组织间液，这对维持血容量与两者间水分交流有重要作用。由于电解质能自由出入毛细血管壁，所以，只要检验血浆中的电解质成分，就可反映整个细胞外液的电解质情况（表7－1）。

表7－1　细胞内外液中主要电解质的含量

		细胞外液		细胞内液	
		(mmol/L)	(mEq/L)	(mmol/L)	(mEq/L)
阳离子	Na^+	142	(142)	15	(15)
	K^+	5	(5)	150	(150)
	Ca^{2+}	2.5	(5)	1	(2)
	Mg^{2+}	1	(2)	13.5	(27)
	阳离子总量	150.5	155	179.5	194

		细胞外液		细胞内液	
		(mmol/L)	(mEq/L)	(mmol/L)	(mEq/L)
阴离子	Cl^-	103	(103)	1	1
	HCO_3^-	27	(27)	10	10
	HPO_4^{2-}	1	(2)	50	100
	SO_4^{2-}	0.5	(1)	10	20
	有机酸	6	6	–	–
	蛋白质	16	(16)	63	63
	阴离子总量	153.5	155	134	194

这些电解质具有很重要的生理功能：①维持体液的晶体渗透压、水分恒定和酸碱平衡；②维持神经、肌肉、心肌细胞的静电位，并参与其动作电位的形成，其中 K^+、Na^+、Ca^{2+} 都分别起着重要作用；③参与新陈代谢，是一系列酶的激活剂或辅助因子；④构成组织的成分，Ca^{2+}、Mg^{2+} 是骨骼和牙齿的组成成分。

氯（Cl^-）和碳酸氢根（HCO_3^-）均是细胞外液中的主要阴离子，与 Na^+ 共同维持其晶体渗透压，稳定含水量。为了保持血中阴离子总量的相对恒定，HCO_3^- 常对 Cl^- 的增减起代偿作用，即 Cl^- 减少时 HCO_3^- 则代偿性地增加。HCO_3^- 为体内“碱储备”，故其增减可影响酸碱平衡。如剧烈呕吐，可因 Cl^- 大量丢失，HCO_3^- 代偿增加而引起低氯性碱中毒；如连续大量输入大量等渗盐水，因 Cl^- 增加过多而 HCO_3^- 减少，可引起高氯性酸中毒。正常血浆 Cl^- 浓度为 103mmol/L；血浆 HCO_3^- 浓度为 27mmol/L。二氧化碳结合力（CO_2CP）是指血浆 HCO_3^- 中的二氧化碳含量，正常范围为 23～31mmol/L（50～70Vol%）。

四、体液平衡的调节

体液和渗透压的稳定是神经－内分泌系统调节的。体液的正常渗透压通过下丘脑－垂体后叶－抗利尿激素系统来恢复和维持，血容量的恢复和维持则是通过肾素－醛固酮系统。此两系统共同作用于肾，调节水与电解质的吸收及排泄，以达到维持体液平衡之目的。血容量与渗透压相比，前者对机体更为重要，当血容量锐减又兼有血浆渗透压降低时，前者对抗利尿激素的促进分泌作用大大强于低渗透压对抗利尿激素的抑制分泌作用，以优先保持和恢复血容量，保证重要器官的灌流和氧供，维护生命安全。在临床上，常以观察尿量来估计缺水程度，借尿量与比重的关系来了解肾脏的功能。

1. 渴感作用 机体缺水时，细胞外液的渗透压增高，可使下丘脑视上核侧面口渴中枢的神经细胞脱水而引起口渴感，此外有效循环血量的减少和血管紧张素的增多也可引起渴感。渴则思饮寻水，饮水后血浆渗透压回降，渴感即消失。

2. 抗利尿激素（antidiuretic hormone，ADH）　ADH 的分泌主要受晶体渗透压改变的影响，而通过肾对水分的吸收增减，来调节细胞外液的渗透压（血容量变化也有间接影响）。ADH 可提高肾远曲小管、集合管对水分再吸收增加，尿量减少，对电解质影响甚小，即保水以维持正常渗透压。此外，动脉血压升高通过刺激颈动脉窦压力感受器而反射性地抑制 ADH 的释放；强力刺激、情绪紧张和麻醉剂等可使 ADH 释放增多；血管紧张素Ⅱ增多也可刺激 ADH 的分泌。

3. 醛固酮（aldosternoe，ADS）　其分泌主要受有效循环血量增减的影响，受肾素-血管紧张素和血浆 Na^+、K^+浓度的调节。主要作用于肾远曲小管、集合管，对 Na^+主动重吸收，同时通过 Na^+-K^+和 Na^+-H^+交换促进 K^+和 H^+的排泌，具储钠（水）排钾之功。肾素是一种蛋白水解酶，能催化血浆中血管紧张素原转变为血管紧张素Ⅰ，后者在转换酶的作用下转变为活性较强的血管紧张素Ⅱ，引起小动脉收缩，刺激肾上腺皮质球状带，增加醛固酮的分泌。反之，当血容量增多时，肾素-血管紧张素-醛固酮系统则受到抑制。

4. 心房利钠多肽（ANP）　存在于心房肌细胞的细胞浆中，其释放与血容量的增减及对右心房的压力有关。当血容量增加，右心房压力增大时，心房肌释放 ANP，提高了其水平，抑制肾髓质集合管对 Na^+的重吸收，或改变肾内血流分布，增加肾小球滤过率而发挥强大的利钠利尿作用，以减少血容量。反之，如摄入钠、水不足，则 ANP 释放减少。ANP 可拮抗肾素-醛固酮的作用。ANP 还能显著减轻失水或失血后血浆中 ADH 水平增高的程度。

5. 利钠激素（natriurelic hormone）　在细胞外液容量增加时，血浆中观察到的一种抑制肾小管重吸收 Na^+、性质未明的物质，称为“利钠激素”或“第三因子”。它能使尿内 Na^+的排出增多，也使水的排出增加，从而减少细胞外液量，重新达到平衡。

6. 甲状旁腺素（parathyroid hormone）　是甲状旁腺分泌的激素，它能促进远曲小管对磷酸盐的重吸收，抑制近曲小管对 Na^+、K^+和 HCO_3^-的重吸收，甲状旁腺素还能促进肾小管对 Mg^{2+}重吸收。甲状旁腺素的分泌主要受血浆 Ca^{2+}浓度的调节，Ca^{2+}浓度下降可使甲状旁腺素的分泌增加，反之，则分泌减少。

五、酸碱平衡的维持

体液环境适宜的酸碱度，是机体进行正常生理活动和代谢过程的需要。通常人体的体液保持着一定的 H^+浓度，正常人体动脉血 pH 值维持在 7.35～7.45 之间，这一 pH 值最适合细胞代谢和整个机体的生存。尽管机体代谢过程中，不断生成和摄取酸性或碱性物质，但血液的 pH 值不致发生显著变化，有赖于体内血液缓冲系统、肺的呼吸、肾的排泄和组织细胞的缓冲池作用对酸碱平衡的调节，稳定着机体内环境。

血液缓冲系统是由一个弱酸和它的盐所组成，合称缓冲对。体内的缓冲对有多种，其中最重要的是碳酸氢盐－碳酸。正常人血中 HCO_3^- 含量为 27mmol/L，H_2CO_3 为 1.35 mmol/L，二者之比为 20∶1。体内酸增多时，由 HCO_3^-（碱性）结合 H^+，使酸中和；碱增多时，由 H_2CO_3 释出 H^+ 去中和碱，以保持血液 pH 为 7.40 的正常范围。

肺是排出体内挥发酸（碳酸）的主要器官。当血中 $PaCO_2$ 超过 40mmHg 时，便兴奋呼吸中枢，使呼吸加深加快，加速二氧化碳排出，以降低血中 H_2CO_3 浓度；当血中 $PaCO_2$ 减低时，呼吸就变慢变浅，以减少二氧化碳的排出。如果机体的呼吸功能失常，本身就可引起酸碱平衡紊乱，也会影响其对酸碱平衡紊乱的代偿能力。

肾脏是调节酸碱平衡的重要器官，一切非挥发酸和过剩的碳酸氢盐都必须经过肾脏排出。其调节酸碱平衡的机制是：H^+－Na^+ 交换；HCO_3^- 重吸收；分泌 NH_3 与 H^+ 结合为铵离子（NH_4^+）排出；尿酸化排出 H^+。肾通过改变排出固定酸和保留碱性物质的量，来维持正常血浆 pH 不变。如果肾功能有异常，则不仅会影响其对酸碱平衡的正常调节，而且其本身也可引起酸碱平衡紊乱。

机体组织细胞也是酸碱平衡的缓冲池。在酸碱中毒时，H^+ 向细胞内外的转移，也有利于酸碱平衡。由于全身细胞总量很大，故有相当程度的缓冲作用。但要保持体液中离子平衡，H^+ 进出细胞时，必然会引起其他离子相应转移。

以上四方面的调节因素共同维持体内的酸碱平衡，但其强度和作用时间有差异。血液缓冲系统反应迅速，且作用最强，但持续时间不久；肺的调节作用到 30 分钟后达最高峰，但仅对二氧化碳有调节作用；细胞的缓冲作用较强，约于 3～4 小时后发挥作用，但常会导致钾的分布异常；肾脏的调节作用比较缓慢，常在数小时之后起作用，但维持时间较长，特别是对保留 HCO_3^- 和排出固定酸具有重要作用。

六、水、电解质及酸碱平衡在外科的重要性

在日常外科临床的诊疗过程中，都会遇到不同性质、不同程度的水、电解质及酸碱平衡的问题，随时需要作出正确的判断和及时处理。尤其是急重病证，如严重创伤、大面积烧伤、消化道瘘、肠梗阻或严重腹膜炎，都可直接导致脱水、血容量减少、低钾血症及酸中毒等严重内环境紊乱现象。及时识别和积极纠正这些异常是治疗该病的首要任务之一，因为任何一种水、电解质及酸碱平衡失调均

可导致患者死亡。另外，病人内环境相对稳定是手术成功的基本保证。体液平衡失调的患者，手术危险性增加的几率是明显的。即使是手术很成功，但若忽视了术后对机体内环境的维持，终会导致治疗失败。因此，术前如何纠正已存在的水、电解质及酸碱平衡失调，术中和术后又怎样维持体液的平衡状态，是外科医师必须能娴熟掌握的基本功。

临床上发生水、电解质及酸碱平衡失调的表现形式是多种多样的，可以只发生单一的异常，如低钾血症，但最常见的是同时存在多种异常现象，例如既有水、电解质紊乱，又有酸碱平衡失调。这时，就要全面纠正，不要疏漏。此外，外科病人伴有内科疾病是很常见的，如合并糖尿病、肝硬化或心功能不全等，这更会增加治疗的复杂性。

第二节 体液代谢的失调

体内水、电解质因疾病、创伤等因素的影响而发生改变，一旦这些变化超过机体的代偿调节能力，便会产生体液平衡失调。体液平衡失调可分为三类。①容量失调：为细胞外液中等渗性体液的减少或增加（无渗透压改变）。其中，分布性变化是容量失调表现的另一特殊类型，即细胞外液在体内被“扣押”于无功能间隙，引起功能细胞间隙的缩减。②浓度失调：指细胞外液中水的减少或增加，导致渗透微粒的浓度即渗透压发生变化。由于 Na^+ 占细胞外液渗透微粒的 90%，故浓度失调主要表现为低钠血症或高钠血症。③成分失调：细胞外液中的其他离子浓度改变。细胞外液中的其他离子虽有各自的病理生理影响，但不致引起渗透活性颗粒总数的显著变化，对细胞外液渗透压影响不明显。如低钾血症或高钾血症，低钙血症或高钙血症，低镁血症或高镁血症，酸中毒或碱中毒等。

一、水和钠的代谢紊乱

一般正常人的血清钠浓度为 136 ~ 145mmol/L。成人每天从饮食中摄入 100 ~170mmol 钠，相当于 4 ~10g 氯化钠，日需量仅 4. 5g，过剩的钠主要由尿排出。细胞外液中钠是最主要的电解质，其平衡规律是：“多进多排，少进少排，不进不排”。由于水和钠的关系非常密切，故细胞外液缺水时必然和失钠同时存在。引起水和钠异常的原因不同，缺水和失钠的程度也不同。这些不同缺失的形式所引起的病理生理变化及临床表现也就不同。根据它们在细胞外液中缺失的比例，临床将其分为等渗、高渗和低渗缺水三种类型。

（一）等渗性缺水

等渗性缺水（isotonic dehydration）又称急性缺水或混合性缺水，是外科临床中最常见的类型。即血钠浓度正常的细胞外液容量减少。特征：水和钠按其在血液中的正常比例丢失，无钠盐及渗透压的明显改变，以细胞外液（包括循环血量）迅速减少为突出表现。

【病因】

1. 消化液的急性丢失，如大量呕吐、腹泻、肠瘘等。

2. 体液在所谓“第三间隙”中扣押，如肠梗阻、急性弥漫性腹膜炎、腹膜后感染等大量体液聚积于肠腔、腹腔或软组织间隙。

3. 大面积烧伤早期大量渗液。

【病理生理】

体液水、钠等渗地急剧丧失，主要损失血浆区和组织间液区的液体，造成细胞外液（包括循环血量）迅速减少，肾脏血流量减少，肾入球小动脉壁的压力感受器受到管内压力下降的刺激，引起肾素-醛固酮系统兴奋，醛固酮分泌增加，导致肾远曲小管对钠的重吸收增加，伴随对水的再吸收（少尿），使细胞外液代偿性回升。因血浆渗透压变化不大，初期细胞内液容量变化不大。但当细胞外液大量丢失时，细胞内液逐渐转移到细胞外，以维持血容量，乃引起细胞内缺水；同时，细胞外液容量明显减少可引起血压下降、休克乃至急性肾衰竭。

【临床表现】

根据缺水缺钠程度，将等渗性缺水分为三度。

1. 轻度 缺水症状为口渴、少尿；缺钠症状有厌食、恶心、软弱无力。体液丧失约占体重的2%～4%。

2. 中度 当体液大量迅速丧失达体重5%（相当于细胞外液的20%），可出现血容量不足，表现脉搏细快，肢端湿冷，“三陷一低”，即眼窝下陷，浅表静脉瘪陷，皮肤干陷（弹性差），血压下降或不稳。

3. 重度 体液继续丢失达体重的6%～7%（相当于细胞外液的24%～28%）时，即可出现休克。常伴有代谢性酸中毒。若患者主要丢失胃液，而大量丢失 H^+ 和 Cl^- 则可伴发低氯低钾性碱中毒。

表7-2 液体丧失量与休克程度的关系

细胞外液丧失量（占体重百分比）	休克程度	脉搏（次/分）	收缩压（mmHg）	脉压差（mmHg）	丧失细胞外液百分比（%）
<4%	轻度	<100	正常或稍高	轻微缩小	<20%
4%～6%	中度	100～120	70～90	中等缩小	20%～30%
>6%	重度	>120	0～70	明显缩小	>30%

【实验室检查】

1. 血常规：红细胞计数、血红蛋白及红细胞比容增高，示血液浓缩。

2. 尿液检查：尿钠减少或正常，尿比重升高。

3. 血清 Na^+、Cl^- 及血浆渗透压正常范围。

4. 测定二氧化碳结合力、血气分析：区别有无代谢性酸中毒或碱中毒。

【治疗】

1. 原发病治疗　积极治疗原发病，以减少水和钠的继续丧失。

2. 补液补钠

（1）按临床表现估计：例如体重 60kg，有脉搏细速、血压下降等症状，表示细胞外液丧失量占体重 5%，则补液量为 3000ml 等渗盐水或平衡液。

（2）按红细胞比容计算：补等渗盐水量（ml）＝红细胞比容上升值/红细胞比容正常值×体重（kg）×0.2

补液补钠方法：一般临床上先补给计算量的 1/2～2/3，再加上每日氯化钠需要量 4.5g 及水 2000ml。

3. 注意事项

（1）生理盐水中含 Cl^- 量为 154mmol/L，明显高于血 Cl^- 含量 103mmol/L，正常情况下可通过肾脏保 HCO^- 排 Cl^- 来调节。但在重度脱水和休克时，肾血流量减少，以致排氯减少，大量输入盐水有导致高氯性酸中毒的危险。因此，输液量大时，宜选用平衡液。目前常用的有：①乳酸钠平衡液：1.86% 乳酸钠 1 份、林格液 2 份（肝功能不全时，不用此配方）。②碳酸氢钠平衡液：1.25% 碳酸氢钠 1 份、生理盐水 2 份（临床亦有用林格液者）。平衡液的优点：① 为等渗液，其电解质浓度与细胞外液接近；② 能减低血液黏稠度，改善微循环灌流；③ 可纠正低血钠和酸中毒；④扩充血容量可代替部分输血，对一般失血量为血容量 10%～15% 的病人，全部可用平衡液来补偿。一般每失血 100ml，用平衡液 300ml。

（2）尿量达 40ml/h 后，应予补钾。

（3）对已有周围循环衰竭者，除快速补充等渗盐水或平衡液外，还需补充胶体溶液。

（二）高渗性缺水

高渗性缺水（hypertionc dehydration）又称原发性缺水。即为伴有细胞外液减少的高钠血症。特征：水钠同时损失，但失水多于失钠；细胞外液减少且渗透压升高，细胞内液缺水程度超过细胞外缺水。临床以口渴为特征性表现。

【病因】

1. 水摄入不足 主要见于口腔、咽、食管疾患伴吞咽困难、昏迷及其他危重病人给水不足者。

2. 水分丢失过多 高热或高温环境大量出汗或烧伤暴露疗法均可从汗液丢失量水分。

3. 鼻饲要素饮食、静脉高营养 不恰当地输入过多高渗溶液。

【病理生理】

高渗性缺水的基本病理生理改变是细胞外液呈高渗状态，导致：

1. 下丘脑口渴中枢受刺激，患者出现口渴感。

2. 刺激下丘脑垂体后叶分泌和释放抗利尿激素，使肾小管对水的再吸收增加，尿量减少且比重增加。

3. 细胞内液中的水分转移至细胞外，造成细胞内缺水程度超过细胞外缺水。脑细胞脱水可引起脑功能障碍。

4. 因脱水脑体积显著缩小，颅骨与脑皮质之间的血管张力增大，而导致静脉破裂，出现局部脑内出血和蛛网膜下隙出血。

【临床表现】

根据失水程度，将高渗性缺水分为三度：

1. 轻度缺水 失水量占体重的2% ~4%。除口渴外，无其他症状。

2. 中度缺水 失水量占体重的4% ~6%。极度口渴，乏力，眼窝明显凹陷，唇舌干燥，皮肤弹性差，心跳加速，尿少，尿比重增高。

3. 重度缺水 失水量占体重6%以上。除有上述症状外，可出现烦躁、谵妄、昏迷等脑功能障碍症状，血压下降乃至休克，少尿乃至无尿，氮质血症等。

【实验室检查】

1. 血常规：红细胞计数、血红蛋白含量、红细胞比容轻度增高。

2. 尿比重升高（>1.025）。

3. 血钠>150mmol/L，血浆渗透压>320mmol/L。

【治疗】

1. 积极治疗原发病，尽早解除缺水或失液

2. 补液量

（1）根据失水程度，按体重百分比的丧失量来估计。成人每丧失体重的1%，补液400~500ml。

（2）根据血钠浓度计算：补液量（ml）=〔血钠测定值（mmol/L）－142〕×体重（kg）×4（女性为3，儿童为5）。

3. 注意事项　①轻度失水者，口服补液；若病人不能口服或中、重度缺水者，宜静脉补液。②初期补充5%葡萄糖注射液或0.45%氯化钠注射液，待血钠、尿比重降低后，可补充5%葡萄糖生理盐水，补液速度原则上先快后慢，第1日补给计算量的1/2或1/3，其余量第2日补完，同时应加上每日生理需要及额外丢失量。③高渗性缺水者也缺钠，只因缺水更多，才致血钠浓度升高。所以，纠正缺水时宜适当补钠，防止纠正了缺水反而出现低钠血症。④若同时有缺钾需纠正时，应在尿量超过40ml/h后方可补钾。⑤经过补液治疗后，酸中毒仍未纠正时，可补给碳酸氢钠溶液。

（三）低渗性缺水

低渗性缺水（hypotonic dehyration）又称慢性缺水或继发性缺水，即为伴有细胞外液减少的低钠血症。特征：水钠同时丧失，但失钠多于失水。主要为细胞外液减少。

【病因】

1. 胃肠道消化液长期丧失，如反复呕吐、腹泻、胆胰瘘、胃肠道长期引流或慢性肠梗阻，钠随消化液大量丧失，补液不足或仅补充水分。

2. 大创面慢性渗液。

3. 大量应用排钠性利尿剂（如噻嗪类、利尿酸等）时，未注意补给适量钠盐。

4. 急性肾衰竭多尿期、失盐性肾炎、肾小管性酸中毒、Addison病等肾脏排钠增多，又补充了水分。

【病理生理】

低渗性缺水的基本病理生理改变是细胞外液呈低渗状态，导致：

1. 抗利尿激素分泌和释放减少，尿量增加，一方面使细胞外液的低渗状态得到一定程度的恢复，另一方面使细胞外液容量减少，组织间液缺少程度大于血浆缺少程度。

2. 若细胞外液低渗状态得不到纠正，则细胞外液向细胞内转移，使细胞外液容量进一步减少。当细胞外液减少到一定程度时，导致循环血量减少，故而患者易出现休克（低钠性休克）。

3. 血容量减少刺激容量感受器，抗利尿激素分泌增加，使肾小管对水的重吸收增多，此时由多尿转为少尿；同时肾素－醛固酮系统被激活，使肾小管对钠重吸收增加，并伴有氯和水重吸收增加，故尿钠、氯含量减少，乃至缺如。

【临床表现】

根据缺钠程度，临床上可把低渗性缺水分为三度：

1. 轻度缺钠 每千克体重缺钠相当于氯化钠0.5g，血清钠<135mmol/L。患者感乏力、头昏、手足麻木，但无口渴感，尿量正常或稍多，尿钠、氯减少，尿比重低。

2. 中度缺钠 每千克体重缺钠相当于氯化钠0.5～0.75g，血钠<130mmol/L，病人除上述症状外，尚有厌食，恶心，呕吐，脉搏细速，血压不稳定或下降，脉压变小，浅静脉萎陷，视力模糊，站立性晕倒，尿少，尿中几乎不含钠和氯。

3. 重度缺钠 每千克体重缺钠相当于氯化钠0.75～1.25g，血钠<120mmol/L。除有上述中度缺钠症状外，还有肌痉挛性抽痛，腱反射减弱或消失，病人神志不清，木僵，乃至昏迷。常伴有严重休克、少尿或无尿。尿素氮升高。

【实验室检查】

1. 血常规：红细胞计数、血红蛋白含量、血细胞比容明显增高。

2. 尿液检查：尿 Na^+、Cl^- 明显减少乃至缺如，尿比重<1.010。

3. 血钠<135mmol/L，血浆渗透压<280mmol/L，血非蛋白氮、尿素氮可增高。

【治疗】

1. 积极处理致病原因。

2. 补液量估算方法

（1）按临床缺钠程度计算：例如体重60kg病人，有中度缺钠，估计每千克体重丧失氯化钠0.5g，则宜补氯化钠30g。

（2）按血钠浓度计算：补氯化钠量（g）=〔142－血钠测定值（mmol/L)〕/17×体重（kg）×0.6（女性为0.5）

3. 补液补钠的方法 一般临床上先补给计算量的一半，再加上每日氯化钠需要量4.5g，其余一半的氯化钠可在次日补给。

轻度和中度缺钠者可选用等渗盐水或5%葡萄糖生理盐水。例如缺钠30g，先补一半15g，再加生理需要量4.5g，当日共需补给氯化钠19.5g，则可用5%葡萄糖生理盐水2000ml补充。

重度缺钠者已出现休克时，应快速补充晶体溶液和胶体溶液，补充血容量，改善血液循环，提高血压（晶体液用量要比胶体液大2～3倍）。接着静脉给予高渗（5%）氯化钠溶液200～300ml，尽快纠正血钠过低，以提高血浆渗透压；然后根据计算所得的补钠量再给予调整，结合病情决定是否需要继续补充高渗盐水或改用等渗盐水。

4. 注意事项

（1）补液时应加上每日生理需要量2000ml。

（2）缺钠伴有酸中毒时，宜在补充血容量和钠盐的基础上予以纠正。

（3）缺钠常常伴有缺钾，在尿量达 40ml/h 后，予补充钾盐。

（四）水中毒

水中毒（water intoxication）又称水过多或稀释性低钠，系指在病理和（或）人为治疗因素的作用下，水的总摄入量超过总排出量，以致水在体内潴留，循环血容量增多及细胞内水过多。

【病因病理】

通常只有在抗利尿激素（ADH）过多、肾功能不全或肾上腺皮质功能减退等，使水分排出受阻的情况下，摄水过多或补液过量时，才会发生水过多。在外科也可发生在心、肾、肝功能正常，膀胱低张液（蒸馏水）灌洗的患者；尤其年龄较小的儿童，可因输液过多、过快，大量清水洗胃或灌肠导致水中毒。

由于水在体内潴留，细胞外液量增大，浓度被稀释而呈低渗状态，水分子向相对高渗的细胞内转移，结果是细胞内、外液均增多，渗透压降低。细胞外液量增大则抑制醛固酮的分泌，使远曲小管对 Na^+ 的重吸收减少，经尿排钠增多，导致血钠浓度更低。细胞内水分增多，细胞内水肿，甚至细胞膜破裂，细胞内、外代谢失常，严重威胁生命。

【临床表现】

可分为两类：

1. 急性水中毒　起病急。由于脑水肿和颅内压增高，故神经症状出现最早且突出，如头痛、呕吐、失语、精神失常、定向障碍、嗜睡、抽搐、惊厥、谵妄、昏迷等，严重时可因脑疝形成而致呼吸、心脏停搏。

2. 慢性水中毒　可有软弱无力、恶心、嗜睡等，但往往被原发疾病的症状所掩盖；另外因细胞外液量增加，可出现多尿、水肿、气急、心悸、血压升高、体重增加，严重时可发生急性左心衰竭、肺水肿。一般无凹陷性水肿。

【实验室检查】

1. 血液检查　红细胞计数、血红蛋白含量、血细胞比容、平均血红蛋白浓度（MCHC）降低，红细胞平均容积（MCV）增加。

2. 尿液检查　尿比重低，尿钠增多。

3. 血 Na^+ 明显降低。血 K^+、血 Cl^- 亦降低。

【治疗】

1. 预防重于治疗。对有导致水过多病理因素者，应严格控制入水量，并积极治疗原发病。

2. 立即停止水的摄入。

3. 应用速效利尿剂：宜选用袢利尿剂如速尿，有肾功能不全者，可加大剂量。渗透性利尿剂20%甘露醇溶液或25%山梨醇溶液250ml静脉快速滴注。

4. 纠正细胞内、外液的低渗状态：常用5%氯化钠溶液，一般剂量为5~10ml/kg体重，先给予100ml于1小时内缓慢静脉滴注。以后根据病情再决定继续用量。

5. 处理并发症：合并脑水肿者，除上述处理外，惊厥者可予10%葡萄糖酸钙溶液10~20ml，缓慢静脉推注。低钾者酌情补钾。

6. 透析治疗：适用于病情急而严重患者。

此外，为抑制ADH分泌或ADH对肾小管的作用，可用无水酒精20~50ml加入5%葡萄糖注射液中静滴；或用去甲金霉素0.9~1.2g/d，分3次口服，可造成可逆性肾性尿崩症，促使水分排出。亦可以山梨醇口服导泻，或以中药导泻（峻下逐水）以降低血容量。

二、钾的异常

血清钾正常值为3.5~5.5mmol/L。98%钾的存在于细胞内，是细胞内液中的主要阳离子，虽然细胞外液中钾含量仅占总钾量的2%，但有极为重要的生理作用：钾能增加神经-肌肉的兴奋性；参与维持正常心肌的舒缩；参与细胞的正常代谢，如糖原、肌蛋白的合成等；维持着细胞内的渗透压和酸碱平衡。钾的来源全靠食物中摄入。钾的平衡规律是“多进多排，少进少排，不进也排”。钾的异常有低钾血症和高钾血症，前者在外科常见。

（一）低钾血症

血清钾低于3.5mmol/L为低钾血症（hypokalemia）。

【病因】

1. 钾摄入不足 见于长期禁食而补钾不足或未补钾者。

2. 钾丢失、排出过多

（1）呕吐，腹泻，长期胃肠引流或消化道外瘘失钾。

（2）使用排钾性利尿剂，失钾性肾病（急性肾衰多尿期、肾小管酸中毒等）。

（3）原发性或继发性醛固增多症和皮质醇增多症等尿钾排出过多者。

3. 钾在体内分布异常 全身总钾量未减少，而是血清钾向细胞内转移，见于家族性低钾性周期性麻痹、应用大剂量胰岛素及葡萄糖静脉滴注、急性碱中毒、棉酚中毒等。

【临床表现】

轻度低钾可无任何症状。当血清钾低于3mmol/L时，即可出现症状。

1. 神经肌肉系统症状　表情淡漠，倦怠嗜睡，或烦躁不安，肌肉软弱无力，腱反射迟钝或消失，眼睑下垂，后延及躯干、四肢，当血清钾<2.5mmol/L时，可出现软瘫、呼吸无力、吞咽困难。

2. 消化系统症状　食欲不振，纳差，口苦，恶心，呕吐，腹胀，重则肠麻痹。

3. 循环系统症状　因低钾引起心肌兴奋性、自律性增高，传导性降低，表现为心悸，心动过速，心律失常，传导阻滞，严重时室颤，停跳于收缩状态。

习惯上把上述三方面表现称为“低钾三联征”。

4. 泌尿系统症状　慢性失钾，可影响肾小管功能，对抗利尿激素不敏感，导致肾脏浓缩功能障碍，出现多饮，多尿，夜尿增多，严重时出现蛋白尿和颗粒管型。膀胱收缩无力而排尿困难。

5. 对酸碱平衡的影响　低钾时，细胞内 K^+ 移至细胞外，细胞外 H^+ 移入细胞内，细胞内液 H^+ 浓度增加，而细胞外 H^+ 浓度降低，出现细胞内酸中毒和细胞外碱中毒并存。此外，因肾小管上皮细胞内缺钾，故排 K^+ 减少而排 H^+ 增多，出现代谢性碱中毒，同时排出反常性酸性尿。

【实验室检查】

1. 血清钾低于3.5mmol/L。

2. 尿钾低于20mmol/L，多提示胃肠道失钾；尿钾高于20mmol/L，多提示肾脏失钾。

3. 心电图：早期T波低平、双相倒置，继之S-T段下降，Q-T间期延长，出现U波，或T、U波融合。

【治疗】

1. 治疗原发病，以终止和减轻继续失钾。

2. 重在预防，对长期禁食、慢性消耗和体液丧失较多者注意补钾，每日预防性补钾40~50mmol（氯化钾3~4g）。

3. 补钾原则与方法

（1）*尿多补钾*：休克、脱水、缺氧、酸中毒、肾衰竭等未纠正前，尿量<40ml/h，或24小时尿量少于500ml，暂不补钾。

（2）*尽量口服*：轻度低钾且能口服者，口服氯化钾每次1~2g，每日3次；或服用氯化钾肠溶片以减少胃部不适。亦可进食含钾食物，如香蕉、榨菜、菠菜、紫菜、海带等。口服者90%可被吸收，且最为安全，“需多少吸收多少”。不能口服或严重缺钾者，则需静脉补给。

(3) 低浓度、慢速度：静脉补钾应均匀分配。切记引起高钾血症的最主要原因是单位时间内高浓度、快速度补给，而不是全日的总量。故静脉输注的液体中氯化钾浓度不能高于3‰（即<40mmol/L），每分钟应少于80滴（即<20mmol/h）的速度补给，严禁以10%氯化钾溶液直接静推、静滴，以免一过性高钾血症危及生命。

(4) 分阶段补给：正常情况下，注射后的钾约15小时后才能与细胞中钾平衡，全身缺钾状况需较长时间才能纠正，一般需要4～6天或更长。因此，所需钾量不强求一次性补足，宜分阶段按计划补给。一般性缺钾每日补充氯化钾3～6g即可。特殊情况的严重缺钾，虽日补钾量可高于8g或更多，但必须在心电图、尿钾测定的监护下，严格控制单位时间内的浓度、速度补给，不可操之过急，以防高钾血症的出现，及钾从尿中大量排出，达不到补钾的目的。

（二）高钾血症

血清钾浓度高于5.5mmol/L称高钾血症（hyperkalemia）。

【病因】

1. 钾摄入过多 见于补钾过量、输大量库存血、应用大量含钾药物等。

2. 肾脏排钾减少 ①急慢性肾衰竭伴少尿或无尿，为临床最常见且最重要的原因。②长期应用保钾利尿剂及血管紧张素转换酶抑制剂。③致盐皮质激素减少，钾储留于血清内的疾病，如肾上腺皮质机能减退症、双侧肾上腺切除后等。

3. 细胞内钾释出或外移 见于重症溶血、大面积烧伤、创伤、中毒性感染、缺氧、休克、急性酸中毒、高钾性周期性麻痹、输注精氨酸等。

【临床表现】

1. 神经肌肉传导阻碍 血钾轻度增高，仅有四肢乏力、手足感觉异常（麻木）、肌肉酸痛。当血清钾>7.0mmol/L时，可出现软瘫，先累及躯干，后波及四肢，最后累及呼吸肌，出现呼吸困难。

2. 心血管症状 有心肌应激性降低的表现：血压波动（早期增高，后期下降），心率缓慢，心音遥远而弱，重者心跳骤停于舒张期。其症状常与肾衰竭症状同时存在。

有引起高钾血症原因的患者，出现一些不能用原发病来解释的临床表现时，即应警惕有高钾血症的可能，应立即检查血钾浓度，并做心电图检查，以明确诊断。

【实验室检查】

1. 血清钾>5.5mmol/L。

2. 心电图：早期改变为T波高尖，基底变窄；当血清钾>8.0mmol/L时，P

波消失，QRS 波增宽，Q－T 间期延长。严重时出现房室传导阻滞，心室颤动。但碱中毒常掩盖高钾血症心电图改变，高镁血症可产生类似高钾血症的心电图改变，判断时要予以注意。

【治疗】

高血钾症是危急症候，应作紧急处理。

1. 停钾 立即停止钾（包括药物和食物）摄入。积极治疗原发病，减少钾的来源。

2. 抗钾 对抗心律失常，应用钙剂拮抗钾对心肌的抑制作用。立即静脉推注葡萄糖酸钙 1～2g，半小时后可重复使用一次，以后以 10% 葡萄糖注射液 500ml 加葡萄糖酸钙 2～4g 静滴维持。

3. 降钾 降低血钾浓度，使 K^+ 暂时转入细胞内。①静脉注射 5% 碳酸氢钠溶液 60～100ml，再继续静脉滴注 100～200ml，以提高血钠浓度并扩容，促使 Na^+-K^+ 交换，使 K^+ 转入细胞内，使血清钾浓度得以稀释或从尿中排出。②使用高渗糖溶液加胰岛素静脉滴注，当葡萄糖转化为糖原时将 K^+ 带入细胞内，暂时降低血钾浓度，用 25%～50% 葡萄糖溶液 100～200ml 或 10% 葡萄糖溶液 500ml，按每 4～5g 葡萄糖加 1U 胰岛素比例，静脉滴注，3～4 小时后可重复用药。

4. 排钾 促使排钾。

（1）阳离子交换树脂 15～20g，饭前口服，每日 3～4 次；或加入温水或 25% 山梨醇溶液 100ml 中，保留灌肠 0.5～1 小时，每日 3～6 次。

（2）给予高钠饮食及排钾利尿剂。

（3）病情严重且血钾进行性增高，尤其肾功能不全者，予腹膜透析或血液透析。

三、钙的异常

体内 99% 的钙以磷酸钙和碳酸钙的形式贮存于骨骼中，细胞外液中钙仅占总钙量的 1%。血清钙浓度为 2.25～2.75mmol/L，相当恒定。其中 45% 为离子化钙，起着维持神经、肌肉稳定性的作用；约 50% 为蛋白结合钙，5% 为与有机酸结合钙。离子化与非离子化的比率受 pH 值的影响，pH 值降低可使离子化钙增加，pH 值上升可使离子化钙减少。

（一）低钙血症

血清钙低于 2.25mmol/L 为低钙血症（hypocalcemia）。

【病因】

1. 可见于维生素 D 缺乏、甲状旁腺机能减退、慢性肾衰竭、肠瘘、慢性腹泻和小肠吸收不良综合征。

2. 在外科临床工作中，低钙血症是甲状腺手术时损伤或切除甲状旁腺的一个严重并发症。

3. 患急性出血性坏死性胰腺时，血清钙下降是一项预后不良的指标。

4. 亦见于广泛软组织感染（坏死性筋膜炎）。

【临床表现】

主要是由神经肌肉系统兴奋性增强所致的症状和体征。

1. 易激动，指（趾）端及口唇周围麻木或针刺感，手足或面部肌肉痉挛，腱反射亢进。

2. 当血钙低于 2mmol/L 时，出现手足抽搐，肌肉和腹部绞痛。

3. Trousseau 征（束臂试验：以血压计袖带束于上臂，充气超过收缩压 2 分钟，发生前臂、手肌痉挛，示有隐性手足搦搐症）阳性和 Chvostek 征（耳前叩击试验：叩击耳前出现下唇肌肉抽动，或上唇、鼻唇肌肉抽动，或面神经支配肌肉都抽动）阳性。

无症状的血钙过低，可发生于低蛋白血症时（正常离子化部分降低）；而重度碱中毒病人血清钙在水平正常时可发生症状，是因为总血清钙的生理活动或离子化部分减少而发生。

【实验室检查】

1. 血清钙低于 2.0mmol/L 有诊断价值 。

2. 心电图：Q－T 间期延长。

【治疗】

1. 治疗原发病。

2. 以 10% 葡萄糖酸钙 20ml 或 5% 氯化钙 10ml，缓慢静脉注射，以缓解症状。

3. 碱中毒时予纠正，以提高血内钙离子化浓度。

4. 亦可口服维生素 D 及钙剂。

（二）高钙血症

血清钙高于 2.75mmol/L 时为高钙血症（hypercalcemia）。

【病因】

1. 甲状旁腺机能亢进。

2. 某些恶性肿瘤：如乳腺癌、肾癌、肺癌、骨转移性癌、多发性骨髓瘤等可分泌甲状旁腺素相关多肽，促进血钙升高。

【临床表现】

1. 早期：疲倦，乏力，纳差，恶心，呕吐，腹胀，体重下降。

2. 重者：严重头痛，背部和四肢疼痛，幻觉，狂躁昏迷；血钙达 4～5mmol/L 可危及生命。

3. 长期高血钙症可引起血管钙化、肾实质钙化、肾结石，同时影响肾小管浓缩功能，出现多尿、夜尿 、口渴。

【治疗】

1. 积极治疗原发病。甲状旁腺功能亢进者手术治疗。

2. 重度高钙血症伴缺水者，宜静脉给予大量生理盐水，同时予速尿 20～40mg 静脉推注，促进尿钙排出。

3. 对维生素 D 中毒、肾上腺皮质功能减退症、结节病、多发性骨髓瘤并发高钙血症，可用大剂量肾上腺皮质激素治疗，减少钙自骨向外移，或予乙二胺四乙酸（EDTA）和硫酸钠暂时降低血钙。

4. 伴严重肾衰竭者，应做透析治疗。

四、镁的异常

镁是体内含量占第四位的阳离子。正常成人体内镁的总量约为 1000mmol，约合镁 23.5g。镁约有一半存在于骨骼中，其余几乎都存在于细胞内，为细胞内第二位重要阳离子，仅有 1% 存在于细胞外液中。镁为酶的激活剂，能维持离子泵的运转，维持心肌的正常结构与功能，影响心肌的电生理，能扩张血管，可降低肌肉的应激性，阻滞神经冲动和抑制周围神经的功能，是机体存活的必要元素之一。血清镁浓度的正常值为 0.70～1.10mmol/L。每天均需要 0.15mmol/kg 体重。镁大部分从粪便排出，余下的经肾排出，肾有很好的保镁作用。镁广泛存在于绿色蔬菜和肉类、乳类中，经小肠吸收，一般不致缺乏，但慢性肠瘘和长期禁食的病人，则可能发生缺镁。镁的异常主要是指细胞外液中镁浓度的变化，包括低镁血症和高镁血症。

（一）低镁血症

血清镁 <0.70mmol/L 为低镁血症（hypomagnesemia），也称镁缺乏（magnesium deficiency），常伴有低钙血症和低钾血症。

【病因】

1. 摄入不足 长期禁食、厌食及长期静脉营养未注意镁的补充；慢性腹泻、大部分小肠切除术后“短肠症”，吸收不良。

2. 镁丢失过多

（1）肠瘘、胆瘘、长期胃肠引流失镁。

（2）某些肾脏疾患，如慢性肾盂肾炎、慢性肾小球肾炎影响肾小管对镁的重吸收，使肾脏失镁。

（3）长期应用呋噻类、噻嗪类、洋地黄及胰岛素等药物引起镁从肾脏排出。

（4）甲状旁腺机能亢进、甲状腺功能亢进、醛固醇增多症及糖尿病酸中毒等均可引起镁排出增多。

【临床表现】

低镁血症引起肌肉系统及心血管系统应激性增强。常出现精神紧张，记忆力下降，肌肉震颤，手足抽搐和反射亢进，严重时出现谵妄、精神错乱、定向力失常、惊厥、癫痫样发作乃至昏迷，多有心律失常。

镁缺乏病人常伴有缺钾和缺钙，故很难确定哪些症状由缺镁引起，故在某些低钾、低钙病人中，经补钾、补钙后，症状仍无改善，应怀疑本症。必要时做镁负荷试验。

【实验室检查】

1. 血清镁 <0.70mmol/L。

2. 尿镁排出量 <2.1mmol/24h。

3. 镁负荷试验：正常人静脉输注氯化镁或硫酸镁 0.25mmol/kg 体重后，其90%很快从尿中排出；而镁缺乏病人注入相同量后，其40%～80%可保留在体内，甚至每日仅从尿中排出 1mmol。

【治疗】

用25%硫酸镁 5～10ml 加入 5%～10%葡萄糖注射液 500ml 中缓慢静滴；出现抽搐时，可加大硫酸镁剂量至 10～20ml，同法静滴，完全纠正缺镁需时较长。

有肾功能受损时，补镁时要谨慎，并定期测定血清镁浓度。应避免输镁过多过快，引起急性镁中毒而致心跳骤停。如果镁中毒，应立即以钙剂拮抗。

（二）高镁血症

血清镁 >1.10mmol/L 为高镁血症（hypermagnesemia）。

【病因】

1. 急性或慢性肾衰竭伴少尿或无尿时，补镁不当；注射硫酸镁过快或剂量过大。

2. 大面积烧伤、外科应激状态、严重脱水、糖尿病酮症酸中毒等。

3. 甲状腺功能减退、肾上腺皮质功减退时，肾小管对镁重吸收增加。

【临床表现】

疲倦，嗜睡，肌力减退，继之软瘫，反射消失和血压下降等，血清镁 > 3mmol/L 时，心脏传导功能发生障碍，出现房室传导阻滞；血清镁 > 5mmol/L 时出现昏迷、呼吸抑制乃至心跳骤停。心电图类似于高钾血症的心电图改变。

根据有肾功能不全及补镁过多病史，结合临床症状及血镁升高可确立诊断。

【治疗】

1. 停止补镁，同时纠正缺水和酸中毒。

2. 用10% 葡萄糖酸钙溶液 10 ~20ml 缓慢静推以拮抗镁对心脏和肌肉的抑制作用。

3. 血镁升高明显，伴有严重肾衰竭者宜及早行透析治疗。

五、磷的异常

成人体内含磷总量约 700 ~800g，其中 85% 存在于骨骼中，其余以有机磷酸酯形式存在于软组织中。细胞外液中含磷仅 2g，血清无机磷浓度的正常值为 0.96 ~1.62mmol/L。磷是核酸、磷脂等细胞组成的基本成分；参与蛋白质的磷酸化过程；是高能磷酸键的成分之一；又是某些凝血因子的成分；磷酸盐参与酸碱平衡等。

（一）低磷血症

血清无机磷浓度 <0.96mmol/L 时称为低磷血症（hypophosphatemia）。

【病因】

1. 肠道吸收障碍和丢失过多 见于维生素 D 缺乏、佝偻病；或应用能与磷结合的药物，如氢氧化铝凝胶、碳酸铝凝胶等而丢失。

2. 摄入不足 长期胃肠外营养支持忽略了磷的补给。

3. 肾小管重吸收磷减少 原发性甲状旁腺机能亢进、成人 Fanconi 综合征、肾移植后、噻嗪类利尿剂、快速输入糖皮质激素等使尿中排磷增加。

4. 磷从细胞外转入细胞内 大剂量输注葡萄糖和胰岛素。

【临床表现】

低磷血症临床发病并不少见，但因其临床表现缺乏特异性而常被忽视。低磷血症呈现神经肌肉症状，如头晕、厌食、肌无力等，重症可有抽搐、神经错乱、昏迷，甚至呼吸肌无力而危及生命。

【治疗】

1. 首先治疗原发病。

2. 对长期依赖静脉补液者，应每天补充甘油磷酸钠 10ml（相当于磷 10mmol），防止低磷血症发生。

3. 严重低磷者，可酌情增加剂量，并密切监测血清磷水平，以指导用药。

（二）高磷血症

血清无机磷浓度 >1.62mmol/L 时称为高磷血症（hyperphosphatemia）。临床少见。

【病因】

可见于急性肾衰竭、甲状旁腺机能低下时从尿中排磷障碍；或酸中毒及淋巴瘤化疗时。

【临床表现】

高磷血症导致低钙血症，因而出现一系列低钙血症的表现。因异位化钙可有肾功能损害。

【治疗】

除对原发病进行防治外，主要针对低钙血症治疗。急性肾衰竭可做透析治疗。

第三节　酸碱平衡失调

体液酸碱度适宜是机体组织、细胞进行正常生命活动的重要保证。一旦体内酸性或碱性物质产生或摄入过多，超过了机体的调节能力，或肺、肾调节酸碱平衡功能发生障碍，即会引起机体的酸碱平衡失调。另外，电解质代谢紊乱的同时也常伴有酸碱平衡失调。任何一种酸碱平衡失调发生之后，机体即会通过代偿机制以减轻酸碱紊乱，使体液 pH 值尽量恢复至正常范围。根据机体代偿纠正程度的不同，分为部分代偿、代偿和过度代偿，事实上机体是难以做到完全代偿的。临床上常根据酸碱平衡失调的原因来划分不同类型：由 HCO_3^- 原发性减少或增加所引起的酸碱平衡失调，称为代谢性酸中毒或碱中毒；由于呼吸功能异常导致 H_2CO_3 含量的原发性增加或减少而引起的酸碱平衡失调，则称为呼吸性酸中毒或碱中毒。上述四种类型，又称为单纯性或原发性酸碱平衡失调。如同时存在两种或两种以上的酸碱平衡失调，则称为混合型酸碱平衡失调。

根据酸碱平衡的汉－哈（Henderson－Hasselbakch）氏方程式可知道，pH、HCO_3^- 及 $PaCO_2$ 是反应机体酸碱平衡的三大基本要素。其中，HCO_3^- 反映代谢性因素，HCO_3^- 的原发性减少或增加，则引起代谢性酸中毒或代谢性碱中毒；$PaCO_2$ 反映呼吸性因素，$PaCO_2$ 的原发性增加或减少，可引起呼吸性酸中毒或呼吸性碱中毒。

一、代谢性酸中毒

代谢性酸中毒（metabolic acidosis）是由于非挥发性酸生成过多和排出障碍，或因体内失碱过多，使血浆 HCO_3^- 原发性减少所致。是临床上酸碱平衡紊乱中最常见的一种类型。根据阴离子间隙（AG）增大与否，可将代谢性酸中毒分为 AG 正常型和 AG 增大型两类，这两类酸中毒的病因各不相同。所谓阴离子间隙，是指血浆中未被检出的阴离子的量，其简单的测量方法是将血浆 Na^+ 浓度减去 HCO_3^- 与 Cl^- 浓度之和，正常值为 12～15mmol/L。由此可知，AG 的真正含义是反映了残余的未测定的阴离子。阴离子间隙的主要组成是磷酸、乳酸及其他有机酸。如果是由于 HCO_3^- 丢失或盐酸（HCl）增加引起的酸中毒，其阴离子间隙为正常。反之，如果是由于盐酸以外的有机酸增加或硫酸、磷酸等的潴留而引起的酸中毒，其阴离子间隙即会增加。

【分类与病因】

1. AG 正常的代谢性酸中毒　AG 值正常，HCO_3^- 从消化道或肾丢失，引起血浆 HCO_3^- 原发性减少并伴血氯代偿增高，又称高血氯性代谢性酸中毒。

（1）HCO_3^- 丢失过多：主要见于肠、胆和胰瘘，严重腹泻，输尿管乙状结肠吻合术；偶见于回肠代膀胱术，尿液在肠道潴留时间较长后，发生 Cl^- 和 HCO_3^- 的交换，Cl^- 被吸收而 HCO_3^- 被排出；长期应用碳酸酐酶抑制剂（乙酰唑胺）使 H_2CO_3 生成减少，导致 H^+ 排泌和 HCO_3^- 重吸收减少而丢失。

（2）肾小管性酸中毒：包括远曲肾小管性酸中毒、近曲肾小管性酸中毒，前者泌 H^+ 功能障碍，后者对 HCO_3^- 的重吸收障碍。

（3）输入含 Cl^- 液体过多：如某些疾病因治疗需要给予氯化铵、盐酸精氨酸、盐酸赖氨酸、盐酸或大量生理盐水。

2. AG 增大的代谢性酸中毒　体内固定酸产生增加或肾排泄固定酸减少，而固定酸阴离子在血浆中堆积则引起 AG 增大，血氯浓度无明显变化。血浆中的固定酸可解离出 H^+ 和固定酸阴离子，HCO_3^- 因中和过多的 H^+ 而减少，导致代谢性酸中毒。导致机体内产酸过多的原因有：

（1）酮症酸中毒：因糖尿病、乙醇中毒、饥饿时大量酮体堆积，产生酮症酸中毒。

（2）乳酸性酸中毒：如休克、肺水肿、心跳骤停、抽搐、严重贫血、氰化物中毒、剧烈运动时引起组织缺氧，糖酵解增加等，导致乳酸产生过多，为乳酸性酸中毒。此外，还可见于严重肝病（乳酸利用障碍）和糖尿病。

3. 肾功能不全 急慢性肾衰竭时，因肾脏排酸保碱功能障碍，引起代谢性酸中毒，常持久而严重。

【病理生理】

代谢性酸中毒时因血浆 H^+ 升高，细胞外液缓冲系统立即启动，HCO_3^- 与 H^+ 结合成 H_2CO_3，后者离解释放出 CO_2，使 $PaCO_2$ 增高。机体很快出现呼吸代偿，增高的 $PaCO_2$ 刺激呼吸中枢，引起呼吸加深加快，CO_2 呼出增多，使 $PaCO_2$ 降低。同时肾脏亦发挥代偿作用，肾小管上皮细胞碳酸酐酶及谷氨酰酶活性增强，增加 H^+ 和 NH_3 的分泌，H^+ 和 Na^+ 交换，H^+ 和 NH_3 结合形成 NH_4^+，使 H^+ 排出增加，$NaHCO_3$ 再吸收增加。当上述代偿机制不堪重负而失代偿时形成代谢性酸中毒。H^+ 增加竞争性地使心肌内 Ca^{2+} 浓度及作用降低，使心肌收缩减弱，H^+ 将 K^+ 自细胞内“挤出”，加之肾小管泌 H^+ 增加而排 K^+ 减少，引起高钾血症，可致心律失常。代谢性酸中毒能降低血管系统对儿茶酚胺的反应性，使周围血管扩张，血管容积增大，血压下降。由于体液 pH 下降，使 γ－氨基丁酸生成增多，抑制中枢神经递质，也使生物氧化酶类活性受抑制，ATP 生成减少，脑组织能量供应不足，共同使中枢神经系统受到抑制。呼吸功能代偿性显著增强。

【临床表现】

轻者因机体代偿，可无症状。重者早期有疲乏、头晕、嗜睡，最突出表现为呼吸深而快，呼吸频率有时可达 40～50 次/分。呼出气带有酮味。病人面颊潮红，口唇樱桃红色，心率加快，心律失常，对称性肌张力减退，腱反射减弱或消失等。病人常伴有缺水的症状和体征。病情严重者出现恶心、呕吐、昏迷、血压下降乃至休克。

【实验室检查】

1. 血气分析 pH 值、HCO_3^- 浓度明显下降，$PaCO_2$ 在正常范围或有所降低，AB、SB、BB 均降低，BE 负值增大。

2. CO_2CP 正常值：22～31mmol/L。轻度酸中毒：CO_2CP 为 15～22mmol/L；中度酸中毒：CO_2CP 为 8～15mmol/L；重度酸中毒：CO_2CP 为 <8mmol/L。

3. 电解质 血钾、钠、氯离子浓度测定有助于判断病情，且可据此大致计算阴离子间隙。酸中毒时常伴血钾升高。

4. 阴离子间隙（AG） 正常值为 10～15mmol。AG 大者，提示代谢性酸中毒，常为尿毒症、糖尿病酮症、乳酸性酸中毒所致；AG 正常者，提示代谢性酸

中毒常为 HCO_3^- 丢失或摄入含 Cl^- 的酸性物质所致。

5. 血糖、血酮、尿糖、尿酮　有助于排除糖尿病酮症酸中毒。

6. 血乳酸　乳酸性酸中毒时，血乳酸 >3mmol/L。

7. 血尿素氮、肌酐　因肾功能不全引起酸中毒时，血尿素氮、肌酐升高。

【治疗】

治疗原则：去除病因，纠正缺水，恢复肾肺功能，输入碱性药。

1. 轻度　HCO_3^- 浓度 16～18mmol/L 以上，病因治疗应放在首位，机体可通过肺部通气以排出更多 CO_2，纠正脱水和电解质（Na^+）紊乱，恢复肾功能，排出 H^+，保留 Na^+ 和 HCO^- 等自行矫正，一般不需用碱剂治疗，尿量增多即可恢复。

2. 重度　血浆 HCO_3^- 浓度 <10mmol/L 时，应立即静脉给予碱性溶液。常用碱性药有：

（1）碳酸氢钠（$NaHCO_3$）：其效果迅速、直接、确切，临床上最为常用。碳酸氢钠进入人体后，即离解为 Na^+ 和 HCO_3^-，HCO_3^- 与体液中 H^+ 结合成 H_2CO_3，再离解为 H_2O 和 CO_2，CO_2 自肺排出，体内 H^+ 减少，可改善酸中毒。Na^+ 留于体内，可提高细胞外液渗透压和扩充血容量，伴休克脱水时尤为适用。5%碳酸氢钠 100ml 含有 Na^+ 和 HCO_3^- 各 60mmol。临床上是根据酸中毒严重程度，补给 5% $NaHCO_3$ 溶液的首次剂量可以 100～250ml 不等。在用后 2～4 小时复查动脉血气分析及血浆电解质浓度，根据测定结果再决定是否需继续输给及输给用量。边治疗边观察，逐步纠正酸中毒是治疗的原则。5%碳酸氢钠为高渗液体（1.25%碳酸氢钠为等渗溶液），输入过快可致高钠血症、血渗透压升高，应注意避免。

（2）乳酸钠：乳酸钠在体内离解成 Na^+ 和乳酸根，后者与 H^+ 结合成乳酸，进而在肝内代谢，氧化为 CO_2 和 H_2O，并释放出热量。由于乳酸必须在有氧条件下才能转化为 CO_2，所以在肝功能不全、婴幼儿酸中毒、休克组织缺氧等情况，尤其是乳酸性酸中毒时不可采用。补给量按下列公式计算：

11.2%乳酸钠（ml）= CO_2CP 下降值（mmol/L）×体重（kg）×0.3

具体应用时，须将 11.2%乳酸钠溶液每支 20ml 加入 5%葡萄糖注射液 100ml 配成 1.9%（1/6M）的等渗液。

（3）三羟甲基氨基甲烷（THAM）：在体液中能与 CO_2 结合或与 H_2CO_3 起反应生成 HCO_3^-，提高体液的 pH 值。它是一种不含钠的强力碱缓冲剂，作用较一般碳酸氢钠为强，而且可透过细胞膜，能在细胞内、外液中同时起作用，既能纠正代谢性酸中毒，也能纠正呼吸性酸中毒。药物进入人体后很快从尿中排出，有利尿作用，有利于排出酸性物质。但大剂量快速滴注会迅速降低血浆 H^+ 浓度和 $PaCO_2$，并对呼吸中枢有直接抑制作用，还会产生低血压、低血糖、低血钙及低血钾等不良反应。

THAM 常用浓度为 3.6% 的等渗溶液，每升约含 300mmol。市售多为 7.2% 溶液，应用时需稀释 1 倍。本品呈强碱性（pH 值为 10），对组织刺激性大，可引起血栓性静脉炎，如有外溢会引起组织坏死。

纠正代谢性酸中毒时应考虑人体的代偿能力，一般先予计算量的 1/2～1/3，然后根据临床症状改善情况及实验室检查结果，决定是否输给剩余量的全部或部分。若无条件或来不及测定 CO_2CP 或 HCO_3^- 时，也可按每千克体重经静脉输入 5% 碳酸氢钠溶液 0.5ml，或 11.2% 乳酸钠溶液 0.3ml，或 3.6% 三羟甲基甲烷 1ml，可提高 CO_2CP 1Vol%，先按提高 10Vol% 来计算，一次滴入，然后依病情再决定。

纠正酸中毒的速度不宜过快，不可使血浆 HCO_3^- 超过 14～16mmol/L，以免诱发低钙、低钾症状（手足抽搐、神志改变、惊厥等）；同时用量不宜过大，以免导致血浆渗透压过高及心脏负荷加重。

纠正代谢性酸中毒后，K^+ 重回到细胞内，K^+ 从尿中排出及细胞外液 K^+ 被稀释，血清钾明显降低，应注意及时补钾；离子化的钙减少，可能出现低血钙症状，也应注意补钙。

二、代谢性碱中毒

代谢性碱中毒（metabolic alkalosis）是由于酸丢失过多或碱摄入过多，使血浆 HCO_3^- 相对或绝对增高所致。

【病因】

1. 胃液丢失过多 常见于严重呕吐、幽门梗阻、长期胃肠减压等。酸性胃液的大量丧失，即是 H^+、Cl^- 丢失，同时也丧失了 Na^+ 和细胞外液。胃液的丧失，肠液中的 HCO_3^- 不能被中和而被吸收入血，导致血中 HCO_3^- 增高；胃液中 Cl^- 的丢失使肾近曲小管的 Cl^- 吸收减少，代偿性地对 HCO_3^- 重吸收增加；胃液的丢失也使肾脏 K^+ 和 Na^+ 及 H^+ 和 Na^+ 的交换增加，导致 H^+ 和 K^+ 丧失过多，造成低钾血症和碱中毒。

2. 缺钾 血钾浓度低时，细胞内的 K^+ 代偿性地转移至细胞外，每 3 个 K^+ 从细胞内释出，即有 2 个 Na^+ 和 1 个 H^+ 进入细胞内，故而细胞外液 H^+ 浓度降低，引起细胞内酸中毒和细胞外碱中毒。同时肾小管上皮因 K^+ 缺乏导致泌 H^+ 增多，H^+ 与 Na^+ 的交换增加，HCO_3^- 重吸收增加，更加重了细胞外液碱中毒，但尿液呈酸性。

3. 碱性物质摄入过多　消化性溃疡长期服用碱性药，胃酸被中和而减少，进入肠道后不能充分中和肠液中的 HCO_3^-，以致 HCO_3^- 被重吸收入血；纠正代谢性酸中毒时用碱性药物过量，或大量输注库存血，抗凝剂入血后可转化为 HCO_3^-，引起碱中毒。

4. 某些利尿剂的作用　如速尿和利尿酸可抑制近曲肾小管对 Na^+ 和 Cl^- 的重吸收，而不影响 Na^+-H^+ 交换，使排 Cl^- 多于排 Na^+，同时 K^+ 排出增多引起低氯性碱中毒。

5. 某些疾病　甲状腺机能减退常可使肾小管过多重吸收，原发性醛固酮增多症、肾素瘤亦会引起代谢性碱中毒。

【病理生理】

代谢性碱中毒时，血浆中 HCO_3^- 增高，H_2CO_3 相对地降低，$HCO_3^-/H_2CO_3>20:1$，血浆 pH 值升高。H^+ 浓度的降低使呼吸中枢受抑制，呼吸变慢变浅，肺泡通气减少，CO_2 潴留使 $PaCO_2$ 升高，从而起到一定的代偿作用。同时肾小管上皮细胞中碳酸酐酶和谷氨酰酶活性降低，H^+ 和 NH_3 分泌减少，$NaHCO_3$ 再吸收减少，HCO_3^- 从尿液排出增加，尿液呈碱性，从而亦起一定的代偿作用。若 HCO_3^-/H_2CO_3 的比值接近 20:1，而维持在正常范围，称为代偿性代谢性碱中毒。如经过代偿调节后，HCO_3^-/H_2CO_3 的比值仍然 $>20:1$，则血浆 pH 值升高，称为失代偿性代谢性碱中毒。碱中毒时，氧合血红蛋白解离曲线左移，氧合血红蛋白不易释出，即使患者的血氧含量及饱和度仍正常，却仍可发生组织缺氧。低钾血症时，K^+ 从细胞内释出，进行 K^+-H^+ 和 H^+-Na^+ 交换，造成细胞内酸中毒和细胞外碱中毒；K^+ 在肾小管重吸收，H^+ 从尿中排出，结果出现低钾性碱中毒时的反常性酸性尿。

【临床表现】

呼吸浅慢，口周、手足麻木，面部及四肢肌肉小抽动，可出现嗜睡，烦躁，精神错乱和谵妄等精神症状。伴低钾时，可有四肢软瘫、腹胀。严重时，因脑组织缺氧，可发生昏迷。

【实验室检查】

1. 血气分析：pH 值及 HCO_3^- 明显增高；$PaCO_2$ 正常；SB、BB 增大，BE 值增大。

2. CO_2CP 增高。

3. 血 Na^+ 增高，K^+、Cl^- 减少；尿 Cl^- 减少，呈碱性，但低钾性碱中毒时可出现反常酸性尿。

【治疗】

1. 积极治疗原发病，输注等渗盐水或葡萄糖盐水，盐水中 Na^+ 和 Cl^- 含量相等，但 Cl^- 含量较血清 Cl^- 含量多1/3，故可恢复细胞外液量及纠正低氯性碱中毒。

2. 代谢性碱中毒几乎都有低钾血症，需同时补充氯化钾，才能加速碱中毒的纠正。但应注意在尿量每小时达40ml以上，方能补钾。

3. 重症（pH > 7.65，血浆 HCO_3^- 45 ~ 50mmol/L）者，除上述措施外，能口服氯化铵者，可予1 ~ 2g，分3 ~ 4次口服。不能口服者，可采用0.1mol/L的盐酸溶液用于治疗重症、顽固性代谢性碱中毒。具体方法是：将1mol/L盐酸150ml溶入生理盐水1000ml或5%葡萄糖溶液1000ml中（盐酸浓度成为0.15mol/L），经中心静脉导管缓慢滴入（25 ~ 50ml/h）。切忌将该溶液经周围静脉输入，因一旦溶液渗漏会导致软组织坏死的严重后果。每4 ~ 6小时监测血气分析及电解质。必要时第二天可重复治疗。

一般在第一日给予计算值的一半，以后根据血 Cl^-、Na^+ 及 CO_2CP 等，确定余量的需要与否。亦可采用氯化铵，按每千克体重用2%氯化铵溶液1ml能降低 CO_2CP 约0.45mmol/L计算，得出应给予的氯化铵量，以5%葡萄糖溶液稀释成0.9%等渗溶液，分2 ~ 3次静脉滴入。肝功不良者禁用。

4. 碱中毒合并低钙血症，出现手足抽搐者，可予钙剂。

5. 纠正碱中毒不宜过速，一般也不要求完全纠正。关键是消除病因。

三、呼吸性酸中毒

呼吸性酸中毒（respiratory acidosis）是由于肺通气、弥散及肺循环功能障碍，不能充分排出体内生成的 CO_2，使血液 $PaCO_2$ 增加而形成高碳酸血症，为呼吸性酸中毒。

【病因】

1. 急性或暂时性高碳酸血症　全身麻醉过深、镇静剂过量、心跳骤停、气胸、急性肺水肿、气管痉挛、喉痉挛和呼吸机使用不当等，引起通气量不足，造成二氧化碳在体内潴留。

2. 持久性高碳酸血症　肺组织广泛纤维化、重度肺气肿等慢性阻塞性肺部疾病，使换气功能障碍或肺泡通气与血流比例失调，致二氧化碳在体内潴留。

【病理生理】

机体对呼吸性酸中毒的代偿能力有限。呼吸性酸中毒系血浆 H_2CO_3 浓度原发性增高，$PaCO_2$ 升高，血 pH 值下降。机体的代偿调节是通过血液的缓冲系统，血液中的 H_2CO_3 与 Na_2HPO_4 结合，形成 $NaHCO_3$ 和 NaH_2PO_4，后者从尿中排出，使 H_2CO_3 减少，HCO_3^- 增多，但这种代偿作用较弱。此外，还可通过肾脏代偿，肾小管上皮细胞中的碳酸酐酶和谷氨酰酶活性增高，H^+ 和 NH_3 生成增加，H^+ 与 Na^+ 交换和 H^+ 与 NH_3 形成 NH_4^+，使 H^+ 排出增加，$NaHCO_3$ 的重吸收增加，但这种代偿过程很慢。另外，细胞外液 H_2CO_3 增多，会使 K^+ 从细胞内移出，Na^+ 和 H^+ 转入细胞内，使酸中毒得到减轻。

【临床表现】

呼吸性酸中毒的症状是非特异性的，常为缺氧、高 $PaCO_2$ 和酸中毒三者合并的结果，可见乏力、头痛、呼吸急促、呼吸困难、发绀及明显神经系统症状，如视物模糊、烦躁不安，严重时呼吸不规则、血压下降、脑水肿、脑疝，甚至呼吸停止，或因酸中毒、高钾血症引起心跳骤停。

【实验室检查】

1. 急性呼吸性酸中毒　pH 值明显降低，可低于 7.0。$PaCO_2$ 增高，大于 6.0kPa。血浆 HCO_3^- 正常。

2. 慢性呼吸性酸中毒　pH 下降不明显，$PaCO_2$ 增高，高于 6.0kPa。血浆 HCO_3^- 有所增加，AB > SB。

根据 $PaCO_2$、PaO_2、SaO_2（血氧饱和度）可判断呼吸性酸中毒的严重程度（表 7－3）。通常 $PaCO_2$ 大于 60mmHg 为安全界限（正常值 80～100mmHg），低于 40mmHg 为危险界限，低于 20mmHg 为死亡界限。

表 7－3　根据血气分析对呼吸性酸中毒严重程度的判断

项目	轻度	中度	重度
$PaCO_2$（mmHg）	>50	>70	>90
PaO_2（mmHg）	>55	40～55	<40
SaO_2（%）	>80	60～80	<60

【治疗】

1. 急性呼吸性酸中毒　尽快去除病因，保持呼吸道通畅，改善通气功能，必要时行气管插管或气管切开，或使用呼吸机。适当低流量给氧，呼吸中枢抑制者，予呼吸兴奋剂。呼吸机使用不当者，应重新调整。

2. 慢性呼吸性酸中毒 关键在于积极治疗原发病，包括控制感染、扩张小支气管、促进咳痰等措施，改善肺泡的通气功能。

四、呼吸性碱中毒

呼吸性碱中毒（respiratory alkalkalosis）是由于肺通气过度，排出过多的CO_2，使血液$PaCO_2$下降，致成低碳酸血症。

【病因】

多见于高温下劳动、癔症、颅脑损伤等中枢神经系统疾病，低氧血症，高热或手术后过度呼吸换气，水杨酸制剂中毒，或人工辅助呼吸持续时间过长致呼吸过频、过深。

【病理生理】

呼吸性碱中毒是血浆H_2CO_3浓度原发性减少，$PaCO_2$降低，血pH值升高。病初虽可抑制呼吸中枢，使呼吸减慢变浅，CO_2排出减少，血中H_2CO_3代偿增高，但这种代偿很难持久。肾脏逐渐发挥代偿作用，肾小管上皮细胞生成H^+和NH_3减少，H^+与Na^+交换，H^+和NH_3形成NH_4^+及HCO^-的重吸收都减少。通过机体调节，如能维持HCO_3^-/H_2CO_3的比值为20:1，则血浆pH值在正常范围，称为代偿性呼吸性碱中毒；若经代偿调节，HCO_3^-/H_2CO_3的比值仍然>20:1，血浆pH值上升，则为失代偿性呼吸性碱中毒。

【临床表现】

1. 头晕，胸闷，呼吸快而深，后转浅而短促，间有叹息样呼吸。

2. 有钙离子化程度减低，血钙下降的症状：手足和面唇麻木，或伴针刺样感觉异常，有时出现肌肉震颤，甚至手足抽搐等神经肌肉兴奋亢进的表现。可有眩晕、胸闷、胁痛，以至意识障碍和昏厥。

【实验室检查】

血pH增高，$PaCO_2$低于4.67kPa。CO_2CP降低，HCO_3^-降低（高氯性代谢性酸中毒虽也有HCO_3^-下降和高氯血症，但血pH<7.4，可资区别），SB>AB。

【治疗】

1. 轻度呼吸性碱中毒常见于手术后病人，一般无需治疗。

2. 严重的要处理原发病因，用纸袋罩住口鼻以增加呼吸道死腔量，减少CO_2的呼出，或可吸含5%CO_2的氧气，以提高血$PaCO_2$。

3. 有手足抽搐者可注射钙剂。

4. 严重者（pH >7.65）可行气管插管和控制呼吸使 pH 值迅速下降。

几种单纯性酸碱平衡失调血气分析与生化指标的变化见表 7－4。

表 7－4 单纯性酸碱失衡时指标变化

名称		正常范围	平均值	代谢性酸中毒	代谢性碱中毒	呼吸性酸中毒	呼吸性碱中毒
酸碱度（pH 值）		7.35～7.45	7.40	↓	↑	↓	↑
代谢性指标	缓冲碱（BB）	45～55	50mmol/L	↓↓	↑↑	↑	↓
	标准碳酸氢盐（SB）	22～27	24 mmol/L	↓↓	↑↑	↑	↓
	剩余碱（BE）	−3～+3	0 mmol/L	负值	正值↑	正值↑	负值↑
	阴离子间隙（AG）	10～14	12 mmol/L	↑↑或正常①			
	K^+	3.5～5.5	4.5 mmol/L	↑，－	↓，－	↑，－	↓，－
呼吸性指标	二氧化碳分压（PCO_2）	4.39～6.25 33～46	5.32kPa 40mmHg	↓③	↑③	↑②	↓②
	HCO_3^-	23～31	27mmol/L	↓②	↑②	↑③	↓③

注：①酮症酸中毒、乳酸性酸中毒、肾功能不全排酸保碱障碍时增大；②原发性变化；③继发性变化。

五、复合型酸碱失衡

临床上除上述四种单纯型酸碱失衡外，还存在两种甚至两种以上的混合型酸碱失衡，称为混合性酸碱平衡失调。混合性酸碱平衡失调在临床上并不少见，其原发疾病多为一些危急重症，如严重创伤，败血症，感染性休克，以及心跳和呼吸骤停，重症慢性阻塞性肺疾病，肝、肾衰竭等。单纯性酸碱平衡失调因代偿调节引起的继发性改变，若未超过正常范围，不属于混合性酸碱平衡失调。

混合性酸碱平衡失调不论怎样复杂，其结果只有两种可能，即酸血症（acidemia）和碱血症（alkalemia），前者血 pH 值低于正常，后者则高于正常。但是血 pH 值正常，并不说明没有酸碱平衡失调。了解这些失衡的客观存在，掌握这些特征，才能避免片面观点导致的诊治上的失误。常见复合型酸碱失衡的类型有：

1. 相加性酸碱平衡紊乱

（1）混合型酸中毒：既有缺氧所致代谢性酸中毒，又有 CO_2 在体内潴留所致的呼吸性酸中毒。最典型的例子见于不同原因引起心跳骤停，此时细胞产生的乳酸不能继续氧化，HCO_3^-被消耗而减少，又因呼吸停止不能排出 CO_2，$PaCO_2$ 升高。可见抢救心跳骤停时，纠正酸中毒是何等重要。

（2）混合型碱中毒：既有固定碱大量丧失的代谢性碱中毒，又有过度换气所致 CO_2 减少，PCO_2 降低的呼吸性碱中毒。如幽门梗阻的病人，持续呕吐导致 H^+大量丧失，HCO_3^-增多，如同时发生感染性休克，高热可致呼吸加深、加快以排出大量 CO_2，导致 $PaCO_2$ 下降，pH 显著增高。

2. 相消性酸碱平衡紊乱

（1）代谢性碱中毒合并代谢性酸中毒：外科临床可见于幽门梗阻合并肺源性疾病如肺心病、肺炎或肺不张的患者，前者因固定酸大量丧失发生碱中毒，后者因 CO_2 在肺排出受阻而导致呼吸性碱中毒。

（2）代谢性酸中毒合并呼吸性碱中毒：已经存在代谢性酸中毒的病人，在手术麻醉过程中采用人工呼吸机辅助呼吸，因管理不当，造成呼吸过快、过深，CO_2 丢失过多而致呼吸性碱中毒。

3. 三重性混合型酸碱平衡紊乱 如呼吸性酸中毒合并代谢性碱中毒及代谢性酸中毒等。

临床上，根据病史、体征和病程经过，可初步找到混合性酸碱平衡失调的原发病因，再结合实验室检查结果包括血清 K^+、Na^+、Cl^-、HCO_3^-、血清 pH 值、$PaCO_2$、PaO_2，计算出 AG 的高低，认真分析，一般可以明确酸碱平衡紊乱的类型。

单纯酸碱平衡失调时，机体的代偿调节除慢性呼吸性碱中毒外，不会使血 pH 值恢复正常，也不可能超过其代偿预期范围。$PaCO_2$ 为诊断呼吸性酸碱平衡失调的重要指标；HCO_3^-为诊断代谢性酸碱平衡失调的重要指标之一，AG 为诊断代谢性酸中毒的另一指标，当 AG 增加时则为代谢性酸中毒（也不要忽视 AG 值正常的代谢性酸中毒）。临床上，会出现 AG 增加性代谢性酸中毒与增加性代谢性碱中毒的混合型酸碱平衡紊乱。当确定了原发性酸碱平衡失调类型之后，血中 HCO_3^-或 $PaCO_2$ 的实测值超过了代偿预计值时，即表明有混合型酸碱平衡失调存在。

混合型酸碱平衡失调治疗的关键是治疗原发病，其次是正确处理原发性酸碱平衡失调，并注意防止因治疗措施失当造成医源性混合型酸碱平衡失调。

第四节　外科补液

一、临床处理的基本原则

体液平衡失调虽不是独立的疾病，却是疾病的伴发现象，是临床很常见的病理生理改变。其任何一种平衡的失调均会造成机体的代谢紊乱，影响疾病的治愈，进一步恶化则可导致器官衰竭，乃至死亡。及时的作出判断和积极的治疗十分重要。临床处理应按以下步骤进行：

1. 详细了解病史，仔细检查病人体征。从病史、症状及体征中获得有价值的信息，得出初步诊断。及时做有关的实验室检查，尤其是血清电解质和动脉血气分析，必要时还需做血、尿渗透压测定，综合病史和相关实验室检查资料，则可确定病人存在的水、电解质和酸碱平衡失调的类型和程度。

2. 找出并积极治疗引起代谢失调的原发病。

3. 制定纠正水、电解质和酸碱平衡失调的治疗方案时应根据其轻重缓急，依次予以调整纠正，对于威胁生命的电解质和酸碱平衡失调应首先予以纠正。包括：①积极恢复患者血容量，确保良好的循环状态；②积极纠正缺氧；③纠正严重的酸中毒或碱中毒；④处理重度离子失衡。

临床上，水、电解质和酸碱平衡失调的表现常较复杂，有时重危病人常同时或先后存在多种平衡失调，可以同时有几种体液代谢失调，或是体液代谢失调伴有酸碱平衡失调。如肠梗阻可有缺水、缺钠、缺钾和代谢性酸中毒；幽门梗阻导致频繁呕吐的病人可有低渗性缺水、低钠血症、低钾血症和代谢性酸中毒；慢性阻塞性肺病变的老年病人，在严重感染时可同时存在代谢性酸中毒和呼吸性酸中毒（并伴有低氧血症）等。这种混合型的平衡失调必然使病情复杂化，增加处理难度。此时则应按其轻重缓急，逐个予以处理。

纠正任何一种失调不可能一步到位，也没有理想的公式作为用药量的依据。应密切观察病情变化和治疗反应，采取边治疗边调整方案的做法，经过几小时乃至几天时间，才可能将其完全纠正。切不可操之过急，因为用药量大就很容易引起不良反应。这是在处理水、电解质和酸碱平衡失调时要切记的重要原则。最理想的治疗效果往往是在原发病被基本控制后方可达到。

总之，维持水、电解质平衡的原则是：预防潜在的不平衡；矫正现存的体液失衡；预防或减轻因治疗引起的合并症。措施是：解除病因，补充血容量和电解质，纠正酸碱平衡失调。

二、外科补液的基本要求

1. 外科补液的目的 ①防止或纠正体液平衡失调，以维持内环境的相对稳定。②补充营养和提供给药途径。③用于重危病人（如休克、大出血）的抢救。④对于感染严重的病人，补液可稀释毒素，加速其排出。

2. 外科补液的特点 补液量大，种类较多，牵涉面广。补液应根据具体情况，从增强机体调节代偿能力入手。

3. 外科补液的总要求 缺什么补什么，需多少补多少；边治疗，边观察，边调整。在补液过程中着重解决好补什么、补多少、如何补这三个基本问题。

三、补液量计算及液体选择

1. 补液量计算 当天的补液量可用下述公式表述：当天的补液量 = 生理需要量 + 1/2 累积损失量 + 继续损失量。

（1）生理需要量：为正常人每日所需要的量，又称日需量。不能进食的病人，每日仍有体液排出，热量消耗，可导致缺水、缺钠、缺钾和饥饿性酮症酸中毒。为防止体液代谢失调，每日应补充当日的需要量（包括水、电解质）。成人：日需量 2000～2500ml，氯化钠 4.5g，氯化钾 3～4g。小儿：按千克体重计算：第一个 10kg，100ml/kg；第二个 10kg，50ml/kg；第三个 10kg，20ml/kg。如体重为 25kg 小儿日需量：$10 \times 100 + 10 \times 50 + 5 \times 20 = 1600$（ml）。

（2）累积损失量：是指病人入院或就诊前累积丧失的水及电解质量，又称已经丧失量、失衡量或丢失量。一般当日只补充一半，余下一半待第二天酌情补充。补液量的计算方法有两种：从临床表现、体征来估计，或根据实验室检查结果来计算。

如脱水伴有代谢性酸中毒，需用碳酸氢钠溶液来纠酸，此时其钠量应从当日补钠总量中减去。

（3）继续丧失量：是病人入院后，仍有体液丢失，又称额外损失量。一般当天补充前一天的额外损失量。

2. 特殊情况失液量估算和补充液体的选择

（1）发热、出汗失液：发热时水分丢失增加。如高热（体温 38℃以上或室温 32℃以上时），每增高 1℃要增加日需水量 10%～12%。汗液为低渗，对显性出汗病人，如中度出汗时，丧失液体约 500～1000ml，其中含氯化钠 1.25～2.5g；大量出汗时（如大汗湿透一身衬衫衣裤），丧失量约为 1000～1500ml，含氯化钠 2.5～3.75g。可用 5% 葡萄糖溶液和 0.9% 氯化钠溶液按 2∶1 比例补给。

（2）气管切开者：每日随呼吸蒸发的水分比正常多 2～3 倍，相当于 800～

1200ml，可用5%葡萄糖溶液补充。

（3）*大面积烧伤肉芽创面*：其水分损失尤为惊人，每日可达3～5L。

（4）*内在性失水*：即第三间隙异常，丧失量较难估计，因不引起体重减轻，只能根据病情粗略估计。但应注意，一旦原发病纠正，它们会被重吸收，引起血容量增加，如果此时存在肾功能不全，尤其是输液量过多、过快，易导致体液超载。

（5）*休克病人*：病人如有休克，还应补充丧失的血容量。正常血容量占体重的7%，丧失血容量根据休克的程度来计算：轻度：丧失20%；中度：丧失30%；重度：丧失40%。补充丧失血容量常用平衡液及胶体液（血浆、血浆代用品）。例如：体重50kg的男性病人，中度休克，其丧失血容量为50×7%×30%＝1050（ml）。

（6）*胃肠道的损失液*：如呕吐、腹泻、胃肠减压、肠瘘、胆瘘、胰瘘等所致的胃肠液丧失，这些可按前24小时丢失量用等渗盐水补充。最好是根据不同部位的消化液（有不同的电解质含量），选用不同的液体来补充（表7－5）。

表7－5　消化液丧失时等量补液配制比例（%）

液体选择		5%葡萄糖氯化钠溶液	5%葡萄糖溶液	1.25%碳酸氢钠溶液
胃液	一般病人	67	33	
	十二指肠溃疡病人	100		
	低胃酸病人	50	50	
小肠液		70	20	10
胆汁（包括胰液）		67		33
胰液		50		50

各种补液计算公式不能视为绝对法则，而只能作为补液种类和量的参考。在治疗过程中，应密切观察病情变化，及时调整补液的种类、总量及速度。

四、补液方法

1. 补液的程序和内容　先扩容，继而适当纠酸，再酌情纠正K^+、Ca^{2+}、Mg^{2+}等紊乱，即“先快后慢，先盐后糖，盐糖交换，先晶后胶，适当纠酸，尿多补钾，随时调整”。

（1）*先补充血容量*：如血容量不足，不仅组织缺氧无法纠正，肾因缺血不能恢复功能，代谢产物无法排出，酸中毒无法纠正，体液代谢失调也无从调节。

因此，补充血容量是解决这一互相影响、互为因果的问题关键。补充血容量应根据不同病情区别对待，常选用全血、血浆、血浆代用品或平衡液来补充。

（2）恢复和维持血浆的渗透压：主要是恢复和维持 Na^+ 的正常；适当补充胶体液，以恢复和维持正常的血浆渗透压，维持体液容量的正常，保持内环境的相对稳定。

（3）纠正酸碱平衡失调：当循环改善后，如仍有酸碱平衡失调，应予纠正。常见的是代谢性酸中毒，可适当使用碱性药物。

（4）纠正重要离子失衡：如有钾、钙、镁缺乏时，应适当补充。有低钾血症时，须待尿量恢复 40ml/h 后，方可补钾。如有手足抽搐出现，多示缺钙，应补充钙剂，通常输血后亦应予钙剂。若补钙后症状未改善，则应适当补镁。如有高钾、高钙、高镁血症也应及时处理。

（5）补充能量：正常人每日需要的能量为 1800kcal，由食物供给。禁食时，机体的代谢率虽有降低，但仍有能量消耗。疾病时，能量消耗量增加，此时，机体只能动用自身的营养储备，但体内糖类的储备极为有限，肝糖原约 200g，肌糖原约 300g。禁食 24 小时后，肝糖原即被耗尽，而肌糖原仅够肌肉本身利用。于是，体内的能量来源只有靠蛋白质糖原异生和脂肪代谢氧化酮体所供给。体内蛋白质消耗将对机体的功能结构带来影响，出现体重下降，抵抗力减弱和肌肉无力等。在禁食早期，如能每日静滴葡萄糖 100g，虽供给的热量有限（375kcal），但能明显地减少蛋白质的糖原异生，也可减少脂肪代谢所产生的酮症。因此，必须每日补充足够的能量，葡萄糖的供给量每日应在 100～150g 以上。

2. 补液的速度 宜先快后慢。即头 8 小时，输入总量的 1/2，余下 1/2 在后 16 小时缓慢输入，并严密观察，必要时做速度及输入内容的调整。同时，应积极治疗原发病，以有效地控制体液丧失。

五、手术前后补液

1. 手术前是否补液，应根据患者的具体情况而定 如患者全身情况差，存在水、电解质或酸碱平衡失调，术前即应充分补液，尽可能予以纠正，术中再作进一步调整。如遇大出血等急诊手术，就应一边手术，一边纠正体液代谢失衡。

2. 术后早期补 Na^+ 宜偏少，要重视补 K^+ 择期手术患者，术前可不存在体液平衡失调，但在手术后一个阶段内，不论是否发生休克，都会产生一系列神经内分泌系统的反应及全身代谢变化。加之禁食、胃肠减压、呼吸因疼痛而改变等，总有轻重不一的体液平衡紊乱。其最突出的是机体对手术创伤和麻醉的应激反应：肾上腺皮质功能活跃，抗利尿激素（ADH）和醛固酮（ADS）的分泌增加，保钠保水，可以补偿手术或创伤后减少的血容量；排出 K^+ 增加，是为了不让损伤细胞所释放的 K^+ 潴留在体内而引起高钾的危险。这些都是机体保护性反应。正常代谢情况下，成人每分钟尿量约为 1ml，手术或麻醉后则降为每分钟 0.4~0.6ml。这种水、钠排出障碍，以第一个 24 小时为高峰，此后是渐进性排出增加。即使是正常肾脏，也将维持较长时间，大手术后可长达 10 天方能恢复，不因为增加水、钠补入量而增加尿量，相反，既加重机体负荷，又会加重切口局部水肿而影响愈合过程。术后经尿排 K^+ 增加，可持续 2~3 天，也以第一个 24 小时为多，以后逐渐恢复，是细胞释出 K^+ 及肾脏保钠排钾的应激反应。大手术或大量输入库存血的当日补钾是危险的。但一般病人术后禁食即应补钾，每日补钾盐 3~4g。大多数病人 2~3 日后可恢复进食，钾的平衡可逐渐恢复。当有异常钾盐丧失、摄钾不足或恢复期较长，要重视钾的补给，避免低钾血症引发的并发症。低钾血症的纠正，宜每日适当“超量”补给，逐渐完成，不能操之过急。

3. 禁饮食时应确保生理需要量　术后补液，其总量不是依据手术的大小来决定，一旦禁饮食即应确保病人基本生理需要量。并根据手术创伤和麻醉对机体影响，引起体液代谢变化的特点，结合病情（心、肺、肾功能以及引流、渗出、发热、高温等继续丧失体液情况），综合分析，拟定输液计划。还应该注意术后第三天开始出现的“脱复苏（deresusitation）”，即神经-内分泌系统对体液调节的活跃度日趋恢复正常，隔绝于第三间隙的体液逐渐返回到细胞外液及血管腔，为避免其所致高血容量对循环的不良影响，在术后第三天根据病人循环、呼吸情况及恢复进饮食情况，适当限制补液总量，以策安全。

六、安全补液的注意事项及监护指标

1. 补液的注意事项

（1）*水、电解质与酸碱平衡失调的纠正要果断、及时，但又切忌操之过急*：一般有效循环血量的调整，应在 3~6 小时内完成。酸碱平衡失调，可在 12~36 小时内逐步纠正。细胞内缺水和缺钾，可在 3~4 天内予以解决。

（2）*避免输液并发症发生*：应防止输液过多、过快、成分不当而发生心衰、肺水肿或水中毒等并发症。尤其是大量、快速输液时，应严密观察、监护，以确保病人安全。

（3）*注意输入液体、药物之间的配伍禁忌*：输液同时静脉给药，宜尽量简捷，不可“大杂烩”。一般是，影响液体 pH 值改变的药物不宜和抗生素配伍，否则会影响后者的效价和引起毒副反应。

2. 观察与监测

（1）观察病人生命体征及神志的变化：经补液后，患者生命体征平稳、口渴减轻、精神状态好转，表示体液代谢紊乱已逐渐纠正。反之，生命体征不平稳、烦躁不安、烦渴等则表示体液严重缺乏或心脏负担过重，应及时调整输液速度与补液量。

（2）观察颈静脉的充盈程度：平卧时颈静脉瘪陷，说明血容量不足，可安全输液；反之，若有膨胀或怒张，提示输液过多或心功能不全，应减慢或停止输液。

（3）尿量、比重：如尿量达 30 ~ 40ml/h，尿比重在 1.010 ~ 1.020 之间，说明输液量及速度均较恰当。

（4）心肺情况：注意有无心音改变和双肺湿啰音。如输液后肺部出现湿啰音，下肢发生凹陷性水肿，则提示细胞外液明显超量，应暂停输液，并以毛花苷 C 强心、速尿等利尿。

（5）肾功能测定：除尿量、尿比重测定外，还可测定 BUN 水平，以了解肾功能情况。

（6）血 K^+、Na^+、Cl^- 等电解质测定：以了解电解质代谢情况，以便及时调整或补充。

（7）CO_2CP 测定及血气分析：以了解酸碱平衡情况，确定酸碱平衡失调的类型，及时纠正之。

（8）测定中心静脉压（CVP）：其水平取决于右心室收缩力及血容量等因素，正常值 0.49 ~ 0.89kPa。如果 CVP < 0.49kPa，说明血容量不足，应加快输液；当 CVP > 1.47kPa，则表示补液过量或心功能不全，应控制输液。

外科补液是外科临床中最常用及重要的治疗手段，也是临床基本功之一，只有掌握好有关体液平衡的知识和技能，才能将其正确应用于临床治疗。

第五节 外科营养支持概述

一、正常营养需要

为了维持生命和身体各个器官的正常活动，每个人都必须从外界摄取食物。食物中能产生能量的营养素有蛋白质、脂肪、糖类，经过氧化转变为能量。有了能量和各种营养素的补充，才能保证人体正常的生长发育和新陈代谢，以适应各类生理状况及各种环境条件下的机能需要。

（一）能量的单位

一般以千卡（kcal）表示，国际法定单位是用焦耳（J）表示。二者可互相换算，即 1kcal = 4.18kJ。若将食物直接燃烧，则 1g 蛋白质可产生热量 23.6kJ（5.65kcal），1g 脂肪可产生热量 39.54kJ（9.45kcal），1g 糖类可产生热量 17.15kJ（4.1kcal）。但在体内蛋白质不能完全燃烧，其代谢产物尿素、肌酐等不再分解而直接排出体外，将这些含氮的有机物在测热器中氧化可生热 5.44kJ（1.3kcal），故在计算蛋白质的产热时应将这一部分除去。脂肪及糖类则可完全氧化。此外，食物中的三大营养素在消化吸收过程中有不同程度的损失，蛋白质的损失率为 8%，脂肪为 5%，糖类为 2%，因而它们实际产热量（能量系数）分别是：

蛋白质　16.7kJ/g（4kcal/g）。

脂肪　37.68kJ/g（9kcal/g）。

糖类　16.7kJ/g（4kcal/g）。

（二）基础代谢和基础代谢率

在空腹、清醒、安静的非应激状态下，适宜的气温（18℃ ~ 25℃）环境中人体维持基本的生命活动，进行新陈代谢消耗的热能称为基础能量消耗（BEE）。单位时间内，人体每 $1m^2$ 体表面积所消耗的维持基础代谢的热能称为基础代谢率。通常成年男性每千克体重每小时约消耗 4.2kJ（1kcal），即日需能量 1500 ~ 1800kcal。成年女性的基础代谢率比男性约低 2% ~ 12%，老人比中年人约低 10% ~ 15%，儿童比成人约高 10% ~ 12%。

BEE 值的测定可采用 Harris - Benedict 公式计算，此公式较临床上间接热仪所测值高出约 10%。

男性 BEE = 66.5 + 13.7 × 体重（kg） + 5.0 × 身高（cm） - 6.8 × 年龄（岁）

女性 BEE = 65.1 + 9.6 × 体重（kg） + 1.8 × 身高（cm） - 4.7 × 年龄（岁）

（三）机体活动消耗的热能

不同的劳动强度、不同年龄、不同的环境条件、不同的生理状态如妊娠、哺乳，人体能量的消耗均不相同。影响人体能量的消耗的因素主要有：

1. 年龄　年龄反映了生理活动状态。如以 20 ~ 39 岁为基数，40 ~ 49 岁能量消耗减少 5%，50 ~ 59 岁减少 10%，60 ~ 69 岁减少 20%。

2. 气温 以10℃作为基数，每升高10℃，能量供给就减少5%；相反，每下降10℃则增加约3%。

3. 劳动（或活动）强度 除上述生理或环境情况外，劳动（或活动）强度是影响热能需要量的最主要因素。劳动（或活动）强度不同，其消耗能量的数值显著不同：重体力劳动每小时消耗的能量可达0.628～1.255MJ（150～300kcal），而轻体力劳动每小时则为0.313MJ（75kcal）。年龄、性别相当的成年人，重体力劳动者在单位时间内热能消耗较轻体力劳动者多1～4倍。

（四）应激时能量需要

应激时能量需要=基础能量消耗（BEE）×校正系数

校正系数：择期大、中手术约为1.2；多发性骨折为1.3；严重感染为1.5；大面积烧伤为2.0。严重感染体温每升高1℃，对热量需要相对增加5%～8%。一般每千克体重不超过146.3kJ（35kcal）。

二、营养基质代谢及创伤、感染后的代谢改变

（一）营养基质的代谢

机体所需的营养基质有三类：①供应能量的物质主要是糖类和脂肪；②蛋白质是构成身体的主要成分，是生命的物质基础；③机体内的各种元素，如维生素、电解质（含微量元素）和水。从食物摄取的营养素转变为能量，以化学能的形式发挥作用，ATP是其主要中间贮能物质。

1. 糖类的代谢 糖类是人体最主要的供能物质，是碳、氢、氧元素的化合物，又称糖。它是我国膳食的主要成分，热量的主要来源。糖类经口进入肠道后，在小肠上段受水解酶的作用，以单糖的形式被吸收，一半以上是葡萄糖，其余是果糖和乳糖。其后代谢有三条途径：①直接用于能源。葡萄糖被吸收后很快被氧化以血糖形式随血液循环分布全身，体内的一些组织如中枢神经系统、红细胞、骨髓、肾上腺髓质等，只能利用葡萄糖供能。②以糖原形式贮存。小部分葡萄糖经胰岛素的调节转化为糖原贮存。③转化为脂肪。糖原贮存是十分有限的，总量约500g，其中200g是肝糖原，可以转化成葡萄糖为身体利用，其余300g是肌糖原，仅能被肌肉本身利用。饥饿状态持续24小时即可把肝糖原耗尽。如无外源性糖类后续补充，则体内蛋白质将经糖原异生途径转化成葡萄糖供应能量。体内无储备的蛋白质，均是各器官、组织的组成成分，若蛋白质作为能源而被消耗，必然会损害器官功能。在禁食早期，如能每天经静脉补给葡萄糖100g，虽然提供的热量有限，却能明显地减少蛋白质的糖原异生。

2. 蛋白质代谢 蛋白质是最重要的营养物质，是生命存在的方式，是所有器官功能活动的物质基础，以其多种多样的结构具有各种生物学功能，是器官的效应因子，如酶促反应、激素调节、肌肉收缩和免疫应答等，在生命活动中起着极其重要的作用。蛋白质占人体体重的15%左右，成人平均每天需蛋白质1g/kg体重，用于身体的生长，组织的修复更新，维持血液循环中蛋白质的含量和制造酶等。摄入的蛋白质经肠道中的蛋白酶水解，最终产物为氨基酸，吸收后经由门静脉进入肝脏。

氨基酸是蛋白质的基本单位，氨基酸的核心结构是α碳原子上都有1个氨基、1个羧基和不同长度的侧链。分为必需氨基酸（essential amino acids，EAA）和非必需氨基酸（nonessential amino acids，NEAA）两类。必需氨基酸不能在体内合成，只能由食物提供。NEAA可在体内合成，但其合成速度不足以维持机体的正常需要，尚需从体外获得，称为半必需氨基酸；有些则在机体生长或疾病等需要量增加时，也需要补充，属条件必需氨基酸。在疾病状态下，加之摄入量不足，EAA来源不足，NEAA的合成会受到影响，所以，从营养支持的角度来看，两者的外源性补充是不可忽视的。

氨基酸的代谢去路有三条：①合成蛋白质；②自身分解，氮转变为尿素，碳链氧化供能生成二氧化碳和/或以糖或脂肪储存起来；③合成非必需氨基酸和其他小分子物质，如嘌呤和嘧啶。

当人体处于创伤、饥饿状态、感染等分解代谢占优势时，能量摄入不足，肌肉蛋白质就会首先分解为氨基酸，经转氨和脱氨作用进行代谢。脱氨后经乙酰辅酶A转化为酮体。肌蛋白分解产生的氨基酸，是唯一能在肝外代谢的支链氨基酸（branched-chain amino acids，BCAA），属EAA范围。其中缬氨酸可生成糖原，亮氨酸可生成酮体，异亮氨酸两者兼有之。在创伤、饥饿、感染、缺氧状态下，摄入能源匮乏，其他氨基酸利用障碍，则肌蛋白大量分解产生的支链氨基酸成为主要供能氨基酸而被大量消耗，如输入BCAA，可使肌蛋白分解减少，从而起到节省体内蛋白质的作用。同时也能纠正其他氨基酸的比例失调，有利于蛋白质的合成代谢。此外，体内蛋白质的分解减少，其终末产物之一的氨也随之减少，这是一种可以通过血-脑脊液屏障的有害物质，所以输注BCAA对肝性脑病有防治作用。

3. 脂肪代谢 脂肪是人体能量的主要储存形式。一定量脂肪释放的能量比等量的糖和蛋白质多1倍多。皮下脂肪和其他部位贮存的脂肪，在饥饿时可动用作为主要的供能来源，脂类还是机体重要的构成成分，它以多种形式存在于人体的各种组织中。食物中的脂肪摄入后，在小肠内受胆汁及酶的作用被水解为甘油和脂肪酸。其中长链脂肪酸被乳化为乳糜小球的脂蛋白复合物，由小肠吸收，经淋巴系统、胸导管入血；游离的中长链脂肪酸以非酯化的形式直接吸收入门静脉。脂蛋白可在肝内或直接在脂肪中水解，释放脂肪酸，重新酯化成甘油三酯贮存起来。

脂肪组织中90%是贮存的甘油三酯，脂肪的主要生理功能是氧化供能。空腹时，体内脂肪氧化可提供50%以上的能量需要。禁食1～3天后，85%的能量来自脂肪。当糖类摄入不足时，甘油三酯被动员，分解成甘油和脂肪酸，部分甘油经糖生成作用转化为葡萄糖，游离脂肪酸则氧化生成乙酰辅酶A，经三羧酸循环释出能量。如果乙酰辅酶A多于三羧酸循环可能氧化的能力时可转化为酮体。酮体也是能量来源，能被心、肝、肺、肾、肌肉及睾丸组织利用，但大量酮体可消耗体内碱储备导致酸中毒。体脂是体内最大的能源仓库，饥饿时消耗脂肪以供能，对组织器官的功能影响不大，但在消耗脂肪的同时，也有一定量的蛋白质被氧化供能。

有些不饱和脂肪酸如亚油酸、亚麻酸和二十碳四烯酸不能由体内合成，必须摄入，称为必需脂肪酸，正常饮食情况下不易缺乏。但长期胃肠外营养没补入这种成分，可出现脂类转运异常和皮肤容易感染等。

（二）创伤、感染后的代谢改变

创伤和感染时表现为高代谢和分解，且与创伤的严重程度相关。

1. 能量代谢增高及蛋白质分解代谢加强 创伤或感染机体代谢特点是蛋白质持续分解，丢失增加。负氮平衡是创伤及手术后病人的重要的代谢改变，患者均有肌肉组织分解并有糖原异生，部分氨基酸分解后转变为糖，尿中氮排出增加，血糖升高，血浆组氨酸、精氨酸减少，BCAA增高。蛋白质的丧失可能是蛋白质的合成受到抑制或分解增加或两者共同的结果，即使摄入蛋白质较多，仍可出现负氮平衡。此种反应的程度及时间随创伤的类型和程度而异，一般持续2～3天，复杂的大手术后可持续数周。对外科患者采取积极措施改善负氮平衡已得到普遍公认，为不使患者处于长期负氮平衡状态，手术创伤后的营养支持能有效地改善负氮平衡。

2. 糖代谢紊乱 创伤、感染后糖代谢紊乱与内分泌变化有明显关系。主要是垂体－肾上腺轴对创伤的应激反应，表现为肾上腺皮质分泌增多和胰岛素功能受到抑制，处理葡萄糖能力下降而出现高血糖。采用胃肠外营养支持时，要充分考虑这样的患者对糖的利用比非创伤、感染患者差得多。

3. 体重下降 创伤、手术后体重下降很明显，是由于肌肉组织和脂肪的消耗增加（脂肪消耗每天可达200g以上）所致，如中等创伤的胃大部切除术，术后1周体重下降3kg左右。如果创伤、感染后病情趋于平稳，营养基质得到适当补充，体重下降可以逆转。表现为尿排氮量减少，血糖趋向正常，蛋白质合成大于分解，体重增加，氮代谢趋向平衡或正氮平衡。为储存脂肪的需要，必须供给足够的热量。此期可持续数周、数月。如调理得当，体重会超过外伤或手术前水平，体力明显增强。

（三）饥饿时的代谢变化

单纯饥饿时机体的代谢率降低，机体对整个代谢活动进行调整，一些不太重要的代谢逐步减缓或停止，仅维持与生命有密切关联的代谢，这是机体自我保护的适应性反应。身体将消耗其本身的组成部分，以提供生命过程所必需的能量。禁食之初，作为能源储备的糖原在24小时内即被耗尽，脂肪组织的甘油三酯提供了机体所需的绝大部分热能。蛋白质虽也是可动用能源，但其是维持身体组织结构与功能的重要成分，蛋白质过分消耗常是长时期饥饿致死的原因。机体对饥饿的代谢反应是降低基础代谢率，以调节机体减少对能量的需要。其代谢改变虽与严重创伤和感染有所不同，但也存在不少相似之处。

在饥饿期间，糖原代谢主要为循环中激素水平所控制：胰岛素分泌减少以解除对糖原分解的抑制，胰高血糖素、生长激素、儿茶酚胺分泌增加，以加速糖原分解，使糖生成增加，维持糖代谢恒定。此期间出现如下代谢反应：①加速糖原分解，使葡萄糖生成增加；②蛋白质分解，糖原异生随饥饿的时间延长而增加；③脂肪逐步成为主要能源，以尽量减少蛋白质的分解。表现为尿氮排出量开始时增高（约8.5g/d），以后逐渐降低（2～4g/d）；血浆中脂肪酸、酮酸、酮体逐渐升高，导致代谢性酸中毒及酮尿症；血糖水平轻度下降；尿钠及钾排出增加。

饥饿状态下，由于水分丢失，大量脂肪及部分蛋白质分解，导致体重减轻，器官功能下降。这些变化可涉及所有器官而出现多器官功能不全（MODS），最终可导致多器官功能衰竭（MSOF）而死亡。

第六节 营养状态的评定与监测

临床上对外科患者的营养状态评定十分重要，既可判别其营养不良的程度，又是营养支持治疗的客观指标。所谓营养不良主要是指蛋白质－能量缺乏所致的营养状态不佳。在外科住院病人中营养不良的发生率较高，在普通外科其发生率可高达25%～65%。营养不良常致患者感染发生率高，切口愈合延迟，甚至出现吻合口瘘等严重并发症。蛋白质缺乏的患者，肝解毒功能明显降低，对肺功能及通气量也有严重不良影响。营养不良会大大影响患者的康复过程和临床治疗效果。

一、营养状态的评定指标

评定患者的营养状态是营养支持的第一步，它有助于了解病人应激时的代谢变化，掌握营养不良的程度和类型，为制定营养支持方案及监测营养治疗效果提供依据。营养状态的评定应包括：临床评价、直接身体测量和必要的生化或免疫测定等。

1. 临床评价

（1）既往情况：病史中尤其要注意五个方面的因素：食物摄入不足，营养吸收不足，营养利用减少，营养丢失增加和营养需要增加。

（2）现在状况：如体重降低，肌肉消耗，功能性水肿，皮疹和神经系统疾患等。

2. 身体测量指数

（1）体重：直接反映营养状态，但要排除脱水或水肿等影响因素。体重低于标准体重10%～20%为轻度营养不良，低于20%～40%为中度，低于40%以上为重度营养不良。

（2）上臂肌周径（AMC）：取尺骨鹰嘴至肩峰连线中点处测定其周径。可反映全身肌肉及脂肪储备状况。

（3）肱三头肌皮皱厚度（TSF）：测试点同AMC，以两手指紧捏该点后侧的皮肤与皮下脂肪往外拉，使脂肪与肌肉分开，用一种特制的夹子测定其厚度。代表机体脂肪储备情况。

3. 三甲基组氨酸测定 三甲基组氨酸是肌纤维蛋白和肌球蛋白的最终分解产物，不再被合成利用。测定尿中三甲基组氨酸排出量可反映机体蛋白质分解量。其值越大，反映体内蛋白质分解越多，负氮平衡越明显。

4. 内脏蛋白测定 包括血清白蛋白和转铁蛋白浓度测定，是营养评定的重要指标。

（1）白蛋白：半衰期较长，约为20天，可代表体内较恒定的蛋白质情况。饥饿可使肝脏白蛋白合成迅速降低，在严重创伤、感染等应激情况下，分解代谢增强，白蛋白合成缓慢或继续丢失而减少。

（2）转铁蛋白：半衰期较短，约为8天，能较迅速反映营养状况，是一个比较敏感的指标。但是影响转铁蛋白代谢的因素较多，缺铁、肝功能受损也会影响其测定结果。

5. 免疫功能测定

（1）总淋巴细胞计数：正常值为2×10^9/L（2000/mm^3），低于1.5×10^9/L

(1500/mm^3) 提示营养不良。

(2) 延迟型超敏皮肤试验：将结核菌素（PPD)、白色念珠菌、双球菌、腮腺炎病毒、植物血凝素等各 0.1ml 分别行皮内注射，24～48 小时后观察，局部红肿区大于 5mm 为阳性。有两项阳性反应者，表示细胞免疫有反应性。

6. 氮平衡测定 是蛋白质代谢变化的动态观察指标，反映了机体分解代谢情况。正平衡表示蛋白质合成占优势，负平衡表示蛋白质消耗多于摄入，也可用于估算营养支持的效果。

氮平衡 = 24 小时摄入氮量（g）－24 小时总氮丧失量。

24 小时摄入氮量（g）= 蛋白质摄入量（g）÷6.25。食物中的蛋白质每 6.25g 含氮 1g。在 TPN 治疗时，氨基酸制品均标明含氮量，根据输入氨基酸液量计算即可。

24 小时总氮丧失量（g）= 24 小时尿内尿素氮量（g）+3g。常数 3g 表示以非尿素氮形式排出的含氮物质和经粪便、皮肤等排出的氮。

在大面积烧伤或消化道瘘等有额外的蛋白质丢失的情况下，氮平衡测定将不够准确，在分析测定结果时要考虑到这一点。

营养状态评定见表 7－6。

表 7－6 简易营养状况评定法（含正常值）

检查项目	正常值	轻度营养不良	中度营养不良	重度营养不良
体重		下降 10%～20%	下降 20%～39%	下降超过 40%
上臂肌围（AMC)	男 20.2cm；女 18.6cm	下降 <30%	下降 30%～39%	下降 40%～50%
三头肌皮皱厚度（TSF)	男 >10mm；女 >13mm	下降 <30%	下降 30%～39%	下降 40%～50%
人血白蛋白	35g/L	28～34g/L	21～27g/L	<21g/L
转铁蛋白	2.0～4.0g/L	1.8～2.0g/L	1.6～1.8g/L	<1.6g/L
总淋巴细胞计数	$>2.0\times10^9$/L	$(1.2\sim2.0)\times10^9$/L	$(0.9\sim1.2)\times10^9$/L	$<0.9\times10^9$/L
皮肤过敏试验	对抗原反应 >2 种	对抗原反应仅 1 种	对抗原反应仅 1 种	对抗原无反应
氮平衡（g/24h)	0±1	－5～－10	－10～－15	<－15

二、营养不良的诊断

根据全面营养评定的结果，可以了解病人是否存在营养不良，并判定营养不良的类型。营养不良主要有三类：① 蛋白质营养不良；② 蛋白质－能量营养不良；③ 混合型营养不良。

1. 蛋白质营养不良 营养良好的病人患严重疾病时，因应激状态下的分解代谢和营养素的摄入不足，导致血清蛋白、转铁蛋白降低，细胞免疫与总淋巴细胞计数也降低，但人体测量的数值（体重/身高、肱三头肌皮皱厚度、上臂肌围）正常，临床上易忽视，只有通过内脏蛋白与免疫功能的测定才能诊断。

2. 蛋白质－能量营养不良 由于蛋白质－能量摄入不足而逐渐消耗肌肉组织与皮下脂肪，是临床上易于诊断的一种营养不良。表现为体重下降，人体测量数值均较低，但血清蛋白可维持在正常范围。

3. 混合型营养不良 病人由于长期营养不良而表现有上述两种营养不良的某些特征，是一种非常严重、危及生命的营养不良。骨骼肌与内脏蛋白质均有下降，内源性脂肪与蛋白质储备空虚，多种器官功能受损，感染与并发症的发生率均高。

三、营养支持的适应证

在外科病人中，尽管由于一些疾病本身的原因，加之麻醉、手术创伤及禁食等，会使部分患者存在不同程度的营养问题，但是，这一情况并不意味所有病人都需要进行营养支持。一般说来，对非消化道手术而营养情况较好的病人，往往通过病因治疗和补充液体与电解质等，以及在较短时间内恢复进食，即可使病人顺利恢复，营养状况也能逐渐改善，并不需要特殊的营养支持。只有严重营养不良的病人和一些严重创伤、感染或术后发生严重并发症，估计在较长一段时间内不能很好进食的病人，才需要采取营养支持治疗。

1. 胃肠道梗阻 如贲门癌、幽门梗阻、高位肠梗阻等营养物质不能进入肠道，难以建立充足的肠内营养者，采用 PN 支持可降低手术并发症及死亡率。

2. 胃肠道外瘘及短肠综合征 肠外瘘者，食物仅经过一段肠道即从瘘口逸出，肠道实际吸收面积不足，且有大量消化液丢失。严重影响营养的消化吸收，常伴的腹内感染又会引起高分解代谢，因而营养不良的状况迅速产生，日趋严重。采取禁食和营养支持治疗，不仅使患者能获得充分的能量和氮源，以利于代谢正常进行，还可以使消化道完全处于安静状态，极大限度地减少消化液的分泌，有利于瘘口的愈合，或为再次手术创造条件。因某种疾病而切除大量小肠所致的短肠综合征，也因肠道实际吸收面积减少，在代偿期以前需 PN 支持；有的残留小肠过短不足以维持肠内营养者，甚至需终身 PN 支持以维持生命。

3. 消化道广泛炎症性疾病 炎性粘连性肠梗阻、坏死性胰腺炎、Crohn 病、溃疡性结肠炎等，在急性发作或术前准备时，适当的 PN 支持可使肠道休息，减少胰液分泌，有利于减轻炎症病理损害和控制症状。

4. 高代谢状态 严重创伤、大面积烧伤、严重感染和复杂大手术后，机体处于高分解代谢状态，患者进食不足，长期负氮平衡，采取营养支持，对度过危险期、促使正常愈合及抵抗感染等有积极作用。

5. 肿瘤患者接受化疗和大面积放疗 癌肿病人在手术前后接受化疗或大面积放疗，尤其是化疗期间，由于药物的毒性和胃肠道黏膜上皮细胞对化学药物的易感性或不耐受性，患者常出现恶心、厌食、腹泻等反应，此时如无营养支持，常因体质下降而不能完成全程化疗，又由于抵抗力降低而致肿瘤发展。PN 可改善患者营养状态，提高免疫力，既利于支持患者完成化疗，也可减少并发症。

6. 肝、肾衰竭 晚期肾病患者因肠黏膜水肿而吸收不良，并常有恶心、厌食等症状；因肝功能衰竭时蛋白质合成功能低下，均需 TPN 治疗，只是不能采用一般 PN 支持，常需调整特殊的营养溶液的成分组成进行治疗。

7. 大手术围手术期营养 一些已造成营养状况极差的疾病需手术治疗，如食管切除、全胃切除等手术术前、术后用 PN 支持，可提高患者对手术打击的承受能力，减少并发症和死亡率。

第七节 肠外营养和肠内营养

外科营养主要包括肠外营养（PN）和肠内营养（EN）。外科营养支持的基本原则是：只要肠道有功能，尽量采用肠内营养。应根据患者的具体情况而定，要求是：①EN 与 PN 两者之间首先选用 EN；②需较长时间营养支持应设法应用 EN；③EN 不能满足病人营养需要时可用 PN 补充；④经中心静脉肠外营养支持（CPN）与经外周静脉营养支持（PPN）之间应优先选用 PPN；⑤营养需要较高或希望短期内改善营养状况时可选用 CPN。

一、肠外营养

肠外营养（PN）也称人工胃肠，指通过静脉途径提供患者所需的全部营养要素的营养支持方式，包括热量（糖类）、必需和非必需氨基酸（蛋白质）、脂肪、电解质、维生素和微量元素，使病人在不进食的情况下以维持良好营养状态的一种治疗方法。它可提供足够的各种必需的营养物质和维持正氮平衡，防止或减少体内蛋白质消耗，重建和恢复机体的无脂细胞群，促进康复，还可使机体得到正常的生长发育，伤口愈合和体重增加。与一般静脉输液的根本区别在于，后者仅能供给患者所需的部分热量及电解质。

1. PN 方法 肠外营养支持方法有两种：对于一般用量不大、PN 支持不超过

2 周的患者，可采用周围静脉输注；对于需长期支持的，则采用经中心静脉导管输入为宜，常采用经锁骨下静脉或颈内静脉途径置入导管至上腔静脉。右颈内静脉穿刺插管并发症少、成功率高。全营养混合液常 12～16 小时输完，也可以 24 小时连续滴注。一般情况下，置入的导管可保留 3 个月以上。

2. 肠外营养的要求和制剂

（1）营养液的基本要求：其中含有七大营养物质：糖类、脂肪乳剂、氨基酸、电解质、维生素、微量元素和水。提供足够的能量、保持机体正氮平衡是 PN 支持的关键。一般要求：①每日应能供给氮 0.2～0.24g/kg 体重，热量 167～188kJ/kg（40～45kcal/kg），氮和热量之比 1g∶628kJ～1g∶837kJ（1g∶150kcal～1g∶200kcal）。②含有适量的电解质、维生素和微量元素。③钾与氮的比例为 5mmol∶1g，镁与氮的比例为 1mmol∶1g，磷量为每 4184kJ（1000kcal）供磷 5～8mmol。④氨基酸和葡萄糖应同时滴注，以保证氨基酸能为机体所充分利用，不致作为热量被浪费掉。⑤在较长时间的不用脂肪乳剂的肠外营养治疗的过程中，应定期补充脂肪乳剂，以防发生必需脂肪酸的缺乏。⑥补充胰岛素以防应用高浓度的葡萄糖后发生高血糖。

（2）肠外营养制剂

①葡萄糖：葡萄糖是肠外营养的主要能源物质，来源丰富，价格低廉，机体所有的组织、器官都能利用葡萄糖能量。但机体利用葡萄糖的能力有限，为每分钟 5mg/kg 体重。如单纯用其作为热量来源，主要的代谢产物是丙酮酸和乳酸，而且血清中胰岛素水平可以是正常人饭后的 4 倍，游离脂肪酸和酮体减少，所以，如过量或过快输入可能导致高血糖、糖尿，甚至出现高渗性非酮性昏迷。葡萄糖如与脂肪乳共同作为热量来源，则上述情况可避免。此外，应激状态下机体利用葡萄糖的能力下降，多余的糖将转化为脂肪沉积在器官内，形成脂肪肝。高浓度（25%或 50%）的葡萄糖液输注时对静脉壁的刺激很大，不宜经周围静脉补给，故目前 PN 不用单一的葡萄糖能源。

②脂肪乳剂：是 PN 的一种重要能源。脂肪乳剂按其脂肪酸碳链长度分为长链甘油三酯（LCT）及中链甘油三酯（MCT）两种。LCT 内含有人体必需脂肪酸（EAA）；MCT 内不含 EAA，其在体内代谢较 LCT 快，极少沉积在组织、器官内，但大量输入后可发生毒性反应。临床应用时，常由其提供 30%～50%的热量，10%脂肪乳剂溶液含热量 4.18J（1cal）/ml，且为等渗，可经周围静脉输入。脂肪乳剂安全无毒，在应激状态时其氧化率不变，甚至加快。单独输注时须注意速度要慢，开始时每分钟 1ml，500ml 需 5～6 小时输完。输注速度太快可致胸闷、心悸或发热反应。通常使用的是 LCT。对于特殊患者（如肝功能不良）临床上常将 MCT 与 LCT 合用，重量比为 1∶1。

③复方氨基酸溶液：是肠外营养的唯一氮源，分平衡型和非平衡型两类。平衡型氨基酸溶液含 EAA 8 种，NEAA 8～12 种，其组成符合人体合成代谢的需要，适用于大多数患者。特殊氨基酸溶液配方成分不同，专用于不同的疾病。例如适用于肝病的制剂中含 BCAA 较多，含芳香氨基酸较少；用于肾病的制剂主要是 8 种 EAA，NEAA 仅含少数两种（精氨酸、组氨酸）；用于严重创伤或危重病人的制剂含更多的 BCAA 或含谷氨酰胺二肽等。

④维生素：常用的复合维生素制剂含有 9～13 种维生素，每支注射液的含量即是正常人每日的基本需要量。

⑤微量元素：也是复方注射液，每支含锌、铜、铁、锰、铬、碘等多种微量元素，每日 1 支即可。缺铬可引起糖尿病、神经病变及抗感染能力下降；锌缺乏可发生皮炎。

⑥水和电解质：每天水的入量以 2000ml、尿量以 1000ml 为基础计算。成人主要需要的电解质有钠、钾、氯、钙、镁、磷。镁的补充用 25% 硫酸镁。磷在合成代谢及能量代谢中发挥重要作用，磷的补充常用有机磷制剂甘油磷酸钠。其他电解质按常规补给。

3. 全营养混合液 将肠外营养所需的营养素按照一定的比例在无菌条件下混合、配制，盛放于 3L 塑料袋内，供静脉输注，即为全营养混合液（total nourishment admixure，TNA）。其优点有三：①混合后高浓度葡萄糖被稀释，使经周围静脉输注成为可能；②由于脂肪乳剂被稀释，避免了其单独输入过快的不良反应；③全封闭的输注系统大大减少了污染的机会，使用更安全。

TNA 的配制原则：①氨基酸、葡萄糖、脂肪乳剂的容量之比为 2:1:1，或 1:1:1，或 2:1:0.5；②总容量应大于 1.5L；③混合液中葡萄糖的最终浓度为 10%～20%，以利于混合液的稳定。

TNA 的配制程序：①将所有一价、二价、三价电解质，微量元素，水溶性维生素，胰岛素加入氨基酸或葡萄糖液中；②磷酸盐加入另一瓶氨基酸中；③脂溶性维生素加入脂肪乳剂中；④将含有添加物的氨基酸、葡萄糖、脂肪乳剂分别经 3L 袋的三个输入口同时注入；⑤配制应不间断地一次完成，并不断加以摇动，使之均匀混合；也可采用先加入葡萄糖液，继而加入电解质、微量元素、维生素，最后加入脂肪乳剂混合的方法。

以 60kg 体重为例，全营养混合液中的基本组成见表 7－7。

表 7-7　　全营养混合液的基本组成

成　分	ml	kJ（kcal）	N（g）
全量配方			
25%葡萄糖	1000	4180（1000）	
20%脂肪乳	250	2090（500）	
10%葡萄糖	500	836（200）	
5%糖盐水	500	418（100）	
复方氨基酸	1000		9.4
合计	3250	7524（1800）	9.4
部分量配方			
25%葡萄糖	500	2090（1000）	
20%脂肪乳	250	2090（500）	
5%糖盐水	1000	836（200）	
复方氨基酸	500		4.7
合计	2250	5016（1200）	4.7

注：复方氨基酸溶液的产品很多，其含氮各不相同。

在临床实际应用中，应根据病情及血、尿生化检查，在基本溶液中酌情添加各种电解质溶液。由于人体无水溶性维生素的储备，故每日均需补给复方水溶性维生素。短期禁食不会产生脂溶性维生素或微量元素缺乏，只有禁食超过 2～3 周才予补充。溶液中可加正规胰岛素，以胰岛素与葡萄糖 1U:(8～10) g 比例补给，以避免发生高血糖。

对不同特殊患者的营养液补给，其组成应有所改变。①糖尿病患者应限制葡萄糖用量，充分补给外源性胰岛素，以控制血糖；增加脂肪乳剂用量，以弥补供能不足。②代偿期肝硬化肝功能基本正常者，可以使用表中所列的基本营养液。而肝功能异常的肝硬化患者，由于肝合成及代谢各种营养物质的能力锐减，所以肠外营养液的用量应减少 1/2 左右。在营养制剂中，宜用 BCAA 含量高的氨基酸溶液，并改用兼含 MCT 和 LCT 的脂肪乳剂。肝硬化伴有明显低蛋白血症的患者，由于肝脏合成白蛋白的能力下降，需适量补充人血白蛋白。③肾衰竭患者应严格限制水的入量，氨基酸选用以 EAA 为主的肾病氨基酸溶液，葡萄糖和脂肪乳剂用量一般不受限制。④对脂肪代谢紊乱的患者，不宜使用脂肪乳剂，必要时需作“清廓”检查，以了解机体脂肪的利用情况。

4. PN 的输注技术

（1）PN 的输注途径：①中心静脉（CPN）：因其管径粗，血流速度快，血流量大，输入的液体很快被血液稀释而对血管壁的刺激减小。此法不受液体浓度与 pH 值的限制，也不受输液速度与输液量的限制，可连续 24 小时输注，能最大限度地根据机体需要输入营养液量。留置的管道在良好的管理下，尤其适应于需长时期接受 PN 支持的患者（如短肠综合征者）。但其技术难度较大，要求高，并发症也多。②外周静脉（PPN）：技术要求较低，适应证与中心静脉路径者相同，但因输入的低 pH 值、高渗透压溶液，以及导管刺激和损伤性穿刺等，常诱发静脉炎而限制了外周静脉的使用，适应于接受 PN 支持需时不长的患者。技术的熟练，器材的改进，已扩大了使用范围。

（2）PN 输注的方式：①持续输注法：将一天的营养液在 24 小时内均匀输入。优点是体内胰岛素的分泌及血糖值比较稳定，波动小。缺点是由于血清胰岛素持续处于高水平状态，阻止了脂肪分解，促进了脂肪合成，并使葡萄糖以糖原形式储存于肝脏，因此常出现脂肪肝和肝大，有时还会有转氨酶及胆红素的异常升高。②循环输注法：使用较广泛，是将营养液放在夜间 12 ~ 16 小时内输注。此法尤为适用于需长期接受 PN 支持的患者，白天可以恢复正常活动，有利于改善患者的生活质量。为避免血糖有较大的波动，输液速度应采取递增或递减的方式，并密切监测血糖。必要时增加脂肪供能的百分比，或适量使用胰岛素，以控制血糖。

对免疫功能低下及全身衰竭的患者，为了预防菌血症的发生，宜应用“终端过滤器”（1.2μm 微孔过滤器）。为了既方便病人下床活动，又能防止输入空气，最好再加用带报警装置的输液泵。

PN 治疗所需费用较大，技术要求高，有并发败血症的危险，而其适应证又和 EN 基本相同，因此，凡尚有部分消化道可被利用时，应试用 EN 来代替 PN。

二、肠内营养

肠内营养是将营养物质经胃肠道途径供给病人的营养支持方式。当肠功能存在（完好或部分功能）且能安全使用时，就应尽量选用经胃肠营养支持。肠内营养（EN）具有节省费用，使用方便，容易监护，并发症少等优点。膳食的直接刺激有助于促进胃肠运动及消化道激素和酶的分泌，维护肠黏膜屏障功能；EN 能使营养物质经肠道吸收入肝，在肝内合成机体所需的各种成分，且可发挥肝脏的解毒作用，符合生理状态。长期 PN 的患者，可给予逐渐增量的 EN 作为过渡，有助于早日恢复正常膳食。

1. 要素饮食　要素饮食是指包括自然食物的各种营养素，含有氨基酸、葡萄糖、脂肪、多种维生素和矿物质（含微量元素）的治疗饮食。要素饮食的配方均为化学组成明确的膳食，是根据病理生理和生物化学知识，采用现代食品技术和制药技术人工配成，含有人体必需的各种营养素，加水后形成溶液或较稳定的混悬液。

（1）常用制剂：有粉剂和溶剂两种制剂，粉剂需加水后使用，它们的浓度均为24%，可供能4.18J（1cal）/ml。EN制剂大致分为两类：

①以蛋白水解产物或氨基酸为主的制剂：其蛋白质源为乳清蛋白水解产物、肽类或氨基酸，糖类源为低聚糖、糊精，脂肪源为大豆油及中链甘油三酯。不含乳糖。溶液渗透压较高，适用于胃肠道消化吸收不良者。

②以整蛋白为主的制剂：其蛋白质源为酪蛋白或大豆蛋白，糖类源为麦芽糖、糊精，脂肪源为玉米油或大豆油。不含乳糖。溶液渗透压较低，适用于胃肠道功能正常者。

有的制剂中还含有谷氨酰胺、膳食纤维（可溶性果胶）。前者可直接被肠黏膜利用；后者有调整肠动力的作用，而且在结肠内可被细菌分解为短链脂肪酸（SCFA），被吸收供能。

以上两种制剂内，均含有生理需要的电解质、维生素及微量元素。

（2）特殊制剂

①创伤后用制剂：外科常用。其热量分配、热量密度和支链氨基酸的含量均高，维生素C、E、B族、钙、磷、铜及锌含量较多。适用于大手术后、烧伤、多发性创伤和脓毒血症等高分解代谢患者。

②肝功能衰竭要素膳：其氮源为14种纯氨基酸，支链氨基酸含量较高，占35.6%，而芳香氨基酸较少，仅3.3%，可减轻肝性脑病的症状。

③肾衰竭要素膳：其氮源为8种必需氨基酸，目的在于重新利用体内分解的尿素氮以合成非必需氨基酸，既减轻了氮质血症又合成了蛋白质。

2. EN的输入途径与输注方法

（1）输入途径：可以用口服的方式，但由于营养制剂有特殊气味，患者常不愿接受，故多需经导管输入。常用的方式有经鼻胃管、鼻十二指肠管和鼻空肠管，也常采用经胃、空肠造瘘管途径。

（2）输注方法：营养液的输入应缓慢、均匀，常需输液泵控制输注速度。通常为使肠道适应，初用时可稀释成12%浓度，速度控制为50ml/h，每8～12小时后逐次增加浓度和速度，经3～4天后达到全量，即浓度24%，速度为100ml/h，总量2000ml/d。

3. EN特殊情况处理

（1）年龄小于3个月的婴儿不能耐受高张力膳的喂养，宜采用等张的婴儿膳，使用时要注意可能产生的电解质紊乱，并补充足够的水分。

（2）小肠广泛切除后，宜采用PN4～6周，以后才能采取逐步增量的EN。

（3）胃部分切除后，不能耐受高渗糖的膳食，其易产生倾倒综合征，有些病人仅能耐受缓慢的滴注。

(4) 空肠瘘的病人，不论在瘘的上端或下端喂养，均有困难，因为缺少足够的小肠吸收面积，不能贸然进行管饲，以免加重病情。

(5) 处于严重应激状态，如麻痹性肠梗阻、上消化道出血、顽固性呕吐、腹膜炎或腹泻的急性期，均不宜予肠内营养。

(6) 严重吸收不良综合征和衰弱的病人，在 EN 以前应予一段时间 PN，以改善小肠酶的活力及黏膜细胞的状态。

(7) 症状明显的糖尿病、接受大剂量类固醇药物治疗及糖代谢异常的病人，都不耐受膳食的高糖负荷。

(8) 先天性氨基酸代谢缺陷病的儿童，不能采用一般的 EN 膳。

第八节　外科营养支持的并发症及防治

PN 与 EN 支持虽然是救治营养不足的强有力措施，但也有可能发生并发症，如处理不当，后果十分严重，尤以 PN 的并发症为多。

一、营养支持并发症

(一) 技术性并发症

1. 插管的并发症

(1) 肺与胸膜的损伤：在采用深静脉插管的过程中，气胸是常见插管的并发症之一，偶可发生张力性气胸或血胸。插管后常规胸部 X 线检查，可及时发现并处理。

(2) 动脉与静脉损伤：锁骨下动脉损伤及锁骨下静脉撕裂伤，可致穿刺局部出血，应立即拔出导针或导管，局部加压 5～15 分钟。如导管质地较硬可穿破静脉及胸膜导致气胸，若误输入液体可出现水胸，如发现导管头端进入胸腔并输进了液体，应立即终止，拔出导管，并视胸腔积液量采取必要的胸腔引流术。

(3) 神经损伤、胸导管损伤、纵隔损伤：均应立即退出导针或导管。

(4) 栓塞：导管栓子一般需在透视定位下由带金属圈的专用器械取出。

(5) 导管位置异常：应在透视下重新调整，如不能纠正，应予拔出。

(6) 心脏并发症：应避免导管插入过深。

2. 导管留置期并发症　静脉血栓形成和空气栓塞，一旦出现，即拔出导管并行溶栓治疗。

（二）感染性并发症

在长时期的PN中，可产生感染（细菌或真菌性败血症），应特别注意防止和及时处理。感染的原因主要是插管时无菌操作不严，插管后局部伤口处理欠妥和高价营养液在配制过程中受到污染。导管性败血症的发病率一般为4%～7%，但可高达20%，如不及时处理，可导致病人死亡。因此，遇到病人突然发热而又无明确原因者，应首先考虑到插管感染的可能。可立即更换输液器和营养液，并分别抽血或取营养液作细菌培养。数小时后仍有发热，则应拔去导管，改用经周围静脉输注营养液或经胃肠道补给营养。剪下原在静脉内的导管一小段作细菌和真菌培养，以便在选用抗菌药物时作参考。留置在深静脉内的导管所引起的感染，在拔除导管后常能很快得到控制。如仍保留导管，而依靠抗菌药物的应用，则很难控制此种感染。体弱病人过多地应用抗生素或激素治疗，PN时易招致真菌感染，应予警惕。

（三）与代谢有关的并发症

1. 糖代谢紊乱

（1）高血糖与低血糖：葡萄糖溶液输注过快，机体尚不适应；严重创伤、感染者或糖尿病患者，机体胰岛素分泌不足，糖利用率下降，均可致体内血糖过高而出现高渗性利尿、脱水乃至程度严重。预防在于调节好输注速度，进行临床及实验室检查，如血糖、尿糖的监测等。对原有胰岛功能低下或处于应激状态下者，输注液应加入胰岛素。若要停止PN，要逐渐撤除或从外周静脉输入等渗葡萄糖液，以防止低血糖发生。

（2）高渗性非酮性昏迷：当血糖浓度超过40mmol/L时，可产生高渗性非酮性昏迷。这是因为输入大量高浓度的葡萄糖，而内生胰岛素一时不能相应增加，不能调节血糖水平所致，高渗导致细胞内脱水，进行性细胞内脱水可使细胞严重受损，中枢神经系统首先受累而功能失常，病人出现昏迷甚至死亡，但尿内无酮体，与糖尿病昏迷不同。一旦发生，立即停用葡萄糖液，用0.45%低渗盐水以250ml/h的速度输入，降低血浆渗透压，并输入胰岛素10～12U/h，降低血糖水平。伴有低钾血症者，应同时纠正。为了预防高渗性非酮性昏迷的发生，一般可先应用浓度较低的葡萄糖溶液（15%～20%），在数天内逐渐增加浓度，使人体有一个适应的过程，以分泌足够的胰岛素。也可按每8～10g葡萄糖加胰岛素1U，以后改为12～15g葡萄糖加胰岛素1U，来防止血糖过度升高和促进机体对葡萄糖的利用。在5～7日内可逐渐减量，直至完全不用胰岛素。

（3）肝脂肪变性：易发生于长期输入葡萄糖而又缺乏脂肪酸时。要减少这种并发症，宜用双能源，以脂肪乳剂替代部分能源，减少葡萄糖用量。

2. 氨基酸性并发症

(1) 高血氨、高氯性代谢性酸中毒：是蛋白质（氨基酸）代谢异常所致，目前采用氨基酸的醋酸盐和含游离氨低的氨基酸溶液后，这种并发症已较少发生。精氨酸在氨转换为尿素的过程中起到重要作用，能预防及纠正高血氨症。

(2) 肝酶谱升高：有的患者在 PN 治疗后不久（2 周左右）出现转氨酶、碱性磷酸酶和血清胆红素升高，引起这些改变有多方面原因：如长期应用高糖，病人对氨基酸耐受性不良；体内大量谷氨酰胺被消耗；色氨酸的分解产物、溶液中的抗氧化剂重硫酸钠对肝都有毒性作用等；PN 时肠屏障功能减退，肠内细菌和内毒素移位也会使肝功能受损。这些异常改变通常是可逆的，PN 减量或停用可使肝功能恢复。

(3) 其他：肝功能异常的患者，若输入色氨酸含量高的溶液，会改变血浆氨基酸谱而引起脑病，对这种患者应输含支链氨基酸高的溶液。

3. 营养物质缺乏

(1) 血清电解质紊乱：在 PN 时，低钾血症和低磷血症比较常见，治疗中未规范补给是其主要原因。严重低磷表现为昏睡、肌肉软弱、口周或四肢刺痛感、呼吸困难，甚至发生昏迷、抽搐。每日补足需要量是可以预防的。

(2) 微量元素缺乏：锌缺乏较多见，常发生于高分解状态并伴有明显腹泻者。锌是许多重要酶的必需元素，锌缺乏可产生口周或肛周红疹、出血性皮疹、皮肤色素沉着、神经炎、脱发、腹泻、腹痛或伤口愈合不良等，测得血清值下降可确诊。铬缺乏可致难以控制的高血糖。铜缺乏可产生小细胞性贫血。在肠外营养液中常规加入微量元素，可预防由于 PN 应用时间较长所产生的这些缺乏症。

(3) 必需脂肪酸缺乏：长期 PN 时如未补充脂肪乳剂，可发生必需脂肪酸缺乏症。表现为皮肤干燥、鳞状脱屑、脱发或伤口愈合延迟等。要预防该症发生，每周须补充脂肪乳剂 1 次。

4. 其他并发症

(1) 胆汁淤积：由于长期不经口进食，十二指肠黏膜缺乏刺激处于休眠状态，缩胆囊素（CCK）分泌减少，导致胆囊松弛胀大，胆汁淤积，胆泥生成，乃至形成胆石。胆汁滞留也损害肝功能。

(2) 肠屏障功能受损：PN 时长期禁食，肠道缺少食物刺激和体内谷氨酰胺缺乏，使肠道屏障结构受损，引发的严重后果是肠内细菌、内毒素移位，损害肝和其他脏器功能，引起肠源性感染，甚至导致多器官功能衰竭。力争尽可能早地改用 EN，在 PN 期间补充肠黏膜细胞的主要能量物质谷氨酰胺，均为保护肠屏障功能的有效措施。

（3）EN 的并发症：EN 很少产生严重的并发症，如应用得当，它远比 PN 安全。可能产生的反应为胃肠道症状，如恶心、呕吐、腹痛、腹胀、腹泻，大多因滴注过速或短期内浓度增加过速所致，故强调缓慢输入。为了排除腹腔压力的影响，可使用输液泵以保持恒速输入。从冰箱内取出的营养液，使用时适当加温。昏迷、年老体弱或有胃潴留的患者，经鼻胃管输入营养液时会因呃逆而误吸，导致吸入性肺炎。预防方法是患者取 30°半卧位，不在夜间灌注，输入营养液后 30 分钟若回抽液量大于 150ml，则提示存在胃潴留，应暂停鼻胃管输入，改用鼻空肠管灌注。

二、外科营养支持的监测

多学科的密切配合，良好的组织管理和认真细致的临床监测，是确保外科营养支持取得良好疗效，避免诸多并发症发生的重要条件。

（一）PN 的管理

营养支持应由营养主治医师全面负责，决定患者使用营养支持的时机和方式，负责中心静脉导管和肠内营养管的放置，每天查房，开医嘱，监督指导各项工作的完成。护士则承担从观察患者生命体征到输液运转系统等多方面工作，定时进行各项营养状态评定指标的测定和记录，了解并消除患者及亲属对营养支持的心理疑虑等。药剂师要为各位医师提供有关药物配伍禁忌、溶解度及各种营养物质之间相容性的知识等，以确保 PN 支持安全有效。

要有负责配制营养液的专门人员。营养液应在洁净的环境里和严格的无菌操作下配制，如有层流罩装置则更为理想。取样做热原和细菌学检查后，储存于 4℃冰箱内（防止细菌孳生）备用。

（二）PN 支持的监测

1. 中心静脉插管监测 中心静脉插管可通过上、下腔静脉分支的多种径路插入，要求导管尖端应达到上、下腔静脉的根部。

2. 对导管有关感染的监测 穿刺插管的进皮处每天须用碘伏灭菌 2 次，严格避免微生物进入导管。应用 1.2μm 的过滤器，定期对滤膜进行微生物培养检查。营养液在应用前、后也需定期做微生物培养检查。

3. 输液系统的监护 包括进空气的除尘滤器、泵的选择，滤器使用及各联系点的可靠性检查，以免发生各种事故。深静脉插管只用来输给营养液，专管专用。给药、输血、输血浆或抽血化验，应另选周围静脉进行。

4. 代谢平衡监测 严密对水、电解质和氮平衡监测，最初数日，每 6 小时检查血糖和尿糖。糖和胰岛素供量趋于稳定后突然出现对糖的不耐受，常表示有新的应激情况出现，如败血症等，要立即处理。每日须记录出入量，测定尿比重、尿糖、尿丙酮、尿电解质、血清电解质、血糖和体重等，专用的“代谢平衡监测记录”应逐日填写。要经常对病人营养状况进行评估，以便衡量所进行的营养支持能否提供给病人足够的热量和营养素，随时调整。

第八章 输血

血液是人类生命的源泉和动力，输血是医疗和急救的重要处理措施之一。输血包括输入全血、成分血和血浆增量剂。输血作为一种替代性治疗，不但可以直接挽救病人的生命，输入的多种成分还能改善机体的循环，增加红细胞携氧能力，提高血浆蛋白，增强免疫力和凝血功能，并可刺激网状内皮系统和骨髓造血机能等。

输血在抢救人类生命的同时，也伴随一定的风险和潜在危害。输血所导致的并发症及传播的疾病务必高度重视，从而确保输血安全。临床在实施输血治疗时，一方面要权衡利弊得失，为病人选择安全有效的输血方法和科学合理的血液成分，最大限度地发挥输血的治疗作用；另一方面，要增强法治意识，更新输血观念，降低输血风险，消除隐患，科学合理地用血，十分必要。因此，外科医生应当严格掌握输血的适应证，正确选用各种血液制品。

输血应遵循的原则：①严格掌握适应证；②尽量采用自身输血，不用或少用异体血；③输异体血时则尽量采用成分血，少用全血；④输用正规合法采供血机构提供的血液。

第一节 外科输血的适应证和禁忌证

一、适应证

1. 急性出血 出血是输血的最佳适应证，其目的是迅速恢复和维持血容量。凡成人一次失血量低于总血容量10%（500ml）者，不必输血，而输入适量的晶体液（平衡液）即可；当失血量达总血容量的10%～20%（500～800ml）时，此为少量出血，可根据临床表现，并结合血红蛋白和血细胞比容（HCT）的变化等来确定治疗方案，此时可酌情输注适量的晶体液、胶体液或血浆代用品等，力争使病人的血容量维持在90%以上；当失血量达到总血容量的20%～40%时，此为中度失血，病人除具有明显的血容量不足和血压下降的临床表现外，还可以出现HCT下降，此时，除输入晶体液和胶体液补充血容量外，还应输入浓缩红细胞（CRBC）以提高携氧能力，在保持血压稳定的同时，力求使 Hb≥100g/L 或 HCT>0.30；当失血量超过 50%（2000ml）时，应及时输入全血和浓缩红细胞（2:1），并配合输入晶体液和胶体液或血浆以补充血容量，同时还应酌情补充某些特殊成分，如白蛋白、血小板或凝血因子等，为后续治疗创造条件。

2. 贫血 手术前的贫血病人宜少量多次输入新鲜全血或浓缩红细胞，以提高病人对手术的耐受力，促进伤口愈合。目前认为：当 Hb>100g/L 则不必输血；Hb<70g/L，应考虑输血；Hb 为 70～100g/L，则根据病人代偿能力、一般情况和病变等综合决定。

3. 低蛋白血症 肝硬化所致的低蛋白血症多合并凝血功能障碍，宜输入新鲜冰冻血浆。烧伤所致的低蛋白血症，通常输入白蛋白、普通冰冻血浆为佳，这对于促进组织的修复愈合，以及病人及早康复极为有利。

4. 重症感染 全身性严重感染或脓毒症，以及使用免疫抑制剂或抗癌化疗药后所继发的难治性感染，单用抗生素无效时，可联合应用丙种球蛋白、浓缩粒细胞等制剂静脉输入，有助于增强病人的抗病能力和控制感染。

5. 凝血障碍 根据病人凝血功能障碍的原发疾病和检测结果，选择具有针对性的血液成分及其制剂治疗，可获良好效果。例如：血友病患者可输注Ⅷ因子或抗血友病因子；血小板减少症或血小板功能障碍者，可输注血小板或凝血因子以及新鲜全血；纤维蛋白原缺乏症病人可补充纤维蛋白原或冷沉淀制剂。补充凝血因子，改善凝血功能，才能有力地阻断病情进展。

二、禁忌证

严格地讲，输血并无绝对禁忌证，患者需要输血时则可输血。但如有以下情况出现，则输血应慎重：脑出血、恶性高血压、充血性心力衰竭、急性肾衰伴明显氮质血症者、急性肺水肿、肺栓塞、肝功能衰竭及各种黄疸。

第二节 输血的准备、输血技术和注意事项

一、输血的准备

（一）血型鉴定及交叉配血试验

1. 血型鉴定

（1）ABO 血型：ABO 血型鉴定和交叉配血试验是最重要的常规输血前试验。在正常情况下，输血必须是 ABO 血型相同，因此事先必须对供血者和病人

都作 ABO 血型鉴定。不仅要用血清试剂（抗 A、抗 B 或抗 A、B）检测受检者红细胞的抗原（正向血型鉴定），还须用红细胞试剂（A_1 或 5 个 A 型红细胞混合物，B 型和 O 型红细胞）检测受检者血清内的抗体（反向血型鉴定）。按表 8－1 判定鉴定结果，只有两者相符合时，才能确定血型，如有任何怀疑，应查找原因并重复鉴定。

表 8－1　　ABO 血型鉴定

受检 RBC 与抗血清（正向鉴定）		受检血清与 RBC 试剂（反向鉴定）			结　果
抗 A	抗 B	A	B	O	ABO 血型
－	－	+	+	－	O
+	－	－	+	－	A
－	+	+	－	－	B
+	+	－	－	－	AB

（2）亚型：一般不作常规鉴定，但当怀疑受检者血清内有抗 A_1 时，须用已知为 A_1、A_2 和 O 型的红细胞进行试验，如 A_1 细胞都发生凝集，A_2 和 O 细胞都不发生凝集，表明此血清内有抗 A_1。同时用抗 A 和抗 A_1 检验受检红细胞，A_2 或更弱的 A 亚型将只与抗 A 而不与抗 A_1 发生凝集。

（3）Rh 血型：在我国 Rh 阴性率很低的地区和民族，一般不要求作常规 Rh 血型鉴定，但在 Rh 阴性率较高的地区和民族，如新疆的塔塔尔族和乌孜别克族等，应该作 Rh 血型的常规检查。在正常情况下，Rh 血型鉴定方法，根据所用血清试剂的性质，可以采用盐水凝集、胶体介质、间接抗球蛋白或酶试验等方法。对鉴定为 Rh 阴性的供血者红细胞，还须作 Du 试验，只有 Du 试验也是阴性时，才能确定此红细胞是真正 Rh 阴性。Du 试验阳性红细胞是 Rh 阳性。对其他 Rh 抗原，一般也不作常规鉴定，只有特殊需要时，如在血清内发现意外抗体或授权鉴定或父系调查时，才作鉴定。

（4）其他血型系统：一般不作常规血型鉴定。

2. 交叉配血试验（cross matching）　输全血前，虽然已证明供血者和受血者的 ABO 血型相同，还必须常规作交叉配血试验。对 ABO 同型红细胞输血，如浓缩细胞（red cell concentrate，RCC）、去白膜（白细胞）红细胞、洗涤红细胞、冰冻红细胞或代浆血等，可以只作直接配血试验。如供血者的意外抗体筛检是阴性，也可以只作直接配血试验。

交叉配血试验分为（直接）主侧和（间接）次侧试验，须同时进行。前者是受血者血清和供血者红细胞之间的反应，后者是供血者血清和受血者红细胞之间的反应。任何一侧出现凝集或溶血时，输血便不可施行。直接配血试验只是主侧试验，如出现凝集或溶血，即表示不配合，输血也不可施行。

交叉配血试验最好用试管离心法，并应放在37℃孵育以检出临床上重要的凝集性或溶血性抗体。现代交叉配血试验包括抗球蛋白试验在内。

二、输血技术

（一）输注途径

1. 静脉输血　为常用而首选的输血途径。通常在肘前静脉或内踝上方的大隐静脉穿刺，并采用重力点滴输入。对于病情危重或急性大出血者，当静脉穿刺困难时可行静脉切开或深静脉置管进行输血。为保证所输血液充分利用，故对头颈部和上肢创伤者，应采用下肢静脉输血；而下肢和躯干下半部分的创伤宜选择上肢或颈部静脉输血。

2. 动脉输血　经动脉穿刺输血，可在短时间内补充血容量，改善心、脑等重要器官的供血，对急性大出血濒死状态和重症休克病人可起到复苏效果。由于通过中心静脉快速输血，可收到同样的效果，因此，目前已很少应用。

（二）输注速度

根据病情而定。成人一般控制在5～10ml/min；小儿每分钟为10滴左右；年老体弱或心肺功能较差者应调节输血速度为1ml/min左右。一次输血不应超过4小时，以免在室温下引起细菌繁殖或血细胞破坏，每次输血量在200～400ml为妥。急性大出血时则可加压快速输血。

（三）血液过滤

所有的血液及其制品，必须使用带有过滤器的输血器输入，能有效地防止微凝物和纤维蛋白块输入所引发的并发症。

三、注意事项

1. 严格核对　输血前必须严格核对供血者与受血者的姓名、血型、交叉配血报告单。

2. 仔细检查　注意血袋有无破损，血液有无絮状物、混浊或溶血，所用的抗凝剂及保存时间。

3. 防止溶血　输血前应轻轻晃动血袋1～2分钟，切忌用力摇晃而造成血细胞破坏；库存血在室温下放置时间限于4小时，切忌放置过久或强行加热，以免产生污染或凝血反应；禁止在血中加入其他任何液体和一切药物，否则，将发生溶血和凝血。

4. 一般处理 快速大量输血、新生儿输血或输入冷沉淀时，可在血袋外加保护袋预热（小于32℃）后输入；务必使用带有过滤器的输血器具，输注前后用等渗盐水冲洗输血管道，其全过程应严格无菌操作；输血完毕后应保留血袋2小时备查。

5. 注意有无输血反应 输血时应严密观察病人有无不良反应，尤其要注意观察生命体征及尿色的变化；输血结束后仍需观察病情，及早发现问题并及时处理。

第三节 输血的并发症及其防治

输血可引起不良反应和并发症，还可传播疾病，严重时可危及病人生命。在输血时首先应重视其并发症的防治，确保输血安全。因此，严格掌握输血指征和规范操作程序，不失为防治并发症发生和消除隐患的关键环节。

一、发热反应

是最常见的输血并发症。多发生在输血开始后1～2分钟内。病人表现为发冷或畏寒，继而有寒战、高热、头痛、出汗、恶心、呕吐及皮肤潮红等。但血压多无变化，症状持续1～2小时后逐渐缓解。引起的原因：①血液内有致热原存在；②经产妇或多次输血者产生的白细胞抗体所介导的免疫反应；③轻度细菌污染或（和）溶血所致。

1. 治疗 对症状较轻者应立即减慢输血速度，而病情较重者应停止输血；畏寒或寒战时应注意保暖，并肌内注射异丙嗪25mg或哌替啶50mg；高热者可采用药物退热或物理降温等对症治疗。

2. 预防 严格无菌操作，强化输血器材的消毒管理，消除致热原；对于经产妇或多次输血者宜采用成分输血。

二、过敏反应

多发生在输血开始初的数分钟内，也可在输血中或继后发生。可表现为局部或全身皮肤瘙痒或荨麻疹，重者可出现咳嗽、哮喘、呼吸困难以及腹痛、腹泻，甚至过敏性休克和意识障碍，严重时可危及生命。引起的原因：①受血者或供血者为过敏体质；②病人因多次使用血浆制品，体内已产生多种抗血清免疫球蛋白抗体，或是免疫低下的病人，被所输血液中的某种免疫球蛋白致敏引起。

1. 治疗 仅为局限性皮肤瘙痒或荨麻疹者应减慢输血速度，同时给予抗组胺药物，并密切观察病情变化。反应严重者应立即停止输血，皮下注射肾上腺素0.5～1mg和（或）静脉滴注地塞米松5～10mg。严重呼吸困难者应做气管插管或切开术，在确保呼吸道通畅的同时防治休克。

2. 预防 ①选择无过敏史的供血者，采血前4小时应禁食；②对有过敏史的病人，在输血前半小时可口服抗过敏药物和静脉输注糖皮质激素。

三、溶血反应

这是输血最严重而凶险的并发症，其发生率不高，但后果严重。其典型症状是病人在输入20～50ml血液后，当即出现沿输血静脉的红肿及疼痛，全身表现为寒战、高热、头痛、胸闷、腰部剧痛、呼吸困难、心率增快或（和）血压下降、休克，并相继出现血红蛋白尿、溶血性黄疸、弥漫性血管内凝血（DIC）和急性肾衰竭。手术中的病人唯一最早征象是不明原因的血压下降和手术野渗血。引起的原因：①主要由于误输了血型不合的血液引起；②其次是血液贮存、运输不当，或输注前预热过度致使血细胞大量破坏乃至被细菌污染所致。

1. 治疗 其重点为：①抗休克：积极地进行液体复苏，迅速纠正低血容量性休克。②保护肾功能：静脉滴注5%碳酸氢钠250ml，以碱化尿液，促使血红蛋白结晶溶解，防止肾小管阻塞；当血压稳定时，可从静脉注入20%甘露醇利尿，以加速游离血红蛋白排出。③解除肾血管痉挛：在肾区透热疗法的同时，使用0.5%普鲁卡因行肾周封闭。④纠正溶血性贫血和补充凝血因子：溶血的原因查明后，可输入同型新鲜血液，以及浓缩血小板或凝血因子和地塞米松。⑤防治DIC：可酌情使用肝素治疗。⑥血液净化：以彻底清除病人体内的有害物质。

2. 预防 ①加强输血、配血过程中的核查工作。②严格遵守输血操作规程。③科学合理地用血，尽量采用同型输血。

四、细菌污染反应

虽属少见，但后果极其严重。其反应的程度与其污染细菌的种类、毒力大小及输入的数量密切相关。若污染细菌的毒力弱、数量少时仅有发热反应。反之，则输入后可立即出现感染性休克和DIC。临床表现为烦躁、寒战、高热、呼吸困难、恶心、呕吐、发热、腹痛和休克，也可出现血红蛋白尿、急性肾衰竭和肺水肿。原因是采血、贮存、运输或使用等环节中血液被污染，细菌大量繁殖并产生毒素。

1. 治疗 立即中止输血，并将血袋内的血液进行细菌培养及涂片染色检查；

应用足量有效的抗生素控制感染，必要时使用糖皮质激素，其治疗措施与感染性休克相同。

2. 预防 ①强化无菌制度，按规范要求采血、贮血和输血。②血液在保存期内和输血前按规定严密检查，如发现血液混浊、有絮状物或血浆呈粉红色或血浆中有较多气泡时，均提示血液有被细菌污染之可能，则不得使用。

五、循环超负荷

心、肺功能不全或低蛋白血症的病人，快速大量输血可引起急性心衰和肺水肿。主要表现为突发心率增快，呼吸急促，发绀，咳吐血性泡沫痰，颈静脉怒张，静脉压升高，肺部充满湿啰音，胸片可见肺水肿表现。

1. 治疗 立即停止输血，半卧位，吸氧，使用强心剂、利尿剂。

2. 预防 心、肺功能不全者应严格控制输血速度及输血量，重症贫血病人宜输注浓缩红细胞为佳。

六、传播疾病

输血在抢救病人生命以及提高手术安全性等方面具有举足轻重的作用。然而，伴随输血而来的巨大风险和潜在危害依然存在，特别是有可能造成血源性传染病的传播，尤其是目前艾滋病和肝炎等发病率已进入快速增长期，输血传染疾病的潜在危险仍在不断增加。这些都是摆在人们面前不争的事实，应当引起全社会关注。

经输血传播的疾病主要包括：①病毒性疾病：在我国乙型肝炎病毒（HBV）感染率占总人口的9%，丙型肝炎病毒（HCV）感染率约为3%，艾滋病病毒（HIV）感染者已愈100万人，还有人类白细胞病毒（HTLV）感染等。②细菌性疾病如布氏杆菌感染等。③其他还有梅毒、疟疾等。输血是这些疾病传播的一个重要途径，其中以输血后肝炎、艾滋病和疟疾较为多见。因此，采血与输血之前务必作病毒性肝炎、艾滋病和梅毒等相关检查，有效地实施血液保护，从而降低输血风险及消除隐患，很有必要。

预防方法：①严格掌握输血适应证；②严格进行献血员的筛查；③强化血液制品在生产过程中的病毒灭活观念；④大力提倡自体输血以及使用血浆代用品。

七、免疫抑制

研究表明，输异体血时对肿瘤病人术后复发起促进作用，并增加术后感染率，降低生存率，这与输血后免疫抑制有关。因此，对肿瘤手术病人应尽量避免输异体血，如有必要，一般采用预存或稀释式自体输血为好。

八、其他并发症

24 小时内输血量超过 4000ml 时可出现：①低体温：因大量输入冷藏血所致；②碱中毒和低钙血症：由于目前库存血中常用的抗凝剂为枸橼酸钠，因其在肝脏转化为碳酸氢钠可造成碱中毒，并致使血钙降低；③高钾血症：库存血含有大量 K^+，其含量与贮存时间呈正相关；④凝血异常：因凝血因子被稀释或库存血中的血小板被破坏所致。因此，大量输血时应动态观察病情变化，并根据血清电解质和血气分析的结果综合分析，有的放矢地进行治疗。

第四节 自身输血

自身输血是指采集或回收病人自己的血液供手术或失血后回输。自身输血是目前大力提倡并公认的最为安全的输血方法，它已成为今后输血领域发展的方向之一。其主要优点是：无需检测血型和交叉配血试验；无异体血输注后所致的免疫抑制；杜绝了因血型不合所致的免疫性输血反应（如溶血、发热及过敏反应）；避免了传染疾病的危险；既可节约血源，又可缓解异体血尤其是血型特殊和血源缺乏等困难；还兼有兴奋骨髓造血功能等优点。目前外科自身输血的方式有三种：

一、预存式自身输血

适用于身体较好的择期手术病人，估计术中出血量较大而需要输血者。对于无明显心、肝、肾功能损害，而 Hb >110g/L 或 HCT >0.33 者，可根据所需的预存血量，从手术前 1 月开始，每 3 天到输血科采血一次，成人每次 300 ~400ml，直到术前 3 天为止，贮存的血液以备手术之需。对于多次采血预存者，在加强营养支持的同时，可给予铁剂、维生素 C、叶酸或红细胞生成素至贫血纠正为止。

二、稀释式自身输血

其适应证同预存式自身输血。具体方法是病人进入手术室被麻醉后，开放两条静脉通路。在一条静脉采血的同时，经另一条静脉输入足量的血浆代用品和晶体液，以置换所采集的血量，并补充血容量；采血的量取决于病人的全身情况和可能的失血量，但每次采血量以 200 ~400ml 为宜，最多不宜超过两次，采血的速度控制在 40ml/min 左右为宜，一般以 HCT 不低于 0.25，白蛋白不低于 30g/L，Hb 不低于 100g/L 为度。采集的血液可在室温下保存 4 小时，并根据术中失血情况将其回输。通常是后采的血先输，因先采的血液未经血液稀释则含有丰富的血细胞的和凝血因子，可留在手术结束时回输，以免输入后从手术创面流失。

三、回收式自身输血

对于大手术、创伤、异位妊娠破裂和实质脏器破裂所致的出血，术中可用血液回收机收集体腔内和手术野的失血，经过离心、洗涤和过滤后回输给病人；如无血液回收机时，可在每100ml血液中加枸橼酸钠保存液25ml或2.5%～3.8%柠檬酸钠液10ml混匀，过滤后回输。

自身输血的禁忌证：①血液被胃肠内容物、消化液、尿液或羊水污染；②血液可能被肿瘤细胞污染；③心、肝、肺、肾功能不全或严重贫血者，不宜在术前采血或采用血液稀释法进行自身输血；④脓毒症或菌血症患者；⑤体腔内积血已超过6小时或可疑污染以及有溶血者。

第五节　成分输血

实践证明，有80%的输血病人不适合输全血，仅需输入某种血液成分即可。成分输血是指将血液的各种成分分离出来，制成各种高浓度及高纯度的血液成分制品（成分血），并根据病情需要输给病人。这是一种先进、科学、合理的输血方法，备受临床青睐。血液成分制品包括血细胞、血浆以及血浆蛋白成分三大类。

一、血细胞成分

被分为红细胞、白细胞和血小板三类。值得一提的是，无论输入哪种血细胞成分，事前必须做血型鉴定和交叉配血试验。

（一）红细胞制品

1. 浓缩红细胞　其容量仅为全血的1/2，但细胞比容为70%～80%。适用于血容量正常而需补充红细胞的各种贫血。一般成人输注浓缩红细胞2袋后可提高Hb 10g/L或HCT 0.03。

2. 洗涤红细胞　有80%以上的白细胞和血小板以及90%以上的血浆蛋白已被洗除，同时还清除了肝炎病毒、抗A、B抗体、钾、氨、乳酸和微凝物等有害物质，保留了70%以上的红细胞。适用于多次输血后对白细胞凝集素产生抗体并有发热反应者，以及器官移植、肾衰竭和高钾血症的病人。

3. 冰冻红细胞 去除了大部分白细胞，不含血浆。在含甘油媒介中置于-65℃的冰库中可保存3年，有利于稀有血型的保存。适应证同洗涤红细胞，并用于自身红细胞的保存。

（二）白细胞制剂

主要有浓缩粒细胞，可用于治疗粒细胞减少症。但输入后合并症较多，现基本不用。

（三）血小板制剂

可分为单采血小板（机器法）和浓缩血小板（手工法）两种。前者易于达到所规定的治疗剂量（2.5×10^{11}/单位），因其红细胞和白细胞含量较低，从而可减少或延迟同种免疫反应，并可有效地预防肝炎等疾病的传播。适用于各种原因引起的血小板减少（如再生障碍性贫血、特发性血小板减少紫癜等）以及大量输入库血所致的血小板锐减等病人。

二、血浆成分

主要有：①新鲜冰冻血浆（FFP）：内含各种凝血因子，特别是不稳定的凝血因子（Ⅴ和Ⅷ因子），以及血浆蛋白成分。适用于多种凝血因子缺乏，以及免疫球蛋白缺乏所致的感染性疾病的治疗。②普通冰冻血浆（FP）：因其不含凝血因子Ⅴ和Ⅷ，但其他成分与FFP相似，一般仅用于补充血容量（如烧伤、大手术和休克）。③冷沉淀（Cryo）：是FFP在4℃溶解时不溶的沉淀物，故此得名。内含纤维蛋白原、凝血因子Ⅷ、Ⅻ和血管性假血友病因子等。主要用于血友病A、先天性或获得性纤维蛋白缺乏症等。

三、血浆蛋白成分

主要有白蛋白制剂、免疫球蛋白和浓缩凝血因子等。

1. 白蛋白制剂 有5%、20%、25%三种浓度。临床常用5%溶液，不仅可提高血浆蛋白水平，还可用来补充血容量，其效果与血浆相似。20%和25%的浓缩白蛋白液具有脱水作用，适用于治疗营养不良性水肿，以及肝硬化和其他原因所致的低蛋白血症。

2. 免疫球蛋白制剂 主要有正常人免疫球蛋白、静脉注射丙种球蛋白和特异性免疫球蛋白等三大类。①正常人免疫球蛋白：大多用于免疫功能低下和传染病的预防。②静脉注射丙种球蛋白：使用于单用抗生素治疗无效的重症感染。③特异性免疫球蛋白：使人体对某种特定疾病产生高效价的特异性抗体，并以此来预防该种疾病，如乙肝免疫球蛋白（HBIG）、人体破伤风免疫球蛋白（TIG）等。

3. 凝血因子 主要包括抗血友病因子（AHF）、凝血酶原复合物、浓缩Ⅷ、Ⅺ因子及Ⅻ因子复合物、抗凝血酶Ⅲ和纤维蛋白原制剂等。用于治疗血友病和各种凝血因子缺乏症。其中Ⅻ因子复合物有助于促进伤口愈合。

第六节 血浆代用品

血浆代用品又称血浆增量剂，是由天然或人工合成的高分子物质制成的胶体溶液，可以代替血浆扩充血容量。因此，应用血浆增量剂进行容量治疗是减少不必要输血的重要手段，其主要作用是恢复有效循环血量，维持胶体渗透压，快速恢复心排血量（CO）和氧供，改善微循环灌注和氧合，维持水、电解质和酸碱平衡。因其不含凝血因子，超量输入后可引起出血倾向。目前常用的有右旋糖酐、羟乙基淀粉和明胶制剂等。

一、右旋糖酐

6% 右旋糖酐等渗盐水是临床常用的多糖类制剂。根据其分子量大小可分为高、中和低分子右旋糖酐。中分子右旋糖酐（平均分子量 7.5 万）的渗透压最高，具有良好的扩充血容量作用，可在体内维持 6～12 小时，常用于各种原因所致的低血容量性休克的容量治疗。低分子右旋糖酐（平均分子量 4 万左右），输入后在血液中保留时间短，增加血容量的作用仅维持 1.5 小时，并具有渗透性利尿作用，因其有降低血液黏稠度和减少红细胞凝集作用，因而可改善微循环和组织灌注量。由于右旋糖酐可覆盖血小板和血管壁而引起出血倾向，并可发生红细胞假凝集现象而影响血型鉴定，故 24 小时用量不得超过 1500ml，如有必要应在输入前行血型鉴定和交叉配血试验，以防不测。

二、羟乙基淀粉代血浆

羟乙基淀粉是从玉米中提取的支链淀粉，经羟乙基化而制成，因此，该制品是一种来自于天然绿色植物的环保型血浆代用品。目前临床常用 6% 中分子羟乙基淀粉，pH 接近中性，其电解质成分与血浆相近似，并含碳酸氢根，在维持胶体渗透压的同时，还能补充功能性细胞外液和提供碱储备；且无毒性和抗原性，极少发生过敏等不良反应；对凝血功能和肾功能均无影响，可用于肾功能不全的病人，甚至 2 岁以下儿童也可安全使用。该制品在体内维持作用的时间较长，故已成为低血容量休克及微循环障碍性疾病容量治疗的首选制剂。最大剂量为50ml/（kg·d）。

三、明胶类代血浆

是由各种明胶与电解质组成的血浆代用品。含4%琥珀酰明胶的血浆增量剂，可有效地提高胶体渗透压和增加血容量，防止组织水肿，故有利于静脉回流，并能改善心输出量和组织灌注。又因其相对黏稠度与血浆近似，故有血液稀释效果，在改善血流动力学和微循环灌注的同时，可以快速、较长时间提高氧供（DO_2）和氧耗（VO_2），改善组织灌注和氧合。适用于手术或创伤所引起的血容量降低，以及血液稀释、体外循环时所采用的容量替代治疗。

第九章 休 克

第一节 概 述

休克（shock）是由多种病因（如创伤、感染、失血、过敏等）造成组织有效循环血量减少，组织灌注不足，细胞代谢紊乱和功能受损为主要病理生理改变的综合征，通常伴有低血压和少尿。

休克可由于低血容量、血管扩张、心源性（低心排量），或上述因素综合引起。休克的基础损害是低血压所致的生命器官的组织灌注减少，于是氧气的传送或摄取不足，不能维持有氧代谢的需要，而转为无氧酵解，致使乳酸的产生和积聚增加。随着休克的持续，脏器功能出现障碍，随之出现不可逆的细胞损害和死亡。现代将休克视为一个序贯性事件，是一个从亚临床阶段的组织灌注不足向多器官功能障碍综合征（MODS）或衰竭（MOF）发展的连续过程。因此，应根据休克不同阶段的病理生理特点采取相应的防治措施。

休克的分类方法很多，但尚无一致的意见。一般分为低血容量性、感染性、心源性、神经性和过敏性五类。创伤和失血引起的休克均归于低血容量性休克，而低血容量性和感染性休克在外科最常见。

休克属中医“厥脱”的范畴。“厥”为“脱”之轻证，“脱”为“厥”之变证，两者可以相互转化，故“厥”与“脱”常合并而称。

【病因】

组织的有效血液灌流量严重减少是休克发病的共同基础。正常的组织有效血液灌流量取决于正常的有效循环血量，有效循环血量是指单位时间内通过心血管系统进行循环的血量，不包括储存于肝、脾和淋巴血窦或停滞于毛细血管中的血量。有效循环血量依赖于足够的血容量、正常的血管容积和张力、正常的心泵功能三个基本要素的共同维持。任何始动原因使上述三者中任何一要素发生障碍，均可导致有效循环血量的急剧下降，造成全身组织、器官氧合血液灌流不足，细胞缺氧和一系列的代谢障碍，促成休克的发生。在休克的发生、发展中，上述三个要素都涉及，且相互影响。

【病理生理】

目前对低血容量休克发展的病理生理已有较全面、深入的认识，而且通常以其为代表来阐明休克的病理生理变化的一般规律。因为，休克临床表现与微循环的变化相对应的关系较为明显。

（一）微循环的变化

1. 微循环容积的改变 低血容量休克进展时，一般出现微血管收缩－扩张－麻痹的过程。休克初期，在原始动因的作用下，循环血容量减少，反射性交感神经兴奋，儿茶酚胺类物质分泌增加，使毛细血管前阻力增加，血液经新开放的直接通路和动－静脉短路回心，起到“自身输血”的作用，为休克时增加回心血量的“第一道防线”。由于毛细血管前阻力比后阻力明显增高，导致毛细血管容积缩小，其中流体静水压降低而促进组织液进入毛细血管增加，起到“自身输液”的作用，为此时增加回心血量的“第二道防线”。此期脑、心等重要生命器官的血液灌流仍可得到保证，外周血压尚正常，但微循环缺血。微循环缺血缺氧久后，酸性代谢产物堆积，这时细小动脉和毛细血管前括约肌对儿茶酚胺类的反应性降低而松弛，微动脉舒张，微静脉仍收缩，毛细血管容积增大，至后期微血管扩张更甚，其容积更为增大，此即为缺血缺氧期，又称为微循环痉挛期、代偿期。

2. 微循环流态失常 随着休克的进展，微循环血流减慢，至后期越趋淤滞。即使在微血管收缩期，一部分微血管可扩张，甚至呈微血管瘤样，血液滞留其中。血液流变学的改变引起毛细血管后阻力大于前阻力，致使大量血液流入微循环并使之扩张、麻痹。红细胞表面电荷减少而趋向聚集。当细胞未受损坏时，聚集可解散，但如出现促凝因子（如血小板崩解后释出第 3 因子 PF_3 等），则可在微血管内形成微血栓，阻塞微血管，造成血液淤滞。血管内流体静水压升高，原先的“自体输液”停止而转为血浆外渗到组织间隙；在多种体液因子的作用下，引起毛细血管通透性增加，组织间隙中的胶体吸水能力增强而导致组织间隙水分被封闭，促进了血浆外渗而血液浓缩，加剧了有效循环血量下降；由于血液黏稠度增加和血细胞凝聚，加重微循环淤血，加重了恶性循环。此期动脉压下降，心、脑等重要器官血供不足，微循环缺血缺氧更趋严重，称做微循环淤血缺氧期。

3. 毛细血管壁的损害 在休克晚期，发生细胞浓缩与细胞核变形，血管内皮细胞浆肿胀，细胞可脱离基膜，呈断续排列，管壁失去光滑性，管腔狭窄不均，白细胞和血小板黏附，红细胞变形、聚集，血浆黏度增大，微循环内有纤维蛋白性血栓形成，加重血液淤滞，甚至堵塞微血管，均成为播散性血管内凝血（DIC）的促发因素。DIC 使全身器官组织严重缺氧，酸中毒，使细胞膜损害、线粒体受损及溶酶体破裂，释出溶酶和某些休克动因（如细菌内毒素等），使细胞发生严重的乃至不可逆的损害，从而使包括心、脑在内的各重要器官的机能代谢障碍更加严重。此期即播散性血管内凝血期，又称微循环衰竭期。

（二）体液代谢改变

1. 休克时，血容量和肾血流量减少的刺激，引起肾上腺分泌醛固酮的增加，使机体减少钠的排出，以保存体液和补偿部分血量。而低血压、血浆渗透压的改变和左心房压力的降低可使垂体后叶增加抗利尿激素的分泌，以保留水分，增加血浆量。

2. 儿茶酚胺尚能促成高糖素生成，抑制胰岛素的产生及其外周作用，故血糖增高。

3. 葡萄糖在细胞内的代谢转向乏氧代谢，丙酮酸和乳酸产生增多。肝灌流不足时乳酸不能很好地在肝内代谢，乳酸堆积，引起酸中毒。

4. 休克时，细胞缺氧，三磷酸腺苷（ATP）生成减少，能量不足，细胞膜钠泵功能失常，使钾自细胞内逸出和钠进入细胞内增多，结果是细胞外液减少，而细胞肿胀、凋亡，出现高钾血症，危及生命。

5. 休克可影响细胞膜、线粒体和溶酶体膜。溶酶体膜破裂后释出组织蛋白酶，可使组织蛋白分解，生成多种具有生物活性的多肽，如激肽、心肌抑制因子和前列腺素等。前列腺素有多种，如具有血管扩张作用和保护细胞功能的前列腺素 PGI_2、PGE_2、PGD_2 及有血管收缩作用的 PGF_2、TXA_2。

（三）内脏器官的继发损害

持续休克状态下，因微循环障碍，导致内脏器官的部分组织严重缺血缺氧而发生细胞变性、坏死和出血而引起器官功能衰竭。几种脏器同时或相继受损即为多器官功能不全综合征，可在休克好转后发生，并能导致病人的死亡。内脏器官继发损害的发生与休克的原因和休克持续时间长短有密切关系。低血容量休克一般较少引起内脏器官的继发损害。休克持续时间超过 10 小时，易继发内脏器官的损害。受累器官为肾、肝、胃肠道、肺、脑、心、肾上腺和胰腺等。心、肺、肾的功能衰竭是造成休克死亡的三大原因。

1. 心功能改变 一般而言，休克早期可出现心功能的代偿性加强，此后心脏的活动即逐渐抑制，甚至可出现心力衰竭。

2. 肾功能改变 休克早期常常发生功能性的急性肾衰竭，其主要表现为少尿（<400ml/d）或无尿（<100ml/d）。倘若不伴肾小管坏死，只要及时补充血容量使血流量增加，尿量即可恢复。当休克持续时间较长时，可引起急性肾小管坏死而发生器质性肾衰竭。此时即使肾血流量随着休克的好转而恢复，患者尿量也难以在短期内恢复正常。这将导致严重的内环境紊乱，包括高钾血症、氮质血症和酸中毒等，使休克进一步恶化，甚则可导致急性肾衰竭而死亡。

3. 肺功能改变 在休克早期，由于呼吸中枢兴奋而呼吸加快加深，通气过度，甚至可导致低碳酸血症和呼吸性碱中毒；继之，由于休克时血管活性物质的作用，肺血管阻力升高，肺组织低灌流持续较久，则引起肺淤血、水肿、出血、局限性肺不张、微循环血栓形成和栓塞以及肺泡内透明膜形成等成人呼吸窘迫综合征（ARDS）的重要病理改变。有的进一步影响肺的通气量/血流量的比例，造成死腔样通气和（或）功能性分流，从而导致呼吸衰竭甚至死亡。ARDS是休克死的重要原因之一。

4. 脑功能改变 在休克早期，儿茶酚胺的增加对脑血管的作用甚小，由于血压无明显改变，血液的重新分布和脑循环的自身调节，脑血流可保持在正常范围，并能基本满足脑组织的代谢需要，因此，患者除烦躁不安外，多无明显的脑功能障碍的表现。随着休克的发展，当平均血压降至50～60mmHg（7.33～8.0kPa），患者可因持续低血压导致脑供血不足，而出现神志淡漠，甚至昏迷。有时，可因脑组织缺血缺氧和毛细血管通透性增高而发生脑水肿、颅内高压和脑疝等。

5. 肝功能改变 休克时常有肝功能障碍，通过后述机制加重休克：①肝代谢障碍引发酸中毒和低蛋白血症及出血；②肝的生物转化作用（解毒功能）减弱而增加休克时感染与中毒的危险。

6. 胃肠改变 休克早期就有胃肠功能的改变。开始由于微小血管痉挛而发生缺血，继而淤血，肠壁水肿、坏死。此外，胃肠缺血坏死还可使消化液分泌抑制，肠胃运动减弱。有时可因胃肠肽和粘蛋白对胃肠黏膜的保护作用减弱，而使胃肠黏膜糜烂或形成应激性溃疡。肠道黏膜屏障功能减弱或破坏，致使肠道细菌毒素被吸收入血，引起机体中毒和感染。另外胃肠缺血、缺氧，可刺激肥大细胞释放组胺等血管活性物质，使微循环障碍进一步加剧。

（四）转归

即血栓溶解期。微循环血栓自溶，血流恢复，若器官损伤不重，可恢复；不然则因严重功能衰竭不可逆转而死亡。

感染性休克的微循环改变有别于上述过程。其早期微循环呈舒张状态，表现为皮肤泛红、肢暖、心率快、心输出量增加，称为暖休克（高排低阻型）。此期持续一定时间（0.5～16小时）后则进入微循环血管收缩期，表现为四肢厥冷，末梢发绀，脉搏细弱，血压下降，称做冷休克（低排高阻型）。

（五）中医对休克的认识

休克属中医的“厥脱证”范畴。是外科疾病过程中，因亡血失津，损伤剧痛，或感邪毒，正气太虚或邪毒太盛，正气欲脱或已脱，邪毒将闭或已闭，清浊相干，气血逆乱，以至不相顺接维系，造成机体失养，五脏受损，阴阳离决，精气乃绝的危急证候。“厥”为脱之轻，“脱”为“厥”之变，厥轻脱重，两者在临床上常互相转化，较难截然分开，故“厥脱”合而名之。

【临床表现】

根据休克的发病过程可分为休克前期（代偿期）、休克期（失代偿期）和休克晚期（衰竭期）（表9－1）。

表9－1　休克的临床表现和程度

分期	程度	神志	口渴	皮肤黏膜		脉搏	血压	体表血管	尿量	估计失血量*
				色泽	温度					
休克前期	轻度	神志清楚，伴有痛苦表情，精神紧张	口渴	开始苍白	正常，发凉	<100次/分，尚有力	收缩压正常或稍升高，舒张压升高，脉压缩小	正常	正常	<20%（800 ml）
休克期	中度	神志尚清楚，表情淡漠	口很渴	苍白	发冷	100～120次/分	收缩压为12～9.33kPa（90～70mmHg），脉压缩小	浅表静脉塌陷，毛细血管充盈迟缓	少尿	20%～40%（800～1600ml）
休克晚期	重度	意识模糊，甚至昏迷	非常口渴，可能无主诉	明显苍白，肢端青紫	厥冷（肢端更明显）	细速或摸不清	收缩压<9.33 kPa（70 mmHg）或测不到	毛细血管充盈明显迟缓，浅表静脉塌陷	少尿或无尿	>40%（1600 ml）

*成人的低血容量性休克

1. 休克前期　相当于病理生理学变化中微循环障碍的缺血缺氧期，病人发生休克后尚处于代偿的阶段。表现为神志清楚，精神紧张，或烦躁不安，面色苍白，手足湿冷，过度换气，心率增快，脉搏细速，脉压差缩小，血压正常或稍高，倘若处理不及时或不当，则血压轻度或急剧下降。血压的变化取决于失血量的多少和有效循环血量能否代偿。红细胞、细胞压积可能减低，尿量正常或减少。

2. 休克期 相当于病理生理学变化中微循环障碍的淤血缺氧期，病程已进入失代偿阶段。表现为表情淡漠，反应迟钝或昏迷，面色苍白，发绀，出冷汗，脉搏细速或不可触及，浅表静脉萎陷，毛细血管充盈时间延长，心率多在100～120次/分，收缩压多在10.67kPa（80mmHg）以下或测不出，脉压差小，少尿或无尿。

3. 休克晚期 相当于病理生理学变化中微循环障碍的播散性血管内凝血期。病人微循环障碍的临床表现更为加重，如皮肤黏膜发绀更加严重，血小板与纤维蛋白原进行性下降，有多发性出血倾向，皮下瘀斑，皮肤或皮下可出现栓塞或坏死，消化道出血，进行性呼吸困难，血气分析有明显代谢性酸中毒，动脉血氧分压低于8kPa（60mmHg），多数病人发生严重的多器官功能衰竭。

中医可分为气阴耗伤证，主症是神萎，面㿠，气短，口渴，汗出，舌红或淡红，脉细数无力；真阴衰竭证，主症是神恍，惊悸，面色潮红，汗出如油，口渴欲饮，饮不解渴，舌光剥干枯无苔，脉虚数；阳气暴脱证，主症是神志淡漠，面色苍白，四肢厥冷，冷汗淋漓，舌淡，脉微细欲绝。又因病因不同，可夹热毒炽盛所表现的壮热，口渴，烦躁，便结之症；心气不足所表现的怔忡不安，气促，脉结代之症；气滞血瘀所表现的口唇青紫，皮肤瘀斑，腹胀之症。

【监测】

通过监测可了解病人的病情变化和治疗反应，并为调整治疗方案提供客观依据。

（一）一般监测

1. 意识状态 是脑组织血液灌注和全身循环状况的反映。若病人意识清楚、安静，对外界的刺激能正常反应，说明病人循环血量已基本足够；反之，若病人表情淡漠、不安、谵妄或嗜睡、昏迷，提示脑组织因血液循环不良而发生障碍。

2. 皮肤温度、色泽 反映体表血液灌流状况。若病人四肢温暖，皮肤干燥，轻压指甲或口唇时局部暂时呈苍白，压力去除后色泽迅速转为正常，表明末梢循环已恢复，休克好转；反之，病人皮肤湿冷、苍白或发绀，说明休克仍存在。

3. 血压 反映有效循环血量，维持稳定的血压在休克治疗中十分重要。血压下降，尤其是脉压缩小是判断休克早期有效循环血量减少的重要指标，但血压并非反映休克程度最敏感的指标，在判断病情时还应兼顾其他的参数进行综合分析。通常认为，收缩压＜90mmHg、脉压＜20mmHg是休克存在的表现；血压回升、脉压增大则是休克好转的征象。

4. 脉率 脉率的变化常先于血压的变化，反映心脏排血功能。当血压还低，但脉率已恢复且肢体温暖者，常提示休克趋向好转。临床上常用脉率（次/分）/收缩压（mmHg）计算休克指数，帮助判断休克的有无及其程度。休克指数为0.5者多提示无休克；＞1.0～1.5者有休克；＞2.0者为严重休克。

5. 尿量 是反映肾脏血液灌注量最简单而可靠的指标，可判断重要器官的灌注情况。尿量减少通常是休克早期或休克复苏不完全的表现。尿量＜25ml/h、尿比重增加者表明仍存在肾血管收缩和供血不足；血压正常但尿量仍少且比重偏低者提示有急性肾衰竭可能；当尿量维持在30ml/h以上时，则休克已纠正。此外，下列情况下可出现尿量异常，判断病情时应予以注意，如严重创伤病人复苏时应用高渗液体者可能会产生明显的利尿作用，累及垂体后叶的颅脑外伤可出现尿崩现象，尿路损伤可导致少尿或无尿。

（二）特殊监测

1. 中心静脉压（CVP） CVP是指右心房及上、下腔静脉胸腔段的压力，可判断病人血容量、心功能与血管张力的综合情况，有别于周围静脉压；后者受静脉腔内瓣膜和其他机械因素的影响，故不能确切反映血容量和心功能等状况。CVP正常值为0.49～0.98kPa（5～10 cmH_2O），降低或升高均有临床意义。CVP＜0.49（5 cmH_2O）时，提示血容量不足，应迅速补充血容量；补充血容量后病人仍处于休克状态，而CVP＞0.98kPa（10 cmH_2O），则提示容量血管过度收缩或有心力衰竭的可能，应控制输液速度、输液量或采取其他相应措施。如CVP＞1.47kPa（15 cmH_2O）提示有明显心力衰竭，且有发生肺水肿的危险，应暂停输液或严格控制输液速度，并给予快速洋地黄制剂和利尿剂或血管扩张剂。如有明显腹胀、肠梗阻、腹内巨大肿瘤或腹部大手术时，利用股静脉插管测量的CVP可高达2.45kPa（25 cmH_2O）以上，不能代表真正的CVP。少数严重感染病人CVP＜0.98kPa（10 cmH_2O），也有发生肺水肿的可能，应予以重视。

2. 肺毛细血管楔压（PCWP） 应用Swan－Ganz漂浮导管可测定肺动脉压（PAP）和PCWP，可反映肺循环阻力，即肺静脉、左心房和左心室的功能状态。平均PAP（MPAP）正常值为9～19 mmHg，平均PCWP正常值为5～12 mmHg。PCWP低于正常值提示血容量不足（较CVP敏感），PCWP升高提示左心房压力增高，如急性肺水肿。临床上如发现PCWP升高而CVP尚属正常时，也应限制输液量以免发生或加重肺水肿。此外，还可在测定PCWP时获得血标本进行混合静脉血气分析，了解肺内动静脉分流或肺内通气/血流比值的变化情况。但须指出的是肺动脉导管技术是一项有创检查，有发生严重并发症的可能（发生率约3%～5%），应严格掌握适应证。

3. 心排出量（CO）和心脏指数（CI） CO是心率和每搏排出量的乘积，可经Swan－Ganz导管应用热稀释法测定。成人CO正常值为4～6 L/min；而单位体表面积上的CO即为CI，正常值为2.5～3.5 L/（min·m^2）。休克时一般都降低；有的感染性休克时心排出量可能高于正常值。

4. 动脉血气分析 动脉血氧分压（PaO_2）正常值为10.7～13kPa（80～100 mmHg），动脉血二氧化碳分压（$PaCO_2$）正常值为4.8～5.8kPa（35～45 mmHg），pH正常值为7.35～7.45。休克时可因肺通气不足，出现体内二氧化碳积聚而致$PaCO_2$升高；反之，也可因过度通气而使$PaCO_2$下降。PaO_2＜60 mmHg，吸入纯氧后仍无改善者则可能是ARDS的先兆。通过监测动脉血pH、PaO_2、$PaCO_2$、碱剩余（BE）、缓冲碱（BB）和标准碳酸氢（SB）的动态变化有助于了解休克时酸碱平衡情况。

5. 动脉血乳酸测定 正常值为1～1.5 mmol/L。休克时由于组织灌注不足可引起无氧酵解和高乳酸血症，监测血乳酸有助于估计休克及复苏的变化趋势，持续升高提示病情严重。

6. DIC的检测 对疑及有DIC的病人，应测定其血小板的数量和质量、凝血因子的消耗程度及反映纤溶活性的多项指标。当下列指标中若同时有3项以上异常者，结合休克、微血管栓塞症状和出血倾向等临床表现，便可诊断DIC：①血小板＜100×10^9/L或进行性下降（如为肝病、白血病，则＜50×10^9/L）；②血浆纤维蛋白原含量＜1.5g/L或进行性下降，或＞4g/L（白血病或其他恶性肿瘤则＜1.8g/L，肝病则＜1.0g/L）；③3P（血浆鱼精蛋白副凝）试验阳性或血浆纤维蛋白降解产物（FDP）＞20mg/L（肝病时＞60mg/L），或D－二聚体含量升高或阳性；④血浆凝血酶原时间（PT）缩短或延长3秒以上（肝病时延长5秒以上），或活化部分凝血活酶时间（APTT）缩短或延长10秒以上。

【诊断】

凡遇到严重损伤、大出血、严重感染以及过敏病人和有心脏病史者，应想到休克的可能。临床上对于有出汗、兴奋、心率加快、脉压缩小或少尿等表现者，应疑及休克；若病人出现神志淡漠、反应迟钝、皮肤苍白、呼吸浅快、收缩压＜90mmHg及少尿等，则提示病人已进入休克期，甚至休克晚期。因此，关键是早期及时作出诊断。

【治疗】

休克是由不同病因引起、但有共同临床表现的综合征，应针对引起休克的原因和休克不同发展阶段的重要生理紊乱采取相应的治疗。外科休克治疗以西医为主，治疗的重点是恢复有效循环血量和组织灌注以及向组织提供足够的氧供，防止 MODS 的发生；主要措施是扩容、纠酸、抗感染等。中医治疗原则上是回阳、救阴、固脱，并根据其兼证应用解毒、通腑、开窍、化瘀、止痛等，中医辨证诊治一般多在休克的恢复期。

（一）西医治疗

1. 一般紧急治疗

（1）体位：病人取平卧位，或取头和躯干抬高 20°~30°、下肢抬高 15°~20°体位，以增加回心血量。注意保暖和病室安静，避免过多搬动。

（2）保持呼吸道通畅：防止舌根下坠和分泌物堵塞，并予以吸氧；必要时行气管插管或气管切开；有 ARDS 征象时应及时行机械通气。

（3）处理原发病：如骨折固定、大出血止血、感染灶的清除或引流等。

2. 补充血容量 是纠正休克引起的组织低灌注和缺氧的关键，也是抗休克的基本措施。应尽快建立静脉通路，以保证抢救用药能及时准确输入，原则上应多通路输液，必要时行深静脉插管或周围静脉切开。在连续监测动脉血压、尿量和 CVP 的基础上，结合病人的皮肤温度、末梢循环、脉搏幅度及毛细血管充盈时间等微循环状况，判断液体复苏的效果。但需注意的是，超常血流动力学对人体反而有害。首选晶体液和人工胶体液复苏，必要时成分输血。在心功能正常的情况下，应及早、足量、快速补液，以及时纠正和维持组织细胞的有效灌注，改善细胞缺氧。一般 0.5~1 小时内静脉输注 500~1000ml 液体，6 小时内达到下列复苏目标，即 CVP11~16cmH_2O、MAP≥65mmHg、尿量≥0.5ml/（kg·h）、SvO_2 或中心静脉血氧饱和度（$ScvO_2$）≥70%。当 CVP 达 11~16cmH_2O 而 SvO_2 或 $ScvO_2$ 仍未达到 70% 者，应输注红细胞悬液使红细胞比容（HCT）达 0.30 以上或（和）静脉输注多巴酚丁胺〔最大量可达 20μg/（kg·min)〕。

当组织低灌注已纠正，且无严重冠心病、急性出血或乳酸酸中毒等，若 Hb <70g/L，应输注红细胞悬液，使 Hb 达 70~90g/L；无明显出血和有创操作时不必常规输注血浆；不推荐应用抗凝血酶；血小板 $<5\times10^9$/L 时应输注血小板，血小板（5~30）$\times10^9$/L 并有明显出血倾向时应考虑输注血小板，外科手术或有创操作时血小板应 $>50\times10^9$/L。

3. 血管活性药物的应用 经充分液体复苏后仍不能恢复动脉血压时，或存在威胁生命的低血压即使低血容量尚未纠正时，均应选用血管活性药物，以维持脏器灌注。血管活性药物辅助扩容治疗，可迅速改善循环和升高血压，尤其是感染性休克的病人，提高血压是应用血管活性药物的首要目标。理想的血管活性药物应既能迅速提高血压、改善心脏和脑血流灌注，又能改善肾和肠道等内脏器官血流灌注。

（1）血管收缩剂：有多巴胺、去甲肾上腺素、间羟胺等。去甲肾上腺素〔0.1~0.5μg/（kg·min）〕和多巴胺〔>15μg/（kg·min）〕是感染性休克的首选升压药，而小剂量多巴胺〔<10μg/（kg·min）〕对感染性休克无肾脏保护作用；难治性感染性休克可试用血管加压素（0.01~0.04 U/min）。充分液体复苏后仍然存在低CO，可应用多巴酚丁胺〔2.5~20μg/（kg·min）〕。

（2）血管扩张剂：包括α受体阻滞剂和抗胆碱能药物。

α受体阻滞剂包括酚妥拉明、酚苄明等，能解除去甲肾上腺素所引起的小血管收缩和微循环淤滞，并增强左室收缩力。其中，酚妥拉明作用快，持续时间短，常用剂量为0.1~0.5mg/kg，加于100ml液体中静脉滴注。酚苄明兼有间接反射性兴奋β受体的作用，能轻度增强心肌收缩力，增加CO和心率，并能增加冠状动脉血流量，降低SVR和血压。用量为0.5~1mg/kg，加于200~400ml液体静脉滴注，1~2小时内滴完。

抗胆碱能药物包括阿托品、山莨菪碱（654-2）、东莨菪碱，可对抗乙酰胆碱所致的血管平滑肌痉挛而使血管舒张，改善微循环；还可通过抑制花生四烯酸代谢，降低白三烯、前列腺素的释放而保护细胞，是良好的细胞膜稳定剂。尤其是在周围血管痉挛时，对提高血压、改善微循环、稳定病情方面疗效显著。用量为654-2每次10mg，静脉注射，每15分钟一次，或40~80mg/h持续静脉泵入，直至临床症状改善。

（3）强心剂：除上述的多巴胺、去甲肾上腺素、多巴酚丁胺等血管收缩剂兼有强心作用外，洋地黄类也可增强心肌收缩力、降低心率。可用西地兰0.2~0.4mg缓慢静脉注射。

4. 纠正酸碱平衡失调 酸性环境对心肌、血管平滑肌、肾功能均有抑制作用。休克早期，又可因过度通气引起低碳酸血症、呼吸性碱中毒。由于血红蛋白氧合解离曲线的特性，碱中毒使血红蛋白氧合解离曲线左移，氧不易从血红蛋白解离，导致组织缺氧加重；而酸性环境有利于氧从血红蛋白解离，有利于增加组织氧供。因此，目前对酸碱平衡失调的处理多主张宁酸毋碱，只有当pH<7.15时才应用碱性药物，且需保证呼吸功能完整，否则易致二氧化碳潴留和继发性呼吸性酸中毒。

5. DIC的防治 在抗休克的同时应注意改善微循环，防止DIC的发生。一旦出现DIC，应给予抗凝治疗。普通肝素每日10000~30000U（一般15000U），连续静脉滴注或静脉泵入，根据病情连用3~5日；亦可应用低分子肝素，常用剂量为75~150U/（kg·d），一次或分次皮下注射，连续应用3~5日。必要时还可应用抗纤溶药（氨甲苯酸、氨基己酸）、抗血小板黏附和聚集药（阿司匹林、潘生丁）以及新鲜血浆或全血等。

6. 糖皮质激素的应用 糖皮质激素用于休克的治疗一直存在争议，近年来的研究显示，大剂量、短程糖皮质激素冲击治疗并不能改善休克病人的预后，而对于经足够的液体复苏后仍需升压药维持血压者，推荐静脉应用糖皮质激素，如氢化可的松 200～300mg/d，分 3～4 次或持续给药，疗程 1 周。尤其是促肾上腺皮质激素（ACTH）刺激试验阴性（ACTH 刺激试验后血皮质醇升高≤90μg/L）者，糖皮质激素治疗能明显改善其预后，而阳性（ACTH 刺激试验后皮质醇升高>90μg/L）者疗效并不明显。对于长期应用激素或有内分泌疾病者，可继续应用维持量或冲击量。

7. 控制血糖 休克病人可出现应激性高血糖或原有的糖尿病明显加重。为改善预后，宜严格控制血糖在 8.3mmol/L（150mg/dl）以下。早期应每隔 0.5～1 小时监测血糖一次，稳定后改为每 4 小时一次，并及时调整胰岛素的剂量。

8. 机械通气 休克病人并发急性肺损伤或 ARDS 时应实施机械通气。由于 ARDS 病人的肺脏呈“婴儿肺”改变，因此应避免高潮气量和高平台压，早期宜采用较低的潮气量（在理想体重下 6ml/kg），使平台压≥30cmH_2O。采用低潮气量和限制平台压机械通气时可致 $PaCO_2$ 升高，宜实施允许性高碳酸血症策略，但原有代谢性酸中毒或颅内高压患者应限制使用该策略。同时采用能防止呼气末肺泡塌陷的最低 PEEP，以保持肺泡开放状态。机械通气的患者应采用半卧位（45°），以防止呼吸机相关性肺炎的发生。

9. 其他 加强营养，积极抗感染，防治应激性溃疡等。

（二）中医中药治疗

1. 辨证论治

（1）毒热炽盛，热伤气阴型

主证：患者神志淡漠，反应迟钝，身热汗出，口干喜饮，四肢逆冷，小便短赤，大便秘结，舌质红，苔黄少津，脉细数。

治则：益气固脱，清热解毒养阴。

方药：生脉饮加清热解毒养阴之品。

（2）毒热内陷，热伤营血型

主证：精神恍惚，语言低微，唇甲紫绀，四肢厥冷，发斑出血，舌质暗紫，有瘀点，脉数。

治则：气血两清，益气生阴。

方药：清营汤加减。

(3) 阴血亏损导致阴厥型

主证：烦躁不安，汗出，唇舌干燥，口渴欲饮，唇甲灰白或紫暗，皮肤干皱，软弱无力，尿少或无尿，舌红少津，脉细无力。

治则：益气固脱，养血育阴。

方药：人参养荣汤加减。

(4) 阳气衰微导致寒厥型

主证：精神萎靡，反应迟钝，大汗淋漓，身冷畏寒，口淡不渴，心悸胸闷，四肢厥冷，尿少或无尿，舌淡苔白，脉微欲绝。

治则：回阳救逆。

方药：四味回阳饮加减。

(5) 阴阳俱虚而厥逆型

主证：面色灰白，精神恍惚或神昏，汗出身冷，口燥咽干，肌肤干皱，四肢厥冷，尿少或无尿，舌淡光滑无苔，脉微欲绝。

治则：益气固脱，阴阳双补。

方药：保元汤合固阳汤加减。

(6) 阴脱型

主证：大汗淋漓，烦躁不安，口燥咽干，皮干，静脉萎陷，尿少或无尿，舌质红而干，脉微细数。

治则：益气固脱，养血育阴。

方药：独参汤合四逆汤加减。

(7) 阳脱型

主证：神志模糊，语言低微，冷汗大出，身凉畏冷，四肢不温，尿少或无尿，舌质淡白或淡暗，脉微欲绝。

治则：益气固脱。

方药：独参汤合四逆汤频服。

2. 针灸治疗 针刺人中、素髎有升血压、兴奋呼吸作用；刺内关有强心升压作用；灸神阙、关元、百会、足三里、涌泉穴可回阳救逆。

3. 中药注射液应用

(1) 参麦注射液 10~40ml 加入 10% 葡萄糖注射液 20ml 静推，每隔 15~30 分钟 1 次，连续 3~5 次，待血压回升稳定后再以参麦注射液 50~100ml 加入 5% 葡萄糖注射液 250ml 中静滴直至脱离休克状态。本法适应于气阴耗伤型。

(2) 生脉注射液，用法用量同上。本法适应于真阴耗脱型。

(3) 参附注射液 10~20ml 加入 10% 葡萄糖注射液 250ml 静滴，直至脱离休克状态。本法适应于阳气暴脱型。

此外，黄芪注射液应用于各类休克的抢救，有良好的稳定血压的作用。

第二节　低血容量性休克

各种原因引起血液或体液大量丢失均可导致低血容量休克，全身血容量急速减少20%～25%即可出现休克。常见的失血性休克（hemorrhagic shock）如消化道大出血，肝脾破裂、大血管损伤出血等，严重体液丢失如肠梗阻、弥漫性腹膜炎、大面积烧伤、广泛软组织损伤等均可引起低血容量休克。中医称为“血脱”、“脱血”。

失血性休克

【病理生理】

失血性休克的初期由于大量血容量的丢失，引起静脉回流障碍和心排出量减少，继续发展加重，毛细血管前括约肌失去收缩力，而毛细血管后静脉仍处于收缩状态，毛细血管静水压升高，蛋白和液体渗入间质，血容量继续丢失，细胞膜电位受损，钠、氯和水移入细胞内，不但造成细胞肿胀，还使数升细胞外液因此不纳入有效循环范畴。这就进一步减少了静脉回流，加上血管收缩增加后负荷使心脏功能遭受损害，接着出现如前面“概述”节所详述的微循环障碍、组织血流灌流不足以及心脏抑制因子生成等等病理生理变化过程。失血性休克能增加机体对外源性和内源性感染的易感性，前者来源于创伤，而后者来源于细菌移位。失血性休克一旦伴发感染，就增加了治疗难度和死亡率。失血性休克伴发创伤和感染，三者可引起免疫抑制，加重了病理变化的复杂性。

【治疗】

失血性休克的治疗着重在补充血容量和止血两方面。

（一）补充血容量

1. 失血量的估计

（1）轻度休克，脉搏在100次/分以下，收缩压正常范围，脉压略小，尿量接近正常，估计失血量占全身血容量的20%（800ml）。

（2）中度休克，脉搏在100～120次/分，收缩压9.33～12kpa（70～90mmHg），脉压小，尿少，估计失血量占全身血容量的20%～40%（800～1600ml）。

（3）重度休克，脉搏 120 次/分以上，细而弱，或难以触及，收缩压低于 9.33kpa（70mmHg）或测不到，尿量更少或无尿，估计失血量占全身血容量的 40%（1600ml）以上。

2. 补充血容量　立即快速输注平衡液或等渗盐水，可在 45 分钟内输入 1000 ~2000ml。若血压回复正常并能维持稳定，表明出血量少且不再继续出血，只要红细胞压积可维持在 0.30 以上，则仍可继续输入上述溶液（补充量可达估计失血量的 3 倍），不必输血；若血压不能回升或短暂回升后又复下降，则表明失血量较多或还在继续出血，应输入新鲜全血。全血有携氧能力，可改善贫血和组织缺氧。但仍应补给部分晶体液，可补充因水和钠进入细胞内引起的功能性细胞外液减少，降低红细胞压积和纤维蛋白含量，以减少毛细血管内血液黏稠度和改善微循环的血液灌流。为了快速补充血容量和观察心脏对输液的负荷情况，可进行中心静脉压测定。中心静脉压与输液的关系见表 9 – 2。

表 9 – 2　　中心静脉压与输液的关系

中心静脉压	血　压	原　因	处理原则
低	低	血容量严重不足	充分补液
低	正常	血容量不足	适当补液
高	低	心功能不全和血容量相对过多	给强心药，纠酸，扩张血管
高	正常	容量血管过度收缩	舒张血管
正常	低	心功能不全和血容量不足	补液试验 *

* 补液试验：取等渗盐水 250ml 于 5 ~ 10 分钟内经静脉注入。如血压升高而 CVP 不变，提示血容量不足；如血压不变而 CVP 升高 0.29 ~ 0.49kPa（3 ~ 5cmH_2O），则提示心功能不全。

对烧伤、腹膜炎等以血浆丧失为主的休克，应以血浆来代替部分全血的输入。

（二）止血

1. 迅速控制明显的外出血。待休克初步纠正后再进行根本的止血。

2. 对肝、脾破裂及大血管损伤等所致的内出血应一面补充血容量一面尽快手术止血。

3. 对消化道大出血应针对病因采取紧急止血措施，包括药物、非手术及手术治疗。

4. 对已处于休克状态下的患者，应在快速输液、输血、补充血容量的同时，做好手术准备，尽早施行手术止血，决不能因病人血压过低，情况不好而犹豫不决，以至失去救治机会。

创伤性休克

创伤性休克（traumatic shock）多见于严重创伤如多发伤、骨折、挤压伤、大手术等。

【病理生理】

创伤性休克的病理生理变化远较单纯的失血性休克为复杂，主要为：

1. 全血或血浆外丢失，其中损伤以全血丢失为主，烧伤以血浆丢失为主，加上损伤部位的内出血、水肿和渗出到组织间隙不能参与循环，而致血容量大减。

2. 损伤组织逐渐坏死或分解，可产生具有血管抑制作用的组胺、蛋白质分解酶等炎性因子等，引起微血管扩张和管壁通透性增加，也使有效循环血量进一步减少，组织更缺血。

3. 除有低血容量的主要因素，还有神经源性的创伤、剧痛或精神上打击的“应激反应”。

4. 创伤产生的原发性刺激能引起神经内分泌反应和代谢改变，导致高血糖和蛋白分解代谢，氨基酸被动员于糖异生，机体不能利用酮体和游离肪酸，需靠肌肉和内脏蛋白供能。

5. 严重的创伤容易感染，细菌及内毒素可加重休克。

6. 发生多脏器功能障碍综合征的几率较单纯低血容量休克为高。

【诊断】

1. 主要依据创伤病史及休克的临床表现。

2. 要反复仔细检查，甚至采取某些特殊检查，以避免遗漏不易发现的复合性损伤。

3. 及时发现感染及多脏器功能损害等并发症。

【治疗】

1. 补充血容量：方法和步骤同失血性休克，但应注意损伤部位组织间隙渗量的补充，故监测手段更有必要。

2. 根据创伤的性质及种类，适时手术，以控制出血及清创。注意创伤伴发症的处理。

3. 应用大剂量抗生素预防与控制感染。坏死组织多及感染严重时，应注意纠正代谢性酸中毒。

4. 注意不应使用血管收缩剂，以免加重组织缺血性损伤。

5. 重视营养的支持。

6. 上述两型均可配合中药和针灸治疗。

(1) 电针：足三里、合谷、人中、素髎、涌泉，每次选 1 ~3 个穴位。

(2) 体针：人中、太冲、内关、阳陵泉、百会、气海、关元。

(3) 用艾灸神阙、关元或素髎、内关。

(4) 耳针：皮质下、肾上腺区、心等。

第三节　感染性休克

外科感染性休克（septic shock）多见于腹腔内感染、烧伤脓毒血症、泌尿系感染等，有时由污染手术、导管置入或输液等引起。病原菌 2/3 为革兰阴性菌，1/3 为革兰阳性菌。

本病属中医“热厥”的范畴。

【病理生理】

感染性休克中细菌的毒素在发病机制中占重要地位，除了毒素本身外，相应的抗原抗体复合物也可引起休克。早期即可有较广泛的细胞损害，周围血液分布显著失常，血液呈高凝状态。由于感染和细菌毒素的作用，机体细胞的损害发生较早，组织细胞不能利用氧，以致动、静脉氧分压差缩小，微循环变化的不同阶段常同时存在，多无低血容量休克微循环顺应性变化的典型经过，而是发生休克后很快进入弥散性血管内凝血阶段。感染性休克常有毛细血管前的动－静脉短路大量开放。因此，感染性休克病人的微循环变化和内脏损害较为严重。

【临床表现】

病程中体温急剧变化（骤升或骤降），全身毒血症表现加重，如烦躁不安，脉搏细速，血白细胞计数异常升高，可出现核左移、毒性颗粒、毒性空泡和（或）异形淋巴细胞等均预示休克将要发生或已经发生。感染性休克因感染菌种的不同及所引起的血流动力学变化的不同而有两类不同的典型表现（表 9 -3）。

表 9－3　两类不同菌种所致感染性休克的比较

	革兰阴性杆菌	革兰阳性细菌
感染途径	胆道、肠道、泌尿道、产道等	皮肤疖、痈等
神经精神症状	躁动、淡漠、嗜睡、昏迷	神志不清
休克发生时间	早	晚
休克类型	低排高阻型（冷休克）	高排低阻型（暖休克）
血压	极低→0	轻、中度降低
毛细血管充盈试验	时间延长	<2 秒
脉压差	<4kPa（30mmHg）	>4kPa（30mmHg）
皮肤	苍白、湿冷、花斑发绀	潮红、较暖、干燥
尿量	少尿，<25ml/h	常不出现少尿
心排出量	降低	正常或略高
中心静脉压	降低	正常
代谢性酸中毒	严重	轻、中度
病死率	较高	较低

高阻力型感染性休克具有一些习见的休克表现，诊断不难。但低阻力型感染性休克病人缺少这些常见的休克表现，诊断较困难（表 9－4）。

表 9－4　两种不同感染性休克临床表现的比较

临床表现	冷休克（高阻力型）	暖休克（低阻力型）
神志	躁动、淡漠或嗜睡	清醒
皮肤色泽	苍白、紫绀或花斑样紫绀	淡红或潮红
皮肤温度	湿冷或冷汗	温暖、干燥
毛细血管充盈时间	延长	1～2 秒
脉搏	细速	慢、有力
脉压（kPa）	<4	>4
尿量	<25 ml/h	>30ml/h

【治疗】

一、控制感染

1. 处理原发病灶　有手术指征者，应紧急手术。如急性梗阻性化脓性胆管炎的胆道减压引流、腹腔内坏死组织（肠坏死、胰腺坏死）及积脓的清除及引流、深部脓肿的切开引流等。

2. 应用抗生素　一般可先按可能感染细菌种类选择抗生素，严重者可经验性选用广谱抗生毒。一旦获得细菌培养及药敏试验结果，立即换用有效抗生素。

3. 加强支持治疗及营养治疗。

二、抗休克措施

1. 补充血容量　一般可先输低分子右旋糖酐500ml及平衡液1000ml，先快后慢。注意血压是否回升、心率是否减慢、皮肤是否转暖。必要时输给适量血浆或白蛋白。输液总量视病情而定，最好以中心静脉压、肺动脉楔压监测输液。

2. 纠正代谢性酸中毒　感染性休克中，代谢性酸中毒发生早而重。可在补充血容量的同时，从另一管路输注5%碳酸氢钠溶液200ml，以后再根据血气分析结果补充。

3. 血管活性药物　对于冷休克，在补足血容量、纠正酸中毒的基础上适当选用山莨菪碱或东莨菪碱、阿托品等对感染性休克的微循环改善更为安全有效。山莨菪碱0.01～0.03mg/kg，每10～30分钟静注一次，直至病情好转，一般6～8次。多巴胺或多巴酚丁胺20～40mg加入液体250ml中静脉滴注，能增加心排出量，降低外周血管阻力。

4. 维护心功能　既要保持冠状动脉血管灌流，又应注意心肌的负荷及氧耗。心功能有损害者可试用葡萄糖－胰岛素－钾盐（G－I－K）液缓慢滴注，或应用毛花苷C治疗。心脏负荷过重者则应用利尿剂。

5. 减轻细胞损害　皮质类固醇能保护细胞膜和线粒体，稳定溶酶体，减轻毒素对脏器的损害。应在有效抗生素控制感染的情况下使用，剂量宜大，疗程宜短。首剂可用氢化可的松200～300mg或地塞米松30～40mg加入5%葡萄糖注射液中静滴，以后4～6小时后取半量滴注，3～4次已足。

三、中医治疗

1. 治疗原则　本病系热毒炽盛耗伤阴液而生，治当清热凉血、益气养阴为主。

2. 治疗方法

(1) 中药针剂的应用同“低血容量休克”。

(2) 清营汤合生脉散加减煎服。人参 10g，水牛角 15g，元参 20g，生地 15g，麦冬 10g，丹皮 10g，赤芍 10g，黄连 3g，银花 10g，连翘 10g，蒲公英 30g，甘草 10g。

(3) 针灸治疗同前述，亦可先刺少商、中冲、曲池、委中等穴，使其微出血，以宣泄热毒。

第十章 重症救治与监护

重症系指病情严重、多变且危及生命的危急病况，多伴有一个或多个器官功能障碍或衰竭，但处理得当则有康复或恢复病情稳定之可能。临床上常见的重症有心搏呼吸骤停、严重挤压伤、大面积烧伤、严重感染、急性呼吸窘迫综合征、急性肝肾衰竭、急性左心衰、急性心肌梗死、各种休克、严重水电解质平衡失调、神经外科和心脏外科术后等。随着诊疗技术的不断进步，重症的概念和界定标准也不断变化。

第一节 心肺脑复苏

随着医学的发展，复苏的内容和概念已发生变化，现代医学将有关抢救危重患者所采用的措施都称为复苏。早年所谓的“复苏”主要是指“心肺复苏”（cardiopulmonary resuscitation，CPR），即针对呼吸和循环骤停所采取的抢救措施，以人工呼吸替代患者的自主呼吸，以心脏按压形成暂时的人工循环并诱发心脏的自主搏动。但CPR成功的关键不仅是自主呼吸和心搏的恢复，更重要的是中枢神经系统功能的恢复。从心脏停搏到细胞坏死的时间以脑细胞最短，因此维持脑组织的灌注是心肺复苏的重点，一开始就应积极防治脑细胞的损伤，力争脑功能的完全恢复。有鉴于此，将CPR的全过程称之为心肺脑复苏（cardiopulmonary cerebral resuscitation，CPCR），并将其分为三个阶段：初期复苏，即基本生命支持（BLS），二期复苏，即高级生命支持（ACLS）和后期复苏，即长期生命支持（PLS）三个阶段。

CPCR成功的关键是时间。在心搏停止后4分钟内开始BLS、8分钟内开始ALS者，恢复出院率最高。因此，早期开始复苏是提高成活率和脑功能完全恢复率的基础。而这方面仅靠医疗机构是远远不够的，应动员和组织全社会的力量进行互救，普及复苏基本知识和技术的教育。

心肺复苏

心搏呼吸骤停是临床上最紧急的危险情况。要使心搏呼吸骤停患者获得高的复苏成功率，须具备以下三大因素：立即进行 CPR、尽早除颤及组织良好、效率高、配备合格的急救医疗服务体系。

【心脏骤停的原因】

引起心搏呼吸骤停的原因众多，其中以心血管疾病所致者居多。而在 CPR 过程中，了解导致心搏呼吸骤停的原因极为重要。一方面进行 CPR，一方面则可针对原发病因做某些紧急的处置，以提高复苏成功率。

1. 心血管疾病 包括冠心病、非粥样硬化性冠状动脉病、主动脉疾病、心内膜疾病、心肌疾病、心脏肿瘤等。

2. 非心血管疾病 可见于严重创伤（尤其是心脏贯通伤）、电击伤、溺水、窒息、自缢、中毒、休克、电解质紊乱与酸碱平衡失调等。

3. 手术及操作意外 可见于心包或胸腔穿刺、小脑延髓池穿刺、心导管检查、嗜铬细胞瘤摘除术中、心脏直视手术或体外循环心脏直视手术后及气管插管、气管造口或支气管吸引时过强刺激咽喉部引起咽心反射、压迫双侧眼球或双侧颈动脉窦引起角膜心脏反射或窦弓反射。

4. 麻醉意外 麻醉意外和手术过程中发生的心脏骤停，年龄 20 岁以上者多见；年龄越大发生率越高，尤以全身情况不良者较多见；原有心脏病者，发生率 5 倍于无心脏病者。

5. 呼吸系统疾病 呼吸衰竭、呼吸道梗阻、吸入烟雾、会厌炎、重症哮喘等。

【心搏呼吸骤停的诊断】

心搏呼吸骤停后，能否抢救成功，最重要的是时间。及时迅速地判断心搏或呼吸骤停极具意义，因稍一踌躇则有可能失去患者获救的时机与希望。

1. 一般临床表现 患者突然意识丧失，颈动脉搏动消失，凭这两点就可肯定心脏骤停的诊断。此外，可能有瞳孔散大、心音消失、血压测不出、四肢抽搐、大小便失禁、喘息、发绀、呼吸停止等。

2. 术中或术后心搏呼吸骤停的发现

（1）麻醉师不能测出血压、脉搏或心率。术中由麻醉师及早发现心脏骤停极为重要。

（2）外科医师在胸部手术时发现心脏停跳，或在腹部手术时发现大血管不跳。

（3）可疑时外科医师将切口延长仍不出血。

（4）重大手术、体外循环心内直视手术后，尤其是患者术前病情危重、术中生命体征极不稳定者，术后应警惕有发生心搏呼吸骤停的可能。由于这些患者术后大多进入重症监护治疗科（ICU），对其连续进行生命体征监测，故很容易做出心搏呼吸骤停的判断。

3. 外伤时心搏呼吸骤停的发现　严重创伤者，在检查创伤前应注意有无呼吸存在；同时应注意股动脉、颈动脉搏动是否消失，即心脏是否停跳。

4. 心电图诊断　心脏骤停的心电图特征为心室颤动（VF）或室性心动过速（VT）、心室静止（心电图呈一水平直线，或仅有 P 波而无 QRS 波群）、心电－机械分离（心电图呈缓慢、低幅而宽的不典型心室波，但不能引起心室收缩活动）。

5. 注意事项　在及时诊断和紧急抢救心脏骤停时，如突然出现意识丧失、昏迷、全身紫绀、颈动脉搏动消失，就应诊断心脏骤停，立即进行 CPR，并应注意以下四点：①不要等待静听心音有无才开始抢救。②不要等待以上诊断心脏骤停的各项临床诊断依据均具备才开始抢救。③不要等待心电图证实才开始抢救。④创伤所致者更不应等待静脉或动脉输血。

【心肺复苏术】

各种原因引起的心搏呼吸骤停，必须立即进行现场 CPR，为脑复苏顺利恢复奠定良好的基础。现场 CPR 是挽救患者生命的重要阶段，如现场 CPR 不及时、操作不正确，则将导致整个复苏抢救的失败。

一、BLS

BLS 是心搏呼吸骤停时的现场急救措施，一般均缺乏复苏设备和技术条件。主要任务是迅速有效地恢复生命器官（尤其是心、脑）的血液灌注和供氧。BLS 的任务和步骤可归纳为 ABCD：A（airway）指开放呼吸道，B（breathing）指进行有效的人工呼吸，C（circulation）指建立有效的人工循环，D（defibrillation）指除颤（VF 和无脉搏的 VT）。实施 CPR 中 A、B、C 每一步之前，首先需要判断患者有无反应及呼吸和循环体征。其中，人工呼吸和胸外按压是 BLS 的主要措施。

1. 判断患者的反应　在判定事发地点易于就地抢救后，急救人员在患者身旁快速判断有无损伤，是否有反应。如果有头颈部创伤或怀疑有颈部损伤，只有在绝对必要时才能移动患者；对有脊髓损伤的患者不适当地搬动可能造成截瘫。

2. 患者的体位　为实施 CPR，判断复苏效果，须使患者仰卧在坚固的平

(地）面上；如患者面朝下时，应行轴式翻身，将双上肢放置身体两侧。需特别强调的是，因不当转动体位可进一步加重患者的损伤，如有创伤或怀疑创伤，只有在呼吸道难以维持通畅时，才转动患者体位，开放呼吸道。

3. 抢救者的位置 经过训练的抢救者应位于患者一侧，或两人分为两侧，适于急救时人工通气和胸外按压。

4. 开放呼吸道 患者无反应或无意识时，肌张力下降，舌体和会厌可能使咽喉部梗阻，而舌又是造成呼吸道梗阻最常见的原因，因此将下颏上抬，可使呼吸道打开。如无颈部创伤，就可采用仰头抬颏法开放呼吸道，并清除患者口中的异物和呕吐物，用指套或指缠纱布清除口腔中的液体分泌物。清除固体异物时，一手按压分开舌和下颌，另一手食指抠出异物。

(1) *仰头抬颏法*：为完成仰头动作，应将一只手放在患者前额，用手掌把额头用力向后推，使头部向后仰，另一只手的手指放在下颏骨处，向上抬颏，使牙关紧闭，下颏向上抬起，勿用力压迫下颌部软组织，否则有可能造成呼吸道梗阻，避免用拇指抬下颌。开放呼吸道后有助于患者自主呼吸，也便于 CPR 时口对口呼吸。如果患者义齿松动，应取下，以防脱落阻塞呼吸道。

(2) *托颌法*：将手置于患者头部两侧，肘部支撑在患者躺的平面上，握紧下颌角，用力向上托起下颌，如患者紧闭双唇，可用拇指把口唇分开。如果需要行口对口呼吸，则将下颌持续上托，用面颊贴紧患者的鼻孔。此法效果肯定，但费力，有一定技术难度。对于怀疑有头、颈部创伤患者，此法更安全，不会因颈部动作而加重颈部损伤。

5. 人工呼吸 一般均用口对口人工呼吸（图 10-1），如患者牙关紧闭或口腔有严重损伤时可改用口鼻人工呼吸；而婴幼儿口鼻开口较小，位置又很靠近，可做口对口鼻人工呼吸。急救人工呼吸时，每次吹气必须使患者的肺膨胀充分（吹气量约为 800～1200ml），吹气时暂停按压胸部。

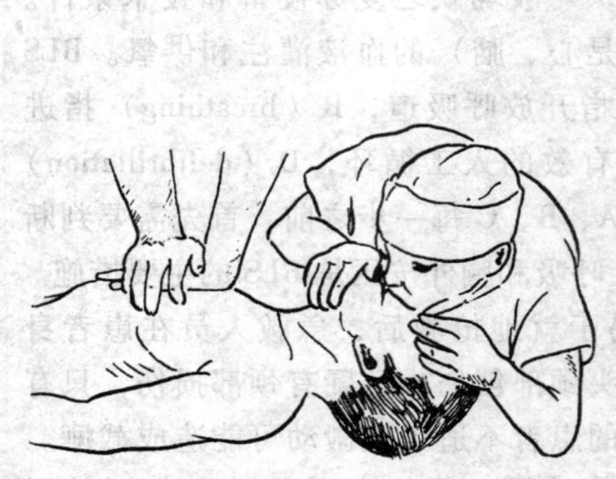

图 10-1 口对口人工呼吸和胸外心脏按压

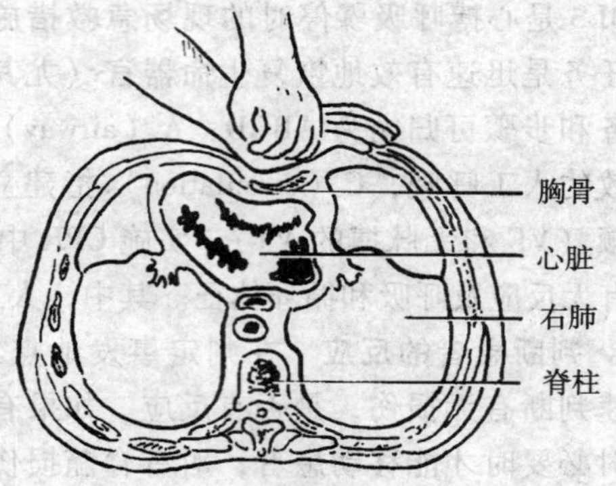

图 10-2 胸外心脏按压方法

（1）口对口呼吸：口对口呼吸是一种快捷有效的通气方法，呼出气体中的氧气足以满足患者需求。人工呼吸时，要确保气道通畅，捏住患者的鼻孔，防止漏气，抢救者用口唇把患者的口全罩住，呈密封状，缓慢吹气，每次吹气应持续在2秒钟以上，并见胸廓起伏，如抢救者只行人工呼吸，那么，通气频率应为10～12次/分。

（2）口对鼻呼吸：抢救者不能对患者进行经口人工呼吸时应采用口对鼻呼吸，救治溺水者最好应用口对鼻人工呼吸方法，只要患者头一露出水面即可行口对鼻呼吸。口对鼻呼吸时，将一只手置于患者前额后推，另一只手抬下颏，使口唇紧闭。用嘴封罩住患者鼻子，深吹气后口离开鼻子，让呼气自动排出。必要时，间断使患者口开放，或用拇指分开口唇，这对有部分鼻腔阻塞的患者的呼气非常重要。

（3）口对气管插管呼吸：气管插管患者需人工呼吸时可采用口对插管呼吸，对插管主动吹气，被动呼气，易于操作。如果气管插管梗阻，而解除梗阻有困难时，要更换气管插管。气管插管的套囊可防止通气时漏气，如果发生漏气，用手或面罩把口鼻紧紧封严即可。

（4）口对通气防护装置呼吸：如有条件，可进行有防护装置的人工呼吸，以防疾病相互传播。

（5）口对面罩呼吸：使用透明单向阀门面罩，可将抢救者的呼出气吹入患者肺内；有的面罩有氧气接口，以便口对面罩人工呼吸时同时供给氧气。用面罩通气时双手把面罩紧贴患者面部，闭合性好，通气效果非常好。口对面罩人工呼吸时有两种疗法，一种是头部法，急救人员位于患者头顶部，此法可用于呼吸骤停而非心脏骤停患者，可以看到胸廓起伏，或两名急救人员在行CPR时的人工呼吸位置，托下颌时多用此法。另一方法是急救人员位于患者头侧，仰头抬颏法时多用此法，在一人CPR时比较理想，既可人工呼吸，又能胸外按压。

（6）球囊面罩呼吸：如有条件使用球囊、面罩，可提供正压通气，一般球囊充气容量约为1000ml，足以使肺充分膨胀，但急救中挤压球囊难保不漏气，因此，单人复苏时易出现通气不足，双人复苏时效果较好。双人操作时，一人压紧面罩，一人挤压球囊进行人工呼吸。

6. 人工循环　脉搏检查一直是判定心脏是否跳动的金标准。患者心脏骤停后，脉搏亦随即消失，由于颈部暴露，颈动脉易于触摸，故常选择颈动脉作为检查部位，但检查时间不应超过10秒钟。如确定颈动脉无搏动，表明心脏停搏，要立即胸外按压。现在，由于倡导早期电除颤，如无脉搏即是行AED的适应证。

（1）胸外按压的标准方法：胸外按压迫使血液流经肺脏，配合人工呼吸使氧合血供应大脑和其他重要器官，直至循环恢复，因此有节奏、连续有效的胸外按压至关重要。按压部位在胸骨中下 1/3 交界处，以一手掌根部放在按压区，另一手掌根重叠放于其手背上，两手手指交叉抬起，使手指脱离胸壁。抢救者双臂绷直，双肩在患者胸骨上方正中，利用上半身体重和肩臂部肌肉力量垂直向下用力按压，按压幅度成人为 4～5cm（图 10－2）。按压应平稳、有规律地进行，不能间断、冲击式猛压。按压和向上放松的时间大致相同，按压频率成人和儿童均为 100 次/分；婴儿多采用双手环抱法，双拇指重叠下压，按压频率 >100 次/分。

胸外按压有效时可触及颈动脉或股动脉的搏动，而监测呼气末二氧化碳分压用于判断 CPR 的效果更可靠。胸外按压较常见的并发症为肋骨骨折，而后者又可引起内脏穿孔、破裂、出血等。如胸外按压效果不佳或有胸外按压的禁忌证，应尽可能创造条件行开胸心脏按压；如心脏骤停发生于开胸手术者，应首选开胸心脏按压。

（2）有效的 CPR：保障 CPR 的有效性是复苏成功的关键，目前更加强调不间断的胸外按压，因此间断按压和人工呼吸时未按压显得尤为重要。这里显然涉及到两个问题，其一为按压/通气比值，其二为电除颤中分析心律与电除颤所占的时间。

以往认为，胸外按压频率成人和儿童均为 100 次/分，不管单人或双人 CPR，按压/通气比值均为 15∶2，但这一方法用于人工呼吸的时间过长，实际操作中很难完成按压频率达 100 次/分的规定目标，从而影响大脑及其他重要器官的血流灌注。因此现在建议按压/通气比值定为 30∶2，并认为其优于通气/按压比值 2∶15的顺序。事实上，按压/通气方式或通气/按压方式顺序的不同确实存在着按压频率上的差异，但如果将其看作连续的过程，首尾相连，则差别意义就不大了。重要的是在开始操作时应先按压后通气，而并非先通气后按压！

（3）CPR 辅助器械：阻力阀（ITD）和主动加压/负压（ACD）装置应用于 CPR 中可增加相继加压时重要器官的血流灌注，明显改善患者的血流动力学指标。业已证明，ACD＋ITD 的 CPR 较标准 CPR 可增加脉搏幅度，其自主循环恢复（ROSC）、入院存活率以及 1 小时和 24 小时存活率均优于徒手 CPR。

7. AED 现在已从观念和实用上将除颤作为 BLS 的一部分，现场一有 AED 器就应尽早为患者除颤。因大部分（80%～90%）成人患者突然、非创伤性心脏骤停的最初心律失常为 VF，除颤则是对 VF 最有效的治疗。成人发生 VF 配合 CPR 行 AED 可增加 ROSC 和出院存活率，但必须迅速进行，否则每延迟除颤 1 分钟，复苏成功率下降 7%～10%。一旦心电监护显示为 VF，应立即用 200J 能量进行直流电除颤；如无效可立即进行第二次和第三次除颤，能量分别增至 200～300J 和 360J。若连续 3 次除颤无效提示预后不良，应继续胸外按压和人工呼吸，并同时给予肾上腺素 1mg 静注，随之用 360J 能量再除颤一次。双相波除颤的疗效优于单相波，除颤次数可由原来的连续 3 次改为 1 次，以便有更多的时间进行胸外按压；除颤能量可选用 200J，不必增加到 360J。当患者确诊为心脏骤停而又不能立即进行除颤时，心前叩击法不失为一种适宜的急救手段。方法是：从 20 ~ 25cm 高处向胸骨中下 1/3 交界处拳击 1 ~ 2 次，部分患者可瞬间复律。

随着高科技的飞速发展，近年来心肺复苏器已广泛应用于 CPR 中。由于其设计巧妙、严谨，使胸外按压与氧的输入可同步、自动、准确、有效，且操作简捷、方便，从而使单人现场急救成为现实，最大限度地提高了 CPR 的质量和效果。

二、ACLS

ACLS 是 BLS 的延续，而 BLS 成功的标志是 ROSC。ACLS 的任务和步骤也可归纳为 ABCD，但内容与 BLS 有所不同。

1. A（airway）指进一步的呼吸道控制、气管插管。

2. B（breathing）指评价气管插管是否通畅及正压通气。

3. C（circulation）指建立静脉通路以输注液体和药物，继续 CPR，使用抗心律失常药（见后）。

4. D（differential diagnosis）指对心脏骤停的可能原因进行诊断和鉴别诊断，以确定有特殊治疗、可逆转的病因。

三、PLS

这是 CPR 的第三阶段，仍可归纳为 ABCD。

1. A（airway）　保持呼吸道通畅。应用物理检查、呼气末二氧化碳分压监测、气管内导管、胸部 X 线检查等证实气管内导管的位置是否正确。

2. B（breathing）　给氧。①经球囊面罩呼吸或适当的机械通气提供正压通气；②脉氧仪监测，行动脉血气分析；③机械通气维持氧合；④检查因 CPR 而引发的各种潜在并发症。

3. C（circulation）　评价生命体征。①开放静脉通路；②安置心电监护、脉氧仪、自动血压测量仪；③测量尿量；④如停搏心律为 VF 或 VT，应静注利多卡因 1 ~ 1.5mg/kg；⑤治疗过程中应用抗心律失常药成功，则应继续应用；⑥复苏后心电图提示急性心肌梗死，如复苏过程不太长，无严重创伤，且无其他禁忌证，可考虑溶栓治疗。

4. D（differential diagnosis）　鉴别诊断。①判断引起心搏呼吸骤停的主要原因；②诊断 CPR 的并发症；③复习病史，尤其是心脏骤停前短时间内及近期的用药情况；④全面物理检查；⑤胸部 X 线和全导联心电图检查；⑥血电解质（包括钙、镁）和心肌酶学检查；⑦更换未经恰当无菌技术放置的或不能有效维持的静脉通路；⑧插鼻胃管和导尿管；⑨尽快纠正电解质紊乱；⑩预备转入 ICU 进一步监护治疗。

四、药物治疗

药物治疗是 CPR 的重要组成部分，如能适时和合理地与心脏起搏和 AED 配合应用，则能有效地恢复和建立稳定的自主循环。

1. 给药路径 外周静脉或中心静脉、经气管支气管树（2 倍于静脉内注射剂量的药物适当稀释至 10ml）、骨髓内（胫骨粗隆下 1cm，适合于婴儿）及心内注射（已极少应用），应根据患者具体情况迅速建立给药通路。

2. 药物

（1）肾上腺素：已广泛应用于 CPR 的一线药物。首次静注 1mg；如无效，应用更大剂量可能会有效（应逐渐增量，1、3、5mg），两次给药间隔时间为 3 ~5 分钟；也可直接应用中等剂量（5mg）。

（2）血管加压素：与肾上腺素一样，也是一线药物。在静注 1mg 肾上腺素对 ROSC 无效时常可考虑应用 40U 的血管加压素。

（3）去甲肾上腺素：收缩压 <70mmHg 的严重低血压和周围血管低阻力是其适应证，相对适应证是低血容量。顽固性休克时的剂量为 8 ~30μg/min。需注意的是去甲肾上腺素可造成心肌耗氧量增加，故缺血性心脏病患者应慎用。

（4）多巴胺：CPR 中由于心动过缓和 ROSC 后的低血压状态，常选用多巴胺来治疗。推荐剂量为 5 ~20μg/（kg · min），但 >10μg/（kg · min）时可致体循环和内脏血管收缩，大剂量可致内脏灌注不足。常与多巴酚丁胺合用。

（5）多巴酚丁胺：是一种较强的增强心肌收缩力的药物，无明显收缩血管的作用，剂量范围 5 ~20μg/（kg · min）。

（6）利多卡因：对血流动力学稳定的单型或多型 VT 有效，剂量 1.5mg/kg 静注，3 ~5 分钟重复一次。

（7）胺碘酮：可用于房性或室性心律失常，尤其是合并严重心功能不全的心律失常患者，剂量 150mg 静注（10 分钟）后 1mg/min 维持。

（8）溴苄胺：可用于对电除颤和肾上腺素治疗无效的 VT 和 VF，5mg/kg 静注，5 分钟重复 10mg/kg。

（9）阿托品：作用于逆转胆碱能心动过缓，使血管阻力降低和血压下降，可增加心脏骤停患者的 ROSC 和存活率。治疗心脏停搏和缓慢性无脉的电活动，即给予 1mg 静注；若持续性心脏骤停，应在 3 ~5 分钟内重复给药；仍为缓慢心律失常，可每间隔3～5分钟静注0.5～1mg，至总剂量0.04 mg/kg（约3 mg）。

五、控制血糖

CPR后应监测血糖，高血糖症时应静脉输注胰岛素予以控制，并根据血糖浓度的变化随时调整，使血糖控制在4.4～8.3mmol/L。

六、低温治疗

对ROSC但无意识而血流动力学稳定者应予以35℃～33℃的低温治疗（12～24小时内），可改善心脏骤停后的神经预后和存活率，但应严密观察是否出现感染、血流动力学不稳定、凝血功能障碍、高血糖症等并发症。

七、镇静和麻醉

CPR后即行镇静治疗（12～24小时内）可能有益，但也有增加肺部感染的机会和削弱呼吸道局部抵抗力之虞。

八、补液治疗

仅用于低血容量所致心脏骤停或无脉性电活动时，补液治疗可增加心排出量，而由VF导致的心脏骤停不提倡补液治疗。

九、纠正酸中毒

原则上不积极应用碱性药物纠正酸中毒，仅于pH＜7.15或应用肾上腺素前可静脉使用碳酸氢钠（1mmol/kg）。

【心肺复苏有效与终止】

1. CPR有效的指标　CPR时判断复苏是否有效，可根据以下五个方面进行综合考虑。①瞳孔：有效时瞳孔由大变小；如由小变大、固定，则提示复苏无效。但应注意有些药物对瞳孔的影响。②面色：有效时面色由紫绀转为红润；如变为灰白，则提示无效。③颈动脉搏动：胸外按压有效时每次按压均可触及搏动，如停止按压搏动亦随之消失，应继续按压；若停止按压后仍能触及搏动，则提示患者心跳已恢复。按压有效时可测到血压＞60/40mmHg。④意识：复苏有效可见患者眼球有活动，睫毛反射和瞳孔对光反射出现，甚至手脚抽动，肌张力增高。⑤自主呼吸：自主呼吸出现并不意味着可停止人工呼吸，如自主呼吸微弱，仍应继续人工呼吸直至机械通气。

2. 终止CPR的指征　CPR时应坚持连续实施，不可武断地做出停止复苏的决定。若有条件确定下列指征，可考虑终止 CPR。

（1）脑死亡：表现为①深度昏迷；②自主呼吸停止；③瞳孔固定；④脑干反射、眼前庭反射、角膜反射、吞咽反射等消失；⑤脑电图出现平波。

（2）无心跳和脉搏：有以上脑死亡诊断标准中的第 1～4 条，加上无心跳，CPR30 分钟以上，可考虑患者死亡，终止复苏。

脑复苏

心搏呼吸骤停患者经 CPR 后神经学方面的病残率仍极高，必须重视以脑复苏为重点的 PLS。

【一般治疗】

1. 保证脑组织有效灌注压 脑灌注压等于平均动脉压（MAP）减颅内压（ICP）。因此，要保证脑组织有效灌注压就必须从下面两方面着手。

（1）维持有效的 MAP：应立即恢复并维持正常或稍高于正常的 MAP（90～100mmHg）；防止突然发生高血压，尤其不宜超过自动调节点上限（MAP130～150mmHg）。若血压过高，可应用降压药，如咪噻芬、氯丙嗪、硝普钠等；血压过低时可用血浆或血浆代用品以增加血容量，或用多巴胺等升压药维持。

（2）控制 ICP：ICP 正常值为 10mmHg，通过降低 ICP 以增加脑灌注压。①控制脑血管过度充血，可通过适度的机械通气以保证充分供氧和适当降低 $PaCO_2$，但过度通气使 $PaCO_2$ 明显下降，进一步加重脑血管剧烈收缩反而严重影响脑组织灌注。②防治脑水肿。③适当抬高头部（10°～30°），以利于颅内静脉回流，降低 ICP。④防止癫痫发作，常用药物有苯巴比妥 100mg 肌注，每 6～8 小时一次；地西泮 5～10mg，静注，每 6～8 小时一次；严重发作者可应用肌松剂，但应做好机械通气的准备。

2. 呼吸的控制 为预防过度呼吸引起颅内压升高，对意识障碍患者应使用机械通气，使 PaO_2 维持在 100mmHg 以上，pH 在正常范围，$PaCO_2$ 在 30mmHg 左右。

3. 糖皮质激素的应用 糖皮质激素具有稳定细胞膜、清除自由基的作用，可防止脑水肿，应常规应用。地塞米松每日 20～30mg，分次静注或肌注，一般不超过 4 日，注意可能出现的并发症。

4. 其他治疗 包括水电解质紊乱的纠正、抗感染和营养支持等。

【特殊措施】

1. 脱水疗法

（1）渗透性脱水：20%甘露醇125～250ml快速静滴，每4～8小时一次；复方甘油500ml静滴，每日1～2次。

（2）利尿性脱水：多与渗透性脱水剂合用，呋塞米20mg静注或肌注，每6～8小时一次。

2. 低温疗法　一般采用冬眠低温疗法，使机体处于低温状态，从而降低脑血流量，缩小脑体积，降低ICP和脑组织代谢率，并增加脑组织对缺氧的耐受力。临床上应先药物冬眠，30分钟后再开始物理降温，预期降至35℃～33℃。

3. 促进脑血流再灌注　包括维持有效MAP、正常血容量的血液稀释（使红细胞比容维持在0.25～0.3）、肝素化（有致颅内出血之并发症，颅脑外伤及脑外科术后禁用）及钙拮抗剂的应用等。

4. 保护其他脏器功能　在做好上述工作的基础上，还应注意其他系统器官，尤其是肝、肾、胃肠道、血液系统等功能状态的监护和维护，及时防治多器官功能障碍综合征，为脑复苏创造良好的颅外环境。

5. 高压氧治疗　高压氧治疗对急性脑缺血缺氧有极高的价值，在条件和病情允许的情况下应尽早进行。

第二节　多器官功能障碍综合征

概　述

多器官功能障碍综合征（mutliple organ dysfunction syndrome，MODS）是创伤及感染后最严重的并发症。目前对此综合征比较公认的概念为：在疾病发生24小时后，同时或相继出现两个或两个以上器官（或系统）的功能障碍以至衰竭的严重综合征。此名称反映了本征病理生理的全部过程。而既往多系统器官衰竭（mutliple system organ failure，MSOF）的叫法只能表示病理过程中最严重、不可逆的结局。这一命名的改变，体现了人们对该综合征有了更深入的了解和认识，即器官衰竭本身并不是一个独立的事件，而是一个连续的病理过程的终末阶段，新的命名也有助于对该综合征实施较早的干预，从而获得较好的预后。

临床可分为两型：一期速发型，指原急症发病24小时后有两个或更多器官系统同时发生功能障碍（对发病24小时内因器官衰竭致死者，一般归于复苏失败）。二期迟发型，先发生一个重要器官或系统功能障碍，经过一段近似稳定的维持时间，继而序贯发生其他更多器官系统功能障碍，常缘于继发感染，持续存在毒素或抗原。

本证属于中医外科“七恶”、“逆证”。

【病因病理】

一、病因

1. 诱发 MODS 的危险因素　复苏不充分或延迟复苏；严重的创伤、烧伤；持续存在的感染病灶，特别是严重的腹腔内感染；基础脏器功能失常（如肾衰、冠心病、肝硬化）；大量反复输血；营养不良；外科手术意外事故；老年病人；糖尿病及恶性肿瘤等。

2. 低血容量休克及再灌注损伤。

3. 脓毒症和全身炎症反应综合征。

4. 其他因素　急性药物或毒物中毒；某些医源性因素，如抗生素使用不适当而造成的院内感染；呼吸机应用不当而造成的肺损伤等。这些因素在 MODS 发展过程中也可起诱发或加重的作用。

二、发病机制

迄今为止，MODS 的发病机制尚未完全阐明，但国内外学者经过 20 多年来的研究，目前较全面和被广泛接受的看法是“双相预激”和“炎症失控”假说，认为两次打击所致失控的全身自我破坏性炎症反应过程可能是 MODS 最重要的病理学基础和形成的根本原因。多种炎症介质和细胞因子是促成这种炎症反应和器官损伤的物质基础。

【诊断要点】

MODS 的诊断依据是：诱发因素 + 全身炎症反应失常 + 多器官功能障碍。即：

1. 存在严重创伤、休克、感染、延迟复苏以及大量坏死组织存留或凝血功能障碍的表现及相应的临床症状。

2. 存在全身炎症反应综合征、脓毒症或免疫功能障碍的表现及相应的临床症状。

3. 存在两个或两个以上系统或器官的功能障碍。

1995 年全国危重病急救医学学术会议发布的《多器官功能失常综合征

（MODS）病情分期诊断及严重程度标准》较精确地评估了各系统功能障碍的严重程度，对 MODS 的预后判断及治疗具有指导意义。详见表 10－1。

表 10－1　　MODS 病情判断参考标准

脏器	轻、中度衰竭	重度衰竭
肺脏	呼吸频率 >30 次/分，或 Vt < 3.5ml/kg，PaO_2/FiO_2 < 250，Qs/Qt > 30%，需要呼吸机支持 5 天以上	胸片示非心源性肺水肿，PaO_2/FiO_2 < 150，需用呼吸末正压通气，肺动脉压升高，肺动脉楔压正常
心脏	收缩压 < 10.6kPa(80mmHg)，持续 1 小时以上，需输液或用多巴胺 10μg/(kg·min)才能维持正常血压者	充血性心力衰竭，心脏指数 < 2.2 L/(min·m)，需用多巴胺 > 10μg/(kg·min)或用多巴酚丁胺 > 5μg/(kg·min)或硝酸甘油 > 20μg/min，或发生心肌梗死
肝脏	血胆红素 > 34.3μmol/L，血清谷丙转氨酶原时间 > 20 秒，静脉用维生素 K120～50mg/d，3 天以上凝血酶原时间不能恢复者	肝性脑病
肾脏	血肌酐 > 177μmol/L，尿量 < 20ml/h，连续 6 小时，或血肌酐 > 177μmol/L，尿量 < 75ml/h，尿钠 > 20mmol/L	需行透析治疗
胃肠道	不能进食，胃肠蠕动消失，或应激性溃疡，无结石性胆囊炎	应激性溃疡并发穿孔或坏死性肠炎、急性胰腺炎、自发性胆囊炎
代谢系统	不能为机体提供能量，糖耐量降低，需加用胰岛素	骨骼肌呈无力症
血液系统	血小板 < 50×10^9/L，白细胞 < 3×10^9/L 或 > 30×10^9/L	DIC
神经系统	Glasgow 评分 < 7	Glasgow 评分 < 3

注　Vt：潮气量；PaO_2：动脉血氧分压；FiO_2：吸入氧浓度；Qs/Qt：肺分流率。

【治疗】

一、病因治疗

1. 预防性应用抗生素或选择高效、广谱抗生素控制严重的全身感染。但对肠道厌氧菌需注意保护，因为这是一道有效抑制肠道需氧致病菌黏附黏膜并获得入侵点的生物学屏障，因此，除非有明确指征，一般不宜随便使用抗厌氧菌活性的抗生素，尤其是经胆道排泄的抗生素。

2. 及时清除坏死组织和感染灶，控制脓毒血症，如腹腔脓肿的早期引流，梗阻性化脓性胆管炎的尽早手术，大面积烧伤在休克期即施行切痂，减少坏死组织对机体的毒性作用等，都是控制外科感染，减少内脏并发症的重要原则。

3. 改善缺氧，纠正休克，尽快改善微循环，防止缺血－再灌注损伤。

4. 及时纠正水、电解质、酸碱失衡，尽早开始有效的营养支持治疗，维持机体内环境稳定，增强机体的免疫能力，避免组织细胞功能失常。

5. 消除炎症介质的作用：最早考虑到的是用抗内毒素抗体中和内毒素以防止靶细胞激活。另外糖皮质激素，如地塞米松，在细胞内可作用于多个水平，它们既可以阻止肿瘤坏死因子（TNF）mRNA 的翻译，也能抑制 TNF 基因的转录；环孢素 A 则能有效阻止具有生物活性的 TNF 从细胞表面释放。

二、脏器支持治疗

1. 循环功能支持

（1）维持有效血容量：严重创伤、烧伤、失血、脓毒症都可造成循环血量绝对或相对不足，临床表现为心率加快、血压下降、尿量减少（＜20ml/h），在确定血容量不足时，补充血容量是最基本的措施。补液原则通常是：先补充晶体液，后补充胶体液，速度先快后慢，严重失血时还要补充全血使血细胞比容不低于 0.30。

（2）支持心脏有效的泵功能和调整血管紧张度

①纠正缺氧：提高血氧浓度，保证组织正常氧供是治疗心衰的基础环节。一般采用鼻导管吸氧，对昏迷患者可采用面罩吸氧或加压给氧。

②加强心肌收缩力：洋地黄制剂是加强心肌收缩力的首选药物，治疗急性心衰时应选择速效制剂，如毒毛花苷 K、毛花苷 C。

③降低心脏前、后负荷：心脏负荷在很大程度上取决于周围血管床的阻力和容积，正常心脏后负荷增加时可通过增强心肌收缩力来保持心搏量基本不变。同时心衰时由于小静脉收缩，促使回心血量增加，导致心脏前负荷也增加。临床上常用的血管扩张剂有硝普钠、酚妥拉明、硝酸甘油等。

④利尿剂：主要减轻心脏前负荷，缓解肺淤血，常用药物有氢氯噻嗪、速尿等。

⑤辅助循环：常用的方法有主动脉内球囊反搏、心脏起搏器。

2. 呼吸功能支持 急性呼吸功能衰竭常常是 MODS 的首发系统或器官，也可发生在其他器官功能不全之后，其主要的临床表现为低氧血症，或伴有高碳酸血症。在 MODS 中急性肺衰的治疗主要有保持呼吸道通畅、氧气治疗、机械通气等。

3. 肾功能支持 在 MODS 中，急性肾衰（ARF）往往继发于严重创伤、烧伤和脓毒症等呼衰或肝衰之后，很少为首发器官，临床分为少尿期、多尿期、恢复期。各期的治疗原则如下：

（1）少尿期：①严格控制入水量，使入水量 + 内生水量 = 排水量 + 不显性失水量。②防治高血钾症。③控制高氮质血症及酸中毒。

（2）多尿期：加强营养，尽可能采取胃肠营养，每日进水总量应为尿量的2/3，注意补充钾盐，提高机体抗感染能力。

（3）恢复期：以加强营养为主，开始适当的锻炼，增强体质。

4. 肝功能支持 目前，临床上对肝功能衰竭尚无特效的治疗方法，常用的一些支持措施，目的在于赢得时间，使受损伤的肝细胞有恢复和再生的机会。常用治疗措施有：

（1）补充足够的热量及能量合剂（辅酶 A、ATP），维持正常血容量，纠正低蛋白血症。

（2）控制全身性感染，积极去除感染灶，避免使用对肝脏有毒性的药物。

（3）肝脏支持疗法：有条件的医院可开展人工肝透析，肝脏移植固然可以解决根本问题，但临床应用为时尚早。

5. 应激性溃疡防治 在 MODS 的患者中，既往无胃病史，突然出现消化道出血，应首先怀疑应激性溃疡。对胃肠应激性溃疡的治疗，关键是要保持酸碱平衡、补充营养、胃肠减压。近年来许多研究表明，严重创伤应激和烧伤期胃液量和胃液总酸度明显降低，伤后48小时仍低于正常，提示应激性溃疡不一定需要抗酸治疗。临床上有人应用生长抑素治疗胃肠道出血取得良好效果，如善得定0.1mg，每日4～6次，在出血停止后继续用药1～2日，有效率可达75%～80%。

6. 中枢神经系统支持 除颅脑外伤出现昏迷外，其他器官功能障碍或全身性代谢疾病均可出现昏迷，如肝功能衰竭出现的肝性脑病和缺血、缺氧、水电解质平衡紊乱导致的昏迷等。

昏迷病人的治疗原则主要是：

（1）病因治疗：如脑内血肿清除手术。

（2）急救治疗：保持呼吸道通畅，纠正休克，保温补液，有颅内压增高或发生脑疝者，除给予脱水剂外，必要时应进行脑室穿刺引流。

（3）复苏治疗：结合病情选用 ATP、辅酶 A、细胞色素 C 等能量合剂，以促进神经功能恢复。

急性肾衰竭

急性肾衰竭（acute renal failure，ARF）是各种原因引起急性少尿（24小时尿量不足400ml）或无尿（24小时尿量不足100ml），含氮的代谢废物排出急剧减少，迅速出现氮质血症，水电解质和酸碱平衡紊乱，并由此产生一系列循环、呼吸、神经、消化、内分泌、代谢等功能变化的临床综合征，称为急性肾衰综合征。少数病例的尿量不少，称之为非少尿型急性肾衰。

【病因病理】

一、中医病因病机

中医认为ARF系多因致病，如外邪侵袭、饮食不节、阴血亏虚、瘀血内阻、尿路阻塞等损及于肾，肾衰根绝，三焦壅邪，终致阴阳耗竭，病势危急之恶候。中医称为“肾衰”，传统上属“癃闭”、“关格”等范畴。本病发病归结于正虚和邪实两个方面，火、热、湿、毒、瘀等属邪实，阴、阳、气、血亏虚属正虚。疾病初起多为正盛邪实，临床表现为阳热实证；后期则邪却正虚，从而出现各种虚象，表现为阴津亏乏，肾阴虚衰。如水不涵木可致肝肾阴虚，若阴伤而阳无以化，则见气阴两伤或阴阳两虚。病位主要在肾，与肺、脾、三焦、膀胱关系密切，但病机关键在于肾失气化。

二、西医病因病理

西医认为本病病因包括肾前性、肾后性及肾性三种类型。

1. 肾前性 肾脏本身无器质性病变，而是由肾前病因引起机体循环衰竭，使肾缺血，肾血灌注量减少，肾小球滤过率降低，少尿或无尿以及血尿素氮增高。若治疗及时得当，肾功能可以迅速恢复。机体循环血容量不足导致肾灌注量减少的主要原因有严重脱水、大出血、外伤、大面积烧伤、各种原因的休克等。

2. 肾后性 由双侧肾以下尿路梗阻所致。由于尿路梗阻引起肾盂积水，肾间质压力增高，肾实质因挤压而损害。梗阻时间长引起反射性肾血管收缩，肾发生缺血性损害。此外尿路梗阻使尿液引流不畅，继发感染，加重肾损害。肾后性急性肾衰表现为正常尿量突然转变为完全无尿。若能在肾脏发生严重实质性损害前解除梗阻，肾功能可迅速恢复正常。引起尿路梗阻的主要原因有：泌尿性结石、肿瘤引起输尿管内梗阻；肿瘤压迫、粘连及纤维化病变引起输尿管外梗阻；前列腺肥大等引起下尿路梗阻。

3. 肾性　由于肾脏本身器质性病变所致。主要原因有：肾脏长时间严重缺血，引起肾小管坏死；肾实质弥漫性病变，如急性肾炎、肾梗死等；肾中毒，如氨基糖苷类抗生素、蛇毒、蕈毒、四氯化碳等中毒；肾小管阻塞，如挤压伤或烧伤时，大量的肌红蛋白和血红蛋白管型阻塞肾小管。

其发病机制目前尚不十分清楚。一般认为，由于全身的有效循环血量减少，引起肾血流减少，特别是肾皮质的血流量减少，导致肾小球滤过率明显下降，同时肾小球的毛细血管通透性也降低，原尿产生减少；若缺血进一步加重或在毒性物质刺激下肾小管上皮细胞的变性和坏死，管腔闭塞以致发生反流，肾间质水肿增加了对肾小球的压力，促使少尿或无尿发生；由于尿量突然减少，体内过多的水分潴留，可产生心衰、肺水肿、脑水肿，体内蛋白质代谢产物排泄障碍造成氮质血症；肾小管的变性和坏死影响到肾小管的排泌和重吸收功能，导致体内电解质和酸碱平衡紊乱。

【临床表现】

主要表现为尿少或无尿，全身浮肿，恶心呕吐，食欲不振，腹胀，头痛乏力，严重者出现嗜睡、烦躁、抽搐、心悸、呼吸困难、昏迷，甚至死亡。

一般 ARF 经过少尿期（或无尿期）、多尿期和恢复期三个阶段。

1. 少尿期（或无尿期）　发病 1～2 日出现少尿和无尿，每日尿量少于 400ml（少尿），甚至少于 100ml（无尿），全身浮肿，食欲不振，恶心呕吐，头昏乏力，腹胀腹痛，嗜睡或烦躁，甚至抽搐、昏迷等。少尿期常并发有高钾血症、急性左心衰、消化道出血、感染、代谢性酸中毒等。此期一般经过 1～2 周，长者可达 1 个月。一般来说少尿期越长，肾功能恢复越差。

2. 多尿期　每日尿量增加到 400～500ml 以上，以后逐渐增多，常达 3000～4000ml，甚至每天可达 6000ml 以上。此期约经过 2～3 周，易发生电解质和水的负平衡而出现低钠血症、低钾血症、脱水等，临床表现为腹胀、乏力、体重下降、低血压、心律失常、全身感染等。

3. 恢复期　尿量逐渐恢复正常，但患者肾功能仍有不同程度的损害，患者可有身体虚弱，容易疲劳，贫血，营养不良等表现。一般需要 3 个月甚至 1 年时间肾功能才能完全恢复正常，少数患者肾功能受到永久性损害，最后发展为慢性肾衰竭。

【实验室检查】

尿液检查有蛋白、红细胞，尿比重和渗透压降低，肾功能呈进行性下降，出现高钾、低钠、低钙血症以及代谢性酸中毒等表现。

1. 尿液检查 常有蛋白尿、血尿以及白细胞、上皮细胞碎片、颗粒管型等，尿比重低，常固定在1.010，尿渗透压<350mOsm/（kg·H_2O）。

2. 血液检查 常有电解质及酸碱平衡紊乱，主要表现为高血钾、低血钠以及代谢性酸中毒等。

3. 肾功能检查 内生肌酐清除率明显降低，血尿素氮和肌酐水平短期内急剧上升，一般每日上升幅度为尿素氮>3.6mmol/L，肌酐>44μmmol/L。

【辨证分型】

急性肾衰竭少尿期，多以邪实为主，若有胆道、胃肠道、泌尿道等革兰阴性杆菌感染者多表现热毒瘀滞证；若有金黄色葡萄球菌、病毒等感染者多表现为邪毒内侵证；若外伤或挤压伤之后，病邪入络，则表现为瘀毒内阻证；热邪日久，耗气伤阴，则可表现为津亏气脱证。多尿期由于肾脏浓缩功能尚差，多以正气亏损为主，可兼余邪未清，临床表现以气阴两虚、湿热余邪、肾阴亏损为主证。恢复期临床多属虚证。

1. 少尿期

（1）邪毒内侵：尿量急骤减少，甚至闭塞不通，或发热不退，头痛身痛，烦躁不安，或神昏嗜睡，恶心呕吐，口干欲饮，舌质绛红，舌苔厚腻，脉濡滑或细滑。

（2）热毒瘀滞：尿点滴而出，或尿闭、尿血，或高热，神昏，谵语，吐血，衄血，斑疹紫黑或鲜红，舌质绛紫，苔黄焦或芒刺遍起，脉细数。

（3）瘀毒内阻：严重外伤及挤压伤之后出现血尿，尿少，尿闭，瘀斑累累，全身疼痛，恶心呕吐，舌质瘀紫，苔腻，脉涩。

（4）津亏气脱：大汗大泻，大失血后，血压下降，尿少或无尿，气微欲绝，或喘咳急促，唇黑甲青，进一步出现汗出肢冷，舌淡或淡白，脉微细欲绝。

2. 多尿期

（1）气阴两虚：全身疲乏，咽干思饮，尿多清长，舌红少津，脉细。

（2）湿热余邪：神疲乏力，头晕心烦，纳呆，恶心，口中黏腻，舌红，苔黄腻，脉实有力。

（3）肾阴亏损：腰酸疲乏，尿多不禁，口干欲饮，舌红，苔少，脉细。

【治疗】

一、中医辨证论治

1. 少尿期

（1）邪毒内侵：治宜通腑泄浊，解毒导滞。方用黄连解毒汤加减。水肿严重者加茯苓皮15g，泽泻15g，以利水消肿；恶心呕吐者加法半夏12g，竹茹12g，陈皮6g，以和胃止吐；大便不通者，加川厚朴15g，枳实12g，以行气通便。

（2）热毒瘀滞：治当清热解毒，活血化瘀。方用清瘟败毒饮加减。发热重而风动不止者，加紫雪丹口服以清热止痉；神昏者，加石菖蒲10g，郁金15g，以清热开窍，严重者可加安宫牛黄丸灌服。

（3）瘀毒内阻：治宜活血祛瘀，通腑泄毒。方用桃红四物汤加减。恶心呕吐者，加法半夏12g，竹茹15g，陈皮6g，以和胃止呕；有血尿者，可加茜草根12g，大蓟、小蓟各15g，以凉血止血。

（4）津亏气脱：治宜益气回阳，养阴固脱。方用参附汤合生脉饮加减。瘀血明显者，加桃仁9g，红花6g；血虚者，加当归12g，熟地黄15g，养血补血。

2. 多尿期

（1）气阴两虚：治当益气养阴。方用参芪地黄汤加减。尿多甚或尿不自禁者，加益智仁15g，桑螵蛸15g，以固涩缩尿，加升麻10g以升举下陷之气。

（2）湿热余邪：治宜清化湿热。方用黄连温胆汤加减。尿频，尿涩痛，尿色黄者，加金钱草15g，石韦15g，以清热利湿；便秘者，加大黄9g（后下）以通腑泄浊。

（3）肾阴亏损：治当滋阴补肾。方用二至丸加味。腰酸腿软者，加山茱萸12g，枸杞子15g，以养阴滋肾；尿多不禁者，加五味子10g，牡蛎20g（先煎），桑螵蛸15g，以固涩缩尿；五心烦热者，加鳖甲20g（先煎），牡丹皮12g，知母12g，以清泻虚火。

3. 恢复期 临床多属虚证。主要以参苓白术散和大补元煎等调理脾胃。

二、中医其他治疗

1. 中成药

（1）清开灵注射液：40ml加入10%葡萄糖注射液250ml中静滴，每日1次。适用于邪毒内侵证、热毒瘀滞证。

（2）双黄连粉针剂：3.6g加入10%葡萄糖注射液250ml中静滴，每日1次。

适用于邪毒内侵证、热毒瘀滞证。

（3）参麦注射液：40ml 加入 10% 葡萄糖注射液 250ml 中静滴，每日 1 次。适用于气阴两虚证。

（4）参附注射液：40ml 加入 10% 葡萄糖注射液 250ml 中静滴，每日 1 次。适用于津液亏损证。

（5）清开灵口服液：每次 10ml，每日 3 次，适用于邪毒内侵证、热毒内侵证。

（6）生脉饮口服液：每次 10ml，每日 3 次。适用于气阴两虚证、津液亏损证。

2. 中药保留灌肠 多选用大黄、牡蛎、附子、益母草、芒硝、川厚朴、蒲公英等。可辨证加下列药物：益气温阳药物可用肉桂、细辛、生黄芪；清热解毒药可用山栀子、半边莲、金银花；行气导滞药可用木香、枳实、大腹皮等。可促进血液及肠管周围组织向肠腔中分泌代谢产物，并排出体外，从而促使氮质排泄，减轻临床症状，延缓肾衰的进展。

3. 中药外敷 选用生附子、川芎、沉香、麝香、冰片等温肾通络降浊之品研末，用香油调和成膏，外敷于肾俞及神阙穴，每日换药 1 次，可连用 4 周。具有引火归原，温肾利湿降浊，降低肌酐、尿素氮等作用。

4. 洗浴疗法 选用温经解表及活血化瘀药，如麻黄、桂枝、细辛、羌活、独活、苍术、白术、桃仁、红花等煎水倒入盆中洗浴，具有发汗宣肺，通调水道，利尿消肿，促进肌酐、尿素氮等代谢产物从汗孔排出的作用。

5. 单味药治疗 在慢性肾衰的中医药治疗中，常用大黄、冬虫夏草、丹参、川芎等单味药物，疗效肯定，其作用机理的研究也较广泛深入。

三、西医治疗

1. 少尿期 此期病人常因水中毒或高钾血症致死，故应着重纠正水、电解质和酸碱平衡紊乱，同时要防治尿毒症。

（1）控制入水量 记录 24 小时液体出入量，原则是量出为入，防止水中毒。每日补液量 = 显性失水量 + 基础需要量（非显性失水量 − 内生水量）。以体重每日减轻 0.5kg 为宜。

（2）控制高钾血症：①防止血钾增高，要禁摄含钾食物和药物，不输库存血。②降低血钾浓度，可用葡萄糖液加胰岛素缓慢静脉滴注，也可用 5% 的碳酸氢钠 100ml 或 11.2% 的乳酸钠溶液 40 ~ 80ml 静脉注射，使细胞外钾进入细胞内，从而降低血钾浓度。③减轻钾离子对心脏的毒性作用，可用 10% 葡萄糖酸钙 20ml 缓慢静脉注射，以对抗钾离子对心肌的毒性。

(3) 纠正酸中毒：轻度酸中毒一般不需作特殊处理，当血中二氧化碳结合率 < 15mmol/L 时，应酌情给予口服或静脉补充碳酸氢钠。

(4) 减少蛋白质分解：原则上是减少蛋白质分解，促进蛋白质合成。一般使用苯丙酸诺龙或丙酸睾酮，每日肌注 25mg。

(5) 透析疗法：透析疗法是治疗 ARF 最有效的方法。当血尿素氮 > 35.7mmol/L，血肌酐 > 442μmol/L，血钾 > 6.5mmol/L，或水中毒，经保守治疗无效的情况下，应及早进行透析。透析方法有腹膜透析和血液透析两种方法。

2. 多尿期　ARF 进入多尿期后，每日尿量可达数千毫升，但此时的肾功能尚未完全恢复，氮质血症仍然存在，多尿可导致缺水及电解质紊乱，需补充水分及电解质。补液量相当于前一天尿量的 2/3 ~ 1/2，而电解质则根据测定结果，决定补给氯化钠和氯化钾的剂量和途径。由于此期患者的体质仍虚弱，要注意继发感染等合并症的产生。

3. 恢复期　注意加强营养，逐渐增加活动量，增强体质，以促进肾功能和机体机能恢复。同时应避免一切对肾脏有损害的因素，如忌用有肾毒性的药物等。

成人呼吸窘迫综合征

成人呼吸窘迫综合征（adult respiratory distress syndrome，ARDS）是急性呼吸衰竭的一种类型，也是 MODS 最常见的表现之一。它指患者原来的心肺功能正常，但由于各种疾病和损伤，引起肺泡内气体和肺毛细血管之间的氧和二氧化碳的交换发生障碍，导致严重的低氧血症和极度的呼吸困难，属中医“喘证”的范畴。

【病因病理】

一、中医病因病机

中医认为肺主气，司呼吸，所吸入之清气赖血液运输以濡养全身，若不同致病因素影响气血环流和肺之升降出入与输布，机体失于维持生命之气的濡养而发生喘症恶候。

二、西医病因病理

西医认为 ARDS 常见的病因有严重的休克、脓毒症、烧伤、创伤、DIC、肺循环衰竭、气压急剧下降的环境、溺水、肺挫伤、有害气体吸入的化学性肺炎、窒息、输液过度、药物中毒、氧中毒、尿毒症等。发病机理主要是各种原因造成的以下三个环节：

1. 肺微循环障碍性肺水肿的形成。交感神经兴奋、血管活性物质的释放，使肺毛细血管后括约肌强烈而持久的收缩，其静水压和通透性增加，液体外渗造成肺泡腔和肺泡壁水肿和出血。肺栓塞可使毛细血管发生缺氧性损伤，也可导致肺水肿和肺出血。

2. 肺泡表面活性物质的合成和分泌减少，肺泡萎陷不张，肺顺应性下降，加重呼吸困难和缺氧。

3. 通气/灌流比例失常和弥散功能障碍使通过肺脏的血液得不到正常氧化，动脉血氧分压下降。

【临床表现和诊断】

一、病史

原本无心肺疾病史，近期有外伤、休克、异物吸入、中毒、输液过量等病史，出现了进行性加重的呼吸困难，以及相应的呼吸道病理变化的体征。

二、临床表现

可分为四个阶段。

1. 第一阶段 表现为原发病，如外伤、感染、休克等的症状。呼吸加快，有窘迫感，但无呼吸困难和发绀，肺部听诊和X线照片无异常。若治疗及时得当，病变可不再进展。

2. 第二阶段 多于原发病的24～48小时后出现，胸闷，呼吸浅快，紫绀逐渐加重。早期大多无明显异常体征，继之可少许细湿啰音，血氧分压进一步降低。

3. 第三阶段 病情发展迅速，呼吸困难加重，极度窘迫，肺部啰音增多，X光片提示间质性肺水肿（广泛细点或雾状阴影）。

4. 第四阶段 即终末期，呼吸衰竭引起严重缺氧和高碳酸血症，最后导致心力和循环衰竭，肺部有大量干湿性啰音。X光片提示有浸润扩展，融合呈大片的实变影。

三、ARDS诊断

凡有引起ARDS的基础疾病如严重感染、损伤、休克等的经过，随后出现呼吸窘迫感和呼吸频率>30次/分，伴有其他缺氧症状，用一般给氧法无效，心肺体检及X线胸片均尚无异常，呼吸症状又不能用原有病症解释，即应考虑ARDS的可能，以免失去挽救的时机，所以思想上要重视和警惕。

【辅助检查】

1. 血气分析 动脉血气分析动态观察，有进行性加重的低氧血症，并经积极氧疗也难以纠正。动脉血二氧化碳分压在早期稍减低或正常，临终前可增高。如 $PaO_2 < 8.0$kPa（60mmHg），$PaCO_2 < 4.8$ kPa（36mmHg）（早期，因呼吸率加快，过度换气）或 >6.6 kPa（50mmHg）（后期）。

2. X线征象 肺脏边缘出现散在的小片状浸润影，逐渐扩展、融合，形成大片实变。

【治疗】

主要治疗措施有两个方面：一是对症治疗，缓解呼吸衰竭，纠正低氧血症；二是治疗基础疾患。缓解呼吸衰竭才能争取治疗基础疾患的时间，治疗基础疾患，方可恢复有效的气体交换，故二者必须同时兼顾。

1. 保持呼吸道通畅 除常用祛痰剂稀释和解除支气管痉挛、昏迷病人采用负压吸引清除呼吸道内分泌物外，必要时需建立人工气道，如气管插管及气管造口术。

2. 氧气治疗

（1）目的在于提高血氧分压、血氧饱和度和血氧含量。早期轻症患者可吸入高浓度氧（50%以上），以维持动脉血氧分压在60～70mmHg的低安全水平。

（2）高流量系统供氧：患者只呼吸来自呼吸器内的气体，这个系统能稳定地提供从低浓度到高浓度的任意浓度的氧。

（3）低流量系统供氧：患者不完全依赖呼吸器内的气体，其中部分潮气量要由室内空气提供，如鼻导管法及面罩法。

3. 机械通气 如果纯氧吸入仍不能有效提高血氧分压，应采用呼吸道持续正压吸氧。当正压吸氧后动脉血氧分压仍低于50mmHg，或患者呼吸极度困难，通气不足，有二氧化碳潴留时，要尽快采用机械呼吸治疗。机械呼吸治疗可以代替自主呼吸，减少呼吸功耗，缓解呼吸困难症状，但仍不能防止呼气末肺泡的萎陷，故单纯使用间歇正压吸氧效果不显著，而机械呼吸加用呼气末正压（PEEP）可显著提高疗效。机械呼吸的吸气正压可使肺泡扩张，增加肺泡通气量和换气面积；呼气末正压可防止肺泡萎陷，减少动静脉分流。

4. 药物治疗 选用有效的抗生素积极防治肺部感染。ARDS早期可用肾上腺皮质激素，可促进肺水肿吸收，缓解支气管及血管痉挛，保持肺泡膜的稳定性等。无出血倾向的病人可用肝素抗凝治疗，以减少微血栓形成。中医的活血化瘀治疗，如复方丹参注射液也可改善肺微循环。

5. 其他 注意监测心率、呼吸、血压、中心静脉压、尿量等。既要维持血容量，又要防止输液过量而加重肺间质水肿。必要时于输液后应用适量的利尿药。此外，应纠正呼吸与代谢的混合型酸碱失衡，防治电解质紊乱，保持机体内环境稳定。

应激性溃疡

应激性溃疡（stress ulcer）是继发于创伤、烧伤、休克和其他严重的全身病变如心肌梗死的一种胃与十二指肠黏膜病变，表现为黏膜急性炎症、糜烂或溃疡，可出现消化道大出血或穿孔。继发于大面积烧伤后胃与十二指肠的急性溃疡称 Curling 溃疡，继发于脑外伤后胃与十二指肠的急性溃疡称 Cushing 溃疡。

【发病机制】

1. 胃黏膜缺血 黏膜血流量减少是应激性溃疡发病的主要原因。黏膜血流量降低，使细胞缺氧与营养减少，黏膜的 ATP 明显减少，能量的减少导致细胞分泌碱性黏液减少，造成胃蛋白酶对黏膜的分解，因而发生胃黏膜糜烂。

2. 胆汁反流 危重患者伴有肠麻痹时，胆汁逆流到胃中，胆盐对细胞膜有损害作用，破坏了胃黏膜的屏障作用。

3. 前列腺素 E 内源性前列腺素 E 对胃黏膜有保护作用，但不是直接的作用，而是间接地刺激黏液与碳酸氢钠的分泌，刺激细胞再生，抑制酸分泌，增加黏膜血流，增加黏膜的磷脂含量。严重创伤等致前列腺素生成减少，对胃黏膜的保护作用减弱，从而发生溃疡。

【临床表现】

1. 危重患者出现呕血或柏油样便，或是术后胃肠减压中出现血性或咖啡样的胃液，同时发现胃液量增多，胃液 pH 值 <2，出血反复发生。
2. 患者很少有腹痛。
3. 出血严重者血压下降、心率加快。

【诊断】

1. 有严重创伤、大出血、休克或感染的病史。
2. 重症监护的患者及创伤、严重感染的患者出现呕血时首先要考虑这一诊断。

3. 胃镜检查是最敏感的诊断方法，一般在发病12～24小时胃底部溃疡最明显，未治疗的溃疡在2～5日病变最广泛。临床若无症状，2周即自行消退。若是原发病恶化，尤其是感染加重，溃疡继续扩大，深达肌层，可腐蚀血管而造成大出血。

【治疗】

1. 预防性措施 治疗原发病，如控制感染，纠正酸碱平衡，补充血容量，维持充分的营养。

2. 留置导管胃肠减压 尽量吸尽胃液，避免胃扩张。

3. 抗酸治疗 应用碳酸氢钠或氢氧化铝与镁合剂由胃管注入，每次60ml，关闭胃管15分钟，若胃液的pH值仍在5以下时，再注入30ml，一直到pH值为7。对高危患者应用甲罗咪哌300mg，每4～6小时1次，每30～60分钟抽取胃液测定，保持胃液pH值在4.0以上。西咪替丁可抑制胃酸分泌，同时也抑制黏膜分泌碳酸氢钠，因此使黏膜失去缓冲能力，胃镜观察下未能证实可以减少应激性溃疡的发生。奥美拉唑20mg口服或40mg静脉小壶滴入，每日1次，24小时内可完全抑制游离酸的分泌。

4. 冰盐水洗胃 由胃管注入冰盐水60～100ml，降低胃的温度，减少胃的血流，有助于止血。

5. 内镜治疗 经内镜电灼或注射止血剂可以直接治疗出血点，但其止血效果尚无定论。

6. 选择性动脉内输入血管收缩剂 这需要成功地进行胃左动脉插管，需持续地输入血管收缩剂。

7. 手术治疗 经上述保守治疗，有10%～20%的患者由于出血量很大，反复出血，往往要手术治疗。手术治疗方式可从全胃切除到胃幽门窦切除加迷走神经切除，常用的手术方有：

（1）全胃切除：术后再出血的机会很少，但全胃切除术后的并发症较多。

（2）胃部分切除：术后再出血的机会在50%以上。

（3）幽门窦切除加迷走神经切断术：术后再出血者约25%。迷走神经切断可以降低胃分泌，有利于黏膜溃疡的愈合。

（4）幽门成形加迷走神经切断术：此种手术适用于不能耐受大手术的老年患者或体质弱患者。

急性肝功能衰竭

急性肝功能衰竭（acute hepatic failure，AHF）可在急性或慢性肝病、肝肿瘤、外伤、肝手术后、中毒症及其他系统器官衰竭等疾病过程中发生。

【发病机制】

1. 低血压可导致内脏缺血。肝脏缺血缺氧可造成肝细胞 ATP 水平降低，分泌功能障碍，肝细胞内线粒体肿胀，LDH、SGOT 升高，胆红素升高，氧自由基产生增多，损害细胞，造成肝细胞的进一步损害。

2. 感染是最常见的手术后期与病程后期肝功能衰竭的原因，常见于腹腔感染、膈下感染与一些革兰阴性菌败血症。黄疸多出现在病后 12 日左右，伴有 ALT、LDH、血清碱性磷酸酶升高，病死率 48% ~67%。主要由于循环的毒素造成 Kupffer 细胞功能障碍，同时产生肝微血栓，网状内皮系统不能清除细菌与毒素，是肝衰的病因。

3. 创伤性肝损害导致淤胆、肝细胞内脂类增多，间质中有中等量的多形核细胞浸润，9 ~10 日后出现胆管扩张，胆管内有胆色素管型。

【临床表现】

大手术与创伤所引起的肝损害可能是由于胆红素负荷过重，或是由于术中低灌流而造成肝细胞损害。

1. 术中输入大量的血液，若输入的血有 11% 的红细胞发生溶血则可以发生溶血反应。此外，组织中的大量血肿在吸收过程中也可引起黄疸，但此种黄疸一般在 3 ~5 日即可被正常的肝脏清除。

2. 低血压导致肝脏低灌流，肝细胞造成暂时的损伤，黄疸出现于术后第 5 天，此时胆红素可达 170 μmol/L（10mg/dl），LDH 与 ALT 升高，2 周左右血清胆红素与 ALT 开始下降。

【诊断与鉴别诊断】

创伤、大手术与严重感染 4 ~5 日后出现黄疸，胆红素可升高至 170 μmol/L（10mg/dl），LDH、SGOT 升高。

肝前性黄疸多见于术中大量输血，胆红素低于 60 μmol/L（3. 5mg/dl）。肝硬化术后肝功能衰竭表现为黄疸伴有腹水。手术造成的胆道阻塞术后 24 小时开始出现进行性黄疸，胆红素明显升高，直接胆红素高于间接胆红素。

【治疗】

1. 增加肝血流，避免长时间的低血压。输入 ATP – $MgCl_2$，可以提高肝细胞的 ATP 水平。

2. 超氧化物歧化酶可清除氧自由基，减轻对细胞膜的损害。

3. 肾上腺皮质激素可以稳定细胞膜。

第三节 重症监护

【概述】

重症监护室（intensive care unit，ICU）是集中各有关专业的知识和技术、先进的监测和治疗设备，对重症病例的生理功能进行严密监测和及时有效治疗的专门单位。重症监护产生于第二次世界大战时期，自 20 世纪 50 年代以后，重症监护日渐受到人们的重视，60 年代初期发展起来的冠心病监护病房（CCU），大大降低了急性心肌梗死的死亡率。近 30 年来，重症监护室的迅速发展是病员分级护理、科学化管理的产物。ICU 内有专门接受过危重症医学训练的医务人员，配备有较完备的医疗设施和仪器，实行严格科学的管理，对患者进行比在普通病房更为强化的监测和治疗，其最终目的是尽可能地排除人员和设备对治疗的限制，最大限度地体现现代医学的治疗水平，使危重患者的预后得以改善，明显提高了危重病人抢救成功率及病员今后的生活质量。它是一个临床多学科协同进行工作的场所，故 ICU 中的医护人员必须职责分明，组织有序，工作紧张，配合默契，技术熟练，操作规范，以确保 ICU 工作的高效率和高成功率。

ICU 的建立使得危重患者术后得到持续的监护和及时的治疗，增加高危患者手术的安全性，降低一系列严重并发症的发生率和死亡率。我国的危重监护专科建立于 20 世纪 70 年代后期至 80 年代初期，并迅速发展，目前多数医院已先后建立了规模不一的 ICU，特别是近十多年来发展尤为迅速。

【ICU 的分类和服务对象】

一、分类

根据医疗机构的规模和临床需求，ICU 的规模和特点各有不同。一般可分为综合型 ICU 和专科 ICU，如内科 ICU、外科 ICU、呼吸科 ICU、急诊 ICU、神经科 ICU、儿科 ICU 等，以适应不同医疗机构、不同专科危重症患者的救治需要。但冠心病监护病房则是 ICU 中的特例，主要用以治疗急性冠脉综合征、急性心力衰竭、严重心律失常等心血管系统严重疾病的患者。而当心脏病患者出现多器官功能障碍时，一般转收到其他 ICU。

二、适应证

从 ICU 建立的第一天起，人们就在寻找这样一个答案，究竟哪些患者能在 ICU 中真正受益？大量资料表明，ICU 只能帮助那些病情中等或中等偏重的患者，而对死亡可能性不大或很大的患者，则几乎不能提供什么帮助。

1. 主要适应证

（1）各种复杂大型手术后的危重患者。

（2）术后需行呼吸管理和（或）呼吸支持者。

（3）呼吸衰竭或 ARDS。

（4）心功能不全，或有严重心律失常者。

（5）各类休克。

（6）严重复合伤。

（7）严重代谢障碍。

（8）急性肾衰竭。

（9）急性肝功能衰竭。

（10）凝血纤溶功能障碍。

（11）严重感染。

（12）严重水、电解质、酸碱平衡失调。

（13）器官移植患者。

（14）急性药物中毒。

（15）MODS。

（16）心肺脑复苏（CPCR）。

（17）其他经短期强化治疗可望恢复的多器官系统功能减退的急性衰竭患者。

2. 非适应证

（1）脑死亡。

（2）急性传染病。

（3）无急性症状的慢性病患者。

（4）恶性肿瘤晚期。

（5）老龄自然死亡过程。

(6) 治疗无望或因某种原因放弃抢救者。

【监测与治疗设备】

1. 血压计包括汞柱或弹簧血压计、电子测压仪及超声多普勒血压计。

2. 心电图机及心电监护仪是监测心电活动可靠而实用的方法，心电压力监护仪可连续监测心电波形、心率、动脉压、肺动脉压、左房压等。新型监护仪还可测定心搏出量。

3. 呼吸监测仪可监测呼吸频率、潮气量、通气量等。

4. 肺动脉漂浮导管（Swan - Ganz 导管）用于监测肺动脉压（pulmonary artery pressure，PAP）、肺动脉楔压（PAWP）、中心静脉压（CVP）、心搏出量（cardiac output，CO）等。

5. 简易血氧计（脉冲血氧饱和度仪）夹在耳垂或手指上，持续监测血氧饱和度及脉搏。

6. 床旁 X 线机。

7. 小型化验室包括血气分析仪、生化测定仪及测定血及尿常规、血细胞比容等的必要设备。

8. 呼吸机。呼吸机的种类很多，功能也不完全相同，一般将呼吸机分为定压型和定容型两大类。现在已发展为定压型、定压定容型、定时型、间歇指令呼吸（IMV）型、持续气道正压（CPAP）型、定时限压恒流型（婴幼儿型）、负压型、高频通气型等多种类型的呼吸机。功能齐全的呼吸机应配有空气混合器（可精确调节氧浓度）、有效的湿化器、呼吸监测装置和可靠的报警装置，具有辅助呼吸、控制呼吸、间歇正压呼吸（intermittent positive pressure ventilation，IPPV）、间歇指令呼吸（IMV）、持续气道正压（CPAP）、呼吸末正压（positive end expiratory pressure，PEEP）等多种呼吸方式。

9. 除颤器是一种用高能电脉冲直接或经胸壁作用于心脏的机器，用于治疗多种快速心律失常使其转为窦性心率的治疗仪器。对快速心律失常可用同步电复律，对心室颤动可用非同步电复律。

10. 起搏器对心动过缓、Ⅲ度房室传导阻滞等紧急情况，可经导管进行心房内起搏。心脏手术中安置心外膜电极的患者，可进行心室起搏或房室顺序起搏。

11. 超声雾化吸入器。

12. 输液泵及注射泵可控制危重患者的液体及药物的输入速度，目前电动输液泵可精确调节输液速度在 1 ~900ml/h 范围内，并带有报警装置。

13. 主动脉内气囊反搏泵（器）用于治疗心源性休克及心脏手术后低心排综合征。

14. 常用器械，如气管切开包、喉镜、气管内插管全套用具、静脉切开包、胸穿包及胃肠减压器等。

【ICU 的人员配备】

1. ICU 医师的基本技术要求应包括以下几个方面：心肺脑复苏的能力；呼吸支持的能力（气管插管、机械通气等）；能进行心电监测并有识别、处理心律失常及有创血流动力学监测的能力；紧急心脏临时起搏的能力；对各种化验结果作出快速反应并立即给予反馈的能力；多个脏器功能支持的能力；进行全肠道外营养的能力；微量输液的能力；掌握各种监测技术以及多种操作技术的能力；在输送患者过程中生命支持的能力（有吸氧、使用呼吸机、电监测的能力）；有对各个医学专业疾病进行紧急处理的能力。ICU 医生与患者之比为 1:1 ~2:1。

2. ICU 护士不仅要有多专科医疗护理及急救基础知识，更要强调对病情系统认识的能力，还应掌握各种监护仪器的使用、管理、监测参数和图像的分析及其临床意义。ICU 护士与患者的比例为 2:1 ~3:1。

ICU 病室可以设化验员 1 名，负责常规化验检查。技术员 1 名，负责贵重仪器的维修、保护及病室内部消毒工作。

【ICU 的监护治疗手段】

危重患者入住 ICU 后，根据疾病的种类和病情严重程度，给予不同的监护治疗措施。ICU 的主要工作是对危重患者的生理功能进行严密监测，收集临床资料；对临床资料进行综合分析以做出正确诊断；及时发现和预测危重患者的病情变化和发展趋势；针对病情采取积极有效的治疗措施，防止病情的进一步恶化，改善和促进器官功能的恢复，或进行生命支持治疗，以便争取时间治疗原发病；经过适当治疗后，应及时对病情进行分析和判断，评价治疗效果及其预后。

1. 呼吸系统 呼吸系统是最容易受累的系统之一，一旦受累将导致机体疲劳和组织缺氧，并诱发循环功能、肾功能等障碍。呼吸系统监测包括血气分析、床边胸部 X 线检查、呼吸功能监测、呼吸系统感染病原学检测等。一旦出现异常，应及时处理，必要时行机械通气、支气管肺泡灌洗。同时应防治呼吸机相关性肺损伤。

2. 循环系统 循环系统也是容易受累的系统之一。循环功能受累常表现为休克、心力衰竭或心律失常，并引发机体内环境紊乱、肝肾功能障碍等。循环系统监测包括心电监护、血压、CVP、尿量、PCWP 等。及时纠正休克、内环境紊乱，保持重要器官良好的血液灌注非常重要，可应用强心、利尿、扩血管、补充血容量等措施，以维护心功能，纠正休克和严重的心律失常，改善肝肾功能。

3. 泌尿系统 严重感染、休克、低氧血症、应用大剂量血管收缩剂或对肾功能有损害的药物，均可导致肾功能障碍，且某一器官功能障碍合并肾功能障碍时的病死率比合并其他器官功能障碍时高，因此严密监测肾功能非常重要，并注意鉴别肾前性、肾性和肾后性。泌尿系统监测包括尿量、尿液检查、Cr、BUN及肾CT、超声等影像学检查。一旦出现肾功能障碍，早期通过去除病因、积极利尿等大多能恢复；如进展为急性肾衰竭，则需血液净化治疗。

4. 消化系统 危重症时机体处于应激状态，内脏血管强烈收缩，致使胃肠道缺血缺氧，可导致胃潴留、应激性溃疡、肠麻痹、黄疸、腹水、低蛋白血症、凝血功能障碍、精神神经症状等。消化系统监测项目包括红细胞和血红蛋白、转氨酶、胆红素、血氨、凝血酶原时间、纤维蛋白原和血小板等。除积极治疗原发病外，一旦出现消化系统异常情况，应及时对症处理，必要时利用人工肝支持系统清除血氨和其他代谢毒物。

5. 血液系统 在危重症的发生、发展过程中，凝血功能亢进和纤溶减弱起着重要作用，与全身炎症互为因果，形成恶性循环，最终导致MODS甚至死亡。因此，临床上应严密监测皮肤黏膜有无出血情况，动态监测血常规和DIC筛选等。应积极纠正休克，控制感染，改善缺氧，维护肝肾功能，抗凝及补充凝血因子、血小板和新鲜血等，并注意防治深静脉血栓栓塞症；如APACHEⅡ≥25且无严重出血倾向，宜早期应用重组人活性蛋白C。

6. 中枢神经系统 颅脑病变或创伤及疾病的晚期均可出现中枢神经系统功能障碍。中枢神经系统功能监测包括意识、瞳孔、各种深浅反射和病理反射、血糖、脑电图、颅内压等，注意控制颅内压和血糖，改善脑组织血流灌注，促进脑细胞功能恢复。

7. 内分泌代谢系统 严重应激状态时，出现由细胞因子引发并参与的神经内分泌反应，分解激素分泌增加，导致以分解代谢为突出表现的代谢紊乱和营养不良，并进一步影响组织器官的生理功能，使感染及多器官功能障碍综合征的发生率明显增加。应监测尿量、尿钠、血糖、电解质、血气分析、各种激素水平、肝肾功能等，如出现异常，应予以相应的处理。在重症初期应激状态较明显时，应采取“允许性饥饿疗法”，待应激状态缓解后再逐渐增加营养物质摄入量。

8. 水、电解质和酸碱平衡的调控 体液和酸碱的动态平衡是维持人体内环境稳定和正常生理功能的必要条件。正常状态下机体对体液和电解质的需求或体内电解质含量及酸碱度的改变具有很强的自身调节功能，可以根据正常生理功能的反应及时补充所需体液和排泄生理代谢所产生的酸性物质，故一般不易发生失衡。但危重病人因某种病因或病理生理改变，使其自身调控能力受到限制或完全丧失，这不仅可使原发病加重或恶化，而且可引起相应器官的功能障碍，严重者可危及病人的生命。酸碱失衡还涉及到多系统的相互交叉影响，不仅可使生理功能发生障碍，而且可影响机体对药物治疗的反应，如在电解质紊乱时容易发生心律失常，在严重酸中毒时对血管活性药物很不敏感。维持人体水、电解质和酸碱平衡的主要任务是：根据生理和病态对体液和电解质的需求，以及临床监测所获得的实际参数，维持体液和电解质出入量的平衡，维持血管内液晶体和胶体渗透压的正常和稳定，维持酸碱平衡稳定，避免发生呼吸性或代谢性酸碱失衡。

9. 病原菌的监测和治疗 感染可致危重症，而危重症易继发感染，因此准确的病原学诊断和及时有效的抗菌治疗可明显改善危重症患者的预后。对于危重症患者的感染宜采用“降阶梯治疗”原则，早期经验性抗菌药物的选择，应根据社区或医院病原菌流行病学特征，结合患者的病史、基础疾病、临床表现和可能的感染部位，选用覆盖所有可能病原菌、且能顺利渗透到设想感染灶的广谱、强效抗菌药物，药物应足量。抗菌治疗48～72小时后根据病原学检查结果和临床征象进行再评估，以选择窄谱抗菌药物实施目标性治疗，疗程约7～10天，并根据临床疗效调整治疗方案。

10. 营养支持 各种创伤、感染、器官功能障碍等使病人处于应激状态，因修复创伤和恢复器官功能所需能量明显增加，结果引起代谢亢进。但危重病人往往不能正常地摄取营养，如果不给予营养支持，势必引起营养状态的恶化，这对病情的恢复是十分不利的。营养支持的目的是有效供给病人能量和营养物质，促进病人对能量的利用。病人有效利用能量更为重要，因为只有病人能利用和消耗能量，才有可能修复创伤和恢复器官功能。但首先要供给病人足够的营养物质和代谢所必需的氧，这需要根据病人能量的储存情况、营养不良的程度、所处代谢状态及耐受能力方面来判断病人对能量的需求，同时根据治疗后的反应（即营养状态的评定）来调整。

【病情的评估】

ICU主要收治那些经过严密监测和积极治疗后有可能恢复的各类危重病人。进一步说，就是所收病人是否需要ICU的监测、治疗和护理，在ICU中是否能够获得普通病房所不能达到的疗效。在临床工作中，对病情严重程度的评估及其转归的预测难度很大，目前还没有统一的方法。一般来说，根据病人生理功能紊乱的程度，可将病情粗略地分为四级：Ⅰ级病例为无需经常观察病情，也不需作任何有创性监测者。Ⅱ级病例指病人的生理功能尚未稳定，为了防止意外发生，需要严密监测者。Ⅲ级指目前病人的生理功能虽然基本稳定，但随时可能发生突发性危险，必须进行有创性监测和加强护理者。Ⅳ级病例为病情严重程度已达到必须进行较复杂的监测和采取特殊治疗措施方能使病情改善者。Ⅲ～Ⅳ级病例都必须收入ICU治疗。但这种方法没有客观指标，容易受到经验和条件的影响。

治疗干预评分系统（therapeutic intervention scoring system，TISS）是根据病

人所需要的监测、治疗、护理和诊断性措施进行评分的方法。病情越重，所采取的监测、治疗及护理的措施越多，TISS 评分越高。TISS 对于评价病情严重程度和治疗效果都具有一定价值。一般认为，积分为 40 分以上者都属于高危病人。TISS 简单易行，但未考虑到病人的年龄及既往健康状况，不同水平的医疗单位所采取的监测和治疗方法也不一致。

目前较广泛采用的是急性生理及慢性健康评分系统（acute physiology and chronic health evaluation，APACHE Ⅱ）（表 10－2）。该评分系统包括急性生理（12 项）、慢性健康和年龄三部分，而每项评分则是根据患者入住 ICU 后第一个 24 小时测定值进行评定。生理指标正常者为 0 分，异常者则加分，异常越明显分值越大。总计分为 0～59，总分越大，病情越严重，预后越差。APACHE Ⅱ 大于 24 者的死亡率在 90% 以上，而小于 10 者的死亡率几乎接近 0。APACHE Ⅱ 评分系统手工计算较繁琐，现已有计算机应用软件，计算非常方便。

表 10－2 APACHE Ⅱ 评分系统

生理指标（每项评分 0～4 分）
体温
MAP
心率
呼吸频率
氧合
动脉 pH
血钠
血钾
Cr
红细胞比容
白细胞计数
Glasgow 昏迷评分（见表 10－3）
年龄（>75 岁时 =6 分）
慢性健康
严重器官系统功能障碍
免疫功能受损

注：APACHE Ⅱ 评分 = 生理评分 + 年龄评分 + 慢性健康评分，最高分 59 分

表 10－3　　Glasgow 昏迷评分

评　分	最佳运动反应	语言反应	睁眼动作
6	遵嘱动作		
5	刺痛能定位	回答准确	
4	刺痛能躲避	回答错误	自主睁眼
3	刺痛时躯体屈曲（去皮层）	能说出单个词	呼唤睁眼
2	刺痛时躯体过伸	只能发音	刺痛睁眼
1	不能运动（去脑强直）	不能发音	不能睁眼

注：当计算 APACHEⅡ评分时，应以 15－Glasgow 昏迷评分

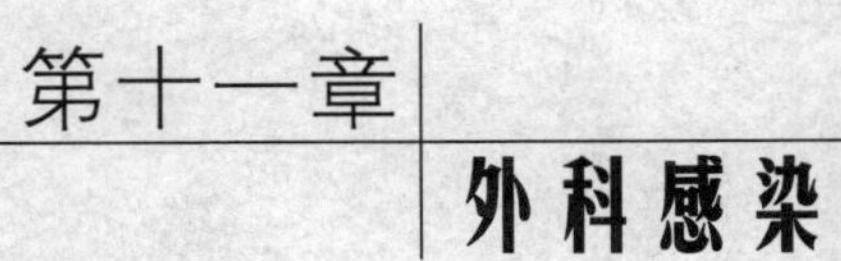

第十一章　外科感染

第一节　概　述

感染是由病原微生物侵入机体引起的炎症反应。外科感染是指需要手术治疗的感染性疾病和发生在创伤或手术后的感染。外科感染十分多见，约占所有外科疾病的1/3～1/2。

外科感染的特点：①多混合感染。大多数的外科感染是由多种病原菌引起的，或是由一种病原菌引起，后发展成为几种致病菌的混合感染。②多数外科感染有明显而突出的局部症状。③外科感染的主要病变是器质性的。④受感染的组织常发生化脓、坏死。

外科感染通常分为特异性感染和非特异性感染两大类。非特异性感染又称为化脓性感染或一般性感染，如疖、痈、丹毒、急性乳腺炎、急性腹膜炎、急性阑尾炎等。致病菌有金黄色葡萄球菌、溶血性链球菌、大肠杆菌、变形杆菌、铜绿假单胞菌（俗称绿脓杆菌）等，同一种致病菌可引起多种化脓性疾病，不同致病菌也可引起同一种化脓性感染疾病。特异性感染，如结核病、破伤风、气性坏疽、念珠菌病等。致病菌有结核杆菌、破伤风杆菌、产气荚膜杆菌、白色念珠菌等。特异性感染在致病菌和病程演变及治疗处置等方面与一般感染不同，较为独特。

外科感染按病程可分为急性、亚急性和慢性感染。病程在3周以内的，为急性感染，大多非特异性感染属于此类。病程超过2个月或更久的，为慢性感染。病程介于急性和慢性感染之间的称为亚急性感染。

此外，外科感染按病原体的来源和入侵时间，可分为原发性感染、继发性感染、外源性感染、内源性感染。伤口直接污染引起的感染称原发性感染；在伤口愈合过程中发生的感染称为继发性感染；病原菌由体表或外环境侵入体内造成的感染称为外源性感染；由体内的病原菌造成的感染称为内源性感染。外科感染按发生的条件归类，可分为条件性（机会性）感染、二重感染（菌群交替症）、医院内感染等。

【病因病理】

一、西医病因病理

（一）致病菌侵入

这是外科感染的主要原因，与致病菌的数量和毒力有关。致病菌通常有化脓性和厌氧性细菌两大类。化脓性致病菌有葡萄球菌、链球菌、大肠杆菌、绿脓杆菌等，厌氧性致病菌可分为带芽孢和无芽孢两种。此外，某些真菌、放线菌、病毒也可造成外科感染。

1. 化脓性细菌

（1）葡萄球菌：革兰染色阳性，常存在于人的鼻、咽部黏膜、皮肤及其附属的腺体。其中金黄色葡萄球菌致病力最强，可产生溶血素、杀白细胞素和血浆凝固酶等，造成多种感染。如疖、痈、急性骨髓炎、各种创伤性的感染，有局限而明显的组织坏死、化脓；也能引起全身性的感染，常伴转移性脓肿。脓液特点是稠厚，黄色，无臭味。

（2）链球菌：革兰染色阳性，存在于人体的口、鼻、咽和肠腔内。常见的有溶血性链球菌、绿色链球菌、粪链球菌。溶血性链球菌能产生溶血素和透明质酸酶等，可溶解细胞间质的透明质酸和纤维蛋白及其他蛋白质。感染易向周围扩散而不易局限，容易引起败血症，一般不引起转移性脓肿。脓液特点是稀薄，量多，色淡红。

（3）大肠杆菌：革兰染色阴性，是肠道正常菌种，在肠道内不致病。但在细菌离开肠腔，侵入肠外组织、器官时就能引起感染。特别是在患者免疫力下降时，感染严重，可引起败血症。脓液特点是单独感染脓液稠厚，色灰白，无臭味；与其他菌混合感染时脓液有粪样臭味。

（4）绿脓杆菌：革兰染色阴性，存在于肠道和皮肤，对大多数抗生素不敏感。是继发性感染的重要致病菌，特别在严重创伤和大面积烧伤创面的感染。脓液特点是淡绿色，具有甜腥味。

（5）变形杆菌：革兰染色阴性，存在于肠道和尿道，一般不致病，但在一定条件下可称为条件致病菌。常为泌尿系感染和腹膜炎混合感染的致病菌。脓液特点是有恶臭味。

（6）沙雷杆菌：革兰染色阴性，存在于肠道和呼吸道，常为医院内感染的致病菌。往往与葡萄球菌、大肠杆菌等造成混合感染，严重者引起败血症和内毒素性休克。

2. 厌氧性细菌

(1) *带芽孢的细菌*：革兰阳性杆菌，常见的有破伤风杆菌、梭状芽孢杆菌等。

(2) *无芽孢的细菌*：革兰染色阴性，大量存在于口腔、肠道和阴道等。脓液特点是有特别的恶臭，含气。

(二) 人体抗病力的下降

1. 局部因素　皮肤黏膜的破损和病变如开放性创伤、烧伤、胃肠穿孔、手术、穿刺等；留置血管或体腔内的导管处理不当；管腔内异物的堵塞；异物和坏死组织的存在；局部组织血流障碍等导致病菌易于入侵。

2. 全身因素　严重创伤、大面积烧伤或休克；糖尿病、尿毒症、严重营养不良、贫血；使用皮质激素、接受化疗、放疗等，使机体全身抗病力下降。

(三) 细菌毒性大小

包括细菌的种类、数量、性质等 。

(四) 医源性因素

包括滥用抗生素、忽视无菌操作等。

人体皮肤、黏膜、肠道普遍存在微生物而不发生感染，只有在人体的防御机能不足或被破坏，或细菌数量过大，毒力过强时才会发生感染。病原菌侵入机体后，该处发生炎症反应，将细菌限制在局部，通过吞噬反应将细菌杀灭，炎症会停止，无明显的临床症状。如入侵的细菌数量大、毒性强，则炎症反应强，出现红、肿、热、痛等临床表现。

二、中医病因病机

中医学认为，疮疡致病因素有外感（外感六淫邪毒、特殊之毒、外来伤害）和内伤（情志内伤、饮食不节、房事损伤）。外邪以热毒、火毒最常见。“五气过极，均能化热生火”，风、寒、暑、湿引起的疮疡初期有的不是热毒、火毒表现，但最终会发展为热毒、火毒之象。内伤引起的疮疡，大多阴虚致病，且属慢性者居多。如肾虚络空，容易为风寒痰浊侵袭，而成流痰；肺肾阴虚，虚火上炎，灼津为痰，而成瘰疬。由于饮食不节，内伤脾胃，导致火毒内生而引起的疮疡，虽然正气未衰，但较单因外邪引起者严重。如消渴合并疖、有头疽等。即所谓“从外感受者轻，因脏腑内蕴者重”。

无论哪种致病因素引起的疮疡发生，均能导致局部和全身一系列的病理反应。人体气血，周流一身，循环不息，而“经脉者，所以行气血而营阴阳，濡筋骨利关节者也。”破坏了这种生理功能，就能使局部气血凝滞，营卫不从，经络阻塞，产生肿痛症状。病情及一步发展，形成热盛肉腐，肉腐化脓，导致脓肿的发生。此外，疮疡毒邪炽盛时，也可破坏人体的防御功能，侵犯内脏，轻者出现发热、口渴、便秘、溲赤等症，重者出现恶心呕吐、烦躁不安、神昏谵语、咳嗽咯血。

【诊断】

一、局部症状

红、肿、热、痛和功能障碍，是化脓性感染的五个典型症状。但这五个症状不一定全部出现，因病程迟早、病变范围、位置深浅而异。

二、全身症状

轻者无全身表现，重者有不同程度的发热、头痛、全身不适、乏力、纳差、白细胞升高等。病程较长者，可出现水和电解质、酸碱平衡失调，营养不良。严重者出现表情淡漠、血压下降、体温不高、尿少、神志不清等表现，甚至出现感染性休克和多器官功能障碍。

三、辅助检查

（一）实验室检查

1. 血常规检查 白细胞总数可增至（10～30）$\times 10^9$/L，中性粒细胞比例增多，有明显的核左移，白细胞中可出现中毒性颗粒。重者可伴有红细胞和血红蛋白的减少。

2. 血生化检查 测定钾、钠、氯及二氧化碳结合力，可有不同程度的减少。

3. 血液、脓液细菌培养加药敏试验 以检查致病菌的种类，指导使用抗生素。

4. 尿常规检查 注意红细胞、白细胞和脓细胞的出现。

5. 穿刺液涂片检查 如穿刺出炎性渗出液或脓液，应常规做涂片染色检查。

（二）影像学检查

有脓肿时，超声波检查可见到有液平段。X线检查有时可见到脓肿阴影及其周围组织变化。

【治疗】

一、西医治疗

外科感染治疗的原则，是消除感染病因和毒性物质（脓液、坏死组织等），增强人体的抗感染和修复能力。应从局部处理与全身性治疗两方面着手。

（一）局部处理

1. 保护感染部位　避免受压，适当限制运动或加以固定，以免感染范围扩展。

2. 理疗与外用药物　炎症早期可用局部热敷或采用超短波或红外线辐射等物理疗法，改善血液循环，促进炎症消退或局部成脓。肿胀明显可外用50%硫酸镁溶液湿敷，未成脓阶段可用金黄膏、鱼石脂软膏等敷贴。新鲜草药如蒲公英、紫花地丁等捣烂外敷，在浅部感染初期有效；脓已破溃可用八二丹、生肌玉红膏等。

3. 手术治疗　手术目的是清除病灶，如对脓肿的切开引流；感染伤口内异物和坏死组织的清除；以及对炎症脏器的切除。

（二）全身治疗

保证患者有充分的休息和睡眠，维持体液平衡，加强营养支持。严重感染、贫血、低蛋白血症者应当给予输血。严重感染甚至引起中毒症状时给予大量抗生素的同时，加用肾上腺皮质激素，以减轻中毒症状。高热者给予物理降温或药物降温，疼痛者给予镇痛药止痛等对症治疗。并且积极治疗原发病。

（三）抗生素在外科临床中的应用

对于许多外科感染性疾病，抗生素无疑起到了较大的作用。但是应当合理运用，防止滥用抗生素，以免引起耐药。

1. 合理用药原则　感染轻、局限的一般不用抗生素；能用单一抗生素控制的就不要联合使用；能用窄谱的就不用广谱的。因为这些药能增加致病菌的耐药性，并可发生很多不良反应。还可引起二重感染，甚至导致死亡。只有严重感染、病因不明、易形成耐药菌株者、单一抗菌药不能控制或疗效不明显者宜联合用药。

2. 选择和应用抗生素的基本原则　根据细菌培养与药敏试验选用有效的抗菌药，在培养和药敏尚无结果时可根据临床表现、脓液性状、感染来源估计致病菌种类，选择敏感的抗菌药。若用2～3天无明显效果，则应调整更换。

3. 给药途径及方法 一般感染需口服或肌注，严重感染或全身性感染必须静脉注射给药。

二、中医治疗

中医学认为，疮疡的辨证要根据阴阳、经络、脏腑、气血津液等学说，按照四诊八纲的原则来辨。阴阳是八纲辨证的纲领，“疡科辨证，首重阴阳”。欲使外科疾病的诊断、归类正确，首先必须辨清它的阴阳属性。一般发病急，病位发于皮肉，肿胀形势高起，范围局限，根脚收束，皮色红活焮赤，灼热，疼痛剧烈，脓液稠厚，病程短者，多属阳证；发病缓，病位发于筋骨，肿势平塌下陷，范围不局限，根脚散漫，酸痛或隐痛，脓液稀薄或纯血水，病程长者，多属阴证。外邪引起的疮疡多热证、实证；内伤引起的疮疡多虚证。“实则泻之，虚则补之”，内治与外治相结合。

1. 内治 疮疡根据其转化的过程，可分为三个不同的阶段，即初期（未成脓期）、中期（成脓期）、后期（溃后）。初期尚未成脓之际，用消法，使之消散，以清热解毒最常用，方剂如五味消毒饮、黄连解毒汤、犀角地黄汤等。中期脓成不溃或脓出不畅阶段，用托法，宜托毒外出，常用方剂如托里消毒散等。后期体质虚弱，用补法，以恢复正气，使疮口早日愈合，常用方剂如四君子汤、四物汤、六味地黄丸等。此为内治法总原则。

2. 外治 初期宜箍毒消肿，常用草药、箍围药、油膏、膏药等。阳证用金黄散、玉露膏；阴证用回阳玉龙膏；半阴半阳用冲和油膏。中期脓成熟宜切开排脓，防止走黄、内陷等并发症。后期提脓祛腐，生肌收口，常用方法有洗涤、提脓祛腐、生肌收口、垫棉法。阳证用九一丹、八二丹，阴证用七三丹、五五丹等。

【预防与调护】

1. 预防病原微生物侵入

（1）加强卫生宣传，注意个人清洁和公共卫生，减少体表、体内病原微生物的滞留。

（2）及时正确处理各种新鲜伤口创面，清除污染物，避免使用电灼等以减少组织创伤，正确使用引流。

2. 增强机体的抗感染能力 包括改善病人的营养状态，积极治疗糖尿病、尿毒症等。

3. 切断病原菌传播环节 预防医院内感染，包括医院内病人之间的交叉感染，以及诊疗工作不当所造成的医源性感染。

第二节 软组织急性化脓性感染

疖与疖病

本病中西医病名和所指疾病一致。疖是单个毛囊及其附属皮脂腺的急性化脓性感染。其特点主要有常单发，色红，灼热，疼痛，突起根浅，范围多在2～6cm左右，出脓即愈。同时或先后在身体多处散在、反复发生疖，称为疖病。其特点主要有常多发、复发，此愈彼起，日久不愈。好发于面、项后、背部、臀部、外生殖器区域等皮脂腺丰富的部位。

【病因病理】

主要致病菌为金黄色葡萄球菌和表皮葡萄球菌。在人体皮肤上常有这些细菌的存在，人体对葡萄球菌有一定的自然免疫力，完整的角质鳞状上皮是防止金葡菌繁殖感染的屏障，因此不经常引起感染，只有当皮肤损伤及机体的抵抗力下降时才会发本病。皮肤不洁、潮湿多汗、局部擦伤、搔抓是本病的诱因。某些皮肤病（如湿疹、瘙痒症等）、营养不良、贫血、糖尿病、长期使用激素等也容易继发本病。在医院里，医务人员鼻咽部、皮肤上普遍带有耐药葡萄球菌，容易通过空气传播，特别在婴儿室、重症监护室等容易引起严重疖病。发生在危险三角（鼻、上唇及周围）的疖病情危险，因为该处静脉与海绵窦相通，如被挤压、碰撞，病菌易从眼静脉和内眦静脉进入颅内，引起海绵窦炎及颅内感染而危及生命，死亡率极高。

中医认为，本病总由肌肤不洁，邪入毛孔而致，或是正虚抗邪不力，或是脏腑蕴热而发。其名称在历代文献中各异：患处皮肤上有脓头者，称为“有头疖”；无脓头者，称为“无头疖”；反复发生在头部，头皮下窜空者，称为“蝼蛄疖”；发于夏季者，称为“暑疖”、“火疖”；发于项后发际部的疖病称为“发际疮”；发于臀部的疖病称为“坐板疮”。如处理不当，毒邪走散的称为“疔疮走黄”。

【临床表现】

初起局部皮肤形成红、肿、热、痛的小结节，范围局限，多在2cm左右，表面发亮紧张，中间有毳毛通过。数日后中央组织坏死、软化，肿势高突，具有波动感，出现黄白色脓栓，继而脓栓自行破溃，脓出即愈。愈后留有瘢痕。结块无脓栓者，自溃较难，必要时切开排脓。病情轻者无全身症状，重者可出现发热、头痛、心烦胸闷、便秘溲赤、苔黄、脉数等全身症状。营养不良者可导致脓毒败血症。疖可多发，如数目多，并持续数月至数年，称为慢性疖病。

【诊断】

1. 好发于头面、颈、背、臀部及腋下、会阴部。
2. 临床上以局部红、肿、热、痛，肿势局限，3～5日化脓，出脓即愈为主症。
3. 一般无全身症状，重者伴有恶寒、发热。
4. 疖病为全身各部同时或反复发生多个疖，经久不愈，反复发作，有疖的表现，脓出毒泄而愈。

【治疗】

以局部治疗为主。初期可用物理疗法（热敷、红外线等）或外敷鱼石脂等抗生素软膏或用50%硫酸镁溶液湿敷，促进炎症消退，切忌切开或挤压。如疖中央坏死形成脓栓，可清洁消毒后夹出脓栓，外搽复方新霉素、利福平软膏。脓成熟有波动感时宜用针头、刀尖等切开排脓，放置引流条，每日或隔日更换敷料。伴有全身症状者，宜内外同治。可选用青霉素、复方新诺明等抗菌药治疗。

中医治疗，发于盛夏者可内服清暑汤，清暑化湿解毒。局部初期可用千捶膏盖贴，或金黄散、玉露散，用金银花露、菊花露或丝瓜液打汁调成糊状外敷。中期切开排脓，溃后可外掺九一丹，太乙膏盖贴，每日1次。脓腔深者，用盐水细纱条蘸九一丹引流。若有出血，可用绷带包扎压迫止血。脓尽者用生肌散掺布疡面收口，外盖白玉膏。可配合垫棉法。

【预防与调护】

应以预防为主，注意个人卫生，加强营养。饮食宜清淡，忌食辛辣香燥之品。

痈

痈（carbuncle）是指邻近的多个毛囊及其周围组织的急性化脓性感染。炎症区域互相融合并沿深部皮肤组织或筋膜扩散，脓液被皮下组织间隔开，在表面穿出多个脓头。故痈比疖的范围和症状严重。相当于中医的“有头疽”。其病名根据发生的部位不同而名称各异：发于脑后、项后的称“脑疽”、“对口疽”；发于背部的称为“发背疽”；发于胸部膻中的称为“膻中疽”；生于少腹部的叫

"少腹疽"；发于唇部的叫"唇痈"。

【病因病理】

常见致病菌为金黄色葡萄球菌，亦有少数的表皮葡萄球菌。常见于体弱、营养不良、严重皮肤病大量使用激素、糖尿病、肾病等患者。常发生在皮肤韧厚的项部、背部。感染先在一个毛囊底部开始，沿阻力较弱的皮下脂肪柱蔓延至皮下组织，再沿深筋膜向四周扩散，侵及邻近的许多脂肪柱，然后向上穿入毛囊群而形成多个脓头。深部脓腔有未溶炎性组织间隔，虽贯通但迂曲，不易引流。

中医认为，痈无外乎外、内因引起。

1. 外因　由于感受风火、湿热之毒，以致气血运行失常，毒邪凝聚肌肉之内而成此病。

2. 内因

（1）七情内伤，脏腑功能失调，如情志伤肝，气郁化火。

（2）房事不节，肾水亏损，火邪炽盛。

（3）思虑伤脾，膏粱损胃，湿热内生。

以上三者均能导致脏腑蕴毒。加上外感邪毒，相聚肌表，以致营卫不和，气血凝滞，经络阻隔而成。

（4）阴虚之体，因水亏火炽，而使湿热邪毒蕴结更盛；气血虚弱之体，难以透邪外出，以致毒滞难化，腐肉难脱，疮面难收。

总之，外感风火、湿热，内有脏腑蕴毒，凝聚肌肤，以致经络阻隔，营卫不和，气血凝滞而发痈。

【临床表现】

好发于颈、背、肩、腹壁及唇部等。初起小片皮肤红、肿、热、痛，表面紧张发亮，有粟粒状脓头。易向周围扩散，直径可达10cm或者更大，严重的甚至占据整个背部（图11－1）。继而红肿增大，脓头增多，溃烂之后，留下多个带有脓性基底的溃疡和窦道，状如莲蓬、蜂窝，愈后留下大片瘢痕。附近淋巴结肿大。严重的可引起畏寒、高热、头痛、食欲不振等全身症状。几乎1/4患者并发菌血症，严重的引起败血症而危及生命。

【诊断】

1. 诊断要点

（1）成年人多发，常发于颈项、背部。

（2）初起时红、肿、热、痛，界限不清，逐渐在中央部表面出现多个粟粒状脓栓。

（3）全身症状明显，白细胞计数增高，中性粒白细胞亦增高。

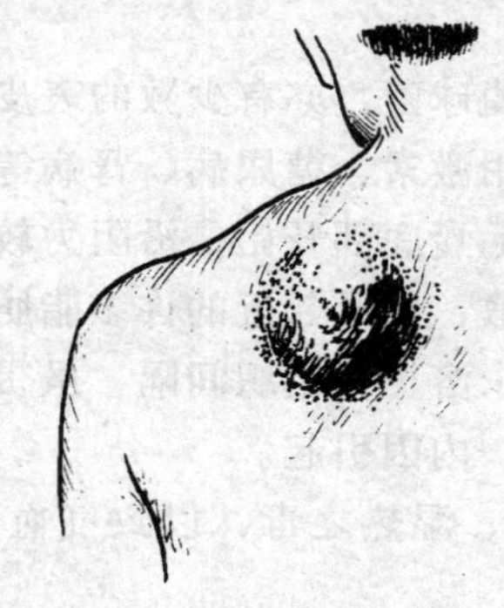

（1）肩部痈

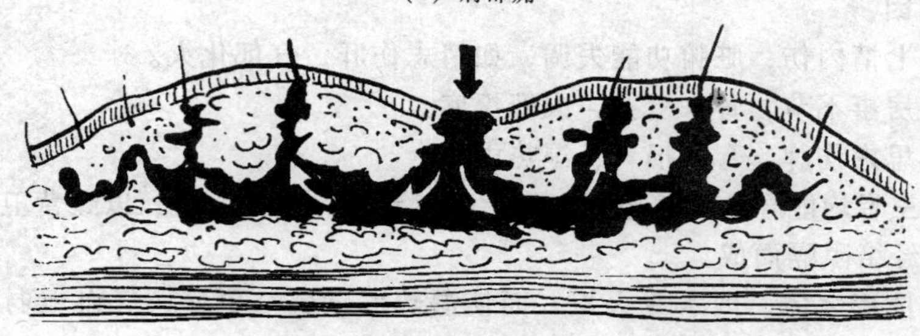

（2）痈的切面（黑色的表示脓液）

图 11－1 痈

2. 辨证分型 本病在临床上除了分清虚实外，还应辨清初、中、后三期。

初期为肿疡期。局部红肿灼热，表面有黄白色的粟粒状脓头，痒痛并作，红肿迅速扩大，脓头增多，疼痛加剧，伴恶寒发热，口干口渴，头痛身疼，食欲不振，舌红，苔黄腻，脉数。

中期为脓疡期。局部红肿高突，创面化脓腐烂，向深部、周围扩散，状如莲蓬、蜂窝，脓出黄稠，焮热疼痛，范围常超过 10cm，伴壮热，口干，头痛，面红目赤，便秘尿黄，舌红，苔黄燥，脉滑数。

后期为溃后期。脓腐渐尽，疮面渐净，新肉开始生长，逐渐愈合，热退或仅低热，口干，舌红，苔黄，脉细数。

阴虚者肿势平塌，根脚散漫，不易化脓脱腐，脓水稀少或带血水，痛剧，伴身热烦躁，口渴多饮，尿赤便秘，舌红，苔少燥，脉细弦数。多见于老年瘦弱者。

气血虚者疮形平塌散漫，疮色晦暗，化脓迟缓，脓水稀少，色带灰绿，腐肉难脱，伴低热，精神萎靡，面色苍白，舌淡红，苔白腻，脉数无力。多见于老年肥胖者。

整个病程1个月左右。《疡科心得集》："对口疽、发背必以候数为期，七日成形，二候成脓，三候脱腐，四候生肌。"

【治疗】

一、中医治疗

有头疽为大疡，治疗上应该分清虚实。实证清热泻火，虚证养阴清火、补气解毒。而且还应分清初期、中期、后期，并给予正确的内、外治疗。应用中医药治疗往往收到较好的疗效。此外，还要积极治疗原发病。

1. 内治法　初期宜清热解毒，除湿和营，方用黄连解毒汤加减。便秘者加用生大黄10g（后下），枳实12g。中期宜清热和营，托毒透脓，方用仙方活命饮加减。脓出不畅加生黄芪10g，川芎10g；局部灼热加黄连10g，没药10g。后期宜调补气血，清除余毒，方用四妙汤加减。阴虚火毒炽甚者用竹叶黄芪汤加减。气血两虚者用托里消毒散加减。如合并内陷者，症见神昏谵语，气息急促，抽搐痉挛等，应参照全身性感染中西医结合治疗。

2. 外治法　局部早期治疗与疖同。

二、西医治疗

1. 抗生素治疗　早期运用足量的抗生素。根据细菌培养和药敏试验结果选用敏感的抗生素。一般选用半合成耐青霉素酶的青霉素，如新霉素Ⅱ，每日8~12g，儿童减量，每日160~200mg/kg，分3~4次给药。或邻氯青霉素每日6~8g，分3~4次静脉给药。青霉素过敏的还可用红霉素、罗红霉素、克拉霉素、阿奇霉素等。也可联合使用利福平。

2. 局部治疗　早期与疖同。范围较大时，脓头虽穿破，引流不畅者，需手术切开引流。手术在全麻的条件下，在患部作"+"或"++"形切口，宽达患处边缘，深达深筋膜，分开"间隔"，剪去坏死组织，内置高渗盐水纱布或碘仿纱条或庆大霉素纱条，加压包扎（图11-2）。根据渗血情况及时更换敷料。唇痈者切忌切开。病损大者采用植皮术。

3. 全身治疗

（1）病人适当休息，加强营养，增强体质。

（2）罹患有糖尿病者应作针对性治疗，降低血糖。因糖尿病得不到控制，则感染难以治愈。

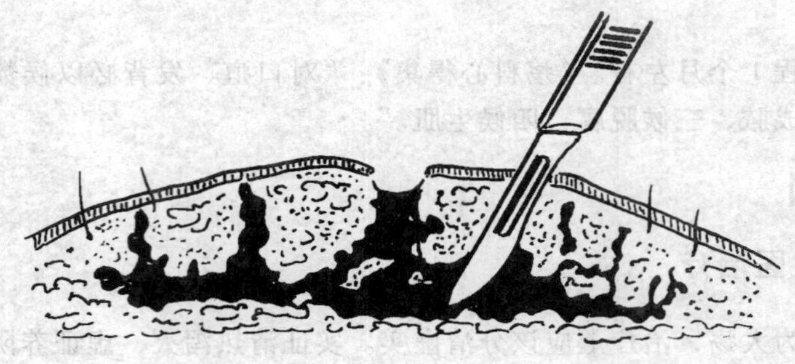

(1) 切口长度要超出炎症范围少许，深达筋膜

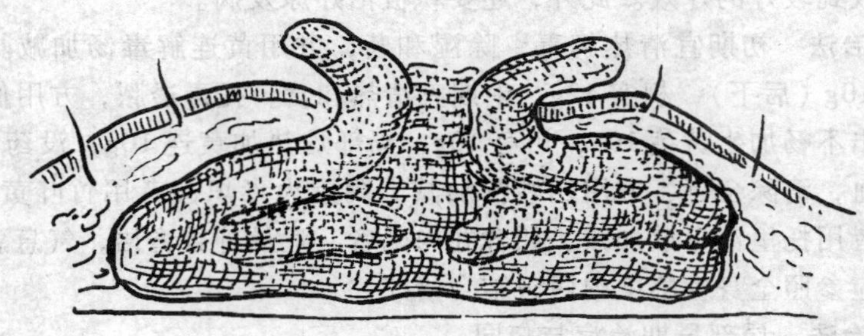

(2) 伤口内填塞纱布条

图 11－2　痈的切开引流

(3) 使用大剂量有效抗生素。

(4) 邪毒内陷（败血症）者，除上述处理外，尚需注意水、电解质及酸碱平衡，多次小剂量输新鲜血等。神志昏糊，可吞服紫雪丹或安宫牛黄丸。

急性淋巴管炎和急性淋巴结炎

急性淋巴管炎是继发于其他感染病灶或致病菌侵入淋巴管，引起淋巴管及其周围的炎症；若蔓延到所属区域淋巴结，致急性化脓性感染，即为急性淋巴结炎。本病属于中医学“红丝疔”、“丹毒”、“痈”的范畴，具有阳证疮疡的特征。

【病因病理】

常见致病菌是金黄色葡萄球菌和溶血性链球菌。侵入淋巴管后，引起淋巴管和周围组织充血、水肿，管腔内充满细菌、凝固的淋巴管液和脱落的内皮细胞。炎症可沿淋巴管扩散到所属区域淋巴结，引起局部淋巴结肿大、发炎。如头面、口腔、颈部和肩部感染，可引起颌下及颈部淋巴结炎；上肢、胸壁、乳腺、背部和脐以上的腹壁感染可引起腋部淋巴结炎；下肢、脐以下腹壁、会阴和臀部的感染可引起腹股沟部淋巴结炎等。

本病因内有火毒，窜于经络，气血凝滞，或外感风温，外伤染毒，湿热下注，以致经络阻塞，营气不从，气血凝滞而致。颈痈是上焦风火，腋痈是肝胆气火，胯腹痈是下焦湿火。

【临床表现】

急性淋巴管炎分为网状淋巴管炎和管状淋巴管炎。丹毒即为网状淋巴管炎。管状淋巴管炎好发于四肢，尤以下肢为多，常由足癣继发感染所致，分为深浅两种。浅层淋巴管炎，在患处出现一条或多条"红线"，硬而有压痛；深层淋巴管炎不出现红线，但肢体感染淋巴管沿线出现肿胀、压痛。两种淋巴管炎都可伴发恶寒、发热、头痛、乏力、食欲不振等全身症状。急性淋巴管炎未经及时治疗，致局部淋巴结发生炎症，轻者仅有局部淋巴结肿大、略有压痛，常可自愈；较重者，局部出现红、肿、热、痛，并伴发全身症状。初期经及时治疗，红肿即能消退。炎症扩展到淋巴结周围，几个淋巴结可粘连成团，形成脓肿，出现搏动性疼痛，局部皮肤由潮红变暗红，水肿，明显压痛，有波动感，溃破或切开后脓出黄稠。

【诊断】

1. 诊断要点

（1）发病前四肢皮肤黏膜有感染病灶或损伤史。

（2）多见于四肢，伤口近侧出现红线，或颈、腋、腹股沟等部位的淋巴结肿大、压痛，皮肤发红，甚者有脓肿。

（3）可伴有全身症状。

（4）血常规检查白细胞总数和中性粒细胞增高。

2. 辨证分型　本病因火毒流窜于经络，或因风温、血热、湿热、外伤致局部热邪壅滞经络，气血凝滞所致，临床以患处出现红线、发硬、压痛或局部淋巴结肿大、疼痛、皮肤红肿为主症，故其属阳证、实证、热证。发于颈颌者多因素有痰湿与风温或风热之邪搏结；发于腋下者多因肝脾血热或上肢破损染毒；发于腹股沟、下肢者多属湿热下注或湿热蕴结；形成脓肿的，系热盛肉腐。

【治疗】

一、中医治疗

中医治疗以清热解毒为总则。

1. 火毒入络证 急性淋巴管炎浅表者，治宜清热凉血，活血解毒，方用化斑解毒汤加减。

2. 火毒入营证 急性淋巴管炎病位较深者，治宜清营凉血解毒，方选清热凉血汤加减。

3. 风热痰毒证 症见颈旁结块、肿大，兼见恶寒发热，头痛，口干咽痛，舌尖边红，苔薄白或薄黄，脉浮数。治宜疏风清热，化痰消肿，方用牛蒡解肌汤，加生石膏20g，赤芍15g，甘草10g。

4. 肝脾血热证 症见腋部肿大热痛，上肢活动不利，兼见恶寒发热，胸胁掣痛，头痛，口苦，咽干，舌红，苔黄，脉弦数。治宜清肝解郁，消肿止痛，方用柴胡清肝汤。

5. 湿热蕴结证 症见腹部结块肿大，患肢活动不利，甚者肿势高突，皮色红焮，跳痛，兼见全身发热，大便干结，小便短赤，舌红，苔黄腻，脉滑数。治宜清热利湿，解毒和营，方用五神汤合萆薢渗湿汤，或活血散瘀汤合五神汤加减。热盛肉腐成脓者，用透脓散。

二、西医治疗

早期给予磺胺药或抗生素控制感染，抗生素可选用半合成青霉素，如病情较重者可联用头孢菌素类。

有原发病灶应首先处理，早期处理与疖相同，形成脓肿者切开引流。

急性疏松结缔组织炎

急性疏松结缔组织炎是皮下、筋膜下、肌肉间或深部疏松结缔组织的急性弥漫性化脓性感染。临床特点是局部红肿热痛，边界不清，不易局限，扩散迅速，皮肤易坏死形成溃疡。本病属于中医“发”的范畴。因发病部位不同名称各异，如生在脑后的名“脑发”，生在背后的名“背发”，生在颌下的、口底的名“锁喉痈”，生在手背部的名“手发背”，生在臀部的名“臀痈”，生在下肢的名“大腿痈”、“足发背”等。

【病因病理】

致病菌多为溶血性链球菌，其次是金黄色葡萄球菌，亦可为厌氧菌。多发生于皮肤和软组织损伤后，亦可由局部化脓性感染直接扩散或经淋巴、血流传播而发生。溶血性链球菌引起的急性疏松结缔组织炎，由于链激酶和透明质酸酶的作用，病变扩展迅速，脓液稀薄呈血性，有时能引起败血症；由金黄色葡萄球菌引起的急性疏松结缔组织炎，则比较容易局限，易成脓肿，脓液稠厚。

中医认为其病多为痈疽之毒邪向四周蔓延而发；或皮肤受损，经脉气血循行受阻，毒热之邪直入于内，感染而发；或外感六淫之邪，郁于肌肤，阻遏经脉，气血凝滞而发；或饮食不节，脾胃受损，湿浊郁内化热化火，走于肌肤，结聚而发；或情志不遂，郁怒伤肝，肝郁化火，肝风内动，风火相乘，营卫不从，蕴毒生痈而发。其总的病机为邪毒壅聚，气血凝滞，热盛肉腐。

【临床表现】

表浅的急性疏松结缔组织炎局部红肿较明显，如病变组织松弛，则肿胀明显，局部疼痛较轻；如果病变组织致密，肿胀不明显，但疼痛剧烈，可伴有不同程度的全身症状。深在的急性疏松结缔组织炎，除局部水肿、疼痛和压痛外，常伴有严重的全身症状，如寒战、高热、头痛、食欲不振、乏力等。口底、颌下及颈部的急性疏松结缔组织炎可产生喉头水肿和气管压迫，引起呼吸困难，甚至窒息。

【诊断与鉴别诊断】

1. 诊断要点

(1) 局部呈现红、肿、热、痛，红色较暗，无明显界限，中央部颜色较周围深。

(2) 中央部常因缺血发生坏死。部位表浅者症状明显，部位深者常只有局部水肿及深压痛。

(3) 可伴有高热、寒战、头痛、全身无力、白细胞计数增加。

(4) 多并发淋巴管炎及淋巴结炎。

2. 辨证分型　本病多因外伤染毒、风温犯表、饮食不节、情志内伤等引起邪热壅盛，气滞血瘀，热盛肉腐所致，临床以局部红肿热痛，扩展迅速，皮肤易坏死形成溃疡为主症，故多属于阳证、实证、热证。发于头面者，多风温、风热，辨为风火上壅；发于胸胁者，多肝郁化火伤脾，辨为肝脾火郁；发于上肢者，多热毒，辨为热毒炽盛；发于下肢者，多湿热为患，辨为湿热下注。

3. 鉴别诊断 本病应与丹毒相鉴别。丹毒病变处呈网状潮红，边界清楚，扩展迅速，但扩展时中央部位炎症消退，始终不化脓。

【治疗】

一、中医治疗

以清热解毒凉血为总则。外治按初、中、后期论治，内治按部位论治。

（一）内治法

1. 风火上壅证 发于面部。症见初起局部肿胀，平漫无头，不久即结块，表皮焮红，热痛，迅速扩大，高肿坚硬；兼见恶寒发热，头痛项强，甚至气喘痰壅；舌红，苔薄黄，脉浮数或滑数。治宜疏风清热，消肿解毒，方用普济消毒饮加减。

2. 肝脾火郁证 发于胸胁、腋部。多于情志不畅日久而发，局部肿胀，焮红灼热，疼痛剧烈，界限不清；兼见恶寒发热，纳呆，便干，尿黄；舌红，苔黄，脉弦数。治宜清肝解郁，软坚散结，方用丹栀逍遥散加黄芩15g，银花15g，蒲公英15g。

3. 热毒炽盛证 多发于上肢。症见局部红肿结块，焮红灼热，疼痛剧烈；兼见高热寒战，头痛厌食，口干不欲饮，便秘尿赤；舌红，苔黄，脉数。治宜清热解毒，和营消肿，方用仙方活命饮。

4. 温热下注证 多发于臀部、下肢。症见硬结疼痛，皮肤发红，或焮红发亮，有明显压痛；兼见畏寒发热，周身酸楚，纳呆，便秘，溲赤；舌红，苔黄腻，脉滑数。治宜清热利湿，解毒散结，方用萆薢渗湿汤。

（二）外治法

1. 初起红肿时外涂金黄膏，或金黄散与七厘散混合调敷；亦可用鲜芦荟、仙人掌（去皮刺）、鲜马齿苋适量，加少许冰片捣泥敷贴，有消肿止痛之功。

2. 脓去不净或腐肉不脱，选用九一丹、五五丹祛腐提脓。

3. 腐肉脱净后，可外用生肌散、生肌玉红膏以促进生肌。

二、西医治疗

1. 一般治疗 患部休息，适当补充营养，必要时给止痛、退热药物。

2. 药物治疗 应用磺胺药和抗生素治疗，抗生素可选用青霉素、头孢唑啉等。捻发音性疏松结缔组织炎可选用甲硝唑。

3. 手术治疗　脓成者切开引流，应广泛多处，切开皮肤、皮下直达筋膜或肌间隙。尤其是口底及颌下的急性疏松结缔组织炎，经短期积极的抗炎治疗无效时，即应切开减压，以防喉头水肿。而捻发音性疏松结缔组织炎切开引流，要清除坏死组织，伤口内用3%过氧化氢溶液冲洗和湿敷。

丹　毒

丹毒是皮肤及其网状淋巴管的急性炎症。临床特点是局限性水肿性红肿红斑，边界清楚，起病急，蔓延很快，很少有组织坏死或化脓，好发于下肢和面部。本病中医亦称“丹毒”，发于面部者称“抱头火丹”，发于躯干者称“内发丹毒”，发于下肢者称“流火”或“腿游风”。

【病因病理】

主要由β溶血性链球菌从皮肤、黏膜的细小伤口入侵所致。鼻腔、外耳道内或耳朵下方肉眼看不到的微细皲裂，常为面部丹毒的诱因；足癣、小腿溃疡、外伤等常成为小腿丹毒的诱因。其他如营养不良、过度疲劳均可为本病诱因。

中医认为本病多因素体血分有热，或在肌肤破损处有湿热火毒之邪乘隙侵入，郁阻肌肤而发。其基本病因为火热毒邪外侵，血热火毒所致，基本病机为火毒炽盛，气血壅滞。

【临床表现】

突然急性发病，常伴有头痛、畏寒、发热、恶心、呕吐等全身症状。局部表现为红斑，色泽鲜红，中心较淡，边界清晰并略隆起，局部有烧灼样疼痛，回流区淋巴结肿大，疼痛。手指轻压可使红色消退，但在压力除去后，红色即很快恢复。红肿向四周迅速蔓延成为一片红色损害。随着病程进展，中央的红色消退、脱屑，呈棕黄色。表面紧张而有光泽，轮廓鲜明，严重时患部可发生水疱和大疱，极少化脓。丹毒可反复发作，复发性丹毒的好发部位是下肢，其次为面部，反复发作后，患处组织往往肥厚成为慢性淋巴水肿，甚至发展为象皮腿。

【诊断与鉴别诊断】

1. 诊断要点

（1）多发部位是面部和下肢，呈局限性。

（2）起病急，常有寒战、高热、头痛等全身症状，白细胞计数增高。

（3）局部出现红斑，呈玫瑰色如涂丹，形态不规则，与正常组织分界清楚，略隆起，时有水疱，压之可褪色，有烧灼感，炎症向四周扩散，中心部逐渐褪色，呈棕黄色，有脱屑。

（4）区域淋巴结肿大，伴疼痛及压痛。

2. 辨证分型 本病多因素体血分有热，发病与风热、湿热、火毒关系密切，尤以火毒为主。临床以发病急，皮肤鲜红成片，色如涂丹为主症，故本病属阳证、实证、热证。发于头面者夹有风热，辨为风热蕴毒；发于下肢者夹有湿热，辨为湿热毒蕴；发于新生儿者，辨为胎火蕴毒。

3. 鉴别诊断

（1）痈：局部红肿，中间明显隆起而色深，四周肿势较轻而色较淡，边界不清，痛呈持续性，化脓时跳痛，大多发生坏死、化脓溃烂，一般不会反复发作。

（2）急性疏松结缔组织炎：急性疏松结缔组织炎发病部位较深，是皮下组织发炎。患处有触痛并略微红肿，边界不明显，炎症迅速扩展和加重，中央部分炎症明显，有显著的指压性水肿，以后变软，溃破化脓，排出脓汁及坏死组织。

表 11－1　丹毒与急性疏松结缔组织炎的鉴别诊断

	丹　毒	急性疏松结缔组织炎
致病菌	β溶血性链球菌（丹毒链球菌）	溶血性链球菌、金黄色葡萄球菌、厌氧菌
侵犯部位	面部、小腿皮肤及黏膜下网状淋巴管	皮下、筋膜下、肌肉间及深部疏松结缔组织
红	鲜红，中间转淡，边缘清楚	暗红，中间明显，周围较淡，边缘不清
肿	轻度，边缘略高于正常皮肤	较重，超出炎症范围，中间明显，常有组织破坏
痛	烧灼样痛，下肢痛轻，面部痛重	持续性疼痛，有时跳痛
化脓	一般不化脓	常有化脓
复发史	常有	无
后遗症	反复发作可形成皮肿	无

【治疗】

一、中医治疗

（一）内治

以泻火解毒为原则。

1. 风热毒蕴证 发于头面部。症见皮肤焮红灼热，肿胀疼痛，或有水疱，眼胞肿胀难睁；兼见恶寒发热；舌质红，苔薄黄，脉浮数。治宜疏风清热，解毒消肿，方用普济消毒饮。

2. 湿热毒蕴证 发于下肢，症见局部皮肤红赤肿胀，灼热疼痛，或有水疱、紫斑，或皮肤坏死，反复发作，可形成大脚风；伴发热，口渴少饮，便结或便溏臭秽，小便黄；舌质红，苔黄腻，脉滑数。治宜清热利湿，解毒活血，方用五神汤合萆薢渗湿汤。

3. 胎火蕴毒证 发于新生儿，多见于臀部，症见局部红肿灼热，可呈游走性；伴壮热烦躁，舌质红，苔黄，指纹青紫。治宜清热凉血解毒，方用犀角地黄汤合黄连解毒汤。

（二）外治

1. 金黄散或玉露散凉开水或金银花露调敷。

2. 鲜蒲公英、紫花地丁、丝瓜叶、马齿苋等捣烂湿敷。

3. 皮肤坏死者，若有脓可在坏死部位切一两个小口，以引流脓液，掺九一丹。

（三）针灸治疗

复发性丹毒，在患部用皮肤针叩刺或三棱针点刺后，拔罐放血泄毒。

二、西医治疗

（一）全身治疗

一旦确诊为β溶血性链球菌所致丹毒，应立即给予水剂青霉素G肌注，每次160万U，每日2次。一般在1～2天之内体温即可恢复正常，但仍需继续注射10天左右，以免发展为复发性丹毒。如为复发性丹毒则应肌注1个月左右。对青霉素过敏者可用红霉素、庆大霉素等。

（二）局部治疗

卧床，抬高患肢。可用硼酸水或0.1%依沙吖啶液冷湿敷。积极治疗足部感染病灶。

脓 肿

急性感染后，组织或器官内病变组织坏死、液化，形成局限性脓液积聚，并有一完整脓壁者称为脓肿（abscess）。其发生无固定部位，并且有此处未愈他处又起的特点，属于中医学“流注”的范畴。多以发病部位、病因而命名。

【病因病理】

一、中医病因病机

1. 暑湿流注 先受暑湿，继则寒凉外束，不得外达，气血凝滞，经脉受阻。

2. 湿痰流注 风邪外感，湿痰内阻，营卫不和，气血凝滞。

3. 火毒结聚 外感六淫或饮食不节，致营卫不和，邪热结聚，火毒蕴生，经络壅遏，气血凝滞。

4. 余毒流注 因患疔疮、疖痈，毒气走散，火热之毒，入于血分，流注于经络肌肉间。

5. 瘀血流注 因跌伤损伤，瘀血停滞，染毒而发，或产后恶露未尽，流注经络，停滞于肌肉而成。

上述诸因，均导致气滞血瘀，经络受阻，营卫不行，而致邪毒蕴结，凝滞不化，化腐成脓。若邪毒深伏，留滞不出，容易窜发，形成多处脓肿。

二、西医病因病理

现代医学认为，脓肿是细菌感染的结果，病原菌以金黄色葡萄球菌为多见。其可以是原发于局部损伤后，常见于血肿或异物存留处，也可继发于各种化脓性感染，如疖、痈、发、丹毒等的后期，亦可以从远处原发感染病灶经血循、淋巴转移而来。脓肿可出现在人体各部。脓肿由脓腔壁和脓腔内容物组成。由于金黄色葡萄球菌所具有的凝固酶，使血浆凝固、血管血栓形成，同时由未坏死的炎性浸润组织和大量纤维素及增生的结缔组织包裹，形成脓腔壁。脓腔则由酶对坏死组织的溶解而形成，脓液是坏死组织的渗出物、死亡的细菌和白细胞。

【诊断】

1. 病史 发病前，常有疮疔、痈肿、外伤感染史。

2. 临床表现 初起：在四肢或躯干部有一处或数处出现疼痛、漫肿、皮色不变、微热。中期：逐渐肿痛明显，肿块形成，中央微软、微红，按之有波动感（位置深隐者，患处疼痛、压痛，但红肿不显著，或有局部水肿，脓肿形成时波动感亦不明显，宜穿刺辨脓），常伴发热、怕冷、头痛、关节酸痛、胸闷纳呆、便秘溲赤等症。溃后：脓出黄稠，脓去毒泄后，身热减退，逐渐收口而愈。常有此处未愈，他处又起，形成多处脓肿现象。

3. 证型辨识　夏秋季节发病，称暑湿流注；疮疖发病，为余毒流注；恣食辛辣炙煿者，称火毒结聚；跌打损伤引起，为瘀血流注；夏秋之外，又无余毒与瘀血者，称湿痰流注。

4. 辅助检查

（1）血白细胞计数及中性粒细胞增高。

（2）B超检查可见脓肿部位有液性暗区并可判断其大小。可在本检查导向下准确定位诊断。

（3）穿刺抽脓做细菌培养和药敏试验。

（4）检查血、尿糖，确定有无糖尿病等。

【治疗】

1. 内治

（1）*初期*：治宜清热解毒、凉血通络。方用黄连解毒汤。加减：暑湿流注者，加藿香、佩兰、六一散；余毒流注者，加紫花地丁、赤芍、板蓝根；火毒炽盛者，加银花、连翘、蒲公英；瘀血流注者，加当归、赤芍、泽兰；湿痰流注者，加薏苡仁、陈皮、法夏、萆薢。发于上者加升麻，发于下者加龙胆草、牛膝。

（2）*脓成期*：治宜清热解毒、和营托毒。方以仙方活命饮。加减：壮热不退者加重黄连用量，加蒲公英、地丁；便秘加大黄；口渴加天花粉、鲜生地。

（3）*溃后*：如有继发脓肿者，仍宜按前法分期处理，勿因一处脓肿已溃而遽用补法。若热毒已去，确系气血两虚，宜用益气养阴，和胃化浊之法，常用药物有生黄芪、党参、当归、麦冬、炙甘草等。

2. 外治法

（1）*初期*：肿而无块者，用玉露膏、金黄膏外敷，或以蒲公英、马齿苋、芙蓉花叶、蚤休等鲜品捣烂外敷；肿而有形者，用金黄散箍围或太乙膏敷贴。

（2）*成脓*：宜切开排脓，药捻引流。

（3）*溃后*：脓尽，停用药线引流，改用生肌散、白玉膏，愈合疮口。

3. 其他疗法

（1）配合应用有效抗生素，为厌氧感染者，可加用甲硝唑；全身中毒症状者，应予补液等支持治疗，必要时少量、多次输给鲜血。

（2）适当休息，患于肢体者，抬高患肢，制动。

（3）患有糖尿病者，宜进行有效治疗。

第三节　颜面部和手足部急性化脓性感染

疔是一种发病迅速而且危险性较大的急性化脓性疾病。包含了现代医学的疖、痈、瘭疽、坏疽的一部分、急性淋巴管炎等。疔，古代文献称为丁，是中医外科独有的病名。《素问·生气通天论》中说："膏粱之变，足生大疔"。这是"疔"的最早记载，此"疔"代表着体表的一切疮疡，非现在的"疔疮"。疔疮可发于任何季节，尤其以夏季为多。其形虽小，但根脚坚硬，如钉钉之状，因此得名。好发于颜面和手足部，如处理不当，则发于颜面的疔疮易引起"走黄"，可危及生命；发于手足部的则可以损筋伤骨而影响功能。

疔疮的范围较广，名称较多，病因亦各不同。中医外科古代文献中，疔疮有"五疔"、"十三疔"等之分，名目繁多。现按照发病部位和性质不同，分为颜面部疔疮、手足部疔疮、红丝疔、烂疔、疫疔五种。本节着重介绍颜面部疔疮和手足部疔疮。

颜面部急性化脓性感染

颜面部疔疮是指发生于颜面部的急性化脓性疾病。属于西医颜面部的疖、痈的范畴。其特点是疮形如粟，坚硬根深，如钉钉之状，全身症状明显，病情变化迅速，易形成走黄之变。好发于额前、颧、颊、鼻、口唇等部位，根据部位不同，命名各异。如发于眉心的叫"眉心疔"，发于两眉棱的叫"眉棱疔"，发于眼胞的叫"眼胞疔"，发于颧部的叫"颧疔"，发于鼻部的叫"鼻疔"，发于人中的叫"人中疔"，发于迎香穴的叫"迎香疔"，发于下颌角的叫"地角疔"，发于人中两旁的叫"虎须疔"，发于口角的叫"锁口疔"，发于唇部的叫"唇疔"。它们的病因、辨证论治均基本相似，故不需分开论述，统一按颜面部疔疮论述。

【病因病理】

本病是面部毛囊及其皮脂腺的急性化脓性感染，并常扩散到皮下组织。大多为金黄色葡萄球菌感染而成。面部的静脉血管迂曲，无静脉瓣，面部疖，尤其是上唇周围和鼻部（所谓"危险三角区"）疖，因为有丰富的淋巴和血管网，随意挤压和挑刺，可使细菌和脓栓沿内眦静脉和眼静脉进入颅内海绵状静脉窦，引起化脓性海绵状静脉窦炎，病人可出现局部肿势蔓延、头痛、高热、寒战，乃至昏迷、死亡。此即中医所述“颜面疔疮容易走黄”。

中医认为，本病主要因火热毒邪引起。大致有三个方面的原因：或因恣食膏粱厚味、醇酒辛辣炙煿，脏腑蕴热，火毒结聚所致；或由感受火热之气；或因昆虫咬伤，或因拔须等，复经搔抓染毒，蕴蒸肌肤，以致气血凝滞而成。头面部乃诸阳之会，火毒蕴结于此，则反应剧烈，变化迅速，如不及时治疗或处理不当，邪毒易于扩散，有引起走黄之虞。

【临床表现】

初起在颜面部的皮肤上有一粟粒样脓头，或痒或麻，以后渐渐红肿热痛，肿块范围3~6cm左右，顶突根深坚硬，状如钉钉。轻者无全身不适，重者可有恶寒发热。3~7日，肿势逐渐扩大，四周浸润明显，疼痛加剧，脓头破溃，伴有发热口渴，便秘尿赤，苔黄腻，脉滑数等。约7~9日，肿势局限，顶高根软溃脓，脓栓随脓外出，肿消痛止而愈。如处理不当极易形成走黄。

【诊断】

1. 初起颜面皮肤上有一粟粒样疮头，或痒或麻，以后渐红肿热痛，范围3~6cm，顶突根深坚硬，形如钉之入木，肿痛日剧，疖高根软，易穿溃出脓，疖根随脓外出，肿渐消，痛渐轻。

2. 轻者无全身症状。重者可伴有发热、怕冷，口渴思饮，便闭溲赤，舌苔薄黄或黄腻，脉滑数。

3. 多发于额前部、颧部、颊部、口鼻部，尤其是发于口鼻区的，妄加挤压挑刺，过早切开（即失治或误治），极易引起“走黄”（即化脓性海绵状静脉窦炎）。表现为顶陷色黑无脓，四周皮肤暗红，出现肿势扩散，头面耳项皆肿，眼角压痛，壮热烦躁，神昏谵语，胁痛气急，舌红绛，苔黄燥，脉洪数。

4. 如果疔毒走散入络，则并发脓血症。常可发生下述继发症：四肢、躯干疼痛，伴恶寒发热，为继发流注（即肌肉脓肿）；毒邪内传脏腑，可继发内脏器官的转移性脓肿（即内痈）；毒邪流窜附着于四肢长骨，继发附骨疽（即化脓性骨髓炎）。

5. 辅助检查：白细胞总数及中性粒细胞均增高。严重者应做血细菌培养和药敏试验。

【治疗】

颜面部疔疮病情变化快，易发生走黄的险症，应该早诊断，早治疗。

一、中医治疗

1. 内治法

（1）*热毒蕴结*：常见于早期。颜面部有一粟粒样脓头，或痒或麻，红肿高突，根脚收束，头痛发热，舌红苔黄，脉数。治宜清热解毒，方用黄连解毒汤合五味消毒饮加减。热盛者，加大青叶，重用黄连；毒盛肿甚者，加蚤休、土茯苓；恶寒发热，加蟾酥丸3粒吞服。

（2）*火毒炽盛*：常见于中期。疮形平塌，肿势散漫，皮色紫暗，焮热疼痛，壮热，头痛，烦渴，呕恶，便秘溲赤，舌红，苔黄腻，脉洪数。治宜清热解毒，方用黄连解毒汤、五味消毒饮、犀角地黄丸三方加减。便秘者加生大黄；脓出不畅者，加穿山甲、皂角刺。

也可应用中成药：清解片5片，每日3次吞服；或六神丸或六应丸10粒，每日3次吞服，儿童酌减量；或黄连上清丸，每次1丸，每日2次；或用双黄连针加入生理盐水或葡萄糖溶液中静滴。

2. 外治法

（1）*初期*：宜箍毒消肿，用金黄散或玉露散盖顶湿敷。也可用碘酊、百多邦软膏涂擦，每日3次。

（2）*中期*：宜提脓祛腐，用九一丹、八二丹，并可用药制苍耳子虫放于疮顶部，再用玉露散或千捶膏敷贴。如脓出不爽，并用升丹药线引流。如脓已成熟，中央已有波动感时，可切开引流。

（3）*后期*：脓尽新生，宜生肌收口，用生肌散，以太乙膏或红油膏盖贴。

面部疔疮未“走黄”者，初期和中期以中医内治和西药抗感染为主，结合中医局部外治；溃后以中医外治为主。一旦“走黄”，又应以抗感染和对症治疗为先，控制后按“走黄”处理。

二、西医治疗

1. 一般治疗 注意休息，补充维生素B、C。切忌挤压、碰撞、挑刺，不偏嗜辛辣煎炸、醇酒发物等。

2. 抗菌治疗 青霉素G 80万U，肌注，每日2~3次。病情轻者，可用阿莫西林0.5~0.7g，口服，每日4次。如果过敏者，可用红霉素0.25g，每日4次。也可用螺旋霉素0.2g，口服，每日4次。亦可用磺胺制剂，如磺胺甲噁唑，口服，每次2片，每日3次。但是不得与青霉素同用。

3. 其他治疗 局部初期外用鱼石脂软膏或新霉素软膏，已有脓头者可在其顶部点涂石炭酸。或可用红外线、超声波照射。

【预防与调护】

1. 注意饮食卫生，不偏嗜辛辣厚味、醇酒发物；病中饮食宜清淡而富营养。
2. 保护患部，忌用艾灸，未成脓不宜切开，防止挤压、碰撞、挑刺。
3. 保持平和心态。

手足部急性化脓性感染

手足部疔疮是发生在手足部的急性化脓性感染。手部发病多于足部，因其在劳动时更易受到损伤和染毒。若不及时治疗，容易损伤筋骨，影响手足功能。因其发病部位、形态不同故而名称各异。发于指（趾）甲旁的称沿甲疔，相当于现代医学的甲沟炎、甲下脓肿；发于手指头顶端的称蛇头疔，即化脓性指头炎；发于手指中节的称蛀节疔、蛇腹疔，即化脓性手指腱鞘炎；发于掌心的称托盘疔，即掌中间隙感染。手部解剖的特殊性决定了其感染有以下特点：①手的掌面感染时，由于掌面皮肤层后，角化明显，所以，皮下脓肿传入皮内层后难从表皮溃破；而手背皮下组织较疏松，淋巴又是大部分从手掌到手背，故手背肿胀常更为明显，易误诊为手背感染。②手掌面皮下有很多致密的纤维组织索，它们与皮肤垂直，一端连接真皮层，另一端固定，这样就把皮下组织分为许多小腔，感染化脓后难以向四周扩散，在手指末节直接蔓延及指骨，形成骨髓炎，此即为中医所说“蚀骨”；其他部位则向深部组织蔓延，引起腱鞘炎，可导致腱鞘坏死组织破坏，此谓中医所说之“损筋”。③手指因其结构致密，感染后张力很高，神经末梢受压明显，疼痛剧烈。④由于手部腱鞘、滑囊与筋膜间隙相通，所以，感染常蔓延全手，并可累及前臂。

【病因病理】

一、西医病因病理

手部急性化脓性感染多由局部擦伤、刺伤、昆虫咬伤等细小外伤受到致病菌感染而起，致病菌多为金黄色葡萄球菌。足底皮下脓肿也多由金黄色葡萄球菌感染引起，感染也多是因为微小损伤，可通过淋巴结传播，蔓延到足背，偶可并发急性淋巴管炎。

1. 甲沟炎　多因拔倒刺、嵌甲、修甲过短等微小损伤细菌入侵所致。浅者沿一侧甲沟和甲后皱襞上行感染，形成脓肿；深者大部分甲沟呈疏松结缔组织炎改变、酿脓。

2. 甲下脓肿 多由于刺伤、外伤后甲下血肿或由甲沟炎扩散引起甲下积脓，甚至甲根破坏。

3. 化脓性指头炎 多为末节指腹刺伤或挤压伤引起，亦可由甲沟炎、甲下脓肿蔓延所致。

4. 急性化脓性腱鞘炎和滑膜炎 多由深部刺伤引起，也可由邻近感染蔓延而来。

5. 手掌深部间隙感染 位于手掌屈指肌腱和滑液囊深面的疏松组织间隙，被掌腱膜与第三掌骨相连的纤维中隔分为尺侧和桡侧两个间隙，尺侧成为掌中间隙，桡侧为鱼际间隙。指损伤或指腱鞘炎的脓液穿破后，可引起鱼际间隙感染；中指与无名指腱鞘感染蔓延可致掌中间隙感染。

二、中医病因病机

总由外伤染毒，湿火蕴结，气血阻滞，经络不通，热盛肉腐而成。内因恣食膏粱厚味、醇酒辛辣炙煿，脏腑蕴热；外因针尖、竹、木、鱼骨刺伤或砍伤，或昆虫咬伤皮肤，复感邪毒，蕴蒸肌肤。两邪相搏，局部气血凝滞，经络堵塞，热甚肉腐而成，甚则腐筋蚀骨，或热毒内攻脏腑而发“走黄”。足底疔以湿热下注，毒邪壅结为主，足底皮肤外伤多是诱因。

【临床表现】

1. 甲沟炎、甲下脓肿 初起炎症多限于指（趾）甲一侧软组织，甲沟近端皮肤发生红、肿、热、痛。炎症经一侧甲沟蔓延到甲根下及对侧甲沟，形成半月形脓肿。化脓后可在指（趾）甲侧面及甲床及底部出现黄白色脓液，形成甲下脓肿。此时可触及轻度波动感，甲根部有异常的前后活动，疼痛加剧。异物刺入甲下引起的感染有时可见残留的异物及单纯的甲下积脓，且有触痛。

2. 化脓性指头炎 初起麻痒、刺痛，随着炎症的发展，指头软组织小腔内压力增高，压迫神经末梢而呈剧烈的波动性疼痛，痛似鸡啄。患肢下垂时加重，指腹肿胀显著，红肿不明显，有时反而因缺血呈黄白色。轻触指尖即有剧痛，影响睡眠和饮食，伴有发热、疼痛、不适等全身症状。后期，大部分缺血组织坏死，神经末梢也因营养障碍而麻痹，疼痛反而减轻，指骨缺血坏死，形成化脓性腱鞘炎、骨髓炎，伤口经久不愈。

3. 化脓性腱鞘炎、滑囊炎 起病急，进展快，多有发热、头痛、纳差等全身症状，常因剧烈疼痛而彻夜难眠。局部症状：患指除末节外，呈现明显的均匀性肿胀，皮肤高度紧张；患指各关节呈被迫性轻度弯曲，以使腱鞘松弛，减轻痛苦；任何轻微的主动或被动活动均可加重疼痛；整个腱鞘部位均有明显压痛。严重者腱鞘内脓液积聚迅速形成高压，使腱鞘缺血坏死。如炎症波及桡侧滑囊，则拇指及手掌大鱼际压痛明显，尺侧滑囊受累，则小指及小鱼际处压痛显著。

4. 手掌深部间隙感染　①掌中间隙感染：掌心肿胀，手掌凹陷消失、隆起，皮肤紧张、发白，压痛明显，中指、无名指和小指呈半屈位，伸直疼痛加剧，手背肿胀较掌侧更为明显。②鱼际间隙感染：大鱼际及拇、食指指蹼明显肿胀、压痛，掌心凹陷仍存在，拇指外展，不能对掌屈曲。伴有发热、脉数、纳差等全身症状。

【诊断】

1. 甲沟炎、甲下脓肿　①甲沟及周围组织有轻微外伤史；②甲沟一侧或两侧红肿、疼痛、压痛，或甲下积脓；③血白细胞总数和中性粒细胞可升高。

2. 化脓性指头炎　①指头有轻微外伤史；②手指末节呈蛇头状肿胀，疼痛剧烈，轻按即发生剧痛；③血白细胞计数增高。

3. 化脓性腱鞘炎、滑囊炎　①发病迅速，患指均匀肿胀，疼痛剧烈；②检查时整个腱鞘均有压痛；③患指所有关节轻度弯曲，被动活动能引起剧痛。

4. 手掌深部间隙感染　①掌中间隙感染：有外伤史，手掌心正常凹陷消失，甚至隆起，压痛明显，中指、无名指和小指处于半屈位，被动活动引起剧痛，伴有全身症状；②鱼际间隙感染：多有外伤史，大鱼际及第一指蹼处明显肿胀，拇指及食指轻微弯曲，相对如半环状，伸屈时疼痛加剧，伴有全身症状。

【治疗】

一、中医治疗

（一）内治法

1. 热毒蕴结　局部红肿明显，疼痛剧烈，伴见恶寒发热，头身疼痛，烦躁失眠，纳呆口渴，舌红苔黄，脉数或洪数。

治法：清热解毒，消肿止痛。

方药：五味消毒饮加减。

热甚者加大青叶，重用黄连；肿甚者，加蚤休、土茯苓、丹皮；脓出不畅者，加用穿山甲、皂角刺、生黄芪。

2. 热盛肉腐　局部红肿明显，疼痛剧烈，肉腐化脓，或是溃后肿痛不消，脓液不断，舌红苔黄，脉数。

治法：清热透脓托毒。

方药：五味消毒饮、黄连解毒汤合透脓散加减。

脓成加炙山甲、皂角刺；瘀血甚者加桃仁、红花。

（二）外治法

1. 初期

浸渍：黄芩12g，大黄12g，朴硝9g，明矾9g，煎汤，趁温浸渍患肢，每日2~3次，每次15分钟。

外敷：任选芙蓉叶、蒲公英、紫花地丁、野菊花等鲜草药捣烂外敷，或鲜猪胆1枚套入患指，每日1次。

湿敷：可用10%黄柏溶液湿敷，或三黄（黄连、黄柏、黄芩）煎液或75%酒精湿敷。

箍围：可用金黄散或玉露膏，以茶水或菊花煎调糊，箍围消肿。

2. 中期 一旦脓成应及早进行手术切开排脓。由于手部的解剖特点，更应注意局部及时切开引流和减压，以免引起骨坏死或是肌腱受损而影响患指功能。切口必须是循经直开，在指侧切开，不能超过关节，防止腱鞘受损。

（1）甲沟炎：浅者不需麻醉，深者宜在指根阻滞麻醉下，沿指甲表面弧形切开排脓（图11-3）。

甲下脓肿：单纯甲下脓肿，可用火针开窗，将曲别针拧直，烧红，在积脓的指甲上灼烙1~2个洞，减压排脓，轻按使脓流尽；引流不畅者应切除部分指甲，甲下溃空则需拔除整个病甲，再用10%黄柏溶液或三黄洗剂外洗；拔甲后亦可用凡士林纱布覆盖。

（2）化脓性指头炎：患部疼痛加剧，并出现啄痛时，立刻切开患部减压引流（图11-4），以防止并发症和减轻疼痛。切口宜选在患指侧面，不能选在掌面，以免术后瘢痕影响患指感觉和活动。纵形切口不超过指关节，以免伤及腱鞘。同时应将皮下组织内的纤维间隔切断，以充分减压并使引流通畅，也可置入橡皮条作引流条。对经久不愈的伤口仔细检查有无死骨的存在，假如有则要取出。

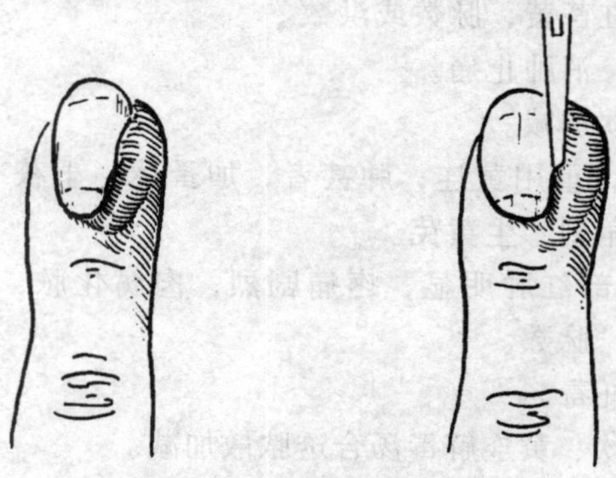

图11-3 甲沟炎及切开引流

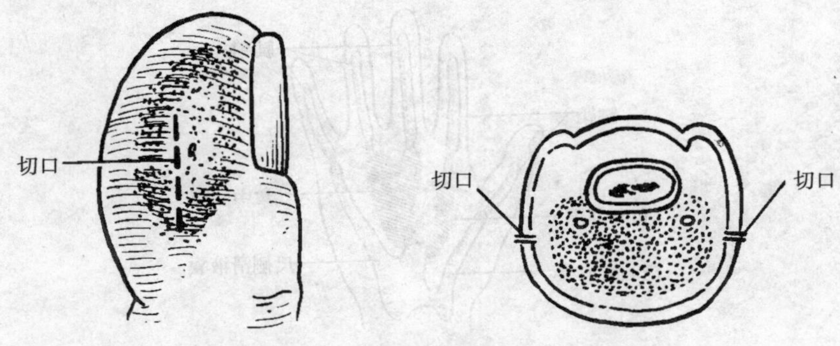

图 11-4 化脓性指头炎及切开引流

（3）化脓性腱鞘炎：食、中、无名指化脓性腱鞘炎在手指近位或是中指指节的一侧或两侧作纵形切口，长度不超过指关节。拇指化脓性腱鞘炎，作拇指桡侧切口；小指化脓性腱鞘炎，作小指尺侧切口。切开皮肤时，勿损伤血管、神经，要认清腱鞘，在侧面切开（图 11-5），经过充分冲洗后，鞘外放置引流条（不要放到腱鞘内），包扎，夹板固定。注意，无论在任何情况下都不能作指掌面中的切口，以免肌腱脱出，发生肌腱粘连或是皮肤瘢痕挛缩，影响患指的功能。

（4）尺侧或桡侧滑囊炎：尺侧滑囊炎于小鱼际桡侧缘作切口，可延至小指；桡侧滑囊炎可于大鱼际尺侧缘作弧形切口，必要时延至拇指。切口下端止于腕横韧带上 1.5~2cm，避免损伤正中神经运动支（图 11-5）。

（5）手掌深部间隙感染：手掌中间的脓肿，应作纵形切开中指与环指间的指蹼，切口不越过手掌远侧横纹，以免损伤掌浅动脉弓。切开后，用止血钳撑开皮下组织，即可到达掌中间隙。也可以在无名指相对位置的掌远侧横纹处作一小切口，进入掌中间隙。鱼际间隙感染引流的切口可作在大鱼际最肿胀和波动最明显处。切开后，用钝头血管钳轻柔分离，避免损伤神经、血管、肌腱。也可以在拇指、食指间指蹼处作切口，或在第二掌骨桡侧作纵形切口。手掌部肿胀常表现为手背肿胀，切开引流应当在掌面进行，不可在手背部进行（图 11-5）。

3. 后期 选用九一丹、八二丹掺疮口，外用金黄膏或红油膏。如果有死骨存在，用镊子钳出部分碎骨片或是整节指骨，即能收口。如有胬肉高突，伤口难愈者，修剪胬肉后，用平胬丹或枯矾粉，脓尽后用生肌散。

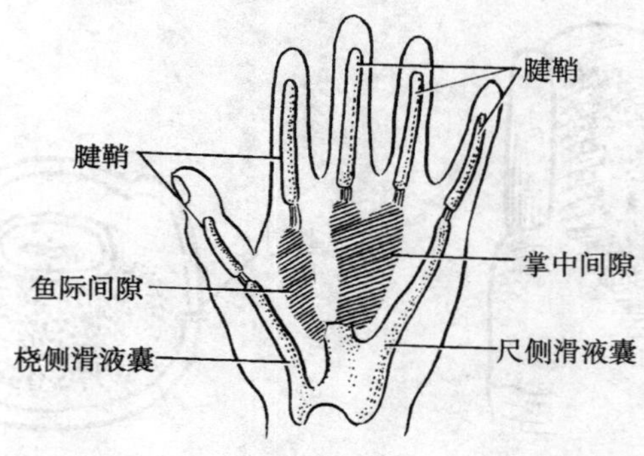

(1)

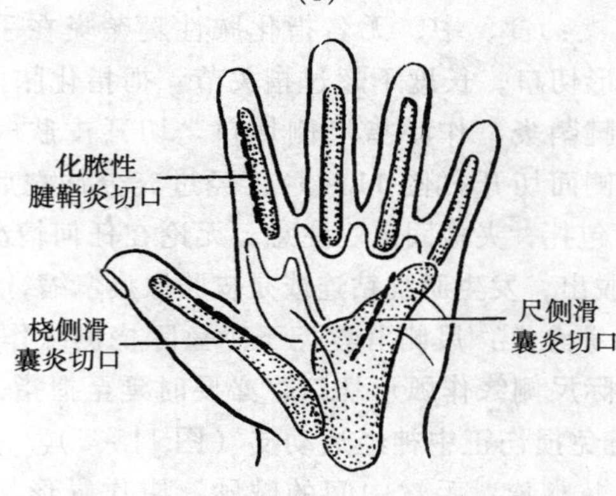

(2)

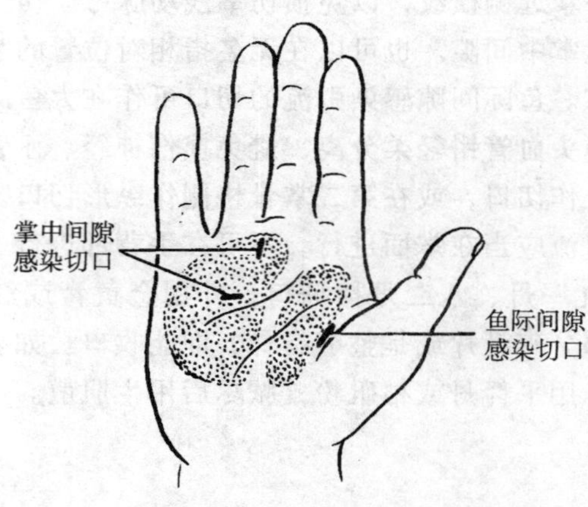

(3)

图 11－5　腱鞘炎、滑囊炎、手掌深部间隙感染的手术切口

二、西医治疗

1. 一般治疗 注意患肢的休息，抬高患肢，补充维生素 B、C。

2. 抗菌治疗 及早足量地使用有效的抗生素，以尽早控制病情和炎症。一般选用青霉素 80 万 U，肌注，每日 2～3 次；诺氟沙星 0.1g，口服，每天 3 次；或是复方磺胺甲噁唑 3 片，口服，每日 2 次，但禁与青霉素合用。严重者做细菌血培养和药敏试验，选择有效的药物。

3. 对症治疗 疼痛剧烈的，必要时可用索米痛 0.5g，或是阿司匹林 0.3g 口服。

4. 手术治疗 一旦形成脓肿时，应该及早进行手术。一般不用局部浸润麻醉，因为能使感染扩散，应采用区域神经阻滞麻醉。手指基部指神经阻滞麻醉时，剂量不能过大，也禁止加入肾上腺素，防止血管收缩而引起手指末端血液循环障碍。引流则应结合中医引流法。

【预防与调护】

1. 用手操作时，应避免破伤肌肤，注意手部清洁。
2. 忌食辛辣炙煿、醇酒厚味。
3. 愈合后，影响伸屈者，应注意手指关节的功能锻炼，以帮助早日恢复功能。

第四节 全身化脓性感染

全身化脓性感染指的是当致病菌（化脓菌最常见）侵入人体的血液循环，并在其中生长繁殖，产生毒素，引起全身严重感染的症状。属于中医“疽毒内陷”、“疔疮走黄”的范畴，是危急重症。临床上包括了毒血症、败血症和脓血症三个类型。

毒血症指的是细菌毒素或严重损伤、感染引起的坏死组织分解产生的大量毒素，进入血液循环引起全身中毒反应。致病菌留在局部感染病灶，并不进入血液循环。

败血症指的是致病菌长期在血液循环中存在，迅速繁殖，产生大量毒素，并引起全身性感染症状。此型是临床上最常见、最重要的。

脓血症是指局部化脓性病灶的细菌栓子或是血栓，间歇进入血液循环，并在身体各部位产生转移性脓肿。

毒血症不属于全身化脓性感染，败血症则已经包含了毒血症。因为细菌在血液中繁殖的同时也会产生毒素。当全身抵抗力弱而细菌毒力强时，脓血症可以向败血症转化；当全身抵抗力强而细菌毒力弱时，败血症可以向脓血症转化。败血症和脓血症同时存在称为脓毒血症。

【病因病理】

病原菌侵入人体血液循环，在其内生长繁殖和产生毒素，引起严重的全身感染症状和中毒症状。单纯的病原菌侵入血液循环不一定造成全身化脓性感染，只有感染灶局限化，大量毒力强的病原菌不断或经常的进入血液循环，超过人体的防御能力，在血液中生长繁殖产生毒素，才会发生，所以，本病发生与人体抵抗力减弱、正常免疫功能的改变、局部病灶处理不当有关。本病常见的致病菌为金黄色葡萄球菌和革兰阴性杆菌，近年来由于广谱抗生素的广泛应用，故还有真菌性败血症，常为白色念珠菌感染。

随着分子生物学的发展，对感染病理生理的进一步认识，感染的用词已有变化，习惯中的几个用词“毒血症”、“败血症”、“菌血症”等已基本不用。当前国际上常用的是脓毒症（sepsis）。

脓毒症是指因感染引起的全身炎症反应，体温、呼吸、循环有明显的改变者。

全身性感染不仅由于病原菌，还因其产物，如内毒素、外毒素等和它们介导的多种炎症介质对机体的损害。在感染过程中，细菌繁殖和裂解释放毒素，毒素除其本身的毒性外，能刺激机体产生多种炎症介质，包括肿瘤坏死因子（TNF－α）、白介素1（IL－1）、白介素6（IL－6）等，以及氧自由基、一氧化氮等等，这些炎症介质过度释放造成组织损害。感染如得不到控制，可因炎症介质失控，并可互相介导，发生级联或网络反应，导致因感染所致的全身性炎症反应综合征（SIRS），脏器受损到功能障碍，严重者可致感染性休克、多器官功能不全综合征（MODS）而致死亡。

导致全身感染的原因是致病菌数量多、毒力强和（或）机体抗感染能力低下。它常继发于严重创伤后的感染和各种化脓性感染，如大面积烧伤创面感染、开放性骨折合并感染、急性弥漫性腹膜炎、急性重症胆管炎等。

原有抗感染能力降低的病人，如糖尿病、尿毒症、长期或大量应用皮质激素或抗癌药等的病人，患化脓性感染后较易导致全身性感染。

全身性感染的常见致病菌主要有四大类。

1. 革兰阴性杆菌　常见为大肠杆菌、绿脓杆菌、变形杆菌，其次为克雷伯菌、肠杆菌等。

2. 革兰阳性细菌　主要有金黄色葡萄球菌、表皮葡萄球菌和肠球菌。

3. 无芽孢厌氧菌　常见的有拟杆菌、梭状杆菌、厌氧葡萄球菌和厌氧链球菌。

4. 真菌　主要有白色念珠菌、曲霉菌、毛霉菌、新型隐球菌等，属于条件致病菌。

中医认为，疔疮走黄主要由局部因素引起，毒邪扩散超过人体正常的防御能力，以毒盛为主。疽毒内陷主要由全身因素引起，由于正气虚弱，而毒邪趁机内陷，以正虚为主。

疔疮走黄：多由于疔疮失治，或是挤压，切开不当，引起疔毒走散入血，内攻脏腑所致全身性危险性证候。《疮疡经验全书》曰："疔疮初生红软温和，忽然顶陷黑，谓之黄走（即走黄），此症危矣"。

疽毒内陷：凡生疮疡，正不胜邪，毒不外泄，反陷入里，客于营血，内传脏腑引起的全身性危险证候称之为疽毒内陷。除疔疮毒邪走散称为"走黄"外，其他的疮疡引起的毒邪内传脏腑均称为"内陷"。临床上以有头疽多见。

【临床表现】

1. 起病急，体温可达40℃～41℃。高热前常伴有剧烈寒战。
2. 头痛，头晕，周身不适，关节酸痛，食欲不振，腹胀，腹泻，出汗和贫血。
3. 神志淡漠，或烦躁，谵语，或昏迷，脉搏细数，呼吸急促或困难。
4. 肝、脾可肿大，病情严重者可出现黄疸。
5. 白细胞总数可达（20～30）$\times 10^9$/L，或低于正常，中性粒细胞大于0.80，幼稚型白细胞增多，出现毒性颗粒。
6. 尿中出现蛋白、管型或酮体。
7. 病情发展迅速，可出现感染性休克、多器官功能不全及衰竭。

革兰阴性细菌脓毒症与革兰阳性细菌脓毒症在临床表现上有所不同（表11－2）。

表11－2　革兰阳性菌与革兰阴性菌脓毒症的鉴别

类　别	革兰阳性菌脓毒症	革兰阴性菌脓毒症
主要致病菌	金黄色葡萄球菌	大肠、绿脓、变形杆菌
毒素	外毒素	内毒素
寒战	少见	多见

类　别	革兰阳性菌脓毒症	革兰阴性菌脓毒症
热型	稽留热或弛张热	间歇热，严重时体温低于正常
皮疹	多见	少见
谵妄、昏迷	多见	少见
四肢厥冷、发绀	少见	多见
尿少或无尿	不明显	明显
转移性脓肿	多见	少见
感染性休克	发生晚，持续时间短，血压下降慢	发生早，持续时间长
并发症	多见	少见
常见原发病	多见痈、急性蜂窝织炎、骨与关节化脓症、大面积烧伤感染	胆道、尿路、肠道感染，大面积烧伤感染

【诊断】

主要根据病史、临床表现和血液培养的结果来诊断。对怀疑为真菌感染的，可做尿和血液培养，并做眼底检查，可见眼底有小的、白色发亮的圆形隆起。

疔疮走黄分为热毒炽盛、毒入营血、毒攻脏腑；疽毒内陷分为火陷、干陷、虚陷。

【治疗】

1. 疔疮走黄以祛邪为主，宜凉血清热解毒，常用五味消毒饮、黄连解毒汤、犀角地黄汤合并加减。疽毒内陷以扶正为主。火陷宜凉血清热解毒、养阴清心开窍，常用清营汤合黄连解毒汤、安宫牛黄丸合紫雪丹加减；干陷宜补养气血、托毒透邪，佐以清心安神，用托里消毒散、安宫牛黄丸加减；虚陷宜温补脾肾，用附子理中汤加减。

2. 应根据原发感染灶的性质及早、联合、足量应用估计有效的两种或两种以上抗生素，再根据细菌培养及抗生素敏感试验的结果调整抗菌药。对于真菌所引起的，应尽量停用广谱抗生素，应用抗真菌药物。同时，还应采用输注新鲜血液、补液等支持疗法和控制高热、维持电解质平衡等对症治疗。

3. 出现感染性休克者，予以抗休克（参见“感染性休克”）。

第五节　特异性感染

破伤风

破伤风是由破伤风杆菌侵入人体伤口，并在伤口内繁殖和产生毒素所引起的以全身或局部肌肉持续性收缩和阵发性痉挛为其特征表现的一种特异性感染。属于中医“痉病”的范畴。发于产后的称为“产后痉”，发于新生儿的称为“中风痉”，发于外伤之后者称为“金创痉”。

【病因病理】

破伤风杆菌为专性厌氧菌，革兰染色阳性，平时存在于人体的肠道中，随粪便排出体外。广泛分布于自然界，尤以土壤为常见。破伤风杆菌不能侵入人体正常皮肤和黏膜，只有具备以下两个条件才会发病：其一，是皮肤或黏膜有伤口时，破伤风杆菌即有机会侵入。也可发生在不洁的接生和人工流产或是发生在肛肠手术后。其二，局部伤口缺氧的环境有利于破伤风杆菌的生长繁殖。故当伤口窄而深，缺氧、坏死组织多，或并存于其他需氧菌感染，或是带有泥土的木刺、铁钉刺伤时，伤口虽不大，但也容易引起破伤风。

中医认为，先有皮肤黏膜的破伤，而后风邪由创口侵入，沿经络、气血攻入脏腑而发生破伤风。肝主筋，风邪入里传肝，肝失条达，不能濡养筋脉，则会出现筋脉运动失常。《诸病源候论》曰：“金疮得风，则变痉”。

【临床表现】

1. 潜伏期　多在外伤后 7 ~ 14 天发病，短则 1 天，长则有数月。潜伏期越短，症状越重，死亡率越高。

2. 前驱期　在典型症状之前常有前驱症状，主要有乏力，头痛，多汗，烦躁不安，反射亢进，伤口干陷无脓，周围皮肤暗红，伤口疼痛，肌肉有牵制感。

3. 发作期　肌肉持续性收缩，距离中枢最近、循环最丰富的肌肉群最先发生。最初是咀嚼肌（咀嚼不便，咀嚼肌紧张，有刺痛，疼痛性强直，张口困难，牙关紧闭），再则是面肌（表情肌收缩，引起蹙眉，口角向下外方，呈“苦笑状”）、颈项（颈项强直，头略向后仰，不能做点头动作）、腹背肌（收缩力不均，致角弓反张）、四肢肌群（姿态扭曲，骨折），最后是膈肌、肋间肌（呼吸困难、窒息，危及生命）。任何轻微的刺激，如声音、光线、疼痛、碰撞等均会在肌肉持续性收缩的基础上发生阵发性痉挛和抽搐，每次持续数分钟至数秒，发作后面色青紫，大汗淋漓，呼吸急迫，大便闭，神志始终清醒。

4. 后期 抽搐反复发生，可因窒息、心肌麻痹、吸入性肺炎、水及电解质紊乱、酸中毒而死亡。

【诊断】

1. 有外伤史。

2. 有牙关紧闭，角弓反张，阵发性全身肌肉痉挛发作等典型临床表现。

3. 局限性破伤风，其肌肉痉挛、抽搐仅限于创伤或感染部位，或仅有伤肢的肌肉强直，全身症状轻微。

【治疗】

一、中医治疗

分为风毒在表（轻证）和风毒入里（重证）。轻证者主要表现为头晕乏力，烦躁不安，咀嚼无力，项强拘急，苦笑面容，四肢活动不利，反射亢进，苔白腻，脉弦紧。治疗宜祛风解表，通络定惊，方用玉真汤加减。

重证者主要表现为全身肌肉强直性痉挛，牙关紧闭，苦笑面容，头项强直，角弓反张，手足抽搐，高热不退，面色青紫，呼吸急促，痰涎壅盛，大汗淋漓，大便秘结，小便短赤，舌红绛，苔黄燥，脉弦数。治疗宜熄风镇痉，清热解毒，方用玉真汤合五虎追风散加减。

二、西医治疗

破伤风是一种危急重病，一旦诊断明确即要采取综合治疗措施积极治疗。本病治疗原则是消除毒素来源，中和游离毒素，控制和解除痉挛，保持呼吸道通畅，防止并发症的发生，严格隔离。

1. 一般处理　病室宜安静，避免声音和光线刺激。治疗也要有计划地集中安排在同一时间，以免频繁的刺激引发痉挛的发生。

2. 破伤风抗毒血清的应用　一般用破伤风抗毒素（TAT），使用前应先做皮肤过敏试验，阴性者用2万～5万U破伤风抗毒素加入5%葡萄糖注射液中缓慢静滴，以后每日再用1万～2万U肌注或静滴，共3～5天。人体破伤风免疫球蛋白注射量为3000～6000U，一般只需注射1次。

3. 镇静和控制痉挛　病情轻者，可应用镇静和催眠药物，如安定5mg口服或10mg肌注，或是巴比妥钠0.1～0.2g肌内注射，每天3次。病情重者，可应用人工冬眠疗法，常用冬眠1号加入5%葡萄糖注射液500ml中缓慢滴注。频繁抽搐时可用硫喷妥钠0.5g，肌肉或静脉缓慢注射，同时应密切观察，警惕发生喉痉挛和呼吸抑制。如效果仍不明显时，可在气管切开和控制呼吸的情况下使用肌肉松弛药，如氯化琥珀酰胆碱。

4. 注意预防并发症的发生，补充水、电解质，纠正酸碱中毒，加强营养的供给。

5. 合理使用抗生素　大剂量青霉素能抑制破伤风杆菌的生长，同时还能预防其他细菌感染。剂量为80万~100万U肌注，4~6小时一次，或是每天1000万U静滴。也可用甲硝唑0.4g口服，每日3次，效果甚至优于青霉素。

6. 局部开放被污染的伤口，彻底扩创，清除异物和坏死的组织、脓液，用3%过氧化氢或1‰高锰酸钾溶液冲洗。

【预防与调护】

1. 正确处理伤口　对所有新鲜开放的伤口要及时彻底清创，要清除坏死组织、异物、血肿，使有可能侵入的破伤风杆菌清除，达到预防的目的。尤其是对深和污染重的伤口切开死腔，用3%过氧化氢溶液冲洗，敞开伤口，不予缝合，以浸透双氧水的纱布疏松填塞，充分引流。对于新生儿，应用3%过氧化氢洗涤脐带，重新结扎，剪除远端，涂以碘酊消毒。

2. 被动免疫　尽早使用破伤风抗毒素（TAT）1500U，成人与儿童同量，伤势严重或是受伤超过12小时的，剂量加倍。注射前应做皮肤过敏试验，过敏试验阴性者，才能一次肌注。阳性者，必须采用脱敏注射法，每次注射后，间隔15分钟再行注射。具体见表11-3。

表11-3　破伤风抗毒素脱敏注射法

脱敏注射	抗毒素（ml）	生理盐水（ml）	总量（ml）
第一次	0.1	0.9	1
第二次	0.2	1.8	2
第三次	0.3	1.7	2
第四次	0.4	1.6	2

脱敏注射法仍然不能完全避免过敏反应发生，有条件的可用人体破伤风免疫球蛋白250~500U肌内注射。

3. 主动免疫　注射破伤风类毒素，能刺激机体产生抗体，在体内长时间保持一定的浓度，中和破伤风毒素而不致病，是预防注射最可靠的方法。注射的方法是：第一年注射 3 次，首次 0.5ml，以后每次注射 1ml，间隔 4～6 周，即可获得“基础免疫力”；第二年强化注射一次 1ml，即可获得稳定的免疫力；以后 5～10 年强化注射 1ml，机体因此获得足够的免疫力。

气性坏疽

气性坏疽是由于多种厌氧梭状芽孢杆菌引起的一种急性特异性感染。以其最易腐烂，其势又急，其痛剧，其肿甚，可危及生命，故属于中医“烂疔”、“水疔”的范畴。

【病因病理】

致病菌是梭状芽孢杆菌，为革兰阳性厌氧杆菌，在有氧的环境下不能生存，但其芽孢的抵抗力甚强。它们广泛存在于泥土和人畜的粪便中，易进入伤口但不一定致病。只有在缺氧的环境中它们才能生长繁殖，即当失水、休克、失血时，又有伤口大片组织坏死、肌肉损毁、弹片存留、开放性骨折或是伴有血管损伤、止血带用得过久的情况下，气性坏疽容易发生。病原菌停留在伤口内生长繁殖，引起组织的糖类和蛋白质的分解。糖类分解促使局部组织膨胀，蛋白质的分解能产生硫化氢，使伤口恶臭。大量组织的坏死和外毒素的吸收，可引起严重的毒血症，甚至引起多器官功能的衰退。

中医认为，本病由于皮肉破损，感受潮湿泥土中的毒气，或是伤后处治不当，伤口遂合，以致毒聚肌肤，气血凝滞，热盛肉腐而成。毒火猖狂，势如燎原，故发病急暴；湿毒浸淫，故肿剧，蔓延迅速；湿热火毒炽盛，热盛则肉腐；毒壅经脉，气血瘀阻，故疼痛剧烈；腐肉不去，毒势弥漫，故易造成走黄。

【临床表现】

多有皮肤外伤史，尤其好发于有泥土、脏物严重污染的深部伤口，如战士、农民多见。潜伏期一般为 1～4 天，长者 5～6 天，短至 8 小时。局部剧痛是最早出现的症状，患肢沉重如绑，呈胀裂痛，一般止痛药不能缓解。伤口周围皮肤暗红，高度水肿、紧张，按之下陷，不能即起。局部颜色很快转为紫红色、紫黑色，并出现暗红色大小不等的水疱。破溃后流出浆水，臭秽难闻。伤口内肌肉坏死，无弹性，不出血，犹如腐肉状，轻压伤口周围皮肤可闻捻发音，提示有气体在组织里。由于血管血栓形成以及受压和淋巴回流障碍，整个肢体可发生水肿、变色、厥冷和坏死。患者可伴发全身中毒的症状：头晕头痛，寒战高热，大汗淋漓，烦躁不安，恶心呕吐，呼吸急促，便秘溲黄，舌红绛，苔黄腻而燥，脉洪数或滑，并伴有进行性贫血。走黄时可见黄疸（肝损害）、少尿或无尿（肾损害）、谵妄、昏迷，甚至死亡。

【诊断】

1. 有外伤史，伤口剧烈胀痛，局部进行性肿胀，并有严重的全身中毒症状。

2. 伤口周围有捻发音。

3. 辅助检查：红细胞、血红蛋白迅速下降，白细胞、中性粒细胞明显增高。创面渗液涂片染色可见革兰阳性杆菌。X 片可见组织内有积气影。

【治疗】

气性坏疽是一种严重的急性特异性感染，发展迅速，如不及时治疗，患者会丧失患肢，甚至死亡。一旦确诊，需立刻积极治疗。

一、中医治疗

1. 湿火炽盛　患部初起肿胀灼痛剧烈，皮色暗红，上有水疱，疮口皮肉腐烂，有稀薄脓液溢出，伴有寒战高热，头痛，烦渴，食欲不振，汗出淋漓，恶心呕吐，小便短赤，舌红苔黄，脉滑。

治法：清热解毒，利湿消肿。

方药：黄连解毒汤合三妙丸加减。

2. 毒入营血　肿势蔓延，疼痛异常，创面腐败，溃流血水，气味臭秽，泛生水疱，伴有高热，神昏谵语，躁动不安，舌红绛，苔黄燥，脉弦滑。

治法：凉血解毒，清热利湿。

方药：犀角地黄汤、黄连解毒汤合三妙丸加减。

神昏谵语加服安宫牛黄丸或紫雪丹。

3. 正虚邪恋　局部肿痛渐轻，疮口腐肉渐脱，脓液减少，创面转红，伴倦怠乏力，胸闷口腻，食欲不振，口渴多饮，舌红少苔，脉虚数。

治法：益气养阴，利湿解毒。

方药：顾步汤加减。

二、西医治疗

1. 局部治疗　在抢救严重休克或并发症的同时，须做紧急手术。术前静滴大剂量青霉素或四环素。采用全身麻醉，不用止血带。在患处做多处纵行切开，切除一切坏死的组织，清除异物、血肿和碎骨片。切口完全敞开，用大量的双氧水或 1:5000 高锰酸钾溶液冲洗伤口，或湿敷。如果病情发展迅速，伤势恶化危及生命者可做截肢术。截肢部位应在肿胀的界限以上，残端不做缝合，用氧化剂湿敷包扎。

2. 给予大剂量青霉素、四环素等控制感染。必要时给予高蛋白、高热量饮食等支持治疗，给予止痛、镇静、退热等对症治疗。

3. 为避免气性坏疽的传播，应将病人隔离，将病人用过的衣物、敷料、器材进行焚毁。

炭　疽

炭疽是由炭疽杆菌引起的急性特异性感染。因皮肤炭疽的典型特征为病灶中心部的黑色焦痂而得名，具有传染性，属于中医“疫疔”的范畴。由于表现疮形如脐凹陷，故又名“鱼脐疔”。

【病因病理】

本病的病原菌为炭疽杆菌，患者多是因职业性接触病畜或病畜分泌物污染的环境而发。由于皮肤的擦、裂、割伤等，病原菌得以侵入，或是在免疫功能低下的情况下，摄入污染肉品、吸入该菌的芽孢而引起的肠、肺炭疽病。

中医认为，由于感受疫畜之疫毒（炭疽杆菌）而生，毒邪炽盛，肉腐为脓而病。若是疫毒内攻脏腑营血，心神被扰，引动肝风，则病情凶险甚至危及生命。

【临床表现】

本病在临床上常见皮肤型、肺型、肠型三种类型。外科中只讨论皮肤炭疽。

皮肤炭疽又称“恶性脓疮证”，多发生在身体暴露的部位，如头面、手、臂、颈项等处。初起在皮肤出现红色的斑丘疹，奇痒不痛，形如蚊迹蚤斑，继而斑疹扩大，顶部有水疱，内有暗红色疱液，3～4 天破溃后形成溃疡。5～7 天疮形凹陷如脐，并有棕黑色焦痂，其色如炭，干燥无脓，周围广泛水肿、坚硬，并有多数发亮而含淡黄色液的小水疱。10～14 天后，如中央腐肉与正常皮肉分开，或出现少量脓液，肿势局限，身热渐退，是为顺证。

【诊断】

1. 好发于从事畜牧业、屠宰、皮毛制革、兽医、化验员等职业的人，往往是接触疫畜或其皮毛后 3～5 天发病。

2. 初起如蚊迹蚤斑，次日起水泡，周围肿胀发热，第三四天水疱干枯，形成脐凹干枯的黑色坏死。后期腐肉与正常组织脱离，伴明显全身症状，有走黄可能。

3. 白细胞和中性粒细胞总数增高。皮肤疮内的分泌物、痰、脑脊液、骨髓、受累的淋巴结等涂片染色和细菌培养均可找到炭疽杆菌。胸部 X 线检查可见弥漫性斑点状浸润，纵隔因淋巴结出血肿大而增宽。

4. 应与丹毒鉴别，丹毒皮色鲜红，边缘清楚，发热发痛，发展期间无病灶中心形成的凹陷性黑痂，常有反复发作史。

【治疗】

治疗时应该辨清病情的顺逆，保护心肝，防止疫毒内攻。

一、中医治疗

内治当以解疫疠之毒为先，用药宜迅速，用量宜重；外治宜箍毒祛腐，防止走散。

（一）内治法

1. 毒邪蕴结　初期，患处瘙痒，继起红丘疹，形如蚊迹，微热，周身不适，舌尖红，脉浮数。

治法：宜清热解毒。

方药：五味消毒饮加减。

2. 热毒炽盛　中期，丘疹变为水疱，色紫，局部肿胀，自然破裂，疮形凹陷如鱼脐，中心结痂色黑如炭，周围有成群水疱，舌质红，苔黄，脉数。

治法：宜清热解毒，利湿消肿。

方药：五味消毒饮、黄连解毒汤合蟾酥丸。

壮热者加生石膏、竹叶、知母；不易出脓加白芷、皂角刺。

3. 疫毒内攻　腐肉分离，黑痂脱落，坏死黑痂周围又起水疱，红肿明显，壮热不退，关节、肌肉疼痛，神昏，烦躁不安，舌质红绛，苔黄燥，脉洪数。

治法：清热凉血解毒。

方药：犀角地黄汤加减。

神昏加服安宫牛黄丸、紫雪丹。便秘，苔黄腻，脉滑数有力，加生大黄、芒硝。

4. 余毒未尽　后期，中心腐肉和正常皮肉开始分离，或是流出少量脓水，四肢肿势局限，身热渐退，低热，乏力，口渴，舌红，苔少，脉弱无力。

治法：养阴益气，清热解毒。

方药：竹叶石膏汤加减。

口唇干燥加玉竹、玄参。

（二）外治法

初期，外敷玉露膏掺蟾酥合剂或升丹，腐肉将尽未脱时改用五五丹或是蟾酥合剂。腐肉脱尽，改掺生肌散生肌收口，以红油膏或白玉膏盖贴。

二、西医治疗

1. 隔离病人，分泌物、排泄物、敷料等应焚毁。处理病畜，防止接触感染，以控制感染源。病畜及其粪便均应焚毁，畜舍严格消毒。

2. 皮肤炭疽的治疗以抗生素为主，如大剂量的青霉素、四环素。首选青霉素 240 万 U，每日 2～3 次，肌内注射，连用 7 天。过敏者则选用氯霉素、四环素、链霉素等。局部病灶用 0.1% 雷佛奴尔外敷后涂搽磺胺类软膏。

3. 必要时进行补液、输血。

颈部淋巴结结核

本病多发于儿童和青年，30 岁以上者少见，本病由结核杆菌引起。因其结核累累如贯珠状，故中医称本病为瘰疬。其特点是多见于体弱儿童或青年，好发于颈部及耳后，病程进展缓慢。初期是结核如豆，不痛不红，缓缓增大，融合成串，溃后脓水清稀，夹有败絮样物，此愈彼溃，经久难敛，形成窦道，愈后形成凹陷性疤痕。

【病因病理】

引起本病的结核杆菌大多为人型（70%～80%），少数为牛型（3%～25%）。大多数患者早已受结核菌感染，而由口腔（龋齿）或扁桃体等处原发灶经淋巴系统扩散至颈部，在原侵入部位多无结核病变可见。有约 5% 继发于肺和支气管结核病，多在人体抵抗力下降时发病。少数病例由结核杆菌直接经破损的皮肤侵入人体。

中医认为，本病常因忧思郁怒，肝失条达而肝气郁结，肝气横逆犯脾，脾失健运而致痰湿内生，气滞痰凝，阻于经脉，结于颈项而成此病。日久痰湿化热，或肝郁化火，下烁肾阴，热灼肉腐而成脓，破溃成疮，脓水淋漓，耗伤气血阴津，渐成虚证。亦可因肺肾阴虚，以致阴虚火旺，肺津不能输布，灼津为痰，痰火凝结，结于颈项所致。本病是一种比较难治的阴证疮疡。

【临床表现】

好发于颈项及耳前、耳后的一侧或两侧，也有延及颌下、锁骨下及腋部等。发病前可有虚劳病史。源于口腔、扁桃体者多为单侧颈淋巴结肿大，一般位于颌下以及胸锁乳突肌的后、前缘或深面。源于肺及支气管者，多为颈双侧淋巴结肿大，一般位于锁骨上区和胸锁乳突肌下段。

1. 初期　颈部一侧或双侧，结块肿大如豆，孤立或成串珠状，质地坚实，推之活动，不热不痛，肤色正常，可延及数月不溃，一般无全身症状。

2. 中期　颈部肿块渐渐增大，与表皮粘连，有的数个互相融合成块，推之活动度减小，有隐痛或压痛。若液化成脓时，皮肤微红或紫暗发亮，扪之微热，按之有轻微波动感。部分患者有低热及食欲不振、全身乏力等症状。

3. 后期　液化成脓的结块经切开或自行溃破后，脓液稀薄，夹有败絮状坏死组织。疮口是潜行性空腔，肉芽苍白不鲜，疮周皮肤紫暗，疮口久不收敛，常此愈彼溃，并可形成窦道。部分患者出现低热、乏力、头晕、食欲不振、腹胀便溏等症，或出现盗汗、咳嗽、潮热等症。若脓水转厚，肉芽转为鲜红色，表示将趋收口愈合。

本病预后一般良好，但常因体质虚弱或劳累而复发，尤其以产后更为多见。本病结核如延年日久，仍按之移动，且不破溃，也不长大者，其病较轻；若初起即累累数枚，坚肿不移，并粘连在一起者，则其病较重。

【诊断与鉴别诊断】

1. 诊断要点

（1）本病多发于儿童和青少年。多为单独发病，亦可见于有其他器官结核病史者。

（2）有前述之临床表现。

（3）结核菌素试验常呈阳性，但成人临床意义不大，幼儿临床意义较大；脓液作结核菌培养或动物接种试验常可发现结核杆菌而明确诊断；穿刺活检或切取组织活检可明确诊断。

2. 鉴别诊断

（1）急慢性颈部淋巴结炎：常由头面、口腔等部破损或生疮诱发。一般多为单个结块肿大，在颌下、颏下、颈部结核如豆，发病迅速，按之压痛，很少化脓破溃。

（2）恶性淋巴瘤：为全身性疾病。可在颈部形成肿大的淋巴结群。往往同时伴有腋下、腹股沟等处的淋巴结群肿大，肝脾也往往肿大。并伴有贫血、发热、疲乏等全身症状。

【治疗】

一、中医治疗

1. 辨证论治

(1) 气滞痰凝：多见于瘰疬初期，肿块坚实，活动，无粘连，无压痛，无明显全身症状，苔黄腻，脉弦滑。治宜疏肝理气，化痰散结，方用逍遥散合二陈汤加减。

(2) 阴虚火旺：核块逐渐增大，与皮肤粘连，数枚融合成团，皮色暗红，午后潮热，夜间盗汗，舌红，少苔，脉细数。治宜滋阴降火，方用六味地黄丸合清骨散加减。

(3) 气血两虚：疮口脓出清稀，夹有败絮样物，形体消瘦，精神倦怠，面色无华，舌淡质嫩，苔薄，脉细。治宜益气养血，方用香贝养荣汤加减。

2. 局部治疗

(1) 初期：局部肿块可敷冲和膏或阳和解凝膏掺黑退消。

(2) 中期：外敷冲和膏，如脓成未熟可用千捶膏。脓熟宜切开排脓，创口宜大，或作十字切口，以达充分引流。

(3) 后期：已溃者先用五五丹或三七丹，再用二八丹药线引流，或药棉嵌入疮口，外敷红油膏或冲和膏。肉芽鲜红，脓腐已尽时，改用生肌散、白玉膏。若创面肉芽高突，可先用千金散棉嵌，待创口平整后改用生肌散、白玉膏。

二、西医治疗

可口服异烟肼 6～12 个月；伴有全身症状或身体其他部位有结核病变者，加服乙胺丁醇、利福平或阿米卡星肌注。寒性脓肿尚未穿破者，可行穿刺抽吸治疗，应从脓肿周围的正常皮肤处进针，尽量抽尽脓液，然后向空腔内注入 5% 异烟肼溶液冲洗，并留适量于脓腔内，每周 2 次。对寒性脓肿形成溃疡和窦道者，如继发感染不明显，可行刮除术，伤口不缝合，开放引流；如继发化脓性感染者，需要先行切开引流，必要时再行刮除术。

【预防与调护】

1. 保持心情舒畅，情绪稳定，注意休息。
2. 适当加强营养，忌辛辣刺激性食物。
3. 积极治疗其他部位的结核病变。

第十二章　损　伤

第一节　概　述

损伤（trauma）是指外界各类致伤因素作用于人体，造成组织器官解剖结构的破坏和生理功能紊乱，并引起机体局部与全身的反应。现代外科学是在处理损伤的基础上成长和发展而形成的，所以，损伤是外科学的重要内容之一。损伤不论在平时还是在战时都极为常见，手术也是一种人为的损伤。本病属中医“外伤”、“内伤”等范畴。

【病因】

引起损伤的因素是多种多样的，可概括为以下四类：

1. 机械性因素　是最多见的损伤，是指机械致伤因子所造成的损伤，为动力作用如碰撞、打击、重物压砸等造成的组织连续性破坏和功能障碍，又称为创伤。

2. 物理性因素　如高温、冷冻、电流、放射线、冲击波所致的损伤。

3. 化学性因素　如强酸、强碱、毒气造成的损伤。

4. 生物性因素　如毒蛇、兽类和昆虫咬蜇伤。

【分类】

为简要、全面地表达伤情，临床上常综合运用以下分类，提出诊断和评估，有利于迅速进行伤员分类并组织正规有序地救治。

1. 按致伤原因分类（简称伤因）　有利于伤后的病理变化评估。如锐器可致刺伤、切割伤、穿透伤等；钝性动力可致挫伤、挤压伤等；切线动力可致擦伤、撕裂伤等；枪弹可致火器伤等。两种以上致伤因素作用于同一个体造成的伤害，叫复合性损伤。

2. 按解剖部位分类（简称伤部）　有利于判断伤处重要脏器的损害和功能紊乱。常分为颅脑、胸腔、腹腔、盆腔和肢体伤等。还利于进一步判断该处可能发生的软组织、骨骼、内脏创伤的具体部位。如同时发生多部位或多脏器创伤，称为多发性创伤。

3. 按伤情轻重分类（简称伤情） 有利于区分组织器官遭受破坏的程度及其对全身影响的大小。如胸内、腹内或颅内的器官损伤，呼吸、循环、意识等重要生理功能发生障碍，均属重伤。现有多种评分法可供参考。

4. 按皮肤黏膜完整性分类（简称伤型）

（1）闭合性损伤：损伤局部的皮肤或黏膜尚保持完整的损伤，表面无伤口，这种损伤一般没有外源性细菌侵入，但深部的组织器官可受损伤，如腹部闭合性损伤合并胃、肠等空腔脏器破裂则会引起严重的腹膜炎。

① 挫伤（contusion）：钝物打击或撞击所致的皮下组织或肌肉的损伤。表现为伤部疼痛、肿胀、皮肤青紫、血肿和压痛，重者有筋膜、肌纤维断裂或深部血肿。

② 扭伤（sprain）：由于外力作用使关节发生超常限度的扭转，致使附着于关节的韧带、肌腱和关节囊部分撕裂。以踝关节、指关节及腰椎多见，表现为局部疼痛、肿胀、瘀斑和关节活动障碍等。

③ 挤压伤（crush injury）：重物挤压人体某一部位所致的一种严重、复杂的损伤。见于交通、工矿事故及地震等自然灾害。伤处有较广泛的组织破坏、出血和坏死，并迅速发生广泛肿胀、发硬、皮肤出血点和水疱。伤肢可因肿胀严重，肌筋膜间隙内压增高，以致血运障碍而出现苍白厥冷，远端动脉搏动消失，称为肌筋间隙综合征。严重挤压伤可引起休克、肌红蛋白尿或急性肾衰竭，称为挤压综合征。

④ 冲击伤（爆震伤，blast injuries）：由爆炸力极强的冲击波造成的损伤。其特征为体表损伤轻或无明显损伤，而内脏损伤却较严重，如肺破裂、肺水肿、胃肠破裂等。

（2）开放性损伤：伤部的皮肤或黏膜破损，且可伤及深层的组织，伤口或创面受到不同程度的污染，外源性细菌可顺伤口侵入，故易合并感染。如开放性骨折发生感染的危险性极大；胸壁的锐器穿透伤可形成开放性气胸，严重者影响呼吸、循环功能。

① 擦伤（abrasion）：皮肤受粗糙物擦过造成的皮肤浅表损伤，局部有擦痕、小出血点及组织液渗出。

② 刺伤（punctured wound）：细长而尖锐的器物刺入体内造成的损伤，伤口小而伤道较深，有时可损及深部组织或内脏。刺伤所带入的污物或折断的刺入物存留于组织内易发生感染。

③ 切伤（incised wound）：由刀、玻璃片等刃器切割所致。伤口边缘整齐，

周围损伤轻微，但出血较多，深的切伤可切断深部血管、神经和肌腱。

④ 裂伤（laceration）：钝力冲击或强力牵拉所致的皮肤及软组织裂开。伤口形状不规则，边缘不整齐，周围组织破坏重而广泛，易发生坏死和感染。

⑤ 皮肤撕脱（avulsion）：头发或肢体被卷入高速旋转的机器或皮带中，瞬间撕脱大片头发或肢体皮肤，造成大片皮肤缺损，分离创面广泛出血。

⑥ 火器伤（firearm injury）：枪弹或弹片引起的损伤。包括有入口无出口的盲管伤、既有入口又有出口的贯通伤。子弹或弹片高速射入，由于高压爆震的破坏，可致伤道周围组织坏死；火器伤尤其是弹片，常将污物带入伤道内，极易发生感染。

【病理生理】

损伤的病理变化有局部与全身两方面。

1. 局部反应　损伤造成局部组织的病理改变有损伤性炎症、变性、坏死和坏疽。损伤性炎症是在多种炎性介质的作用下引起的损伤局部组织充血、毛细血管通透性增高、白细胞及血浆自血管内渗出到组织间隙，使局部产生红、肿、热、痛和水肿。变性是组织细胞因代谢障碍而产生功能和形态上的变异，随着致伤因素的消除，可以恢复正常。坏死是指细胞、组织的死亡，可直接发生于严重损伤后，亦可因局部血液循环障碍所致，是不可以恢复的。坏疽是指血运受阻而致使大块组织死亡，常伴有不同程度的感染。

2. 全身反应　损伤性炎症是创伤因素作用于机体而激发的一种保护性、最基本的生理反应，是创伤的病理基础。

（1）体温反应：发热为炎性介质如白介素（IL）、破裂细胞释出的肿瘤坏死因子（TNF）等作用于下丘脑视上核体温中枢所致。体温一般不超过38℃，并发感染时体温变化较为明显。创伤性休克如体温过低，是炎性反应抑制的表现。

（2）神经－内分泌反应：伤后的疼痛、精神紧张、失血、失液等刺激，可引起神经－内分泌激素的代偿性调整，导致重要器官功能及代谢方面的变化和损害。如促肾上腺皮质激素（ACTH）、抗利尿激素（ADH）、儿茶酚胺等增加，以维持重要器官的微循环灌注。然而，这种自我代偿能力极为有限，若创伤过重、失血过多、抢救不及时等，伤员就会失去短暂的代偿时机而进入休克期，并可发展为多器官功能不全综合征（MODS），乃至死亡。

（3）重要器官功能改变

① 心血管：伤后心血管系统可表现为心率加快，心肌收缩力加强，皮肤、肾、胃肠、骨骼肌等血管收缩。如果损伤严重或失血、失液过多，可导致休克。

② 肾：由于失血、失液或水分摄入不足等，致使肾血流量明显减少，临床

上常出现尿量减少、尿比重增高、尿 pH 值降低，严重时可引起肾小管坏死，造成急性肾衰竭。

③ 肺：伤后机体能量需要和代谢率增加，再加上失血、感染等原因，耗氧量增加，故呼吸加深加快。

④ 脑：损伤后脑组织缺氧，临床上可出现头晕、烦躁不安、惊厥或谵妄等。

⑤ 胃、肠和肝：较重的损伤可发生腹胀、恶心、呕吐，甚至急性胃扩张。若伤后肝的血液灌流明显减少，则可出现血清胆红素或转氨酶增高等肝功能不全现象。

(4) 代谢反应：重伤后，机体静息能量消耗大增，在肾上腺皮质激素、胰高血糖素、甲状腺素等多种内分泌激素调节下，分解代谢加速，以维持基础代谢需要；然后，体内蛋白质进一步分解，以提供伤口修复所需的各种氨基酸。体内糖、脂肪、蛋白质三大要素分解，也可使人体细胞减缩，导致体重下降、乏力、免疫力降低等。因此，对伤员良好的营养支持是十分重要的。随着创伤后炎性反应急性期的消退，负氮平衡逐渐纠正，进入创伤修复期。

【创伤的修复】

修复是创伤病理过程的最后阶段。自身的组织修复功能是创伤愈合的基础。理想的修复是创伤组织由原层次的同种细胞来修复，复原其原有的结构和功能。人体不同组织细胞的增生能力各有差异，如表皮、黏膜、血管内皮细胞等能力较强，骨骼肌、脂肪等能力弱，所以修复过程也不同。有时不能以原有的形态来修复，而只能以纤维细胞增生来替代，以达到结构和功能的稳定。

1. 创伤修复的过程

(1) 充填期：也称炎性反应期。伤口早期由血凝块充填，渗出的血浆被酶转化成血浆纤维蛋白，取代血块充填伤口并构成网架将两侧创缘粘合。渗出的白细胞、吞噬细胞、抗体等有吞噬、清除和吸收作用，以清除坏死组织和杀灭细菌。这些细胞、体液的渗出，于伤后 72 小时达到高峰。此期功能是止血和封闭创面。

(2) 增生期：伤后 6 小时，成纤维细胞即沿网架增殖，24～48 小时，内皮细胞亦增殖，随后又形成新生毛细血管，三者共同构成肉芽组织。5～6 天起，成纤维细胞合成的胶原纤维开始增多并呈有序排列，伤口强度随之增加。伤后 10 天，成纤维细胞构成伤口内主要组织。缝合的伤口创缘 2～3 天即可被增生的上皮覆盖，1 周左右达到一期愈合；肉芽创面至少需 1～2 周，新生上皮是由创缘向中心生长，逐渐覆盖全部以达临床愈合。随着胶原纤维的增多，伤后 3～5 周，伤口强度增加迅速，3 个月趋于稳定，为瘢痕愈合。

(3) 伤口收缩期：开放性创伤3～4天后开始出现伤口收缩现象，皮肤缺损愈大收缩愈明显。目前认为，伤口收缩的机制是：起初由伤缘上皮细胞微纤维收缩所致，因伤缘上皮呈梭形，其长轴与伤缘平行，胞浆中微纤维与细胞长轴平行，收缩时类似于钱包口收拢，故称“钱包收拢”效应（purse string effect）；最后为位于伤口中央的肌成纤维细胞发生收缩，即“牵拉效应”（pull effect）。开放性伤口一般在1～2周收缩较快，腹部和颈部伤口收缩较显著。

(4) 组织塑形期：为适应伤处功能的代偿，瘢痕愈合的基质胶原纤维又被转化和吸收并改变排列顺序，使瘢痕得以软化。尚有一种肌成纤维细胞，能使伤口收缩，进而使伤口外观和对功能的影响得以改善。少数病人可因胶原纤维过度增生而形成瘢痕疙瘩。

2. 创伤愈合类型

(1) 一期愈合（primary healing）：仅限于无菌手术切口或经过清创缝合的伤口。创伤内组织修复以原来的细胞组织层次为主，连接处仅有少量纤维组织。伤口边缘整齐、严密、平滑，呈线状瘢痕，不影响功能。

(2) 二期愈合（secondary healing）：伤口形状不规则，创伤致组织缺损多难于对合，或已有感染而不能缝合，需待大量肉芽组织填充伤口，纤维组织大量增生，周围上皮逐渐覆盖或植皮后方能愈合。修复时间长，遗有明显的瘢痕挛缩或瘢痕增生，影响外观和功能。

(3) 三期愈合（tertiary healing）：有的开放性伤口经过一定时期的愈合过程后，将伤面和伤缘用缝合的方法予以对合，可以缩短愈合所需时间。或称“延期愈合”。

3. 影响伤口愈合的因素

(1) 年龄：老年人因长期受紫外线照射，皮肤萎缩，血液灌注减少，组织内巨噬细胞系统功能减退，蛋白合成代谢减弱，影响愈合。儿童及青年，代谢尤其蛋白质合成代谢旺盛，伤口愈合迅速，合并感染机会亦少。

(2) 全身因素：营养状况是影响伤口的基本因素。① 贫血、糖尿病、结核病、肝硬化、艾滋病、恶性肿瘤等慢性消耗性疾病引起的低蛋白血症、免疫力低下，影响伤口愈合。② 维生素有促进伤口愈合的作用，其中维生素C是参与合成胶原的物质，缺乏时可阻碍胶原纤维的形成；维生素A缺乏可以影响上皮生长；维生素B族缺乏则影响细胞内酶的作用。③ 铁、锌等元素缺乏，影响其参与蛋白合成与细胞呼吸的能力，致使愈合延迟。④ 肥胖患者，脂肪组织血液灌注差，易受缺氧影响，伤口愈合较慢而且强度低。⑤ 糖皮质激素抑制炎性渗出，抑制血浆成纤维细胞和胶原蛋白合成，甚至还能分解转化胶原纤维，妨碍伤口愈合。应用维生素A可以拮抗其不良作用，但不能消除其已引发的感染。在修复塑形期，糖皮质激素可使瘢痕停止增殖并软化。

（3）局部因素：① 感染：是不利于创伤修复最常见的原因。细菌产生的毒素和酶可破坏伤处的新生组织，甚至形成化脓灶，感染又使病人全身情况变差。② 伤口内留存血肿、异物、失活组织过多和死腔过大：阻碍新生的细胞与基质连接，都会影响伤口愈合。③伤处血液循环不良、组织缺氧：组织的血液灌注不良，组织修复过程将会延迟；术中广泛的剥离，过密或张力过大的缝合，或过紧的包扎，都会造成局部血运障碍，妨碍伤口内毛细血管的新生，减少局部营养的供应，使局部组织缺氧，也不利于伤口愈合。

【临床表现】

1. 局部症状

（1）疼痛：为局部神经末梢受损伤刺激和组织水肿压迫所致。疼痛的严重程度与局部水肿的程度、组织的紧张度和神经分布、损伤范围及程度都有直接关系，也与损伤部位、个体差异、精神状态有关。并发休克时，病人常不诉疼痛。疼痛多在 2 ~3 天后缓解，若疼痛持续或加重提示有并发感染的可能。疼痛部位有指示受伤部位的诊断意义，因此在未确诊前应慎用麻醉止痛药，以免误诊或漏诊。

（2）肿胀：因局部出血及创伤性炎性渗出所致。伤处浅在或组织松弛处，触痛、发红、青紫、瘀斑或血肿明显；反之，受伤位置较深或组织致密处则不甚明显。肢体节段的严重肿胀，常致创伤局部或远端肢体压迫性血供障碍而皮肤苍白、肢冷。伤后 2 ~3 天最剧，此后逐渐吸收消退，若肿胀不见消退或继续加重，则局部可能有活动出血或并发感染。

（3）功能障碍：因解剖结构破坏、疼痛或炎症反应所致。神经或运动系统创伤所致功能障碍，对诊断有定位价值。

（4）伤口与创面：为开放性损伤所共有。其形状、大小和深度不一，有出血或血块。出血情况由受伤的毛细血管、静脉或动脉及其口径、是否已部分自然止血所决定。伤口或创面还可能有泥沙、木刺、弹片等异物存留。

2. 全身表现

（1）发热：创伤出血或组织坏死分解产物吸收以及外科手术后均可发生吸收热。由创伤性炎症引起的发热，一般在 38℃ 左右。体温过高，除了由颅脑损伤引起的中枢性高热，一般为并发感染所致。

（2）生命体征变化：创伤后炎症介质及疼痛、精神紧张、血容量减少等，均可引起脉搏和心率加快，血压稍高或下降，呼吸加深加快等变化。创伤性休克是严重损伤的常见并发症，为损伤急性期死亡的主要原因之一。

（3）其他：口渴、尿少、疲倦、失眠等，妇女可出现月经异常。

（4）并发症：重度创伤并发感染、休克后，可诱发多器官功能不全综合征（MODS），如急性肾衰竭、成人呼吸窘迫综合征、应激性溃疡等严重并发症。

【诊断】

对创伤需要确定其部位、性质、程度、全身性改变以及并发症，方能施行正确有效的治疗。

1. 详细询问病史

（1）致伤原因、作用部位、人体姿势等受伤时的情况。

（2）伤后出现的症状及演变过程，经过何种处理和处理时间。

（3）既往健康状况。

2. 体格检查

（1）首先观察生命体征以及意识状态、面容、体位姿势等，注意有无窒息、休克等表现。

（2）根据病史、受伤机理或某些突出的体征，详细的局部检查与全身检查相结合，才不致漏诊或误诊。

3. 辅助检查 在确保伤员安全的前提下，有目的地、恰当地选择必需的辅助检查，有助于确诊和伤情的判断。包括化验、穿刺和导管检查、影像学检查（X 线、B 超、CT 检查）等。

4. 严密观察病情 密切观察病人的神志、血压、脉搏、呼吸及损伤局部的变化，以便及时发现病情的演变。对于那些早期症状较为隐蔽或被其他症状所掩盖的损伤，只有严密注视病情的发展，才能及早明确诊断。

通过全面检查、严密观察、判断分析后，基本上可以确定出损伤的性质、部位、范围和程度。

【治疗】

1. 急救与转运 损伤的治疗目的应是首先抢救病人生命，并在保护生命安全的前提下，最大限度地保全器官、组织的完整性，并促进其修复和功能恢复。治疗中要有整体观念，既要注意对损伤局部的处理，更要针对全身危急病证采取积极有效的抢救措施。

（1）较重和重症创伤的急救：应从现场开始，国际公认的抢救措施是 ABC 支持，即对气道（airway）、呼吸（breathing）、循环（circulation）的支持。首先尽快解除危及病人生命的情况，争取在最短时间内进行。病人呼吸、心跳停止应就地立即进行复苏术。方法上应分清缓急，先处理窒息和活动性大出血，继而抗休克和固定骨折等。多处损伤者应及时处理威胁生命的严重损伤（表12-1）。

表12-1　重症创伤的急救

	初步处理	急诊室处理
气道	头部侧向，抬起下颌，口咽吸引，用口咽通气管	经口（鼻）气管插管，或环甲膜切开
呼吸	口对口呼吸，呼吸面罩及手法加压给氧	气管插管，接呼吸机支持呼吸
循环	制止外出血，抬高下肢，抗休克药使用；胸外心脏按压，静脉利多卡因或肾上腺素注射	输液，输血，强心剂注射，心电图监测下电除颤，开胸心脏按压，药物除颤
颅脑伤	口咽通气管，给氧	气管插管，给氧，脱水剂注射
颈椎伤	颈部长短夹板或硬领	颅骨牵引
胸部伤	开放性气胸伤口予以闭塞；张力性气胸穿刺排气；连枷型肋骨骨折胸壁固定；心包填塞穿刺抽血	胸腔闭式引流；心包切开缝合心肌伤口；连枷型肋骨骨折使用骨牵引或气管插管接呼吸机
腹部伤	内脏脱出，不能将脱出物即刻放回，应伤口覆盖碗、盆后包扎	腹腔大出血开腹止血（钳夹、堵塞），胃肠减压，输液，输血
骨折	妥善外固定	治疗性固定

急救注意事项：① 抢救积极，忙而不乱，工作有序。② 现场有多个伤员时，不可忽略沉默的伤员，或许其病情更重。③ 止血带只能作为最后的手段，应注明上止血带时间，每半小时开放一次。

（2）伤员转送

① 迅速：伤员现场处理后，应抓紧时间向联系好的医院（或急救中心）转送，并通知将要到达的时间。

② 安全：在搬动和转运过程中应避免再次创伤或医源性损伤，如制动不良，使骨折端损伤原未损伤的血管神经；输液过快，引起肺水肿、脑水肿；输入血制品引起溶血反应；对有呕吐和意识不清的伤者，管理不善，因误吸而窒息。应持续监护，随时抢救生命危象。

③ 平稳：伤员在救护车内一般保持足朝车头、头向车尾平卧。行车要稳，刹车要缓。为使伤员情绪稳定，途中须镇痛，并记录药名、剂量及用药时间。颅脑伤、腹部伤等慎用麻醉止痛剂。

2. 一般处理

（1）体位与局部制动：较重的伤员应卧床休息，采取体位应有利于呼吸和保持伤处静脉回流以减轻水肿。半卧位利于呼吸，垫高下肢可减轻肿胀。受伤的局部应适当制动，可缓解疼痛，也利于组织修复。对骨折、血管损伤、神经损伤、肌腱损伤，制动尤为重要，制动可选用绷带、夹板、石膏、支架等。

（2）预防和抗感染：凡开放性损伤，都要重视感染的防治。伤口的清洁、清创术和闭合伤的手术处理，应及早进行。污染较重或组织破坏较重者，需选用抗生素，并常规应用破伤风抗毒血清。腹内、胸内、泌尿系组织器官闭合性损伤，也需防治感染。

（3）支持治疗：维持体液平衡和营养代谢。进食不佳或不能进食者，应选用要素饮食或静脉营养，以防治因创伤造成机体静息耗能增加和分解加速，导致体质消耗、组织修复迟滞、免疫力降低引起的并发症。

3. 闭合性损伤处理

（1）软组织的挫伤：早期可局部冷敷，以减少组织内出血，适当制动或固定，抬高伤肢。内服外敷活血化瘀中药或中成药。数日后，局部热敷或理疗促进损伤修复。

（2）有增大趋势的血肿应予加压包扎以防继续出血。

（3）伤肢一旦出现肌筋膜间隙综合征征象，应作局部切开减压，以改善血液循环，避免组织缺血缺氧坏死和毒素吸收。

（4）严重广泛的挤压伤应积极防治休克和急性肾衰竭。

（5）闭合性损伤必须注意有无内脏损伤，如颅内出血、血气胸、腹部内脏破裂等，应采取紧急的相应处理。

（6）伴骨关节损伤者，按骨伤科要求处理。

4. 开放性损伤处理 开放性损伤的主要特点是有伤口和细菌污染。要求正确处理伤口，促进伤口愈合，防治伤口感染。

（1）清洁伤口的处理：清洁伤口是指无细菌污染，创缘整齐，周围组织损伤轻的伤口。无菌手术切口属于此。在无菌操作下进行冲洗、消毒、止血和正确缝合，多可达一期愈合。

（2）污染伤口的处理：污染伤口是指伤口表面已有细菌污染，因受伤时间短（伤后6～8小时以内），细菌尚未深入组织中生长繁殖。其处理是通过彻底清创，力争一期缝合，使伤口获得一期愈合。清创缝合的伤口仍有发生感染的可能，必须严密观察，遇有感染征象时，及时处理。大面积皮肤缺损的伤口应在彻底清创后，行植皮术。

（3）感染伤口的处理：感染伤口是指受伤时间较长，细菌已侵入组织并生长繁殖引起感染和化脓的伤口。处理原则是控制感染和伤口换药，促进伤口早日愈合。

附：清创术

清创术（debridement）是一种在细菌繁殖和形成感染之前处理新鲜伤口的方法，包括清除伤口内的污物和异物，切除失去活力的组织，彻底止血，并做一期缝合。

1. 清创缝合术的时限 创口暴露时间越长，引起感染的机会越大，因此，创口越早处理越好。清创缝合术的时限，应争取在伤后6~8小时内进行。随着抗生素的发展和应用，清创缝合的时限，可根据伤口污染情况，适当延长至伤后12~24小时；但一般超过12小时或污染严重者，均应按感染伤口处理或仅清创而暂不予缝合，待3~4天后伤口无明显感染，再行延期缝合。头皮、面颊部伤口，血运丰富，即使超过24小时仍可考虑缝合。

2. 清创程序和操作要点

（1）清创前准备：先用无菌纱布充填伤口，以软毛刷蘸肥皂水刷洗伤口周围皮肤，洗去污垢，剃毛，再以等渗盐水洗净皮肤。

去除伤口内纱布，用等渗盐水反复冲洗伤腔，清除伤口内血块、异物和脱落的组织碎片，钳夹大的出血点，检查伤腔后，用纱布覆盖伤口。按一般手术程序施行麻醉、消毒皮肤和铺盖手术单等。

（2）清理伤口：根据伤口的部位、范围及其污染程度，按需扩大切口，以充分显露伤腔的深部。切除伤口皮缘约1~2mm，修剪整齐，切忌切除过多皮肤，尤其在面部。

（3）缝合伤口：切除失去生机的肌肉，如肌肉色泽晦暗，无张力，切开不出血，钳夹也不收缩，提示已无生机，可予切除，直到可见肌肉渗血和色泽鲜红为主。清创过程中，随时用无菌盐水冲洗，使伤腔组织清洁，无异物、血凝块或渗血。

更换手术单、器械和术者手套，重新消毒、铺巾，伤口内彻底止血。然后进行组织修复，依组织层次缝合创缘和皮肤，避免遗留死腔，必要时可放置橡皮片或软胶管等引流物。如伤口污染严重而清创后仍有感染可能，只缝合深层组织，以凡士林纱布填塞，延期缝合皮下组织和皮肤。

术后常规注射破伤风抗毒素（TAT）1500U。

3. 清创术中几种重要组织离断的处理

（1）肌腱：如伤口污染不严重，清创及时和满意，可一期修复，也可同时行肌腱移植，如伤口污染严重，处理较晚，可将肌腱断端缝合固定在附近肌肉上，以防短缩，待伤口愈合后再二期修复。凡肌腱破损严重和失去生机，应予切除，日后修复。

(2) 神经：功能重要的神经力求予以修复，用锐利刀片切除破损和污染严重的神经鞘，修整神经断端，对齐后在无张力情况下以丝线间断缝合神经鞘。

(3) 血管：凡肢体重要动静脉的创伤，必须按具体情况及时予以修复，如做血管修补、缝合、吻合或移植，对不影响伤口远端血供的血管可结扎。

(4) 骨折：失去骨膜的游离小碎骨片可摘除，大块的游离碎骨片，清洗后放回原处，污染不重和清创彻底者还可同时作内固定。

上述重要组织缝合后，宜无张力功能位固定。

第二节 颅内压增高

颅内压增高（intracranal hypertension）是由于颅腔内容物的体积超过了颅腔可代偿的容量而引起的，以头痛、呕吐和眼底视神经盘水肿三大病征为特点的临床现象，是某些神经外科疾病所共有的表现。颅内压增高进行性持续加重可导致脑疝，是引起这类患者死亡的主要原因。

【病因病理】

1. 病因

(1) 颅内占位性病变：颅内血肿、脑肿瘤、脑寄生虫、肉芽肿等，除病变本身占据颅内一定空间外，还有病变周围出现的脑水肿反应。

(2) 脑体积的增加：脑组织损伤、炎症、缺血缺氧、中毒等引起脑水肿。

(3) 脑脊液的分泌、吸收失衡，或循环障碍导致的脑水肿，如交通性与非交通性脑积水等。

(4) 颅腔狭小：如狭颅症、颅底陷入症。

(5) 脑血流量或静脉压持续增加：如高碳酸血症因血液中二氧化碳分压增高导致脑血管扩张使脑血流量增多，颅内静脉畸形，恶性高血压等。

2. 病理 正常成人颅内压为0.7～2.0kPa（70～200mmH_2O），儿童为0.5～1.0kPa（50～100mmH_2O）。成人自颅缝闭合后，颅腔恒定，其中的三种主要内容物脑组织、脑脊液及血液的总体积与颅腔之间相互适应，仅有10%的代偿能力维持颅内压的稳定。正常情况下颅内压随血压、呼吸的波动有微小变化。当颅内压增高时，由于脑组织不能被压缩，故首先是部分颅内静脉血液被挤出颅腔，脑脊液也被挤入椎管蛛网膜下隙，并通过体液调节使其分泌量减少、吸收增加，让出部分颅内空间以代偿。但脑脊液总量仅占颅腔容积的10%，代偿能力甚微，即或这种“水垫”全部消失，也常常不能弥补血肿或肿瘤所增加的体积。当颅内压增高到一定程度时，生理代偿能力逐渐丧失，颅内体积/压力指数已达临界状态，此时颅内容物体积哪怕仅有少量增加，也可引起颅内压急剧上升，导致致命的并发症发生。

（1）对脑血流的影响：当颅内压增高至平均动脉压时，颅内血流几乎完全停止，病人处于严重的脑缺血状态，病情危笃。

（2）脑疝

①小脑幕切迹疝：又称颞叶海马沟回疝，该侧颞叶脑组织（沟回，海马回）移位，被挤入小脑幕切迹（或裂孔）下方，压迫中脑和牵拉同侧动眼神经，多见于颅内幕上占位性病变引起的局限性颅内压增高。

②枕骨大孔疝：又称小脑扁桃体疝。位于枕骨大孔后缘的小脑扁桃体，在颅内压增高时被挤入枕骨大孔，压迫延髓生命中枢。多见于后颅凹血肿、肿瘤和脓肿以及弥漫性颅内压增高。嵌顿早期疝入的脑组织水肿、淤血，晚期发生出血性梗塞或软化。

（3）脑水肿：颅内压增高可影响脑的代谢和血流量而产生脑水肿，促使脑体积增大，又加重了颅内压增高。脑水肿时液体积聚在细胞外间隙为血管源性脑水肿，积聚在细胞内为细胞毒性脑水肿。前者多见于脑损伤、脑肿瘤等病变的初期；后者可能是由于某些毒素直接作用于脑细胞所致，其特点是细胞摄取水分过多而使体积增大，但血管的通透性并无改变，多见于脑缺血、缺氧的初期。在颅内压增高时这两种因素都可同时或先后存在，故出现的脑水肿多为混合型的。

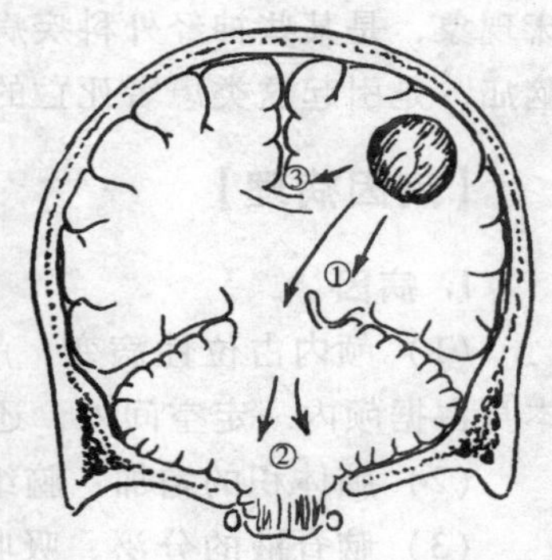

图 12－1 颅内占位性病变引起的脑疝

①小脑幕切迹疝 ②枕骨大孔疝 ③大脑镰下疝

（4）胃肠功能紊乱：部分颅内压增高病人可首先出现胃肠功能紊乱如呕吐、胃及十二指肠出血、溃疡和穿孔，这与颅内压增高引起下丘脑自主神经中枢功能紊乱有关。

（5）神经性肺水肿：在急性颅内压增高的5%～10%的病例中，可出现呼吸急促、痰鸣、咯大量血性泡沫痰。这是下丘脑、延髓受压导致α肾上腺素能神经活性增强的结果。

（6）柯兴（Cushing）反应：急性颅内压增高病人，尤其是重型颅脑外伤者，随着颅内压迅速增高，可出现血压升高，脉搏缓慢有力，呼吸加深变慢（“两慢一高”），被认为是脑组织对急性缺氧的代偿反应；当颅内压持续升高得不到缓解时，则出现血压下降，脉细数，呼吸浅而不规则，甚至呼吸停止，为脑组织对急性缺氧的失代偿危重表现。这些典型的生命体征变化，是这一反应的特征。

3. 类型

(1) 根据病因分类

① 弥漫性颅内压增高：特点是颅腔内各部分及分腔之间均匀地增高，无明显压力差，脑组织没有明显移位。多见于脑膜炎、脑水肿、交通性脑积水等。这类患者对脱水降压疗效明显。

② 局灶性颅内压增高：特点是由颅内局限扩张性病变引起，病变部位压力首先增高，与颅内分腔间有明显的压力差，可造成脑组织移位。多见于各种占位性病变。这类患者对脱水降压疗效不明显，往往需要手术处理。

(2) 根据病变发展缓急分类

① 急性颅内压增高：见于外伤性颅内血肿、高血压脑出血等，病情十分危急。

② 亚急性颅内压增高：见于进展性恶性颅内肿瘤、颅内炎症等。

③ 慢性颅内压增高：见于发展较慢的颅内肿瘤、脑血管畸形和硬脑膜下血肿等。颅内压增高症状出现较晚或呈反复性。

【临床表现】

1. 头痛　为颅内压增高病人最常见的症状，多见于清晨，是本症的特点。

2. 呕吐　常于头痛剧烈时出现，呈喷射状，多与饮食无关。

3. 视神经盘水肿　是颅内压增高时眼底的重要客观体征。表现为视神经乳头充血，边缘模糊，中央凹陷变浅或消失，视网膜静脉怒张、迂曲、搏动消失，动、静脉比例失调，静脉管径增粗，重则乳头周围可见火焰状出血。眼底视神经盘水肿的早期无明显视力障碍，仅有一过性模糊，但视野检查可见生理盲点扩大。晚期，视神经出现继发性萎缩，乳头苍白，视力减退，视野缩小乃至失明。

以上颅内压增高的“三主症”的出现，可各自先后不一致。如出现迅速，可兴反应明显，多为急性颅脑损伤；逐渐加重者，常为颅内恶性肿瘤、炎症进展期。先有某些神经损害症状，如视神经或面、听神经损害或肢体运动、感觉异常，多见于颅内占位性病变。病史上有中耳炎，则有脑脓肿的可能。

4. 患者可同时伴有典型的生命体征变化　血压增高，尤以收缩压增高明显，故脉压差增大；脉搏缓慢，洪大有力；呼吸深而慢等。尚可因展神经受压导致眼外直肌瘫痪，出现患侧眼球外展受限，患者复视。

5. 其他

(1) 慢性颅内压增高患者，常常神志淡漠，反应迟钝，或时轻时重；急性颅内压增高者则因症状发展较快，常有明显的进行性意识障碍甚至昏迷。

（2）婴幼儿因颅缝未闭可以代偿性增宽，在一定程度上增大了颅内容量，颅内压增高时，头皮静脉怒张，囟门饱满，张力增高。

（3）老年人因脑实质萎缩，颅内代偿空间相对较大，所以一般症状出现较晚较轻，易被忽略。

【辅助检查】

1. 头颅 X 线摄片 可见脑回压迹加深，蛛网膜粒压迹增大加深，蝶鞍背脱钙吸收或颅骨破坏吸收变薄。幼童可见骨缝分离。

2. CT 和 MRI 检查 可见脑沟变浅，脑室、脑池缩小或脑结构变形、移位等影像，通常能显示病变的位置、大小和形态。

【并发脑疝的辨识】

1. 小脑幕切迹疝 ①头痛、呕吐明显加剧；②意识障碍进行性加重；③病侧瞳孔开始短暂缩小，继之逐渐散大，对光反射减弱或消失；④锥体束征，即对侧舌、面及肢体迟发性中枢性瘫痪，深反射亢进，浅反射减弱或消失，病理反射阳性等；⑤生命体征出现明显的柯兴反应，呼吸、循环变化明显。

2. 枕骨大孔疝 ①常有剧烈头痛，反复呕吐，颈项强直或强迫头位；②意识障碍出现较晚，没有瞳孔改变；③可迅速出现呼吸、心跳骤停。

【治疗】

1. 病因治疗 去除颅内压增高的病因是治本之法，如清除颅内血肿、脓肿，切除颅内肿瘤、肉芽肿。采用脑脊液分流术将脑室内液体通过特殊导管引入腹腔或心房，以缓解脑积水。

有明显颅内压增高症状和体征的患者，禁忌腰椎穿刺，以免促发脑疝形成或加重脑疝。

2. 对症治疗 对病因不明或一时不能解除的颅内压增高危重者，可采用下述方法治疗，缩减颅腔内容物体积，达到缓解颅内压，减轻脑受压的目的。

（1）脱水疗法：在于减轻脑水肿。①限制入水量：成人日入量控制在1500ml 左右，以10% 葡萄糖注射液为主。②使用脱水剂：20% 甘露醇，每次每千克体重1～2g，在10分钟左右静脉快速滴注或推注，每日2～3次；30% 尿素转化糖或尿素山梨醇，每次每千克体重1g，静脉滴注，每日2～3次。③利尿药物：速尿20～40mg，肌注，每日2次。此外，颅内压增高症状较轻者可选用口服利尿剂，如双氢克尿噻、乙酰唑胺等。脱水利尿治疗中应注意防止水及电解质紊乱的发生，一般脱水治疗至患者处于轻度脱水为度。

（2）*激素治疗*：能改善毛细血管通透性以减轻脑水肿，效果明显，宜早期使用，常用氢化可的松，每日 100～200mg，静滴，或地塞米松 20～40mg 静滴。但不宜久用，以免诱发应激性溃疡。

（3）*冬眠低温治疗*：降低脑代谢率及耗氧量，减轻脑水肿的发生与发展。

（4）*氧疗法*：①保持呼吸道通畅，必要时作气管切开，确保气体交换和二氧化碳排出，使脑血管床的体积缩小；②过度换气，增加血液中氧分压，排出二氧化碳，使脑血管收缩减少脑血流量；③通过氧吸入（面罩法、呼吸机法或高压氧舱法），改善呼吸道阻力，降低脑静脉回流阻力，加速脑血液回流，均可缩减脑组织血流量，降低颅内压。

3. 颅内减压　脑室穿刺外引流或行颞肌下减压术，以降低颅内高压，尤其是当出现急性脑疝时，应立即采取有效的减压措施及进一步的手术处理。

第三节　颅脑损伤

颅脑损伤（craniocerebral trauma）是因外界暴力作用于头部而引起的常见损伤。按其损伤范围可分为头皮损伤、颅骨骨折与脑损伤，中医将颅脑损伤统称为“头部内伤”。

因致伤因素、程度、性质、受力的强度和部位、颅脑各部组织的结构与密度不相同，所造成的颅部与脑部的损伤情况亦有所差异。它们可以同时并存，也可以各自单独发生。由于易伤及中枢神经系统，其死亡率和致残率均高。

头皮损伤

头皮分为五层（图 12－2），即皮肤、皮下、帽状腱膜、腱膜下层和颅骨骨膜。前三层紧密相连。皮下组织内含有丰富的血管，这些血管被结缔组织包绕固定，如有断裂，不易收缩，故出血较多。腱膜下层为结缔组织，出血或感染时容易扩散。这一层内还有导血管，使头皮静脉和板障血管和颅内静脉窦相交通，因此头皮感染可能引起颅骨骨髓炎和颅内感染。头皮损伤（scalp injury）和颅骨骨折本身引起的后果相对较轻，但了解其具体情况对分析受伤机制和判断伤情有着特殊的意义。

一、头皮血肿

头皮血肿（scalp hematoma）多为钝器所致，按血肿出现于头皮内的具体层次分为皮下血肿、帽状腱膜下血肿和骨膜下血肿。

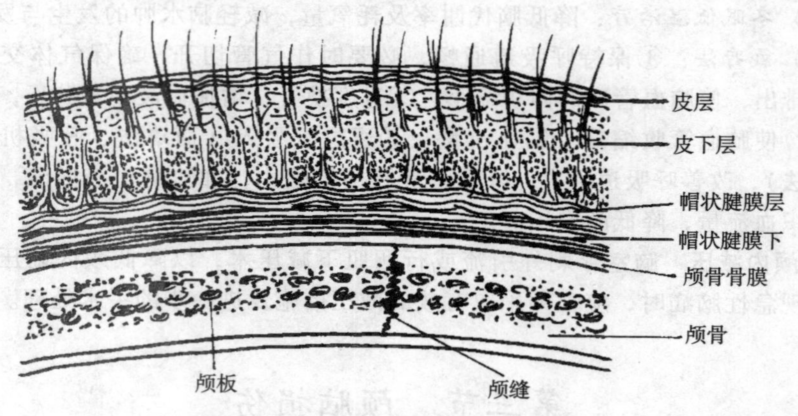

图 12－2　头皮各层示意图

【病因病理】

头部受钝性物体撞击造成小的血管破裂而形成血肿。① 皮下血肿：位于头皮表面层和帽状腱膜之间，因皮下组织结构紧密，血管神经丰富，故伤后出血较局限，体积小而硬，疼痛重，有时易误诊为凹陷骨折。② 帽状腱膜下血肿：因该层组织疏松，血肿易扩展蔓延，故血肿较大，波动感明显，疼痛较轻。婴幼儿可发生休克。③ 骨膜下血肿：多伴有骨折，血肿周界止于骨缝，婴幼儿皮下血肿以此类型多见，且易钙化，形成骨性突起。

中医认为，硬性物体打击头部或头皮撞击于钝性物体上而致局部皮挫络损，气滞血瘀，离经之血积于头部肌肤筋膜而发本病。

【临床表现】

有明显的外伤史，伤后头部肿痛，根据部位的不同，体征有区别。皮下血肿局限且易于发现，疼痛较重，扪诊时有凹陷感，易误认为凹陷性颅骨骨折。帽状腱膜下血肿其范围较大，严重时充满整个帽状腱膜下层，造成头部显著畸形，波动感明显，小儿及体弱者可出现休克或贫血。骨膜下血肿局限于某一颅骨范围之内，以骨缝为界，质地较硬，常见于新生儿产伤。

【辅助检查】

头颅 X 线检查主要是排除有无骨折。

【诊断与鉴别诊断】

1. 诊断要点　有钝器撞伤头部史，局部皮肤挫伤、肿胀，可伴疼痛，触诊于局部可扪及或大或小的肿块，X 线片颅骨无明显异常。

2. 鉴别诊断 颅骨凹陷性骨折好发于额骨及顶骨，成人凹陷性骨折多为粉碎性骨折，婴幼儿可呈“乒乓球凹陷样骨折”；骨折部位的切线位 X 线片可显示骨折陷入颅内的深度；CT 扫描不仅可了解骨折情况，还可了解有无合并脑损伤。

【治疗】

1. 治疗原则 较小的头皮血肿一般多能自行吸收，不需作特殊处理。较大的血肿可行穿刺抽吸，加压包扎或外敷药物等治疗，并配合内服止血、止痛、活血祛瘀的中药。处理头皮血肿时，要考虑到有无颅骨损伤及脑损伤可能。

2. 西医治疗

（1）头部撞伤后，任何搓揉缓解疼痛、使血肿“消散”的做法都是错误的，只会加重损伤出血，促使血肿蔓延。血肿部位早期冷敷可减少出血，24～48 小时后热敷可促进吸收。较大血肿应在无菌条件下抽出积血，然后加压包扎，2～3 天检查一次，若血肿未消散可再次抽吸。

（2）如果抽吸后血肿在短时间内又很快出现，则需考虑是否为较大的血管破裂，必要时应切开彻底止血。忌用强力加压包扎，以防血液经骨折缝流向颅内，引起硬膜外血肿。

（3）根据伤口的情况，酌情、合理使用抗生素。

（4）根据受伤机制，结合伤情综合判断，不可遗漏其他复合伤的处理。

3. 中医治疗

（1）辨证论治：本病主要是瘀血内聚型。

证候 伤后头痛，痛处固定，痛如锥刺，舌质紫暗，脉细涩。

治法 活血化瘀，行气消肿。

方药 通窍活血汤加减。若肿胀甚者，加苏木、陈皮行气消肿；若疼痛甚者，加全蝎、乳香、没药祛瘀止痛。

（2）外治法：局部剪去头发，外敷双柏散或元冰散即可。

二、头皮裂伤

头皮裂伤（scalp laceration）系外力引起头皮破裂者。其中因锐器引起者，称为割裂伤；由钝物挫伤引起者，称为挫裂伤。

【病因病理】

头皮因锐器（刀、玻璃等）或钝器（棍棒、铁锤、石块等）伤而致头皮组织破裂。如帽状腱膜没有断裂，伤口不易张开，血管难以退缩止血，出血较多；反之，伤口裂开明显，血管断端容易退缩、自凝，出血反而较少。如伤及主要血管，出血量多势猛，可引起失血性休克，危及生命。

中医认为，本病因利器砍伤头部或钝器打击、高处堕坠致头部肌肤破裂，导致局部经脉破损，血溢脉外；血溢过多，可致津血耗损，气随血脱，终致昏厥。

【临床表现】

头皮裂伤多累及全层，裂口形状、大小不一，出血量较多，有的创缘呈不规则破裂。有时伤口内可夹杂头发、异物等。

【诊断与鉴别诊断】

1. 诊断要点：头部有锐器割伤或钝器打砸病史，伤后局部皮肤裂开，伴明显出血症状，严重者可出现休克。

2. 鉴别诊断 颅骨开放性骨折属颅脑损伤的重症，除头皮有裂伤口外，颅骨亦存在骨折，导致外界与大脑相通，头颅X线片可显示骨折的类型，CT扫描不仅可了解骨折情况，还可了解有无合并脑损伤。

【治疗】

1. 治疗原则 压迫止血，清创缝合，预防感染，促进创口愈合。

2. 西医治疗

（1）对新鲜创口应及早作清创缝合术。

（2）注射破伤风抗毒素以预防破伤风的发生。

（3）选用抗生素防治伤口感染。

（4）严重者抗失血性休克治疗。

3. 中医治疗

（1）外伤出血证

证候 头部皮肤局限性裂开，出血，来势或急或慢，出血量或多或少，伴疼痛，心悸气短，脉微细数。

治法 益气止血，祛瘀宁心。

方药 当归补血汤加减。

也可用外治法，予十灰散、云南白药等外撒于创面，达到止血的目的；或直接行创面压迫包扎止血。

（2）气血双脱证

证候 面色苍白，四肢厥冷，头晕目眩，心悸，唇干淡白，呼吸微弱，脉细数无力。

治法 益气固脱，回阳救逆。

方药 独参汤合参附龙牡汤加减。

三、头皮撕脱伤

头皮撕脱伤（scalp avulsion）系指大块头皮自帽状腱膜下层或连同颅骨骨膜

撕脱的一类头皮损伤性疾病。伤员常因伤口大量出血和剧痛而发生休克。

【病因病理】

致伤原因多为妇女成束的发辫被卷入旋转的机器内，由于头皮受到斜向或直向的暴力强力牵扯所致。头部皮肤、皮下组织、帽状腱膜三层之间连接十分紧密，故被撕脱的组织多自较疏松帽状腱膜下层一并撕脱，严重时可连同颅骨骨膜撕脱，常因大量的出血和疼痛而休克。

中医认为，强力拉扯头部皮肤或发辫，致肌肤与头骨分离，局部经脉受损，脉络破裂，血溢脉外；血凝则瘀，阻碍气机运行，故致气滞络阻不通而出现疼痛。失血过多，血虚不能养心，心神失养，或气无所附，随气而脱，均可致昏厥重症。

【临床表现】

常发生于妇女，往往是发辫被卷入转动的机器内所致，其创口出血较多，疼痛较甚，大片的头皮组织被撕脱，容易发生失血性或疼痛性休克。

【诊断与鉴别诊断】

1. 诊断要点　头部有被强力牵拉损伤病史，局部大片头皮被撕脱，鲜血淋漓，疼痛不止。

2. 鉴别诊断　颅骨开放性骨折，不但头皮有伤口，颅骨亦发生骨折，头颅X线片可显示骨折的类型，CT扫描可了解骨折情况及有无合并脑损伤。

【治疗】

1. 治疗原则　本病治疗重在及时止血、镇痛、防治休克，在此基础上积极修复创面。

2. 西医治疗

（1）防治失血性或疼痛性休克。

（2）清创缝合术：若撕脱的头皮有蒂连接时，可直接清创缝合；若头皮有缺损，可做皮下松解术或转移皮瓣术。完全撕脱的头皮，可将撕脱的头皮剪去头发，消毒后缝回原处，条件许可者最好将断端较粗的动静脉进行吻合，或将撕脱头皮的皮下切除，做成全厚或中厚皮片植回。头皮挫伤严重或骨膜缺损较大者，可在颅骨上间隙密集钻孔，直达板障，从板障骨松质长出的肉芽覆盖全部裸露颅骨后，再在肉芽表面全层植皮。对于颅骨板裸露较大者，也可用大网膜移植暂时覆盖创面，待肉芽组织长出后再行植皮术。

（3）早期应用抗生素防治感染。

（4）注射破伤风抗毒素预防破伤风。

3. 中医治疗

（1）气虚血脱证

证候　头皮撕脱，出血量较多，伴心悸气短，肢冷汗出，神昏，脉微欲绝。

治法　益气摄血，回阳固脱。

方药　益气摄血汤加减。

（2）气滞血瘀证

证候　头皮撕脱，头部胀痛，或刺痛不移，甚者不能俯仰转侧，咳嗽、呼吸、排便等屏气时疼痛加剧，脉弦涩。

治法　养血活血，理气止痛。

方药　和营止痛汤加减。

（3）气血虚亏证

证候　头皮撕脱，头晕头痛，动则加剧，面色无华，心悸失眠，神疲倦怠，纳差，脉细弱。

治法　补气养血。

方药　归脾汤加减。

颅骨骨折

颅骨骨折（skull fracture）指受直接暴力或间接暴力作用于头部导致的颅骨结构改变。根据骨折发生的部位可分为颅盖骨骨折和颅底骨折两大类。多数是闭合性的，有的是开放性的。骨折的形态有线形、凹陷、粉碎及穿入骨折。颅骨发生骨折，常提示头部遭受暴力较重，合并脑损伤的几率较高，须加以重视。

一、颅盖骨折

颅盖骨折（skull fracture）发生率较高，约为颅底骨折的 3 倍。

【病因病理】

直接暴力是颅骨骨折最常见的致伤方式，头部处于相对静止的状态，突然被运动的物体打击，或头部运动，突然撞击在坚硬的物体上，或头部受到挤压，或活动的头部被物体反复撞击致伤等均会导致颅骨骨折。

【分类与临床表现】

1. 线形骨折　呈线状裂纹，骨折多无移位。伤处压痛、肿胀或血肿。

2. 粉碎凹陷骨折　骨折多位于着力点，骨折片向颅腔内塌陷，在伤处可触及骨质凹陷。

常有头部外伤史，局部肿痛，压痛，如骨折线跨越脑膜血管沟或静脉窦时，有血管破裂出血发生硬膜外血肿的可能，凹陷骨折可直接损伤脑组织而出现相应的症状。骨折片刺伤硬脑膜，可引起脑脊液漏；损伤血管则发生颅内出血；或压迫脑组织引起癫痫、肢瘫、失语等症状。

【辅助检查】

头颅X线摄片一般可明确骨折的部位及类型，对凹陷性骨折应加拍切线位X线片，以测量凹陷的深度，CT检查可在明确骨折的部位及类型的同时，排除是否有脑损伤或颅内血肿。

【诊断与鉴别诊断】

1. 诊断要点 有头部外伤史，伤后局部肿痛，压痛，头颅X线片可明确骨折的部位及类型。

2. 鉴别诊断

（1）*头皮血肿*：有头部外伤史，伤后亦出现局部肿痛，压痛，甚至可扪及凹陷，但头颅X线片或CT检查无骨折。

（2）*颅底骨折*：根据骨折的部位不同，表现有区别。

【治疗】

1. 治疗原则 单纯线形骨折及颅底骨折本身无需特别治疗，重点在于观察有无合并脑损伤及颅内血肿，要注意预防颅内感染。

2. 西医治疗

（1）清创缝合，变开放性伤口为闭合性，同时去除脑内碎骨片或异物等。合并脑脊液漏者，应修补硬脑膜。对于部位较深或要害部位的骨片或异物，不必勉强全部取出。

（2）对于凹陷深度超过1cm以上的骨折须尽早进行手术复位或摘除碎骨片，尤其是位于功能区有脑组织受压症状者，更应及早手术撬拨复位。如颅骨缺损范围较大，可用有机玻璃或不锈钢网修补。

（3）合理配合使用抗生素。

4. 中医治疗

（1）*辨证论治*：按骨折三期辨证用药。

（2）*针灸治疗*：有脑神经损伤者，病情稳定后可进行针灸治疗，帮助神经功能的恢复。

二、颅底骨折

颅底骨折（fracture of the based skull）以线形为主，多限于一个颅窝。

【病因病理】

颅底骨折常因间接外力引起，如高处坠落等。多为内开放性骨折。颅底骨折

X 片不易显示（检出率约为 50%），CT 骨窗有重要价值。由于常并发脑脊液漏和气颅，可引起颅内感染。

【临床表现】

1. 局部软组织损伤　① 前颅窝骨折有鼻出血、眶周广泛瘀血斑（“熊猫眼”征）以及广泛球结膜下瘀血斑等表现；② 中颅窝骨折可见颞肌肿胀、局部压痛及迟发性瘀斑（Battle 征）；③ 后颅窝骨折可见颈部肌肉肿胀、乳突区迟发性瘀斑、咽后壁瘀血水肿等。

2. 颅神经损伤　① 前颅窝骨折常引起嗅神经损伤，出现嗅觉障碍，也可见视神经损伤而出现视力障碍；② 中颅窝骨折可引起听力障碍和周围性面瘫；③ 后颅窝骨折可引起面、听及后组颅神经损伤，但临床上很少见。

3. 脑脊液漏　鼻漏偶见于前颅窝骨折，耳漏见于中颅窝骨折。

【辅助检查】

CT 检查可明确骨折的部位、气颅、副鼻窦或乳突内血性液或气液面等。

【诊断与鉴别诊断】

依据颅部 X 线、CT 检查，结合临床表现可进行诊断与鉴别诊断。

【治疗】

1. 治疗原则　颅底骨折本身无需特别治疗，重点在于治疗其他脑损伤或并发症。

2. 西医治疗　颅底骨折者应用广谱抗生素预防感染，注射破伤风抗毒素预防破伤风。

（1）有耳、鼻出血或脑脊液鼻漏、耳漏，属于开放性损伤，禁忌冲洗、堵塞或滴入药液，以免引起逆行感染。

（2）合理应用抗生素和支持治疗。

3. 中医治疗　参见颅盖骨折辨证论治。

闭合性颅脑损伤

闭合性颅脑损伤属于中医“头部内伤”、“脑海损伤”、“外伤昏厥”等范畴。是由直接暴力致伤（加速性、减速性、挤压性损伤）和间接暴力致伤（传递性、挥鞭式损伤）所引起（图 12－3）。可分为原发性损伤和继发性损伤，前者发生于受伤当时，包括脑震荡、脑挫裂伤和脑干损伤，后者形成于伤后一段时间，如脑水肿、颅内血肿，造成颅内压增高，脑受压甚至脑疝。一般病情都较严重，病理变化亦较复杂，均应作为危重病人对待、处理。

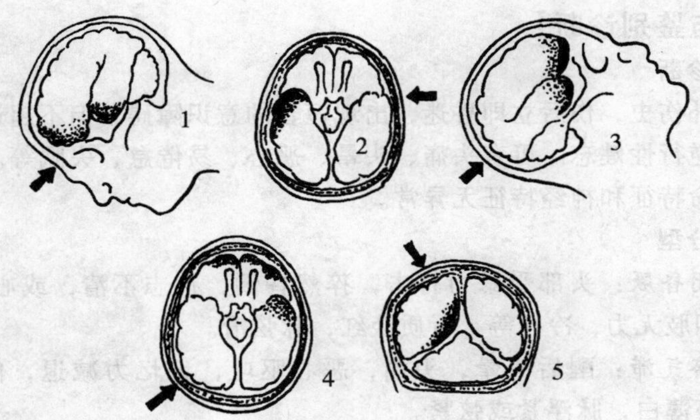

图 12－3　闭合性颅脑损伤的成因及好发部位

箭头示外力的方向和作用部位，黑区示伤灶。1. 前额受力所致的额颞叶伤灶；2. 颞部受力所致的对侧颞叶伤灶；3. 枕部受力所致的额颞叶伤灶；4. 颞枕部受力所致的额颞叶伤灶；5. 顶盖部受力所致的颞枕叶内侧伤灶

一、脑震荡

脑震荡（cerebral concussion）属于中医学“损伤昏厥”、“气闭昏厥”范畴，是脑损伤中最轻的一种。特点为伤后有短暂的脑功能障碍而无确定的器质变化。

【病因病理】

中医认为，跌仆闪挫，或受外力打击，猝然身受，由外及内，脑受震荡，气为震激，心窍壅闭，而致猝然气闭昏厥，从属于损伤内证。

脑震荡无肉眼可见的神经病理改变，电镜下仅见神经组织结构紊乱。目前认为脑震荡出现的一过性意识障碍，主要是脑干网状结构受损的结果，这种损害与颅脑损伤时脑脊液的冲击，暴力打击瞬间产生的颅内压力变化，脑血管运动功能紊乱，脑干的机械牵拉或扭曲等因素有一定的关系。

【临床表现】

1. 伤后立即昏迷，出现短暂的意识丧失，但不超过半小时。
2. 逆行性遗忘，又称近事遗忘，患者清醒后不能回忆伤时及伤前近期的情况。
3. 可有头痛、头昏、眩晕、恶心、呕吐（儿童常见）、易倦怠、怕噪声及失眠等。
4. 生命体征和神经体征无异常。

【辅助检查】

1. X 线、CT 等检查均无异常。
2. 脑脊液检查正常。

【诊断与鉴别诊断】

1. 西医诊断

（1）有外伤史，伤后立即昏迷，出现短暂的意识障碍，但不超过半小时。

（2）有逆行性健忘。可有头痛、头晕、恶心、易倦怠、失眠等。

（3）生命特征和神经特征无异常。

2. 中医分型

（1）气闭昏厥：头部受暴力打击，猝然昏倒，神志不清，或心神恍惚，或面色苍白，四肢无力，冷汗等，舌质淡红，脉弦滑。

（2）血瘀气滞：醒后头晕，头痛，恶心呕吐，记忆力减退，但无再昏迷，舌质淡红，苔薄白，脉浮紧或弦紧。

（3）上盛下虚：心悸失眠，咳逆，喘促，头痛耳鸣，眩晕昏厥，半身酸痛，肢体麻痹，小溲失禁，舌淡，边有齿印，脉细弦。

3. 鉴别诊断

（1）脑挫裂伤：有脑的定位症状，生命体征改变和脑膜刺激症状。意识障碍时间较长，短者半小时、数小时或数日，长者数周、数月，甚至昏迷数年直到死亡。

（2）外伤性晕厥：由于某种原因包括外伤、打击、紧张等，引起一时性脑缺血所致。表现为头晕、眼花、神志不清或晕倒、出冷汗、面色苍白等，但脉搏、血压、呼吸基本正常，为时甚短，平卧后多可恢复。个别有头部外伤史，有对发生过“昏迷”的生动描述，能“慷慨陈词”详述受伤经过，却无逆行遗忘、可资鉴别。

【治疗】

1. 休息与饮食　一般卧床休息1周，自择体位，不过度用脑，症状重者予易消化饮食或半流质饮食 。

2. 对症治疗　可口服镇静、镇痛药物，如安定、罗通定；脑功能恢复药物，如ATP、辅酶A、细胞色素C、胞磷胆碱等。

3. 心理治疗　不少人认为脑震荡是一种严重的损伤，一定会留下“后遗症”，必须向病员解释，说明本病是可逆性损伤，只要经过休息和治疗，症状将逐渐好转，彻底治愈。

4. 中医中药

（1）气闭昏厥：治宜开闭醒神。方法：①用醋热气熏鼻；②针刺人中、十宣、合谷等 。

（2）血瘀气滞：治当活血逐瘀、通窍止痛。可用①通窍活血汤。②安神补脑液10ml，口服，每日3次。③三七片3～4片，口服，每日3次。

(3) 上盛下虚：治宜重镇潜阳、固本补虚。方用紫灵汤（经验方）：紫石英30g，灵磁石30g（先煎），菟丝子15g，枸杞子15g，党参12g，茯苓12g，山药15g，谷芽30g，麦芽30g。

二、脑挫裂伤

脑挫裂伤（cerebral contusion - laceration）属中医“脑髓损伤”、“头部内伤”范畴。是脑器质性损伤的重症。如脑皮质和软脑膜仍保持完整，即为脑挫伤；如脑实质破损、断裂，软脑膜破裂，即为脑裂伤。因两种损伤常同时存在，故称为脑挫裂伤。

【病因病机】

1. 头部外伤，损伤脑髓，脑气受扰，心乱气越，脉络受损，脑海气滞血瘀，经络闭塞，清窍受阻，神明皆蒙，则可出现危证或导致死亡。

2. 脑实质有散在出血或碎裂。加速性脑挫裂伤病灶位于受击部位，极少在对冲部位；减速性脑挫伤，其病灶既可在受力处（冲击点脑挫伤），又可在对冲部位（对冲性脑挫伤）。枕部受力时，易发生对冲伤，病变多在额叶极部和底部。挫裂伤部位可出现脑水肿、脑组织坏死等变化。

【临床表现】

1. 伤后意识障碍超过半小时，短者数小时，长者可达数周至数月。意识障碍的程度和持续时间与脑挫裂伤轻重直接相关，昏迷时间越长，提示脑挫裂伤越重。

2. 常有生命体征紊乱，如呼吸、脉搏、血压和体温的波动。

3. 伤后立即出现神经系统体征，如肢体瘫痪、失语、癫痫和脑激惹等。

4. 脑膜刺激征阳性，如颈项强直、凯尼格征阳性。

5. 病人清醒后头痛、头昏、恶心及呕吐症状较重，持续时间较长。

6. 类症辨识

(1) 脑干损伤：指脑干部位的挫裂伤。多由严重的暴力所致，常与其他脑挫裂伤合并存在，是最严重的脑损伤，预后极差。其特点：①意识障碍程度深，呈深昏迷，持续时间长。②瞳孔改变和眼球运动障碍。如双瞳孔散大、极度缩小或大小变幻不定，往往伴对光反射消失；眼球固定，或同向偏斜，或眼球分离。③去皮质强直，是脑干损伤的特征性表现。头后仰，双上下肢过伸内旋，身躯呈角弓反张。④椎体束征，如肢体瘫痪，肌张力增强，腱反射亢进，病理反射阳性。⑤早期出现生命体征严重紊乱。呼吸深慢或减弱、不规则，脉搏快慢不整，血压下降，最终死于呼吸、循环衰竭。

伤后即见上述表现，为原发性脑干损伤；伤后经过一段时间逐渐出现上述症状，为继发性脑干损伤，为颅内血肿或脑水肿，颅内压增高造成脑疝所致。

（2）颅窝骨折引起的出血征象：脑挫裂伤常并有颅底骨折，颅底各颅窝骨折均可引起附近软组织出血征象和脑脊液漏。

【辅助检查】

1. CT 扫描可见损伤部有片状高密度区或密度混乱区。

2. 腰穿见脑脊液中有皱缩红细胞。

【鉴别诊断】

1. 脑震荡 昏迷时间短，症状轻。发生在范围很小的“哑区”的脑挫伤时，需通过脑脊液检查才能与之鉴别。

2. 颅内血肿 病人多表现有中间清醒，较重的头痛、呕吐，并有血压升高，脉搏缓慢有力和呼吸深慢等，CT 扫描可以确诊。

【治疗】

1. 严密观察 凡脑损伤病人均应留观。观察内容包括意识、瞳孔、神经体征和生命体征的变化，尤其是意识的变化。临床上将意识障碍分为五级：

（1）嗜睡：病人处于睡眠状态，易被唤醒，并能正确对答和配合检查。

（2）昏睡：病人需大声呼唤或疼痛刺激才能被唤醒，只能简单对答，停止刺激后立即入睡。

（3）浅昏迷：不能唤醒，但疼痛刺激有躲避反应，有自发肢体活动但不能按吩咐动作，角膜反射、瞳孔对光反射、咳嗽反射、吞咽反射和腱反射存在。

（4）昏迷：对疼痛刺激的反应迟钝，无肢体自主活动，各种反射消失或减弱。

（5）深度昏迷：对各种刺激均无反应，各种反射消失，四肢呈完全弛缓性瘫痪。

意识障碍程度加深提示病情恶化，常常是颅内血肿形成或脑水肿所致。

2. 休息及对症治疗 轻度脑挫裂伤病人伤后卧床休息 1～2 周，其他处理同脑震荡。

3. 脑水肿的处理 对中度或重度脑挫裂伤患者，除上述治疗外，应积极处理脑水肿。

（1）脱水疗法：常用 20% 甘露醇 1～2g/kg 体重，10～15 分钟输入，每 6 小时 1 次。用药 15 分钟颅内压即开始下降，约 2 小时降至最低水平。可用 3～5 天，度过水肿高峰期后逐渐减量。

（2）利尿疗法：利尿剂与脱水剂交替应用消除脑水肿疗效好；颅脑损伤伴心、肾功能障碍者，宜先用利尿剂。常用速尿 0.5～2mg/kg 体重，肌注或静脉注射，每日 1～6 次。

（3）激素疗法：肾上腺皮质激素能使细胞内溶酶体脂蛋白膜稳定化，防止酸性水解酶向细胞内扩散，加强或调整血－脑脊液屏障功能，降低脑血管通透性，以阻止脑水肿的发生和发展。常用地塞米松 20～40mg/d，其有引起消化道出血、加重感染的副作用，一般用药不超过1周，并予预防副作用的药物。

（4）脑脊液外引流：对脑脊液循环通路受阻的继发性脑水肿及重型脑损伤后脑水肿病人有显效，即行腰椎穿刺放出血性脑脊液 5～10ml，注入过滤空气10ml，以缓解严重头痛的症状。

4. 冬眠低温疗法 用药物和物理方法使患者体温降低，从而降低组织代谢率，减少耗氧量，增强脑组织对缺氧的耐受力，减轻其对创伤的反应。并可有效地抑制呕吐，减少呼吸道分泌物，降低脑血管的通透性，由于脑血流量减少与血压降低，缩减脑的体积而降低颅内压。故冬眠疗法可阻止脑水肿的发生与发展。适应于躁动不安、高热、抽搐和去皮质强直等。常用氯丙嗪 50mg，心功能不全者改用氢化麦角碱（呼吸障碍者减量或不用）0.6mg 或乙酰普马嗪 20mg，异丙嗪 50mg，杜冷丁 100mg，组成合剂。以 1/4～1/3 或半量作肌内注射，从小剂量开始，4～6 小时一次，或加入 5%～10% 葡萄糖注射液中静脉滴注，根据病情调整，但总量不宜超过 4 个全量。物理降温用冰袋或冰水擦浴等使直肠温度降至32℃～34℃。冬眠低温疗法应尽早施行，持续不超过 1 周，病情稳定后逐渐恢复。严防冻伤。

5. 昏迷病人的处理

（1）对呼吸困难或估计短期内意识难以恢复者宜及早施行气管切开。

（2）昏迷较久的病人给予鼻饲，加强营养（鼻饲管也提供了口服中西药物的治疗途径）。

（3）积极防治感染，防止褥疮发生。

（4）给予神经营养药物促进意识恢复，如三磷酸腺苷、辅酶 A、细胞色素C、胞磷胆碱、脑活素等。

6. 手术治疗

（1）病人经脱水降压等综合治疗无效，症状进行性加重，有脑疝征象者，应考虑手术，清除坏死组织，止血，去骨瓣减压等。

（2）颅底骨折本身无需特殊处理，有脑脊液漏者应充分引流，禁止堵塞、冲洗或腰椎穿刺，并予抗生素治疗。久不停止或反复出现的脑脊液漏应尽早手术修补漏口。

7. 中医治疗 以开窍通闭治疗为主。

（1）伤后即昏迷者为气闭脑窍，针刺人中、十宣，嗜睡者针百会。

（2）置有鼻胃管者可以苏合香丸、安宫牛黄丸调汁注入。

（3）有去皮质强直、角弓反张者宜平肝熄风，用镇肝熄风汤；如昏迷难醒，或神情呆滞，口眼㖞斜，口角流涎等，宜化痰通窍，方用涤痰汤或温胆汤加活血祛瘀之品，煎汁自鼻胃管注入。

三、颅内血肿

外伤性颅内血肿（intracranial hematoma）是颅脑损伤的常见继发性病变。如血肿大、发展迅速，短期内可引起死亡，如能早期诊断和及时治疗，可能挽救生命，尤其是硬脑膜外血肿及时手术治疗，效果良好。伤后3日内出现症状者属急性血肿，3周以上出现症状者属慢性血肿。本病属中医“头部内伤”范畴。

【病因病理】

1. 颅脑损伤后颅内出血积聚到一定体积（幕上＞20ml，幕下＞10ml），使脑组织受压和颅内压增高。如血肿较小或形成的早期，机体借颅内血管的反射性收缩，使颅内血容量减少，并将一部分颅内脑脊液挤压到椎管内，以及脑脊液分泌减少和吸收增加，以代偿颅内压增高。如血肿增大及颅内压持续增高，脑血管受压，使脑静脉回流迟缓，脑脊液吸收减少，脑组织淤血缺氧引起脑水肿，则反过来促使脑内压再度增高，形成恶性循环，最后导致脑疝直至死亡。

2. 中医认为本证系因暴力侵袭于脑，致脑髓严重损伤，瘀血内阻，闭阻脑窍，致神明受扰，而见昏迷，不省人事，清醒后再度进入昏迷之重危症。

【临床表现】

1. 颅内压增高症状 头痛、呕吐加重，躁动不安。

2. 意识变化

（1）伤后立即出现原发性昏迷，继之中间意识清醒或好转，然后又再度出现继发性昏迷。

（2）伤后意识障碍程度进行性加深，由浅昏迷到昏迷或深昏迷。

3. 出现新的局灶性神经症状和体征 对侧肢体偏瘫，失语，癫痫，或原有的局灶性症状加重。

4. 瞳孔变化 一侧瞳孔进行性散大，对光反射消失，是小脑幕切迹疝的征象之一，临床常以此作为诊断颅内血肿的重要依据。幕上血肿引起小脑幕切迹疝，幕下血肿导致枕骨大孔疝。总的说来脑疝表现是颅内血肿形成的重要证据。

5. 生命体征改变 常见于急性期。开始表现为血压升高，脉搏及呼吸减慢（“两慢一高”），继之出现血压下降，脉搏细速，呼吸不规则，最后呼吸和循环功能衰竭。

【辅助检查】

1. CT 扫描 是诊断颅内血肿的可靠依据。可以准确及时地发现血肿类型、大小和部位，并可与脑水肿、脑肿胀相鉴别。

2. 脑血管造影　对幕上血肿不仅能定位，也可确定血肿类型。但本项检查较费时，并有一定风险，在病情允许且无条件作扫描时可选用。

3. 头颅平片　可了解有无颅骨骨折及骨折部位，这对判断颅内血肿类型、位置及确定钻孔部位均有帮助，应作为颅脑损伤的常规检查。

【几种常见颅内血肿的特点】

1. 急性硬膜外血肿　①多由暴力直接打击头部所致，常见局部头皮肿胀。②绝大多数病例有颅骨骨折。③原发脑损伤轻，常有中间清醒期。④血肿部位与头皮损伤及颅骨骨折部位基本一致。⑤CT扫描见颅骨内板下梭形高密度影，脑血管造影显示颅骨内板与脑表面间梭形无血管区。

2. 急性硬膜下血肿　①常发生于后仰跌倒顶枕部着地的颅脑损伤患者，枕部头皮有伤痕。②原发脑损伤较重，多伴有脑挫裂伤，中间清醒期少见，而为中间意识好转或意识进行性恶化所替代。③血肿多位于头部着力的对冲部位，以额颞部多见。④CT扫描见颅骨内板下新月形高密度影，脑血管造影显示颅骨内板下新月形无血管区。

3. 急性脑内血肿　①常与硬膜下血肿合并存在。②原发脑损伤重，伤后意识障碍呈现持续性昏迷或昏迷逐渐加深。③诊断主要靠CT扫描或脑血管造影。CT扫描见脑内高密度血肿灶，同时有脑室变形、移位等占位改变。

4. 慢性硬膜下血肿　①伤后3周出现症状，常见于50岁以上病人。②无或仅有轻度头部外伤史。③以慢性颅内压增高为主要表现。④可有智能减退和精神症状，表现为理解力和记忆力减退，痴呆，反应迟钝等。⑤可有局限性癫痫、失语等。⑥CT扫描见颅骨内板下新月形或半月形低密度影，少部分病例为等密度和高密度影，脑血管造影显示同急性硬膜下血肿类似征象。

【治疗】

1. 所有颅内血肿只要临床症状显著，或CT检查及血管造影证实血肿大，占位效应显著，均应及早手术以清除血肿，尽快解除颅内压增高及脑受压。

2. 血肿定位准确者宜开颅清除；欠明确者可根据受伤机制、头部受力部位、临床表现及颅骨骨折等判断颅骨钻孔部位及顺序。入院时已有双侧瞳孔散大者，可先用强力脱水剂。如一侧瞳孔不缩小，则此侧脑疝时间较长，宜先在此侧钻孔；头皮损伤在枕部者，先在其对冲部位钻孔；若颅骨骨折者在骨折处或附近处钻孔。

3. 凡原发性脑损伤严重者，除清除血肿及适当减压外，必须重视中西医综合治疗。

附：脑外伤后综合征

颅脑损伤恢复过程中，除少数病人发生精神智力障碍，部分肢体瘫痪、失语、失明或外伤性癫痫等器质性后遗症外，尚有不少病人留有某些神经或精神方面障碍的表现，统称为颅脑损伤后综合征。属于中医“头部内伤”、“头痛”、“外伤眩晕”等范畴。

【病因病机】

脑外伤后，脑络为瘀血、痰浊、风邪阻滞，加之气血亏虚，阴津不得上布，阴虚阳亢而致。

诸症出现与伤后脑部血管运动机能失调和自主神经功能紊乱有关。

【诊断要点】

1. 功能性症状表现较为复杂，如头痛，头昏，乏力，失眠，多梦，注意力不集中，记忆力减退，以及心悸、多汗、耳鸣、头胀、怕光、性欲减退等神经衰弱与自主神经功能失调症状，可有阳痿、月经不调及精神症状表现，或有癔症性痉挛、麻木、失音、视力下降、听力下降、木僵或缄默状态等。这两方面症状可兼而有之。病人的主诉往往多于阳性体征，有时虽查出一些轻微征象，也难以定位。

2. 检查

（1）神经系统检查，常无明显的局灶体征。偶可发现前庭功能轻度异常，腱反射亢进或不对称，眼睑、四肢或头部轻微节律性震颤，瞳孔不等大，对光反应减弱，周边视野向心性缩小等。

（2）脑脊液检查大多属于正常范围，少数压力偏高或偏低。

（3）脑电图检查常无特异性，有的表现为广泛性异常，如节律失调、阵发性慢波、α 波减少等，多见于癔症或神经衰弱者；有的在广泛异常基础上出现局灶性慢波、快波或发作波。

3. 确有脑外伤史，当时有短暂意识丧失；经半年或1年以上系统治疗，仍有上述头痛、头昏等不适，神经系统检查无相应的器质性体征，才适于诊断为颅脑损伤后综合征。对伤后不久，还处于恢复阶段的病人，即使有上述不适，宜诊为颅脑损伤恢复期。

4. 辨证分型

（1）*瘀血停滞*：头痛如刺，头晕目眩，心悸失眠，健忘呆滞，多梦易惊，腹胀便秘。脉弦紧，舌质紫暗。

（2）*痰浊阻窍*：头痛头晕，失眠多梦，恶心呕吐，表情淡漠，或焦躁不安。舌淡，脉细涩。

（3）*肝阳上亢*：头胀痛，目赤而眩，烦躁易怒，口苦咽燥，焦躁难眠，尿黄便干。舌红苔黄，脉弦滑。

（4）心脾两虚：头晕目眩，心悸失眠，面色皖白，唇甲无华，神疲倦怠，少气懒言，食少不馨，大便不爽。舌淡，苔薄白，脉细弱。

【治疗】

1. 一般治疗

（1）对病人耐心解释，消除顾虑，增强康复信心，避免不良心理刺激。

（2）鼓励病人参加力所能及的工作，锻炼身体（气功、太极拳等），逐步恢复正常生活、学习和工作。

（3）有明显的皮质功能弱化症状者，如易兴奋、易疲乏、无力等，予高渗葡萄糖、维生素 C 和维生素 B_6 静脉注射，或脑活素静滴或脑复康口服。以兴奋症状为主者，给安定或舒乐安定。以自主神经功能失调为主者，予谷维素、罗通定等对症治疗。

2. 内治法

（1）瘀血停滞者，宜活血化瘀，醒神通窍，方用通窍活血汤加减。

（2）痰浊阻窍者，宜活血祛瘀，涤痰开窍，方用涤痰祛瘀汤加减。

（3）肝阳上亢者，应平肝潜阳，用天麻钩藤饮合龙胆泻肝汤加减。

（4）心脾两虚者，用人参归脾汤加减。

中成药可用三七伤药片，或复方丹参片，宜辨证选用成药。

3. 针刺治疗　①体针：取百会、风池、大椎、太阳、颊车、肩髃、曲池、合谷、气海、关元、足三里、三阴交等穴，留针 20～30 分钟，每日 1 次，10 次为一疗程。②耳针：取皮质下、神门、枕、额、肾、脑点，每次选 4～5 穴，用埋针或耳穴压豆法等。

第四节　胸部损伤

胸部损伤（chest trauma）可分为闭合性和开放性两大类。平时多为闭合性损伤，开放性损伤则多见于战时。属中医“胸胁内伤”范畴，多由气血受损而引起不同变证。

肋骨骨折

肋骨骨折（rib fracture）多发生于 4～7 肋。1～3 肋有锁骨、肩胛骨及胸大、小肌保护；7 肋以下构成肋软骨弓，弹性较大；11～12 肋为浮肋，均不易骨折。在同等条件下，老年人肋骨脱钙、脆性大，易发生骨折，儿童肋骨富有弹性不易骨折。

【病因病理】

1. 直接暴力 外力直接撞击胸部，使着力处肋骨向内弯曲折断，断端向内移位，容易刺破胸膜、肋间动脉或肺脏导致气胸或血胸。

2. 间接暴力 胸部受挤压，暴力间接使肋骨向外过度弯曲而折断，骨折多发生在腋中线附近。

骨折可发生在单根或多根肋骨，同一根肋骨上可发生单处或多处骨折，也可出现多根多处肋骨骨折。多根多处肋骨骨折因折断的肋骨前后端都失去支持，伤处局部胸壁浮动，吸气时软化区胸壁内陷，呼气时软化区向外膨出，造成反常呼吸；同时在呼吸时双侧胸腔内压力不平衡，使纵隔来回摆动，影响静脉回流，严重者可发生呼吸、循环衰竭（图 12－4）。

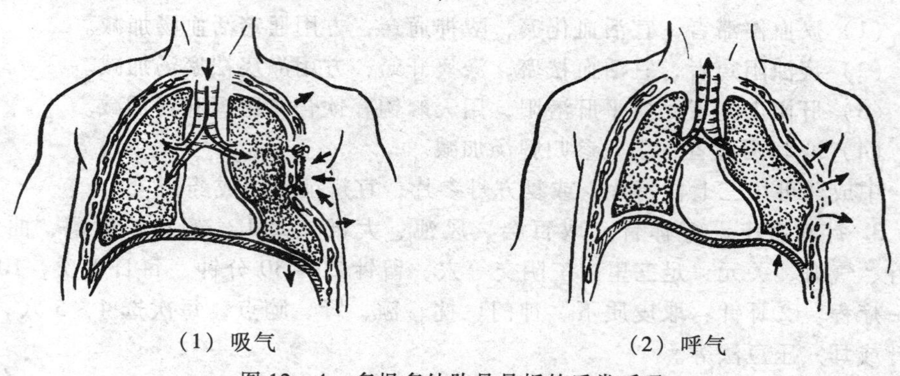

（1）吸气　　（2）呼气

图 12－4　多根多处肋骨骨折的反常呼吸

【临床表现】

1. 有外伤史，局限性胸痛，深呼吸及咳嗽时加重。

2. 有固定的压痛点，或可见皮下瘀斑，如骨折移位，可扪及骨断端，于前后加压可引发骨折处疼痛（胸廓挤压试验阳性）。

3. 病人有胸壁疼痛，呼吸困难，严重者可发绀，血压下降，脉搏增快；胸壁浮动，反常呼吸，是多根多处肋骨骨折的特征。有的伴有上半身发绀或出血点（外伤性窒息），常伴有血胸。

【辅助检查】

X 线检查可显示骨折及有关并发症。

【治疗】

治疗的重点是止痛、固定和防治并发症。

1. 止痛　骨折端局部注射1%普鲁卡因10～20ml或作肋间神经阻滞，必要时口服或注射止痛剂。

2. 在患者伤侧胸壁于吸气末采用叠瓦式阔胶布固定，固定范围应超出骨折部上下各2个肋间，但此法胶布易松动，且易引起皮疹；亦可用近年通用的松紧腹带捆束。

3. 胸壁浮动、反常呼吸严重者，可在局麻下，用2～3把布巾钳钳夹浮动肋骨上下缘，通过牵引架滑轮作牵引2～3周。

4. 合并胸骨骨折或其他脏器损伤时，需做剖胸探查，并做必要处理。

5. 鼓励病人咳痰，防止肺部感染。

6. 中医治疗

（1）中药：治宜理气宣肺、活血化瘀，方用理气宣肺止痛汤：丹参15g，木香10g，青皮10g，制乳没各6g，枳壳6g，桔梗10g，川楝子10g，延胡索10g，杏仁10g，桑白皮10g。

（2）针刺：镇痛效果较好。体针：主穴为内关，强刺激；配穴为膻中、阳陵泉。耳针：神门、胸、皮质下。留针15～30分钟。

（3）外治：伤湿止痛膏、一枝蒿止痛膏贴伤处，有固定、活血化瘀、止痛作用。

创伤性气胸

胸部损伤后，胸膜腔内进入气体，称为创伤性气胸（pneumothorax）。临床上根据损伤的程度和病理变化的不同，分为闭合性气胸、开放性气胸和张力性气胸三大类，属于中医“胸胁内伤”范畴。

【病因病理】

正常胸膜腔内为一潜在间隙，不含气体。在静止状态下，胸膜腔内压力低于大气压（负压）。吸气时胸廓向上向外伸展，膈肌下降，胸廓扩大，故吸气时胸膜腔的负压升高，约为－8～－10 cmH_2O（－784.5～－980.7Pa）。呼气时胸廓向下向内回缩，膈肌松弛上升，胸膜腔负压降低，约为－2～4cmH_2O（－294.2～490.3Pa）。胸膜腔负压对维持肺的扩张与通气功能十分重要，对促进静脉血液向心回流也有重要作用。任何损伤造成胸廓或胸膜腔完整性被破坏，导致空气进入胸膜腔，使负压消失，即成气胸。

1. 闭合性气胸 空气由肺组织小的裂伤处进入胸膜腔后，肺裂伤即迅速自行闭合，空气不再继续进入胸膜腔内，胸膜腔积气可导致部分肺萎陷和通气减低。

2. 开放性气胸 胸壁穿透性损伤导致胸膜腔与外界相通，空气随呼吸活动而自由出入胸膜腔，造成呼吸循环功能严重紊乱（图 12－5）。

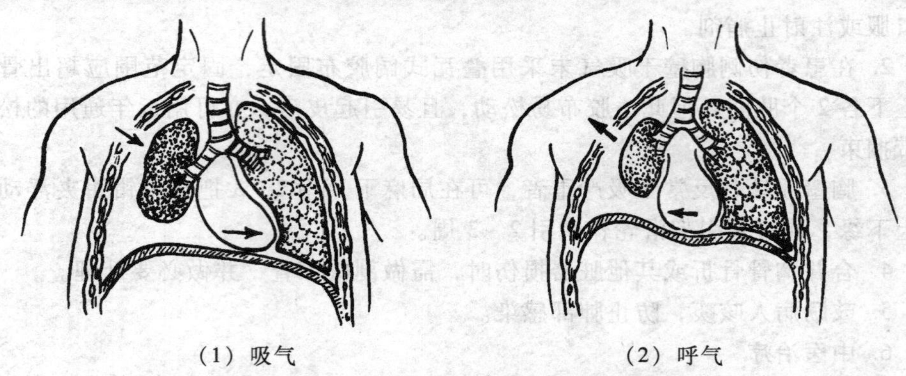

（1）吸气　　（2）呼气

图 12－5 开放性气胸（纵隔摆动）

（1）伤侧胸膜腔负压消失：伤侧肺萎陷，纵隔向健侧移位使健侧之肺扩张不全。

（2）纵隔摆动与胸膜肺休克：吸气时，健侧胸膜腔负压增加，而伤侧胸膜腔压力与大气压相等，故纵隔移向健侧；呼气时两侧胸膜腔压力差减少，纵隔摆向伤侧，接近原位。随着呼吸活动，纵隔左右摆动，导致静脉回心血流障碍，并刺激纵隔和肺门神经，发生休克。

（3）有效呼吸量减少：因伤侧肺萎陷不能进行通气，其支气管即成为死腔，呼气时，健侧肺的气体不仅排出体外，同时也进入伤侧支气管内；吸气时，健侧肺不光吸入外界空气，同时也吸入伤侧支气管内的残气，这些二氧化碳含量高而氧含量极低的残气在两肺间重复交换，造成有效通气量降低和严重缺氧。

3. 张力性气胸 肺组织或胸壁穿透伤，其裂口形成活瓣，吸气时裂口张开，空气进入胸膜腔，呼气时裂口关闭，气体不能排出。气体只进不出，胸膜腔内积气不断增多，压力不断增高，使伤侧肺完全萎缩，并将纵隔推向健侧压迫健侧肺，造成严重的呼吸循环功能障碍。有时胸膜腔的高压空气被挤入纵隔，扩散至皮下组织，形成颈部、面部、胸部等处皮下气肿。

【临床表现】

1. 闭合性气胸 肺萎陷在 30% 以下无明显症状，大量气胸有胸痛、胸闷、呼吸短促，气管移向健侧，伤侧叩诊呈鼓音，呼吸音减弱或消失。

2. 开放性气胸 患者有气促、呼吸困难、紫绀和休克征象，胸壁伤口有空气出入的响声，检查伤侧有气胸征及纵隔移向健侧的体征。伤口越大，其症状越明显，危险性亦越大。

3. 张力性气胸 呼吸极度困难，紫绀，常有休克。检查见颈静脉怒张，纵隔心界明显移向健侧，伤侧胸廓饱满，肋间隙增宽，叩诊呈鼓音，听诊呼吸音消失。常伴纵隔和皮下气肿。胸腔穿刺有高压力空气冲出，抽出部分空气后，症状有所缓解，但不久胸内压力又明显增高，呼吸困难再次出现，这有助于诊断。

【辅助检查】

X线检查可见肺萎陷及其周围积气征，可伴少量积液。

【治疗】

1. 闭合性气胸 ①少量气胸，一般无需特殊处理，在1~2周内多能自行吸收。②大量气胸应在伤侧锁骨中线第2肋间穿刺抽气或插管闭式引流排气，使肺及早复张。插管闭式引流2~3日后，经检查证实伤侧肺完全复张则可拔管。如果气胸不见好转，水封瓶仍有大量气体逸出，应查找原因，视情况考虑开胸探查。

2. 开放性气胸 应立即闭封伤口，使其变为闭合性气胸。①可用大块多层凡士林纱布外加棉垫封闭切口。②及早进行胸壁切口清创缝合术，并且于第7~8肋间腋中线或腋中线与腋后线之间放置胸腔闭式引流管（图12-6）。

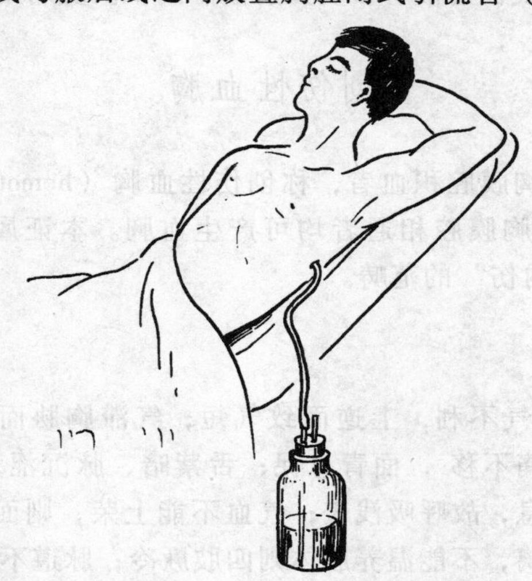

图12-6 胸腔闭式引流术

3. 张力性气胸 ①现场急救时，用粗针头于锁骨中线第2~3肋间刺入排气减压，针头宜先穿过一扁平软木片或橡皮塞，以便穿刺后固定针头；也可用直钳夹住针头外露部分固定于胸壁。针尾扎上一个顶端剪开约1cm的乳胶指套，作为排气活门，以便转运。②亦可以直接用橡皮管接水封瓶引流，或重置管式引流。③经引流发现重度漏气，症状难以改善，疑有严重肺裂伤或支气管断裂时，应作剖胸探查，作相应处理。

4. 皮下气肿或纵隔气肿 不明显者，不作处理，数日后可自行吸收；如皮下气肿扩展迅速，可用粗针头插入排气；对有压迫症状的纵隔气肿，颈、胸、面广泛而张力较高的气肿，可于胸骨切迹上1~2cm处，横行切开软组织2~3cm，分开气管前筋膜直至纵隔（深不超过5cm，宽不超过胸骨缘），放置引流管排气。

创伤性气胸的治疗，关键在于及时排气作闭式引流，术后鼓励病员有效地咳痰，同时应用抗生素防治感染。

5. 中医中药 作急救时和恢复期的辅助性治疗。

（1）中药：①呼吸急促，甚则不能平卧，胸部闷胀，舌淡红，脉弦者，治宜开胸顺气，方用理气止痛汤。方药：丹参15g，广木香3g，青皮6g，制乳没各5g，枳壳6g，制香附9g，川楝9g，延胡索6g，柴胡10g，路路通6g。②呼吸困难，呼吸音低微，紫绀，大汗淋漓，四肢厥冷，舌淡苔白，脉微弱，治当益气固脱，方用参附汤。

（2）中成药：黄芪注射液、参麦注射液静滴，恢复期用开胸顺气丸。

创伤性血胸

胸部损伤后造成胸膜腔积血者，称创伤性血胸（hemothorax）。凡伤及胸壁或胸内器官而伤口和胸膜腔相通者均可产生血胸。本证属中医“气血两伤”、“损伤喘咳”、“胸胁内伤”的范畴。

【病因病理】

1. 损伤气血，肺气不利，上逆而致气短；气滞胸胁而见胀痛；瘀血停着，痹阻脉络，故胸胁刺痛不移，面青息促；舌紫暗、脉沉涩为血瘀气滞之征。重伤气血，气少不足以息，故呼吸浅表；气血不能上荣，则面色苍白；气随血脱，难以固外，则大汗淋漓，不能温养肢体则四肢厥冷；脉道不充则脉微欲绝。

2. 胸膜腔内出血的来源有：①肺组织破裂，因肺循环压力低，常可自行止血；②肋间动脉破裂，因压力高而出血不易自行停止；③心脏、大血管破裂，出血凶猛，往往在短时间内死亡。

3. 胸膜腔内出血，除导致血容量减少外，还因胸膜腔大量积血压迫肺和纵隔，影响呼吸循环功能。

4. 由于肺、心、膈肌的不断活动，对胸膜腔内的血液有去纤维蛋白的作用，故胸膜腔内的积血多不易凝固。如出血迅速，胸膜腔积血增多及纤维素沉着于肺、膈肌、心包表面，使膈肌活动受限，失去除纤维蛋白作用，形成凝固性血胸，随后血块逐渐机化，变成纤维胸，严重影响呼吸功能。胸内积血还可刺激胸膜产生渗液，使胸内液量增加，合并感染时，易发生脓胸。

【临床表现】

病人有失血症状，同时有肺及纵隔压迫症状。其症状因出血量不同而有差异。

1. 小量：少于500ml的胸内出血，对伤员危害不大，亦常无症状。

2. 中等量：500～1000ml的血胸，有明显的失血征象，病人面色苍白，脉搏快而弱，呼吸浅快。

3. 大量：多于1000ml的血胸，肺受压萎陷，纵隔移位，除失血外，其影响类似张力性气胸。

4. 多数病例是血气胸并存，伤侧张力影响更为严重，很快出现呼吸困难、休克或昏迷，有血气胸或血胸的体征及组织缺氧的各种表现。

5. 进行性血胸：上述症状和体征随着时间延长而加重；或经输血或抗休克治疗，病情暂有好转，但随即又迅速恶化；穿刺或引流后，胸腔积血又迅速增加。

6. 诊断性穿刺：可抽出血性液。

【辅助检查】

1. X线检查及血量的估计　①少量血胸：积血不超过膈顶水平面，X线仅见肋膈角消失或轻度胸膜反应，估计总量不超过500ml；②中等量血胸：液面高达肺门，约在第5～6胸椎或肩胛骨中部水平，估计总量1500ml；③大量血胸：积血高达上肺或肩胛骨中部以上，估计失血量在1500ml以上。

2. 胸内积血穿刺涂片检查　红细胞与白细胞之比，正常为500:1，如比例为100:1，其白细胞增高，提示已有感染。

【治疗】

1. 非进行性血胸　治疗原则是补充血容量，解除血胸对肺和纵隔的压迫。

（1）出血较多者应尽早作胸腔穿刺，使肺复张。每次抽吸积血不超过1000ml，需无菌操作。

（2）中等量以上积血，目前多主张早期施行肋间插管闭式引流术，既有利于早期使肺复张和控制感染，又可随时观察出血情况。

2. 进行性血胸 应及时剖胸探查止血。

3. 凝固性血胸 在出血停止、病情稳定后，剖胸清除血块，手术时间在伤后2周；机化性血胸宜在伤后3~5周内进行纤维膜剥脱术，术后留置闭式引流管，使肺复张。

4. 血胸感染 按脓胸处理，主要措施为引流，抗感染和加强营养支持。

5. 中医治疗

（1）出血不多者，宜凉血止血，可用十灰散、生三七末冲服。

（2）大量出血，气随血脱者，宜益气固脱，方用独参汤、参附汤，参见“失血性休克”的中药治疗。

（3）血瘀气滞者，宜理气活血，逐瘀通络，方用复元活血汤。气滞重，加厚朴12g，香附10g；血瘀重，加三棱10g，莪术10g。

（4）积血吸收期：有阴虚瘀热者，宜降火祛瘀，用沙参麦冬汤加减。有感染症状者，宜清热解毒，方用苇茎汤加味；气血虚弱者，宜补益气血，用八珍汤加减。

第五节 腹部损伤

腹腔是人体最大的体腔，含有许多空腔和实质脏器，外力侵袭可引起开放性损伤（open injury）或闭合性损伤（closed injury）。单纯的腹壁损伤同一般软组织损伤；其合并的内脏损伤则引起内出血和腹膜炎，如不及时诊断和处理，常危及伤员生命。因此，内脏损伤是腹部损伤（trauma of abdomen）诊断治疗的关键。属中医“腹部内伤”、“腹部外伤”、“损伤昏厥”、“损伤腹痛”等范畴。

【病因病理】

暴力外伤（冲击、挤压、坠跌、碰撞、踢踏等）或利器（刀刃、火器伤）刺入，致腹部气滞血瘀，或损伤脉络或脏腑，络伤则血溢，腑伤则肠瘘，轻则少腹积血蓄液，重则气血暴脱，阴阳离决。

锐器可穿过腹壁直接损伤腹内脏器。钝性暴力造成的腹部闭合性损伤，则由于腹部实质脏器（肝、脾、胰、肾）组织脆弱，血运丰富，受伤后易发生破裂并引起内出血。空腔脏器（胃肠、胆囊、膀胱等）在充盈状态下损伤，容易发生破裂并引起腹膜炎。暴力冲击前腹壁时，将胃肠向脊柱强烈挤压易致破裂。空肠上段和回肠末段系膜短而固定，受暴力冲击时，不能退让，易受损伤。与骨组织相邻的脏器，当发生骨折时，骨折断端可刺破附近的脏器，如下胸部肋骨骨折可并发肝脾破裂，骨盆骨折并发膀胱破裂。

【临床表现】

在腹部损伤的诊断中，应详细了解受伤的时间，暴力的性质、大小、方向、速度，作用部位和着力点的面积，病人伤前是空腹还是饱餐后，伤后腹痛出现的部位、时间、性质和程度，受伤后到就诊时病情发展经过和就诊前的处理方法、时间等。除了需要确定有无内脏损伤外，还应分析鉴别哪一类脏器受损伤，进而考虑是什么脏器损伤，以及是否有多发性损伤。

一、单纯性腹壁损伤或腹膜后血肿

1. 单纯性腹壁损伤　未穿透腹壁的开放性损伤和单纯的腹壁挫伤，疼痛局限，无休克，无恶心、呕吐等胃肠道症状。其程度和范围不随时间推移而加重或扩大，却常逐渐缓解或缩小范围。

2. 腹膜后血肿　脊椎压缩性骨折所致的腹膜后血肿，也可引起腹痛，但腹部柔软，有压痛，无反跳痛和肌紧张。骨盆骨折腹膜后血肿所致腹痛仅局限于下腹部，多无胃肠道症状。

二、腹内脏器损伤的判断

1. 腹部开放性损伤创口有网膜膨出，确认为腹壁穿透伤毋需质疑；但有时腹壁伤口有“欺骗性”，小的伤口，尤其是不同层次组织收缩后“错位”阻碍探入，误以为伤道未入腹，却已造成了严重的腹内脏器损伤；胸、臀、会阴、四肢火器伤，亦有损伤腹腔内脏器的可能，检查时应特别注意。

2. 腹部闭合性损伤有腹壁的挫伤，常能引起重视，但严重的邻近部位，如胸、骨盆的挤压伤，往往会转移人们的注意力，遗漏对腹部的检查。

3. 根据损伤机理，综合体检、辅助检查所得，如发现下列情况之一者，应考虑有腹内脏器损伤：

（1）早期出现休克征象者（尤其是出血性休克）。

（2）有持续性甚至进行性加重的腹部剧痛，同时伴恶心、呕吐等消化道症状者。

（3）有明显腹膜刺激征者。

（4）有气腹表现者。

（5）腹部出现移动性浊音者。

（6）有便血、呕血或血尿者。

（7）直肠指诊发现前壁有压痛或波动感，或指套染血者。

（8）腹腔穿刺、B 超、X 线、CT 等检查有明显阳性证据者。

三、腹内脏器损伤的类别判断

1. 实质脏器损伤 主要表现为腹腔内出血所致休克为主和相继出现的腹膜刺激征。伤后休克进展很快，1～2 小时内可进入重度休克，说明有严重实质器官破裂；伤后 2～3 小时方出现轻度休克，经补液后血压回升稳定，说明实质性脏器破裂较轻。

血性腹膜炎引起腹痛较轻，脾破裂少量出血时，腹痛可不明显。而肝脏破裂如同时有较大胆管破裂或胰腺断裂外溢胰液，可引起明显腹痛，但均较胃肠道破裂大量胃液外溢所致化学性腹膜炎引起的腹痛为轻。肝脾出血积聚在膈下，刺激膈肌，疼痛可放射到肩部。胰腺、肾脏破裂出血疼痛可放射到腰部。

腹部压痛、反跳痛不如空腔脏器破裂时严重。体征最明显处一般即是损伤所在。移动性浊音是内出血的有力证据，但多在晚期方可检出。

2. 空腔脏器损伤 主要表现为腹膜炎征象。伤后出现明显的腹痛，常为持续性剧烈疼痛，恶心呕吐较常见。有明显的腹部压痛、肌紧张和反跳痛，腹式呼吸受限或消失。胃肠破裂者肝浊音界可缩小或消失，细菌性腹膜炎引起肠麻痹时，则腹胀明显，肠鸣音消失和肛门停止排气等。腹腔感染及肠内容物的吸收可引起中毒症状，表现为体温升高，面部潮红，脉率加快等。

四、损伤脏器的判别

判断具体是哪一个脏器受伤，单个或多个脏器损伤，做到心中有数，对救治方案的拟定、术前准备及手术入路的确定至关重要。可依据以下几个方面加以全面分析和判断：

1. 依据各个脏器的解剖生理特点以及损伤后表现的特征来分析。以胃肠损伤为例，鉴于胃肠道内的化学性刺激物（胃酸、胆汁、胰液）自上而下递减，细菌密度由上而下递增，故上消化道破裂后，腹膜立即受到化学刺激物的强烈刺激，而马上出现剧烈腹痛和明显的腹膜刺激征；下消化道破裂后化学性刺激轻，细菌污染重，腹痛及腹膜刺激征相对轻而迟，但全身中毒症状严重。

2. 腹痛和腹部压痛、肌紧张最显著的部位常是受伤脏器所在的部位。

3. 多数情况下，受伤脏器部位与暴力直接作用的部位相一致。如暴力直接作用于上腹或下胸部，应首先考虑肝、脾、胰、胃、十二指肠及横结肠损伤；作用于脐部则小肠损伤的可能性较大；作用于侧腹或腰部，肾与升、降结肠损伤的可能性较大；作用于下腹及骨盆，应考虑膀胱、回肠、乙状结肠、直肠的损伤。

五、多发性损伤

临床表现复杂，各种多发性损伤可能有如下若干种情况：

1. 腹腔内某一脏器有多处伤。
2. 腹腔内有一个以上脏器受损伤。
3. 除腹部损伤外，尚有腹部以外的合并损伤。
4. 腹部以外损伤累及腹内脏器。

不论哪一种情况，在诊断和治疗中，均应避免漏诊漏治，否则后果不堪设想。

【辅助检查】

可获得腹部损伤诊断与鉴别诊断的佐证，有的是重要的证据。

1. 实验室检查

（1）血常规：红细胞计数、血红蛋白、血细胞比容进行性下降，提示有内出血。白细胞计数、中性粒细胞比例增加，多为空腔脏器破裂继发感染引起。

（2）尿常规：血尿是泌尿系统损伤的重要标志。但肾蒂或输尿管断裂可无血尿。

（3）淀粉酶：血、尿淀粉酶升高提示有胰腺损伤，但胃肠道破裂，尤其是腹膜后的十二指肠破裂，血清淀粉酶也会升高。

2. X 线检查 若伤情允许，有选择地进行 X 线检查，有时能提供很有价值的资料。最常用的是胸片、平卧位和侧卧位腹平片。立位腹平片虽然更有意义，但不适用于重病人。必要时拍骨盆片，因为骨折的存在可能提示有关脏器的损伤。

（1）气腹：腹腔游离气体为胃肠道（主要是胃、十二指肠和结肠）破裂的证据，可见膈下“新月形”阴影，或侧卧位时的“穹隆征”和“镰状韧带征”，或仰卧位时的“双肠壁征”。通常有 50ml 以上的游离气体时即可显示。腹膜后积气可有典型的“花斑状”阴影，提示腹膜后十二指肠或结、直肠破裂。

（2）积血或积液：腹腔内有大量积血（800ml），在仰卧位时，X 线平片可显示肠曲间分离征象，立位片可见肠间液平。腹膜后血肿时，腰大肌影模糊或消失。

（3）内脏变形与移位：胃右移、横结肠下移、胃大弯有锯齿样压迹是脾破裂的征象；右膈抬高、肝正常外形消失及右下胸肋骨骨折，提示有肝破裂的可能。

(4) 口服水溶性造影剂：可以显示十二指肠破裂的部位，尤其是对腹膜后十二指肠破裂的病人，可以早期作出诊断。

3. 腹腔穿刺

(1) 方法：让病人向穿刺侧侧卧 5 分钟，然后在局麻下，应用能穿过细塑料管而针尖角度较钝的穿刺套针，在脐和髂前上棘连线中、外 1/3 交界处或经脐水平线与腋前线相交处，缓缓刺向腹腔，在针尖刺穿腹膜时有落空感，拔出针芯，把有多个侧孔的细塑料管经针送入腹腔深处，进行抽吸，如抽不到液体，可调整针头方向、塑料管深度或改变体位再抽吸（图 12－7）。

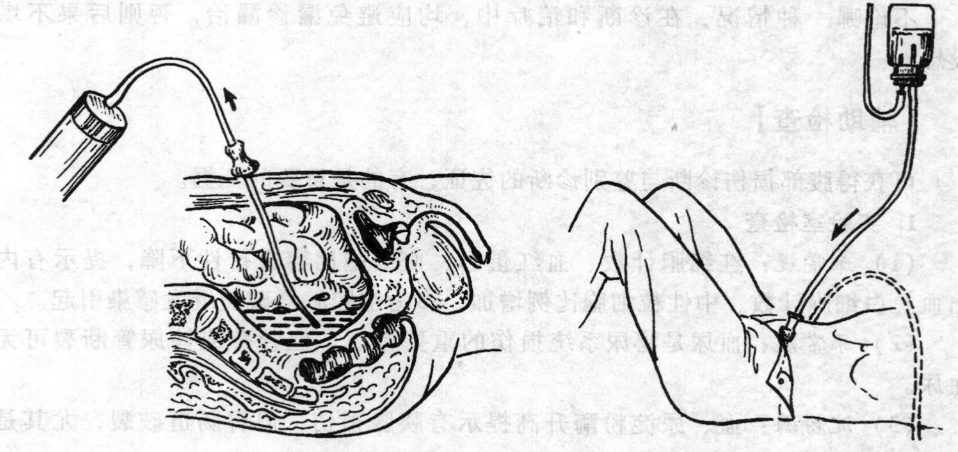

图 12－7　诊断性腹腔穿刺抽液　　图 12－8　诊断性腹腔穿刺灌洗

(2) 禁忌证：腹内广泛粘连和重度积气鼓肠者。

(3) 临床意义：穿刺时应注意有无气体逸出，观察其性状（血液、胃肠内容物、混浊腹水、胆汁或尿液），借以推断哪类脏器受损。并收集标本作细胞计数、涂片找菌或培养，必要时作淀粉酶测定。如能抽出不凝血液（因腹膜的去纤维作用而使血液不凝），提示腹腔内出血，如抽出血液迅速凝固，多系穿刺针误刺血管或血肿所致。个别情况可因穿刺针被大网膜堵塞或腹内液体未流到穿刺区而抽不到液体，故阴性结果不能完全排除内脏损伤，必要时改变体位抽吸或重新穿刺。本法准确率 >90%，无条件或紧急状态下，亦可用穿刺针于上述穿刺点直接穿刺抽吸。

4. 腹腔灌洗（DPL）　于脐下 3cm，采用腹腔穿刺相同的穿刺方法，将细塑料管置入腹腔，经此管缓慢注入无菌生理盐水 500～1000ml，患者向两侧变换体位数次后，再收集回流灌洗液（图 12－8）。早期诊断阳性率比腹腔穿刺高，还能进行连续观察而不必多处反复穿刺。有下列情况之一即为阳性：

(1) 肉眼血性液（25ml 血可染红 1000ml 灌洗液）。

（2）有胆汁或肠内容物。

（3）红细胞计数超过1.0×10^{12}/L。

（4）白细胞计数超过0.5×10^{9}/L。

（5）淀粉酶大于100U（索氏）。

（6）冲洗液中发现有细菌。此法可出现假阳性或假阴性。

5. B 超 主要用于诊断肝、脾、胰、肾的损伤，能确定有无血肿和积液，是一种迅速、简便的无损伤检查，又可作为动态观察。手提式B超可直接用于床旁。

6. CT 对实质性脏器损伤的性质、程度、部位及出血多少能精确显示，比B超更准确。

7. 腹腔镜检查 在有条件的单位，只要伤员的血流动力学状况稳定，能耐受全身麻醉及人工气腹，且无腹内广泛粘连，适当扩大腹腔镜检查的适应证有助于提高诊断准确率及降低阴性剖腹率。

【治疗】

一、一般处理

1. 单纯的腹壁的挫伤或盲管伤的处理，与其他软组织的相应损伤处理相同。

2. 开放性损伤有腹内容物（肠管或网膜）自创口膨出者，可用消毒碗覆盖保护，切勿在毫无准备的情况下强行还纳，以免加重腹腔污染（伤员转运过程中，亦需如此处理）。

3. 凡确诊为腹腔内脏损伤的患者，应立即进行手术抢救。处于休克状态者，原则上应先抢救休克。如经积极治疗，休克不见好转者，须在抗休克的同时，进行手术。

4. 对诊断一时难以确定者，应严密观察病情发展。

（1）每15～30分钟测脉搏、血压一次。

（2）每30分钟检查一次腹部体征。

（3）定时复查血象，动态观察血红蛋白、白细胞计数、中性粒细胞比例变化。

（4）必要时重复做腹腔诊断性穿刺或灌洗。

（5）注意观察全身变化。

二、手术指征

1. 腹痛加剧或范围扩大。

2. 腹部出现固定性压痛、肌紧张、反跳痛。

3. 出现腹胀、肠鸣音减弱或消失。

4. 全身情况有恶化趋势，如体温上升、脉率转速、口渴、尿少、烦躁等。

5. 贫血逐渐加重，血压下降，白细胞、中性粒细胞继续增高。

6. X 线检查发现膈下有游离气体。

7. 腹腔诊断性穿刺有阳性发现。

三、术前准备

1. 禁饮食，必要时胃肠减压。

2. 建立畅通的输液通道，补液，输血。

3. 应用抗生素。

4. 必要时予镇静剂，但不宜使用麻醉镇痛剂。

四、手术处理

在适当麻醉下，根据受伤脏器的位置选用就近切口入腹，手术中要有计划、有步骤探查内脏。多个脏器损伤者应逐一查明，不可遗漏。手术方式应根据脏器的生理功能、破坏的范围及程度和病人的全身状况来决定。

1. 空腔脏器损伤的处理

（1）胃损伤：做缝合修补术，除非严重损伤，一般不用胃大部切除术。

（2）十二指肠损伤：做单纯缝合修补加高位空肠造瘘术；修补困难或不可靠，考虑做改道术（胃窦部离断、胃空肠吻合术）。各种修补方法应注意安置充分有效的十二指肠减压管及腹腔引流管。

（3）小肠损伤：以缝合修补为主。有下列情况时，可做肠段切除、肠吻合术：小段肠管有数处穿孔；损伤范围较大，无法缝合修补或修补后易造成肠腔狭窄；肠系膜血管损伤，影响肠段血液供应等。

（4）结肠损伤：根据具体情况决定处理。小的破裂、穿孔，伤口整齐者，可做缝合修补或加近端肠造瘘术；多处损伤，做结肠切除或肠外置术；肝曲或脾曲损伤，修补后做盲肠或横结肠造瘘术。

（5）直肠损伤：腹膜返折之上的直肠损伤处理同结肠损伤。腹膜反折之下的直肠损伤，视部位高低，可分别经腹剪开腹膜返折或经尾骨旁进入直肠后间隙修补，乙状结肠转流造口及直肠旁充分引流是创伤修复的必要条件。

（6）胆道损伤：往往与肝脏或十二指肠、胰腺损伤同时存在，胆囊损伤做切除术或造瘘术，胆总管损伤做修补和引流术。

（7）泌尿系损伤：见有关章节。

2. 实质脏器损伤的处理

（1）脾破裂：严重碎裂伤宜行脾切除。随着对脾免疫功能认识的深化，近年风行选择性保脾手术，要求残脾的功能性组织结构及血供良好，保留的体积至少为原脾的1/3，分别采用修补、黏合、网罩包裹或部分切除、脾组织片网膜袋内植入。

（2）肝破裂：手术的目的是止血，防止胆瘘，清除失活的肝组织和充分引流。多数情况需要的是清创性切除，清除血块及无活力的肝组织，用大网膜覆盖创面后做间断或褥式缝合；严重损伤无法修补者，可做肝部分切除术。对术中汹涌的大出血，限于设备及技术条件无法施行手术者，可先在伤部填入网膜或止血海绵后，再有计划地填纱布压迫止血，使其不与创面直接接触，这不失为挽救生命、争取时间的应急手段。无论何种手术均需腹腔引流，防治感染。

（3）腹膜后血肿和大血管损伤：腹膜后血肿常伴发于骨盆骨折和脊柱骨折，严重时积血可达3000ml以上，可引起低血容量休克。腹膜后血肿一般较难诊断，多在术中探查发现。症状表现为轻微腹痛，腰背痛，腹胀，肠鸣音减弱，X线片示腰大肌影模糊。侧腹部、背部、髂窝部瘀斑有诊断意义。骨盆骨折引起的腹膜后血肿，多会自行停止；如在术中发现，也不必切开，以免引起难以控制的大出血；如无法查清出血点和无法控制出血，可结扎双侧髂内动脉。腹内脏器肾、胰、十二指肠、膀胱损伤引起的出血，应作相应处理。腹主动脉、下腔静脉的损伤，几乎都是由穿透性伤引起，由于出血猛，伤员多于现场死亡，少数幸运者送至医院也处于濒死状态。有幸获得救治者，视情况予血管修补或人工血管替代吻合。

3. 术中注意事项

（1）切开腹膜时，应注意有无气、液体逸出，有无臭味，腹腔内液体性质，有助于估计何种脏器损伤。

（2）探查中如发现实质性脏器破裂，应尽快制止出血。如空腔脏器破裂，应先阻止内容物继续外溢。如内脏出血与空腔脏器穿孔同时存在，则应先制止出血，然后处理穿孔。

（3）注意血块凝聚较多或食物残渣、粪便聚集的部位，常是实质脏器破裂或胃肠穿孔处。胃前壁有裂孔时，必须检查后壁有无损伤。

（4）应根据腹腔污染情况，作腹腔冲洗。对腹腔渗出液及血液，应该尽量吸除，并安放腹腔引流管，可减少术后并发症。

术后予抗感染、支持治疗。

五、中医治疗

由于腹内脏器损伤的特殊性，术前不能口服药物，故中医中药的治疗，主要是抗休克的静脉给药和术后并发症的治疗。

1. 气脱血枯 腹痛拒按，面色苍白，四肢厥逆，冷汗淋漓，恶心呕吐，烦躁不安，血压下降，脉微欲绝。见于实质脏器破裂所至失血性休克。治疗参见“休克”章。

2. 气滞血瘀 腹痛拒按，恶心欲吐，少腹胀满，神疲乏力，或有低热，脉细缓，苔白或黄。见于腹腔有少量出血、渗液，无休克现象，但病情不稳定。治当活血化瘀、益气固脱，以红花注射液10～20ml、黄芪注射液10ml加入5%葡萄糖盐水500ml中静脉滴注。

以上两项治疗时宜同时做好手术准备，病情恶化，则中转手术。

3. 血瘀成积 腹腔肿块，深压触痛，坠胀不适，时有腹胀，便秘或便频，舌绛有紫斑。见于非手术治疗或手术后期，瘀血成块或积液囊肿者。治当活血化瘀、破癥散结。方用：丹参15g，赤芍15g，桃仁10g，三棱6g，莪术6g，银花20g，当归12g，白芍15g，黄芪20g，水煎服。

第六节 烧 伤

烧伤（burn）可由火焰、热水、蒸气、电流、放射线、激光、化学物质等引起。一般最多见的是高温造成的热烫伤，其他以病因称之，如电烧伤、化学烧伤等。中医有“汤火伤”、“汤烫疮”、“火烧疮”之谓，常称水火烫伤，是由火热毒邪骤犯机体引起的一种意外伤害疾病。

【病因病理】

一、中医病因病机

强热火毒骤犯机体，燔灼肌肤，损伤经脉，气阻络闭。轻则红、肿、热、痛，皮破肉烂；重者肉焦骨枯若炭。其为病，伤津耗气，脏腑不和，阴阳失调，诸症迭生。

1. 厥脱期（相当于休克期） 多发生于伤后1～2天。

（1）火盛伤阴：火为阳邪，故无论病情轻重，每致耗伤阴液，出现程度不同的相应临床表现。

（2）阴伤阳脱：火热之邪伤津耗液，阴液涸竭，阳无所附，则出现阴阳离决之危重证候。

2. 热毒期（相当于感染期） 一般在受伤后3～4天。火热蕴毒，溃蚀肌肤，进而热毒炽盛，内侵脏腑而见火毒内陷之证。

3. 恢复期 为热毒后期至创面愈合，功能活动恢复期间。

（1）气血两虚：病至后期，邪热渐退而气阴未复。

（2）邪退而胃阴受损，浊气不化：脾胃升降失调，故阴津亏虚及脾胃两虚之证并见。

二、西医病因病理

热力作用于皮肤和黏膜后，不同层次的细胞因蛋白变性和酶失活等发生变质、坏死，而后脱落或成痂。

强热力则可使皮肤甚至其深部组织炭化。烧伤区及其邻近组织的毛细血管可发生充血、渗出、血栓形成，可形成表皮真皮间的水疱和其他组织的水肿。

烧伤后的全身反应，主要取决于烧伤的范围和深度。①在烧伤后的早期，由于毛细血管通透性增高，血浆渗出创面和组织间隙；损伤组织聚合而成的大分子物质，对水、钠有较大的亲和力，使大量液体渗入于烧伤组织中导致血容量减少，引起一系列变化。由于血液浓缩，血容量减少，心排血量也减少，可发生低血容量性休克。②肾因缺血，加之抗利尿激素和醛固酮分泌增多，尿量减少；深度烧伤造成红细胞破坏，释出大量血红蛋白，引起血红蛋白尿。此二者均可引发急性肾衰竭。③烧伤早期电解质的改变，主要是低钠、高钾血症（但体内总钾含量减少）。④烧伤 48 小时后，烧伤局部逐渐由渗出为主转为吸收为主，血液可稀释，尿量可增多。但此时渗出的蛋白质和坏死组织多已分解，且对人体有害而出现中毒症状。⑤重度烧伤者，因细胞和体液免疫功能受到抑制，抗感染能力明显降低，加之创面有渗液和坏死组织，细菌很容易繁殖而引起感染，甚至在早期发生败血症。⑥还可引发肺部感染和急性呼吸衰竭、应激性溃疡和胃扩张、心衰、脑水肿、肝衰等严重并发症，死亡的原因常为多脏器功能不全综合征（MODS）。

【诊断】

一、诊断依据

1. 烧伤面积的计算

（1）手掌法：病人自身手掌五指并拢面积相当于总体表面积的 1%，适于小面积烧伤的估计（图 12－9）。

（2）中国九分法：将体表面积划分为几个区，每个区简略为 9% 的倍数（图 12－10）以便记忆。成人：头颈部 1×9%，两上肢 2×9%，躯干（包括会阴）

3×9%，两下肢（包括臀部）5×9%+1%。小儿则调整为：头部为〔9+（12－年龄）〕%，双下肢为〔46－（12－年龄）〕%。

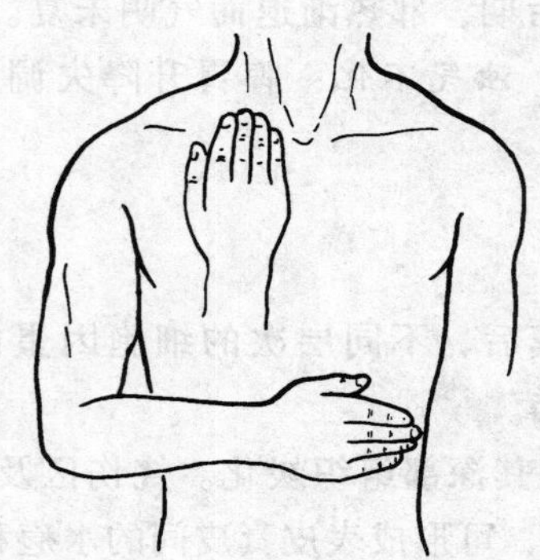

图 12－9　手掌法

（手掌并拢单掌面积为体表面积的 1%）

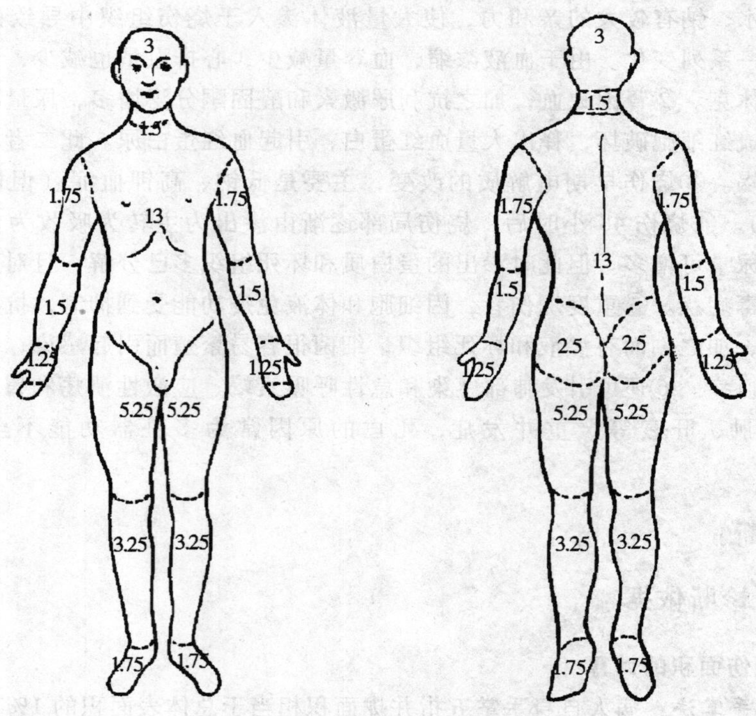

图 12－10　中国九分法

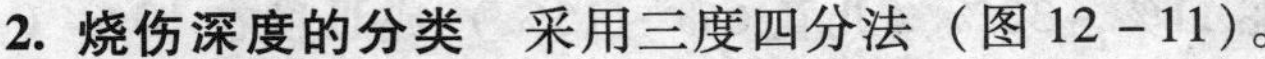

2. 烧伤深度的分类　采用三度四分法（图 12－11）。

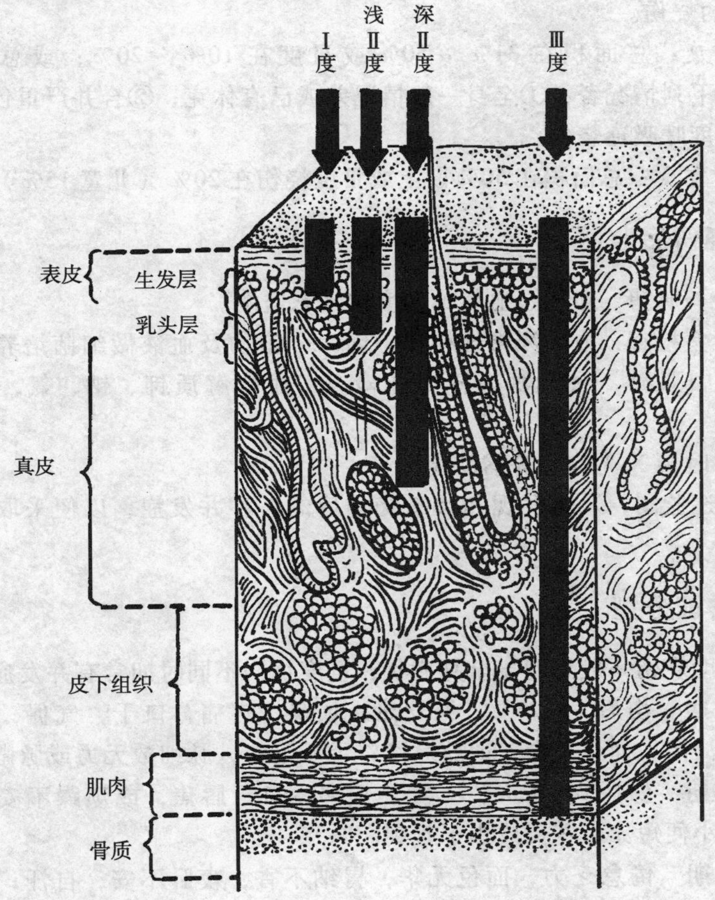

图 12－11　烧伤深度的分类

Ⅰ度：皮肤红肿热痛，表面干燥，无水疱，1 周可愈，无瘢痕。

浅Ⅱ度：皮肤感觉过敏，痛甚，有水疱，基底部呈均匀红色，潮湿，局部肿胀，1～2 周痊愈，无瘢痕，有色素沉着。

深Ⅱ度：皮肤感觉迟钝，有水疱，基底苍白，间有红色斑点，潮湿，3～4 周痊愈，可有瘢痕。

Ⅲ度：皮肤痛觉消失，失去弹性，坚硬如皮革样，蜡白、焦黄或炭化，表面干燥，2～4 周焦痂脱落，形成肉芽创面，可形成瘢痕和瘢痕挛缩。

3. 烧伤的轻重程度

（1）轻度：总面积在 10%（儿童 5%）以下的Ⅱ度烧伤。

（2）中度：总面积在11%～30%（儿童6%～15%）或Ⅲ度在10%（儿童5%）以下的烧伤。

（3）重度：总面积在31%～50%或Ⅲ度在10%～20%；或总面积不到30%，但有下列情况者：①全身一般情况差或已有休克；②合并严重创伤或化学中毒；③重度呼吸道烧伤。

（4）特重度：总面积在50%以上或Ⅲ度烧伤在20%（儿童15%）以上者。

二、烧伤后监测

1. 呼吸、脉搏、血压、血氧饱和度应动态监测。

2. 实验室检查：血、尿常规检查，创面分泌物及血液做细菌培养和药敏试验，血及尿中肌酐、尿素氮等肾功能检查，血电解质钾、钠、氯、钙及血气分析。

3. 必要时摄X光胸片等辅助检查。

通过上述监测，及时发现和诊断烧伤后的各种并发症，以便采取相应治疗措施。

三、辨证分型

轻、中度烧伤一般无明显全身症状，重度烧伤不同时期常有并发症。

1. 厥脱期 伤后1～2天，见发热，烦躁，疼痛，口干，气促，舌质红而干，或表情淡漠，面色苍白，四肢厥冷，舌质暗淡，脉细数无力或脉微欲绝。

2. 热毒期 伤后3～4天，见壮热烦渴，口干唇焦，或烦躁不安，神昏谵语，便结，小便短赤，苔黄或焦干起刺。

3. 修复期 倦怠乏力，面色无华，胃纳不香，夜卧不安，自汗，苔薄白或薄黄。

根据上述分期，参照临床的不同见证，尚可分为火盛伤阴、阴损及阳、热毒传心、热毒传肺、热毒传肝、热毒传脾、热毒传肾、气血两虚等不同证型。

【治疗】

一、治疗原则

1. 保护烧伤区，防止和清除外源性污染。

2. 预防和治疗低血容量休克。

3. 治疗局部和全身感染。

4. 用非手术和手术的方法促使创面早日愈合，尽量减少瘢痕所造成的功能障碍和畸形。

5. 预防和治疗多脏器功能不全综合征。

二、现场急救

1. 保护烧伤部位，脱离热源，凉水冲淋降温，除去衣、裤、袜之类贴身物，不可剥脱。用无菌单或清洁被单覆盖创面或行简易包扎，以减少局部污染。

2. 使用安定、杜冷丁等镇静、止痛剂，手足烧伤剧痛者，以冷浸法止痛，安慰及鼓励病人以稳定情绪。

3. 建立输液通道，防治低血容量性休克。

4. 保持呼吸道通畅，吸氧。严重呼吸道烧伤或重度昏迷者，可行气管切开，以清除气管内异物及分泌物。

5. 安全转运：力争就地抗休克治疗，平稳后转运。转运宜快捷以缩短途中时间，尽快获得正规治疗。头应在行进方向的后面，以保障头部血供。

6. 对危及生命的大出血、开放性气胸、多发伤及急性中毒等，应迅速急救处理，骨折或其他开放性伤口应包扎固定。

7. 常规注射破伤风抗毒素（TAT）1500～3000U。

三、轻度烧伤的治疗

轻度烧伤对全身影响较小，主要是局部治疗，处理创面和防止局部感染，可配合使用少量镇静药和烧伤饮料，或内服药物。

四、中重度烧伤的治疗

中度以上的烧伤，因其全身反应较大和并发症较多，需要局部治疗和全身治疗并重，除了上述急救措施外，应根据不同发展阶段，采取相应方法，如休克期重点是防治休克，感染期重在防治感染，修复期的重点是促进创面早日愈合。

1. 休克的防治　轻度烧伤不发生休克，而烧伤病情越严重，休克出现就越早、越重。严重烧伤多在烧伤后6～12小时发生休克；若特重度烧伤，伤后2小时即可发生。休克期的处理原则是尽快恢复血容量。方法如下：

（1）口服补液：适于轻度烧伤可进食者，口服烧伤饮料：氯化钠3g，碳酸氢钠1.5g，糖10g，加水1000ml即成，或口服盐粥汤。不能只饮开水，以免引起细胞外液低渗而发生水中毒。

（2）抗休克补液疗法：目前国内通常采用的输液量计算公式为：

第一个24小时内：晶体液毫升数＝〔1 ml×烧伤面积（%）〕/kg；胶体液毫升数＝〔0.5ml×烧伤面积（%）〕/kg。5%葡萄糖液，成人以2000ml计；2

岁以下幼儿按 100～150ml/kg 计；2 岁以上小儿按 50～100ml/kg 计。

第二个 24 小时内：晶体液和胶体液减半，葡萄糖和水分同前。

凡面积超过 50%者，均按 50%计。

有关输液量的分配原则都是一致的，即第一个 24 小时所需的晶体液和胶体液的一半在伤后 8 小时内输入，剩余一半在后 16 小时内平均输入；葡萄糖液在 24 小时内平均输入。第二个 24 小时的晶体液和胶体液则为第一个 24 小时的一半，葡萄糖液量与第一个 24 小时的量相同。

按传统观点，晶体液以平衡盐液为主，胶体液以血浆为主，不足部分以右旋糖酐和血浆扩容剂补充。国内不少人认为在休克期适量地输入全血（占 24 小时总输液量的 10%）不会增加血液浓缩及其黏度，反而有利于纠正低蛋白血症和贫血，迅速恢复胶体渗透压和改善血氧含量，未见对微循环产生不良影响。

补液公式仅是一种估计方法，伤员个体对休克的耐受性和补液反应的差异很大，因此在补液抗休克的过程中，随时观察伤员的反应，包括精神状态、脉搏、血压、心搏强弱和末梢循环灌注情况（脉搏：成人 <120 次/分，儿童 <140 次/分，收缩压 >90mmHg），随时作出调整。尿量是一个很重要的指标，婴儿尿量要求 >10ml/h，儿童 >20ml/h，成人 >30ml/h，伴有肌红蛋白尿时更要超过 50ml/h。注意电解质和酸碱平衡，因常出现代谢性酸中毒，应予碱性药物治疗。

2. 全身感染的防治 目前，全身性感染仍然是严重烧伤致死的主要原因，感染主要来自于创面，也可来自消化道、呼吸道等。烧伤后人体抵抗力降低是感染发生的基础。以绿脓杆菌引起者最为严重。

败血症早期多发生在伤后 10 日内，在大面积烧伤时，休克期出现暴发性败血症死亡率高，应特别警惕。焦痂分离期败血症多发生在伤后 3～4 周，后期多发生在伤后 1 个月。败血症的早期诊断极为重要。食欲突然减退往往是败血症的先兆症状，意识变化常在败血症早期发生，大多表现开始兴奋、烦躁、谵妄、呓语、幻觉、摸空，而后转入抑制，定向障碍、淡漠、恍惚、反应迟钝，乃至昏迷。高热（40℃～42℃）寒战，或体温不升（<36℃），呼吸浅促，心率骤然增快，腹胀，舌质红绛、白细胞总数及中性粒细胞升高，找不到其他原因的血钠升高、血钾下降，对早期诊断有指导意义。大面积烧伤的休克期，在补液输血比较充分的情况下，血压不稳、尿少、烦躁不安、创面不结干痂并有出血点和腥臭味，应考虑到早期暴发性败血症。低体温，呼气性呼吸困难，精神抑郁，肠麻痹，尿少，创面颜色加深转暗，焦痂渐湿，创缘下陷，或出现坏死斑，都是败血症的重症和晚期表现。

败血症的防治：①正确处理创面，是防治败血症的关键。创面处理得好，感染轻，败血症的发生率就低。②合理使用抗生素，一般烧伤后 2～3 日内宜大剂量联合用药，并结合血培养及药敏试验结果选用相应抗生素。③增强机体抵抗力，注意营养，给予足够热量、蛋白质及维生素，必要时予静脉营养，少量多次输血。④必要时采取隔离措施，防止耐药菌株交叉感染。

3. 创面处理　其处理原则是减轻疼痛，防止创面感染及加深，及早去除坏死组织和植皮以闭合创面，有利于功能恢复。

（1）清创：烧伤创面的早期处理，是在全身情况稳定后进行，其具体步骤同其他创伤的清创。创面清洁后，小面积Ⅱ度烧伤，水疱完整者，用碘伏或洗必泰涂擦表面，然后吸净疱内液体，加以包扎。较大面积的Ⅱ度烧伤，水疱完整，或小面积的水疱已破者，剪去水疱表皮，然后外用湿润烧伤膏，或其他烧伤药膏，或其他抗菌药液。Ⅲ度烧伤表面也可先涂以碘伏，准备进一步处理。

注意：创面不宜用有碍观察的带色的药物，如龙胆紫、红汞或中药粉末。也不宜轻易“大包围”应用抗生素类，因为容易引起耐药菌株产生。

（2）暴露疗法：创面暴露于相对清洁的环境中，不盖敷料。所用的床单、治疗巾、罩布等皆需经灭菌处理，病室空间应尽量少菌，保持一定的温度和湿度。在渗出期，创面上可用抗菌、收敛的药物，定时以棉球吸去过多的分泌物，以减少细菌繁殖，避免结成厚痂。本法适用于头、面、躯干和会阴等部位烧伤，躯干和肢体环形烧伤，最好睡翻身床，安置在无菌敷料上，定时翻身，避免因长期受压而增加受损深度。肢体置于功能位。

（3）半暴露疗法：创面上贴一层凡士林纱布或药物油纱布，然后暴露在清洁的环境中，此后若创面无感染，可不必更换，直到创面愈合。若纱布下有积液或积脓，应随时更换。

（4）包扎疗法：创面上敷一层油纱布，外用吸水强的敷料包扎，要求压力均匀，松紧适度，指（趾）伤应分开单个包扎，敷料要有足够厚度，以免渗液透出，尽可能露出指（趾）端，以观察血运情况。包扎后敷料被湿透或病人诉痛，有发热时，应及时更换。若见内层纱布干燥，表示无明显感染，可不必将此层揭去，只需更换外层敷料；若无感染情况，敷料可不必更换，一般Ⅱ度创面在伤后2周可愈。

（5）湿性疗法：现代医学认为，烧伤是具有微循环损伤、组织进行性坏死、感染和存在撕脱、擦伤的一种损伤，治疗上应有一个综合方案。我国学者通过临床研究认识到干燥结痂可加重组织损伤，且有痂下感染的弊病，并从湿润的角度治疗烧伤，也相继产生了烧伤的湿性学说，成功地运用“胎膜”覆盖创面，以减轻损伤。在中医学“清热解毒”、“煨脓长肉”理论的指导下，通过临床实践和从创面免疫学角度的深入研究，提出了烧伤创面应该提高局部免疫力为主，控制创面在低菌状态，加快创面的愈合。直接挑战于传统的必须保持烧伤创面无菌和烘烤创面的理论和做法，创立的湿性疗法和“湿润烧伤膏”显示其新颖性和卓越疗效。

4. 焦痂的处理与植皮 伤后2～4周，Ⅲ度烧伤的焦痂开始自溶脱痂，易发感染，故焦痂自溶应保持焦痂干燥、清洁，每日外涂碘酊1～2次以防感染。

（1）*早期一次性切痂植皮*：适用于Ⅲ度烧伤面积在20%以下者。于伤后3～5日切除，将焦痂连同皮下脂肪一起切除，直达筋膜。小面积可植大张自体皮片；中等面积可采用网状植皮法；大面积采用大张异体或异种皮，打洞嵌入小块自体皮片，覆盖创面。

（2）*分期切痂植皮*：适用于大面积烧伤，Ⅲ度烧伤超过20%以上者。在休克期过后3～6日，开始分期、分批切痂，每3日进行一次，每次切痂面积约20%，然后以大块异体皮打洞嵌自体小块皮片植皮法。

（3）*蚕蚀脱痂逐块植皮*：焦痂开始自溶分离时，将该处痂皮剪去，如基底肉芽组织良好，应立即移植自体小皮片，如此逐脱逐植，消灭创面。

（4）*创面感染的处理*：创面如有感染应该及时引流，清除已坏死组织，痂下感染时，应剪除痂皮，以吸水性好的湿盐水纱布湿敷，每日更换2～4次。绿脓杆菌感染严重，坏死组织多的创面不应做湿敷。

5. 瘢痕挛缩的防治 防治的主要措施是防治感染，以免烧伤深度加深，组织内纤维组织增生，形成瘢痕。关节在静止时（即不在锻炼活动时），应使用塑料夹板固定于功能位，要早期切痂或削痂、植皮，尽早进行功能锻炼，防止组织萎缩和关节僵直，如瘢痕挛缩已形成而影响功能者，应做整形手术。

五、中医治疗

1. 治疗原则 本病由热毒炽盛，邪毒侵入营血甚至脏腑而出现阴阳耗脱。治当扶阳救逆，固护阴液，随之宜清营凉血解毒。

2. 治疗方法

（1）*厥脱期*：用参麦注射液（用法及用量见“休克”章）。同时口服独参汤、参附汤合生脉散。

（2）*热毒期*：用黄连解毒汤、银花甘草汤、白虎汤、增液汤合方加减。

（3）*修复期*：用八珍汤加味。

烧伤外治药品种较多，如紫草油膏、黄连油膏、虎杖酊、地榆酊等，多适于轻度烧伤的局部处理，可根据实际情况选用。但如面积大、创面重，宜结合西医方法治疗。

附：化学烧伤

1. 强酸类烧伤　立即引起组织蛋白凝固，形成厚痂。硫酸烧伤呈黑色痂，盐酸或石炭酸烧伤呈白色或黄色痂。焦痂能防止酸向深部组织侵蚀。

处理：①迅速用大量清水清洗创面，然后用3%～5%碳酸氢钠溶液中和，肥皂水擦拭。②其他处理同热烧伤。

2. 强碱类烧伤　对组织破坏力大，渗透性强，能溶解组织蛋白，使创面逐渐深化。急救时应以大量清水冲洗，冲洗时间更应延长。生石灰（氢氧化钙）和电石烧伤在清水冲洗前必须先去除伤处的颗粒或粉末，以免加水后产热。

3. 磷烧伤　是特点突出的化学烧伤，附着在皮肤的磷颗粒与空气接触即自燃，磷氧化后产生 P_2O_3 和 P_2O_5 有脱水夺氧作用，造成较深烧伤；磷燃烧产生的白色烟雾（P_2O_5 粉末）吸入呼吸道可引起肺水肿；无机磷是细胞浆毒物，从创面吸收可引起严重的肝、肾中毒，有时很小面积的无机磷烧伤也可致命。

处理：①立即将烧伤区浸入清水中（或大量清水冲洗），使之与空气隔绝；②尽量清除磷颗粒；③创面宜采用湿敷包扎，忌用油质敷料（因油可溶解磷，促使磷吸收）；④预防磷中毒。

第七节　冷　　伤

冷伤（cold injury）是由于寒冷低温作用于人体引起的损伤。可分为全身性和局部性两类。全身性冷伤即低体温，局部性冷伤又分冻结性和非冻结性两种。冻结性冷伤即为临床上所称的冻伤，是指暴露于冰点以下的低温所引起的局部损伤；而非冻结性冷伤是指发生于冰点以上低温环境下的局部损伤，习惯上人们也将此类冷伤称为冻伤。临床上将冻结性冷伤称为真性冻伤。中医将冷伤分称为“冻疮”、“烂冻疮”、“冻风”、“冻裂”等。

【病因病理】

1. 冻伤的直接病因是寒邪致病，其病机主要是素体虚弱，复受寒邪侵袭，搏结于气血，致使经络阻塞，气血凝滞而发；或因遭受低温过久，或因寒冷季节静而少动，气血运行不畅，以致气血瘀滞而引起；或因年高体弱，或因疲劳过度，耗损阳气，外不达肢体，内不畅血脉，气滞血瘀，而发冻伤。

2. 损伤程度与寒冷的强度、风速、湿度、受冻时间以及局部因素（如局部血液循环障碍、热量来源减少等）和全身因素（抵抗力降低，如疲劳、饥饿等）

有关。

3. 非冻结性冷伤：暴露于冰点以上低温的机体局部皮肤，发生血管收缩和血流滞缓，影响细胞代谢。待局部得到常温后，血管扩张、充血且有渗出，反应大者在表皮下有积液（水疱）。有的毛细血管甚至小动、静脉受损后发生血栓，而后引起一些组织坏死。

4. 冻结性冷伤：机体局部接触冰点以下的低温时，发生强烈的血管收缩反应；如果接触时间稍久或温度很低，则细胞外液甚至连同细胞内液可形成冰晶。冻伤损害主要发生在冻融后，局部血管扩张、充血、渗出以及血栓形成等；组织内冰晶可使细胞外液渗透压增高或直接破坏组织细胞结构；冻融或发生坏死，邻近组织起炎性反应。

全身受低温侵袭时，除了外周血管强烈收缩和寒战（肌收缩）反应外，体温降低，由表及里（中心体温降低），使心血管、脑和其他器官均受损害，如救治不及时，可直接致死。

【临床表现】

一、局部性冻伤

受冻多在手背、足跟、耳廓、面颊、鼻尖等身体的末梢和暴露部位，或呈对称性。冻伤的程度分为四度。

Ⅰ度　损伤仅为表皮层。皮色先为苍白，后红肿或青紫形成瘀斑，自觉灼热、瘙痒、刺痛或麻木感。无须特殊治疗，脱屑自愈后不留瘢痕。

Ⅱ度　损伤达真皮层，局部红肿较明显，且有水疱形成，水疱内为血清状液或稍带血性，疼痛剧烈，但试验知觉迟钝。若无感染，愈后不留瘢痕。

Ⅲ度　损伤皮肤全层或深达皮下组织，创面由苍白变为黑褐色，试验知觉消失，其周围红肿、疼痛，可出现血性水疱。若无感染，坏死组织干燥成痂，而后逐渐脱痂和形成肉芽创面，愈合甚慢而留有瘢痕。

Ⅳ度　损伤深达肌、骨等组织。局部表现类似Ⅲ度冻伤，即伤处发生坏死，其周围有炎症反应，常需在处理中确定其深度。容易并发感染而成湿性坏疽；还可因血管内皮损伤、血栓形成等病变扩展而使组织坏死加重。治愈后多留有功能障碍或致残。

二、全身性冻伤

开始时有寒战、苍白、发绀、疲乏、无力、打哈欠等，随着体温下降，患者出现疼痛性寒冷，知觉迟钝，肌张力减退、麻痹，继而出现肢体僵硬，幻觉或意识模糊，甚至昏迷、心律失常、呼吸抑制，最后发生心跳、呼吸骤停。如能及时抢救，其心跳、呼吸虽可恢复，但常有室颤、低血压、休克等；呼吸道分泌物多或发生肺水肿；少尿或急性肾衰竭；其他器官也可发生功能障碍。

【治疗】

一、急救与复温

首先迅速使病人脱离低温环境和冰冻物。衣服、鞋袜等同肢体冻结者，不可强行卸脱，把病人或患处浸放于38℃～42℃温水中快速复温。局部在20分钟、全身在半小时内复温，使受冻部位温度恢复到接近正常（36℃左右，浸泡过久会增加组织代谢，反而不利于恢复），皮肤颜色呈红色或紫红色即可。此外可给热饮料（姜糖茶等），必要时静脉输入温溶液（不超过37℃），危重者予以人工呼吸和抗休克，剧痛者予镇痛剂。复温过程中可轻轻按摩受伤部位，促进血液循环，但严禁用雪搓、火烤或冷水浴。

二、内治法

1. 轻症不需内治，重症宜温阳散寒，调和营卫，桂枝加当归汤加减进治。

2. 若见变证，当辨证施治。

（1）阴盛阳衰者，治宜回阳救逆，温通血脉。方选四逆加人参汤加减。

（2）血虚寒凝者，治当补养气血，温经通脉。方选人参养荣汤加减。

（3）气血两虚者，治宜健脾益气，养血通脉。方选补阳还五汤合四物汤加减。

（4）瘀滞化热者，治当清热解毒，活血化瘀。方用四妙勇安汤加减。

三、外治法

1. 药物疗法

（1）用温水、生姜汁、红灵酒等揉搓、擦洗或浸泡患处，每日2～3次。

（2）用附片、生川乌、生草乌、红花、伸筋草各10g，煎水洗浴患部。

（3）生姜30g，白附子3g，桂皮3g，白萝卜1根，共煎汤熏洗患处，每日2～3次。

（4）螳螂液：将树上的螳螂子（即桑螵蛸）取下用刀切开，取其黄色液汁外擦溃破冻疮，不需包扎，每日1次。

（5）当归12g，密陀僧9g，羌活6g，防风6g，血余炭10g，共研末，入100ml桐油中煎沸离火即成，涂于冻伤已溃创面，外盖纱布。

（6）局部亦可涂冻疮膏、樟脑膏、紫草膏或阳和解凝膏。

（7）溃烂时以红油膏掺八二丹外敷，待腐脱新生，用红油膏掺生肌散。

2. 针刺治疗 对肿胀发痒者，可用针刺放血法。局部消毒后，用毫针点刺或梅花针叩刺，轻轻挤压出血，每日 1 次。

3. 封闭疗法 用 0.25% 普鲁卡因作肢体套式封闭，或用 0.5% 普鲁卡因作动脉封闭，可解除痉挛并有止痛作用。

四、其他疗法

1. 常规注射破伤风抗毒素 1500U。

2. 支持治疗：给予高热量的热饮料和流质饮食，给予静脉高营养和能量合剂；注意抗休克，保护心、肺、肾、脑的功能，防止呼吸、循环衰竭。

3. 保护血管结构与功能：补充维生素 C、E 和 B_1，应用路丁等。

4. 抗血流淤塞疗法：低分子右旋糖酐 500～1000ml，8 小时内滴完，连续 7～14 日；亦可用红花注射液、丹参注射液静滴。

5. 抗感染：对于重症冻伤，特别是已形成疮面者，应选用大剂量广谱抗生素，或根据细菌培养及药敏试验结果选用具有针对性的抗生素。

6. 手术治疗：创面较大，坏死组织脱落干净时可考虑植皮，以消灭创面。若出现肢体远端干性坏疽，与健康组织分界线已形成，若不截肢将危及患者生命时，则需截肢。

第八节　狂 犬 病

狂犬病（rabies）是疯犬咬伤人体体表，其毒气（狂犬病毒）自创口入里引起发狂的急性病毒性脑炎，是一种急性危重的外伤性病毒性传染病，其死亡率极高。其突出的症状为恐水症，可因饮水、见水或闻流水声而引起咽喉痉挛发出犬吠声，或全身肌肉痉挛，终至瘫痪而死亡。“狂犬病”称谓始见于汉代，又称“疯狗咬伤”、“狂犬噬人”等。

【病因病理】

疯犬咬伤，其毒邪自伤口侵入；或皮肤本已破损，误触疯犬唾液或患者汗液、涎液，而传染于人。毒邪深窜入里，入于营血，侵及脏腑。心受之则躁动不安、恐惧；肝受之则全身痉挛、颈项强直；肺受之则声音嘶哑、呼吸麻痹；脾受之则肌肉松弛，出现瘫痪、口流唾液。最终致脏腑衰败而死。

狂犬病毒是一种子弹状 RNA 病毒，通过唾液传染。狂犬病主要由病犬咬伤引起，病犬于发病前3 ~ 4天唾液就具有传染性，人被狂犬咬伤后，发病率约为25%（10% ~ 70%）。狂犬病毒对神经有强大的亲和力，沿末梢神经和神经周围间隙的体液，向心性进入与咬伤部位相当的背根节和脊髓段，然后沿脊髓上行至脑，并在脑组织中繁殖，继而沿传出神经进入涎腺，使唾液具有传染性。

【临床表现】

1. 有疯犬或其他病兽咬、抓伤史。

2. 潜伏期：短则十余日，长则达数月，一般为3 ~8周。伤口深，部位离脑近，则潜伏期短。

3. 前驱期：微热，头痛，乏力，畏光怕光，恐惧不安，喉间梗塞，状有异物，或腹部有紧缩感，伤口痛痒麻木。舌淡，苔薄白，脉浮数。

4. 毒发期（激动期）：急躁骚动，恐惧不安，发热，口渴，而不敢饮水，见水就怕，闻水则惊，或仅仅谈到水，都可能引起咽喉痉挛，对光、色、声亦很敏感，可引起抽搐，常有吞咽和呼吸困难，或作犬吠声，每次痉挛后可伴有狂躁、大汗等，舌红，苔黄燥，脉弦数。

5. 麻痹期：由狂躁转为安静，恐惧消失，痉挛停止，全身瘫软，满口涎沫，瞳神散大，气息微弱，二便俱闭，脉微欲绝。

【鉴别诊断】

1. 破伤风 有体表创伤史，早期有张口不利和苦笑面容，常因声、光刺激引发全身肌肉阵发性痉挛和紧张性收缩，但无犬吠声或恐水表现。

2. 癔症 多因情志抑郁或愤怒等诱发，有幻视、幻听、幻觉或抽搐，但一般刺激不引发痉挛，且无恐水表现。

3. 脑炎、脑膜炎 可有痉挛、抽搐、发热等症状，但无犬咬伤史及恐水表现。

【治疗】

一、一般治疗

本病的死亡率极高，一旦发病，病人几乎多在2 ~3天内死于心脏或肺部并发症，经积极治疗，可延长存活期，个别有治愈者，故预防极为重要。

患者应予隔离，安置于清静的单人病房内，由专人重点护理，避免各种外界刺激。

二、中医治疗

1. 前驱期 治宜祛风解毒，方用人参败毒散加减。

2. 毒发期 治宜解毒开窍，解痉镇惊，方选玉真散加减。

3. 麻痹期 治宜益气回阳，解毒固脱，方用生脉饮合人参四逆汤加减。

三、伤口处理

迅速行清创术，以20%肥皂水或大量无菌水反复冲洗，再用高锰酸钾液或双氧水涂洗。或用50～60度白酒或酒精冲洗，亦可用葱白60g、生甘草150g煎汤洗涤伤口，最后涂以碘酊。

四、西医治疗

1. 注射抗狂犬病免疫血清 于伤后3日内进行，预防剂量为每千克体重40IU，一般成人用量为10～20ml。可于伤口周围注射5～10ml，其余作肌肉注射。常规作过敏试验。免疫血清只延长潜伏期，而不能预防狂犬病的发生。亦可采用人狂犬病免疫蛋白20IU / kg，半量注射于伤口，余下作肌肉注射。

2. 狂犬疫苗 本病关键在于预防，凡被野兽咬伤；来历不明的犬或动物咬伤；被犬咬伤后，病犬不久死亡；或经捕获后证明为病犬（疯犬一般表现为颈软、头低、耳垂、斜视、张嘴、流涎、吞咽困难、走路乱晃、身毛耸起、狂叫乱吠、吠声嘶哑、尾向下拖、直向前行、不能反顾，继而瘫痪），必须注射狂犬疫苗，以防毒发。于咬伤后当天及第3、7、14与30天各注射疫苗2ml，每次于肩胛与腹壁四处（右上、右下、左上、左下）交替皮下注射。

3. 破伤风抗毒素 伤后应立即肌肉注射1500～3000U，以防发生破伤风。

4. 镇静 选用安定、鲁米钠、氯丙嗪等镇静药物，以减轻病人兴奋性，缓解痉挛。

5. 抗生素 咬伤后，及时应用大剂量广谱抗生素，以防止化脓性感染。

6. 呼吸支持疗法 为预防呼吸肌痉挛引起窒息，可作气管切开，并采用人工呼吸器作辅助呼吸，给予氧吸入，保持呼吸道通畅。

7. 全身支持疗法 补液，输血，纠正水、电解质紊乱和维持酸碱平衡。

8. 其他 防治颅内压增高、心脏并发症和肺部并发症。

第九节　毒蛇咬伤

本病是毒蛇咬伤（toxicophidia bite）肌肤，其毒液经伤口进入体内，引起的一种急性全身中毒性疾患。本病具有发病急，演变快，局部肿胀蔓延迅速，且常在短期内出现一系列全身中毒症状等特点，如救治不及时，常危及患者生命，乃至死亡。中医称其为“毒蛇疮”，并根据临床表现，把毒蛇咬伤分为风毒、火毒和风火毒。

【病因病理】

1. 毒蛇咬人致伤，其毒液通过毒牙注入人体，侵入经络，传于营血，既侵蚀肢体经脉，又损及脏腑，引起各种严重的全身中毒症状。

2. 蛇毒是一种复杂的蛋白质混合物，含有多种毒蛋白和酶类。金环蛇、银环蛇、眼镜王蛇及海蛇等，主要是神经毒（风毒），对中枢神经和神经肌肉传导功能有选择性毒性，其阻断外周神经的传导是引起呼吸麻痹的主要因素，对呼吸中枢也有抑制作用，最终导致呼吸衰竭，乃至死亡。竹叶青、五步蛇的毒素主要是血循毒（火毒），主要有凝血、抗凝、血管损害和心脏损害作用，对组织细胞、血细胞、血管壁内皮细胞和心肌的结构及功能造成严重破坏，是致命性毒素之一。蝮蛇、眼镜蛇的毒素是混合毒素（风火毒），具有以上两种毒素的特点。蛇毒中还含有多种酶，如磷脂酶 A、蛋白水解酶、透明质酸酶及三磷酸腺苷酶等，可对细胞、组织的结构与功能造成破坏，引起水肿、溶血、坏死及促使毒素扩散，不但能耗能，还会阻碍蛋白质与能量合成，导致各系统生理功能障碍。

【临床表现】

1. 有明确的毒蛇咬伤史。对蛇有无毒的判断牙痕是一个可靠的区分依据：无毒蛇咬伤为一排或两排细牙痕，毒蛇咬伤则仅有一对较大而深的牙痕。若能捕获或打死致伤蛇，根据其外形也可作鉴别参考：毒蛇头多呈三角形，有一对较大毒牙，尾短而粗，身体斑纹色泽鲜明；无毒蛇头多呈椭圆形，仅有锯齿状细牙，多数斑纹不鲜艳，尾细长而尖（图 12-12）。

2. 咬伤部位多在足部、小腿或手部等暴露部位，偶可咬伤头面、胸部等处。

3. 被咬伤部位疼痛，或局部麻木，伤肢肿胀扩散呈向心性蔓延。

4. 咬伤处有 2 个粗大而深的牙痕（3~4 个牙痕者少见），其周围可出现血疱、水疱、瘀斑，亦可出现组织坏死。

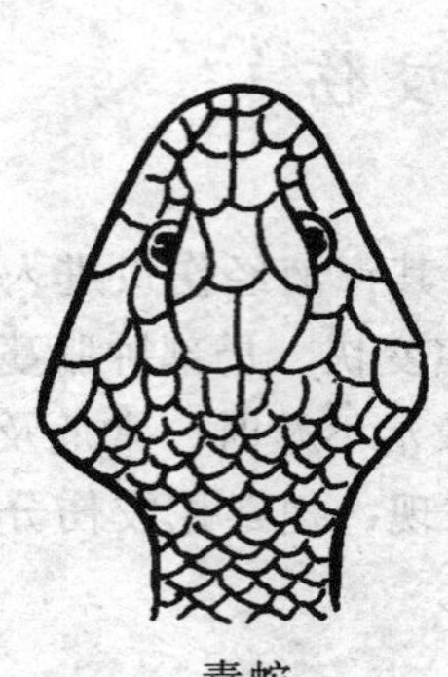

毒蛇

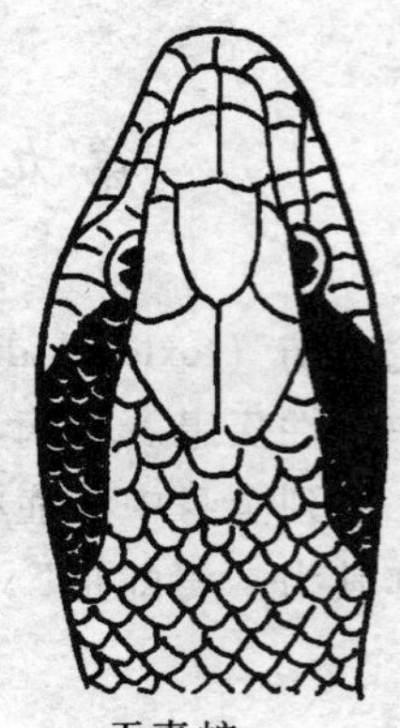

无毒蛇

图 12－12　毒蛇与无毒蛇的特征鉴别

5. 可有发热、头昏、嗜睡、复视，严重者出现视觉、听觉障碍，神情淡漠，神志昏懵，声音嘶哑，吞咽困难，流涎，瞳孔散大，或皮下及内脏出血。

【辨证分型】

1. 风毒型（神经毒）　一般局部不红、不肿、不出血，疼痛轻微，感觉麻木，眼睑下垂，复视，表情肌麻痹，张口困难，语言不清，或失声失语，口角流涎，双目直视，惊厥抽搐，神志模糊，呼吸急促，甚至昏迷等。舌质淡红，舌苔薄白，脉沉伏迟弱。

2. 火毒型（血循毒）　伤口疼痛剧烈，出血，皮肤有血疱、瘀斑，伤肢水肿明显。发热、恶寒，烦躁口渴，胸闷心悸，或五官、内脏出血，斑疹隐隐，少尿、无尿或尿血。舌质红，舌苔黄燥，脉细数或结代。

3. 风火毒型（混合毒）　局部红肿疼痛，伴有麻木、血疱、水疱或坏死溃烂，畏寒发热，恶心呕吐，眼睑下垂，视物模糊，心悸气短，烦躁不安，甚或谵妄，昏迷。舌质红，舌苔黄白相兼，脉细数或弦数。

【治疗】

一、急救

1. 伤后注意　伤后缓行，忌奔跑，患肢制动后放低，以减少毒素吸收。

2. 早期缚扎　凡被毒蛇咬伤后，立即在咬伤部位近心端 5～10cm 进行扎绑，扎绑紧度以能阻断淋巴液和静脉血液回流而不妨碍动脉血的供应为限，每隔 10～20 分钟放松 1 次，每次 1～2 分钟。结扎的解除应在局部进行有效扩创排毒和服用有效蛇药后半小时，或注射抗蛇毒血清后。如咬伤超过 12 小时，则无需绑扎。

3. 冲洗伤口 用大量清水冲洗，最好用肥皂水清洗伤口周围，再用等渗盐水、双氧水或1∶1000高锰酸钾溶液冲洗。

4. 扩创排毒 经冲洗后，在两个牙痕之间作纵行或双“十”字切开，深及皮下即可。如伤口流血不止，忌切开。伤口有断牙者，应予取出。并由四周向伤口反复捏挤，排出毒血约20～30ml，亦可用火罐、吸引器等方法吸出毒液。肢体肿胀明显者，用三棱针刺“八邪”或“八风”穴2～3mm。

5. 局部降温 将伤肢浸于4℃～7℃的中草药煎液或冷水中，以减低毒素吸收的速度，降低毒素中酶的活力。

6. 破坏毒素 就地用火柴头5～7个，集中放置伤口上方，点燃烧灼1～2次；或以食盐、明矾、雄黄等塞入伤口内，数分钟后冲掉；最好在伤后1～4小时内，取胰蛋白酶2000U，加入0.25%普鲁卡因10～20ml中，作牙痕或伤口周围注射，深达肌层，亦可在绑扎上方作环形封闭。必要时，可在12小时后重复注射。

二、中医治疗

（一）内治

1. 草药 七叶一枝花、白花蛇舌草、九头狮子草、半支莲、鸭跖草、鬼针草、乌臼、木防己、野菊花、蒲公英、大蓟根、马齿苋、商陆、茜草、徐长卿、青木香、万年青、杠板归、八角莲、山海螺、山梗菜、飞来鹤、两面针、穿心莲、望江南等，均有一定解蛇毒作用，可以根据不同地区情况，选用一种以上，洗净捣烂取汁或煎服。

2. 辨证论治 根据“治蛇不泄，蛇毒内结，二便不通，蛇毒内攻”的经验，治则是祛风解毒，凉血止血，利尿通便。可用蛇伤解毒汤〔半边莲15g，虎杖12g，白花蛇舌草30g，大黄9g（后下），万年青12g，青木香12g〕，再根据不同证型选方，与本方合方加减进治。

（1）风毒型：清热解毒，熄风定惊。半支莲30g，野菊花15g，白芷9g，蝉衣6gg，僵蚕12g，全蝎3g（研末分冲），蜈蚣15g（研末分冲）。

（2）火毒型：清热解毒，凉血止血。鲜生地30g，水牛角屑15g，丹皮12g，赤芍9g，半支莲30g，七叶一枝花30g，焦山栀12g，生甘草6g。

（3）风火毒型：清热解毒，熄风凉血。蒲公英30g，野菊花12g，七叶一枝花30g，白芷9g，蝉衣6g，丹皮12g，全蝎15g（研末分冲）。

3. 成药 南通（季德胜）蛇药片，伤后立即服20片，以后每6小时服10

片，至病人中毒症状缓解。广州（何晓生）蛇药：伤后1次服5g，每3小时1次，重者加倍。其他蛇药片亦可选用。这些药物都具有解毒、排毒、止血、强心、利尿、抗溶血之功。

（二）外治

1. 以季德胜蛇药片研末醋调，或用内治草药一种至数种加食盐少许捣烂敷疮周。

2. 以草药汁或用1:1000高锰酸钾溶液湿敷伤口，以利排毒；肿胀甚者用硫酸镁湿敷。

3. 若创口溃烂有腐烂者，用九一丹、红油膏外敷；腐脱新生者改用生肌膏、红油膏纱布外敷。

三、西医治疗

1. 抗蛇毒血清 应用越早疗效越好。一般静脉注射，儿童与成人用量相等。如是蝮蛇抗毒血清，先行皮试，再取10ml用生理盐水稀释至30ml，静脉内缓慢注入。

2. 破伤风抗毒素（TAT） 1500U 常规注射。

3. 支持疗法 休克者予抗休克，溶血、贫血者予输血，维持水、电解质及酸碱平衡，注意补给维生素C等；应用肾上腺皮质激素和抗组胺药物，可一定程度中和毒素与减轻中毒症状。

4. 处理并发症 如果出现呼吸衰竭、心力衰竭或急性肾衰竭等，应积极救治；并发感染者，除妥善处理伤口外，还应选用有效抗生素。

第十节 诸虫蜇咬伤

诸虫蜇咬伤是一种中毒性疾患，轻者尚无虞，重者可致死，不可轻视。

【病因病理】

诸虫蜇咬伤，其虫毒注入人体内而发病，轻则局限于皮肤，重则走散，循经脉而入营血脏腑，从而引起局部的反应和全身的中毒症状。

虫毒属“特殊之毒”范围。诸虫蜇咬伤，均由其毒侵入人体而发病。其毒之性，亦不外乎风毒、火毒及风火毒三种。

1. 蜂蜇伤（bee bite） 蜂毒与蛇毒相似，包含具有抗原性质的蛋白质混合物、激肽、组胺和血清素。一般蜇伤注入毒液量少，仅有局部症状；群蜂蜇伤，可出现全身症状，症状出现越早，其反应可能越严重。大多数死亡是由于严重的变态反应而不是毒液的直接作用所致。

2. 蜈蚣刺伤（centipede bite） 蜈蚣有一对中空的利爪，刺人时毒液经此注入皮下。毒液内有组胺样物质及溶血蛋白质，个别可发生过敏反应。

3. 毒蜘蛛咬伤（poisonous spider bite） 毒液主要为神经毒、细胞毒、溶血毒和透明质酸酶等，神经毒可致运动中枢麻痹而死亡。

4. 蝎子蜇伤（sporpion bite） 蝎子约有300余种，毒性大小不一。我国东北毒蝎毒力相当于眼镜蛇，可以致命。蝎子有一弯曲而尖锐的尾刺，与毒腺相通，刺人时毒液经此注入。蝎毒为无色毒蛋白，主要成分为神经毒素、溶血毒素和出血毒素，尚含有使心血管收缩及导致高血糖症的毒素。南美洲的一种毒蝎可引起弥散性血管内凝血。

【临床表现】

1. 蜇伤 一般只有局部红肿、疼痛，数小时后即自行消失，无全身症状。如蜂刺留在伤口内，尤其是黄蜂蜇伤，伤口处可呈现脓毒性或坏疽性改变。如被群蜂蜇伤，可出现全身症状，如发热、头晕、恶心及呕吐等，严重者呼吸窘迫、心悸；过敏者有鼻炎、荨麻疹、黏膜水肿、气喘和过敏性休克甚至昏迷或死亡。有的还可发生血红蛋白尿或急性肾衰竭。伤后10～14天甚至有发生类似血清病的迟发性过敏反应的可能。过敏体质病人，即使1只蜂一次蜇伤，也可发生荨麻疹、水肿、哮喘或过敏性休克。

2. 蜈蚣刺伤 一般仅有局部症状，如痛痒、红肿和灼痛；严重者局部坏死，被刺的肢体出现淋巴管炎和淋巴结炎。全身症状有头痛、头晕、发热、恶心呕吐、抽搐、谵妄及昏迷等。

3. 毒蜘蛛咬伤 局部咬伤处有两个小红点，呈楔状，周围红肿、疼痛。全身出现痉挛性肌痛，胸部压痛感，腹肌强直和肠痉挛等，历时1～2天，同时有恶心、呕吐、大汗、呼吸窘迫、寒战、发热、白细胞计数增高；有的出现耳鸣、皮肤麻木感，以至血压下降和意识不清等。

4. 蝎蜇伤 伤后局部灼痛、红肿，数小时后缓解，数日后消失，多不影响生命。严重者流涎、恶心、呕吐、嗜睡、呼吸加快、全身疼痛、口及舌肌强直，累及心肌则发生低血压和肺水肿，有的可发生内出血，特别是幼童蜇伤后可因心脏和呼吸肌麻痹而死亡。

【治疗】

一、中医治疗

（一）内治

一般轻者无需内治，有全身症状者可用内治法。尽管诸虫之毒成分有异，但其大体类似蛇毒之性，故治疗上以解毒、排毒、中和其毒性为要。

1. 蜂蜇伤与蜈蚣咬伤 治宜清热解毒、活血祛风。方用消风祛毒汤，或用经验配方：五灵脂 15g，细辛 3g，吴茱萸 10g，防已 15g，浙贝母 10g，半边莲 25g（鲜品 100g）。

2. 毒蜘蛛咬伤与蝎蜇伤 治宜清热解毒、凉血，方选五味消毒饮合清营汤加减。

（二）外治疗法

1. 有毒刺者，拔出毒刺；在伤处拔火罐排毒。

2. 除黄蜂蜇伤用醋或 0.1% 稀盐酸溶液中和外，多数虫蜇伤伤口用 3% 氨水、3% 小苏打液或淡石灰水冲洗湿敷，并用肥皂水和盐水洗净。而后以大青叶、蒲公英、马齿苋、紫花地丁、野菊花叶、半边莲、夏枯草、薄荷叶等鲜品 1～2 味各 50～100g，洗净捣烂外敷伤口。亦可以明矾研末，以米醋调敷伤口。或用蛇药片研末，以醋调敷。

3. 感染者，予扩创引流、换药。

二、西医治疗

1. 局部治疗 如局部肿痛严重，可用 2% 普鲁卡因 2～4ml 加地塞米松 5ml 作局部封闭。

2. 全身治疗 有全身症状者，支持治疗尤为重要，主要给予镇静、静脉输液、葡萄糖酸钙以及抗生素等治疗。出现变态反应者，立即皮下注射 1∶1000 肾上腺素（成人）0.3～0.5ml，在 15～20 分钟后可重复此剂量，并给抗组胺药物。

应注意休克、血红蛋白尿、急性肾衰竭及呼吸功能衰竭的防治。

第十三章　肿　瘤

第一节　概　述

肿瘤（tumor）是指人体器官组织细胞，在某些内在因素影响的基础上，加上外来致病因素的长期作用，所产生的一种以细胞异常增殖为主要特点的新生物。肿瘤分为良性肿瘤和恶性肿瘤。恶性肿瘤的生物行为特点有：①肿瘤细胞的增殖和分化处于失控状态，即持续性增殖和分化不良现象；②肿瘤组织呈浸润生长和远处转移；③肿瘤细胞将上述特点传给它的子代细胞。

目前恶性肿瘤已成为威胁人类健康与生命的重要疾病之一，成为男性第二位死因，女性第三位死因。现全世界平均每年约有900余万人患恶性肿瘤。我国每年新发病例约200万，死亡140万人，其中60%以上为消化系统肿瘤。我国最常见的恶性肿瘤在城市依次为肺癌、胃癌、肝癌、肠癌和乳腺癌；在农村依次为胃癌、肝癌、肺癌、食管癌和肠癌。

中医学对肿瘤较早即有记载。所称的“瘤”有留滞不去之义，凡瘀血、痰滞、浊气停留于人体组织之中所形成的赘生物皆称为瘤，大多属于现今西医所称的体表良性肿瘤范畴（仅有骨瘤的称谓还包括良性和恶性肿瘤）；岩是发生于体表的恶性肿物的统称，因其表面凹凸不平，质地坚硬，宛如岩石而言；癥瘕、积聚、石疽、石痈、恶核等亦属于肿瘤的范畴。

【病因病理】

一、病因

（一）西医病因

多数恶性肿瘤的发病原因尚不十分清楚，其发生原因是复杂的、多方面的。一方面与外界环境与生活行为相关，另一方面人体内在因素如免疫、遗传等对肿瘤的发生、发展具有重要影响；此外，肿瘤的发病率与年龄、性别、地方性有一定的关系，如中年以上者比青年人发病率高，胃癌、肝癌多见于男性，北方地区食管癌多见，南方鼻咽癌多发。致癌因素要有相当长时间方能致病，有一个量变到质变的过程。目前认为肿瘤是一种全身疾病的局部表现，其发病原因可能与下列因素有一定关系。

1. 外在因素

（1）长期慢性刺激：某些致癌因子加上长期慢性刺激是造成癌变的重要因素。如长期吃过热、过硬食物及饮酒、吸烟，与食道癌、肺癌的发生有关；包皮垢的慢性刺激易致阴茎癌等。

（2）长期接触化学致癌物质：如多环芳香类化合物、亚硝胺化合物等。多环芳香类化合物存在于煤焦油、煤烟、石蜡、矿物油、燃烧不全的废气中，与肺癌的发病有明显关系；亚硝胺物质很可能是食管癌、胃癌的主要病因；被黄曲霉素污染的食物（如发霉的花生、玉米等）易诱发肝癌。

（3）生物致癌因素：血吸虫可引起结肠癌；EB 病毒与鼻咽癌有关；单纯疱疹病毒反复感染可导致宫颈癌。

（4）物理因素：如电离辐射、过度紫外线照射可导致白血病、皮肤癌等。

2. 内在因素

（1）神经功能紊乱：精神刺激、过度紧张或抑郁等多种精神创伤常诱发癌肿的发生。

（2）内分泌失调：临床上观察到激素与某些内分泌器官肿瘤的发生、发展有密切关系。如用甲状腺素治疗甲状腺癌，男性激素或切除卵巢治疗乳腺癌收到一定疗效，均说明某些肿瘤的发生和内分泌因素有关。

（3）免疫缺陷：先天或后天免疫缺陷的人易患恶性肿瘤。器官移植后长期使用免疫抑制剂的病人肿瘤发生率较高。

（4）遗传因素：临床上发现少数肿瘤有一定的家族性。例如肠息肉病癌变，以及乳腺癌、肝癌、胃癌、视网膜细胞的肿瘤等。但有的学者认为，有遗传易感恶性肿瘤的因素，还必须有各种复杂的致病因素的长期作用才会发生肿瘤。

（5）胚胎残留因素：少数肿瘤的发生与胚胎残留组织有关。某些残留组织细胞在体内可能呈暂时静止状态，但在某些因素作用下可以发展成为肿瘤，如畸胎瘤、皮样囊肿等。

（二）中医病因

肿瘤的病因分为六淫致病、七情内伤和饮食劳损等，这些因素往往不是单独致病，而是几种因素综合作用而致。

1. 六淫致病　六淫是四时不正之气。如若风、寒、暑、湿、燥、火之邪过盛，或乘虚内侵，造成气血凝结，阻滞经络，邪浊与郁气、积血相合为病，久之结为岩肿。

2. 七情内伤 七情即喜、怒、忧、思、悲、恐、惊，其变化在癌症病因中占有重要位置。七情所伤，情志抑郁，气机失常，气滞血瘀，久则形成肿块。

3. 饮食劳损 饮食不节，或嗜食辛辣炙煿，或恣食膏粱厚味，或过食生冷瓜果，损伤脾胃，脾失健运，水湿内停，蕴久成痰，痰瘀内结，发为肿块。

二、病理

（一）西医病理

1. 分类和命名 分类的目的在于明确肿瘤性质、组织来源，有助于选择治疗方案并能提示预后。根据肿瘤的形态及其对机体的影响即肿瘤的生物行为，可分为良性和恶性两大类。

（1）*良性肿瘤*：一般称为瘤。其细胞分化程度较高，和正常组织相近似，肿瘤呈膨胀性生长，发展较慢，肿瘤组织四周有结缔组织增生，形成包膜，因而与周围正常组织之间有明显界限。良性肿瘤一般对人体健康影响不大，但如位于重要器官（颅内、胸腔内）亦可危及生命。少数良性肿瘤可恶变。常见的良性肿瘤有纤维瘤、脂肪瘤、血管瘤等。

（2）*恶性肿瘤*：细胞分化程度较低，生长快。其特点是具有进行性生长和侵犯周围组织的能力，故无包膜，边缘不规则，分界不清，瘤细胞可侵入淋巴及血管向远处转移扩散，对人体的危害极大。恶性肿瘤细胞浸润生长的原因是：① 恶性肿瘤细胞黏着力低；② 恶性肿瘤细胞有阿米巴样运动；③ 恶性肿瘤细胞分泌扩散因子——透明质酸酶。

恶性肿瘤在组织学上分为两大类：源于上皮组织者称为“癌”；源于间叶组织者称为“肉瘤”，癌与肉瘤发病率的比例约为9:1。同时有上皮及间叶组织的恶性肿瘤称为“癌肉瘤”。

临床上还将肿瘤分为实体瘤和非实体瘤，实体瘤常形成明确的肿块，可呈球状、结节形、蕈伞形、息肉状、树枝状等；非实体瘤大多为血液系统恶性肿瘤，如白血病。

肿瘤通常根据其组织器官来源部位而命名，如鼻咽癌、胃癌、肺癌、肝癌、子宫颈癌等。相同器官或组织可发生不同细胞形态的肿瘤，如肺鳞状细胞癌与肺腺癌、胃腺癌与胃类癌等。同一细胞类型的癌由于细胞分化程度不一，又可分为高、中及低（未）分化癌，如胃高分化腺癌。

恶性肿瘤的细胞分化程度愈低其恶性程度愈高。低度恶性的肿瘤呈局部浸润生长，早期罕见转移，如基底细胞癌；高度恶性的肿瘤早期即有转移，如骨肉瘤。

(3) 临界性肿瘤：肿瘤组织属良性，但其发展有恶变倾向，处于良性与恶性之间的过渡类型。如腮腺混合瘤、腹壁硬纤维瘤等。

2. 恶性肿瘤的扩散方式

(1) 直接蔓延：肿瘤由原发部位从组织间隙侵入邻近的组织及器官，也称浸润生长。例如乳腺癌穿透肌肉和胸壁而侵入胸膜。

(2) 淋巴道转移：癌多由淋巴道转移。肿瘤细胞侵入淋巴管，随淋巴液流到区域淋巴结，继续生长繁殖，形成淋巴转移癌，最后经胸导管或大淋巴管进入静脉和血液循环，随血道转移。

(3) 血道转移：肉瘤多由血道转移。肿瘤细胞进入静脉血流，随血液循环转移至远处器官，常见的有肺、胃、肝、脑等继发恶性肿瘤。

(4) 种植转移：内脏器官肿瘤侵犯浆膜面时，肿瘤细胞脱落，黏附于他处浆膜上发展为种植性癌。例如胃癌的癌细胞可种植在膀胱直肠窝。

(二) 中医病机

肿瘤在发生发展过程中主要表现为血瘀、痰湿、热毒、正虚四个方面。在临床辨证中通常将肿瘤的病机分为气滞血瘀、痰湿凝聚、热毒内结和脏腑失调，其中脏腑失调包括正虚邪实、阴阳失调。

1. 气滞血瘀 气血是构成人体的基本物质，全身各脏腑组织器官都要靠气血的温煦和濡养。气血之间相互依存，相互化生，相互制约，气能生血、行血、摄血，血能载气、行气，即所谓“气为血之帅，血为气之母”。如果情志不舒，肝气郁结，即可引起气血失调，气滞血瘀，瘀结日久则成癥瘕积聚。

2. 痰湿凝聚 机体内津液的代谢主要与脾、肺、肾三脏的功能有关。当这些脏腑的功能紊乱，引起津液代谢障碍，就会造成水津停滞，痰湿凝聚，成为产生肿瘤的病理基础。

3. 热毒内结 热毒是指火热温毒之邪。热多外淫所致，火常内蕴而生。火热毒邪蕴结体内，伤津动血，耗气灼阴，客于血内，聚结不散，或成痈疽，或成肿瘤。

4. 脏腑失调 脏腑组成人体的功能系统，脏腑之间联系密切，相互作用，是人体完成各种复杂生命活动的中心。脏腑功能失调，轻者气血运行受阻，痰湿内生，重者化热致毒，危及生命。

【临床表现和分期】

良性肿瘤除了发生在内分泌器官的，如胰岛细胞瘤，可引起机能亢进外，一般并无全身症状。位于特殊部位的良性肿瘤可由于瘤体过大压迫邻近器官而产生症状，如甲状腺腺瘤压迫气管产生呼吸困难等。位于体表的良性肿瘤与恶性肿瘤鉴别要点见表 13－1。

表 13－1　良性和恶性肿瘤临床表现的区别

	良性肿瘤	恶性肿瘤
生长速度	慢	快
生长方式	膨胀性生长	浸润性生长
与周围组织的关系	有包膜，不侵犯周围组织，界限清楚，活动度大	多无包膜，破坏周围组织，界限不清，活动受限
转移	不转移	易转移
全身影响	一般不影响全身情况，如体积巨大或发生于重要器官，亦可威胁生命	晚期严重影响全身，可出现恶病质，常导致死亡
治疗后	不易复发	容易复发

一、恶性肿瘤的局部症状

1. 肿块　位于体表或浅在的肿瘤，肿块常是第一表现，且容易触及。而位于深部和内脏的肿块则不易触及，但过大的瘤体可有压迫和阻塞的症状，例如食管癌、胃癌、大肠癌等引起消化道梗阻，肺癌的压迫和阻塞产生呼吸困难、肺不张等。

2. 疼痛　恶性肿瘤晚期常引起疼痛，多为肿瘤浸润或压迫神经而产生的剧痛，或肿瘤迅速增大而引起牵引性胀痛。

3. 出血　是恶性肿瘤常见症状。因恶性肿瘤增长迅速，其中央部分血液供应不足而发生坏死、溃疡，或由于肿瘤侵犯周围血管所致。例如子宫颈癌有阴道出血，肺癌有咳血，大肠癌有血便，膀胱癌有血尿等。

4. 体腔积液　体腔积液是恶性肿瘤较常见的并发症。如肺癌、肝癌、胃癌及一些肿瘤晚期可发生癌性胸、腹水。

5. 破坏所在器官的功能　恶性肿瘤可造成所在器官和邻近器官的功能障碍。如骨肿瘤破坏骨组织引起病理性骨折，甲状腺癌侵犯喉返神经而引起声音嘶哑，肠肿瘤造成肠梗阻等。

6. 转移　各种恶性肿瘤都有向近处和远处转移的特性。如癌细胞侵入淋巴管转移到区域淋巴结，也可通过血行转移到肝、肺、骨和脑等器官。

二、恶性肿瘤的全身症状

早期全身症状不明显，或仅有非特异性的全身症状，如消瘦、贫血、食欲不振、乏力、低热等。如肿瘤影响营养摄入或引起感染、出血可出现明显的全身症状，晚期可出现全身衰竭的恶病质表现。

值得重视的是异位激素的作用。恶性肿瘤可以分泌多种异位激素，使机体产生某些特异的全身症状和体征。如乳腺癌出现大量胸、腹水等。

三、恶性肿瘤的分期

恶性肿瘤临床分期对治疗方法的选择、预后的判断和疗效分析有重要意义，临床上根据癌的局部和转移情况分为四期。

1. 一期 癌的体积小，局限于原发组织，局部淋巴结没有转移。

2. 二期 癌肿较大，已侵及整个器官各层，但未超过器官之外，局部淋巴结单个转移，但可活动。

3. 三期 癌组织明显侵及周围组织及邻近器官，局部淋巴结有多个转移，聚集成团，活动受限。

4. 四期 癌肿侵犯范围甚广，有淋巴及血行的远处转移。

不同的肿瘤有不同的分期标准，目前大多采用国际抗癌协会指定的恶性肿瘤TNM分期标准。T为原发肿瘤，根据肿瘤的大小范围分为T_1、T_2、T_3、T_4四期，原位癌为Tis，未见原发肿瘤为T_0。N为局部淋巴结，根据临床检查所发现的播散范围分为N_0、N_1、N_2、N_3，无法估计者为Nx。按远处有无转移，确定为M_0（无远处转移）或M_1（有超越病变部位及其淋巴结范围的转移）。各种肿瘤的TNM分期标准不同，分别由各专业会议制定。

【诊断】

恶性肿瘤的早期诊断和早期治疗是提高疗效的关键。早期而正确的诊断来自全面的询问病史，详细的体格检查，必要的化验及其他特殊检查，并将所获得的材料进行综合分析。

1. 病史 全面细致地询问病史，包括肿瘤家族史、致癌物质接触史等。要高度重视癌症病人的警报信号，对某些进行性症状如肿块、疼痛、出血、发热、消瘦、咯血、黄疸、贫血、食欲减退等应深入询问，并结合年龄、病程来全面考虑。

2. 体格检查 应做系统的全身检查，然后结合病史特点进行重点系统的详细检查。对肿瘤的局部检查应注意：①肿块的大小、多少、形态、质地、表面光滑程度、有无压痛、活动度、与周围组织器官的关系等；②肿瘤所在部位器官的功能，对邻近器官有无压迫、阻塞及出血等；③区域淋巴结检查，特别是颈部、腋下和腹股沟等部位；④常见的远处转移部位的检查，如肺、肝、骨骼、脑、盆底等部位。

3. 实验室检查 血、尿、胃液、粪便、骨髓及一些酶学检查都可作为不同肿瘤的辅助诊断方法。如多数恶性肿瘤可出现贫血；消化道肿瘤由于癌灶溃疡出血而粪便潜血阳性；癌发生骨转移时可有血钙增高；绒毛膜上皮癌病人妊娠试验阳性；肝癌病人可出现血清碱性磷酸酶和γ谷氨酰转肽酶升高等。

4. 免疫学检查 通过对来自肿瘤的胚胎抗原、相关抗原和病毒抗原的检测对肿瘤进行诊断。如甲胎蛋白（AFP）普查，原发性肝癌阳性率可达80%以上。癌胚抗原（CEA）对于结肠癌、胰腺癌等诊断有一定参考价值。测定绒毛膜促性腺激素的水平可作为绒毛膜上皮癌和恶性葡萄胎的诊断依据。EB病毒抗体可作为鼻咽癌早期诊断较特异的方法。单克隆抗体（MeAb）是恶性肿瘤早期诊断最有希望的方法，国内外都在积极深入地进行研究，争取尽早应用于临床。

5. X线检查 可以帮助定位，了解肿瘤范围、性质和邻近器官的关系，有助于进一步明确诊断。要根据病情选用适宜的检查方法。如肺、骨及关节肿瘤的平片检查，上消化道肿瘤可作钡餐检查，结肠肿瘤用钡剂灌肠检查，泌尿系统和胆道肿瘤用碘剂造影检查，腹膜后肿瘤用腹膜后充气造影等。

6. 光敏技术诊断 利用光敏物质进入身体，经特定波长的光激活之后可产生光敏反应的特性来诊断和治疗肿瘤。目前应用的光敏物质主要是血卟啉及其衍生物。

7. 内镜检查 是诊断肿瘤的重要方法。可直接观察空腔脏器内肿瘤的部位及表面病变情况，还可钳取活组织作病理学检查。常用的内镜有支气管镜、食管镜、胃镜、十二指肠镜、膀胱镜、结肠镜和胆道镜等。

8. 超声波检查 A型超声波检查对于测定肿块的厚度、范围，确定物理性质有特异性。B型超声波检查对于确定肿瘤的部位、性质、范围有较大的诊断价值。常用于肝、胆、胰、肾、膀胱、前列腺、子宫和卵巢等肿瘤的诊断和定位，对于鉴定囊肿与实质性肿块有特殊价值。

9. 电子计算机X线体层摄影（CT） 是一项常用诊断技术。它可以显示出软组织肿块，对脑、肝、胆、胰、肾、肾上腺、盆腔、膀胱等部位的肿瘤均可显示。

10. 磁共振成像术（MRI） 磁共振成像术是继CT之后影像诊断领域又一重大发展。它对肿块的辨别力优于CT摄影，可直接横断面、冠状面、矢状面及斜面成像，且图像质量好，有利于显示肿瘤的范围及来源。

11. 放射性核素检查 通过测定某一脏器对放射性核素的吸收情况进行肿瘤诊断。目前常用于肿瘤诊断的放射性核素有^{99}锝、^{131}碘、^{198}金、^{32}磷等十余种。临床上甲状腺、肝、骨、脑部肿瘤及大肠癌等常用放射性核素检查，一般可显示直径2cm以上的病灶。骨肿瘤诊断的阳性率较高，且可以早于X线显影，能较早地发现骨转移肿瘤，但易有假阳性。

12. 肿瘤细胞学检查 用穿刺细胞或脱落细胞诊断肿瘤，方法简单易行，对于肺癌、食管癌、胃癌、宫颈癌、乳腺癌以及其他体表肿瘤的早期诊断有帮助，适用于普查。如宫颈刮片诊断子宫颈癌、痰液脱落细胞检查肺癌。

13. 基因诊断 核酸中碱基排列具有极严格的特异序列，基因诊断即利用此特征，根据有无特定序列，确定是否有肿瘤或癌变的特定基因存在，从而作出诊断。基因检测敏感而特异，可早于临床症状出现之前，可用于早期诊断和估计预后。

14. 流式细胞分析术（flow cytometry，FCM） FCM是用以了解细胞分化程度的一种方法，分析染色体DNA倍体类型、DNA指数等，结合肿瘤病程类型用以判断肿瘤的恶性程度及推测预后。

15. 病理组织学检查 有穿刺活检、切取（或钳取）活检等方法，对确定肿瘤的定性诊断及病理类型仍是目前正确率最高的方法，适用于一切用其他方法不能确定性质的肿瘤或已怀疑呈恶性变的良性肿瘤。但此方法有可能促进癌肿扩散，所以采取组织与手术时间的间期宜尽量缩短，或在手术中作冷冻切片检查，明确诊断后宜立即进行相应手术。

【治疗】

对良性肿瘤一般采用手术治疗，并作病理检查，疗效良好。恶性肿瘤如能早期发现、早期诊断、早期治疗，是可能获得根治的。即使是晚期病人，在综合治疗下，也往往能缓解相当长的阶段，甚至可能带瘤生存和劳动。恶性肿瘤的治疗应从整体出发，全面考虑，采用综合治疗以提高疗效。一般有手术疗法、化学疗法、放射疗法、免疫疗法和中医药疗法等。

恶性肿瘤第一次治疗的正确与否对预后有密切关系。恶性实体瘤Ⅰ期者以手术治疗为主；Ⅱ期者以局部治疗为主，施行原发肿瘤切除或放疗，包括可能转移灶的治疗，辅以有效的全身化疗；Ⅲ期者采用综合治疗，包括手术前、后及术中放疗或化疗；Ⅳ期则以全身治疗为主，辅以局部对症治疗，中医药对此期有较好的作用。

一、手术疗法

是治疗恶性肿瘤的主要手段之一。

1. 肿瘤手术原则 实施肿瘤外科手术除应遵循外科学一般原则外，还应遵循肿瘤外科治疗的基本原则。

(1) 癌灶不切割原则：手术中不直接切割癌灶组织，由四周向中心解剖，一切操作均应在远离癌肿的正常组织中进行。

(2) 整块切除原则：将原发灶和所属区域淋巴结作连续性的整块切除，而不应将其分别切除。

(3) 遵守“无瘤技术”原则：无瘤技术的目的是防止手术过程中肿瘤的种植和转移。其主要内容是手术中的任何操作均不接触肿瘤本身，包括局部的转移病灶。

2. 根治性手术 主要适用于病变早期、对放射线敏感度不高的恶性肿瘤。手术应及早进行，尽量彻底，整块切除，注意切瘤技术，不能进入瘤体，防止术中血行播散。癌与肉瘤的手术方式略有不同，分述如下：

(1) 癌：施行联合根治术，即切除范围包括肿瘤所在器官的大部分或全部，并连同其周围正常区域组织和区域淋巴结作连续整块切除，对于恶性程度较低的癌瘤，如分化较好的皮肤癌则只需作病灶广泛切除即可。

(2) 肉瘤：对于软组织肉瘤应施行广泛切除术，即切除范围要有一定广度和深度。如体表的软组织肉瘤，手术切除应距肿瘤边缘 3～5cm 以上。深度至少包括其下方之肌膜；如果已侵犯肌肉，最好将受累的肌肉从起点到止点全部切除。对恶性程度较高，侵犯主要神经、血管、骨骼者，应考虑施行截肢或关节离断术。由于肉瘤很少经淋巴道转移，故一般不需要清扫附近区域淋巴结。

3. 姑息性手术 ①适用于不能进行根治性手术的晚期肿瘤病人，如对已有转移但癌肿尚游离者，可施行姑息切除以提高综合性治疗效果。②解除并发症及缓解症状。如晚期胃癌引起幽门梗阻而施行胃空肠吻合术，甲状腺癌引起呼吸困难施行气管切开术等。

4. 减瘤手术 当恶性肿瘤体积较大，单靠手术无法根治时，可作大部分切除后继以其他非手术治疗，诸如化疗、放疗、生物治疗及中医药治疗等，以控制残存的肿瘤细胞，称为减瘤手术（减量手术）。其仅适用于原发灶大部分切除后，残余肿瘤能用其他治疗方法有效控制者。此时的手术只是其他疗法的补充。

二、化学疗法

绝大多数的恶性肿瘤患者就诊时病程已属中晚期，失去手术机会，药物治疗是主要手段。

1. 细胞增殖周期与化疗原则 通过对已知抗癌药作用机理的研究和对肿瘤生长规律、生物学特性的认识，强调要从细胞动力学的观点出发，制定合理的用药方案。

肿瘤细胞增殖周期大致可分为四个时期：① G_1 期：脱氧核糖核酸（DNA）合成前期。此期主要合成 RNA 及蛋白质等，为向下期过渡作准备。② S 期：DNA 合成期。此期进行 DNA 的复制，至期末 DNA 含量可增加 1 倍，也合成少量的 RNA 及蛋白质。抗代谢类化疗药物对此期有特异作用，可干扰 DNA 的合成。③ G_2 期：DNA 合成后期。此期 DNA 合成结束，正进入分裂的准备阶段，仅合成少量的 RNA 及蛋白质。④ M 期：有丝分裂期。又分为前、中、后、末四个时期。经过此期后，每个细胞即分裂为 2 个细胞。此期生物活性最低，DNA 与 RNA 合成均停止，仅有微量蛋白质合成。植物类抗癌药作用于此期。烷化剂类与抗生素类抗癌药为广谱抗癌药，对增殖周期中各期细胞均有杀灭作用，这类药物多能与细胞中的 DNA 发生共价或非共价结合，阻碍其功能。

$G_1 + S + G_2 + M$ 总的时间为细胞周期时间（TC）。通常一个肿瘤细胞的增殖周期约为 5 ~ 10 天。从一个肿瘤细胞经过 30 次倍增分裂后，约含 10^9 个细胞，直径约 1cm。由于各时期的肿瘤细胞对不同的化学药物有不同敏感度，因此应采用不同作用的多种化学药物联合治疗，使处于增殖周期各个阶段的肿瘤细胞都受到杀伤，从而达到较好的疗效，即“联合用药，多疗程的使用”原则。用药适当，可以延长缓解期，甚至可获得治愈。

2. 常用抗癌药

(1) 烃化剂类：主要是氮芥类及其衍生物，它的作用是破坏脱氧核糖核酸，抑制癌细胞的分裂及繁殖。常用的有氮芥、氧氮芥、环磷酰胺、噻替哌、卡氮芥等。

(2) 抗代谢类：作用是阻止细胞代谢过程中的脱氧核糖核酸和蛋白质生物合成。常用的有 5 - 氟尿嘧啶、甲氨蝶呤、6 - 巯基嘌呤等。

(3) 抗癌抗生素类：能干扰肿瘤细胞的代谢。常用的有放线菌素 D、丝裂霉素、博莱霉素、阿霉素等。

(4) 植物药类：从植物中提炼出来的生物碱，有抑制有丝分裂的作用。常用的有长春新碱、长春碱、羟喜树碱、复方秋水仙碱等。

(5) 激素类药：某些肿瘤的发生与内分泌有关系，可用激素来改变体内环境，使癌细胞繁殖减慢。常用的有肾上腺皮质激素、丙酸睾酮、己烯雌酚、黄体酮、甲状腺素等。

3. 给药方法 抗癌药的用法一般是静脉点滴和注射、口服用药，属全身用药。为了提高药物在肿瘤局部的浓度，有些药物可作肿瘤内注射、腔内注射、局部涂抹、动脉内注入或者局部灌注。

静脉给药的剂量与时间可有不同方法。大剂量冲击治疗量大，时间间隔较长（如3~4周1次），毒性较显著。中剂量间隔治疗为目前较常使用，每周1~2次，4~5周为一疗程。小剂量组维持每日或隔日1次。

联合用药为应用不同作用类别的药物，以提高疗效，减轻副作用，可同时投药或序贯给药。

4. 化疗方式 根据化疗在治疗中的地位和治疗对象的不同，化疗的临床应用主要有以下几种。

（1）*诱导化疗*：常为静脉给药，用于可治愈肿瘤或晚期播散性肿瘤。此时化疗是首选或唯一可选的治疗，希望达到治愈或使病情缓解或再选用其他治疗方法的目的。疗效评价指标为肿瘤的缓解率、缓解期和病人治疗后的生存率、生存期。其疗程通常不固定，根据肿瘤的缓解情况和病人耐受情况而定。

（2）*辅助化疗*：国内也有人称为保驾化疗。常为静脉给药，用于肿瘤已被局部满意控制后的治疗，以达到进一步提高局部治疗效果的目的。疗效评价指标为肿瘤的复发率和病人的无瘤生存率。通常有一个固定的疗程，除非病人有非常严重的毒副反应，否则不应轻易改变疗程。

（3）*初始化疗*：初始化疗也被称为新辅助化疗。用于尚可选用手术或放疗的局限性肿瘤，目的是使肿瘤缩小，手术范围缩小，减少放疗剂量或提高局部治疗的疗效。术前化疗可减少肿瘤细胞的播散机会，并避免体内潜伏的转移灶在短期内迅速生长。其疗效评价指标为肿瘤的复发率和病人的无瘤生存率。通常是在局部治疗前给1~3个疗程的化疗。

5. 化疗毒副反应 因为抗癌对正常细胞也有一定的影响，尤其是生长增殖的正常细胞，所以用药后可能出现各种不良反应。常见的有：①白细胞、血小板减少；②消化道反应，如恶心、呕吐、腹泻、口腔溃疡等；③毛发脱落；④血尿；⑤免疫功能降低，容易并发细菌和真菌感染。

在化疗期间每隔5~7天应检查白细胞和血小板计数，如白细胞计数低于3×10^{9}/L，血小板计数低于10×10^{12}/L，应暂停化疗。胃肠道反应可配合针灸、中药对症治疗，以改善全身情况，减轻副作用。

6. 介入治疗 近几年开展的介入治疗为经动脉定位插管单纯灌注（TAI），或栓塞+化疗（TAE），亦可同时于皮下留置微泵。在肝癌、肺癌应用较多。

三、放射疗法

放射疗法是利用各种放射线，如X射线、γ射线或电子线，以及中子、质子束照射肿瘤，使其生长受到抑制而致死亡。分化愈低的癌细胞对放射线愈敏感，疗效愈好，用于不宜手术的癌肿，或于手术前后配合使用，以提高疗效。常用的放射源有高能直线加速器、深部X线机和其他放射性核素如^{60}Co、^{32}P、^{131}I、^{198}Au等。

放射疗法常用的有：①常规外照射：常用的有高能直线加速器、^{60}Co治疗机，用于治疗深部恶性肿瘤，如鼻咽癌、食管癌、肺癌、乳腺癌、宫颈癌等；深部X线机常用于治疗皮肤癌等。②腔内照射：常用的有铱和铯，放于体腔内肿瘤的表面，例如子宫颈癌、阴道癌、鼻咽癌等。③组织间插植：将放射性源如^{125}I、^{103}Pd、^{198}Au等，植入肿瘤组织内近距离照射，用于各种实体肿瘤，如前列腺癌、舌癌早期。④三维适形放射治疗及立体定向放射治疗：三维适形放射治疗采用等中心技术通过三维空间将高能放射线（X线或γ线），按照肿瘤形状设计靶区，进行分次照射，使病灶得到有效照射，周边正常组织得到很好保护。如采用一次性大剂量照射聚焦在病变部位，而周围正常组织因等剂量曲线急剧陡降免受损伤，从而在靶区边缘形成一个如同刀割样的损伤界，达到既摧毁病灶又不损伤正常组织和重要器官的目的，犹如外科手术刀切除的效果，则称为立体定向放射治疗。放射源为X线者称为X刀，放射线为γ线者则叫γ刀。适合治疗固定而体积较小的肿瘤。一般来讲X刀可用于直径在5cm以下的肿瘤，γ刀多用小于3cm的病灶。

根据对放射线敏感程度，可将肿瘤分为三类：

（1）*对放射线敏感的肿瘤*：如生殖细胞肿瘤、淋巴瘤、多发性骨髓瘤、精原细胞瘤、小细胞未分化癌等。

（2）*对放射线中度敏感的肿瘤*：如鼻咽癌、子宫颈癌、乳腺癌、皮肤癌、食管癌、非小细胞肺癌等。

（3）*对放射线低度敏感的肿瘤*：如胃癌、大肠癌、软组织肉瘤、恶性黑色素瘤等。

放射线治疗可产生不同程度的放射反应，如食欲不振、恶心呕吐、白细胞和血小板减少，并可以引起局部组织炎症反应和皮肤反应等。治疗中应定期检查血细胞，白细胞及血小板过低时应暂停放射治疗。

四、免疫治疗

通过人体内因，调动人体免疫力，达到治疗肿瘤的目的。目前免疫疗法还处于研究阶段，免疫疗法有下列三种：

1. 非特异性刺激免疫疗法　将卡介苗、麻疹疫苗或百日咳疫苗，注射于肿瘤病人身上，对人体的免疫系统进行非特异性刺激。

2. 特异性刺激免疫疗法 可在同一类型的肿瘤病人中作血型配对，进行交叉移植肿瘤，然后再交叉输入白细胞和血浆；或用自身的肿瘤组织经过处理后，再注入病人本身；亦可将人体的肿瘤组织注入马或羊体内，产生抗肿瘤血清。

3. 补充宿主免疫能力 输入经组织培养及处理的自身淋巴细胞或相容性符合的异体淋巴细胞。

五、中医治疗

中医对肿瘤治疗方法较多，如扶正固本法、活血化瘀法、软坚散结法、化痰祛湿法、清热解毒法、疏肝理气法、通经活络法、以毒攻毒法等，其中对扶正固本法、活血化瘀法已有较深入的研究，证实这两大法则对肿瘤有多方面的治疗调节作用。

近年来，以中西医结合的方法所进行的证型治则研究、药物筛选、中药对放化疗的增效减毒作用研究、临床新药应用等方面均取得较快发展，现已成为恶性肿瘤综合疗法的有效手段之一。

【预防与随访】

一、肿瘤的预防

恶性肿瘤是多种不同的因素相互作用而引起的，所以目前尚无可利用的单一预防措施。国际抗癌联盟认为1/3癌症是可以预防的，1/3癌症如能早期诊断是可以治愈的，1/3癌症可以减轻痛苦、延长寿命。并据此提出了恶性肿瘤的三级预防概念。恶性肿瘤的预防概念与其他疾病预防概念不同，它不仅着眼于减少恶性肿瘤的发生，而且着眼于降低恶性肿瘤死亡率。

1. 一级预防 消除或减少可能致癌的因素，防止癌症的发生。如保护环境、消除污染；改善生活习惯，如戒烟，多食纤维素、新鲜蔬菜水果，忌食高盐、霉变食物；尽量减少职业性接触致癌物，如石棉、苯及某些重金属等。

2. 二级预防 是指癌症一旦发生，如何在其早期阶段发现它并予以及时治疗。即早期诊断、早期治疗。如对高发区及高危人群定期检查，及时治疗癌前期病变，如肠息肉、子宫颈慢性炎症伴不典型增生病变、经久不愈的下肢溃疡等。对较早期的恶性肿瘤进行治疗可获得较好的效果。

3. 三级预防 是治疗后的康复，提高生存质量，减轻痛苦，延长生命。如对癌症的治疗，世界卫生组织提出癌症三级止痛阶梯治疗方案。

二、肿瘤病人的随访

肿瘤治疗后还应定期对病人进行随访和复查。随访可以早期发现有无复发或转移病灶；研究、评价、比较各种恶性肿瘤治疗方法的疗效；对肿瘤病人还有心理治疗和支持的作用。

随访应有一定的制度。在恶性肿瘤治疗后最初2年内，每3个月至少随访一次，以后每半年复查一次，超过5年后每年复查一次至终生。复查的内容视不同肿瘤而有所不同，主要包括如下：① 肿瘤切除后有无局部和区域淋巴结复发情况。②肿瘤有无全身转移情况。③ 肿瘤相关的肿瘤标记物、激素和生化指标检查。④ 机体免疫功能测定，以了解病人的免疫状况。

第二节　常见体表肿物

体表肿物一般是指来源于皮肤、皮肤附件、皮下组织等浅表软组织的肿物。其范围包括皮肤、肌肉、神经、血管、结缔组织、骨骼、浅表淋巴结及其附属结构。体表良性肿物和局限性肿块肉眼均能看见或单纯触诊即可诊断。多数体表肿物为独立的疾病，如脂肪瘤、纤维瘤、皮脂腺囊肿等；也有一部分是全身疾病的局部表现，如炎性浅表淋巴结肿大、转移瘤等。

进行手术切除者可采用中医药治疗。

脂 肪 瘤

脂肪瘤（lipoma）是由分化良好的脂肪组织增生所形成的良性肿瘤。内有纤维组织间隔形成分叶状，外有一层薄的结缔组织包膜。可发生于任何部位，但以皮下组织、后腹膜处多见。

脂肪瘤属中医“肉瘤”范畴。主因饮食不节，忧思劳倦，郁结伤脾，脾气不行，津聚为痰；或郁怒伤肝，肝克脾土，肝脾不和，致痰气郁结，瘀血阻滞，逆于肉里，发为肉瘤。

【临床表现】

好发于四肢、躯干，可以单发或多发。大小不等，呈圆形、扁圆形或分叶状，边界清楚，质软，有假性波动感，与周围组织无粘连，基底部可移动，但活动度不大。一般无自觉症状，发展缓慢，极少恶变。位于后腹膜者难以发现，需做B超或CT检查。

多发者瘤体常较小，为圆形或椭圆形结节，直径约1～2cm，质地较一般脂肪瘤略硬，边界清楚，有触痛，称为痛性脂肪瘤或多发性脂肪瘤。

【治疗】

1. 西医治疗　无症状者一般无需处理，较大且有压迫症状者可以采取手术切除治疗。深部脂肪瘤因有恶变可能，宜及时切除。多发性脂肪瘤若能明确诊断不必要逐一切除。

2. 中医治疗　对全身多发性脂肪瘤无法进行手术切除者可采用中医药治疗。对体形肥胖，胸闷胁胀，纳食欠佳，舌淡，苔白，脉滑，证属气郁痰凝者，可予理气健脾，化痰散结。方以化坚二陈丸合十全流气饮加减。

纤维瘤及瘤样纤维病变

纤维瘤是位于皮肤及皮下纤维组织的肿瘤，由纤维结缔组织构成，可发生于任何年龄和任何部位。属中医“肉瘤”范畴。

【临床表现】

多数纤维瘤大小不等，柔软，无弹性，常见于面、颈及胸背部。生长缓慢，质硬，实质性，光滑，边界清楚，活动度大，无压痛，很少引起压迫症状和功能障碍。

根据纤维瘤的性质，又将其分为三类。

1. 纤维黄色瘤　多见于躯干、上臂近端。常由不明的外伤或搔痒后形成小丘疹发展所致。因伴有内出血，有含铁血黄素，故可见褐黄色素，呈深咖啡色。质硬，边界不清，呈浸润感，易误为恶性。直径一般 1cm 以内，如增大应疑恶变为纤维肉瘤。

2. 隆起性皮纤维瘤　多见于躯干。来源于皮肤真皮层，故皮肤表面光薄，似非薄的瘢痕疙瘩样隆起，低度恶性。伴有假包膜。切除后局部极易复发，多次复发恶性度增高，并可出现血道转移。

3. 带状纤维瘤　位于腹壁，为腹肌外伤或产伤后修复性纤维瘤，常夹有增生的横纹肌纤维，无明显包膜。

【治疗】

纤维瘤一经诊断就应早期手术切除。由于临床上纤维瘤与低度恶性的纤维肉瘤不易鉴别，故手术切除后必须做病理检查。如果确诊为良性纤维瘤，局部完整切除即可治愈。纤维瘤切除后复发，则应视为低度恶性的纤维肉瘤，需进行局部广泛切除术。腹壁呈浸润性生长的纤维瘤易恶变，应早期进行广泛切除。

神经纤维瘤和神经纤维瘤病

神经纤维包括神经纤维索内的神经轴及轴外的神经鞘细胞与纤维细胞。神经纤维瘤包括神经鞘瘤与神经纤维瘤，可发生于神经末梢或沿神经干的任何部位。

神经纤维瘤属中医“气瘤”范畴。多因劳伤肺气，卫气失固，腠理不密，外为寒邪所搏，痰气凝结；或忧思伤脾，脾损及肺，致气浊不清，聚结腠理而为瘤。

【临床表现】

1. 神经鞘瘤 由鞘细胞组成，分为中央型和边缘型。体表的神经鞘瘤可见于四肢神经干的分布部位。

2. 神经纤维瘤 由神经纤维细胞及少量的神经索组成，可夹杂有脂肪、毛细血管等。为多发性，且常对称。大多无症状，但也可伴明显疼痛。可伴有智力低下，或原因不明的头痛、头晕，可有家族聚集倾向，称神经纤维瘤病。具有如下特点：①呈多发性，数目不定，几个甚至上千个不等。肿物大小不一，米粒至拳头大小，多突出于皮肤表面，质地或软或硬，有的可下垂或有蒂，大者可达十数千克。②肿瘤沿神经干走向生长，多呈念珠状，或呈蚯蚓结节。③皮肤出现咖啡斑，大小不定，可为小点状，或为大片状，其分布与神经瘤分布无关，是诊断本病的重要依据。

【治疗】

1. 西医治疗 可行手术切除。除局限性的神经纤维瘤可以彻底切除得到根治外，范围较广泛并侵入深组织的肿瘤以及神经纤维瘤病目前均无有效治疗方法。手术仅限于引起疼痛，影响功能与外貌，或疑有恶变者。对瘤体过大可考虑分期手术切除。对放射治疗无效。

2. 中医治疗 ①伴有形体虚弱，无力倦怠，动则气短，痰多清稀，证属肺气失宣者，宜宣调肺气，益气固表，方用通气散坚丸合玉屏风散。②伴头身困重，口淡不渴，证属脾虚痰凝者，宜健脾解郁，化痰散结，方用十全流气饮加减。

皮脂腺囊肿

皮脂腺囊肿（sebaceous cyst）又称粉瘤，因皮脂腺腺管阻塞，皮脂淤积而形成，可发生于任何年龄，成年人较多，好发于头面部、背部及臀部，容易继发感染，也有恶变可能。

中医学将本病称之为“脂瘤”，系由疏于洗理，汗腺堵塞，或脾失运化，湿浊生痰，痰湿凝滞于皮肤之间聚结不散而成。

【临床表现】

囊肿可单发或多发。多呈圆形，直径多在 1～3cm，略隆起。质软，界清，表面与皮肤粘连，稍可移动，基底部活动。肿物中央皮肤表面可见一小孔，为腺体导管开口处，有时可见有一黑色粉样小栓。其内容物为灰白色，呈豆腐渣样，有臭味。一般无自觉症状。合并感染时，局部可出现红肿、疼痛、触痛、化脓甚至破溃。

常见体表良性肿瘤的鉴别见表 13－2。

表 13－2　常见良性体表肿物鉴别表

	皮脂腺囊肿	脂肪瘤	纤维瘤
生成	皮脂腺管阻塞	皮下脂肪组织增生	纤维结缔组织增生
常见部位	头部、背、臀部	皮下	皮下
形态	圆形，质软	圆、扁圆或分叶状，质软，有假性波动感	圆形，质硬，边界清楚
活动度与周围组织关系	与皮肤粘连，与基底不粘连，稍可移动，可见皮脂腺开口	无粘连，但活动度不大	无粘连，活动度大
内容物	皮脂	脂肪组织	纤维结缔组织
治疗	手术	单发可手术切除	手术

【治疗】

1. 西医治疗　可手术摘除。手术时须将囊肿及紧连于皮肤的导管开口一并切除，否则残留囊壁易再形成囊肿。合并感染时，应以药物控制感染，波动感明显者可切开引流，待炎症消退或伤口愈合再行手术摘除。

2. 中医治疗

（1）辨证论治

① 痰气凝结型

证候：常伴有胸膈痞闷，情志抑郁，急躁易怒，舌淡，苔腻，脉滑。

治法：理气化痰散结。

方药：二陈汤合四七汤加减。

② 痰湿化热型

证候：瘤体红肿、灼热、疼痛，甚至作脓跳痛，可伴有发热，恶寒，头痛，尿黄；舌红，苔薄黄，脉数。

治法：清热利湿，活血化瘀。

方药：龙胆泻肝汤合仙方活命饮加减。

（2）*外治疗法*：局部出现红肿热痛者，可用金黄膏、鱼石脂膏外敷。

腱鞘囊肿

腱鞘囊肿（ganglion of tendon sheath）是关节附近的一种囊性肿块，多附着在关节囊或在腱鞘内，或与关节囊、腱鞘相通。中医以其肿块内含有胶冻状物而称之为“胶瘤”，属“筋瘤”范畴。

【病因病理】

西医认为外伤和慢性损伤可为其诱发因素，结缔组织黏液退行性变可能是发病的重要原因。由于滑膜腔内滑液增多而形成囊性疝出，或关节囊、腱鞘黏液样变性，囊壁为致密的纤维结缔组织，囊内有无色透明胶样黏液，囊肿多为单腔，但也有多房者。

中医认为本病多因筋脉松弛，痰液凝聚所致。

【诊断与鉴别诊断】

一、诊断要点

1. 任何年龄都可发生，但多见于青中年人，女多于男。

2. 好发腕背、腕掌面桡侧及足背部。手部有三个部位多见：最常见于腕背，其次为腕掌面桡侧，再次为手掌远端或手指指掌关节屈指腱鞘上。

3. 一般无疼痛。生长缓慢，可有自然消退。表面光滑，与皮肤无粘连，推之可在皮下活动，基底固定。局部包块呈圆形或椭圆形，大小不一，大者质韧，触之有弹性饱满感，张力较大者，触之如硬橡皮样实质感；小者如米粒，硬若骨质。压之有酸胀感。

4. 有时腕力减弱，位于小鱼际近端或腕管内者，可压迫尺神经或正中神经，出现感觉运动障碍。

二、鉴别诊断

1. 脂肪瘤　位于皮下组织内，多发生于肩、背、腰、臀部，质地软，呈分叶状。

2. 肌纤维瘤　多发生在躯干，为实质性包块，质地硬，表面光滑，活动度大，与基底部组织无粘连，与腱鞘囊肿肿块坚韧、基底部固定、囊内含有无色透明胶冻样黏液不同。

【治疗】

1. 非手术治疗

(1) 注射外治：局麻下用粗针头穿刺抽尽胶状液，再注入醋酸氢化可的松0.5ml，加压包扎。

(2) 针刺疗法：局部常规消毒后，于囊肿四周用针穿通囊壁，压迫囊肿，使囊内液挤至皮下，加压包扎。

(3) 手法挤压法：术者用拇指压住囊肿，用力压破，将囊内液挤入皮下，局部加压包扎1～2天。本疗法复发率高。

2. 手术疗法　适用于经非手术治疗无效，或消退后又复发，或局部疼痛影响工作者。将囊肿蒂连同其基底的病变组织，以及周围的部分正常腱鞘及韧带一并切除，术后复发机会少。

血管瘤

血管瘤是由血管组织构成的一种良性肿瘤，生长缓慢，好发于头面、颈部，其次为四肢、躯干，亦可见于口腔、深部组织及器官内。

血管瘤属中医“血瘤”范畴。其发病与火邪密切相关。或劳累伤阴，心火妄动，或郁怒伤肝，气郁化火，或肾中伏火，胎火妄动，火热逼络，迫血妄行，脉络扩张，复感寒邪，相搏成瘤。

【临床表现】

可分为三种不同类型。

1. 毛细血管瘤　由真皮内增生、扩张的毛细血管构成。好发于婴幼儿头、面、颈部或成人的胸腹部，年幼时有自行消退的可能。单发或多发，色鲜红或暗红。呈边缘不规则、不高出皮肤的斑片状，或高出皮肤，分叶，似草莓样。大小不一，小者可如针尖，大者可延及颜面一半。界限清楚，柔软可压缩，压之可褪色。

2. 海绵状血管瘤 由内皮细胞增生构成的血管迂曲、扩张并汇集一处而成。常见于头部、颈部，也可发生于其他部位及内脏。瘤体呈紫红或暗红色，柔软如海绵，大小不等，边界清楚，位于皮下或黏膜下组织内者可边界不清。指压柔软，有波动感，偶有少数呈柔韧或坚实感，无波动和杂音。X 线照片可能有钙化影。

3. 蔓状血管瘤 多在海绵状血管瘤的基础上发生，因血管窦与小动脉相连而成。多发于头皮，瘤体外观常见蚯蚓状蜿蜒迂曲的血管，有压缩性和膨胀性，紫红色，有搏动、震颤及血管杂音，局部温度稍高。肿瘤周围有交通的小动脉，如将其压迫，则搏动消失。血管瘤有时会突然破溃，可引起危及生命的大出血。

【治疗】

1. 西医治疗

（1）手术治疗：适用于各种类型的血管瘤。特别对局限性的血管瘤，疗效确切可靠，对蔓状血管瘤，手术是唯一可行的方法。手术并发症有难以控制的出血，故对较大或无法确定范围的血管瘤，术前应行 X 线血管造影，不可贸然手术，以免发生意外。

（2）放射疗法：婴儿和儿童的毛细血管瘤对放射线很敏感，放射疗法对表浅性毛细血管瘤治疗有效，但有一定副作用，应慎用。

（3）硬化剂注射：适用于中小型海绵状血管瘤。也可作为术前治疗的一种措施。常用药物有 10% 的鱼肝油酸钠。

（4）冷冻、激光、电烙等：可用于表浅的面积小的血管瘤。对婴幼儿肢体巨大血管瘤无法做其他治疗时，可应用弹力绷带加压包扎，能在一定程度上减缓瘤体的生长速度。

2. 中医治疗

（1）内治：①伴五心烦热，面赤口渴，尿黄便干，证属心肾火毒者，治宜清心泻火，凉血解毒。方以芩连二母丸合凉血地黄汤加减。②伴心烦易怒，咽干口苦，证属肝经火旺者，治宜清肝泻火，祛瘀解毒。方以丹栀逍遥散合清肝芦荟丸加减。

（2）外治：可消痔灵注射液加 1% 普鲁卡因按 1∶1 混合瘤体内注射。如误触破流血不止者，可用云南白药外敷止血。

黑痣及黑色素瘤

黑痣（pigmant nevus）是先天性的黑色素斑，极为常见。大小不一，数目不定。可见于身体各部，面颈为好发部位，少数发生在黏膜，如口腔、阴唇等处。生长缓慢。根据病理形态不同可分为皮内痣、交界痣和混合痣。

中医学称本病为“黑痣”，又名“黑子”。系由风邪搏于血气，或经络之血，滞于卫分，阳气束结而成；或肾中浊气混于阳中，阳气收束所致。

【临床表现】

1. 皮内痣 痣细胞位于真皮层内。一般较局限，小于1cm，表面光滑，界限清楚。亦有成片或疣状者，常有毛发生长，颜色均匀、较深，呈浅褐、深褐或墨黑色。一般不发生恶性变。

2. 交界痣 痣细胞集中于表皮与真皮交界处。多见于手掌、足底、口唇及外生殖器。为淡棕、棕黑或蓝黑色的斑疹或丘疹，表面平坦或稍高出皮面，光滑，无毛发，约1～2cm大小，色素分布不均匀，有恶变倾向，可能发展为黑色素瘤。

3. 混合痣 为上述两型混合而成，有发生恶变的可能，其恶变征象如下：①迅速增大；②色素突然不断加深；③发生疼痛、感染、溃疡或出血；④周围出现卫星状小瘤或色素环；⑤局部淋巴结肿大。

4. 黑色素瘤 是高度恶性的肿瘤，也称恶性黑色素瘤，为痣细胞或色素细胞的恶性细胞的恶性繁殖。多发生于中老年人，男性略多于女性。好发部位为下肢、足部，其次为头颅、上肢、眼、指甲下面和阴唇处。主要症状为迅速长大的肿块，呈黑色或淡蓝色，向四周和深部呈浸润性生长，边界不清，可有破溃、出血、结痂，周缘有时有炎症反应，可有痒感或微痛感，病变发展迅速，早期即可出现区域淋巴结转移，晚期可经血行转至肺、肝、骨、脑等器官。

【治疗】

对黑痣的治疗应采取慎重态度，如有下列情况可考虑行手术治疗。①位于手掌、足底、腰部等易受刺激或摩擦的部位者；②初步确定为交界痣或有恶变征象者；③有碍面容，切除后可改善外貌者；④患有恶变恐惧症，经反复解释无效者。

非手术疗法如低温、冷冻、激光、药物烧灼等，多限于小而浅表的黑痣。因其无法做病理检查，必须先做出有把握的诊断后方可实施。

黑色素瘤恶性度高，预后极差，一旦确诊应早期进行广泛根治性切除，包括区域淋巴结的清除。四肢黑色素瘤有时需行截肢术。术后配合化疗、放疗和免疫疗法。对高度怀疑恶变者，应尽量避免行部分切除活检，争取一次切除，以防止肿瘤扩散。

第三节　原发性支气管肺癌

肺癌（lung cancer）多数起源于支气管黏膜上皮，因此也称为支气管肺癌（bronchopulmonary carcinoma）。是最常见的恶性肿瘤之一。肺癌的发病率现已占据男性各种肿瘤的首位，发病年龄大多在40岁以上，男女之比约3:1～5:1，但近年来女性肺癌的发病率也有明显增加。

【病因病理】

一、西医病因病理

1. 病因　肺癌的病因至今尚不十分清楚。根据流行病学的调查，目前公认与下列因素有关。

（1）吸烟：长期大量吸烟是肺癌的一个重要致病因素。纸烟燃烧时释放许多致癌物质。多年每日吸烟40支以上者，肺鳞状细胞癌和小细胞癌的发病率比不吸烟者高4～10倍。

（2）职业性因素：环境致癌因素与肺癌的发病率有关。职业性致癌的因素有长期接触石棉、铬、镍、铜、锡、砷、铀及放射性尘埃等。

（3）大气污染：肺癌的发病率城市高于农村，且在非吸烟者更为明显，说明除吸烟之外，还有其他致癌物质，可能与大气污染和烟尘中致癌物质较高有关。这些物质包括汽车废气、烟雾、碳氢化合物气体、工业废气及粉尘等。

（4）慢性肺部疾病：有人认为肺部的慢性炎症在肺癌的发病中具有重要意义。慢性感染支气管上皮可能化生为鳞状上皮而癌变，如肺结核、支气管扩张症等疾病，但其因果关系尚不清楚。

（5）其他：肺癌的发生与人体内在因素如免疫状态、代谢活动、细胞遗传物质以及基因表达的变化相关。

2. 病理　肺癌起源于支气管黏膜上皮。发生在肺段支气管以上较大支气管的肺门肿瘤，临床上称之为中央型肺癌；发生在肺段支气管以下较小支气管者称为周围型肺癌。中央型肺癌以鳞状细胞癌为多见，周围型以腺癌较多见。肺癌的分布情况，右肺多于左肺，上叶多于下叶。早期肺癌仅局限于黏膜基底膜内者称为原位癌。肺癌的组织学类型和分化程度不同，其增长速度和转移扩散的情况也不尽相同。

肺癌主要分为两大类：非小细胞肺癌和小细胞肺癌。非小细胞肺癌又分为三种主要组织学类型：鳞状细胞癌、腺癌和大细胞癌。

（1）鳞状细胞癌（简称鳞癌）：在肺癌中最常见，约占肺癌的50%左右，男性多于女性，大多数发生在50岁以上的男性患者，与吸烟的关系较为密切。多发生在较大的支气管，常为中央型肺癌。生长发展较为缓慢，主要沿淋巴途径转移到肺门淋巴结，晚期发生血行转移扩散。对放射和化学疗法较敏感。

（2）腺癌：多见于女性患者，发病年龄较小，腺癌多起源于较小支气管，常呈周围型。腺癌可分为腺泡癌、乳头状癌、细支气管肺泡癌和有黏液形成的实体癌四个亚型。一般早期没有明显症状，生长缓慢，容易发生血行转移和胸水，淋巴结转移也较多见。

（3）大细胞癌：此型肺癌较少见，约半数起源于大支气管。分化程度较低，恶性程度高，淋巴或血行转移发生较早，有时在出现脑转移后才被发现，预后很差。

（4）小细胞癌（未分化小细胞癌）：一般起源于较大支气管，大多为中心型肺癌，少数起源于小支气管，表现为周围型肺癌。恶性度高，生长快，较早出现淋巴和血行转移，对放疗、化疗虽较敏感，但预后最差。

3. 肺癌的转移

（1）直接扩散：癌肿可沿支气管壁并向支气管腔内增长，阻塞管腔。也可直接扩散侵入邻近肺组织。靠近肺外围的肿瘤可侵犯胸膜和胸壁，中央型或靠近纵隔的肿瘤可侵犯其他器官。巨大的肿瘤可发生中心部分缺血坏死，形成癌性空洞。

（2）淋巴转移：是鳞癌和小细胞肺癌常见的转移途径。癌细胞经淋巴管向支气管旁、隆突下、肺门、气管旁、锁骨上淋巴结转移。小细胞肺癌可在原发肿瘤较小时即发生肺门淋巴结转移。肺门、气管旁和锁骨上淋巴结转移一般发生在肺癌的同侧，也可交叉转移到对侧。小细胞肺癌转移到腋下或腹股沟淋巴结也不少见。

（3）血行转移：血行转移是肺癌的晚期表现，小细胞癌和腺癌的血行转移较鳞癌更为常见。常见转移部位为肝、脑、骨骼、肾上腺等。

4. 肺癌的分期　对临床治疗方案的选择具有重要指导意义。世界卫生组织按照肿瘤的大小（T）、淋巴结转移的情况（N）和有无远处转移（M）将肺癌加以分类，为目前世界各国所采用。

表 13－3　　1997 年 UICC 新修订的肺癌 TNM 分期

原发肿瘤（T）

T_0：无原发肿瘤证据。

Tis：原位癌。

T_1※：癌肿直径≤3cm；在叶支气管或以远；无局部侵犯，被肺、脏胸膜包绕。

T_2：癌肿直径＞3cm；在主支气管（距隆突≥2cm）；或有肺不张或阻塞性肺炎影响肺门，但未累及全肺；侵及脏胸膜。

T_3：肿瘤可以任何大小；位于主支气管（距隆突＜2cm）；或伴有累及全肺的肺不张或阻塞性肺炎；侵及脏胸膜（包括肺上沟癌）、膈肌、纵隔胸膜或心包。

T_4：肿瘤可以任何大小；同侧原发肿瘤所在肺叶内出现散在肿瘤结节；侵及纵隔、心脏、大血管、气管、食管、椎体、隆突或有恶性胸腔积液或心包积液。

淋巴结（N）

Nx：不能确定局部淋巴结受累。

N_0：无局部淋巴结转移。

N_1：转移到同侧支气管旁和（或）同侧肺门淋巴结（包括直接侵入肺内的淋巴结）。

N_2：转移到同侧纵隔和（或）隆突下淋巴结。

N_3：转移到对侧纵隔、对侧肺门、同侧或对侧斜角肌或锁骨上淋巴结。

远处转移（M）

Mx：不能确定有远处转移。

M_0：无远处转移。

M_1：有远处转移（包括同侧非原发肿瘤所在肺叶内出现肿瘤结节）。

TNM 分期

0 期（$TisN_0M_0$）

ⅠA 期（$T_1N_0M_0$）

ⅠB 期（$T_2N_0M_0$）

ⅡA 期（$T_1N_1M_0$）

ⅡB 期（$T_2N_1M_0$、$T_3N_0M_0$）

ⅢA 期（$T_3N_1M_0$、$T_{1-3}N_2M_0$）

ⅢB 期（T_4 任何 NM_0，任何 TN_3M_0）

Ⅳ 期（任何 T 任何 NM_1）

※ 不多见的表浅肿瘤，不论其大小，局限于支气管壁，即使在主支气管仍属于 T_1

二、中医病因病机

肺癌多属于“肺积”、“咳嗽”、“咯血”、“胸痛”等范畴，主因外邪导致痰、湿、热，日久凝聚结块，其发病与正气虚损和邪毒入侵有较密切的关系。

1. 正气内虚 “正气存内，邪不可干，邪之所凑，其气必虚”。年老体弱或久患肺疾，肺气耗损，肺阴亏虚，外邪乘虚而入，致肺部血行瘀滞，结而成块。

2. 气滞血瘀 七情所伤，气逆气壅，肺失宣降，日久气病及血，血瘀成疾。

3. 痰结湿聚 肺失宣肃，通调失司，津液不化，湿浊内生，邪火熬灼，凝结为痰，痰湿毒遏，壅塞于肺，久而形成肿块。

4. 邪毒郁热 外毒内侵，日久均能化热化火；毒蕴于内，日久必发。癌瘤患者多见郁热之证，如邪热鸱张，发为实热之证，表示肺癌正在发展，属病进之象。

肺为娇脏，主气，司呼吸，主宣发肃降，通调水道。肺癌是由于正气虚损，阴阳失调，邪毒乘虚入肺，致肺气壅遏，宣降失司，气机不利，血行受阻，气滞血瘀，津液不布，津聚为痰，痰湿凝聚，日久胶结而发病。《杂病源流犀烛·积聚癥瘕痃癖痞源流》中云：“邪积胸中，阻塞气道，气不宣通，为痰、为食、为血，皆邪正相搏，邪既胜，正不得制之，遂结成形而有块。”因此，肺癌是一种因虚而得病，因虚而致实，全身属虚，局部属实的疾病。虚以阴虚、气阴两虚多见，甚至可出现阴阳两虚；实则不外乎气滞、血瘀、痰凝、毒聚。

【临床表现】

一、主要症状

1. 咳嗽 咳嗽为肺癌最常见的症状。早期多为刺激性干咳，日久加重；胸膜病变常为疼痛性干咳；上纵隔受累在平卧时可出现痉挛性阵咳。

2. 血痰 持续性和间断性反复少量血痰，表现为痰中带血，往往血多于痰，色泽较鲜，偶尔见大咯血。血痰常来自肿瘤区，混有大量癌细胞，癌细胞检出率高。

3. 胸痛 有 1/3 的肺癌病人有胸痛，一般为闷痛、隐痛，与支气管阻塞、局限性肺不张或胸膜反射有关。如果出现难以控制的持续性剧痛，提示有广泛的胸膜或局部胸壁侵犯，预后较差。

4. 发热 肺癌发热有两种：一是由于支气管阻塞或管壁压迫后引起的炎性发热，另一种是所谓“癌性热”。肺癌引起支气管阻塞合并肺部感染可引起炎症表现，梗阻远端发生肺脓肿时可表现为持续性高热，早期经抗生素治疗后，体温可恢复正常；晚期肿瘤病灶中心坏死，毒素吸收也可引起高热，应用抗生素治疗效果不佳，有的弛张热可达数月之久，但肿瘤切除后体温可降至正常。

5. 气短及胸闷 癌肿生长在大的支气管时，阻塞气道，可出现气短及胸闷，特别是呼吸功能较差的病人。后期当肿大的淋巴结压迫大支气管或隆突时，可出现严重的气急现象。大量胸腔积液和纵隔推移以及心包积液可发生气急，抽出积液后症状可缓解。

二、主要体征

1. 肿瘤引起的肺部体征 一般早期多无明显症状和体征。当肿瘤增大引起支气管狭窄，病变部位可以听到“高音调金属音”。肿瘤位于胸膜附近时，易产生不规则的钝痛，肋骨、脊柱受侵时可有持续性胸痛及定点压痛。

2. 纵隔受累的体征 可因原发肿瘤直接侵犯或转移性肿瘤累及纵隔大血管、神经、食道等所产生。肿瘤压迫或侵犯喉返神经，引起声带麻痹，声音嘶哑；压迫膈神经可引起同侧横膈麻痹；压迫上腔静脉时，引起面部、颈部、上胸部、上肢静脉怒张和皮下组织水肿；侵犯迷走神经，可使心率加快；侵犯胸膜可出现血性胸水；癌侵犯下颈交感神经节，则产生 Horner 综合征，表现为上眼睑下垂，瞳孔缩小，眼球下陷和一侧面部皮肤发白，汗闭。

3. 肿瘤转移引起的体征 肺癌可转移到全身任何部位的淋巴结，最常见的为锁骨上淋巴结，也可见腋下淋巴结肿大。肺癌血行转移后，按侵入的器官不同而出现相应的病理体征，如骨骼、脑部、肾上腺等。少数肺癌可引起肿瘤副症，如肺源性骨关节炎、多发性肌肉神经痛、男性乳腺发育等，这些征象可随肿瘤的治疗而消退。

【实验室及其他检查】

1. 痰液细胞学检查 是肺癌确诊的重要手段之一。无创，简便，可反复进行。对起源于大支气管的中央型肺癌，特别是血痰者检出率较高。应注意有一定的假阴性，故应多次送检。也可应用雾化吸入帮助排痰以提高阳性率。

2. X 线检查 是诊断肺癌的一个重要手段。肺癌的 X 线检查所见包括：①肿瘤本身引起的改变；②肿瘤堵塞支气管远端引起的肺实质的改变，如肺不张或感染；③肿瘤在胸内扩散引起的改变，如肺门和纵隔淋巴结、胸膜、胸壁及纵隔其他结构的改变等。

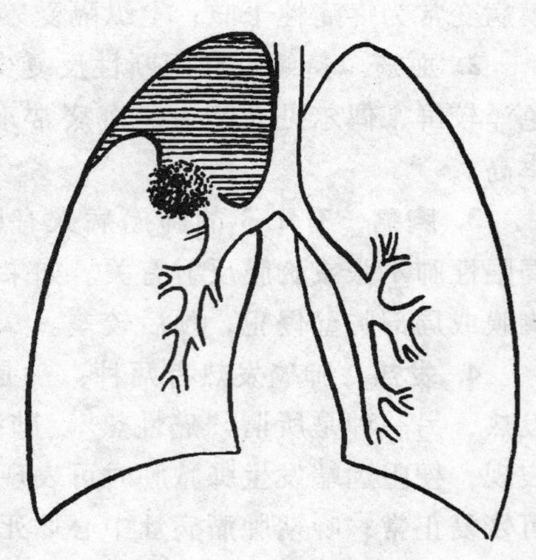

图 13-1 右上叶中央型肺癌（肺不张）

(1) 中央型肺癌：早期癌肿局限在支气

管内时，X线平片可无异常。当支气管阻塞，远端肺组织发生感染时，受累的肺段或肺叶可出现肺炎征象。支气管腔完全阻塞后可产生相应的肺叶或一侧全肺不张。如癌肿与肺门转移淋巴结融合造成上叶不张时，可见不张肺叶的间裂呈“S”形下缘改变（图13－1）。

（2）周围型肺癌：常表现为肺野周围孤立性圆形或椭圆形块影，直径1～2～6cm或更大。块影轮廓不规则，常呈小的分叶或切迹，边缘模糊毛糙，常显示细短的毛刺影（图13－2）。阻塞支气管管腔时可出现节段性肺炎或肺不张。癌肿中心部分坏死液化，可显示厚壁偏心性空洞，内壁凹凸不平，很少有明显的液平面（图13－3）。

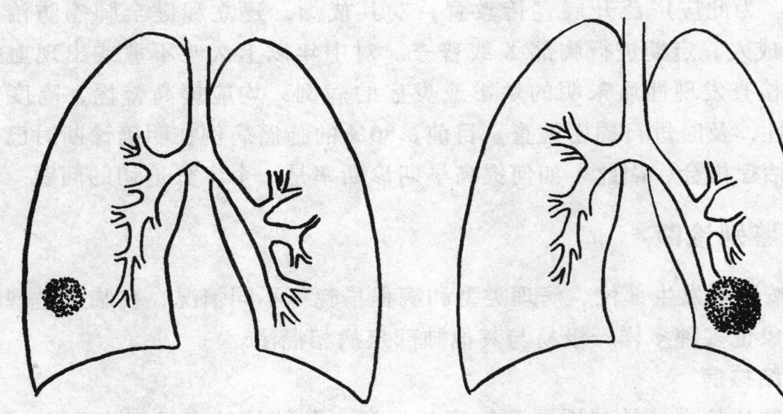

图13－2　右下叶周围型肺癌　　　　图13－3　左下叶周围型肺癌伴空洞形成

3. 电子计算机体层扫描（CT）和磁共振成像（MRI）　密度分辨率很高，可发现一般X线检查隐藏区（如肺尖、膈上、心后、纵隔等处）的早期肺癌病变，并可明确病变的侵犯范围和邻近组织器官的关系以及转移情况，对确定肺癌的分期和选择治疗方案有较大价值，目前已成为主要检查手段。

MRI可确定肿瘤有无向纵隔延伸，纵隔淋巴结、胸壁、膈肌、锁骨下动脉和臂丛神经是否受到侵犯，以评估手术治疗的可能性。

4. 支气管镜检查　是诊断肺癌的一个重要手段。可直接窥察支气管内膜及管腔的病理变化情况，采取组织、分泌物作病理切片或细胞学检查。

5. 纵隔镜检查　主要用于判明中央型肺癌侵犯纵隔的范围。可直接观察气管前隆突下及两侧支气管区淋巴结情况，并作病理切片检查。

6. 经胸壁肺穿刺活检　对紧靠胸壁的肺部肿块，可采用CT导引定位下行肺穿刺活检，但应严格掌握适应证。

7. 剖胸探查术　肺部肿块经多种方法检查和短期试探性治疗仍未能明确病

变的性质，而肺癌的可能性又不能排除，如病人全身情况许可，应作剖胸探查术。术中根据病变情况或活检结果给予相应治疗，以免延误病情。

8. 其他检查 包括胸水的细胞学检查、转移病灶组织的病理切片检查，其他如放射性核素扫描、超声显像及多普勒技术、电视胸腔镜技术也已得到应用。

【诊断与鉴别诊断】

一、诊断

早期诊断具有重要意义。只有在病变早期得到诊断，早期治疗，才能获得较好的疗效。为此应广泛开展宣传教育，劝其戒烟，建立和健全肺癌防治网。对40岁以上成人，定期进行胸部X线普查。对中年以上久咳不愈或出现血痰以及肺部X线检查发现性质未明的块影或炎症的病例，均应提高警惕，高度怀疑肺癌的可能性，及时进行周密检查。目前，80%的肺癌病例在明确诊断时已失去外科手术的治疗机会，因此，如何提高早期诊断率是一个十分迫切的问题。

二、鉴别诊断

肺癌按肿瘤发生部位、病理类型和病程早晚等不同情况，在临床呈现的症状和X线征象也多种多样，极易与其他肺部疾病相混淆。

1. 肺结核病

（1）肺结核球：易与周围型肺癌相混淆。肺结核球多见于青年人，病变常位于上叶尖、后段或下叶背段，一般病程长，发展缓慢。在X线上块影密度不均匀，可见到稀疏透光区，常有钙化点，边缘光滑，分界清楚，肺内常另有散在性结核病灶。

（2）肺门淋巴结结核：在X线片上的肺门块影可能误诊为中央型肺癌。前者多见于青少年，常有结核感染症状，很少有咯血，结核菌素试验常为阳性，抗结核药物治疗有效。

值得指出的是少数肺癌可以与肺结核并存，由于临床上无特殊表现，X线征象又易被忽视，以至延误肺癌的早期诊断。因此，对于中年以上的肺结核病人，在肺结核病灶部位或其他肺野内呈现块状阴影，经抗结核药物治疗肺部病灶未见明显好转，块影反而增大或伴有肺段或肺叶不张，一侧肺门阴影增宽等情况时，都应引起结核与肺癌并存的高度怀疑，必须进一步做痰细胞学检查和支气管镜检查。

2. 肺部炎症

（1）支气管肺炎：早期肺癌产生的阻塞性肺炎易被误诊为支气管肺炎。支气管肺炎一般起病较急，发热、寒战等感染症状比较明显。X线片上表现为边缘模糊的片状或斑点状阴影，密度不均匀，且不局限于一个肺段或肺叶，经抗菌药物治疗后，症状迅速消失，肺部病变也较快吸收。

（2）肺脓肿：肺癌中央部分坏死液化形成癌性空洞时，X线片表现易与肺脓肿相混淆。肺脓肿病人常有吸入性肺炎病史，急性期有明显的感染症状，痰量多，呈脓性，有臭味。X线片上空洞壁较薄，内壁光滑，常有液平面，脓肿周围的肺组织或胸膜常有炎性病灶。

3. 其他胸部肿瘤　肺部良性肿瘤如错构瘤、纤维瘤、软骨瘤等有时需与周围型肺癌相鉴别；肺部孤立性转移癌与原发性周围型肺癌、纵隔淋巴肉瘤与中央型肺癌相鉴别。

【治疗】

一、治疗原则

肺癌应采取手术治疗、放射治疗、化学疗法、免疫疗法和中医中药等综合治疗。对早期肺癌应以根治性手术治疗为主，Ⅱ、Ⅲ期肺癌则应加做手术前、后的放、化疗等综合治疗，晚期病人则根据病理类型选用放射治疗或化学疗法、中医辨证治疗等方法来减轻病人痛苦，延长病人生命。

二、西医治疗

1. 外科手术治疗　手术治疗的目的是彻底切除原发病灶和局部及纵隔淋巴结，并尽可能保留健康的肺组织。周围型肺癌一般施行肺叶切除术，中央型肺癌常需施行肺叶或一侧全肺切除。手术疗效与肿瘤的病理类型、恶性程度、范围、位置和有无淋巴结转移有关。

常用手术方式：全肺切除术、肺叶切除术、袖状肺叶切除术、胸腔镜下肺段或肺叶切除术。无论哪种手术方式，都应清除肺门及纵隔淋巴结。

手术的禁忌证：①远处有转移，如肝、脑、骨转移（M_1）；②广泛肺门和纵隔淋巴结转移，无法清除者；③严重侵犯周围器官及组织，估计切除困难者；④病人全身状况差，难以耐受手术者。⑤对胸外淋巴结转移者（N_3），肺切除术应慎重考虑。

2. 放射治疗　是肺癌最常应用的治疗手段。其中小细胞肺癌对放射治疗最为敏感，鳞癌次之，腺癌和细支气管肺泡癌不敏感。放疗通常有：①根治性放疗；②术前、术中、术后放疗；③预防性放疗；④姑息性放疗；⑤与化疗结合的综合治疗。临床常用的术后照射目的是杀灭残存肿瘤，减少复发，提高生存率，一般在术后1个月左右进行，照射剂量为40～60Gy。常见放疗并发症有放射性食管炎、放射性肺损伤、放射性皮炎等。

3. 化学治疗 化学疗法属全身治疗，可单独应用于晚期肺癌或有广泛转移的病人，以缓解症状；亦可与手术、放疗联合应用以防止癌肿转移复发，提高治愈率。小细胞性肺癌对化疗药物的敏感性较好，联合化疗有效率较高，缓解率可达60%～80%，而其他类型肺癌的敏感性相对较差。

常用的化疗药物有环磷酰胺、长春新碱、5－氟尿嘧啶、阿霉素、甲氨蝶呤、卡铂、顺铂、平阳霉素等。应根据肺癌的类型和病人的全身情况合理选用，当出现骨髓抑制、严重胃肠道反应等毒副作用时，应予以相应的处理或暂缓给药。

4. 免疫疗法 免疫疗法可分为特异性免疫和非特异性免疫疗法。特异性免疫疗法是用经过处理的自体肿瘤细胞制成针剂，作皮下注射。非特异性免疫疗法系用卡介苗、短小棒状杆菌、转移因子、干扰素、白细胞介素等生物制品或左旋咪唑等药物来激发人体免疫功能。治疗效果有待积累更多的经验。

5. 其他治疗 包括冷冻疗法、热疗、光敏治疗及选择性支气管动脉灌注栓塞化疗等。

三、中医治疗

1. 气滞血瘀型

证候：咳嗽，血痰，气促，胸胁胀痛或刺痛，大便干结；舌质紫暗，或有瘀斑，苔薄黄，脉弦或涩。

治法：行气化瘀，软坚散结。

方药：血府逐瘀汤加减。咳血加白茅根、侧柏炭；气阴不足加天麦冬、太子参、黄芪等。

2. 脾虚痰湿型

证候：咳嗽痰多，胸闷纳呆，神疲乏力，面色苍白，大便溏薄；舌质淡胖，苔白腻，脉濡缓或濡滑。

治法：健脾除湿，化痰散结。

方药：六君子汤合海藻玉壶丸加减。气短乏力者加黄芪；胸痛、舌质紫暗者加红花、桃仁、川芎。

3. 阴虚内热型

证候：咳嗽，无痰、少痰或有泡沫痰，或痰黄难咳，痰中带血，胸痛气短，心烦失眠，口干便秘，发热；舌质红，苔花剥或光剥无苔，脉细数。

治法：养阴清热，软坚散结。

方药：百合固金汤加减。痰湿者加半夏、贝母；痰热者加鱼腥草、黄芩。

4. 热毒炽盛型

证候：高热，气促，咳嗽，痰黄稠或血痰，胸痛口苦，口渴欲饮，便秘，尿短赤；舌质红，苔黄而干，脉大而数。

治法：清热泻火，解毒散肿。

方药：白虎承气汤加减。

5. 气阴两虚型

证候：胸背部隐隐作痛，咳声低弱，神疲乏力，五心烦热，自汗盗汗；舌质红，苔少，脉沉细数。

治法：益气养阴，清肺解毒。

方药：沙参麦冬汤加减，或四君子汤合清燥救肺汤化裁。放疗时加养阴及活血药，如天门冬、黄精、丹参、赤芍；化疗时加健脾和胃降逆药沙参、法半夏、扁豆。

第四节　食管癌

食管癌（esophageal carcinoma）是常见的消化道恶性肿瘤。全世界每年约有30万人死于食管癌。我国是世界上食管癌高发地区之一，每年死亡达15万人。男性多于女性，发病年龄多在40岁以上。食管癌属于中医学“噎膈”的范畴。噎即噎塞，指吞咽之时哽噎不顺。膈为格拒，指饮食不下，或食入即吐。

【解剖特点】

食管为一肌性管状器官，上方起于环状软骨，下端终于胃的贲门，成人一般长约25cm。在解剖上一般将食管划分为颈段、胸段、腹段三个部分。胸段食管又分为上、中、下三段。上段自胸廓上口至主动脉弓平面，中段自主动脉弓至下肺静脉平面，下段指下肺静脉平面以下。通常将腹段食管包括在下段内（图13-4）。

食管壁厚约4mm，自内向外分为四层，即黏膜层、黏膜下层、肌层和外膜层。

食管有三处生理性狭窄：①咽与食管相续处；②左主支气管跨越食管前左方处；③食管穿越膈肌食管裂孔处。

【病因病理】

一、西医病因病理

1. 病因　食管癌的病因还不十分清楚，目前认为食管癌的发病与下列因素有关。

(1) 物理因素：研究认为不良饮食习惯如进食过快、过热、经常吃粗硬食物、口腔卫生不佳等可引起食管黏膜上皮损伤，增加对致癌物的易感性。长期大量吸烟和饮酒可能与食管癌的发生有关。

(2) 亚硝胺及真菌：亚硝胺类化合物具有高度致癌性，而真菌与亚硝胺的合成有密切关系。食管长期接触亚硝胺，如长期食用被真菌污染的粮食，可使上皮细胞发生增生性改变，逐渐发展为癌。

(3) 食管慢性炎症刺激：如食管黏膜慢性炎症、食管化学灼伤、贲门失弛缓症、食管憩室及长期的反流性食管炎均可能并发癌变。

(4) 营养因素：维生素和微量元素缺乏是促使食管癌发生的因素之一。水和食物中缺乏动物蛋白、维生素 C、维生素 A、维生素 B_2 以及铜、锌、硒、铁等微量元素，能引起食管病变，从而直接或间接与食管癌的发生有关。

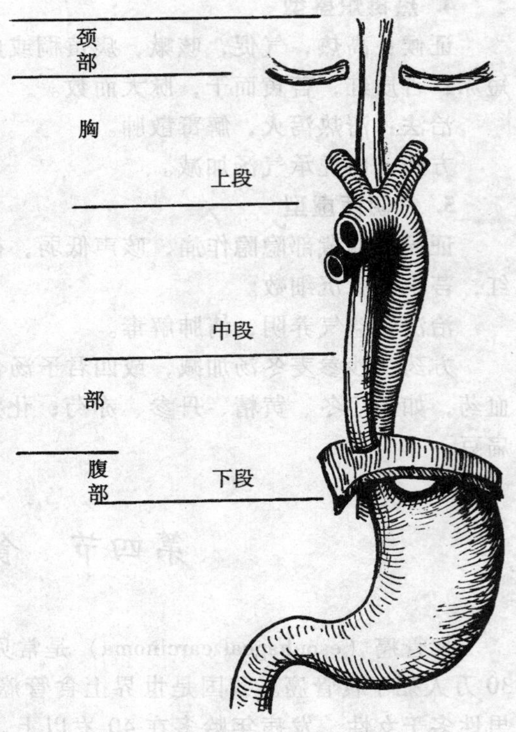

图 13－4　食管的分段

(5) 遗传易感性：食管癌具有较显著的家族聚集现象，河南林县食管癌有阳性家族史者占60%，反映出食管癌高发区人群中有食管癌的遗传易感性。

2. 病理分型　食管癌可发生在食管任何部位，但中段最多见，约占50%，其次为下段，上段极少。食管癌绝大多数为鳞状上皮癌，占95%，下段的腺癌多来源于胃贲门部黏膜。

根据食管癌的形态特点，临床上将中晚期食管癌归纳为五型，这对食管癌的诊断、治疗和预后估计有一定的参考意义。

(1) 髓质型：最常见。肿瘤累及食管壁的全层，向腔内外生长，伴有中、重度梗阻，食管造影显示明显充盈缺损，晚期可见肿瘤软组织阴影。

(2) 蕈伞型：肿瘤向腔内突出，呈扁平状肿块，累及食管壁的一部分，梗阻症状轻，食管造影显示部分管壁呈不对称的蝶形充盈缺损。

(3) 溃疡型：肿瘤在管壁上呈大小不等的溃疡，梗阻症状轻，食管造影显示有较大的溃疡龛影。

（4）缩窄型：肿瘤呈环形或短管形狭窄，食管造影显示对称性高度梗阻，梗阻以上的食管显著扩张。

（5）腔内型：肿瘤呈息肉状，突入食管腔内，有短蒂，梗阻症状轻，食管造影显示病变段食管明显扩张，腔内可见椭圆形或腊肠状肿块阴影。

3. 扩散途径 食管癌的扩散方式有三种。

（1）直接浸润：肿瘤直接向四周扩散，穿透肌层至管腔外，浸润邻近器官。最常见被直接侵犯的脏器有主动脉、气管、支气管、肺、纵隔及心包。

（2）淋巴转移：为主要转移途径。癌细胞可沿黏膜下淋巴管在食管壁内向上、下方扩散，因此肿瘤的显微扩散大于肉眼所见，故手术应切除足够长度。上段食管癌主要转移至锁骨上及颈部淋巴结，中、下段多转移至气管旁、贲门及胃左动脉旁淋巴结。晚期均可向上转移至颈部淋巴结，向下转移至腹腔淋巴结（图 13－5）。

（3）血行转移：临床上较少见，常见转移部位为肺、肝、肾、肋骨及脊柱等。

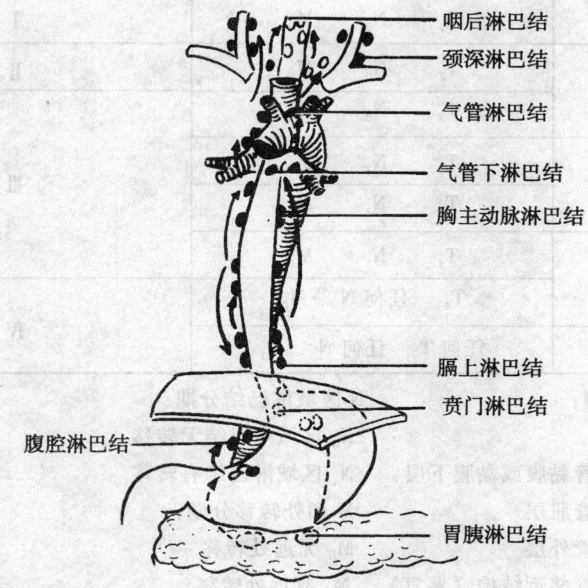

图 13－5 食管周围淋巴结

4. 临床病理分期

（1）国内的临床病理分期：1976 年全国食管癌工作会议上提出了修订后的食管癌的临床分期标准（表 13－4）。

（2）食管癌 TNM 国际分期：1987 年国际抗癌联盟（UICC）对食管癌的 TNM 分期进行了修订（表 13－5）。

表 13－4　　1976 年全国食管癌工作会议修订的食管癌临床病理分期

分　期		病变长度	病变范围	转移情况
早期	0	不规则	局限黏膜层	（－）
	Ⅰ	＜3cm	只侵及黏膜下层	（－）
中期	Ⅱ	3～5cm	只侵及部分肌层	（－）
	Ⅲ	＞5cm	侵及肌层或有外侵	局部淋巴结（＋）
晚期	Ⅳ	＞5cm	有明显外侵	远处有淋巴结转移或脏器转移

表 13－5　　食管癌 TNM 国际分期标准与我国标准对照比较

<table>
<tr><th>国际 TNM 分期</th><th>分期标准</th><th>我国分期</th></tr>
<tr><td>0 期</td><td>T_{is}　N_0　M_0</td><td>0 期</td></tr>
<tr><td>Ⅰ期</td><td>T_1　N_0　M_0</td><td>Ⅰ期</td></tr>
<tr><td rowspan="2">ⅡA 期</td><td>T_2　N_0　M_0</td><td>Ⅱ期</td></tr>
<tr><td>T_3　N_0　M_0</td><td rowspan="4">Ⅲ期</td></tr>
<tr><td rowspan="2">ⅡB 期</td><td>T_1　N_1　M_0</td></tr>
<tr><td>T_2　N_1　M_0</td></tr>
<tr><td rowspan="2">Ⅲ期</td><td>T_3　N_1　M_0</td></tr>
<tr><td>T_4　任何 N　M_0</td><td rowspan="2">Ⅳ期</td></tr>
<tr><td>Ⅳ期</td><td>任何 T　任何 N　M_1</td></tr>
</table>

注：T 原发肿瘤分期：
- Tis：原位癌
- T_1 肿瘤浸润食管黏膜或黏膜下层
- T_2 肿瘤浸润食管肌层
- T_3 肿瘤浸润食管外层
- T_4 肿瘤侵犯食管邻近结构（器官）

N 区域淋巴结分期：
- N_0 区域淋巴结无转移
- N_1 区域淋巴结有转移

M 远处转移分期：
- M_0 无远处转移
- M_1 有远处转移

二、中医病因病机

噎膈是因忧思郁怒、酒色过度、恣食辛辣、寒温失调、劳役所伤，导致脏气不和，气滞血瘀，火郁痰聚，阻隔食管胃口而发病。

1. 忧思郁怒 忧思伤脾，脾失健运，痰湿内生；郁怒伤肝，肝气郁结，血行不畅。气滞血瘀，痰气互结，火郁痰聚，阻隔食管胃口，上下不通而成噎膈。

2. 酒食所伤 酒色过度，恣食辛辣，伤津耗血，酿成痰浊，津耗血燥则食道失于濡润而干涩，痰浊内结则食道窄阻不畅。

3. 气血亏虚 《丹溪心法》云："噎膈……多由气血虚弱而成"，说明气血亏虚，机体抵抗力低，是食管癌发生的内在因素。

【临床表现】

一、症状

1. 早期症状 早期症状常不明显。常见有：① 偶有吞咽时轻度哽噎、滞留感；②胸骨后疼痛、闷胀不适感；③食管内、咽部异物感；④剑突下或上腹部烧灼感。症状反复发作，时隐时现，进展缓慢。

2. 典型症状 进行性吞咽困难。初时进干食困难，继之半流食，最后流食及唾液亦不能下咽。严重者可伴有反流，持续吐黏液。有时梗阻症状可因炎症水肿的减轻或组织坏死脱落而暂时减轻。

3. 中晚期症状 消瘦、脱水、贫血、虚弱乏力、营养不良及恶病质。晚期肿瘤外侵可出现持续而严重的胸骨后或背部肩胛区疼痛；累及气管支气管出现刺激性干咳；形成食管气管瘘可出现进食呛咳及肺炎感染；侵犯喉返神经可出现声音嘶哑；侵犯大血管可造成大出血。

二、体征

食管癌早期体格检查可无异常发现，晚期若出现转移，有时可在锁骨上或颈部触及肿大、质硬且固定的淋巴结；若转移至其他器官（如肝、脑、骨）可出现相应体征，如黄疸、腹水等。

【实验室及其他检查】

1. 食管拉网细胞学检查 是诊断早期食管癌比较有效的方法。阳性率在90%以上，常用于普查。

2. 食管镜检查 可在直视下观察肿瘤大小、形态和部位，同时可对病变部位进行活检及镜刷检查。

3. X 线检查 对可疑病例均应作食管吞钡 X 线双重对比造影。①早期可见食管皱襞增粗、中断、紊乱以至消失，小的充盈缺损及浅在龛影；②中晚期可见管腔僵硬，不规则的充盈缺损或狭窄改变，软组织肿块阴影，近端食管不同程度的扩张。

4. CT检查 可显示病灶大小、侵犯范围及淋巴结转移情况，可对判断能否手术切除提供帮助。因CT扫描不能显示食管黏膜，故难以发现早期食管癌。

【诊断与鉴别诊断】

1. 诊断要点 根据患者的病史，长期生活在食管癌的高发区，有癌症家族史，年龄在40岁以上，吞咽食物哽噎感或进行性吞咽困难，胸骨后疼痛等症状，结合X线钡餐检查、食管镜、食管CT、组织病理学等检查结果，可以确定诊断。

2. 鉴别诊断 早期无咽下困难时，应与食管炎、食管憩室和食管静脉曲张相鉴别。已有咽下困难时，应与食管良性肿瘤、贲门失弛缓症和食管良性狭窄相鉴别。诊断方法主要依靠吞钡X线食管摄片和食管镜等检查。

【治疗】

一、治疗原则

强调早期发现，早期诊断和早期治疗。采用以手术为主的综合治疗，包括放射治疗、化学治疗、中医中药及其他治疗。

二、手术治疗

手术是治疗食管癌的首选方法。可根据病变程度、部位、病理分型及病人全身情况选择手术。

1. 一般手术适应证

（1）早期食管癌（0期及Ⅰ期）。

（2）中期（Ⅱ期）：颈段食管癌<3cm，胸上段食管癌<4cm，胸下段食管癌<5cm。

（3）中期放射治疗后复发者，病变范围不大，无远处转移者。

（4）食管癌高度梗阻，无明显远处转移者手术切除的可能性较大。

2. 手术禁忌证

（1）全身情况差，已呈现恶病质。

（2）严重心、肺或肝、肾功能不全者。

（3）病变范围大，已有明显外侵现象，侵及邻近重要脏器和有远处转移者。

3. 手术方式 包括根治性手术切除和姑息性手术治疗。

食管癌切除术原则上应切除食管大部分，切除的长度应距肿瘤上、下缘5～8cm以上，切除的广度应包括肿瘤周围的纤维组织及所有淋巴结的清除。食管癌手术切除，不论病变部位高低，都要做胃或结肠移植重建食管。

（1）常用的食管癌切除手术方式有开胸及非开胸食管癌切除术两大类。开胸手术主要有：① 经左胸外侧切口：适用于中、下段食管癌；② 经右胸前外侧切口：适宜于中、上段食管癌；③ 经右胸、上腹及颈三切口：目前对中段以上的食管癌多采用此方法。

（2）对严重梗阻又无法行肿瘤切除术者可作姑息性手术以解决进食问题。包括：①胃空肠造口术；②食管腔内置管术；③食管分流术。因有可能发生并发症，应严格掌握适应证并熟练掌握手术技术。

4. 术后并发症及其处理

（1）肺部并发症：以肺炎、肺不张、肺功能不全最常见，其治疗关键在于促进呼吸道潴留痰液的排出。术后鼓励病人用力咳嗽排痰，进行雾化吸入，应用广谱抗生素，治疗原有肺部疾患等。

（2）吻合口瘘：吻合口瘘是食管重建术后严重并发症，多发生在术后4～6日，发生率约5%。一旦发生吻合口瘘，应根据瘘发生的时间、瘘口大小、吻合部位及病人的全身情况采取不同的处理。

（3）吻合口狭窄：多发生在术后2～3周，可在食管镜下进行扩张术或腔内激光治疗。

（4）乳糜胸：多在手术后立即发生，应及时作胸腔穿刺或胸腔闭式引流，观察2～3日后，如乳糜液的漏出量不减少，应立即进行胸导管破裂处缝合结扎术。

（5）脓胸：因术后胸腔引流不畅，胸腔积液感染所致。积极抗感染治疗，应用足量有效的抗生素，保证引流通畅。

（6）伪膜性肠炎：应用对梭状芽孢杆菌作用强的抗生素，静脉补液，纠正水电解质紊乱，给予激素治疗及对症处理。

（7）其他并发症：如胃扭转、膈疝、喉返神经损伤等，较为少见。

三、放射治疗

适用于颈段及上胸段食管癌和不宜手术的中晚期食管癌。可采用^{60}Co或直线加速器外照射，放射剂量一般为60～70Gy（6～7周）；也可采用食管腔内近距离后装照射。放射和手术联合治疗可增加手术切除率，也能提高远期生存率。术前放疗后以休息2～3周再作手术较为合适；对术中切除不完全的残留癌组织处应作金属标志，一般在术后2～3周开始术后放疗。

四、化学治疗

食管癌对化疗药物敏感性差，应与其他方法联合应用。治疗时要定期检查血象，并注意药物反应。

常用的药物有顺铂、环磷酰胺、长春碱、丝裂霉素、5－氟尿嘧啶、博莱霉素、阿霉素等。常用的化疗方案有 CBP（环磷酰胺、博莱霉素、顺铂）、FP（5－氟尿嘧啶、顺铂）、FVP（5－氟尿嘧啶、长春碱、顺铂）。

五、中医治疗

1. 辨证治疗

(1) 痰气交阻型

证候：有轻微的食管不适，或吞咽时稍有阻塞感，胸膈满闷，两胁胀痛，嗳气，口干；舌质偏红，苔薄腻，脉弦滑。

治法：开郁，化痰，润燥。

方药：启膈散合逍遥散加减。

(2) 痰湿内蕴型

证候：吞咽困难，或食入即吐，呕吐痰涎，或如豆汁，胸脘痞闷，大便溏薄，小便不利，头身困重；舌苔白腻或灰腻，脉象弦细而滑。

治法：除湿化痰，降逆止呕。

方药：二陈汤合旋覆代赭汤加减。

(3) 瘀毒内结型

证候：吞咽困难，疼痛难忍，食饮难下，呕吐赤汁，食道中疼，疼及颈背，烦躁不安，面色瘀暗，口渴咽干，大便干结，小便赤；舌质紫暗，有瘀点瘀斑，舌苔黄或粗糙无光泽。

治法：活血化瘀，解毒祛邪。

方药：桃仁四物汤合犀角地黄汤加减。

(4) 津亏热结型

证候：吞咽梗涩而痛，饮能入而食难下，形体逐渐消瘦，五心烦热，口干咽燥，大便干结；舌质红干或有裂纹，脉弦细。

治法：清热养阴。

方药：五汁安中饮加味。

(5) 阴枯阳衰型

证候：长期饮食困难，近于梗阻，呕恶气逆，形体枯羸，目不识人，气短乏力，言语低微，面色晦暗或苍白，大便难下；舌质暗绛，舌体瘦小，少苔乏津或无苔，脉细数或沉细无力。

治法：滋阴壮阳，益气养血。

方药：大补元煎加减。

2. 其他疗法

（1）体针治疗：主穴为天鼎、天突、上脘、中脘、下脘、内关、足三里等。病灶在食管上段者加配扶突、气舍；在中段加气户、俞府、承满等；在下段者加期门、不容等。胸痛引背者加心俞及胸背阿是穴；进食困难者刺内关；胸脘痞闷加大陵。手法宜平补平泻，捻转行针20～30分钟，每日1次，10次为一疗程。

（2）耳针：取穴为肾、脾、胃、食道、神门、内分泌，留针20～30分钟，每日1次，10次为一疗程。

（3）外敷用药：软坚散结膏贴于病灶对应处，也可贴于肿大淋巴结处，1周一换，有镇痛、消瘤作用。

第五节　胃　　癌

胃癌（gastric carcinoma）是最常见的恶性肿瘤，在我国占消化道恶性肿瘤的第一位，全身癌肿的第三位。男性多于女性，男女之比约为3:1。发病年龄以40～60岁为多见，但40岁以下仍占15%～20%。我国胃癌平均死亡年龄为61.9岁。发病率有比较明显的地理分布特征，高发区比较集中在山东半岛、辽东半岛、华东沿海江苏、浙江、上海和福建以及内陆地区宁夏、甘肃、山西和陕西，而南方各省如广东、广西、湖南、四川和云南则发病率比较低。

【病因病理】

一、西医病因病理

1. 病因　病因未明，但认为与多种因素长期作用有关。

（1）饮食因素：饮食因素是胃癌发生的最主要原因。摄入高盐可使胃黏膜屏障损伤，熏制食品中含有较高比例的具有致癌性的多环芳烃化合物，盐腌和霉变食物含有较多亚硝酸盐等，长期食用可增加胃癌的发病几率。

（2）幽门螺杆菌：为带有鞭毛的革兰阴性细菌，在胃黏膜生长。幽门螺杆菌并非胃癌的直接致癌物，而是通过对胃黏膜的损伤而使癌变危险性增高。

（3）某些胃部慢性疾患：如慢性萎缩性胃炎、胃溃疡、胃息肉、胃黏膜肠上皮化生和异型性增生等易发生胃癌。

（4）其他因素：胃癌的发生与遗传、环境、吸烟等相关。

2. 大体形态 胃癌可发生在胃的任何部位，但以胃窦部最为多见，其次为胃小弯，再次为贲门。胃大弯和前壁较少。一般将其分为早期胃癌和进展期胃癌。

（1）早期胃癌：癌组织浸润深度仅限于黏膜层或黏膜下层，而不论癌灶面积大小及有无淋巴结转移。癌灶面积为5.1～10mm者为小胃癌，小于5mm者为微小胃癌。原位癌系指癌灶仅限于腺管内，未突破腺管基底膜者。

内镜可将早期胃癌分为三个类型。Ⅰ型：隆起型，癌块突出约5mm以上。Ⅱ型：浅表型，癌块微隆与低陷在5mm以内。包括三个亚型。Ⅱa型：浅表隆起型；Ⅱb型：浅表平坦型；Ⅱc型：浅表凹陷型。Ⅲ型：凹陷型，深度超过5mm。

有以上两种形态共存一个癌灶中者称混合型，其中以主要改变列在前面，如Ⅲ+Ⅱc型、Ⅱc+Ⅲ型、Ⅱa+Ⅱc。

（2）进展期胃癌：指病变深度已超过黏膜下层的胃癌。

国内主要根据其生长方式不同分为块状型癌、溃疡型癌和弥漫型癌。

国际上多按Borrmann分型，主要根据肿瘤的外生性和内生性部分的相对比例，将浸润至固有肌层以下的进展期胃癌划分为四型（图13－6）。该分类与预后及组织学类型的联系较为密切，应用比较广泛。

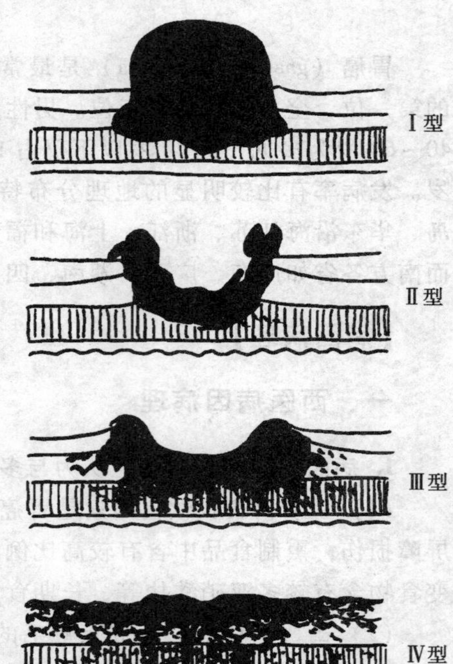

图13－6 进展期胃癌Borrmann分型

Ⅰ型：息肉样型或称结节型。肿瘤主要向胃腔内生长，隆起明显，呈息肉状，基底较宽，边界较清楚，溃疡少见，可有小的糜烂。此型较少见，约占3%～5%。

Ⅱ型：局限溃疡型。肿瘤有较大溃疡形成，边缘隆起明显，边界较清楚，向周围浸润不明显。该型约占30%～40%。

Ⅲ型：浸润溃疡型。肿瘤有较大溃疡形成，其边缘部分隆起，部分被浸润破坏，边界不清，向周围浸润明显，癌组织在黏膜下的浸润范围超过肉眼所见肿瘤边界。此型约占5%左右。

Ⅳ型：弥漫浸润型。呈弥漫性浸润生

长，边界不清，由于癌细胞的弥漫浸润及纤维组织增生，可导致胃壁增厚、僵硬，即“革袋胃”；若肿瘤局限于胃窦部，可形成极度环状狭窄。该型约占10%左右。

3. 组织学分类 按世界卫生组织（WHO）提出的分类，将胃癌分为：①腺癌，包括乳头状腺癌、管状腺癌、低分化腺癌、黏液腺癌及印戒细胞癌；②腺鳞癌；③鳞状细胞癌；④未分化癌；⑤不能分类的癌。此外，还有最近才被认识和报道的肝样腺癌、壁细胞样腺癌、绒毛膜上皮癌等。

4. 扩散转移

（1）直接浸润：是胃癌的主要扩散方式之一。远端癌可侵及十二指肠，近端癌可扩展侵犯食管下端，也可直接浸润至肝、胰、网膜、横结肠及腹膜等。

（2）淋巴转移：是胃癌的主要转移途径。常侵犯胃的黏膜和黏膜下淋巴丛，由此转移至胃周淋巴结、主动脉旁淋巴结及腹腔动脉旁淋巴结。一般按淋巴流向转移，少数呈跳跃式转移。最常见的有二处：一是通过肝圆韧带淋巴管转移到脐周围，另一则是通过胸导管转移到左锁骨上淋巴结。

根据淋巴结转移的先后顺序可将胃的淋巴结分为16组（图13－7）。亦有细分为23组者。

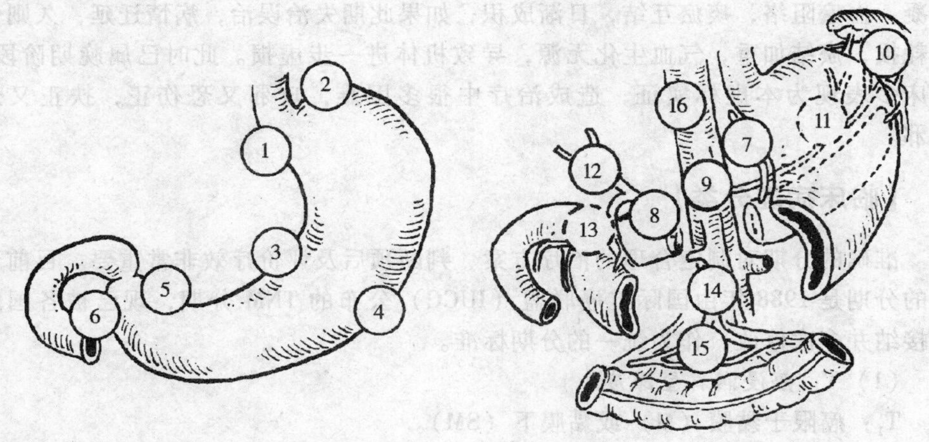

图13－7 胃的淋巴结分布

①贲门右淋巴结，②贲门左淋巴结，③胃小弯淋巴结，④胃大弯淋巴结，⑤幽门上淋巴结，⑥幽门下淋巴结，⑦胃左动脉周围淋巴结，⑧肝总动脉周围淋巴结，⑨腹腔动脉周围淋巴结，⑩脾门淋巴结，⑪脾动脉干淋巴结，⑫肝十二指肠韧带内淋巴结，⑬胰后淋巴结；⑭肠系膜上动脉根部淋巴结，⑮结肠中动脉周围淋巴结，⑯腹主动脉周围淋巴结

(3) 血行转移：多发生在癌的晚期，常见的转移部位为肝、肺、骨、脑、肾，其中以肝脏最为多见。

(4) 腹腔种植转移：癌组织侵出胃浆膜后，癌细胞可由浆膜脱落到腹腔，或癌转移的淋巴结破裂而在腹腔里广泛播散，常伴大量血性腹水，此时多为晚期。腹膜种植最易发生于上腹部，肠系膜之上。膀胱直肠处的种植是胃癌的晚期征象。

(5) 卵巢转移：胃癌易发生卵巢转移，即所谓 Krukenberg 瘤，转移途径尚不完全清楚，以右侧多见，或右侧先于左侧。有时卵巢转移癌也可作为首发症状，因此临床上在诊断卵巢肿瘤时应考虑到胃癌转移的可能。

二、中医病因病机

胃癌属中医“胃脘痛”、“噎膈”、“反胃”和“伏梁”的范畴。长期饮食不节、情志失调、劳倦内伤和感受外邪，致机体阴阳平衡失调，脏腑功能失常，出现食滞、气虚、血瘀、痰结、邪毒内壅，最终导致积聚的形成。

胃癌的发展可分为三个过程。早期多因情志不畅、肝气不舒、饮食不节而损伤脾胃，引起肝胃不和，脾胃气滞；中期则由肝郁气滞，气机失调，发展到气结痰凝，血瘀阻络，痰瘀互结，日渐成积；如果此期失治误治，病情迁延，久则气阳耗损，瘀结加重，气血生化无源，导致机体进一步虚损。此时已属晚期阶段，临床多表现为本虚标实证，造成治疗中很多困难，攻邪又恐伤正，扶正又恐壅邪。

【临床病理分类】

准确的分期对制定合理的治疗方案、判断预后及评价疗效非常重要。目前通用的分期是 1988 年由国际抗癌联盟（IUCC）公布的 TNM 分期，现已被各国广泛接纳并多次修改，作为统一的分期标准。

(1) T：癌浸润胃壁深度

T_1：癌限于黏膜（M）或黏膜下（SM）。

T_2：癌浸润至肌层（MP）或浆膜下（SS）。

T_3：癌侵透浆膜（SE）。

T_4：癌侵犯邻近结构或经腔内扩展至食管、十二指肠。

T_X：癌浸润深度不明。

(2) N：淋巴结转移

无淋巴结转移用 N_0 表示，其余根据肿瘤的所在部位，将区域淋巴结转移分为三站，即 N_1、N_2、N_3（表 13－6），超出上述范围的淋巴结归为远处转移

(M_1)。此与胃癌手术时淋巴结清除术式相关。

表 13-6　　胃癌部位与淋巴结组站的关系

胃癌部位	第一站 (N_1)	第二站 (N_2)	第三站 (N_3)
全胃	①②③④⑤⑥	⑦⑧⑨⑩ ⑪	⑫⑬⑭⑮⑯
胃窦部	③④⑤⑥	①⑦⑧⑨	②⑩⑪⑫⑬⑭⑮⑯
胃体	①③④⑤⑥	②⑦⑧⑨⑩⑪	⑫⑬⑭⑮⑯
贲门部	①②③④	⑤⑥⑦⑧⑨⑩⑪	⑫⑬⑭⑮⑯

(3) M：远隔转移

M_0肝转移、腹膜转移、腹腔脱落癌细胞阳性以外，无远隔转移。

M_1肝转移、腹膜转移、腹腔脱落癌细胞阳性以外，有远隔转移。

M_x有无远隔转移不明者。

(4) 胃癌分期：见（表 13-7）。

表 13-7　　胃癌 TNM 分期法

T \ 分期 \ N	N_0	N_1	N_2	N_3
T_1	$Ⅰ_A$	$Ⅰ_B$	Ⅱ	
T_2	$Ⅰ_B$	Ⅱ	$Ⅲ_A$	
T_3	Ⅱ	$Ⅲ_A$	$Ⅲ_B$	
T_4	$Ⅲ_A$	$Ⅲ_B$		
H_1 P_1 CY_1 M_1			Ⅳ	

本表Ⅳ期胃癌注明：N_3（淋巴结转移），H_1（肝转移），P_1（腹膜转移），CY_1（腹腔脱落细胞检查阳性），M_1（远隔转移）。

【临床表现】

一、症状

胃癌早期多无明显症状，但随病情发展而出现各种症状。

1. 上腹部疼痛　是胃癌最常见也最易被忽视的症状。多为钝痛，初起时可仅感上腹部不适，或心窝隐隐作痛，或时有膨胀或重压感，易被认为是胃炎、溃疡病等。胃窦部的胃癌常出现节律性疼痛。病情进一步发展时则疼痛加重，发作频繁，症状持续，甚至出现黑便或发生呕吐。若侵及胰腺、腹膜后淋巴结则疼痛持续加重且向腰背放射。

2. 食欲减退、消瘦、乏力 有些患者可出现食后饱胀、嗳气、胃部不适、食欲下降和厌食肉类食物。病变晚期时，则出现日益消瘦、乏力及贫血等症状，甚至出现恶病质。

3. 恶心、呕吐 早期仅有食后饱胀及轻度恶心，因肿瘤增大引起梗阻或胃功能紊乱所致；贲门癌可出现进食不顺利、食物反流及吞咽困难；胃窦部癌引起幽门梗阻时可呕吐有腐败臭味的隔夜食物。

4. 出血和黑便 早期胃癌一般有少量出血，仅表现为大便潜血阳性；若合并有溃疡或肿瘤破溃侵及血管出血量大时可出现呕吐咖啡样胃液及排出柏油样便。

5. 其他症状 患者有时可因缺乏胃酸或胃排空快而腹泻，有时可有便秘及下腹不适，易误诊为结肠疾患。也有表现为贫血、午后低热等症状。有些病例甚至可以先出现转移灶的症状，如脐部或卵巢的肿块等。

二、体征

1. 早期胃癌常无明显的体征，有些可出现上腹部深压痛，伴有轻度肌抵抗感。

2. 晚期胃癌可出现上腹部肿块，直肠前触及肿物，脐部肿块，锁骨上淋巴结肿大，血性腹水等体征。

【实验室及其他检查】

胃镜和X线钡餐检查目前仍是胃癌的主要诊断方法。

1. X线钡餐检查 胃癌X线征象主要有龛影、充盈缺损、黏膜皱襞的改变、蠕动异常及梗阻性改变等。癌性溃疡的龛影大而浅，边缘不规则，龛影周围环堤也不规则；充盈缺损随病期早晚而大小不等，基底较宽，表面不规则；可见到黏膜破坏、紊乱、中断、皱襞消失，肿瘤局部由于胃壁僵硬而蠕动消失。胃癌发生在贲门或其附近时可出现上方食道扩张，钡剂通过贲门困难；胃窦部肿瘤造成幽门梗阻可见胃内有较多潴留液，上部胃蠕动增强，有时还可见逆蠕动。

2. 胃镜检查 为主要检查手段。可直视胃内病变情况，并对可疑病变直接钳取小块组织作病理学检查。对早期胃癌的诊断较X线钡餐要好，但应注意与良性息肉、溃疡鉴别。活检取材数目以4~6块为宜，应分散在病灶各处，凹陷病变应在其四周取材。

3. 胃脱落细胞学检查 现已较少用。包括一般冲洗法与胃镜直接冲洗或摩擦法。

4. B超和CT检查 可检查腹部肿物、肿大淋巴结、肝转移和腹水等情况。

5. 胃癌生化、免疫检查 一般常用的有CEA、CA19－9、CA125、CA72－4等，但目前普遍认为这些肿瘤标记物仅有助于判断肿瘤的预后及化疗的疗效，而对胃癌的诊断帮助不大。近来也发现血清中胃蛋白酶的水平与胃癌的发生有一定关系，可通过检查血清胃蛋白酶原的含量反映胃黏膜病变。

【诊断与鉴别诊断】

晚期胃癌可根据胃部疼痛、上腹部肿块、进行性贫血、消瘦等典型症状予以诊断，但治愈可能性已很小，因此胃癌的早期诊断和及时治疗，对预后影响很大。

胃癌在临床上常需与胃良性肿瘤、肉瘤、慢性胃炎等鉴别。在胃癌患者上腹部发现肿块时，应与胰腺肿块或横结肠肿块区别；胃癌肝转移时应与原发性肝癌鉴别；胃癌晚期出现腹水时，还必须与结核性腹膜炎及门静脉高压症的腹水区别；尤其要注意胃癌与胃溃疡相鉴别（表13－8）。

表13－8　胃癌与胃溃疡病的鉴别

	胃癌	胃溃疡
病史	病程短，发展快，呈进行性	病程缓慢，有反复发作史
症状	疼痛无规律性，持续性加重，抗酸剂常不能奏效，常有食欲减退，伴有呕吐	长期典型的溃疡疼痛，用抗酸剂能缓解一般无食欲减退
体征	短期内出现消瘦，体重减轻，贫血，恶病质；可出现上腹部包块；晚期可出现左锁骨上淋巴结肿大或直肠前凹肿块	如无出血，幽门梗阻等并发症，全身情况改变不大
化验检查	胃液分析胃酸减低或缺乏，并可能查到癌细胞，大便隐血常持续阳性	胃酸正常或偏高，查不到癌细胞，合并出血时为大便潜血阳性，治疗后可转阴性
X线钡餐检查	肿瘤处胃壁僵硬，蠕动波中断或消失；溃疡面大于2.5cm，龛影不规则，边缘不整齐，呈突出胃腔内肿块可呈充盈缺损	胃壁不僵硬，蠕动波可以通过；溃疡面小于2.5cm，为圆形或椭圆形龛影，边缘平滑，也无充盈缺损
纤维胃镜检查	溃疡不规则，边界不平整，呈锯齿状，有高耸的竖式梯形凹陷，溃疡底凹凸不平，组织极脆、易出血，出血来自边缘；周围黏膜多见广泛糜烂，颜色苍白或淡红，皱襞中断	溃疡呈圆形或椭圆形，规则，边界清楚，光滑，基底平坦，有白或灰黄苔覆盖，如有出血来自底部；周围黏膜水肿、充血，愈合者可显红晕，皱襞向溃疡集中

【治疗】

一、手术治疗

1. 治疗原则

（1）胃癌最有效的治疗方法是外科手术切除。由于目前尚缺乏能在术前正确判断胃癌切除可能性的诊断方法，因此除确已有远处转移或恶病质外，均应按照胃癌的严格分期，争取及早手术治疗。

（2）中晚期胃癌应积极采取综合治疗，辅以手术前后的放、化疗及其他治疗以提高疗效。

（3）对无法进行根治性手术者，可视情况采用姑息性手术以改善症状，以利进行综合治疗。

2. 胃癌术式 胃癌的手术治疗包括胃切除和胃周淋巴结清扫。其术式有胃部分切除术、胃近端大部或远端大部切除术、全胃切除术、胃癌扩大根治术、联合脏器切除等。

胃癌根治术应遵循以下三点要求：①充分切除原发癌灶；②彻底清除胃周围淋巴结；③完全消灭腹腔游离癌细胞和微小转移灶。

标准的胃癌根治术是切除胃的3/4～4/5以上，并清除胃周第二站淋巴结。如常见的胃窦癌根治手术切除范围是：小弯侧切除游离癌肿上缘6～8cm，下缘达幽门下方2～3cm，大弯侧切除点约位于脾门下，在腹腔动脉处结扎胃左动脉，从而整块地切除连同淋巴结在内的大、小网膜组织（图13－8）。

全胃切除术虽有利于淋巴结的彻底切除及防止胃残端因切除不彻底而复发，但手术死亡率较高，且术后并发症与远期营养障碍等后遗症较多。

对于失去根治手术条件的晚期患者可实施姑息手术，一是为了减少瘤负荷，为其他治疗创造条件，二是为解除症状。如出现幽门梗阻者，可考虑胃空肠吻合术以解决进食问题。

近年来对早期胃癌可实施微创手术，即胃镜下的胃黏膜切除术和腹腔镜下的胃部分切除术。

二、化学治疗

胃癌的辅助性化疗目的主要是治疗术后存在的亚临床转移灶，以巩固手术疗效，减少术后复发。

1. 常用化疗方案

（1）单一用药：呋喃氟尿嘧啶（FT－20）、优福定（UFT）口服；氟尿嘧啶

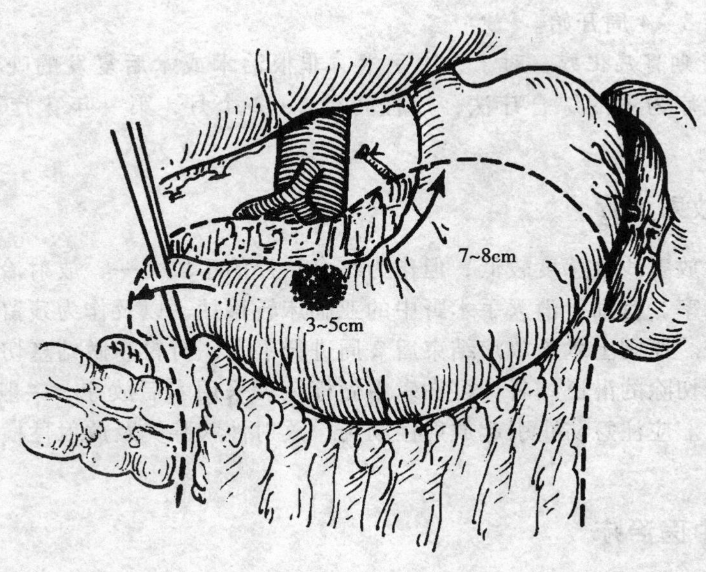

图 13－8 胃窦癌根治手术切除范围

(5－FU) ＋甲酰四氢叶酸钙（LV）静脉给药。

（2）联合化疗方案：常用的有 FMV、FAM、EAP 方案。

FMV 方案：5－FU 500 mg/m²，静滴；MMC（丝裂霉素）4mg/m²，静注；VCR（长春新碱）2 mg/m²，静注；每周 2 次，5 周为一个疗程。

FAM 方案：5－FU 500mg/m²，静滴，第 1、8、20、36 日；ADM（阿霉素）30mg/m²，静注，第 1、29 日；MMC 10mg/m²，静注，第 1 日。8 周为一疗程。有效率为 21%～42%。

EAP 方案：ADM 20mg/ m²，静注，第 1、7 日；DDP 40mg/m²，静滴，第 2、8 日；VP－16（足叶乙苷）120mg/m²，静滴，第 4、5、6 日。每 4 周重复一次，最多用 6 个疗程。有效率可达 56%～73%，但毒性较大。

2. 胃癌化疗方案的实施

（1）术前化疗：对估计不能根治切除的进展期胃癌患者，可行术前给药，一般采用短期单一大剂量用药，如术前 1 周给 5－FU 750mg＋LV 200mg 3～5 日。

（2）术中化疗：对术中不能根治切除或估计切除不彻底时可采用一次大剂量用药，于局部动脉或静脉注入 5－FU 1000mg 或 MMC 10～20mg，也可于腹腔喷洒上述药或 CDDP 80～100mg。

（3）根治术后辅助化疗：早期胃癌根治术后原则上不化疗，有以下情况辅助化疗：病理类型恶性程度高，病灶面积大于 5cm，有淋巴结转移，年轻患者。术后可采用单一用药，进展期胃癌根治术可采用联合化疗，术后创口愈合良好者，于术后3～4周开始。

（4）晚期胃癌化疗：对于无法手术、非根治术或术后复发的晚期患者可采用以联合化疗为主的综合疗法，疗程间歇1～2个月，第一年化疗不少于3个疗程。

三、放射治疗

胃癌对放射线敏感度较低，但作为综合治疗的手段之一，放射治疗可配合手术提高根治率，有助于消灭手术野中的亚临床转移灶，以及作为残留或复发胃癌的姑息治疗。原则上术前放疗结束后2周进行手术；对胃癌做姑息切除后有残余病灶或未能切除的淋巴结者，可在术中做标记后采用术后放疗，一般可在术后3周开始照射。应注意防止引起放射性肠炎、放射性胰腺炎及放射性横结肠炎等并发症。

四、中医治疗

根据胃癌的临床症状，胃癌属于“胃脘痛”、“反胃”或“心下痞”等证候范畴。依据辨证论治的原则，其临床证候表现可分为以下六型。

1. 肝胃不和证

证候：多见于早中期胃癌及胃癌术后患者。胃脘胀满疼痛，痛引两胁，情志不舒，善怒，喜太息，嗳腐吞酸，呃逆呕吐，吞咽不畅，脉弦。

治法：疏肝和胃，降逆止痛。

方药：逍遥散合旋覆代赭汤加减。

2. 脾胃虚寒证

证候：见于中晚期胃癌。胃脘隐痛，喜温喜按，大便溏薄，呕吐清稀，神疲乏力，食少腹胀，朝食暮吐，舌淡胖，边有齿痕，脉沉缓无力。

治法：温中散寒，健脾和胃。

方药：附子理中汤加减。

3. 胃热伤阴证

证候：多见于中早期胃癌及放疗的患者。胃脘灼热、疼痛，食后痛剧，便秘尿黄，饥不欲食，胃中嘈杂，心烦口渴，舌干红绛，少苔或无苔，脉细数。

治法：养阴清热，和胃止痛。

方药：竹叶石膏汤合玉女煎加减。

4. 气血双亏证

证候：晚期胃癌多见。心悸头晕，形瘦无华，疲乏气短，自汗盗汗，纳呆食少，虚烦不眠，胃脘隐痛，舌淡有齿痕或有瘀斑，脉虚细无力。

治法：补气养血，健脾补肾。

方药：十全大补汤加减。

5. 脾虚痰湿证

证候：多见于中晚期胃癌合并贲门或幽门梗阻者。头晕身重，呕吐痰涎，胃脘痞满疼痛，口淡少食，腹胀便溏，痰核累累，舌淡胖苔浊，脉濡滑。

治法：健脾化湿，软坚散结。

方药：参苓白术散合二陈汤加减。

6. 瘀毒内阻证

证候：多见于进展期胃癌。胃脘刺痛，脘痛拒按，呕血腥秽，舌紫或有瘀斑，苔浊腻，脉沉涩。

治法：活血祛瘀，解毒养阴。

方药：失笑散合膈下逐瘀汤加减。

在胃癌化疗过程中，配合应用中药，可明显提高化疗药物的效果，减轻化疗药物的毒副作用，即所谓的“增效减毒”。中药的主要功效是扶助正气，培植本元，即在提高机体免疫功能的基础上，保护各脏腑系统的功能。如化疗出现恶心、呕吐、厌食等脾胃不和证候时，可应用健脾和胃治则，方用逍遥散或香砂六君子汤加减治疗；对化疗的骨髓抑制反应，则应用补气养血治则，方用十全大补汤或参芪扶正注射液治疗等；放疗中配合中医药一般以益气滋阴、清热解毒、健脾益肾等法为主。

【预防】

1. 注意饮食卫生，少食刺激性食物，节制饮酒，定时饮食，防止暴饮暴食，以减少胃炎及胃溃疡的发生。

2. 食物的保存方法应从传统的盐腌或烟熏等改为冷冻保鲜储存。

3. 每日的盐摄入量应控制在 10g 以下，以 6g 左右为宜。

4. 常食用富含维生素 C 的新鲜蔬菜及水果，多食牛奶及奶制品，增加食物中豆类、鱼类、肉类等蛋白质含量。

5. 戒烟。

6. 积极治疗胃溃疡及萎缩性胃炎，对多发性息肉或直径大于 2cm 的单发性息肉可采取手术治疗。

7. 积极开展胃癌的普查普治工作。

第六节 结肠癌

结肠癌（carcinoma of colon）是肠道的常见恶性肿瘤。在北美、西欧，结肠癌占内脏恶性肿瘤第一或第二位，我国为第四到第六位，且有增长趋势。结肠癌属中医“积聚”、“泄泻”、“脏毒”、“便血”等范畴。

【病因病理】

一、西医病因病理

1. 病因 结肠癌病因尚未完全明确，某些诱发因素或与其相关的高危因素已被公认。

（1）癌前病变：如结肠腺瘤、溃疡性结肠炎、结肠血吸虫肉芽肿等与其发生关系密切。

（2）遗传因素：结肠癌的发生与遗传易感性有关，如遗传性非息肉性结肠癌的发生。

（3）饮食因素：过多的脂肪、蛋白质、胆固醇的摄入，食物中缺乏新鲜蔬菜、维生素 A、C 和纤维素，以及高温烹调肉类、鱼类产生的多种诱变剂与致癌物，均有导致结肠癌发生的危险。

2. 病理分型

（1）按肿瘤大体形态分型（图 13－9）

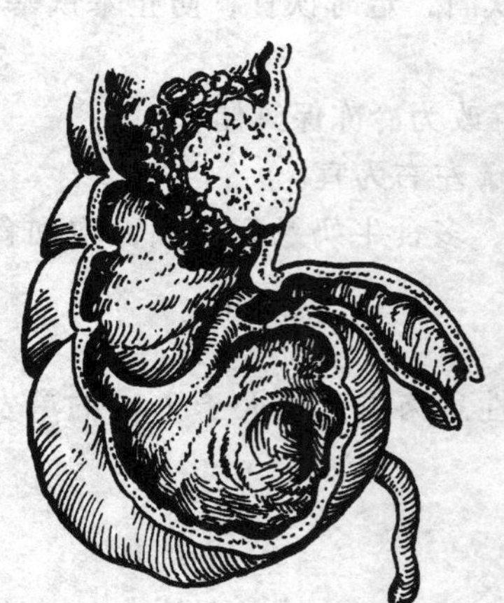

（1）肿块型结肠癌

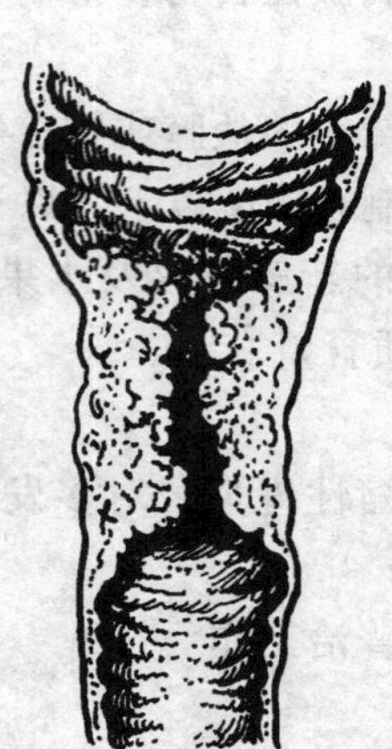

（2）浸润性结肠癌

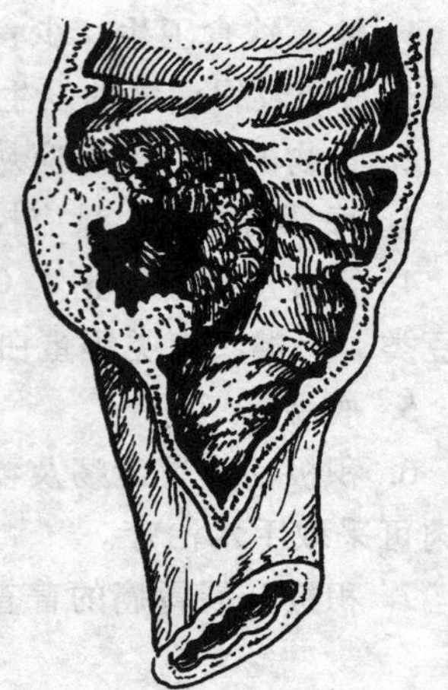

（3）溃疡性结肠癌

图 13－9　结肠癌大体分型

① 肿块型：多见于右半结肠，尤其是盲肠。

② 浸润型：多见于左半结肠，沿肠壁浸润，易引起肠腔狭窄形成肠梗阻。

③ 溃疡型：是最常见的类型，病变向肠腔深层发展，并向四周浸润。

（2）按组织学进行分型：① 乳头状腺癌；② 管状腺癌；③黏液腺癌；④印戒细胞癌；⑤ 鳞状细胞癌；⑥ 腺鳞癌；⑦ 未分化癌。其中腺癌约占67.22%，癌组织主要由腺管状结构组成，按其分化程度有高、中、低分化腺癌之分。

3. 临床病理分期

（1）Dukes 分期法：根据肿瘤浸润深度和有无淋巴结转移分为：

Dukes A 期：癌肿未穿出肌层（仅限于肠壁内），无淋巴结转移。

Dukes B 期：癌肿已穿出深肌层，侵入浆膜、浆膜外或结肠周围组织，但无淋巴结转移。

Dukes C 期：癌肿已发生淋巴转移，若淋巴转移仅局限于癌肿附近如结肠壁及结肠旁淋巴结为 C_1 期，若淋巴结转移至系膜和系膜根部为 C_2 期。

Dukes D 期：已有腹腔或远处转移或广泛侵及邻近脏器无法切除者。

（2）TNM 分期法：见表 13－9。

T 代表原发肿瘤：T_0 无原发证据；Tis 原位癌；T_1 肿瘤侵及黏膜下层；T_2 肿瘤侵及固有肌层；T_3 肿瘤穿透肌层至浆膜下；T_4 肿瘤穿透脏层腹膜，侵及其他脏器或组织。

N 代表区域淋巴结：N_0 无淋巴结转移；N_1 转移区域有 1～3 个淋巴结；N_2 转移区域有 4 个及 4 个以上淋巴结。

M 代表远处转移：M_0 无远处转移；M_1 有远处转移。

表 13－9　　TNM 分期与 Dukes 分期比较

	TNM 分期法			Dukes 分期法	
0		T_{is}			
Ⅰ	T_1	N_0	M_0	A	
		T_2			
Ⅱ		T_3		B	
		T_4			
Ⅲ	任何 T	N_1		C	C_1
		N_2			C_2
Ⅳ	任何 T	N	M	D	

4. 转移途径 结肠癌可以通过直接浸润、种植、淋巴及血行转移。

（1）直接浸润：结肠癌可向三个方向浸润扩散，即肠壁深层、环状浸润和沿纵轴浸润。当癌穿破肠壁后可直接浸润到邻近脏器，如十二指肠、肝、肾、子宫、膀胱等。

（2）淋巴转移：为主要转移途径。癌细胞可沿淋巴道转移至肠壁和结肠旁淋巴结，肠系膜血管周围及其根部淋巴结。

（3）血行转移：比较常见，多为肝转移，其次是肺、骨骼、脑等。

（4）种植转移：穿破浆膜的癌细胞可脱落进入游离的腹腔，在大网膜、肠系膜、内脏壁层腹膜表面等处种植，也可在肠腔内种植播散或因医源性造成种植播散。

二、中医病因病机

中医认为正气虚弱、脾肾不足是发病的内因，情志失调、饮食不节、感受外邪是发病的外因，二者结合则发生本病。正如《景岳全书·积聚》曰："凡脾肾不足及虚弱失调之人，多有积聚之病。盖脾虚中焦不运，肾虚则下焦不化，正气不利，则邪滞得以居之"。

1. "百病生于气"，忧思郁怒，气机不畅，胃肠失和，运化失常，湿热内生，气滞血瘀，久则成块。

2. 嗜食膏粱厚味，或饮酒无度，或进不洁之品，伤及脾胃，运化失司，酿湿生热，湿热下注，蕴毒日久，亦成积块。

3. 久泻久痢，劳倦体虚，或年老体弱，肝肾不足，外邪乘虚而入，毒邪下注浸淫肠道，气血运行不畅，邪毒瘀积成块。

【临床表现】

结肠癌早期无特异性表现，以后主要症状有排便习惯或粪便形状改变，及腹痛、腹部肿块、肠梗阻及全身慢性中毒症状。右半结肠癌、左半结肠癌临床表现各有其特点。

一、右半结肠癌

1. 腹痛 早期症状之一，为持续性钝痛或仅有腹胀感。若造成梗阻则疼痛加重或呈阵发性绞痛。

2. 贫血 因癌灶的坏死、脱落、慢性失血所致。由于右半结肠内大便为稀糊状，癌肿出血和大便均匀混合，致长期出血而不被肉眼发觉，使贫血成为突出表现。

3. 腹部肿块 为右半结肠癌常见症状。早期肿块可有一定活动度，晚期则固定、有压痛。病灶在阑尾周围应注意与阑尾周围脓肿区别。

二、左半结肠癌

1. 便血 粪便进入左半结肠后，由于水分的再吸收，大便逐渐变成固体状，摩擦病灶引起出血远较右半结肠癌多见，故便血成为突出症状之一。

2. 黏液便 与肿瘤性质有关，腺瘤癌变者有大量黏液便，溃疡型结肠癌黏液便也常见。

3. 肠梗阻 多表现为低位不全性梗阻，若肿瘤阻塞完全时梗阻症状加剧。左半结肠癌有时首先症状为急性完全性梗阻。

无论是左半或右半结肠癌，早期都可能有排便习惯和粪便性状的改变，后期可因慢性失血而出现消瘦、乏力、低热等症状，晚期则有肝大、黄疸、腹水、浮肿、直肠前凹包块、锁骨上凹淋巴结肿大及恶病质等表现。

【实验室及其他检查】

1. 实验室检查 应常规进行大便隐血试验、血红蛋白测定等。

2. 影像学检查 X线气钡双重对比造影可发现肠腔狭窄或钡影残缺、肿瘤数目等。必要时作CT、核磁共振检查，或选择性肠系膜动脉造影。

3. 纤维结肠镜或电子肠镜 可直视肠内病变的形态和范围，钳取活组织行病理检查以确诊。

4. 血清癌胚抗原检查（CEA） 60%结肠癌患者CEA升高，尤其是动态观察CEA对判定术后预后和复发有重要价值。

【诊断与鉴别诊断】

1. 由于结肠癌早期多无特征性症状，容易忽略。对40岁以上不明原因消瘦、无明显诱因的大便习惯及粪便性状发生改变者，又是高危人群如亲属有直肠癌病史、有癌症史、肠道腺瘤或息肉史者；大便带黏液脓血，而无痢疾、溃疡性结肠炎病史者；近期有持续腹部不适、腹痛、胀气，经一般治疗贫血、体重减轻、结肠区出现包块等症状不缓解者，应作相应辅助检查，多可确诊。

2. 在诊断结肠癌时应注意与大肠恶性淋巴瘤、大肠类癌、大肠脂肪瘤、平滑肌瘤、溃疡性结肠炎、阿米巴痢疾、局限性肠炎、肠结核、阑尾周围脓肿等相鉴别。

【治疗】

一、治疗原则

已确诊者应：① 早期采用以彻底手术切除为主的中西医综合疗法；② 术后

有计划化疗及配合中医治疗，最大限度杀灭体内残留癌细胞；③ 晚期失去手术时机，采用综合非手术疗法（中药 + 化疗 + 放疗 + 免疫治疗）。

二、手术治疗

手术切除仍然是结肠癌的主要治疗方法。手术切除一般要求切除肠管的两端应距肿瘤 10cm，并切除区域内的全部系膜及清扫主动脉旁淋巴结。

1. 术前准备 除注意纠正全身状态、电解质紊乱和酸碱失衡外，应口服肠道抗菌药及泻剂准备肠道。①全肠道灌洗，灌洗液应不少于 600ml，也可加入抗生素。但目前仍有争议，认为灌肠准备肠道会引起肿瘤扩散。②术前 2 周进流质饮食。口服肠道抗菌药物（如甲硝唑等）和泻剂（如蓖麻油 10 ~ 30ml 或硫酸镁 15 ~20g，每日 1 次），亦可用中药番泻叶或承气汤加减。③口服 5% ~10% 甘露醇，此法虽然简便，但有肠道细菌酵解甘露醇产生易爆炸气体之弊，故术中不宜使用电刀。

2. 结肠癌根治术 手术方式和范围应根据肿瘤部位、浸润深度和转移范围以及是否伴有肠梗阻而定。病变范围小或局限者应行彻底根治术，广泛浸润或有转移者只宜行减瘤或减症（姑息性）手术，以缓解病情改善症状，为综合治疗创造条件。

术式包括右半结肠切除术（图 13 – 10）、横结肠切除术（图 13 – 11）、左半结肠切除术（图 13 – 12）、乙状结肠切除术（13 – 13）。

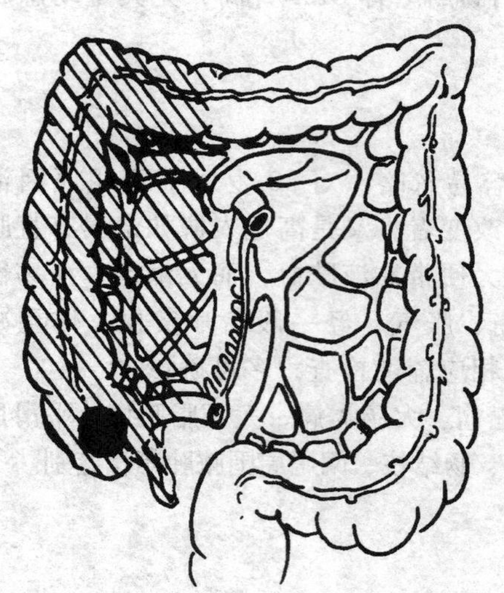
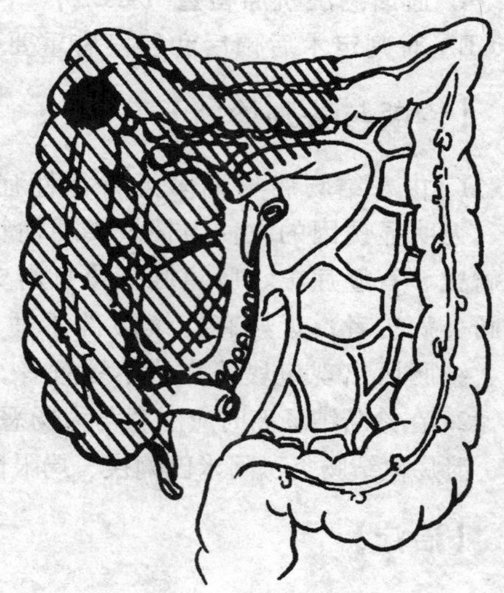

图 13 – 10　右半结肠癌切除范围

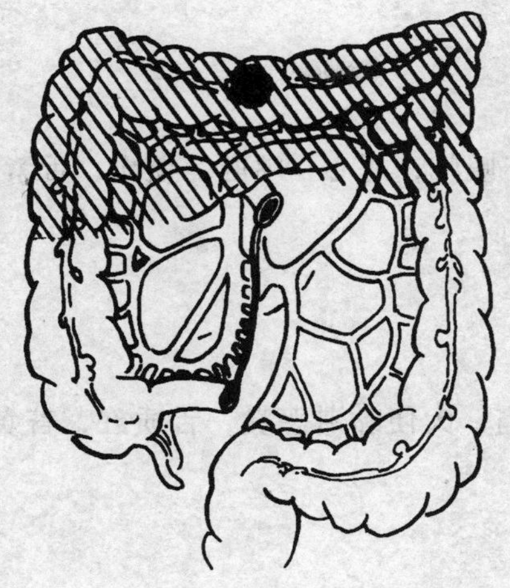

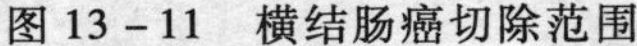

图 13－11　横结肠癌切除范围

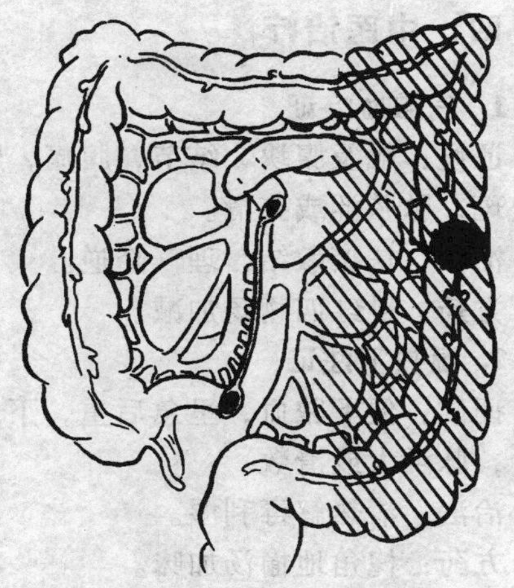

图 13－12　左半结肠癌切除范围

三、化学治疗

基础药物为 5－FU，适用于根治术后及DukesB、C 期病人。方案有：

（1）单药 5－FU，每日 450mg/m^2，连续 5 天，静脉注射，间歇 4 周后，改用 450mg/m^2，每周 1 次，连续 48 周；并同时应用左旋咪唑 50mg，每日 3 次，每 2 周服 3 日，连续 1 年。

（2）CF/5－FU 方案：CF（亚叶酸钙）每日 200mg/m^2，连续 5 日；5－FU 每日 450mg 或 370mg/m^2，连续 5 日为一次，每 4 周重复一次，连续 6 次。

（3）口服 FT－207（呋喃氟尿嘧啶）100～150mg/m^2，每日 3 次，连用 5 日，总量达 20～40g；氟铁龙（5－DFUR）400mg，每日 3 次，连续用 21 日，停 7 天，重复 3～6 次。

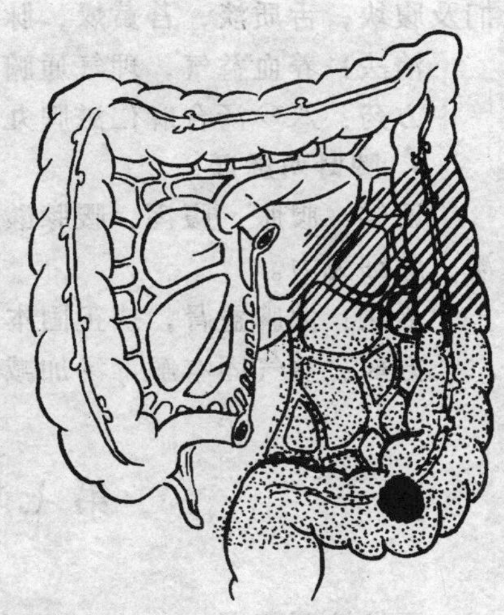

图 13－13　乙状结肠癌切除范围

在应用化疗药物期间，应注意化疗药物的毒副作用。已行根治术的患者，应结合病情应用化疗药物并应用中医辨证论治综合治疗，提高免疫力，减少副作用，增强疗效。

四、中医治疗

1. 气滞血瘀证

证候：触及腹块、结节，腹痛，腹胀，嗳气，恶心，呕吐，便血，舌紫暗或有瘀斑，脉弦涩或弦滑。

治法：祛瘀散结，理气降逆。

方药：桃红四物汤加减。

2. 湿热下注证

证候：便下脓血，里急后重，下迫灼痛，大便黏滞恶臭，舌质红，苔黄腻，津少，脉洪大或滑数。

治法：清热解毒利湿。

方药：槐角地榆汤加味。

3. 正虚邪实证

证候：腹痛胀满，大便秘结不畅，时流臭水，消瘦，乏力，自汗，脓血便，扪及腹块，舌质淡，苔黄燥，脉细。

治法：养血益气，理气通腑。

方药：八珍汤合麻仁滋脾丸加减。

4. 脾肾两虚证

证候：腹胀，腹泻，腰膝酸软，不思饮食，四肢无力，失眠倦怠，尿少，舌淡，脉细无力。

治法：健脾益肾，扶正固本。

方药：益气固本解毒汤加减。

第七节　原发性肝癌

原发性肝癌（primary liver cancer）为临床常见的恶性肿瘤之一。年死亡率为70/10万人，仅次于胃癌、食管癌，居第三位。我国是世界上原发性肝癌高发地之一，尤以东南沿海多见。高发年龄为30～60岁，男性多于女性，男与女之比为3:1。

【病因病理】

一、病因

病因迄今未完全清楚，倾向于多种致癌因素联合作用所致，可能与以下因素有关。

1. 肝硬化 肝癌合并肝硬化的发生率较高，在我国约为53.9%～85.0%。肝癌中以肝细胞癌合并肝硬化的发生率最高，而胆管细胞癌很少或不合并肝硬化。

2. 肝炎病毒 肝癌病人常有急性肝炎→慢性肝炎→肝硬化→肝癌的发病过程。乙型肝炎病毒（HBV）可能是肝癌的主要病因，丙型肝炎病毒（HCV）和丁型肝炎病毒（HDV）与肝癌的关系也很密切。

3. 黄曲霉毒素 主要是黄曲霉毒素 B_1。用含有黄曲霉毒素的玉米、花生等饲养动物能诱发肝癌，诱发率最高达80%。研究认为黄曲霉毒素与HBV在肝癌发病中起协同作用。

4. 水土因素 肝癌的分布与地区的关系密切。肝癌高发区的居民以饮用死水、塘水为主，而非高发区的居民则以饮用井水、大河水为主，故可能与水质污染，含有致癌物有关。

5. 遗传因素与相关基因 临床中发现部分肝癌患者有家庭史。实验研究发现肝细胞癌的发生与癌基因的异常表达有密切关系，至今发现肝癌基因谱至少由7种癌基因及相关基因组成。

6. 其他 长期饮酒、营养不良及肝血吸虫感染等许多因素均与肝癌的发生有关。

原发性肝癌中医属“肥气”、“肝积”、“鼓胀”、“癖黄”等范畴。中医学认为其多因寒邪、湿热外袭，加之饮食不节，脾胃损伤，或情志抑郁所致。外邪内侵，脾胃受损，脾虚湿困，郁而化热，湿热蕴蒸致黄疸；情志不舒，肝气郁结，气滞血瘀，气血搏结而成积；日久虚损，耗气伤阴，致肝肾阴亏。

二、病理

1. 大体分型

（1）传统分法将肝癌分成巨块型、结节型和弥漫型。

（2）我国肝癌病理协作组将肝癌分为：①块状型；②结节型；③小癌型；④弥漫型。

（3）按肿瘤大小分为：①微小肝癌：直径≤2cm；②小肝癌：直径2～5cm；③大肝癌：直径5～10cm；④巨大肝癌：直径>10cm。

2. 组织学分型 分为肝细胞肝癌、胆管细胞型肝癌、肝细胞与胆管细胞混合型肝癌。其中以肝细胞肝癌最多见，占80%～90%。

3. 分化程度 分为四级：Ⅰ级为高分化，Ⅱ级、Ⅲ级为中分化，Ⅳ为低分化。

4. 扩散途径 肝癌以肝内血行转移为多见，也可发生肝外转移，但很少直接浸润到邻近组织。肝细胞癌多发生肝内转移；而胆管细胞癌则常早期就发生广泛的肝外转移，多经淋巴道转移到局部淋巴结，向锁骨上淋巴结及纵隔淋巴结转移的较少见。在肝静脉内形成的癌栓可转移到肺。肝癌也可发生种植性转移，如转移到腹膜、大网膜、肠系膜和卵巢等部位。

【临床表现】

一、症状

1. 早期肝癌 早期多无明显症状，伴有肝硬化者可有肝硬化的征象，也有表现为胃病型或消化不良者。

2. 中晚期肝癌 常见症状为肝区疼痛，腹胀，消瘦乏力，纳差，上腹肿块，发热等；也有以腹泻、黄疸、消化道出血、急腹症为主诉或因转移灶所引起的症状而就诊者。晚期可出现全身衰竭、顽固性腹水和肝性脑病等。

肝癌的进展较其他癌肿为迅速，一旦症状明显多已进入晚期。因此为了做到肝癌的早期发现，及时诊断，应对平时不太注意的一些症状加以重视，及时进行有关检查。

二、体征

1. 肝大 90%以上的病例典型而突出的体征是进行性肝大，肝质地坚硬，表面及边缘不规则，可触及大小不等的结节或巨块，大多伴有明显压痛。右上肝癌常可致肝上界浊音区明显上升，右下肝癌常可及肿块，左叶肝癌常在剑突下扪及肿块。

2. 黄疸 约1/3的病例在发病过程中出现黄疸，是由于肝细胞损害或由于癌块压迫或侵犯胆总管所致。

3. 腹水 为晚期表现。腹水可呈草黄色或血性，积聚十分迅速，利尿剂难以控制。

此外，合并肝硬化者常见有肝掌、蜘蛛痣、脾大、腹壁静脉扩张及食管胃底静脉曲张等表现。

三、临床分型

1. 单纯型 临床和化验无明显肝硬化表现者。

2. 硬化型 有明显肝硬化的临床和血液学改变者。

3. 炎症型 病情发展快，伴有持续性高热或谷丙转氨酶持续增高在1倍以上者。

四、并发症

肝癌的并发症可由肝癌或肝硬化引起。

1. 上消化道出血 可由肝硬化或门静脉癌栓引起的门静脉高压所致；也可因凝血功能障碍等原因所致。上消化道出血约占死亡原因的15%。

2. 肝性脑病 为严重肝功能衰竭的表现，常常由消化道出血、感染、大量放腹水、利尿剂的应用等原因诱发。肝性脑病约占肝癌死因的35%。

3. **肝癌结节破裂** 因肿瘤坏死或偶然的外伤所致。

【实验室及其他检查】

1. 甲胎蛋白（AFP）检测 对原发性肝癌的诊断价值很大，特异性较高。

一般正常成年人血清中的AFP含量在25ng/L以下，如果AFP≥200 ng/L，且不伴有明显肝病活动证据者，应警惕是否患有肝癌；AFP≥500 ng/L，且持续1个月以上，排除妊娠、生殖腺胚胎癌和肝病活动证据者，基本可诊断为原发性肝癌。

2. 肝功能及酶学检查 肝功能一般为正常，晚期肝癌或合并肝硬化者可有肝功能损害。大多有血清碱性磷酸酶、γ-GT增高。

3. 超声检查 是肝癌诊断中最常用而有效的方法。可显示肝内有包膜较完整的实质性占位性病变，仔细检查可查出1~2cm的肝癌。

4. X线检查 肝右叶的癌肿可发现右膈肌抬高，运动受限或局部隆起。肝左叶或巨大肝癌在行胃肠钡餐造影时可见胃及结肠肝曲被推压现象。也能显示有无食管静脉曲张和肺、骨等转移灶。

5. 电子计算机X线断层摄影（CT） CT是肝癌诊断的主要手段之一，可以明确病灶的数目、位置、大小及与重要血管的关系，可检测出2cm左右的肝癌。

6. 核磁共振显像（MRI） 在肿瘤的定位诊断中与CT相仿或优于CT。

7. 肝动脉造影 准确率最高，可显示肿瘤血管及肿瘤染色。

8. 肝穿刺活组织检查 对确诊困难者可以实施此项检查。如果不能排除血管瘤者，禁用此法。

【诊断】

一、肝癌诊断标准

在1997年我国肝癌诊断标准的基础上，近年修订的肝癌诊断标准如下：

1. 病理诊断 组织学证实为原发性肝癌。

2. 具备下列条件之一者

（1）无其他肝癌证据，甲胎蛋白对流法阳性或放射免疫法≥500 ng/L 持续 1 个月以上，或≥200 ng/L 持续 2 个月以上，并排除妊娠、活动性肝病（或 SGPT、胆红素、凝血酶原时间等异常）、生殖腺胚胎性肿瘤等。

（2）有肝癌临床表现，加上超声显像、CT、肝动脉造影、核素扫描、X 线横膈征、酶学检查等有三项肯定阳性，并能排除继发性肝癌及肝良性肿瘤者。

（3）有肝癌临床表现，加上肯定的远处转移灶（如肺、骨、锁骨上淋巴结等），或肉眼所见血性腹水或腹水中找到癌细胞者。

二、临床分期

1. 我国分期 我国 1977 年制定的分期标准如下：①Ⅰ期：无明显肝癌症状和体征；②Ⅱ期：超过Ⅰ期标准而无Ⅲ期证据；③Ⅲ期：有明确恶病质、黄疸、腹水或远处转移者。

2. TNM 分期 国际抗癌联盟 1987 年颁布的原发性肝癌的 TNM 分期见表13－10。

表 13－10　　肝癌 TNM 分期

分期	T	N	M
Ⅰ期	T_1	N_0	M_0
Ⅱ期	T_2	N_0	
Ⅲ期	T_1	N_1	M_0
	T_2	N_1	M_0
	T_3	N_0，N_1	M_0
ⅣA 期	T_4	任意 N	M_0
ⅣB 期	任意 T	任意 N	M_1

原发肿瘤（T）

T_X　无法评价原发肿瘤。

T_0　无原发肿瘤的依据。

T_1　孤立肿瘤最大直径≤2cm，无血管浸润。

T_2　孤立肿瘤最大直径≤2cm，伴血管浸润；或多发肿瘤限于一叶，最大直径无一超过 2cm，无血管浸润；或孤立肿瘤最大直径大于 2cm，无血管浸润。

T_3　孤立肿瘤最大直径大于2cm，伴血管浸润；或多发肿瘤限于一叶，最大直径无一超过2cm，伴血管浸润；或多发肿瘤限于一叶，最大直径任一超过2cm，有或无血管浸润。

T_4　多发肿瘤超出一叶，或一个或几个肿瘤侵犯门静脉或肝静脉的主要分支。

局部淋巴结（N）

N_X　无法评价局部淋巴结。

N_0　无局部淋巴结转移。

N_1　局部淋巴结转移。

远处转移（M）

M_X　无法评价远处转移。

M_0　无远处转移。

M_1　远处转移。

3. 组织病理学分级（G）

G_X　无法分级。

G_1　分化好。

G_2　中度分化。

G_3　分化差。

G_4　未分化。

【治疗】

肝癌是全身性疾病，特别是在伴有肝硬化的情况下，治疗应从整体出发，注意局部与整体的关系。

一、手术治疗

癌肿局限于某一肝段或肝叶而未侵犯肝门、膈肌、腹膜或邻近器官，若肝功能基本正常，无心、肺、肾等重要脏器严重并发症，不属中、重度肝硬化者，可行肝癌切除术，手术方式根据病变的部位决定，有下列几种：肝区段切除术，左、右半肝切除术，肝中叶切除术，左、右肝三叶切除术等。

对于不能切除的肝癌可考虑行肝动脉结扎或肝动脉抗癌药灌注术等疗法，待肿瘤缩小后行外科手术切除。

二、介入治疗

介入治疗包括肝动脉灌注化疗（TAI）、肝动脉栓塞术（TAE）、经皮肝穿刺瘤内无水酒精注射（PEI）和经皮射频治疗。

适用于中晚期肝癌，以及合并严重肝硬化不适合行肝切除者。

1. 肝动脉灌注化疗加栓塞术 因为肝癌血供的90%以上来自于肝动脉，所以治疗效果较好。化疗药物常用丝裂霉素、阿霉素和顺铂等细胞周期非特异性药物；栓塞剂常用碘化油。

2. 无水酒精瘤内注射 在超声或CT的引导下，经皮穿刺至肝组织内，注入无水酒精，使癌组织蛋白凝固变性、坏死，肿瘤血管及癌旁组织脱水、固定，血管内血栓形成，阻断瘤体供血。禁忌证：①有过敏史者；②有出血倾向者；③肝功能衰竭者；④肝癌晚期，有明显恶病质，或远处有转移者；⑤超过半肝的巨大肝癌。

3. 经皮射频治疗 目前已应用于临床，对癌细胞的灭活和肿块的消融效果较好。

三、放射治疗

适用于肿瘤较局限，无黄疸、腹水和远处转移而又不适于手术者；或手术切除后肝断面有残癌或术后复发者。

四、免疫治疗

常用制剂有免疫核糖核酸、胸腺素、干扰素、IL－2等。目的在于动员人体被抑制的免疫活性细胞，清除免疫抑制因素，恢复并加强机体的免疫监视功能。

五、中医治疗

中医治疗肝癌的基本原则为辨实祛邪不伤正，辨虚扶正以达邪，选方用药须全面。

1. 气滞血瘀型 相当于Ⅰ期的单纯型。

证候：两胁胀痛，腹部结块，推之不移，胸闷腹胀，纳呆乏力；舌淡红或有瘀斑，苔薄白或薄黄，脉弦。

治法：疏肝理气，活血化瘀。

方药：小柴胡汤合大黄䗪虫丸加减。

2. 脾虚湿困型 相当于单纯型Ⅱ期或硬化型Ⅱ期伴有腹水。

证候：脘腹胀满，胁痛肢楚，神疲乏力，纳呆便溏，四肢肿胀；舌淡胖大，苔白或腻，脉弦而滑。

治法：益气健脾，化湿祛痰。

方药：四君子汤合逍遥散加减。

3. 肝胆湿热型　相当于炎症型Ⅲ期。

证候：胁下积块，腹大如鼓，黄疸日深，纳呆乏力，小便短赤，腹水肢肿；舌红或绛，苔黄或糙，脉弦滑数。

治法：清利湿热，活血化瘀。

方药：茵陈蒿汤合鳖甲煎丸加减。

4. 肝肾阴虚型　相当于硬化型Ⅲ期。

证候：燥热口干，低热盗汗，形体消瘦，腰痛酸软，小便短赤；舌红少苔，脉细数。

治法：滋阴柔肝，养血软坚。

方药：滋水清肝饮合兰豆枫楮汤加减。

另有一些中成药如肝复乐片、复方木鸡冲剂、莲花片及斑蝥制剂对肝癌也有一定的治疗作用。

附　转移性肝癌

转移性肝癌（metastatic cancer of liver）又称继发性肝癌，其发生率远远超过原发性肝癌。肝脏是各种恶性肿瘤最易发生转移灶的脏器之一。统计资料表明肝转移癌平均发生率为50%左右，转移肝癌来自腹腔脏器原发性癌灶者最多见，而在腹腔脏器中又以结、直肠癌转移至肝脏者为最多见。

【临床表现】

转移初期多无明显症状及体征，一旦出现症状病情多属晚期。早期的症状主要是肝区不适、隐痛、食欲不振等；晚期则表现为肝大、腹水、黄疸等。

【诊断】

1. 原发癌病史　多数病人具有结肠癌、直肠癌、乳腺癌、肺癌、胰腺癌等癌瘤的病史。

2. 癌胚抗原（CEA）　对于原发灶为胃癌、大肠癌等消化道癌瘤，且影像学检查提示肝恶性占位者，CEA阳性有助于转移性肝癌的诊断。

3. 影像学检查

（1）B超显像：典型表现为肝内多发的圆形或类圆形实性结节，边界清楚，形态规整，直径多在1～3cm范围，各结节大小较为均一。但单个结节时难与原发性肝癌鉴别。

(2) 电子计算机 X 线断层摄影（CT）：平扫呈单个或多发圆形低密度灶，边界清楚，密度均匀。

(3) 核磁共振检查（MRI）、肝血管造影等亦可用于转移性肝癌的诊断及鉴别诊断。

【治疗】

1. 肝转移癌切除术 在无肝外转移的情况下，应尽可能切除所有可见的肝转移灶。如转移性肝癌病灶较小，病人一般情况较好，可同时切除原发肿瘤和肝脏转移灶。

2. 介入治疗 肝动脉灌注化疗和肝动脉栓塞术适用于不能切除的肝转移癌而无肝外病变或肝外病变较小的患者。肝肿瘤病变广泛，伴有黄疸、腹水或一般情况较差者应属禁忌证。

3. 其他 尚可应用射频消融治疗、瘤体无水酒精注射、冷冻疗法、全身生物治疗及中医中药治疗。

第八节 胰头癌与壶腹部癌

胰腺癌（pancreatic carcinoma）是一种较常见的恶性肿瘤，其发病率有明显增加的趋势。本病男性多见，40 岁以上好发，癌肿发生于胰头部为多，约占 70% ~80%。恶性程度高，不易早期发现，切除率低和预后差为本病的特点。壶腹部癌的恶性程度明显低于胰头癌，手术切除率和 5 年生存率都明显高于胰头癌。本病属中医学“癥瘕”、“积聚”、“黄疸”等范畴。

【病因病理】

胰头癌与壶腹部癌的确切病因迄今尚未阐明，可能是由于多种因素长期共同作用的结果。目前认为吸烟是发生胰腺癌的主要危险因素，可能是烟草中某些致癌物质和烃化物、亚硝胺等经呼吸道入血，由胰腺排泌，或亚硝胺在体内代谢活化成为二异丙醇亚硝胺活性型致癌物质。某些含丰富蛋白质的食物，可能加速胰腺细胞的运转，从而增加了胰腺对致癌物质的敏感性。摄入大量胆固醇在体内转变为胆固醇环氧化物，可诱发胰腺癌。食物烹调及保存过程中形成的亚硝胺，某些亚硝胺化合物可能具有胰腺致癌特异性。另外，酒精、咖啡、糖尿病、慢性胰腺炎、胆石和胰腺结石可能是诱发胰腺癌的病因。壶腹部癌可能是由于解剖结构特点，壶腹部黏膜长期受十二指肠液、胆汁、胰液的慢性刺激，易于损伤，黏膜上皮增生为腺瘤样组织促使癌变。壶腹部癌也与遗传有关。

中医学认为，本病多与肝、胆、脾、胃有关。多由于肝气郁结，饮食不节，脾虚生湿，湿郁化热，热毒内蕴，日久气滞血瘀，痰凝不化，发为癥瘕。日久损伤肝胆脾胃，耗伤气阴，正气逐渐衰败，邪气愈加猖獗，终致阴阳离决，正气消亡。

90%以上的胰腺癌为导管腺癌，最多见的转移和扩散途径为淋巴转移和癌浸润，还可经血行转移（肝、肺等处）以及腹腔种植转移。壶腹部癌的组织类型以腺癌为最多，多为肿块型或溃疡型。淋巴结转移比胰头癌出现晚，远处转移多至肝脏。

【临床表现】

最常见的临床表现为腹痛、黄疸和消瘦。

1. 上腹痛和上腹饱胀不适　是常见的首发症状，极易与胃肠和肝胆疾病的症状相混淆。由于餐后食物刺激胆胰液分泌，而其出口处有肿瘤压迫，胆胰管内压力增高，呈上腹钝痛，胀痛，可放射至后腰部。中晚期疼痛剧烈尤为突出，持续而不缓解，病人十分痛苦。

2. 黄疸　是胰头癌和壶腹部癌最主要的症状和体征。黄疸可早期出现，但不是早期症状，大部分病人出现黄疸时已属中晚期。迅速发展的进行性黄疸加重，是胰头癌的突出症状；而壶腹部癌的特点是黄疸呈波动性，有时完全消失，但短期内又出现，呈进行性加重，乃因癌组织坏死脱落或乳头水肿消退，黄疸呈间歇性出现。有黄疸时，常伴有皮肤瘙痒。粪便的黄色减淡或呈陶土色。体格检查可见巩膜及皮肤黄染，肝大，大部分病人胆囊肿大。

3. 消瘦和乏力、体重下降　与饮食减少、消化不良、睡眠不足和癌组织消耗等有关。

4. 消化道症状　如食欲不振、腹胀、消化不良、恶心呕吐等。

5. 胃肠道出血　出现黑便在壶腹部癌患者中发生早而多，是癌浸润十二指肠黏膜血管破溃或癌组织溃烂、脱落所引起；胰头癌出现黑便较晚。可能因凝血机制障碍所致。

6. 其他　晚期常出现腹水、肿块和恶病质，少数病人可合并胆道感染。

【辅助检查】

1. 血清生化学检查　血清胆红素可显著增高，主要为直接胆红素增高；黄疸时碱性磷酸酶升高，转氨酶可轻度升高；其他如血清淀粉酶升高、空腹血糖升高等均无特异性。

2. 大便潜血试验 伴胃肠道出血黑便时，常呈强阳性。

3. 免疫学检查 近年来国内外都在努力寻找胰腺癌特异性抗原物质，如癌胚抗原（CEA）、胰胚抗原（POA）、CA19－9、胰腺癌相关抗原（PCAA）、胰腺癌特异抗原（PaA）和白细胞黏附抑制试验（LAIT）等。其中以CA19－9阳性率较高，但都不具有特异性。

4. 影像学检查 ①B型超声扫描：是疑为胰腺癌病人首选的检查方法。可以早期发现胆道系统扩张，对肿瘤直径在1cm以上者有可能发现。②CT：诊断正确率可达80%以上，可以发现胰、胆道扩张和直径在1cm以上的胰腺任何部位的肿瘤。③胃肠造影：可显示十二指肠曲开大和反“3”字征，但往往已属晚期。④逆行胰胆管造影（ERCP）：对胰体癌诊断有一定价值。还可根据病人情况选用PTCD、MRI、MRCP等辅助诊断。

【治疗】

以手术为主，对可切除的病例要争取手术切除，同时辅以抗癌药物及中医中药等治疗。

一、手术治疗

1. 根治性手术 胰头癌、壶腹部癌常用的手术方式有胰头十二指肠切除术和保留幽门的胰头十二指肠切除术（PPPD）；全胰腺癌行全胰切除术。

2. 姑息性手术 对已无根治手术可能的病人，可行胆道减压术（胆囊空肠或胆管空肠Y形吻合）。

二、辅助治疗

近年来除术中、术后放射治疗外，尚有免疫疗法、化学疗法、营养疗法等综合治疗，可延长病人生存期。

三、中药治疗

1. 肝脾不调 治宜疏肝理气，健脾助运。方用四逆散合逍遥散，去薄荷、煨姜，加广郁金12g，制香附6g，党参30g。食积腹胀者，加神曲、山楂、莱菔子、鸡内金；纳呆脘痞明显者，加砂仁、白蔻仁、大腹皮；脾虚湿甚者，加生薏苡仁、人参、黄芪。

2. 气滞血瘀 治当理气活血，软坚散结。方用膈下逐瘀汤，去丹皮、乌药、甘草，加鳖甲12g。疼痛明显者，加蒲黄、川楝子、制乳香、制没药；肿块明显者，加三棱、莪术、穿山甲。

3. 湿热瘀毒　治宜清热利湿，化瘀解毒。方用茵陈蒿汤合五味消毒饮，加丹参 10g，白花蛇舌草 30g。

4. 热毒伤阴　治当清热解毒，养阴散结。方用犀角地黄汤合增液汤加减，加鳖甲 12g，紫草根 10g，三棱 12g，莪术 12g。

附　梗阻性黄疸的诊断与鉴别诊断

梗阻性黄疸多见于外科疾病，分肝内和肝外淤积性黄疸两种。肝内型，病变在肝叶胆管以上，如重型毛细胆管炎；肝外型，病变在肝叶胆管以下，常由胆石、感染、蛔虫、肿瘤等引起，又称外科性黄疸。梗阻性黄疸的诊断，包括定性（是不是）、定位（梗阻在那里）和定病（原发病是什么）三个部分。

（一）是不是梗阻性黄疸

通常根据①尿双胆试验：尿胆素（+）、尿胆原（-）；②肝功能检查：凡登白试验直接阳性；③严重者大便呈白色或陶土色，即可确定。

（二）梗阻的部位

需综合分析病史、症状、体征、B 型超声、PTC（必要时，低张十二指肠造影、ERCP、CT）等检查资料推断。

1. 体征　①胆囊肿大，示梗阻部位在胆囊管以下；但胆囊管以下部位梗阻，却不一定胆囊都肿大。②肝脏肿大，梗阻部位可能在左、右肝管，肝总管或胆总管。

2. B 型超声　诊断阻塞性黄疸的正确率达 90% 以上，对肝内胆石、胰头癌等尚有定位价值。肝内胆管正常不显像，当内径超过 4mm 方能显示；肝外胆管内径一般不超过 6mm，若大于 7mm 以上，均说明扩大段胆管的远侧梗阻。换言之，B 超发现肝内胆管扩大，或肝内、肝外胆管皆扩大，可断定为外科性黄疸。

3. PTC　尤其适用于黄疸深（血胆红素超过 3mg/dl）、无法行口服胆囊或静脉胆道造影的患者，已成为其最有效的定位、定病检查方法。

4. 低张十二指肠造影　操作虽较麻烦，但一般医院均可开展，对胰头癌、壶腹部癌等引起的胆总管远端梗阻，诊断价值较高。

5. ERCP　定位正确率虽高达 70% ~85%，但因设备、技术要求较高，检查又有一定痛苦，故仅在肝内胆管不扩大或 PTC 失败时选用。

6. CT　能显示肝内、外扩张的胆管和扩大的胆囊以及结石与肿瘤，正确率达90%，不过费用太贵。

（三）引起梗阻性黄疸的几种原发病鉴别要点

1. 胆石症 多有长期反复发作史，或厌油、消化不良症状；夏柯三联征较典型，黄疸波动；血胆红素 <7mg/dl。

2. 急性化脓性梗阻性胆管炎 在胆石症、胆道蛔虫等基础上发病；病势凶险，少数可暂时性好转，但随时都能恶化，有右上腹痛、高热、黄疸、血压下降、精神症状；且血小板明显降低，白细胞常 $>20\times10^9/L$。

3. 胆道蛔虫 常有大便排虫史或粪检出蛔虫卵；阵发性剧烈腹痛与轻微腹部体征不平行；黄疸多不深。

4. 胰头癌 黄疸进行性加深，血胆红素常 >7mg/dl；尚未侵犯腹膜后神经时，腹痛多不明显；可触及胆囊，肝均匀性肿大；全身情况较差（若出现黄疸，已属中晚期）。

5. 壶腹部癌 黄疸深，出现较早，少数病例因癌肿破溃，胆道再通，可一度减轻，腹痛常不明显，全身情况尚可以。

6. 肝外胆管癌 多属分化较好的腺癌（即硬癌），生长较慢，转移较晚，以短期内出现无痛性黄疸并逐渐加深为特点。多数患者并非死于癌肿本身，而死于癌灶梗阻所致的化脓性胆管炎。在B超发现肝内胆管扩张的基础上，行PTC检查最有诊断价值，但确诊仍需剖腹探查，取材病检。胆管癌切除率低，若能行姑息性胆管内或外引流（争取排出30%～50%以上的肝内胆管淤积胆汁，使肝功能恢复），常可缓解病情，延长生命。

7. 原发性硬化性胆管炎 临床上较少见，发病可能与自身免疫有关，以肝内、外胆管非化脓性炎性纤维性变为病理特点，最终导致胆汁性肝硬化和肝功能衰竭。临床表现主要是长时期的无痛性深度阻塞性黄疸（血胆红素 >7mg/dl），而患者全身情况尚好。PTC若能成功，具有诊断价值。剖腹探查见胆管外径多不缩小，但管壁普遍增厚变硬，管腔显著狭窄，常无法进行胆管重建，内、外引流胆汁均很困难；肾上腺皮质激素治疗，有一定效果。

8. 先天性胆管闭锁 部分胆管因胚胎发育中断而不通，代之以纤维组织束所致。患儿出生后黄疸逐渐加深，血胆红素常超过30mg/dl（黄疸指数可高达300U），大便呈白色或陶土色。肝外型闭锁较少，应争取出生后2～3月内行胆肠吻合术，超过4～5月，因多已发生肝硬化，手术效果不佳；较多见的肝内型闭锁处理困难，近年来已作为原位肝移植的适应证之一。

9. 损伤性胆管狭窄 外伤引起者少见，较多发生于手术损伤，往往术中未能察觉，经较长时间后方出现黄疸。应行PTC检查了解狭窄部位及程度，并酌情手术修复或行胆肠吻合重建胆道。

10. 胆管炎症性狭窄 好发于左右肝管开口处或肝总管，常呈环状狭窄，可多发，狭窄部位以上胆管内积存胆色素为主的混合结石，所属肝叶萎缩，余肝则代偿性肥大。

第十四章 甲状腺疾病

第一节 概 述

甲状腺疾病属中医学“瘿”病的范畴。因其在颈绕喉而生，状如缨络，故名之。临床特点表现为颈前结喉两侧漫肿或肿块，多数皮色不变，能随吞咽动作而上下移动。宋代《三因极一病证方论·瘿瘤证治》将瘿病分为五类，即石瘿、肉瘿、筋瘿、血瘿、气瘿。嗣后《医学入门·瘿瘤》又增“瘿气”名。现瘿病一般分为气瘿、肉瘿、石瘿、瘿痈、瘿气五种。历代文献中的筋瘿、血瘿多属颈部血管瘤及气瘿、石瘿的合并症。气瘿即西医单纯性甲状腺肿，肉瘿即甲状腺腺瘤，石瘿即甲状腺癌，瘿痈即甲状腺炎，瘿气即甲状腺功能亢进。

【解剖生理概要】

甲状腺位于甲状软骨下方、气管的两旁，分左右两叶，中间以峡部相连。有时自峡部向上伸出一锥体叶。甲状腺由两层被膜包裹着，内层被膜为甲状腺固有膜，是一薄层结缔组织，紧贴甲状腺实质表面，并深入甲状腺组织中，将甲状腺分隔成大小不等的小叶；外层被膜为甲状腺外层被膜，包绕并固定甲状腺于气管和环状软骨上。由于甲状腺借外层被膜固定于气管和环状软骨上，并借左、右两叶上极内侧的悬韧带悬吊于环状软骨上，故在吞咽动作时，甲状腺亦随之而上下移动，临床上常借此鉴别颈部肿块是否与甲状腺有关。甲状腺两叶的背面内侧附有4个甲状旁腺。成人甲状腺约重30g，所以正常情况下，作颈部检查时，不能清楚地看到或摸到甲状腺。

甲状腺的血液供应十分丰富，主要由两侧的甲状腺上动脉和甲状腺下动脉供应。甲状腺上、下动脉的分支之间，以及甲状腺上、下动脉的分支与咽喉部、气管、食管的动脉分支之间，都有广泛的吻合、沟通，故在手术时，虽将甲状腺上、下动脉全部结扎，甲状腺残留部分或甲状旁腺仍有血液供应。甲状腺有三条主要静脉，即甲状腺上、中、下静脉。甲状腺的淋巴液汇合流入沿颈内静脉排列的颈深淋巴结。喉上神经来自迷走神经，与甲状腺上动脉伴行，在甲状腺的上极分为内支和外支，内支为感觉支，分布在喉黏膜上，外支为运动支，支配环甲肌，使声带紧张。喉返神经来自迷走神经，走行在甲状腺的后内侧，气管食管的间沟中，支配声带运动。一侧喉返神经损伤，可引起声带麻痹，声音嘶哑；两侧损伤，可致呼吸困难或窒息。

甲状腺有合成、贮存和分泌甲状腺素的功能。甲状腺素是一种有机结合碘，其主要作用有：①增加全身组织细胞利用氧的效能，促进蛋白质、糖类和脂肪的分解，全面提高人体的代谢，增加产热；②促进人体的生长发育，主要在出生后影响脑与长骨的生长发育。甲状腺的功能活动，是与人体各器官、各系统的活动及外部环境相互联系、相互影响的，并受大脑皮质－下丘脑－腺垂体系统的控制和调节。

【甲状腺与脏腑经络的关系】

中医学认为瘿的病位，在颈前喉结两侧。颈前属任脉所主，任脉起于胞中，下出会阴，经阴阜，沿腹和胸部正中线上行，抵达咽喉，再上至颊部，经过面部进入两目。颈部也属督脉，盖督脉其循少腹直上者，贯脐中央，上贯心，入喉。任、督两脉皆系于肝肾，且肝肾之经脉，皆循喉咙。所以颈前部位，与任、督、肝、肾经络有一定的联系。

【病因病机】

瘿病有因居边远山区，外受山瘴邪气，内饮沙水，使气血虚少，邪浊随气入于脉，搏于颈下而成者；有因情志内伤，肝郁气滞，气聚血结，渐致结块于颈者；有因冲任失调，肾水不足，肝木失养引起者。故其主要病因病机多为气滞、肝郁、痰凝、血瘀及冲任失调。初则结聚成块，渐至长大，及至后期，肝郁化火生风，性情急躁，面颈升火，眼球突出，震颤；肝火旺盛，灼伤胃阴，则消谷善饥；心阴受损则心悸、失眠、多汗；肝克脾土，则大便溏泄、消瘦、乏力等。

【甲状腺检查】

一、一般检查

检查时，应嘱患者端坐，双手放在两膝，显露颈部并使患者头部略为俯下，使颈部肌肉筋膜松弛。检查者坐在患者对面，观察颈部两侧是否对称，有无肿块隆起，有无血管怒张，并注意肿块的部位、形态、大小、硬度、活动度、表面光滑度和有无压痛，边界是否清楚，肿块能否随吞咽动作上下移动，气管是否受压移位，颈部淋巴结有否肿大。炎性肿块多有不同程度的压痛。囊肿质软，有弹性，表面光滑，无压痛。恶性肿瘤，质地坚硬，表面凹凸不平，无压痛。

二、特殊检查

1. 甲状腺功能测定 可进行基础代谢率测定、^{131}碘吸收试验、T_3、T_4测定、血清蛋白结合碘试验等。但在估价它们的临床意义时，宜综合考虑。

2. 甲状腺扫描 若甲状腺肿大，或有结节、肿块等，可进行甲状腺扫描。若为热结节，多为甲状腺腺瘤、结节性甲状腺肿，偶可见于慢性淋巴性甲状腺炎；若为温结节，多为结节性甲状腺肿、甲状腺腺瘤、慢性淋巴性甲状腺炎、亚急性甲状腺炎恢复期及某些甲状腺癌；若为冷、凉结节，可见于甲状腺囊肿、甲状腺腺瘤囊性变或内出血、甲状腺癌、结节性甲状腺肿、亚急性甲状腺炎、慢性淋巴性甲状腺炎、甲状腺结核。

3. B型超声波检查 能显示甲状腺肿块的细微结构，并能比较精确地测量肿块的大小，区分实质性肿块和囊肿。

4. 细胞及病理组织学检查 为确定其性质，除了结合临床进行分析外，需酌情进行细胞及病理组织学检查。常作针吸细胞学检查和活体组织切片检查。

【治疗】

一、治疗思路

根据甲状腺疾患的病理变化、临床特征，其基本的治疗原则为：单纯性甲状腺肿、甲状腺功能亢进，可先进行内科治疗，治疗无效或出现并发症、恶变时，则宜手术治疗；甲状腺腺瘤应早期切除；甲状腺癌一经确诊，即宜手术治疗，但未分化癌用外放射治疗；甲状腺炎只采用内科治疗。

二、西医治疗

不同的甲状腺疾病，采用不同的治疗方法。对单纯性甲状腺肿，先予甲状腺素内服，无效或出现变症时施用甲状腺大部分切除术。对甲状腺功能亢进，具有手术指征者，可行甲状腺大部分切除术。对亚急性甲状腺炎、慢性淋巴性甲状腺炎可予甲状腺干制剂等内服。对甲状腺腺瘤、甲状腺癌，则一般采用手术治疗。

三、中医论治

（一）分证论治

中医药治疗甲状腺疾病，重在消散局部形积，盖有形之积已化，则症状可除，故治疗主要抓住祛瘀、化痰、软坚、散结。

1. 肝郁气滞

证候：颈前漫肿或坚硬如石，肿块可随喜怒而消长，伴胸胁胀痛，烦躁易怒，舌苔薄白，脉弦滑。如气瘿。

治法：理气解郁。

方药：逍遥散、四海舒郁丸等。常用药物有柴胡、川楝子、郁金、延胡索、香附、青皮、陈皮、木香、八月札、枳壳、砂仁等。

2. 气虚血瘀

证候：肿块色紫坚硬，或不能随吞咽动作上下移动，或肿块表面青筋盘曲或网布红丝，痛有定处，舌紫暗，有瘀点瘀斑，脉濡涩。如石瘿。

治法：养血祛瘀。

方药：桃红四物汤。常用药物有桃仁、红花、赤芍、丹参、三棱、莪术、泽兰、乳香、没药、土鳖虫、血竭等。

3. 痰气互结

证候：肿块按之坚实或囊性感，尚可随吞咽上下移动，患处不红不热，咽喉如有梅核堵塞，舌苔白，舌质淡，脉弦滑。如肉瘿、气瘿。

治法：化痰软坚。

方药：海藻玉壶汤。常用药物有海藻、昆布、夏枯草、海蛤壳、海浮石、生牡蛎、半夏、贝母、黄药子、山慈菇、白芥子等。

4. 冲任失调

证候：面色无华，肢冷腰酸，月经稀少、错后，舌淡，苔白，脉沉细。

治法：调理冲任。

方药：右归饮、二仙汤。常用药物有熟地、仙茅、淫羊藿、杜仲、枸杞、菟丝子、肉桂、附子等。

5. 痰火郁结

证候：瘿病肿胀疼痛，伴有发热，舌红，苔黄，脉弦数。如瘿痈。

治法：清热化痰。

方药：柴胡清肝汤。常用药物有柴胡、夏枯草、栀子、黄芩、天花粉、象贝母、青皮、海蛤粉、牛蒡子、连翘、蚤休等。

一般在上述辨证治疗的基础上，常结合应用含碘丰富的植物药，如海藻、昆布、海带、黄药子等，以及含丰富甲状腺素的动物药，如猪靥、羊靥等制剂，以脏补脏。

（二）外治疗法

1. 阴证瘿病可贴阳和解凝膏。
2. 阳证瘿病可外敷金黄散、玉露散。

第二节　单纯性甲状腺肿

单纯性甲状腺肿（simple goiter）是以缺碘为主的代偿性甲状腺肿大。根据发病流行情况又分为地方性甲状腺肿和散发性甲状腺肿。好发于离海岸较远的高原山区，患者女性多于男性，大多自青少年时期发病。本病属中医“气瘿”范畴。

【病因病理】

一、西医病因病理

单纯性甲状腺肿的病因可分为三类：①甲状腺素原料（碘）缺乏：碘的缺乏是引起单纯性甲状腺肿的主要因素。高原、山区土壤中的碘盐被冲洗流失，以致饮水和食物中缺碘，身体摄取的碘量不足，使甲状腺激素生成减少，通过神经-体液调节，使腺垂体分泌促甲状腺激素增多，以期提高腺体对血浆碘化物的摄取效能，使甲状腺增生与肥大。这种肿大实际上是甲状腺代偿性肿大，是甲状腺功能不足的现象。初期，扩张的滤泡较为均匀地散布在腺体各部形成弥漫性甲状腺肿。若未经及时治疗，病变继续发展，扩张的滤泡集成数个大小不等的结节，逐渐形成结节性甲状腺肿。有些结节因血液供应不良，可发生退行性变而引起囊肿形成或纤维化、钙化等改变。②甲状腺素需要量增加：青春发育期、妊娠期或绝经期妇女，由于对甲状腺素的需要量暂时性增加，导致体内相对缺碘，可发生轻度的弥漫性甲状腺肿大，这是一种生理现象。③甲状腺素合成和分泌障碍：甲状腺素合成和分泌过程中某一环节发生障碍时，如先天缺乏合成甲状腺素的酶，或久食含有硫脲的卷心菜、大头菜等，引起血中甲状腺素的减少，导致甲状腺肿大。

二、中医病因病机

1. 饮食不节　高原、山区水源及食物中含碘不足，若长期饮食物中缺碘，即可导致本病。正如《诸病源候论》曰：“诸山黑水中，出泉流者，不可久居，胃食令人作瘿病”。

2. 情志郁结　情志不畅，气郁伤肝，思虑伤脾，导致肝郁气滞，脾失健运，湿痰凝聚，肝经循喉，脾经夹咽，以致肝郁痰凝，结于咽喉而成本病。

3. 肾气亏损　妊娠及产后肾气亏损，冲任失养，外邪乘虚侵袭，亦能引起本病发生。

总之，本病多因居住地区水中缺碘、情志郁结、肾气亏损，导致痰气互结于结喉部而成。

【临床表现】

一般发生在青春期，在流行地区常发生于入学年龄时。女性发病多于男性。甲状腺可有不同程度的肿大，能随吞咽上下移动。早期，两侧呈对称性弥漫性肿大，表面光滑，质地柔软。逐渐在肿大腺体的一侧或两侧扪及多个（或单个）结节，一般常存在多年，增长缓慢，结节多数为实质性，也可有囊性变、钙化和纤维化。当发生囊肿样变的结节内并发囊内出血时，可引起结节迅速增大。单纯性甲状腺肿体积较大时可压迫周围器官出现相应压迫症状：如压迫气管可造成气管弯曲、移位和气道狭窄影响呼吸；压迫喉返神经引起声嘶；亦可压迫食管引起吞咽不适感，但不会引起梗阻症状。病程较长、体积巨大的甲状腺肿，还可向胸骨后延伸生长，形成胸骨后甲状腺肿，压迫气管和食管，还可压迫上腔静脉造成颜面部青紫、浮肿，颈部和胸部表浅静脉扩张。此外，结节性甲状腺肿可继发甲状腺功能亢进，也可发生恶变。

【实验室及其他检查】

1. 实验室检查　T_3、T_4 和 TSH 的测定多正常。代偿型可有 T_4 低而 T_3 正常或相对较高，T_3/T_4 比值增大，TSH 升高，仍可维持正常甲状腺功能。失代偿型则 T_3、T_4 和 TSH 值降低。

2. 放射性核素检查　摄^{131}碘率增高，但高峰常在 24 小时或 24 小时后出现。甲状腺激素抑制试验阳性。核素显像甲状腺弥漫性增大，早期放射性均匀，结节性甲状腺肿放射性分布常不均匀，甚或呈现斑片样稀疏。

3. 影像学检查　B 型超声波检查能准确反映甲状腺体大小，并能发现甲状腺较小结节及囊肿。X 线检查对于甲状腺压迫气管时，有无气管狭窄和气管软化有重要诊断价值。钙化腺体 X 线形态可分为五种：块状、点状、环状、条状和广泛性钙化，以块状阴影多见。CT 及磁共振可了解甲状腺肿形态、大小以及与周围组织的关系。

【诊断与鉴别诊断】

一、诊断要点

1. 多见于女性，尤其在青春期、妊娠期、哺乳期和绝经期。流行性甲状腺肿见于高原山区。

2. 甲状腺弥漫性肿大，质软，病期长者有结节。

3. 甲状腺肿体积增大可产生压迫症状。一般无甲亢症状。

4. 甲状腺摄^{131}碘率、B型超声波、X线检查等有助诊断。

二、鉴别诊断

1. 多发性甲状腺腺瘤 双侧甲状腺有多个结节，但不伴有甲状腺肿大。

2. 亚急性甲状腺炎 甲状腺肿块逐渐出现，肿块极硬，随吞咽活动，与周围组织有严重的粘连，常常伴有声嘶及气管压迫症状，肿块周围无肿大的淋巴结。

3. 慢性淋巴细胞性甲状腺炎 起病缓慢，一般无全身症状；甲状腺弥漫性肿大，质地较硬；摄^{131}碘率正常或下降，T_3、T_4正常或下降，甲状腺自身抗体滴度较高。

【治疗】

一、治疗思路

单纯性甲状腺肿是一个慢性过程，含碘丰富的食物及中、西药物内服，可缓解甲状腺的肿大。中医以辨证论治内服药为主，处方用药多遵循疏肝理气、解郁消肿原则。但内治不效、具有手术指征者应行手术治疗。

二、西医治疗

1. 青春发育期或妊娠期的生理性甲状腺肿，可不予药物治疗，而多食含碘丰富的食物如海带、紫菜等。

2. 20岁以前的弥漫性单纯性甲状腺肿，可给予小量甲状腺素，以抑制腺垂体促甲状腺素的分泌，缓解甲状腺的增生与肿大，常用剂量30～60mg，每日2次，3～6个月为一疗程。

3. 有以下情况时，应及时行甲状腺大部切除术：①压迫气管、食管或喉返神经而引起临床症状者；②胸骨后甲状腺肿；③巨大甲状腺肿影响生活和工作者；④结节性甲状腺肿继发有功能亢进者；⑤结节性甲状腺肿疑有恶变者。

三、中医治疗

（一）分证论治

1. 肝郁脾虚证

证候：颈部弥漫性肿大，伴四肢困乏，善太息，气短，纳呆体瘦，面色无华，苔薄，脉弱无力。

治法：疏肝解郁，健脾益气。

方药：四海舒郁丸加减。

2. 肝郁肾虚证

证候：颈部肿块皮宽质软，兼见神情呆滞，倦怠畏寒，行动迟缓，肢冷，性欲下降，舌淡，脉沉细。

治法：疏肝补肾，调摄冲任。

方药：四海舒郁丸合右归饮加减。

（二）外治

可用阳和解凝膏外敷。

【预防与调护】

1. 在流行地区，除改善水源外，长期坚持补碘可以预防本病的发生。以碘化食盐烹调食物。有些地区采用肌内注射碘油，较之服用碘化食盐更为有效、可靠。

2. 保持心情舒畅，勿忧思郁怒。

3. 经常用海带或其他海产生物佐餐，尤其在青春发育期、妊娠期和哺乳期。

第三节　甲状腺炎

甲状腺炎（thyroiditis）是指由于病毒、细菌、辐射以及自身免疫等因素引起的甲状腺组织的炎症改变。临床上可分为急性化脓性甲状腺炎、亚急性甲状腺炎、慢性淋巴性甲状腺炎和慢性纤维性甲状腺炎四种。本病属中医“瘿痈”的范畴。

【病因病理】

一、西医病因病理

1. 急性化脓性甲状腺炎 临床少见，由化脓性细菌引起，如金黄色葡萄球菌、溶血性链球菌等，可由败血症或局部感染扩散引起。病变为弥漫性，亦可局限，炎症浸润可破入皮下，也有深入纵隔或破入气管、食管者。镜下早期有多核的白细胞及淋巴细胞浸润，晚期纤维增生、破坏或脓肿形成。

2. 亚急性甲状腺炎 常发生于病毒性上呼吸道感染之后，病毒感染可能使部分甲状腺滤泡破坏和上皮脱落，胶质外溢，引起甲状腺炎症反应和多形核白细胞、淋巴及异物巨细胞浸润，并在病变滤泡周围出现巨细胞性肉芽肿是其特征。

3. 慢性淋巴性甲状腺炎 又称桥本甲状腺肿，是一种自身免疫性疾病。由于自身抗体的损害，病变甲状腺组织被大量淋巴细胞、浆细胞和纤维化所取代。血清中可检出抗甲状腺球蛋白抗体、抗甲状腺微粒体抗体及抗甲状腺细胞表面抗体等多种抗体。组织学显示甲状腺滤泡广泛被淋巴细胞和浆细胞浸润，并形成淋巴滤泡及生发中心。

4. 慢性纤维性甲状腺炎 又称硬化性甲状腺炎，病因尚不清楚，可能与自身免疫有关。

二、中医病因病机

多因风温、风火客于肺胃，或内有肝郁胃热，积热上壅，夹痰蕴结，以致气血、痰热凝滞于肺胃之外系喉结部而成。或因情志不畅，忧思郁怒，肝脾气郁，气滞痰凝，壅于颈前所致。

【临床表现】

1. 急性化脓性甲状腺炎 多见于中年女性。起病前多有上呼吸道炎症、感冒、咽痛等病史。

颈部肿胀多突然发生，常在寒战、高热后发现颈部迅速肿大，并有局部焮红、灼热、触痛，疼痛可波及耳和枕部。因炎症而肿大的甲状腺可引起压迫症状，出现气促、声嘶、吞咽困难等。若化脓，则胀痛跳痛，可出现波动感。

2. 亚急性甲状腺炎 多见于30～40岁女性。起病1～2周前先有发热、咽痛等上呼吸道感染病史。表现为甲状腺突然肿胀、发硬、吞咽困难及疼痛明显，并向患侧耳颞处放射。由于甲状腺滤泡破坏，甲状腺素释放入血，部分患者可伴有轻度甲状腺功能亢进的表现。病程约为3个月。

3. 慢性淋巴性甲状腺炎　中年女性，出现无痛性弥漫性甲状腺肿，对称，质韧如橡皮，表面光滑，无压痛。多伴有甲状腺功能减退，较大腺肿可有压迫症状。

4. 慢性纤维性甲状腺炎　本病临床罕见。多发于成年人，女性较男性多。起病缓慢，表现为甲状腺肿大，病变可波及一叶或其中一部分，也可波及全甲状腺。病变部质地坚硬如石，无触痛及自觉痛，常因和周围组织粘连固定，不能随吞咽动作上下移动，颈部淋巴结不肿大。可有明显的压迫症状。

【实验室及其他检查】

1. 实验室检查　急性化脓性甲状腺炎患者可见白细胞总数及中性粒细胞明显升高，核左移。亚急性甲状腺炎患者白细胞正常或稍低，血沉增快。慢性淋巴性甲状腺炎患者血清中抗甲状腺球蛋白抗体、抗甲状腺微粒体抗体或抗甲状腺细胞表面抗体阳性，血清丙种球蛋白增高。慢性纤维性甲状腺炎患者血常规、血沉等正常。

2. 其他检查　急性化脓性甲状腺炎 T_3、T_4、TSH、^{131}I 摄取率均正常，放射核素显像炎症部放射性稀疏。亚急性甲状腺炎患者血清 T_3、T_4 增高，^{131}I 摄取率降低，核素显像放射性分布不均或残缺。慢性淋巴性甲状腺炎 T_3、T_4 水平低下，TSH 升高，^{131}I 摄取率降低，核素显像呈不规则稀疏或浓集区。慢性纤维性甲状腺炎 T_3、T_4、TSH、^{131}I 摄取率正常，核素显像病变部分呈冷结节。

【诊断与鉴别诊断】

一、诊断要点

1. 急性化脓性甲状腺炎　根据患者有上呼吸道感染史，急性起病，出现发热、寒战，局部可见红、肿、热、痛，并结合实验室检查血白细胞总数及中性粒细胞明显升高、核左移进行诊断。

2. 亚急性甲状腺炎　30～40 岁女性，有上呼吸道感染病史。起病较急，表现为甲状腺肿胀、发硬、吞咽困难及疼痛明显，并向患侧耳颞处放射。早期血沉增快，白细胞正常或稍高，血清 T_3、T_4 增高，^{131}I 摄取率降低，核素显像放射性分布不均或残缺。

3. 慢性淋巴性甲状腺炎　中年妇女，无意中发现甲状腺弥漫性肿大，质地坚韧如橡皮，表面光滑，无压痛，血清中抗甲状腺球蛋白抗体、抗甲状腺微粒体抗体或抗甲状腺细胞表面抗体阳性，血清丙种球蛋白增高。T_3、T_4 水平低下，TSH 升高，^{131}I 摄取率降低，核素显像呈不规则稀疏或浓集区。

4. 慢性纤维性甲状腺炎 成年女性，起病缓慢，表现为甲状腺肿大，质地坚硬如石，无触痛，固定，不能随吞咽动作上下移动，有明显的压迫症状。血常规、T_3、T_4、^{131}I摄取率正常，核素显像病变部分呈冷结节。

二、鉴别诊断

需与甲状腺癌进行鉴别。甲状腺癌可发生于任何年龄；早期多为单发结节，病程进展迅速，结节生长快，质硬，表面不光滑，活动度差，不能随吞咽动作上下移动；常有颈部淋巴结肿大；甲状腺扫描为冷结节，穿刺抽吸细胞学检查可帮助确诊。

【治疗】

一、治疗思路

不同类型的甲状腺炎采取不同的原则。急性化脓性甲状腺炎治以抗生素和疏风清热、解毒化痰的中药内服，并配合外用药治疗。亚急性甲状腺炎以糖皮质激素和清热理气化痰的中药治疗。慢性淋巴性甲状腺炎、慢性纤维性甲状腺炎予以对症治疗、理气化痰散结的中药和手术治疗。

二、西医治疗

1. 急性化脓性甲状腺炎 早期应用抗生素治疗，必要时行甲状腺穿刺，根据穿刺脓液细菌培养结果选用有效抗生素。脓肿形成应及时切开排脓，防止感染向纵隔、气管等处扩散。

2. 亚急性甲状腺炎 泼尼松对本病有显著疗效，疼痛可迅速缓解，肿胀消退。开始用泼尼松10mg，每日3次，连续服用2周。好转后逐渐减少剂量，全程1～2个月。停药后如有复发，可再次服用泼尼松，同时加用甲状腺片，每日40～120mg口服，多有较好的效果。

3. 慢性淋巴性甲状腺炎 长期服用甲状腺干制剂，每日120～180mg，可合用泼尼松5mg，每日2次口服。气管受压或疑有甲状腺癌时需要手术治疗。

4. 慢性纤维性甲状腺炎 目前尚无有效的方法阻止病变的发展。病变局限者可手术切除，病变广泛者可行峡部切断，减轻压迫症状。也可试用糖皮质激素治疗。有甲状腺功能低下者可用甲状腺素片。

三、中医治疗

（一）分证论治

1. 风热痰凝证

证候：局部结块疼痛明显，伴恶寒发热，头痛，口渴，咽干，苔薄黄，脉浮数或滑数。

治法：疏风清热化痰。

方药：牛蒡解肌汤加减。

2. 气滞痰凝证

证候：肿块坚实，轻度作胀，重按才感疼痛，其痛常反射至后枕部，或有喉间梗塞感，痰多，一般无全身症状，苔黄腻，脉弦滑。

治法：清肝理气，化痰散结。

方药；柴胡清肝汤加丹参、莪术、赤芍等。

（二）外治法

急性化脓性甲状腺炎初期宜用箍围药治疗，如金黄散、四黄散、双柏散，用水或蜂蜜调糊外敷。破溃后可用八二丹药线引流，金黄散外敷，脓排净后可外敷生肌散、红油膏祛腐生新，促进疮口愈合。

【预防与调护】

1. 加强体育锻炼，增强机体抵抗力，减少上呼吸道感染的发生。
2. 保持心情舒畅，少食辛辣刺激食物。
3. 病重者需卧床休息，保持呼吸道通畅。

第四节　甲状腺腺瘤

甲状腺腺瘤（thyroid adenoma）是最常见的甲状腺良性肿瘤。按形态学可分为滤泡状和乳头状囊性腺瘤两种，其中滤泡状腺瘤最为常见。本病约占甲状腺疾病的60%，有恶变倾向，恶变率在10%左右，好发于40岁以下的妇女。临床特点是颈前圆形或卵圆形肿块，质地柔韧，随吞咽动作上下移动，生长缓慢。属中医“肉瘿”范畴。

【病因病理】

一、西医病因病理

甲状腺腺瘤的发病原因目前尚未明确。可能与慢性促甲状腺素的刺激、甲状腺放射及缺碘、摄入致甲状腺肿物质等因素有关。

二、中医病因病机

本病多因忧思郁怒，气滞、痰浊、瘀血凝结而成。由于情志抑郁，肝失条达，气滞血瘀；或忧思郁怒，肝旺乘土，横逆犯胃，脾失健运，脾胃受伐，痰浊内蕴。气郁、湿痰、瘀血留注于任脉、督脉之结喉，气血为之壅滞，聚而成形，乃成肉瘿。

【临床表现】

多见于 40 岁以下的妇女，好发于甲状腺功能活动较旺盛的时期。颈前出现圆形或椭圆形结节，大部分病人无任何症状，常在无意中发现。多为单发结节，常局限在一侧腺体内，质韧，有弹性，表面光滑，边界清楚，无压痛，能随吞咽上下移动。腺瘤生长缓慢。若为乳头状囊性腺瘤，有时可因囊壁血管破裂而发生囊内出血，此时，肿瘤体积可在短期内迅速增大，局部出现胀痛或有压迫症状。

腺瘤如在短期内进行性增大，质地变硬，活动受限，出现声音嘶哑等，应考虑本病有恶性变可能，恶变率为 10%。约 20% 的腺瘤可出现甲亢症状。

【实验室及其他检查】

1. 放射性核素检查 ^{131}碘及^{99m}锝扫描图像多为温结节，伴有甲状腺功能亢进者可为热结节，腺瘤出血、囊性变或恶性变呈冷结节。

2. 影像学检查 肿块较大者颈正、侧位片常可见气管受压移位。B 型超声波检查可显示腺瘤的大小、形状，实性者内回声高于正常甲状腺，呈均匀性强回声光团；伴有囊变时，则呈不均匀回声或无回声。

3. 细针穿刺细胞学检查 本法对实性者诊断有较大的参考价值。

【诊断与鉴别诊断】

一、诊断要点

1. 好发于 40 岁以下女性，青年女性尤多见。

2. 甲状腺内的单发结节，圆形或椭圆形，质地柔韧，表面光滑，边界清楚，随吞咽上下活动，生长缓慢。

3. 甲状腺功能检查多正常。

4. 放射性核素、B超、细针穿刺细胞学检查可协助诊断。

二、鉴别诊断

1. 结节性甲状腺肿　多见于地方性甲状腺肿流行地区，但亦可散发；一般病程较长，可数年或数十年；初为双侧甲状腺弥漫性肿大，逐渐出现大小不等的多个结节，质韧或较软，表面光滑；组织学上腺瘤有完整的包膜，周围组织正常，分界明显，而结节性甲状腺肿包膜常不完整；核素扫描显示甲状腺增大及放射性分布不均匀。

2. 甲状舌骨囊肿　青少年多见；肿块位于颈中线或其附近，位置较低，常在胸锁关节上方，呈半球形或球形，有囊性感，一般不随吞咽动作上下活动，但随伸舌动作上下移动。

3. 甲状腺癌　可发生于任何年龄；早期多为单发结节，病程进展迅速，结节生长快，质硬，表面不光滑，活动度差，不能随吞咽动作上下移动；甲状腺扫描为冷结节，穿刺抽吸细胞学检查可帮助确诊。

【治疗】

一、治疗思路

甲状腺腺瘤在肿块不大时，可用中药内服、外敷综合治疗，以理气化痰、化瘀软坚为大法，初期邪盛而正不虚，可用祛痰破瘀之药如三棱、莪术、天葵子等；病久则由实致虚，虚实夹杂，应注意扶助正气，禁用破瘀之品，以免徒伤正气。若应用中药治疗3个月，肿块无明显缩小，则应考虑手术治疗。

二、西医治疗

手术治疗是最有效的治疗方法。因甲状腺瘤有引起甲亢和恶变的可能，故应早期切除。一般应行患侧甲状腺大部分切除（包括腺瘤在内）；如腺瘤小，可行单纯腺瘤切除。切除标本必须立即行快速冷冻切片检查，以判定有无恶变。

三、中医论治

（一）分证论治

1. 气滞痰凝证

证候：颈部两侧肿块，圆形或卵圆形，不红不热，压之不痛，随吞咽上下移动，一般无明显全身症状，舌淡红，苔薄腻，脉弦滑。

治法：理气解郁，化痰软坚。

方药：逍遥散合海藻玉壶汤加减。

2. 气阴两虚证

证候：颈部肿块柔韧，常伴性情急躁，易怒，怕热，易汗，口苦，心悸，失眠多梦，手颤，多食，消瘦，月经不调，舌红，苔薄，脉弦。

治法：益气养阴，软坚散结。

方药：生脉散合海藻玉壶汤加减。胸闷不舒，加香附、瓜蒌以理气宽胸；心悸、易汗，加茯神、酸枣仁、熟地以养心安神；手颤，加钩藤、珍珠母、白芍以养阴柔肝祛风。

（二）外治法

单个较小的腺瘤，可外用阳和解凝膏掺黑退消或桂麝散外敷。

【预防与调护】

1. 保持心情舒畅，避免忧思郁怒。
2. 高原山区居民应使用含碘食盐，平素多进食海带、海藻等。
3. 手术患者需卧床休息，注意伤口出血，预防喉痉挛的发生。

第五节　甲状腺功能亢进症

甲状腺功能亢进症（hyperthyroidism）简称甲亢，是由各种原因导致正常甲状腺素分泌的反馈控制机制丧失，引起循环中甲状腺素异常增多而出现以全身代谢亢进为主要特征的疾病总称。临床特点是甲状腺肿大，基础代谢率增加和自主神经系统失常。按引起甲亢的原因可分为原发性、继发性和高功能腺瘤三类。①原发性甲亢：最常见，指在甲状腺肿大的同时，出现功能亢进症状。病人年龄多在20～40岁之间，腺体肿大为弥漫性，两侧对称，常伴有眼球突出，故亦称

"突眼性甲状腺肿"。②继发性甲亢：较少见，如在结节性甲状腺肿基础上发生甲亢，病人结节性甲状腺肿已患多年，以后才逐渐出现功能亢进症状。年龄多在40岁以上。肿大腺体呈结节性，两侧多不对称，无眼球突出，容易发生心肌损害。③高功能腺瘤：少见，腺体内有单个的不受垂体控制的自主性高功能结节，结节周围的甲状腺组织呈萎缩改变，甲亢症状一般较轻，病人无眼球突出。本病属中医"瘿气"范畴。

【病因病理】

一、西医病因病理

原发性甲亢的病因迄今尚未完全明了。以往认为是下丘脑的长期兴奋，引起腺垂体－甲状腺之间动态平衡的失调，以致促甲状腺激素的分泌过多所致。但近年来研究发现：原发性甲亢患者血中的促甲状腺激素（TSH）浓度不高，甚或低于正常，甚至应用促甲状腺激素释放激素也未能刺激这类患者的血中TSH浓度升高。因此，目前多数认为，原发性甲亢是一种自身免疫性疾病。并在此类患者血中发现了两种刺激甲状腺的自身抗体，其中一种是甲状腺刺激免疫球蛋白，另一种为长效甲状腺刺激激素，两种物质都属于G类的免疫球蛋白，来源于淋巴细胞，都能抑制TSH，而与TSH受体结合，从而加强甲状腺细胞功能，分泌大量T_3和T_4。

至于继发性甲亢和高功能腺瘤的病因，也未完全清楚。患者血中长效甲状腺刺激激素等的浓度不高，可能是结节本身自主的分泌紊乱，抑制了腺垂体分泌促甲状腺激素，以致结节周围的甲状腺组织功能被抑制而呈萎缩状态。

二、中医病因病机

中医认为本病与肝、肾、心、胃等脏器的功能失常有关。多因情志内伤，忧思郁怒，气滞湿阻，致痰气交凝；久则耗伤气阴，致气阴两虚；或肝郁乘脾，脾失运化，食滞化热，致胃热内蕴，伤耗阴津；或肝气郁结，郁久化火，肝阳上亢所致。以气郁、痰凝、气阴耗伤、肝阳上亢为其病机特点。

【临床表现】

本病女性多见。原发性甲亢患者的发病年龄，70%在20～40岁；继发性甲亢和高功能腺瘤的患者，多在40岁以上。主要症状表现甲状腺肿大，但一般不引起压迫症状，扪诊时可有震颤，听诊时可有杂音。性情急躁，易激动，失眠，两手颤动，怕热，多汗，皮肤潮红；食欲亢进反而消瘦，体重减轻，易感疲乏，月经失调；心悸，胸部不适，脉率每分钟常达100次以上，脉压增大；部分患者表现突眼症等。

【实验室及其他检查】

1. 实验室检查 血清中 T_3 和 T_4 含量测定，尤其是 T_3 测定对甲亢的诊断具有较高的敏感性，因甲亢时血清 T_3 可高于正常4倍左右，而 T_4 仅为正常的2.5倍。正常甲状腺24小时内摄取的 ^{131}碘为人体总量的30%～40%。如果在2小时内甲状腺摄 ^{131}碘量超过人体总量的25%，或在24小时内超过人体总量的50%，且摄 ^{131}碘高峰前移，均表示有甲亢。

2. 基础代谢率测定 可根据脉压和脉率计算，或用基础代谢测定器测定，后者较可靠，前者简便易行。常用计算公式为：基础代谢率 =（脉率 + 脉压）-111。测定基础代谢率要在完全安静、空腹时进行。基础代谢率正常为±10%，甲亢时基础代谢率增高，增高至 +20% ～ +30% 为轻度甲亢，+30% ～ +60% 为中度，+60% 以上为重度。

【诊断与鉴别诊断】

一、诊断要点

1. 有性情急躁，食欲亢进，形体消瘦，体重显著减轻，容易激动，心悸，怕热，多汗，失眠，两手颤动，脉快有力，脉压增大等甲亢症状。

2. 甲状腺弥漫性肿大，可触及震颤或闻及血管杂音。

3. 基础代谢率、T_3、T_4、摄 ^{131}碘率均增高。

二、鉴别诊断

1. 单纯性甲状腺肿 甲状腺肿大，但无甲亢症状及甲状腺血管杂音；摄 ^{131}碘率可升高，但无高峰前移，T_3、T_4 检查正常，甲状腺激素抑制试验大于45%。

2. 神经衰弱 患者常诉心悸、气短、易激动、乏力、多汗和体重下降等。心率快，但休息和睡眠时即减慢至正常；手掌凉而湿，不发烫，无突眼；甲状腺一般不肿大；基础代谢率可增高，但 T_3、T_4、摄 ^{131}碘率等检查均正常。

【治疗】

甲状腺大部切除术仍然是目前治疗中度以上的甲亢的一种常用而有效疗法，它能使90%～95%的病人获得痊愈，手术死亡率低于1%。手术治疗的主要缺点是有一定的并发症，并约有 4% ~5% 的病人术后可复发甲亢。

一、手术适应证

①中度以上的原发性甲亢，经药物或^{131}碘治疗后复发者。②继发性甲亢，或高功能腺瘤。③腺体较大，伴有压迫症状，或胸骨后甲状腺肿等类型甲亢。④疑有恶变者。另外，妊娠妇女，早、中期具有上述指征者，仍应考虑手术治疗。

二、手术禁忌证

①青少年患者。②症状较轻者。③年龄较大，伴有严重的心、肝、肾等脏器疾病，不能耐受手术治疗者。

三、术前准备

做好充分而完善的术前准备，是保证手术顺利进行和预防术后并发症的关键。

1. 要消除病人的顾虑和恐惧心情。精神过度紧张或失眠者，可适当给予镇静剂和安眠药。心率过快者，可配合口服利血平 0. 25mg，每日 3 次，或心得安 10mg，每日 3 次。已发生心力衰竭者，应给予洋地黄制剂。

2. 术前应做全面的体格检查和必要的化验检查，同时还需行颈部透视或摄片、心电图、喉镜检查，测定基础代谢率等。

3. 药物准备以降低基础代谢率为术前准备的重要环节。可采用两种方法：①通常可开始即用碘剂，2 ~3 周后甲亢症状得到基本控制，便可进行手术。但有少数病人，服用碘剂 2 周后，症状减轻不明显，则可在继服碘剂的同时，加用硫氧嘧啶类药物，到症状基本控制后，再停用硫氧嘧啶类药物，但仍需继服碘剂 1 ~2 周，再进行手术。②也可先用硫氧嘧啶类药物，待甲亢症状得到基本控制后，即予停服，并改服 1 ~2 周的碘剂，再进行手术。常用的碘剂是复方碘化钾溶液，每日 3 次，第 1 日每次 3 滴，第 2 日每次 4 滴，以后逐日每次增加 1 滴，至每次 16 滴为止，然后维持此剂量。但凡不准备施行手术治疗的病人一律不要服用碘剂。

近年来，对于常规应用碘剂或合并应用硫氧嘧啶类药物不能耐受或不起作用的病例，主张与碘剂合用或单用心得安做术前准备。剂量为每 6 小时给药 1 次，口服，每次 20 ~60mg，一般在 4 ~7 日后脉率即降至正常水平，可以施行手术。但最末一次口服心得安需在术前 1 ~2 小时，术后继续口服心得安 4 ~7 日，因心得安在体内的有效半衰期不到 8 小时。此外，术前不用阿托品，以免引起心动过速。

完成术前准备的指标是：病人情绪稳定，睡眠好转，体重增加，脉率稳定在每分钟 90 次以下，基础代谢率 +20% 以下。

四、手术注意事项

（一）麻醉

宜用局部麻醉（颈丛神经阻滞麻醉），效果良好，且手术中可随时了解病人发音情况，避免损伤喉返神经。但气管受压严重，巨大胸骨后甲状腺肿，或精神异常紧张的病人，可用气管插管全身麻醉，以保证手术中病人呼吸道通畅及手术的顺利进行。

（二）手术操作注意

手术操作应轻柔、细致，必须做到严格止血，保护甲状旁腺，避免损伤喉返神经。

1. 充分暴露甲状腺腺体 分离甲状腺上极后，需紧贴甲状腺上极结扎，切断甲状腺动静脉，以避免损伤喉上神经。若需结扎甲状腺下动脉，尽量离开腺体背面，靠近颈总动脉结扎其主干，以避免损伤喉返神经。

2. 应根据腺体大小及甲亢程度确定切除腺体的数量 一般需切除腺体的 80% ~90%，并同时切除峡部，每侧残留腺体以如成人拇指末节大小为宜。若腺体切除过少容易引起复发，过多又易发生甲状腺功能低下。为避免损伤喉返神经和甲状旁腺，必须保存两叶腺体背面部分。

3. 认真止血 结扎较大血管，应分别采用双重结扎，以防滑脱出血。手术野应常规放置橡皮管引流 24 ~48 小时，并注意观察和及时引流切口内的积血，预防积血压迫气管，引起窒息。

4. 注意术后观察和护理 术后应密切观察患者呼吸、体温、脉搏和血压的变化；病人采用半卧位，以利呼吸和引流切口内积血；帮助病人及时排出痰液，保持呼吸道通畅。术后需继服复方碘化钾溶液，每日 3 次，每次 10 滴，共 1 周左右。

五、手术的主要并发症

1. 呼吸困难和窒息 是术后最危急的并发症，多在术后 48 小时内发生。常见的原因有：①切口内出血压迫气管。主要是手术时止血不完善，或因血管结扎线滑脱所引起。②喉头水肿。主要是由于气管插管麻醉或手术操作刺激所引起。③气管塌陷。是由于切除大部分甲状腺后，已经软化的气管壁失去支撑所引起。

④双侧喉返神经损伤，出现呼吸困难和窒息。

临床表现为进行性呼吸困难，烦躁，甚至发生窒息。如因内出血所引起者，还可见颈部肿胀，切口渗鲜血等。因此，术后应常规地将拆线所需的器械、气管切开包置于病床旁，必要时可采取紧急措施：拆除缝线，敞开切口，去除血肿，如病人呼吸仍无改善应立刻行气管切开，待病人情况好转后，再进手术室作检查、止血和其他处理。

2. 喉上神经损伤　喉上神经与甲状腺上动、静脉伴行且十分靠近，远离上极处理甲状腺上动、静脉时容易被损伤。喉上神经损伤出现声带松弛、音调降低，喉部黏膜的感觉丧失，饮水时容易引起误咽。一般经理疗后可自行恢复。

3. 喉返神经损伤　切断、缝扎喉返神经所引起的损伤是永久性损伤；钳夹、牵拉、血肿压迫、炎症粘连所致的损伤多为暂时性，经理疗、神经营养药物治疗，一般于术后3~6个月内恢复功能。一侧喉返神经损伤可引起声音嘶哑及发音困难，可由健侧声带过度向患侧内收而好转；两侧喉返神经损伤则出现呼吸困难和窒息，需做气管切开。

4. 甲状腺危象　多在术后48小时内发生。表现为高热（>39℃）、脉速（每分钟在120次以上）、烦躁、谵妄、大汗、呕吐、水泻等，如处理不及时或不当，病人常很快发展至昏迷、休克甚至死亡。危象的发生多由于术前准备不够，甲亢症状未能很好地控制所致。一旦发生危象，应及时予以积极治疗。措施包括：

（1）碘剂：口服复方碘化钾溶液，首次剂量为3~5ml；紧急时用10%碘化钠5~10ml加入10%葡萄糖注射液500ml中静脉滴注，以降低循环血液中甲状腺素水平。

（2）氢化可的松：每日200~400mg，分次静脉滴注，以拮抗过多甲状腺素的反应。

（3）肾上腺素能阻滞剂：利血平1~2mg，肌内注射；或心得安5mg，加入5%~10%葡萄糖注射液100ml中静脉滴注，以降低周围组织对肾上腺素的反应。

（4）镇静剂：常用苯巴比妥钠100mg，或冬眠合剂Ⅱ号半量，肌内注射，6~8小时1次。

（5）降温：用退热药物、冬眠药物、物理降温等综合方法，尽量保持病人体温在37℃左右。

（6）支持疗法及对症治疗：吸氧；静脉输入大量葡萄糖注射液；有心力衰竭者，加用洋地黄制剂。

5. 甲状旁腺损伤　甲状旁腺被切除、挫伤或血供不足，都可引起甲状旁腺功能低下，血钙浓度下降至2.0mmol/L以下，从而使神经肌肉的应激性显著增高。轻者仅有面部或手足的强直感或麻木感，常伴有心前区重压感；重者发生面肌及手足的搐搦，引起手足抽搐，甚至可发生喉和膈肌痉挛，引起窒息死亡。预防的关键在于切除甲状腺体时，必须保留腺体背面部分的完整。治疗可给予苯巴比妥、溴化物等镇静剂。抽搐发作时，立即静脉注射10%葡萄糖酸钙或氯化钙10～20ml。症状轻者可口服乳酸钙或葡萄糖酸钙。最有效的治疗是口服二氢速甾醇油剂，有提高血中钙含量的特殊作用，从而降低神经肌肉的应激性。

第六节　甲状腺癌

甲状腺癌（thyroid carcinoma）是最常见的甲状腺恶性肿瘤，约占全身恶性肿瘤的1%，好发于女性。临床特点表现为甲状腺单侧或双侧肿块，坚硬如石，高低不平，不能随吞咽动作而上下移动。本病属中医“石瘿”范畴。

【病因病理】

一、西医病因病理

甲状腺癌的病因尚未明了，可能与服用放射性核素碘、低碘饮食、致甲状腺肿物质或放射线外照射以及甲状腺部分切除等多种诱发因素有关，从而导致促甲状腺素分泌增加，刺激甲状腺细胞增生和癌变。另外，一些良性甲状腺肿大，如功能亢进性甲状腺肿、结节性甲状腺肿及甲状腺单发结节并发癌瘤者分别约为2%、5%及20%，一般认为其中少数系在良性甲状腺肿大基础上癌变。

病理类型：

1. 乳头状腺癌　最为常见，约占甲状腺癌总数的60%，多见于年轻人，常为女性。此型原发癌肿较小，生长缓慢，属低度恶性，颈部淋巴结转移多见。

2. 滤泡状腺癌　约占20%，多见于中年人。此型肿瘤生长较快，属中度恶性，容易侵犯血管，经血液转移到达肺、骨和肝等。

3. 未分化癌　约占15%，多见于老年人。此型发展迅速，属高度恶性。发病早期即可发生局部淋巴结转移，局部侵犯喉返神经、气管或食管，并常经血液转移至肺、骨等处。

4. 髓样癌　少见，约占5%。发生于滤泡旁细胞（C细胞），分泌大量降钙素。可有家族史。属中度恶性，早期转移到颈部淋巴结，或经血液转移到肺。

二、中医病因病机

由于情志内伤，肝气郁滞，横逆犯脾，脾失健运，痰湿内生，气郁、痰湿凝滞，血行不畅，以致痰瘀互结，留注于结喉而成本病。痰瘀气郁，日久化热，热盛伤津，阴液亏损，使病情不断加重，绵绵不愈。

总之，情志内伤、肝脾受损是本病的主要诱发原因。气郁痰凝、瘀热伤阴是本病的病机特点。或由肉瘿日久转化而成。

【临床表现】

发病早期多无明显症状，只是在甲状腺组织内出现质地较硬、表面不光滑的肿块，以后肿块明显增大，质变硬，吞咽时肿块上下移动度减低。也可在腺瘤或结节性甲状腺肿的基础上，肿物增长加快，质地变硬。乳头状腺癌一般发展缓慢，未分化癌增长迅速，颈部淋巴结转移较早。肿瘤晚期常压迫喉返神经、气管、食管，产生声嘶、呼吸困难或吞咽困难。如颈交感神经节受累，可产生霍纳综合征，表现为病侧瞳孔缩小，眼睑下垂，眼球内陷及同侧面无汗。远处转移多见于扁骨（如颅骨、椎骨、盆骨）和肺。髓样癌可产生降钙素和5－羟色胺，出现腹泻、心悸、颜面潮红和血钙降低等症状。

【实验室及其他检查】

一、实验室检查

放射免疫测定血浆降钙素，在正常最高值0.2μg/L以上者，对髓样癌有诊断价值。可进一步作钙剂激发试验。

二、放射性核素检查

放射性核素^{131}碘扫描多见凉结节、冷结节。要进一步鉴别冷结节的良恶性，可用“亲肿瘤”的放射性核素（^{131}铯、^{75}硒或^{67}镓）作甲状腺显影，如在冷结节处有放射性浓聚，则恶性可能性大，反之，良性可能性大。

三、影像学检查

颈部组织正、侧位片常见甲状腺肿瘤内散在钙化阴影及气管受压和移位。本病常见肺及骨转移，应行肺及相应的骨X线检查。B型超声波检查可检测甲状腺肿块的形态、大小、数目，并可确定其为囊性还是实性。

四、穿刺细胞学检查与病理切片

可以切除的甲状腺肿块一般不做术前活检，必要时手术中行快速冷冻切片病理检查。较大肿块需明确诊断者，若患者无明显呼吸困难，可行针吸或切取活检。

【诊断与鉴别诊断】

一、诊断要点

1. 甲状腺肿块质硬，表面不光滑，活动性差，颈部淋巴结肿大，或伴有压迫症状。

2. 存在多年的甲状腺良性肿块，近期迅速增大变硬，应怀疑为甲状腺癌。

3. 影像学检查、放射性核素检查和穿刺细胞学检查有助于诊断。

二、鉴别诊断

1. 结节性甲状腺肿 病程较长；初多表现为双侧腺叶弥漫性肿大，继而产生多个大小不等的结节，表面光滑，质韧或较软，可随吞咽上下移动；肿块很少产生压迫症状。

2. 慢性甲状腺炎 甲状腺弥漫性肿大，腺体较硬，表面较平，无明显结节；常摸到肿大的锥体叶；颈部多无肿大淋巴结；可压迫气管、食管，引起轻度的呼吸困难或吞咽困难，但一般不压迫喉返神经或颈交感神经节；穿刺细胞学检查可协助诊断。

3. 甲状腺腺瘤 甲状腺肿块肿势局限，表面光滑，界限清楚，质地坚韧，活动度好，能随吞咽动作上下移动，生长缓慢，颈部无肿大淋巴结，预后好。

【治疗】

一、治疗思路

手术是除未分化癌以外各型甲状腺癌的基本治疗方法。并辅助应用核素、甲状腺激素及放射外照射等治疗，同时积极配合中医治疗。中医治疗以解郁化痰、活血、养阴为原则。

二、西医治疗

肿瘤局限于一侧腺体者，做患侧腺体及峡部全部切除，对侧腺体大部切除术。若颈部淋巴结有转移时，则应同时进行患侧的颈部淋巴结廓清术。

甲状腺癌术后的辅助性治疗：①乳头状腺癌和滤泡状腺癌，术后服用甲状腺素片，通过对腺垂体的负反馈作用，抑制 TSH 的产生，可使转移灶缩小。如服用甲状腺干制剂，每天 120～180mg，并定期测定血浆 T_4 和 TSH，以此调整用药剂量。②滤泡状腺癌主要是经血行发生远处转移，^{131}碘治疗对原发癌、局部复发癌和远处转移癌均有作用。③甲状腺髓样癌对化疗、放疗和内分泌治疗均不敏感，治疗的关键在于彻底切除肿瘤，同时治疗可能伴有的甲状旁腺增生或嗜铬细胞瘤。④未分化癌一般不用手术治疗，可放疗、化疗等综合应用。

三、中医治疗

（一）分证论治

1. 痰瘀内结证

证候：颈前肿块，生长较快，坚硬如石，高低不平，活动性差，全身症状不明显，舌暗红，苔薄黄，脉弦。

治法：解郁化痰，活血消坚。

方药：海藻玉壶汤加三棱、莪术、白花蛇舌草、山慈菇等。

2. 瘀热伤阴证

证候：晚期石瘿，或溃破流血水，或颈部他处发现转移性肿块，质硬，固定，神倦体瘦，或声音嘶哑，舌紫暗，或见瘀斑，脉沉或涩。

治法：和营养阴。

方药：通窍活血汤合养阴清肺汤加减。

（二）外治法

1. 可用阳和解凝膏掺阿魏粉敷贴。
2. 肿块处疼痛灼热者，可用生商陆根捣烂外敷。

【预防与调护】

1. 甲状腺腺瘤和结节性甲状腺肿若久治不愈，或突然增大变硬，均宜尽早手术切除，以免发生癌变。
2. 减少和避免颈部放射治疗，以预防本病发生。
3. 平素保持心情舒畅。

附　颈部肿块的鉴别

颈部肿块在临床上常见。按病理性质可分为肿瘤、炎症和先天性畸形三类。颈部的肿块可能是原发，也可能由其他部位转移而来。

一、颈部肿块的分类

1. 肿瘤　良性肿瘤有甲状腺瘤、脂肪瘤、血管瘤和颈动脉瘤等。恶性肿瘤分原发性和转移性两类。原发性的有甲状腺癌、恶性淋巴瘤和涎腺癌等；转移性肿瘤的原发灶可能在口腔、鼻咽、喉、乳腺、肺和肾等部位。

2. 炎症 急、慢性淋巴结炎最为常见，感染多来自头面和口腔。颈部淋巴结结核原发灶可能在肺。另外，还有甲状腺、颌下腺和软组织的化脓性感染。

3. 先天性畸形 见于甲状腺舌管囊肿、囊状淋巴管瘤和颏下皮样囊肿等。

二、诊断

颈部肿块容易发现，需要鉴定肿块性质，有时寻找原发灶很困难。正确的诊断要根据肿块的部位、病史、临床表现和辅助检查的结果进行综合分析。

（一）病史

重点询问肿块出现的时间、生长的速度、局部和全身症状。先天性畸形多见于10岁以下儿童，病程长，生长慢。炎症性病变常仅数日，局部红、肿、热、痛，伴有全身发热和不适等症状。恶性肿瘤一般不痛，无意中发现，病变进行性增大。

（二）体格检查

1. 肿瘤部位 一般情况下，肿块所在位置表示所在的解剖结构发生病变（见图14－1和表14－1）。

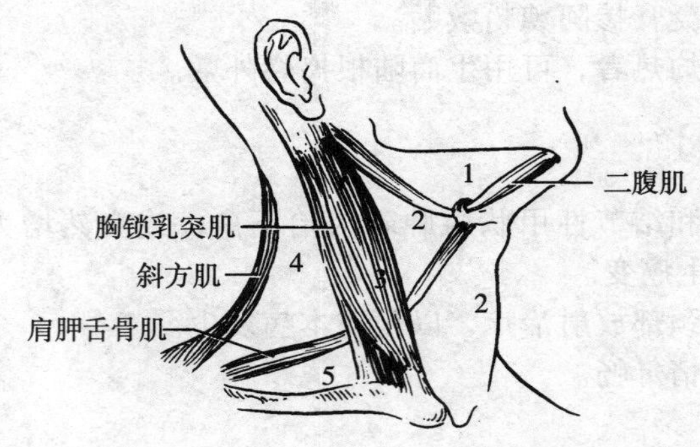

图14－1 颈部解剖分区

1. 颌下颏下区
2. 颈前正中区 } 颈前区
3. 胸锁乳突肌区
4. 肩胛舌骨肌斜方肌区 } 颈侧区
5. 锁骨上窝
6. 颈后区

表 14-1　颈部各区常见疾病

部位	单发性肿块	多发性肿块
颌下颏下区	颌下腺炎、颏下皮样囊肿	急、慢性淋巴结炎
颈前正中区	甲状腺疾病、甲状腺舌管囊肿或瘘	淋巴结核、恶性淋巴瘤
颈侧区	淋巴管瘤、血管瘤、胸腺咽管囊肿、颈动脉体瘤、锁骨上窝的转移性肿瘤、神经纤维瘤、腮腺区的腮腺炎、癌和混合瘤	转移性肿瘤
颈后区	纤维瘤、脂肪瘤	

2. 局部检查　甲状腺肿块可随吞咽而上下活动。恶性肿瘤一般生长迅速，年龄较大，肿块坚硬，活动性差，不光滑，无压痛。良性肿瘤生长慢，年轻人好发，表面光滑，无粘连，活动性好。炎性肿块有不同程度的红、肿、热、痛表现，有波动者为脓肿。颈动脉体瘤的肿块表现为扩张性搏动并有震颤。甲状腺舌管囊肿位于颈部正中，随舌的伸缩而上下移动。

3. 辅助检查

（1）颈部肿块诊断不明时，用细针穿刺吸取组织进行细胞学检查，或切取组织作病理学检查。但是，对于搏动性肿块不可以穿刺或切开，以免发生难以控制的大出血。

（2）B 型超声波检查可确定肿瘤为实质性还是囊性。

（3）胸部 X 线透视或拍摄胸片，以除外胸部病变。

（4）X 线钡餐检查，对胃肠道肿瘤有诊断价值。

（5）CT 检查可确定肿物的部位及其与周围组织的关系。

（6）X 线颈动脉造影有助于颈动脉瘤的诊断。

三、常见的颈部肿块

1. 慢性淋巴结炎　颈部慢性淋巴结炎较为常见，多继发于头、颈、颜面及口腔的感染灶。肿大淋巴结多位于颌下颏下区和颈侧区，有轻度压痛，中等硬度，表面光滑，活动性好，一般无全身症状。检查的重点是找原发病灶，是否有头面部的疖肿、龋齿、扁桃体炎、咽炎、中耳炎等炎性疾病。有时原发病灶已经消失或比较隐蔽而不易找到，切除肿大淋巴结做病理检查有助于诊断。慢性淋巴结炎主要是治疗原发感染病灶。

2. 颈部转移癌　约占颈部肿瘤的 3/4，仅次于颈部淋巴结炎及甲状腺疾病。85% 的颈部转移癌来自头、面、颈部。头、面及咽部肿瘤多转移至颈侧部的中、上方。而颈侧部的下方、左锁骨上窝的转移癌多来自腹腔恶性肿瘤，是沿胸导管上行所致；右锁骨上窝的转移癌则多来自胸腔及纵隔。临床表现为颈侧区及锁骨上出现质地坚硬的肿块。初起时单发，无疼痛，以后变成多个，常侵犯周围组织，质硬而固定，表面不光滑。后期出现坏死和破溃。治疗上应首先查清原发癌灶，在治疗原发癌的同时，进行淋巴结清除术，再辅以化疗和放疗；如果原发癌已经失去手术机会，则进行化疗和放疗。

3. 颈部淋巴结结核 多见于儿童和青年人。在人体抵抗力低下时，结核菌经龋齿或扁桃体侵入颈部淋巴结引起发病，少数病人继发于肺结核。临床表现为一侧或两侧的颈部淋巴结肿大，一般位于颌下或胸锁乳突肌的前、后缘。初期肿大的淋巴结呈散在分布，可移动，以后因发生淋巴结周围组织炎而相互粘连成团。后期，结核灶干酪样坏死形成寒性脓肿。破溃后流出豆腐渣或米汤样脓液，成为经久不愈的窦道或溃疡。

4. 甲状腺舌管囊肿 是一种先天性发育异常。胚胎时期，甲状腺始基由口底下移至颈部形成甲状腺，在所经过的部位留有一个细管，称为甲状腺舌管。该管以后自行退化闭锁，则在颈部中线上形成甲状腺舌管囊肿。囊肿因感染而破溃，成为甲状腺舌管瘘。本病多在儿童时期发现。在颈部正中线，舌骨下方，有一圆形肿物，直径1～2cm，表面光滑，有囊性感，无压痛，肿物随伸舌而上下活动。形成瘘管后有黏液流出，经久不愈。感染时局部有红肿等炎症表现。治疗方法为手术切除。局部感染时先控制炎症，然后再进行手术。

5. 颈动脉体瘤 为化学感受器肿瘤，较为少见。颈动脉体瘤位于颈动脉交叉处，相当于甲状腺软骨上缘水平，胸锁乳突肌的前缘。肿瘤呈圆形，生长缓慢，常有传导性搏动和血管杂音。B型超声波和颈动脉造影对诊断有帮助。治疗方法为手术切除。

第十五章　乳房疾病

第一节　概　　述

乳房疾病是发生于乳房部各种疾病的总称。由于女性乳房有其特殊的生理功能，其发病率明显高于男性。《妇科玉尺》说："妇女之疾，关系最巨者，则莫如乳"。

古代医家对乳病的观察，一般都以女子，尤其是哺乳妇女为主。早在《灵枢·经脉》就有足阳明经脉为病而出现乳痛的记载，华佗《中藏经》有"乳癖"病名。

【解剖生理概述】

成年女性的乳房是两个半球形的性征器官，位于前胸 3～6 肋间，在浅筋膜浅、深层之间，两侧为胸骨旁和腋前线。在乳房的外上方，腺体向腋窝呈角状伸延，为乳腺的腋尾部。乳头在乳房前方中央突起，周围的色素沉着区称为乳晕。乳晕有多个散在的小结节，为乳晕腺。一般年轻未生育或未哺乳的妇女，乳房紧张而有弹性，双侧基本对称。

女性乳房主要结构由乳腺、脂肪及结缔组织构成。乳腺被脂肪组织和致密结缔组织分为 15～20 个乳腺叶。每个腺叶又分为若干个乳腺小叶。每个小叶又由许多腺泡所组成。腺叶、小叶及腺泡之间有结缔组织间隔。腺叶间还有许多与皮肤垂直的纤维束，连接在皮肤和胸肌筋膜之间，称之为乳房悬韧带或库伯（Cooper）韧带。各小叶内的腺管逐渐汇集成腺叶内乳管，每一腺叶有一汇总的大乳管，各大乳管以乳头为中心呈轮辐状排列，汇集于乳晕，开口于乳头。大乳管靠近开口的 1/3 段略膨大，是乳管内乳头状瘤的好发部位。乳房分为五个部分：内上、内下、外上、外下四个部分，乳头与乳晕为中央部分。正常乳房的外上象限乳腺组织最丰富，此处患病的机会也最多。

乳房的淋巴网极为丰富。乳房外侧淋巴液沿胸大肌外侧缘淋巴管流至腋窝淋巴结，继而流向锁骨下、上淋巴结。乳房上部的淋巴液可不经腋窝而直接经穿过胸大肌的淋巴管流向锁骨下淋巴结。乳房内侧和中央区的淋巴液通过肋间淋巴管流向胸骨旁淋巴结，继而流至锁骨上淋巴结。由于两侧乳房间在皮下有一些交通淋巴管，一侧乳房的淋巴液可流向另一侧乳房或腋下。乳房深部淋巴网可与腹直

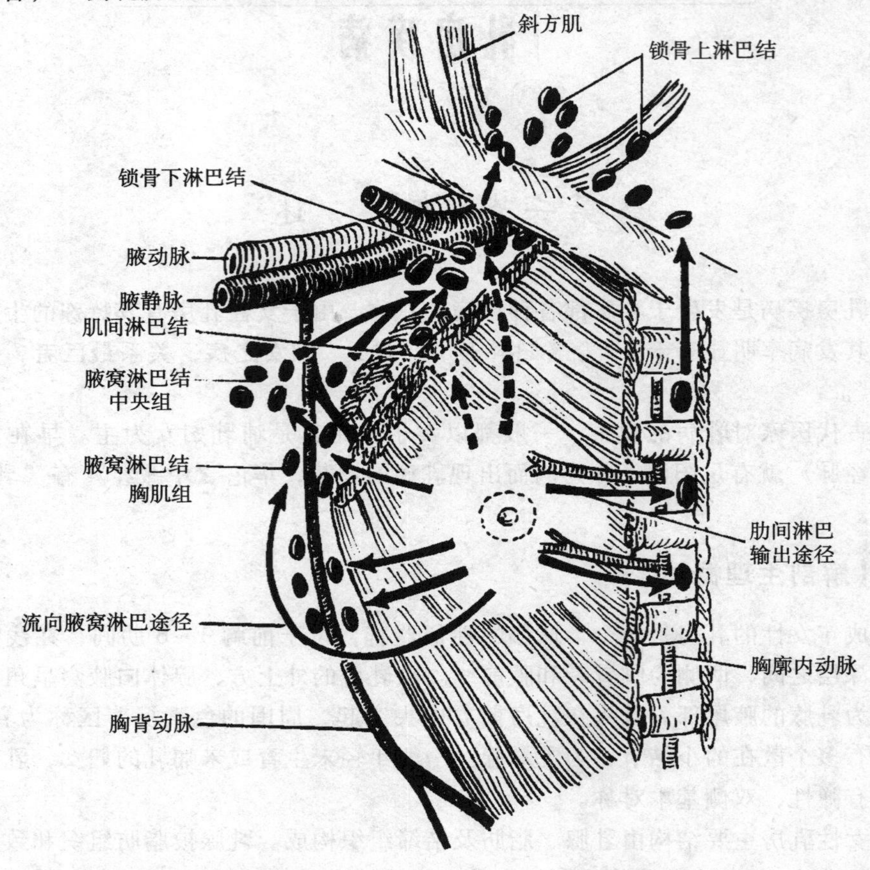

图 15－1　乳房淋巴输出途径

肌鞘和肝镰状韧带的淋巴管相通，通向肝脏和横膈。乳腺受腺垂体激素、肾上腺皮质激素和性激素调节，在月经周期的不同阶段，乳腺的生理状态在各种激素的影响下，呈周期性改变。妊娠和哺乳时乳腺明显增生，腺管伸长，腺泡分泌乳汁。

【乳房与脏腑、经络的关系】

乳房与肺、肾、心包、肝、脾、胆、胃、冲、任等经络、脏腑都有关系，尤其与肾、脾、胃、肝及冲、任两脉的关系最为密切。足少阴肾经，上贯肝膈而与乳相连，肾气盛则天癸至，女子月事以时下，两乳渐丰满，孕育后乳汁充盈；肾

气衰则天癸竭，乳房即衰萎。肾精不足或肾阳虚衰，儿童或成年男子可发生乳病；肾阴虚可致乳劳；劳伤肾精尚可变生乳岩。足阳明胃经行贯乳中；脾胃为气血生化之源，乳汁由脾胃水谷之精华所化生，脾胃健则乳汁充盛，反之则乳汁稀少。若脾胃运化失司而痰浊内生，痰湿蕴结于乳络可致多种乳房疾病。足厥阴肝经上膈，布胸胁，绕乳头而行，肝藏血，主疏泄，肝血不足则产妇乳少；肝失疏泄，气机郁滞，则乳房胀痛，甚至形成肿块。冲、任两脉均起于胞中，冲、任夹脐上行，至胸中而散，任脉循腹里，上关元，至胸中。乳汁为气血所化生，而冲、任为气血之海，上行则为乳汁，下行则为经水。乳房疾病的发生，与上述诸经络和脏腑的功能失调有密切关系。

【乳房检查法】

检查乳房应在光线明亮处，让病人端坐，解开或脱去上衣，两臂下垂，充分暴露双乳，先健侧后患侧，双侧对比检查。

一、视诊

1. 乳房外形　主要观察双乳的位置、大小和外形是否对称。如果不对称，提示可能有病变存在。乳房内有较大肿块时，外形可出现局限性隆起。乳房表面若有局限性凹陷（酒窝征），常是深部癌肿或脂肪坏死灶侵及 Cooper 韧带，使之收缩所致。这一现象在病人双臂交叉于颈后或前俯上半身时，或用手抬高整个乳房时尤为明显。一侧乳房表浅静脉扩张常是晚期乳腺癌或肉瘤的征象。妊娠、哺乳或颈根部静脉受压（如患有胸骨后甲状腺肿时）也可引起乳房表浅静脉扩张，但常是双侧性的。

2. 乳头　正常乳头双侧对称。如果乳头附近有癌肿或慢性炎症，乳头可被牵拉内陷或偏向病灶侧；自幼乳头回缩常是发育不良所致。初产妇哺乳时乳头常被婴儿咬破或强力吮吸而出现皲裂。也可见到乳头、乳晕区呈湿疹样改变，多提示湿疹样癌。

3. 乳房皮肤　如果乳房局部未用过刺激性外敷药物或热敷，而乳房皮肤发红并有疼痛者，应首先考虑化脓性炎症。若大范围皮肤发红充血伴水肿时，应警惕炎性乳腺癌的可能。表浅慢性炎症病灶（如结核等）常可见皮肤为暗红色。皮肤呈“橘皮样”改变是乳腺癌的特征之一。

二、触诊

重点是了解乳内肿块的有无及性质。病人取坐位，或让病人平卧，肩下垫一小枕进行检查。正确的触诊方法是用手掌或手指掌面循序轻柔触按乳房内上、外上、外下、内下、中央（乳晕）各区。不要用手指抓捏乳房，否则会把捏抓到的正常乳腺组织误认为乳房肿块。检查乳房内侧时嘱病人举臂。检查乳房外侧时嘱病人上臂略放下，与胸壁成45°角，这样乳腺的腋尾部将下移，不致漏诊。中央区的小肿块不易触到，可用左手将乳房托起，然后用右手触按。乳房下部肿块常因乳房下垂而被掩盖，可托起乳房或让病人平卧举臂，然后进行检查。乳房深部肿块如果触按不清，可让病人前俯上半身再行检查。检查乳房以后，必须检查区域淋巴结。

1. 乳房肿块 若已触到乳内肿块，应注意其部位、大小、形状、硬度、边缘是否清晰、表面是否光滑、有无压痛、与周围组织是否粘连等情况。轻轻捏起肿块表面的皮肤就可知肿块是否与皮肤粘连。如有粘连而无炎症表现，应警惕乳腺癌的可能。乳房中央区肿块，即使是良性的，因被大乳管穿过，也多与乳晕区皮肤粘连，且使乳头弹性受限。触诊乳房肿块时，还应注意肿块是否与深部组织粘连。先分别在水平方向和垂直方向测试肿块的活动度，然后嘱病人以患侧上肢用力叉腰，使胸大肌紧张，再行测试，比较两次测试时肿块在胸大肌表面的活动度，可知肿块是否与胸大肌筋膜、胸肌粘连。乳房外下象限已超越胸大肌下缘，检查此处肿块的活动度时，可让病人把患侧上肢放在检查者的肩上用力下压，借以紧张乳房深部前锯肌。

2. 乳头溢液的检查 由乳腺周围向乳头方向轻轻按压，然后挤压乳晕和乳头，注意有无液体排出，若有，应注意液体的颜色及其排出口的位置。

3. 腋窝淋巴结 检查者坐在患者的对面，先以左手检查患者右腋，以右手检查其左腋。检查时嘱病人将肘关节屈曲90°，前臂放在检查者的前臂上，使腋窝前缘的胸大肌和背阔肌松弛。然后检查者用食、中指的掌面进行触摸。先从腋窝顶部开始，用稳定的滑移动作，在胸壁侧面自上而下触摸中央区组、腋窝前壁胸肌组。再站其身后，让患者上臂向前上方抬起，触摸背阔肌的前内面的肩胛下组。最后站在患者身后，以四指紧贴颈根部进行滑动触诊锁骨上区淋巴结。触及肿大的淋巴结时，应注意其数目、大小、硬度、表面是否光滑、活动度、是否互相粘连融合、有无压痛等。

三、特殊检查

乳房疾病的特殊检查，对乳房部位的恶性疾病的早期诊断有很大的帮助。其方法主要有细胞学检查、活体组织病理检查、影像学检查等。

（一）细胞学检查

1. 针吸细胞学检查 用细针进行乳房肿块穿刺抽吸，将抽吸取得的组织液行细胞涂片检查，可以判断细胞的良性或恶性。由于癌细胞黏着力低而易被吸出，可以早期发现乳腺癌。此法的诊断符合率为85%左右，但也可以判断错误而出现假阴性和假阳性。

2. 乳头溢液的细胞学检查　女性乳头溢液有时是最早或唯一的症状，临床上凡有乳头溢液者，均应行溢液涂片检查。尚未绝经的妇女，采取检查标本的日期最好选择在正常月经周期的第4周，因为在此期间，由于卵巢黄体的作用，分泌物较多，易于检查。采取分泌物时，须先用手轻轻按触检查乳腺内有无触及的肿块，然后将乳头洗净，用食指腹由患处顺乳腺导管方向向乳头轻轻按摩乳腺，将所获得的分泌物行涂片检查。

3. 乳头的脱落细胞学检查　乳头和乳晕湿疹样病变可行涂片或刮片检查。由于癌细胞间黏着力低、易脱落，乳头湿疹样癌的脱落细胞学检查的阳性率可达72.7%，为早期诊断的依据。

（二）活体组织切片检查

为组织学检查，是迄今确定肿块性质最可靠的方法。活组织切取法促使癌细胞转移的机会较大，故不宜用于乳房肿块。应采用活组织切除法进行活检才会比较安全可靠，方法是连同少许邻近组织完整地切下肿块送活检。术中应避免挤压，以免扩散。有条件者，可作快速冷冻切片，若证实为恶性肿瘤，应及时施行根治切除手术，以免引起扩散。

（三）影像学检查

1. 钼靶X线摄影　钼靶X线的穿透性较弱，故便于区别乳房内各种密度的组织，可发现较小的肿块并较为清晰地观察其形态和结构，对于诊断乳腺良恶性肿瘤正确率达85%以上。良性肿瘤摄片见到的块影密度均匀，周围有一透亮度较高的脂肪圈；如有钙化影，常较粗大而分散；周围组织有被推移现象。恶性肿瘤的块影多不规则或呈分叶状，中心区密度较高，有些肿块的边缘呈毛刺状，如有钙化影，多细小而密集，并可见于肿瘤范围以外的组织中；有时可见增粗的血管影；肿块周围组织可因肿瘤浸润而扭曲变形；邻近皮肤则可有增厚凹陷。

2. 乳腺导管X线造影　对于乳头有溢液的病人，可行乳腺导管X线造影检查。检查时，向有溢液排出的导管的开口缓慢注入造影剂行X线摄片，此项检查可以了解乳腺导管及腺小叶间病变的位置、大小、形态，对乳腺导管内的新生物有早期诊断意义。

3. B型超声波检查　B超是一种无创伤性的检查，能显示乳房内肿块的细微结构，并能比较精确测量肿块的大小。它能检测到X线检查在致密型乳腺中所不能排除的肿物，尤其在区分实质性肿块和囊肿方面更具有特性。

4. 近红外线透照检查 其诊断原理是将穿过人体乳腺组织的可见光和近红外光通过特殊摄影系统和录像系统，层次分明地将乳腺组织显示在监视荧光屏幕上。此法操作方便，图像清晰，直观性强，可用于乳房普查。

第二节 急性乳腺炎

急性乳腺炎（acute mastitis）是乳房的急性化脓性感染。主要发生在产后未满月的哺乳期妇女，尤其以初产妇多见。临床特点是乳房肿胀疼痛。属中医“乳痈”的范畴，发于哺乳期的称“外吹乳痈”，发于妊娠期的称“内吹乳痈”，在非哺乳非妊娠期发生的称“不乳儿乳痈”。

【病因病理】

一、西医病因病理

除产后机体抵抗力下降以外，本病的发病原因主要有以下两个方面的原因：

1. 乳汁淤积 乳汁淤积有利于细菌生长繁殖。常见原因有：①乳头过小、内陷，乳管不通畅，影响排乳。②哺乳经验不足，方法不当，不能将乳汁充分排出，导致乳汁淤积。

2. 细菌入侵 致病菌以金黄色葡萄球菌为主，少数可为链球菌感染。感染的途径有：①乳儿含乳头而睡或婴儿患口腔炎等可有利于细菌直接侵入乳管，上行到腺小叶。腺小叶中若有乳汁潴留时，使得细菌容易在局部大量繁殖，继而扩散到乳腺实质。②细菌直接由乳头表面的破损、皲裂侵入，沿淋巴管蔓延到腺叶或小叶间的脂肪、纤维组织，引起疏松结缔组织炎。

二、中医病因病机

本病多因妇女产后乳头破碎、外邪入侵、乳汁过多、情志内伤、饮食不节等导致乳汁蓄积，乳络阻塞，气血凝滞，热毒蕴结而成。毒盛时久则可化腐成脓。

1. 乳汁淤积 是最常见的病因。初产妇乳头较易破碎，或乳头畸形，可影响充分哺乳；或哺乳不当；或乳汁过多；或断乳不当，均可导致乳汁淤积，乳络阻塞，壅积化热而成乳痈。

2. 肝气郁结 产妇精神紧张，或心情不畅，暴怒忧郁，以致肝气不畅而郁结，致使乳汁分泌不畅，壅滞成块，闭阻乳络而成乳痈。

3. 胃热壅盛　产后气血亏虚，脾胃失于濡养，运化乏力，加之产妇饮食不节，过用膏粱厚味进补损伤脾胃，运化失司，阳明积热，胃热壅盛，导致气血凝滞，乳络闭阻而发病。

4. 邪毒外侵　产后体虚汗出受风，或露胸哺乳外感风邪，或乳儿含乳而睡，热气鼻风吹入乳头乳窍，或乳头破碎，毒邪入侵，均可使乳络阻塞，化热成痈。

5. 胎气上冲　妊娠期间，胎气上冲，气机失于疏泄，与邪热结于阳明之络而成内吹乳痈。女子不在哺乳期给孩子假吸可诱发不乳儿乳痈。

【临床表现】

一、症状

1. 局部症状　初起常有乳头皲裂、刺痛，乳汁淤积不畅。继而患乳肿胀疼痛，翻身或吮乳时痛甚。病情发展到成脓阶段时，患部肿胀疼痛加剧，呈持续性搏动性疼痛，甚至持续性剧烈疼痛。脓成溃破后，脓流通畅，则逐渐肿消痛止；若脓流不畅，肿势不消，疼痛不减，多为有袋脓现象或脓液波及其他乳腺叶而引起病变。

2. 全身症状　初起时全身症状不明显，或伴有全身感觉不舒，可出现恶寒发热、骨节酸痛、胸闷、呕恶等症状。化脓时可有高热，寒战，口渴，纳差，小便黄，大便干结等症状。若感染严重，并发败血症者，可有高热寒战，体温高达40℃～41℃，头痛烦躁，甚则神昏谵语，惊厥抽搐。溃破后全身症状逐渐消失。

二、体征

初起时结块或有或无，伴有压痛，皮色微红或不红，皮肤不热或微热。化脓时，患部肿块逐渐增大，结块明显，局部红热肿胀，触痛显著，拒按。脓已成时，肿块变软，按之有波动感（图 15－2）。若病变部位较深，则皮肤发红及波动感均不甚明显。已溃者，创口流脓黄白而稠厚，若脓肿向乳管内穿破者，可自乳头流出脓液。患侧腋下常可扪及肿大并有触痛的淋巴结。

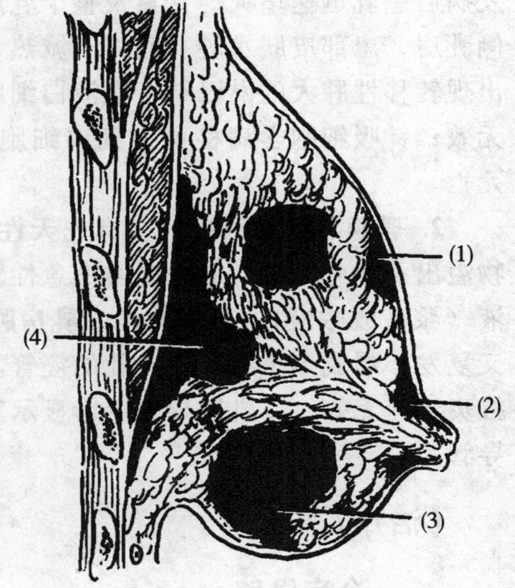

图 15－2　乳房脓肿的位置
（1）表浅脓肿（2）乳晕下脓肿
（3）深部脓肿（4）乳房后脓肿

【实验室及其他检查】

血常规检查：白细胞总数及中性粒细胞明显增高，白细胞总数常高于 10.0×10^9/L，中性粒细胞常可达 0.75～0.85。

病变部位较深者，必要时应在局麻下行穿刺抽脓，以确定脓肿的存在。B 型超声波检查可明确脓肿的位置，有利于准确切开排脓。

【诊断与鉴别诊断】

一、诊断要点

1. 病人多为产后 3～4 周的哺乳期妇女。
2. 临床上以乳房皮肤发红、肿胀、疼痛、发热等为主症。
3. 乳房患部可扪及炎性结块，压痛明显，或按之有波动感，皮肤发红灼热，或溃破流黄白而稠厚的脓液。
4. 血常规、B 型超声波等检查有助于诊断。

二、鉴别诊断

1. 炎性乳腺癌 好发于年轻妇女，多见于妊娠期或哺乳期；局部症状显著，发病后患乳迅速增大，常累及整个乳房的 1/3 或 1/2 以上，病变可迅速波及到对侧乳房，患部皮肤水肿、潮红、焮热、轻触痛但无明显肿块可扪及，患侧腋窝常出现转移性肿大的淋巴结；血液白细胞计数及中性粒细胞无明显升高；抗炎治疗无效；针吸细胞学病检可查到癌细胞；本病病情严重，发展较快，甚至数月内死亡。

2. 乳腺导管扩张症 多有先天性乳头凹陷畸形，乳头孔有粉刺样或油脂样物溢出；在急性期，其表现类似急性乳腺炎，主要表现为乳房红肿疼痛、乳头溢液（浆液或脓液）、乳头内陷、乳房肿块与皮肤粘连，溃后疮口经久不敛或愈合又复发，形成多个通向乳头孔的瘘管。本病与急性乳腺炎的鉴别主要有三点：①抗炎治疗无效；②乳腺导管造影显示乳腺导管扩张；③乳头或乳晕下触到增粗的导管。

【治疗】

一、治疗思路

治疗本病强调早期消散，突出通乳，一旦乳汁排泄通畅，则炎症自消，结块渐散。应积极选用疏肝清胃、通乳散结的中药内服，外敷消肿散结的中药，促使乳汁排出通畅，痈肿消散。西药宜采用抗生素控制炎症的发展。脓肿形成后，主要的措施是及时切开排脓，务必使引流通畅，同时内服清热解毒、托里透脓的中药及适当应用抗生素。溃后根据具体情况，气血两虚者宜调补气血、和营托毒，避免形成乳漏，帮助产妇恢复体力。外宜选用九一丹、八二丹以提脓祛腐，使腐去新生，创口早日愈合。

二、西医治疗

（一）非手术疗法

1. 患乳暂停哺乳，用吸乳器定时吸出乳汁，促使乳汁排出通畅，勿使淤积。

2. 用胸罩托起乳房，皮肤水肿者可用30%硫酸镁溶液湿热敷，每次20～30分钟，每日3～4次。应用淡盐开水清洁乳头。

3. 本病早期，宜用含有100万U青霉素的等渗盐水20ml注射在炎性结块四周，必要时每4～6小时可重复一次，能促使早期炎症灶消散。或全身应用足量广谱抗菌药物，可选用青霉素、红霉素、头孢类抗生素等。

（二）手术疗法

脓肿形成后，宜及时切开排脓。切开引流时应注意以下各点：①为避免手术损伤乳管而形成乳瘘，切口应以乳头为中心循乳管方向作放射状切口，若形成传囊，可作对口引流。深部或乳房后脓肿可沿乳房下缘作弧形切口，经乳房后间隙引流。乳晕下脓肿应沿乳晕边缘作弧形切口（图15－3）。②若炎症明显而波动感不明者，应在压痛最明显处进行穿刺，及早发现深部脓肿。③切口要足够大，切开后应以手指探入脓腔，轻轻分离多房脓肿的房间隔膜以利引流。④感染非常严重或脓肿切开引流损伤乳管形成乳漏者，可终止乳汁分泌。其方法可选用：己烯雌酚，每次口服1～2mg，每日3次，共2～3日；或苯甲酸雌二醇，每次肌内注射2mg，每日1次，至乳汁分泌停止为止。

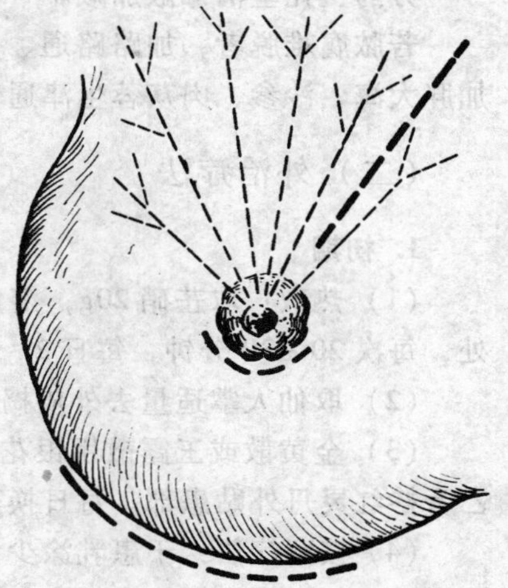
图15－3 乳房脓肿引流切口

三、中医治疗

（一）分证论治

1. 气滞热壅证

证候：乳汁淤积结块，排泄不畅，皮肤微

红或不红，乳房肿胀疼痛，结块或有或无，可伴有畏寒发热，头痛，胸闷不舒，骨节酸痛，口渴等，舌质红，苔薄黄，脉弦数或浮数。

治法：疏肝清胃，通乳消肿。

方药：瓜蒌牛蒡汤加减。

若乳汁壅滞，加路路通、漏芦、王不留行等活络通乳；若肿块明显者，加夏枯草、浙贝母软坚散结；产后恶露未尽者，加益母草、川芎、丹参活血祛瘀。

2. 热毒炽盛证

证候：乳房肿痛，皮肤焮红灼热，肿块中央变软，按之应指，疼痛剧烈，呈持续性搏动性疼痛，患部拒按，壮热不退，口渴喜饮，或见局部漫肿痛甚，发热，穿刺抽得脓液，或溃后脓出不畅，红肿疼痛不消，发热不退，有袋脓现象或传囊之变，同侧腋窝淋巴结肿痛，舌质红，苔黄腻，脉弦数或滑数。

治法：清热解毒，托里透脓。

方药：瓜蒌牛蒡汤合透脓散。

若高热不退，加石膏、知母、金银花、蒲公英等清热泻火解毒；口渴者加天花粉、鲜芦根等清热生津；大便秘结者，加生大黄、枳实等通腑泄热。

3. 正虚毒恋证

证候：溃后乳房肿痛逐渐减轻，但疮口脓水不断，收口迟缓，或乳汁从疮口流出，形成乳漏，伴有面色少华，全身乏力，饮食欠佳，低热不退等，舌质淡，苔薄，脉细。

治法：益气和营托毒。

方药：托里消毒散加减。

若脓腐难脱者，加路路通、王不留行、薏苡仁化瘀祛腐；若口渴、便秘者，加胖大海、沙参、肉苁蓉生津通便。

（二）外治疗法

1. 初期

（1）热敷：取芒硝 20g，溶解于 100ml 开水中，用厚纱布蘸药液外敷于患处，每次 20～30 分钟，每日 2～3 次。

（2）取仙人掌适量去外皮捣烂如泥，加鸡蛋清调匀外敷患处。

（3）金黄散或玉露散用银花露或菊花露或温开水调成糊状外敷患部，或太乙膏掺红灵丹外贴患部。每日换药 1 次。

（4）按摩疗法：于患乳涂少许润滑油，用一手托起患乳，另一手手指并拢由乳房基底部沿乳络导管向乳头方向轻柔推按数十次。按摩后再轻轻揉压和牵拉乳头数次，以使乳管扩张，乳窍开通，淤乳排出，肿痛消散。

2. 成脓期　脓肿成熟时，应在波动感及压痛最明显处及时切开排脓。

3. 溃后期　切开排脓或自溃后，脓腐较多者，先用九一丹、八二丹等掺于小盐水纱条上插入脓腔内引流换药，去除脓腐。待脓腐已净时，改用生肌玉红膏、生肌散等外用，以生肌收口。

（三）针灸疗法

用于急性乳腺炎早期。

1. 体针　主穴：足三里、肩井、列缺、膻中。配穴：血海、期门、膈俞。手法：应用针刺泻法，留针 15～30 分钟，每隔 5 分钟捻针一次，每日针刺 1 次。

2. 三棱针背部挑刺　挑刺部位：患者背部肩胛区可出现数个或数十个淡红色反应点，如小米粒大小，略带光泽，一般不高出皮肤，无明显压痛，压之不褪色。若反应点不明显，可在肩胛区选点挑刺。挑刺方法：皮肤常规消毒后，用三棱针挑刺反应点，深度约 1.5mm 左右，挑刺后用手挤出少量血液即可，每次挑刺 4～6 点，每日 1～2 次。

【预防与调护】

预防本病发生的关键在于避免乳汁淤积，同时防止乳头破损并保持清洁。

1. 孕妇若有乳头内陷，可经常挤捏提拉矫正之；或用小酒杯扣吸。采用上述方法无效者，需行手术纠正。

2. 妊娠五月后，应经常用温热水或 75% 酒精擦洗乳头。

3. 乳母要养成良好的哺乳习惯，定时哺乳，每次哺乳时，要使乳汁吸尽、排空。避免露胸当风。

4. 哺乳妇女要注意保持乳头清洁卫生，常用淡盐开水清洗乳头。若有乳头破损，应及时治疗。

5. 乳母要保持心情舒畅，宜进清淡而营养丰富的食物，保持大便通畅，避免进食过多辛辣厚味之品。

6. 断乳时，应先逐渐减少哺乳次数，然后再行断乳。

7. 注意小儿口腔卫生，及时治疗口腔炎。注意不要让小儿含着乳头睡觉。

第三节　乳腺囊性增生病

乳腺囊性增生病（mastopathy），也称慢性囊性乳腺病，是妇女的常见病、多发病，其发病率占乳房疾病的首位，多发生于 20～45 岁的妇女。是乳腺实质的良性增生，增生可发生于腺管周围并伴有大小不等的囊肿形成，也可发生在腺管内而表现为上皮的乳头样增生，伴乳管囊性扩张，也可发生小叶实质增生。本病临床特点是乳房胀痛、乳房肿块及乳头溢液。属中医“乳癖”范围。

【病因病理】

一、西医病因病理

一般多认为其发病与卵巢功能失调有关。可能是黄体酮的减少及雌激素的相对增多，致使两者比例失去平衡，使月经前的乳腺增生变化加剧，疼痛加重，时间延长，月经后的“复旧”也不完全，日长月久就形成了乳房囊性增生病。另外，部分乳腺实质成分中女性激素受体的质和量异常，使乳房各部分的增生程度参差不齐。主要病理是导管、腺泡以及间质的不同程度的增生。

二、中医病因病机

本病多因肝气不舒、冲任失调，致使乳房气滞血瘀，痰瘀凝结而成病。

1. 肝气不疏 情志内伤，郁怒伤肝，以致肝气郁结，气机郁滞，蕴结于乳络，脉络阻塞不通，不通则痛；肝气郁久化热，热灼津液为痰，或忧思伤脾，脾失健运，水湿失运痰浊内生，从而致使气滞、痰凝、血瘀互结于乳房而形成乳房肿块。

2. 冲任失调 冲任二脉起于胞宫，冲为血海，任主胞胎，冲任又隶属于肝肾。冲任之气血上行为乳，下行为月水。生育过多或多次堕胎等伤肾伤血，以致肝肾两亏，冲任失调。冲任失和，下不能通盛胞宫而致月经失调，上不能滋养乳房而致气血凝滞，痰瘀凝结而成病。

【临床表现】

1. 乳房疼痛 以胀痛为主，也有的为刺痛或灼痛，有时可向同侧腋下或肩背部放射。疼痛程度不一，轻者不被病人注意，重者可影响工作和生活。疼痛常于月经前加重，经后疼痛减轻，或随情绪波动而变化。

2. 乳房肿块 肿块可见于单侧或双侧乳房内，大多位于乳房的外上象限，也可见于其他象限。肿块常为多发性，大小不等，形态不规则，多呈片块状、条索状或颗粒状结节，也可各种形态混合存在。质韧不硬，分界不清，推之能移，活动度好，多有压痛。肿块在月经来潮后可能有所缩小、变软。少数乳内肿块发生恶变时，可迅速增大、变硬。

3. 乳头溢液 约有 5% ~15% 患者可有乳头溢液，多呈黄绿色、棕色或血性，偶为无色浆液。为单侧性，自溢性。

4. 其他症状　常可伴有胸闷不舒，心烦易怒，失眠多梦，疲乏无力，腰膝酸软，经期紊乱，经量偏少等肝郁气滞和冲任失调的表现。

【实验室及其他检查】

钼靶 X 线乳房摄片可见密度增高的模糊阴影，数目不定，囊性增生为圆形或不规则的弧形、边缘整齐的阴影，周围有一透亮区。B 型超声波可显示乳腺增生部位不均匀低回声区以及无回声的囊肿。有乳头溢液者可取分泌物作涂片检查，可帮助排除癌变的可能。对怀疑有癌变的肿块应取活体组织作病理切片检查。

【诊断与鉴别诊断】

一、诊断要点

1. 患者发病年龄多为 20～45 岁的中青年妇女，常伴有月经不调。

2. 乳房胀痛，有周期性，疼痛常于月经前加重，经后疼痛减轻，或随情绪波动而变化。

3. 双侧或单侧乳房内有肿块，常为多发性，呈数目不等、大小不一、形态不规则的结节状，质韧而不硬，推之能移，有压痛。

4. 部分病人可有乳头溢液，呈黄绿色、棕色或血性，少数为无色浆液。

5. 钼靶 X 线乳房摄片、B 型超声波检查、分泌物涂片细胞学检查、活体组织病理切片检查等有助于诊断。

二、鉴别诊断

1. 乳房纤维腺瘤　多见于 20～30 岁的妇女，肿块多为单发，多呈圆形或卵圆形，表面光滑，边缘清楚，质地坚韧，活动度好，生长缓慢。

2. 乳腺癌　本病早期应注意与乳腺囊性增生病的结节状肿块鉴别。乳腺癌早期的肿块多为单发性，质地坚硬，活动性差，无乳房胀痛。主要应依据活体组织病理切片检查进行鉴别。

【治疗】

一、治疗思路

本病治疗主要是对症治疗，可酌情应用碘剂、维生素 E 及激素类药物，中医采用疏肝解郁、化痰散结、行气活血、调理冲任的方药内服，并配合药物外敷、针刺疗法、激光局部照射、磁疗等方法治疗，疗效比较好。由于其有少数可发生癌变，确诊后应注意密切观察、随访。若疑有癌变可能者应及时手术治疗。

二、西医治疗

（一）药物治疗

1. 5%碘化钾 每次口服5ml，每日3次，有缓解疼痛的作用。

2. 维生素类药物 可每次口服维生素 B_6 10mg，维生素 E 50mg，每日3次，连续应用3 ~6个月。

3. 激素类药物 对软化肿块，减轻疼痛有一定疗效。但应用激素治疗有可能进一步扰乱人体激素之间的细微平衡，不宜常规应用，仅在疼痛严重而影响工作或生活时，才考虑应用。可选用以下药物：黄体酮，每次口服5mg，每日2次，于经前10天起连服7~10天。或甲睾酮，每次5mg，每日3次，于经前10天起口服7~10天。或达那唑，每次口服100mg，每日3次。连服3个月有60%~100%的患者症状和体征可改善，服6个月乳内肿块可明显缩小或消除。或丙酸睾酮，每次肌注25mg，每日1次，连续应用3~4天。或三苯氧胺，每次口服10mg，每日2次，连续应用3~6个月。

（二）手术治疗

对可疑病人应及时进行活体组织切片检查，如发现有癌变，应及时行乳腺癌根治手术。若病人有乳腺癌家族史，或切片检查发现上皮细胞增生活跃，宜及时施行单纯乳房切除手术。

三、中医论治

（一）分证论治

1. 肝郁痰凝证

证候：多见于青壮年妇女，一侧或双侧乳房胀痛及肿块，乳房肿块和疼痛随喜怒而消长，伴有情绪抑郁，心烦易怒，失眠多梦，胸胁胀满等，舌质淡红，苔薄黄，脉弦滑。

治法：疏肝理气，化痰散结止痛。

方药：逍遥蒌贝散加减。

若痛不可近者，加八月札、橘叶理气止痛；月经量少色暗，痛经者，加益母草、延胡索活血调经。

2. 冲任失调证

证候：多见于中年妇女，乳房肿块，经期前肿块稍有增大变硬，经后肿块可稍有缩小变软，乳房胀痛较轻微，或有乳头溢液，常可伴有月经紊乱，量少色淡，或闭经，腰酸乏力，神疲倦怠等症，舌质淡红，苔薄白，脉弦细或沉细。

治法：调理冲任，活血散结。

方药：二仙汤合四物汤加减。

若肿块质地坚韧者，加白芥子、海藻、威灵仙化痰软坚；若腰酸乏力，头晕目眩较甚者，加女贞子、旱莲草、首乌、海藻、杜仲补益肝肾。

（二）外治疗法

1. 用阳和解凝膏掺阴毒内消散或黑退消外贴，每5天换药1次。

2. 以生白附子或鲜蟾蜍皮外敷，或用大黄粉以醋调敷。

（三）其他疗法

1. 体针　取合谷、膻中、天宗、肩井等穴。肝火盛者去合谷，加太冲、侠溪。肝肾阴虚者，去肝俞，加太溪。气血两虚者去肝俞、合谷，加脾俞、足三里。月经不调者去合谷，加三阴交。胸闷加外关。泻实补虚，每日1次，10次为一个疗程。

2. 耳针　取穴：乳腺、内分泌、皮质下、肾上腺、神门。方法：穴位点贴压王不留行籽，每日在局部揉按几次。

3. 磁疗　穿戴装有磁片的胸罩，或应用磁疗仪治疗，也有一定的消肿散结的疗效。

【预防与调护】

1. 保持心情舒畅，切忌愤怒、抑郁等情绪刺激。

2. 注意调节饮食，控制脂肪类食物的摄入。

3. 及时治疗子宫及附件的慢性炎症、月经失调等妇科疾患。

4. 在治疗期间及治疗结束后，均宜定期进行自我检查，若发现病情有变化，应及时去医院诊治。

第四节　乳房纤维腺瘤

乳房纤维腺瘤（fibroadenoma）是由乳腺组织和纤维结缔组织异常增生而形

成的一种乳房良性肿瘤，是乳房良性肿瘤中最常见的一种，约占70%左右。好发于20～25岁女性。临床特点是乳中结核，形如丸卵，表面光滑，质地坚韧，推之移动。属中医“乳核”的范畴。

【病因病理】

一、西医病因病理

一般认为，本病发生的主要原因是卵巢机能旺盛，雌激素的过度刺激及乳腺小叶纤维细胞对雌激素的敏感性异常增高。好发年龄在性功能旺盛时期，妊娠期肿块增长特别快，动物实验证明雌激素注射可促其发病等现象，都说明雌激素在乳房纤维瘤的发病中有很重要的作用。其病变在病理上可分为管内型、管周型、腺瘤型三种类型。

二、中医病因病机

本病多因郁怒伤肝，气机阻滞，气滞血瘀；忧思伤脾，脾运失调，痰浊内生，以致气滞、痰浊、瘀血互结于乳房而发病。或因冲任失调，痰瘀互结于乳房而成。

1. 情志内伤 郁怒伤肝，忧思伤脾，以致肝脾两伤。气机阻滞，气血逆乱，则气滞血瘀；脾气结滞，运化失调，则痰浊内生，致使无形之气滞与有形之血瘀、痰浊互结于乳中而发生本病。

2. 冲任失调 冲为血海，任主胞胎。冲任二经气血，上为乳汁，下为经水。冲任隶属于肝肾。肝肾亏虚，则冲任失调，乳房失其滋养而致气滞血瘀，阴血亏虚而生虚火，灼津为痰，气郁、痰浊、瘀血结聚于乳中而成乳核。

【临床表现】

主要表现为乳房肿块，肿块多发生于乳房外上象限，单发多见，少数为多发性。呈圆形或椭圆形，表面光滑，质地坚韧，边缘清楚，无粘连，极易推动。小者如黄豆，大者如鸡卵，肿块不会化脓溃破，生长缓慢，可数年无变化，但在妊娠期或哺乳期可迅速增大。若不是在前述两个时期而出现肿块突然迅速增大时，应考虑有恶变的可能。

【实验室及其他检查】

钼靶X线乳房摄片显示肿瘤阴影为圆形或卵圆形，形态规则，边缘整齐光滑，密度较周围组织略高且均匀，有时肿块周围可见一薄层透亮晕。B型超声波检查显示肿块为实质性，边界清楚。将乳腺肿块全部切除后，取活体组织行病理切片检查，以进一步明确诊断。

【诊断与鉴别诊断】

一、诊断要点

1. 患者多为20~25岁的青壮年妇女。

2. 临床上以乳房肿块为主要表现，多为单发，呈圆形或卵圆形，表面光滑，边界清楚，质地坚韧，无粘连，极易推动，生长缓慢。

3. 钼靶X线乳房摄片、B型超声波检查、活体组织病理检查等有助于诊断。

二、鉴别诊断

1. 乳腺囊性增生病 乳腺增生病多为双侧乳房内发生多个大小不等的条索状或颗粒状肿物，与皮肤深部组织无粘连，但与周围组织分界不清，表面平滑，质硬不坚，多伴有乳房胀痛，乳房疼痛及肿块常随情绪变化及月经周期而发生改变。

2. 乳腺癌 早期乳腺癌有时与乳房纤维腺瘤不易区别。但乳腺癌多见于40~60岁绝经前后的妇女；为乳内孤立性肿块，坚硬如石，表面高低不平，边缘不太清楚，与周围组织粘连，活动度差或固定不移；对可疑病人必须做活体组织病理检查，以明确诊断。

【治疗】

一、治疗思路

对于多发性或复发性纤维腺瘤，或婚前女青年体积较小的纤维腺瘤，或兼有乳腺增生病者，可酌情采用疏肝理气、化痰散结，或调理冲任、软坚散结等方法治疗，一般可控制病情的发展变化。若能坚持较久时间的合理用药，也可有望使肿块缩小或消除。但本病虽属良性，也有发生恶变的可能，故对于年龄较大，肿块大而病程长，服药治疗效果不佳者，应积极进行手术切除。

二、西医治疗

目前尚无切实有效的药物治疗，最好的治疗方法是手术切除。尤其是下列几种情况，应首选手术切除，并常规取活体组织行病理检查，排除恶性病变的可能。①绝经后发现的纤维腺瘤；②观察治疗3个月以上无效者；③肿块较大或病程较长者；④原有纤维腺瘤，准备怀孕前。手术的方法应根据病情而定。一般宜以肿块为中心向乳头方向作放射状切口，切除的范围要稍大一些，应将整个肿块及其周围的部分正常组织一并切除，或将受累部分的乳腺组织做区段切除，绝不能只单纯将肿块挖出，以防增加复发的机会。

三、中医论治

（一）分证论治

1. 肝气郁结证

证候：乳房内肿块较小，形如丸卵，表面光滑，质地坚韧，边界清楚，活动度大，或有轻微胀痛及压痛，患部皮肤无异常，可伴有情志抑郁，胸闷叹息，心烦易怒，失眠多梦，舌质正常，苔薄白，脉弦。

治法：疏肝理气散结。

方药：逍遥散或开郁散加减。

若肿块坚实较大者，加三棱、莪术、海藻活血祛瘀，软坚散结；若痛经或经闭者，加丹参、益母草、延胡索活血调经。

2. 冲任不调证

证候：乳房结块，形似丸卵，一个或多个，质地坚韧，容易推动，生长极慢，无疼痛，常伴有易疲乏，腰膝酸软，月经不调等，舌质淡红或正常，苔薄白，脉弦或沉细。

治法：调理冲任，软坚散结。

方药：二仙汤合大黄䗪虫丸加减。

若肿块数目为多个者，加山慈菇、土茯苓解毒散结；若月经先后不定期，量少色淡者，加枸杞子、肉苁蓉、何首乌补益肝肾。

（二）外治疗法

阳和解凝膏掺黑退消或桂麝散外贴患部，5天换药1次。

【预防与调护】

1. 注意调节情志，避免郁怒，保持乐观情绪。

2. 控制甜食、油腻炙煿及酸辣刺激性等食物摄入。

3. 手术切除肿块后，宜定期复查，至少不短于3～5年，若发现肿瘤复发应及时治疗。

第五节　乳腺癌

乳腺癌（breast cancer）亦称乳房癌，是女性乳房最常见的肿瘤。据国内统计，发病率为23/10万，占全身各种恶性肿瘤的7%～10%，在妇女仅次于子宫颈癌，近年来有超过子宫颈癌的倾向。多发生于40～60岁绝经前后的妇女。临床特点是乳房部肿块，质地坚硬，推之难移，溃后凸如泛莲或菜花，或凹陷如岩穴。属中医“乳岩”范畴。

【病因病理】

一、西医病因病理

（一）病因

乳腺癌病因尚未完全明了，但与下列因素有关：

1. 内分泌因素　现已证实雌激素中的雌酮与雌二醇对乳腺癌的发病有明显作用。黄体酮可刺激癌瘤的生长，但也可抑制垂体促性腺激素，因而被认为有致癌和抑癌的双重作用。催乳素在乳腺癌的发病过程中有促进作用。

2. 饮食与肥胖　高脂饮食以及过于肥胖，可加强或延长雌激素对乳腺上皮细胞的刺激，从而增加发病机会。

3. 遗传因素　直系亲属中有绝经前乳腺癌患者，其姐妹及女儿发生乳腺癌的机会较正常人群高3～8倍。

4. 其他　放射线照射与乳腺癌的发病率有一定的关系。也可由其他的乳腺疾病如乳腺增生病、乳腺纤维腺瘤等转化而来。

（二）病理类型

乳腺癌病理类型甚多，过去多按组织形态或分化程度来分类。近年来，根据世界卫生组织的建议，多按癌肿发生的部位来进行病理分类，详见表15－1。

（三）转移途径

1. 直接浸润　癌细胞直接侵入皮肤、胸筋膜、胸肌等周围组织。

2. 淋巴转移　主要途径有：①乳头、乳晕区及乳房外侧部位的癌细胞多经胸大肌外侧缘淋巴管侵入同侧腋窝淋巴结，进一步侵入锁骨下淋巴结、锁骨上淋

表 15－1　乳腺癌的病理分类

发生部位	名称	组织学特点	临床特点	发生率(%)
小叶（腺泡）	①非浸润性小叶癌（小叶原位癌）	基底膜完整	无转移	7
	②浸润性小叶癌	癌细胞突破基底膜	少转移	
较大导管（小叶外）	①腺癌	管形结构，没有基底膜	晚浸润，晚转移，恶性度低	8
	②管内癌、粉刺癌、乳头状癌	扩张导管内充满癌细胞，中央区癌细胞坏死显著，癌细胞呈乳头状突向扩张管腔	晚转移，常局限一处	2
	③湿疹样癌	乳头导管的鳞状上皮癌，癌细胞在乳头、乳晕的表皮深层浸润	乳头、乳晕湿疹样病变，晚转移	1
	④黏液癌	分化较好，分泌黏液	较晚转移	2
末梢导管（小叶内）	①髓样实体癌	癌细胞多，形成巨片，间质少	癌块体积大，晚期溃破	46
	②单纯实体癌（硬癌）	癌细胞少，间质多，向外延伸浸润	癌块收缩，体积小，晚期皮内扩散	32
	③弥散型癌（炎性癌）	癌细胞呈多型或异型，弥散性生长	迅速皮内扩散，皮肤红肿	2

巴结。②乳房内侧部位的癌细胞多向内侧侵入胸骨旁淋巴结，继而到达锁骨上淋巴结。上述两条途径中，一般以前者为多，后者较少，但后者一旦发生，则预后较差。我国各地扩大乳腺癌根治切除术的标本病理检查结果统计显示，腋窝淋巴结转移率为60%，胸骨旁淋巴结转移率约为30%～35%。

3. 血运转移　过去认为血运转移多发生在晚期，现经研究发现有些早期乳腺癌在临床发现肿块之前就已有血运转移。癌细胞既可经淋巴途径进入静脉血流，也可直接侵入血液循环。最常见的远处转移依次为肺、骨、肝。

二、中医病因病机

乳腺癌的发生多因六淫内侵、肝脾气郁、冲任失调、脏腑功能紊乱，致使气滞血瘀、痰浊、邪毒结聚于乳络而成。

1. 六淫内侵　由于气血亏虚，正气不足，六淫邪毒乘虚内侵，蕴结于乳络，以致经络阻塞，气血不畅而发为本病。

2. 肝脾气郁　忧思郁怒，七情内伤，致肝脾气逆。肝郁则气血瘀滞，脾伤则运化无权而痰浊内生，以致无形之气郁与有形之痰浊相互交凝，经络阻塞，日积月累，结滞乳络而成乳腺癌。

3. 冲任失调　冲任之脉上贯乳中，下濡胞宫，任之脉隶属于肝肾，冲任失调而致肾气不足，阴血亏虚，气血运行不畅而致气滞血凝，阻于乳中而成本病。此外，肝肾阴虚亦可致阴虚火旺，灼津为痰，痰瘀互结于乳中也可发生乳腺癌。

4. 饮食不节，痰浊凝滞　恣食肥甘厚味，脾胃受损，运化失司，日久而致痰浊凝滞，痹阻经络，结于乳中而成乳腺癌。

【临床表现】

1. 乳房肿块　乳腺癌早期常表现为乳内出现单发的、无痛、质硬的小肿块，多位于乳房的外上象限（45% ~50%），其次是乳头、乳晕（15% ~20%）和内上象限（12% ~15%）。表面不甚光滑，界限欠清，无明显自觉症状，常由病人在无意中（如洗澡、更衣等）发现。肿块生长较快。发展至晚期，肿块较大，坚硬如石，表面凹凸不平。由于癌肿侵入胸筋膜、胸肌及周围组织，以致固定不移，并可引起乳房外形和皮肤的多种改变。如侵入 Cooper 韧带时，可致局部皮肤凹陷，形成“酒窝征”。邻近乳头的癌块，因侵入乳管使之收缩，可把乳头牵拉向癌肿的方向或出现乳头内陷。癌块体积进一步增大时，其表面皮肤可因皮内和皮下淋巴管被癌细胞阻塞而出现淋巴水肿，即所谓“橘皮样”改变。晚期乳腺癌肿块推之不移。若癌细胞浸润大片皮肤时，皮肤表面可见有多个坚硬的小结节，甚至彼此融合；有时癌块皮肤溃烂形成溃疡，凸如菜花或凹似岩穴，时流恶臭血水。

2. 乳头溢液　有部分乳腺癌患者伴有乳头溢液，约占 3% ~7%。各类性质的溢液皆可见，但以血性溢液为多。

3. 疼痛　乳腺癌患者约 1/3 诉患部疼痛，可为偶发、阵发性或持续性。疼痛的程度轻重不一，多表现为隐痛、钝痛、牵拉痛或刺痛，仅有少数疼痛较重，成为就诊的主要原因。病情发展至晚期时，患部疼痛多较严重，有的可伴有胸痛、背痛等。

4. 转移症状　乳腺癌的淋巴转移最初多见于患侧腋窝，淋巴结肿大变硬，起初数目较少，无痛，可推动，逐渐可增多增大，并融合成团。晚期患侧锁骨上亦可有增大、变硬的淋巴结，少数患者对侧腋窝也可有淋巴结肿大。癌细胞转移至肺及骨、肝时，可出现相应的症状。如肺转移可出现胸痛、气急；骨转移可出现局部疼痛；肝转移可出现肝肿大和黄疸等。

5. 其他症状 晚期发生恶病质者，可有消瘦无力，贫血、头晕、发热等症状。

另外，有些特殊类型的乳腺癌的临床表现与一般乳腺癌有所不同，值得特别提出的是炎性乳腺癌和乳头湿疹样乳腺癌。

炎性乳腺癌并不多见，一般多发生于妊娠期或哺乳期的年轻妇女。其临床表现为乳房明显增大，皮肤充血、发红、发热犹如急性炎症。扪诊时整个乳房肿大发硬，而无明显的局限性肿块可触及。本病发展迅速，可在短期内侵及整个乳房，患乳淋巴管内充满癌细胞，转移早而广，很快即可侵及对侧乳房。预后极差，病人常在发病后数月即死亡。

乳头湿疹样乳腺癌很少。其原发病灶在乳头区的大乳管内，逐渐移行至乳头皮肤。初发症状是乳头刺痒、灼痛，继而出现慢性湿疹样病变，乳头和乳晕的皮肤发红、潮湿、糜烂，有时覆盖黄褐色的鳞屑样痂皮，揭开痂皮又可出现糜烂面。病变部位皮肤发硬，边界清楚。病情继续发展，则可出现乳头内陷、破损，严重者可乳头蚀烂。有时可在乳晕深部触及硬块。这种乳腺癌发展缓慢，淋巴转移出现很晚，恶性程度低。

【实验室及其他检查】

一、乳房 X 线检查

多采用干板膜静电摄影或钼靶 X 线摄片，可发现乳房内有可疑肿块阴影。乳头有分泌物时，可将刺激性小的灭菌水溶性造影剂，如 50% 醋碘苯酸钠 0.2～0.4ml 经乳头的溢液口注入该腺管内，施行 X 线造影摄片，对诊断腺管内病变有帮助。

二、B 超检查

能较清晰地显示各层软组织结构及其内肿块的形态和质地，因此能鉴别乳腺癌和良性肿瘤。但对直径小于 1cm 的乳腺癌，其诊断率低于 X 线检查。

三、细胞涂片检查

病人若有乳头溢液，可取分泌物涂片检查寻找癌细胞。

四、针吸细胞学检查和活组织切片检查

对确诊具有重要意义。一般以用细针穿刺吸出组织液做细胞学检查为宜。当

针吸细胞学检查结果为阴性，而临床仍有可疑时，则应行切除活检。目前常用的方法为直接切除活检或术中快速病理切片检查等。

【诊断与鉴别诊断】

一、诊断要点

1. 发病年龄多在40~60岁。

2. 早期表现为乳房单发无痛性小肿块，质硬，不易被推动。

3. 乳内肿块生长迅速，固定不移，表面皮肤出现“酒窝征”或“橘皮样”改变，乳头牵向肿块方向，或内陷，或伴有乳头溢液。晚期凸如菜花或凹似岩穴，时流恶臭血水。

4. 有转移者，腋窝、锁骨上等处可扪及肿大变硬的淋巴结，甚至可有咳嗽、胸痛、呼吸困难、背痛等症状。

5. 乳房X线摄片、B超、乳头分泌物细胞涂片、针吸细胞学检查和活组织切片检查等有助确诊。

二、临床分期

为了更好地制定治疗计划和估计预后，对于乳腺癌的诊断除了确定乳腺癌存在外，还需进一步估计病变发展的程度，因此需有统一的分期方法。目前多采用国际抗癌协会建议的以T（原发癌瘤）N（局部淋巴结）M（远处转移）法对乳腺癌进行分期，内容如下：

T_0：原位癌瘤未查出。

Tis：原位癌（非浸润性癌及未查到肿块的乳头湿疹样癌）。

T_1：癌瘤长径≤2cm。

T_2：癌瘤长径>2cm，且≤5cm。

T_3：癌瘤长径>5cm，炎性癌亦属之。

T_4：癌瘤大小不计，但侵入皮肤或胸壁（肋骨、肋间肌、前锯肌）。

N_0：同侧腋窝无肿大淋巴结。

N_1：同侧腋窝有肿大淋巴结，尚可推动。

N_2：同侧腋窝肿大淋巴结彼此融合，或与周围组织粘连。

N_3：有同侧胸骨旁淋巴结转移。

M_0：无远处转移。

M_1：有锁骨上淋巴结转移或远处转移。

根据以上情况进行组合，可把乳腺癌分为以下各期：

0期：Tis N_0 M_0。

Ⅰ期：$T_1N_0M_0$。

Ⅱ期：$T_{0\sim1}N_1M_0$；$T_2N_{0\sim1}M_0$；$T_3N_0M_0$。

Ⅲ期：$T_{0\sim2}N_2M_0$；$T_3N_{1\sim2}M_0$；T_4 任何 NM_0；任何 TN_3M_0。

Ⅳ期：包括 M_1 的任何 TN。

上述分期均凭术前检查结果作为依据，实际上并不完全可靠，还应结合术后淋巴结病理切片检查的结果进行分析校正。

三、鉴别诊断

乳腺癌的临床表现若比较典型，诊断并不困难。若表现不典型，尤其是早期乳腺癌，往往易发生误诊或漏诊。因此，要注意进行鉴别，几种常见乳房肿块的一般鉴别详见表 15－2。

表 15－2　　几种常见乳房肿块的鉴别

	乳房纤维腺瘤	乳房囊性增生病	乳腺癌
年　龄	20～25岁	25～40岁	40～60岁
病　程	缓慢	缓慢	快
疼　痛	无	周期性疼痛	少数轻重不等的疼痛
肿块数目	常为单个	多数成串	常为单个
肿块边界	清楚	不清	不清
移动度	不受限	不受限	受限
转移性病灶	无	无	多见于局部淋巴结
脓肿形成	无	无	无

【治疗】

一、治疗思路

本病一旦确诊，应及时采取以手术为主的综合治疗，其中包括手术治疗、化学治疗、放射治疗、内分泌治疗、中医药治疗等。

手术治疗时，应根据乳腺癌的分期、病灶部位、手术者的经验以及当地的医疗条件等酌情选择恰当的手术方式。术后适当配合其他多种方法进行综合治疗。

中药治疗在乳腺癌临床各期都可应用，尤其在抗乳腺癌转移、复发和防治放化疗的副反应以及晚期乳腺癌的治疗方面，有十分重要的意义。其治疗的基本原则宜扶正与祛邪并举，在辨证施治的基础上着意补益气血、调理冲任，并适当选加一些抗癌药物。此外，中医的针灸疗法、气功疗法、食疗、局部外治、现代的心理治疗等也有一定的疗效。

二、西医治疗

1. 手术治疗 乳腺癌根治切除术是目前主要的手术方式。据大量病例统计，乳腺癌根治切除术后5年生存率约为50%，10年生存率约为30%。近年，早期尚无腋窝淋巴转移的病例施行根治切除术的5年生存率已逾80%。手术的基本要求是将整个患病乳腺连同癌瘤周围5cm内的皮肤、乳腺周围脂肪组织、胸肌和其筋膜以及腋窝、锁骨下所有脂肪组织和淋巴结整块切除。手术范围宜上至锁骨下，下至腹直肌前鞘上段，外至背阔肌前缘，内至胸骨旁或中线。有些学者考虑到乳房内侧或中央部的癌肿向胸骨旁淋巴转移，因而又提出了“扩大乳腺癌根治切除术”，即在乳腺癌根治切除术的基础上，同时切除第二、三、四肋软骨和相应的肋间肌，包括胸廓内动、静脉及其周围的淋巴结。

对乳腺癌手术方式的选择应根据病人的具体病情来确定。一般来说：Ⅰ期乳腺癌可采用乳腺癌根治术或改良根治术。如病理检查发现腋窝淋巴结有转移，可于术后加用放射治疗。Ⅱ期乳腺癌可采用乳腺癌根治术，术后根据淋巴结转移的数目、范围，决定是否加用放射治疗。胸骨旁淋巴结有转移者可行扩大根治切除术。Ⅲ期乳腺癌，可适当选择作乳腺癌姑息性切除，以利于其他综合治疗更好发挥作用。Ⅳ期乳腺癌不宜施行手术切除，可根据情况采用化疗、激素等治疗，需要时辅以放射治疗。少数晚期病人癌瘤已溃破者，可考虑采用姑息性乳房切除术。

凡有以下情况者则不宜行手术治疗：①乳房及其周围有广泛皮肤水肿，其范围超过乳房面积的一半以上；②肿块与胸壁固定；③腋下淋巴结显著肿大且已与深部组织紧密粘连；④患侧上肢水肿或有明显肩部酸痛；⑤乳房及其周围皮肤有卫星结节；⑥锁骨上淋巴结转移；⑦已有远处转移；⑧弥散性乳腺癌。

2. 化学药物治疗 化疗配合术前、术中及术后的综合治疗是近年来发展的方向，化疗对晚期或复发病例也有较好的疗效。常用的化疗药物有5-氟尿嘧啶、环磷酰胺、甲氨蝶呤、阿霉素及丝裂霉素等。近年来联合应用多种化疗药物治疗晚期乳腺癌有一定的疗效，有效率达40%~60%。

化疗用于术前的目的是使原发灶及区域淋巴结转移灶缩小，以提高手术切除的效果。术后化疗可杀灭术中可能播散的癌细胞以及“亚临床型”转移灶，降低术后复发率。术后化疗应尽早开始，术后一般不超过1月，用药足量，时间为6月~1年。长期用药并不提高疗效，同时对病人的免疫功能有一定的损害。

3. 放射治疗 放疗是局部治疗的一种方法，以往常用于乳腺癌根治手术前后作为综合治疗的一部分，单纯采用放射治疗效果不满意。近年来已配合早期病例的局部肿瘤切除作为一种主要治疗手段。临床中，放射治疗较多用于手术后，以防止局部复发。通常宜于术后2～3周进行放疗。一般用于乳腺癌根治切除术或改良根治切除术后有腋窝淋巴结转移的病人，照射锁骨上及内乳区淋巴结。也有用于肿瘤位于乳房中央或内侧而无腋窝淋巴结转移的病人，照射锁骨上及内乳区。术前放射治疗主要用于Ⅲ期病例或病灶较大、有皮肤水肿等的患者。照射可使局部肿瘤缩小，水肿消退，以提高手术切除的效果。术前放疗也可降低癌细胞的活力，减少术后局部复发及血运播散，提高生存率。一般宜在照射结束后2～4周进行手术治疗。

4. 激素治疗 激素的应用及疗效与病人的年龄，特别是否已经绝经有很大关系。把月经终止1年作为绝经前和绝经后的分界线。绝经前病人的激素疗法主要是采取绝经措施，可行卵巢切除或X线照射卵巢（称卵巢去势）以达到抑制乳腺癌和其转移灶生长的目的。应用雄激素治疗绝经前乳腺癌患者也可有同样作用，尤其是对骨骼转移灶较为满意。常可用丙酸睾酮，每次100mg，肌内注射，每周3次，共6～12个月，或用至病人出现男性化征象。卵巢切除无效的病人，通常对雄激素也不敏感。近年来有人用切下的标本检测雌激素受体（ER），若属阳性，则可预测激素治疗效果较好。临床上现多应用抗雌激素制剂三苯氧胺、氯美酚、苯甲啶等，其中最常用的是三苯氧胺，每次10～20mg，口服，每日2次。其作用是与雌激素竞争雌激素受体，从而抑制癌细胞增长。其毒性反应很小，对绝经后软组织及淋巴结及肺转移的疗效较好。对绝经4年以上，尤其是60岁以上的病人可以采用雌激素治疗，对软组织及淋巴结转移的效果较好，对肺转移也有一定的疗效。常应用己烯雌酚，每次5mg，口服，每日3次。其有效率较应用雄激素为高。甲羟孕酮等黄体酮类制剂也有一定的疗效。

三、中医治疗

（一）分证论治

1. 肝郁痰凝证

证候：乳房内有单发性结块，质地坚硬，边界欠清楚，推之尚能活动，乳房表面皮肤如常；伴有情志抑郁，或性情急躁，胸闷胁胀；舌苔薄，脉弦或弦滑。

治法：疏肝解郁，化痰散结。

方药：神效瓜蒌散合开郁散加减。

若月经前乳房胀痛者，加八月札、川楝子理气止痛；若烦躁、失眠者，加五味子、珍珠母镇静安神。

2. 冲任失调证

证候：乳房结块，质地坚硬，表面不甚光滑，活动稍受限；伴有月经不调，经前乳房胀痛，经后乳痛缓解，或婚后未生育或有多次流产史，腰膝酸软等；舌质淡，苔薄，脉弦细。

治法：调理冲任，理气散结。

方药：二仙汤合开郁散加减。

若口干咽燥，加天冬、玄参养阴生津；若月经量少色淡，加首乌、枸杞子、女贞子等补益肝肾。

3. 正虚毒炽证

证候：乳房肿块扩大，形如堆栗，坚硬如石，推之不移，溃后如岩穴或莱花，渗流血水；伴精神萎靡，面色灰暗或苍白，饮食少进，心悸失眠；舌质紫或有瘀斑，苔黄，脉弱无力。

治法：调补气血，清热解毒。

方药：八珍汤加半支莲、白花蛇舌草、露蜂房等清热解毒之品。

若消瘦、疲乏，加生黄芪、太子参益气养阴；若疮面渗血较多，加田七、茜草根等凉血止血；若疼痛不止，加全蝎、蜈蚣、蒲公英清热解毒，通络止痛；若口渴咽燥者，加天冬 、桑椹子、沙参等养阴生津。

（二）外治法

初起时可用阿魏化痞膏外贴，也可用五灵脂、雄黄、马钱子、阿胶各等分，研末拌匀，香油调敷肿块处。已溃者，先用海浮散、红油膏外敷；坏死组织脱落后，再外敷生肌玉红膏、生肌散。

【预防与调护】

1. 积极开展防治乳腺癌的宣传，普及乳腺癌的防治知识。

2. 推广和普及自我检查乳腺癌的方法，并定期进行防癌普查，是提高乳腺癌发现率的有效方法。

3. 优生优育，提倡母乳喂养婴儿。

4. 积极治疗其他乳房疾病，如乳腺增生病、导管内乳头状瘤和乳房纤维腺瘤等。

5. 培养乐观、积极向上的生活态度，保持心情舒畅。

第十六章 急腹症

第一节 概 述

急腹症（acute abdominal disease）是以急性腹痛为突出表现，需要早期诊断和紧急处理的一大类腹部疾病的总称。其特点是起病急、变化快、病情重，一旦误诊误治，就会出现严重后果，甚至危及患者生命。医务人员必须熟练掌握急腹症的诊治技术，同时要有高度的责任感，细心观察病情变化，正确诊断，准确治疗。

外科急腹症常见的有急性阑尾炎、急性肠梗阻、溃疡病急性穿孔、急性胆道感染与胆石症、胆道蛔虫病和急性胰腺炎等。多数急腹症属于中医学腹痛、肠痈、肠结、疝、结胸、蛔厥等范畴。病理特点为六腑病变，壅塞不通。临床特点以痛、吐、胀、闭、炎为主。

中西医结合治疗急腹症，广泛地吸取了中西医两法之长，形成了一套独特的诊断和治疗方法。

【病因病理】

一、内因

1. 解剖特点与改变 如小肠长度长，系膜附着面短，具有旋转活动度大的特点而容易发生扭转；阑尾是开口于盲肠的一个内腔狭细的盲管，粪石梗塞后不易排出，易发生急性阑尾炎；由于胰管和胆道有“共同通道”，使胰腺易受胆汁逆流的损害；肠道的先天畸形或因腹部外伤、手术、感染引起粘连等也可以是发生肠梗阻的原因。

2. 生理机能失调 如肠管的收缩与舒张等机能一旦失调，肠内容物通过障碍易发生肠梗阻；胆道收缩与胆总管括约肌的舒缩功能发生紊乱，可以产生胆绞痛，也可能成为胆道结石形成和胆道感染的原因之一；胰腺的分泌与排泄功能紊乱常是胰腺炎发生的内因。

3. 代谢功能紊乱　如胆液成分发生改变，可以形成胆石引起胆石病；尿液成分或理化特性改变可形成尿石，发生尿路结石病；含酶的消化液在某种特异情况下，可以使酶活化，引起胰腺的自身消化。

4. 免疫抗病机能的强弱　炎症性急腹症的发生及发展与机体免疫机能的强弱有密切关系，当微生物入侵时，如果胃肠黏膜本身的屏障和机体的防御机能足以消灭致病微生物，则炎症可以早期中止。反之，病情加重。这正说明了中医正邪相争的发病学原理。

5. 精神状态和体质类型　中医学历来重视情志变化诱发急腹症，临床上有些溃疡病急性穿孔、急性胆囊炎、急性胰腺炎可有明显精神刺激与情绪波动因素。

二、外因

1. 微生物与寄生虫　常见的病原菌有大肠杆菌、厌氧菌、肠球菌、变形杆菌等，可引起阑尾炎、胆囊炎、腹膜炎等炎症性急腹症。寄生虫感染也可致一些急腹症，如蛔虫侵入胆道引起胆道蛔虫病，蛔虫的残体或虫卵在胆囊、胆道又可成为结石的核心。

2. 物理因素　①寒温不适：往往是指气候的骤变，有时包括过食生冷，有的病人可因寒冷而诱发胆绞痛、胃肠痉挛等；胃、十二肠溃疡病更易在寒冷季节复发。②机械创伤：某些机械刺激（如洗胃、内镜检查）可导致胃、十二指肠溃疡出血、穿孔；强烈的外力作用可造成腹内脏器破裂或出血。③异物、结石、粪石可造成肠梗阻；小粪石落入阑尾腔可引起阑尾炎等。

3. 化学因素　酸性药物（如阿司匹林）能诱发溃疡病急性穿孔，酗酒可诱发急性胰腺炎，油腻饮食可诱发胆绞痛。

4. 饮食不节　诱发的急腹症比较常见。如饱餐可以诱发胃、十二指肠溃疡穿孔，饱餐后剧烈活动可引起肠扭转；酗酒或过食油腻可诱发急性胰腺炎和胆石病；过食生冷或不洁饮食可引起消化道机能紊乱，从而为阑尾炎和肠梗阻的发病提供条件等。

急腹症的发生与机体内各器官的机能、代谢、结构特点以及遗传和体质等因素有关，同时也与机体外部因素即致病因子有关。

外因是变化的条件，内因是变化的根据，外因通过内因而起作用。外界致病因素的作用，并不一定发生急腹症，急腹症的发生，最终还是要取决于内因。“正气存内，邪不可干”。若抗病能力强，急腹症就不易发生。外界致病因子作用于机体后，当机体内在的调节功能及抗病机能发生障碍时，才可发挥其致病作用，也就是“邪之所凑，其气必虚”。总之，急腹症的发生常常是内外多种原因综合作用的结果。

三、中医学对急腹症的认识

急腹症多为六腑之疾。六腑者，泻而不藏，实而不满，动而不静，降而不升，以通为用，以气血流畅为其正常。凡气滞、血瘀、寒凝、热蕴、湿阻、食滞、食积、虫聚等，影响其通降下行，均可导致急腹症的发生，其病机演变的一般规律是郁－结－瘀－厥，或郁－热－瘀－厥。前者多见于梗阻性为主的急腹症，后者多见于炎症性为主的急腹症。郁者，气机郁滞；结者，实邪结滞，实热或湿热内盛；瘀者，血行瘀滞；厥者，气血逆乱，亡阴亡阳，阴阳不相顺接。（表16－1）

表16－1　　急腹症的主要病因病机

病　名	病　位	主要病机
急性腹膜炎	脾、胃、大小肠	气滞、血瘀、实热
胃、十二指肠溃疡急性穿孔	胃、脾	气血厥闭、实（湿）热蕴结
急性肠梗阻	大小肠	气滞、血瘀、热结、寒凝、湿阻、虫团、食积
急性阑尾炎	大小肠	气滞、血瘀、热毒
胆道感染及胆石病	肝、胆	气滞、血瘀、湿热、火毒
胆道蛔虫病	肝、胆	脏寒、虫积、气滞、湿热
急性胰腺炎	脾、胃、肝、胆	气滞、血瘀、湿（实）热
尿石症	肾、膀胱	气滞、血瘀、湿热、肾虚

急腹症可分初、中、后三期，反映了正邪斗争的消长过程。它们之间既可逐期演变，又可越期发展；既可暂时稳定在某一阶段，又可互相转化。每一期有长有短，转化有快有慢。

1. 初期　正盛邪轻。是指致病因素所造成的病理损伤较轻，机体的机能没有受到明显损伤，见于某些机能障碍、炎症性急腹症的早期或无并发症的单纯性肠梗阻等。中医病理多属气滞血瘀或兼有实（湿）热之象。

2. 中期　正盛邪实。病理损害较初期加重，人体也充分调动抗病机制与病邪抗争，其势剧烈，因而局部病变和全身反应都很明显。如炎症类急腹症可表现为炎性反应加剧，梗阻、穿孔及出血类急腹症，其病势已达高峰，甚至伴有继发感染等。中医病理多属实热或湿热。

3. 后期　邪去正复、正虚邪恋、正虚邪陷。后期急腹症的转归，一是经治疗正复邪退，疾病趋向好转，也可以表现为邪去正衰，留下一派病后虚弱的征象。二是有的病人残留病变未能完全恢复，正虚邪恋而转为慢性病，多有气血虚弱或阴阳失调。三为未治或未经有效治疗的病例，正虚邪实，出现各种危症者，如严重感染所致脓毒症（sepsis），绞窄性肠梗阻继发坏死、穿孔，以致发生中毒性休克、大失血或水、电解质与酸碱失调等，多属毒热炽盛，热入营血，甚至导致亡阴、亡阳而危及生命。

四、急腹症的基本病理变化

急腹症的基本病理变化可归纳为五类，即机能障碍、炎症、梗阻、穿孔和出血。

1. 机能障碍　是神经－体液调节失常而出现脏腑功能紊乱，临床上表现为不同程度的腹痛，但往往查不出形态学上的改变，病情发展可转化为器质性病变。因精神刺激、寒温不适或饮食不节等而致胃肠功能紊乱，可出现呕吐、腹痛；也会使胆道功能失调而出现胆绞痛或消化不良等症状。

2. 炎症　存在于各种急腹症发病的全过程。不同脏器、不同阶段则反应程度不一，其致病菌来源于血行感染、淋巴感染及直接感染。炎症的反应程度可分为：①单纯性炎症：病变局限于黏膜某处，全身反应较轻，多属气滞血瘀型。②化脓性炎症：全身中毒反应重，热象较盛，根据罹患脏腑不同，可出现不同炎症感染症状或并发症。多为瘀久化热，可有实热或湿热的表现。③坏疽性炎症：局部血运发生障碍，组织因缺血缺氧严重发生坏死，形成局限性腹膜炎、腹腔脓肿或弥漫性腹膜炎，全身中毒反应较重，甚至可出现中毒性休克。属中医的毒热（或脓毒）型。

3. 梗阻　是指空腔脏器及管道系统的通过障碍。急腹症中以梗阻为主要病理变化的疾病有肠梗阻、阑尾梗阻、胆道梗阻、胰管梗阻和尿路梗阻等。

梗阻发生时，梗阻上端管腔组织的收缩加强，梗阻下端舒张。当梗阻不能克服，则管腔内容物发生积滞，管内压力增高。如肠梗阻在梗阻以上肠袢充气、积液，出现腹胀呕吐；胆道梗阻时梗阻以上胆管扩张，胆压增高，可出现黄疸。进一步发展，管内压力增高，管壁受压而致血运障碍，可使管壁坏死、穿孔；如梗阻为慢性持续发展，则梗阻以上管腔代偿性扩大，管壁增生肥厚。

4. 穿孔　通常是空腔脏器原有疾病恶化进展的结果，急腹症中常见胃及十二指肠溃疡穿孔、阑尾穿孔、胆道穿孔、肠穿孔等。也可受到外界致病因子的刺激而诱发，或因强烈外力作用而发生。穿孔发生后，机体有抗御穿孔和修复的内在功能，创面有肉芽组织生长，网膜覆盖，纤维素黏附或周围组织粘连，针刺可以促进这一防御机能。穿孔对机体的影响除取决于机体本身抗病能力的强弱外，往往与原发病的性质、穿孔大小、流出内容物的量及其化学性质和病原微生物的毒力等有关。部分可自愈，有的可形成脓肿、内瘘，或导致严重的弥漫性腹膜炎。

5. 出血 如胃及十二指肠溃疡出血、胆道出血、食道静脉曲张破裂出血、肝脾等实质脏器破裂出血、泌尿系结石移动引起的尿血等，均系血管破裂所致；另一类属于毛细血管损伤而发生的渗血，如绞窄性肠梗阻、出血坏死性胰腺炎等。出血时虽有全身和局部代偿和保护机制，其后果取决于出血的数量和速度。严重时发生休克，可危及生命。

上述急腹症的基本病理变化，一种疾病中可含有几种基本病理变化，同时各类病变又会相互影响，相互转化。

【诊断】

由于急腹症发病急、变化快，急腹症的诊断应以安全、准确、迅速为原则，无论是辨病或辨证，必须抓住重点，分清主次，根据病史、局部和全身临床表现、辅助检查作出诊断。一般分三个步骤：第一，接诊后应在最短的时间内，作出急腹症的类别诊断，即炎症、梗阻、血运障碍、出血及功能障碍等，同时争取对受累脏器作出判断。第二，在此基础上，根据病情需要选用一些特殊检查，进一步判明受累脏器部位、病变的严重程度及发展趋势，并进行辨证分型或分期，决定治疗原则及方法。第三，治疗过程中要严密观察病情变化，适时补充和调整治疗方案。

一、辨病

1. 病史 力求全面、详细、可靠和重点突出，又要联系整体。以腹痛为重点，包括诱因、部位、性质、变化规律与特征。

(1) 年龄与性别：婴幼儿多见先天性消化道畸形，如肠闭锁、狭窄、回转失常、无肛症等，肠套叠，绞窄性疝；或饮食不当、受凉致胃肠功能紊乱。学龄前儿童以嵌顿性疝、蛔虫性肠梗阻常见。学龄期儿童则以急性阑尾炎、胆道蛔虫病居多。青壮年以急性阑尾炎、消化溃疡穿孔、急性胆囊炎、胆石症多见。老年人可见胃肠道肿瘤穿孔或梗阻。育龄期妇女可见异位妊娠出血。成年妇女则卵巢囊肿蒂扭转常见。消化性溃疡急性穿孔以男性多见，急性胰腺炎、胆石症以女性略多。

(2) 过去病史：不少急腹症是慢性病的急性发作，了解疾病的过去，有助于对现病作出正确判断。如疑为溃疡病急性穿孔，应询问有无溃疡病史、病程的长短和病情的轻重；胆道疾病、尿石症、阑尾炎等也常有过去发作史；疑为肠梗阻者，应注意了解有无腹部手术、外伤史，有无腹腔感染史；对女病人应询问月经史、生育史等；接触铅的病人要考虑到腹痛由于铅中毒的可能；对急腹症的诊断与鉴别诊断能提供重要线索。

（3）起病诱因：一些急腹症的发生、发作常有较明显的诱因，有些甚至既往就有反复诱发史。暴饮暴食可诱发消化性溃疡急性穿孔、急性胰腺炎，过食油腻会诱使胆囊炎发作；屏气用力会引发嵌顿性疝；剧烈体位改变可致肠扭转；严重损伤或大手术后可引起急性胃黏膜病变、穿孔；不当驱虫可诱发胆道蛔虫病；使用激素可诱发急性胃黏膜病变，促成溃疡穿孔。

（4）病势缓急：发病急、进展快多见于空腔脏器梗阻、实质器官破裂；发作时间记忆清楚，如急性穿孔或腹内出血，腹痛很快波及全腹；腹痛逐渐加重，多为感染性疾病，发作时间记忆不清，腹痛多局限于病变周围，逐渐扩展。

2. 腹痛的性质和部位　持续性腹痛多表现为钝痛或隐痛，一般是炎症刺激所致，疼痛的程度可因病变轻重而不同，炎症较重者则疼痛难忍，炎症好转疼痛减轻或消失；阵发性疼痛，发病急剧，多为空腔脏器平滑肌痉挛所致，发作于空腔脏器梗阻性病变；持续性疼痛伴阵发性加剧，多为空腔脏器炎症和梗阻并存。因患者个体差异而对疼痛的敏感程度不同腹痛的程度也不同。此外，不同病因引起的疼痛程度也有差别，通常有隐痛、胀痛、钝痛、刺痛、绞痛和“钻顶”痛等。急性阑尾炎呈不同程度的隐痛或钝痛；实质性脏器发炎可有持续性胀痛；溃疡病急性穿孔，常突发剧烈的刀割样疼痛；阵发性“钻顶”痛常是胆道蛔虫病的特征。腹痛逐渐减轻，可能为病情好转，若突然减轻而其他症状无改善，则可能组织坏死穿孔减压所致。

全腹剧痛，多见于急性弥漫性腹膜炎，局限性疼痛多与病变器官位置相一致。但也有例外，如急性阑尾炎开始表现为上腹和脐周疼痛，过一些时间后才移至右下腹固定疼痛；横结肠病变疼痛在下腹部；胆囊炎与胆石症，疼痛发作时可放射至右肩胛下；尿路结石、子宫附件病变疼痛可向下腹部、会阴放射。

3. 消化道症状

（1）恶心呕吐：早期呕吐多为反应性，可吐出胃液及胆汁，量不多；如呕吐频繁，可能为高位小肠梗阻的逆流性呕吐；呕吐发生较晚，吐出粪汁样物，为低位小肠梗阻；梗阻性呕吐为发作性，常在肠蠕动（绞痛后）后发作；麻痹性肠梗阻常为溢出性呕吐；晚期呕吐可能为中枢性，因毒素吸收影响延髓呕吐中枢，常为不由自主的喷射性呕吐；吐咖啡样物可能为上消化道出血；吐蛔伴间歇性上腹钻顶样疼痛为胆道蛔虫病。

（2）排便情况：腹痛后停止排便排气，可能是机械性肠梗阻；腹腔内有急性炎症性病变常可抑制肠蠕动，引起腹胀、便秘；反之，排便次数增多和里急后重，常提示肠道内、外炎症导致肠腔渗出液增多或蠕动加快；婴幼儿果酱样血便伴腹痛、腹块要考虑肠套叠；若粪便带脓血或黏液，大便习惯改变应注意结直肠癌肿。

(3) *腹胀*：急腹症发展至一定阶段时常可出现腹胀，乃由于肠腔积气、积液所致。脏器穿孔之内容物外漏及炎症渗出，或实质性脏器出血等，也可导致并加重腹胀。此外，原有腹水、肿瘤等合并急腹症者，也应细辨。

4. 其他伴随症状

(1) *发热*：先发热后腹痛，常为内科腹痛；先腹痛后发热多是外科腹痛；腹腔内有炎症性病变时一般均出现不同程度的发热，严重感染者可伴寒战、高热及中毒症状。

(2) *泌尿系统症状*：腰部绞痛向下腹放射伴血尿者应考虑泌尿系结石、肾绞痛；下腹痛伴尿频、尿急、尿痛等尿路刺激症状者应考虑尿路感染。

(3) *女性生殖系统症状*：包括月经、生育情况，有无阴道异常流血。询问育龄期妇女月经情况尤为重要。如月经中期出现下腹疼痛常为卵巢滤泡破裂；月经延期或停经伴下腹痛和阴道异常流血提示异位妊娠。

(4) *心血管、呼吸系统症状*：尚需了解有无心血管、呼吸系统症状，以便在作出诊断时排除心脏、肺、胸膜等病变。

(5) *腹痛伴休克*：为急腹症的危重状态，腹痛突然、剧烈，早期就出现休克，多为突然腹膜神经受到剧烈刺激引起的，如急性肠扭转、溃疡病急性穿孔、暴发性胰腺炎等。腹痛晚期出现的休克，多数为失血、水与电解质平衡失调、血容量减少，或严重感染大量毒素吸收所致，如宫外孕破裂、肠梗阻晚期、弥漫性腹膜炎等。

二、体格检查

应对急腹症病人作全面、仔细的体格检查，对其全身情况有一个全面了解，然后对腹部作重点检查。

1. 一般检查　要注意病人的表情、姿势体位、皮肤巩膜、神志等。如急性腹膜炎时，患者为减轻腹肌张力缓解疼痛，常呈屈髋蜷曲卧位，不敢动弹，拒按；胆石症、肠梗阻、胆道蛔虫病等绞痛发作时，辗转不安，呻吟不止，间歇期如常人；异位妊娠、肝脾破裂内出血者常呈面色苍白、表情淡漠，严重者冷汗淋漓、脉搏细数、血压下降；严重感染者可见神志模糊、谵妄、高热，如为胆道感染可有皮肤巩膜黄疸。

2. 腹部检查　范围包括腹股沟区和会阴在内的全腹部，必要时反复、多次对比检查，以判断病势趋向。

（1）望诊：腹壁有无手术疤痕或创伤瘀斑，腹股沟区或阴囊有无疝块脱出。如脐周及左腰背部瘀斑在急性出血坏死性胰腺时可见；腹式呼吸运动减弱或消失则示腹膜炎存在；肠型或蠕动波说明有肠梗阻；舟状腹常为溃疡病急性穿孔的早期体征；全腹膨隆提示有肠梗阻或肠麻痹的可能；局部不对称的膨隆可能是闭袢性肠梗阻、局限性脓肿或肿瘤等。

（2）触诊：腹部压痛表示腹腔脏器炎症，压痛明显的部位系病变所在；肌紧张、反跳痛则表示炎症已波及腹膜，限于一个象限内为局限性腹膜炎，超出此范围乃至全腹为弥漫性腹膜炎。各类型腹膜炎的腹膜刺激强弱是不同的，穿孔早期的化学性腹膜炎最强烈，呈板样强直；细菌性腹膜炎反应也相当强烈，但表现较化学性腹膜炎刺激为轻；出血性腹膜炎的腹膜刺激最轻。肥胖、年老体弱、休克、盆腔腹膜或盲肠后位阑尾炎等，腹膜刺激征不一定很明显；当腹膜受炎症刺激较长时，支配腹膜的神经逐渐麻痹反而使腹肌紧张消失，镇静、麻醉剂常会掩盖症状；相反，哮喘、肺炎、胸膜炎、尿毒症、酸中毒或寒冷刺激等，可能会引起腹肌紧张，应注意鉴别。急腹症时腹部可能触到异常肿块，要查明它们的部位、范围、性质、压痛和活动度。不能移动有触痛的是炎性肿块；实质性压痛较轻或无压痛的为肿瘤；囊性的为囊肿、肾盂积水或扩大的肠襻、充盈的膀胱；条索状包块为蛔虫团；腊肠条状光滑肿块为肠套叠（小儿多见），压之能变形而无疼痛者为粪块（常在左下腹）。

（3）叩诊：胃肠穿孔出现气腹时，肝浊音界可缩小或消失，但结肠胀气也可使肝浊音界缩小，故检查时应取左侧卧位，以右腋中线叩诊结果为准。腹部局限性浊音伴有压痛常是炎性包块或脓肿；腹腔积液在500ml以上即可叩出移动性浊音；胃肠道胀气时，叩诊呈鼓音。肝脓肿、膈下脓肿等肝区可有叩击痛；肾区叩击痛可见于肾周围炎、肾结石、肾盂炎等。

（4）听诊：应包括腹部四个象限，至少应听2～3分钟。肠鸣音亢进，提示肠蠕动加快，多见于肠炎和机械性肠梗阻；高调金属音和频发气过水声，为肠内容物通过受限，肠蠕动增强，推挤肠内容物突然通过受阻部位而发出的声音，提示机械性肠梗阻；肠鸣减弱或消失，提示肠管处于麻痹状态（或坏死），失去蠕动能力，见于腹膜炎、麻痹性肠梗阻或肠绞窄。

（5）直肠指检：下腹痛，疑有盆腔病变或上腹部疾病已波及下腹部，应做此检查，可发现膀胱直肠凹陷或子宫直肠凹陷丰满，有触痛、波动或宫颈举痛，常见于盆腔脓肿、盆腔位阑尾炎、消化性溃疡穿孔等。小儿肠套叠时，指检可有血便染指。

（6）腹腔穿刺：凡疑有内出血、空腔脏器穿孔或腹膜炎者，腹腔穿刺诊断价值很大，抽出液可直接观察，亦可作涂片检查。

三、舌苔与脉象

1. 舌苔 急腹症早期，以脏腑气滞血瘀或兼有轻度实热为主，舌质可无变化，苔多为薄白或微黄。中期，在气滞血瘀基础上化热，出现里实热证或脏腑湿热，舌质红，苔黄燥。后期，热毒炽盛，或热入营血，甚则发生亡阴、亡阳之危象，舌质红绛或紫红，苔黄燥，或苔黑而干。

在急腹症病理过程中，舌苔由厚腻转薄，乃湿热渐解，常是病势好转的表现，若由薄转厚，则为病势转重；舌苔不化，即使其他病象好转，也当注意病情反复。

2. 脉象 急腹症脉象多弦紧，热盛则弦数或洪数，湿热交蒸则弦滑数。如由弦数、洪数、滑数转为濡缓、濡数则为病情好转的表现，反之，则为病情趋向发展；气血瘀滞可见涩脉，伤阴脱水可见细数，腹腔内出血时由细数转为芤数，乃病情趋向恶化。迟脉少见，一旦出现则病情严重，可见于严重黄疸或晚期肠梗阻患者，应充分注意。此外，沉、细、微之脉亦偶可见，此时必须脉证合参，全面分析，切忌单凭脉象而认为虚证，以致失治误治。

四、辅助检查

1. 常规化验

（1）血常规：白细胞计数、分类检查可了解感染程度；查血红蛋白，提示有无失血、血液浓缩或稀释；手术前应查出、凝血时间。

（2）尿常规：了解泌尿系疾患，有无糖尿病。

（3）大便常规：大便次数增多，急性肠炎可见红、白细胞；如腹腔感染刺激所致，粪便中多无红、白细胞。血便常提示肠套叠或坏死性肠炎。

2. 特殊化验

（1）查血、尿淀粉酶，了解有无急性胰腺炎。

（2）黄疸者查血胆红素、尿三胆，明确胆道有无梗阻及黄疸程度。

（3）血生化查电解质、二氧化碳结合力、尿素氮等，了解和评估患者水、电解质及酸碱平衡情况。

（4）老年人应查血糖。

（5）危重病人，作血气分析，可了解病人呼吸功能和酸碱平衡情况。

3. X 线检查 胃及十二指肠穿孔，立位透视摄片，可见膈下游离气体影；肝脏疾患、膈下脓肿，可见膈肌抬高，活动受限或消失；肠梗阻可见肠管胀气，肠间隙增宽，肠管内多个液平面或其他征象。结肠梗阻可作钡灌肠检查。

4. B 超检查 B 超在急腹症诊断中多用于肝、胆、胰、脾疾患。可帮助确定胆囊、胆管大小、壁厚薄，结石大小、数目、位置；肝、脾、胰的形态，周围有积液或渗出；腹腔内有无游离液体及包块等。

5. 其他检查 CT、血管造影、MRI 等在鉴别诊断有困难而病人情况允许时酌情选用。

五、辨证

1. 八纲辨证 急腹症以阳证、里证居多；热证以实热、湿热多见；寒证以虚寒多见。初中期多见实证；晚期、重症虚实夹杂或以虚证为多。

2. 病因辨证 主要有气（气滞、气郁、气逆）、血（血瘀、出血、血虚）、寒（内寒、外寒）、热（实热、毒热、虚热）、湿（湿热、寒湿）、食（食滞于胃、食滞于肠）、虫（虫居于上、居于下）等差别。中医认为，痛无定处、攻窜起伏、时发时止属气滞；痛有定处拒按属血瘀；得热痛减属寒；痛而喜冷属热。

3. 脏腑辨证 以腑病为主，有病在肝胆、脾胃、大小肠、膀胱者。

（1）胁腹部痛，病在肝胆：肝气郁结者，两胁胀痛，胸闷不舒，嗳气吞酸，食欲不振，舌淡，脉弦；气滞血瘀者，胁腹绞痛，固定一处，如刺如掣，局部拒按，若血瘀成块，或可扪及包块，脉涩，舌紫暗；湿热交蒸者，身热，胁痛拒按，便秘溲黄，黄疸，口苦，脉滑数，苔黄腻；肝胆湿热者，身热，面红目赤，胁痛拒按，便秘溲黄，脉弦数，苔黄干；蛔虫上扰者，脘胁疼痛，辗转不安，重者似厥，缓时如常，吐蛔，脉沉弦，苔薄白。

（2）脘腹部痛，病在脾胃：胃气上逆者，胃脘胀痛，食欲不振，嗳气，恶心，呕吐，呃逆；食滞胃脘者，脘腹胀满疼痛，嗳气反酸，呕吐酸腐，脉滑，苔厚腻；热结胃肠者，身热口渴，汗出，腹胀满疼痛，局部拒按，便秘，脉洪数，苔黄干；脾胃湿热者，脘腹胀满疼痛，发热，大便不爽，小便黄赤，纳呆，或黄疸，脉滑数，苔黄腻；脾虚湿困者，食后胀满，腹痛喜按，大便溏泄，肢倦乏力，脉濡细，苔白滑。

（3）脘腹及少腹痛，病在大小肠：肠腑气滞者，腹痛，腹胀，肠鸣，便秘，脉弦或滑，苔白或黄；血瘀毒结者，腹痛攻撑，腹胀，痛有定处，拒按，或有包块，脉沉弦或涩，舌红或紫；湿热蕴结者，腹胀腹痛，痛有定处，里急后重，下痢脓血，发热，尿黄赤，脉滑数，苔黄腻；虫聚肠中者，腹痛绕脐，痛定如常，面色萎黄，吐虫便虫，脉平或沉弦；液亏津枯者，大便干结，口干舌燥，手足心热，脉沉弦。

（4）小腹疼痛，病在膀胱：膀胱湿热者，尿急尿频，尿道涩痛，尿脓，或尿出砂石，腰痛，少腹胀痛，或发热，脉滑数，苔黄腻。

六、中医分型

根据急腹症郁、结、热、瘀、厥五个基本证候的发展演变，作为辨证分型的基础。①郁证：出现胀满，窜痛，时痛时止，疼痛可上牵引胸胁肩背，下可牵掣腰及少腹，气聚痛而见形，气散平而无迹，并可伴恶心、呕吐、嗳气等气逆之象。②结证：可见气痞、瘀血、虫积、实热、湿热、湿浊或寒实等实邪结聚的特征，凡病程中出现痞、满、燥、实者，均为存在结证。③热（火）证：表现为发热，或寒战高热，出汗，烦躁，口渴，喜冷饮，大便干，小便赤，苔黄燥，脉洪数等。④瘀证：表现为腹痛如刺如掣，或如绞如锥，痛有定处，持续不解，局部拒按，手不可近，或触及实质性疼痛包块，肤、舌可见瘀斑，舌多紫暗，脉沉涩。⑤厥证：是急腹症发展过程中出现了休克，表现为气血逆乱、阴阳离决、精气乃绝的重危证候。

上述几个方面的辨证是彼此相互关联的，每一种急腹症疾患的辨证结论均包含病因、病性与病位，结合现代医学的诊断与鉴别诊断结果做出判断，综合分析。通过辨病与辨证，明确掌握疾病的发展阶段、程度与范围，进行中西医结合的分期分型，形成了较为完善的新急腹症学的诊断模式。

【治 疗】

一、非手术疗法

1. 对未明确诊断急腹症的处理

（1）对未明确诊断的急腹症病人，进行严密观察，这是诊断中极为重要的一个步骤。反复检查观察病情演变，并根据这些变化综合分析，以便尽早作出诊断，不至于贻误诊疗时机。

（2）观察期间禁用麻醉镇痛剂，如吗啡、杜冷丁等药物，以免掩盖病情真相，影响观察病情。必要时可予解痉剂如阿托品、654－2等。

（3）禁用泻剂和灌肠，以免刺激肠蠕动，使炎症扩散或促使肠穿孔；同时禁饮食，以免万一胃肠穿孔而加重腹腔污染；疑有空腔脏器穿孔，腹胀明显者放置胃肠减压管。

（4）为对可能要进行手术治疗者创造条件，观察期间应予补液，用抗生素；有休克者，积极抗休克，提高患者对手术的耐受力。

2. 非手术疗法适应证

（1）病情较轻，病人全身情况较好，且对该病积累了较为成熟的治疗经验，首先选中西医结合非手术疗法。包括急性单纯性阑尾炎和轻型化脓性阑尾炎、阑尾周围脓肿；年龄较轻，腹腔污染不重的溃疡病急性穿孔；无并发症的胆道蛔虫病，大多数复发性胆道感染；轻型急性胰腺炎；单纯性、机械性或动力性肠梗阻。

（2）病情变化较快，病理损害较重，但病人情况尚好，可在严密观察及作好手术准备的前提下，试用非手术治疗。包括局限性阑尾炎性腹膜炎；有并发症的胆道蛔虫病；有绞窄趋势的急性机械性肠梗阻；生命体征尚平稳的重症胰腺炎、胆管结石引起的急性化脓性胆管炎。

（3）原发性腹膜炎或盆腔器官感染引起的腹膜炎。前者原发病灶不在腹腔脏器内，而后者经抗生素治疗有效，一般不需手术治疗。

（4）腹痛已超过 3 天，可能因腹腔内病变较轻或全身抵抗力较强，病情变化不大或病情已明显好转，可暂不手术，以免破坏机体抗病机制。

（5）急腹症病因不明，病情不重，腹部体征轻，全身情况好，可先采用非手术疗法，观察变化，如果症状和体征均已趋好转可不予急诊手术。

（6）急腹症诊断明确，虽有手术指征，由于病人全身情况极差，难以承受手术探查者，先采用非手术治疗，积极创造手术条件。

3. 中医内治法　根据急腹症的病理变化，在其初期，炎性急腹症的病情尚在进展，梗阻性急腹症的梗阻尚未解除；在其中期，正盛邪实。故当以祛邪为主，常用的治法如下：

（1）*通里攻下法*：分为四类。

①寒下法：主要用于各种炎性急腹症、大多数急性肠梗阻、消化道出血等，而具有里、实、热证者。代表方剂为大承气汤。并可配伍清热利湿及疏肝理气药物，用于利胆排石；配伍驱虫药，用于治疗肠蛔虫及胆道蛔虫。

②温下法：主要用于早期机械性肠梗阻及某些动力性肠梗阻、无并发症的胆道蛔虫及胆绞痛，而有寒实见证者。三物备急丸为其代表方剂。

③峻下逐水法：主要用于肠腔积液较多的机械性肠梗阻、麻痹性肠梗阻及重症胰腺炎等，而具有水饮内停的实证。甘遂通结汤为其代表方剂。

④润下法：常用于慢性便秘或部分性肠梗阻，特别是年老体弱、久病伤阴的病人。麻子仁丸为其代表方剂。

（2）*清热解毒法*：由于药物作用不同，又可分为清热解毒、清热泻火、清营凉血及清热燥湿四类。主要用于各类炎性急腹症、腹腔脓肿、上消化道出血等，而具有里热证者。代表方剂如黄连解毒汤、五味消毒饮、清营汤等。但在具体应用上又有所侧重，金银花、连翘、蒲公英、紫花地丁等，可广泛用于各类腹腔炎症；红藤、败酱草、丹皮系治疗阑尾炎及盆腔感染的要药；黄芩、栀子、龙胆草常用于治疗胆道感染等。

(3) 理气开郁法：凡机能失常，炎性急腹症的早期，以及急腹症的恢复期，而具有脏腑气郁证候者，皆可应用。含疏肝理气、行气止痛、理气消胀及降逆止呕等治法。但不同脏腑及不同病机，所用理气开郁药亦不相同。对于胆绞痛、早期胆道感染及轻型胰腺炎，多采用柴胡、木香、芍药、香附等药物，代表方剂有小柴胡汤与柴胡疏肝散；有气滞症状者，常用川楝、木香、乌药、延胡等药物，代表方有金铃子散等；对于腹满气胀患者，多采用厚朴、枳实、莱菔子、佛手等，代表方为小承气汤；对有恶心、呕吐及呃逆等气逆症状，多选用半夏、竹茹、旋覆花、代赭石等，代表方为旋覆代赭汤等。也可配伍活血化瘀药消除炎症后残存的浸润及包块，作为通里攻下或清热解毒之后的继续治疗，用于疾病恢复期。

(4) 活血化瘀法：在急腹症中广泛应用，凡有脏腑、经络血瘀、血滞证候的各类急腹症，无论早、中、后期均可使用。对炎症急腹症早期，多配合清热解毒药物或理气开郁药物，常用丹皮、丹参、赤芍、泽兰等活血化瘀药。代表方有阑尾炎化瘀汤与阑尾清化汤。对有瘀血见证的胃肠道或胆道功能性疾病，多选用性偏辛温的药物，如川芎、牛膝、蒲黄、五灵脂等。对各类炎性包块、浸润、血肿，属于瘀血凝聚者，常用蒲黄、五灵脂、乳香、没药、丹皮、赤芍；坚肿持续不消者，多用穿山甲、皂刺、三棱、莪术等；对消化道出血有瘀血表现者，常用乳香、没药、桃仁、红花等；对小肠与大肠缺血性疾病有瘀血表现者，常用当归、赤芍、桃仁、丹参等，旨在改善侧支循环及缓解缺血性疼痛。至于胆道结石或尿路结石固着不移，疑有炎症及粘连属气滞血瘀证者，常配合应用活血化瘀药和破血散结药，往往有利于结石排出，如王不留行、三棱、莪术等。

(5) 清热利湿与渗湿利水法：适用于脏腑湿热或水湿内停之病理改变，在急腹症中常用于肝胆湿热证或下焦湿热证，如急性或慢性胆道感染、胆石症、尿石症等，常用方剂有茵陈蒿汤、八正散等。

(6) 健脾和胃与补气养血法：适于急腹症后期、手术后及年老体弱者，常用四君子汤、补中益气汤和参苓白术散等。

3. 针刺疗法 临床和动物实验证明，针刺对急腹症有解痉止痛、消炎、利胆、使腹腔炎症局限等作用。针刺疗法包括体针、电针、耳针、穴位药物注射等。

(1) 体针与电针：以上脘、中脘、梁门、天枢、气海、关元、足三里、合谷、内关等穴为主。采用循经取穴与局部取穴相结合的原则选配穴位，多采用泻法，且留针30分钟左右，每日酌情针刺1～4次；亦可配合电针仪治疗。

(2) 耳针疗法：其效果与体针类同，且操作简便，还可长期留针。取穴原则是选取与病变器官相关的穴位，常以神门、胃、大肠、小肠、肾上腺等穴为主，亦可寻找敏感点。

(3) 穴位注射疗法：是将药物注射于穴位，既起到刺激穴位的特异作用，亦发挥药物作用的一种特殊疗法。应用时宜根据不同病证采用不同的药物与穴位治疗，如胆道蛔虫症，取鸠尾穴，用阿托品 0.5mg 注射；对胆绞痛，取胆囊穴，用维生素 K_3 4mg 注射；阑尾炎，取阑尾穴，用红花注射液 1ml 注射等，有显著的解痉止痛作用。

近年来，有用激光针灸、频谱波、药物离子导入等治疗急腹症的报道，这是传统疗法借助现代科技的发展与延伸，亦可采用。

4. 总攻疗法 本法就是集中若干中西医有效措施，有机配合，使其发挥协同作用，以达到排出结石、解除梗阻的目的。临床上主要用于胆总管结石、肝内胆管结石及输尿管结石等。总攻疗法的适应证，原则上与非手术疗法的适应证类同。就正邪角度而论，凡正盛邪实或正盛邪轻时，多数可施行总攻疗法；若局部病变严重，如结石过大，表面欠光滑，局部粘连、嵌塞严重，或正虚邪实，器官功能衰退，甚至正虚邪陷，则应采取手术疗法，不宜总攻疗法。

5. 其他疗法 中药制剂肌内注射或静脉滴注，中草药膏、散外敷，中草药煎液灌肠或肛内点滴保留灌肠，以及西药解痉镇痛剂、抗生素、维生素等，在某种疾病或疾病的某一阶段是需要使用的。

禁食，胃肠减压，补液输血，矫正水、电解质与酸碱平衡失调，支持疗法等综合治疗措施，在急腹症病情比较重时，常应配合使用。

二、手术疗法

1. 手术治疗适应证

(1) 适应急诊手术的急腹症：原发病变严重的炎症性或穿孔性急腹症；梗阻性急腹症，特别是有绞窄征象者；腹腔内进行性出血者；病因不明但临床表现典型，且无局限趋势者；或病情危笃，腹腔积液多，严重腹胀，并有休克征兆者；或经积极非手术治疗 6～8 小时后，症状、体征不见好转或反而加重者。

(2) 适应手术治疗的急腹症：有些急腹症，虽可经非手术治疗得以缓解，但有反复发作的特点，其局限病理改变难以用非手术疗法治愈，如腹外疝及先天性畸形所引起的肠梗阻，肿瘤所致的各类急腹症，胆石引起的胆系感染，复发性阑尾炎等。

2. 急诊剖腹探查注意事项

(1) 麻醉选择：病危重者，应采用安全、有效的麻醉方法，做好综合监护，保证术中、术后的安全。

(2) 手术切口：应根据病变性质和部位、局部解剖特点、手术操作需要以及切口愈合情况作全面考虑，选用适当的手术切口。

（3）手术时，应根据腹腔内病变对病人生命影响轻重缓急，首先是抢救生命，其次再考虑根除病灶。手术力求简单又解决问题。在全身情况允许的情况下，尽可能将病灶一次根治。病情不佳者，可分期手术，先作简单手术抢救生命，待病情好转后再手术处理病灶。

（4）手术操作应轻柔、准确、迅速。尽量预防术后并发症的发生。

3. 手术方法

（1）病灶切除：如阑尾切除、胆囊切除、坏死肠段切除等。

（2）病变修补：如胃、肠穿孔修补缝合术等。

（3）减压造瘘：胆囊造瘘、肠造瘘等。

（4）腹腔引流：清除坏死组织，吸尽腹腔脓液，去除异物，放置引流物。

第二节　急性腹膜炎

急性腹膜炎（acute peritonitis）是腹腔脏层腹膜和壁层腹膜的炎症，可由细菌感染、化学性或物理损伤等引起，是临床常见的一种危重疾病。按发病机理可分为原发性和继发性两类；按病因可分为细菌性和非细菌性两类；按临床经过可分为急性、亚急性和慢性三类；按累及的范围可分为弥漫性和局限性两类。临床上所称的急性腹膜炎多为急性、继发性、细菌性、弥漫性腹膜炎，多继发于腹内原有病变、穿孔、损伤或术中污染等，约占急性腹膜炎的98%，是腹部外科最常见的急腹症。

中医关于急性腹膜炎的记载散见于肠痈、腹痛、胃脘痛、结胸等病证。本病以持续性腹痛、恶心呕吐，发热汗出、脉快为主要临床特征。

【解剖生理】

腹膜是一层很薄的浆膜，可分为壁层腹膜和脏层腹膜。壁层腹膜贴于腹腔的内面，脏层腹膜覆盖于内脏表面，将内脏器官悬吊或固定于膈肌、腹后壁或盆腔壁，形成网膜、肠系膜及几个韧带。连接肝脏与胃、十二指肠的腹膜称小网膜；悬垂于胃和横结肠之下、小肠之前者称为大网膜。腹腔是壁层腹膜与脏层腹膜之间潜在的间隙，男性腹腔是密闭的，女性腹腔经输卵管与外界相通。腹腔分为大腹膜腔和小腹膜腔（即小网膜囊）两部分。小腹膜腔前界为肝胃韧带和胃结肠韧带，后界为后壁层腹膜；余下部分包括盆腔在内均属大腹膜腔。大、小腹膜腔借网膜孔互相沟通。平卧时，小网膜囊处于腹腔的较低位置，加之呼吸产生的负压吸引，腹腔内的炎性渗出物易通过结肠旁沟、网膜孔流入此处形成隐蔽的脓肿。

壁层腹膜主要受体神经支配，痛觉敏感，定位准确，腹前壁层腹膜受到刺激时可引起反射性腹肌紧张，是诊断腹膜炎的主要临床依据。脏层腹膜由内脏神经支配，对牵拉、膨胀、压迫刺激较敏感，但定位较差，定性模糊。

腹膜的生理作用：①减少摩擦：正常腹腔内有少量（70～100ml）淡黄色清澈液体，有润滑腹腔、减少内脏摩擦的作用。②吸收与分泌双向作用：腹膜面积几乎与全身体表面积相等，有很强的吸收能力，可吸收腹腔内的积液、血液、空气和毒素等。急性炎症时，腹膜分泌大量液体以稀释毒素和减少刺激，但大量吸收毒性物质可引起感染性休克。③防御与修复作用：细菌或异物侵入腹腔时，腹膜能渗出大量吞噬细胞、中性粒细胞和嗜酸性细胞，吞噬、包围细菌和异物颗粒，对于感染有强大的防御能力；腹膜渗出液中纤维蛋白沉积在病变周围，发生粘连，或由结缔组织替代；大网膜具有丰富的血供，活动度大，能移动到所及的病灶处将其包裹、填塞，使炎症局限，有修复病变和损伤的作用。

【病因病理】

一、中医病因病机

中医认为，本病属中医“腹痛”范畴，多因外感六淫邪毒、内伤情志、饮食不节等所致。

1. 感受寒邪　外感风冷寒邪，侵袭中焦，或寒冷积滞，阻结胃肠，或恣食生冷，中阳受戕，使肠道气机升降失常，阴寒内盛而作痛。

2. 饮食不节　暴饮暴食，或多食肥甘辛辣刺激之品，致湿热食滞交阻，使肠胃气机失其疏利，传导失职而作痛。

3. 素体阳虚　脾肾不足，脏腑虚寒，寒湿停滞，脏腑失其温养，致肠道传化失利而作痛。

4. 气血瘀滞　气血运行于周身，循环不息。若情志不遂，郁怒伤肝，气机逆乱，脏腑功能失调，络脉不通，则可致腹痛。

总之，感受寒邪、饮食不节、素体阳虚、气血瘀滞是本病的常见原因。随着病情的发展，可迅速化热，进而发展到热腐成脓、毒热炽盛、热极伤阴、阴损及阳，甚至亡阴亡阳。

二、西医病因病理

（一）常见病因

（1）原发性腹膜炎（primary peritonitis）：又称为自发性腹膜炎，腹腔内无原发性病灶。细菌多为溶血性链球菌、肺炎双球菌或大肠杆菌。细菌进入腹腔的途径一般为：①血行播散：细菌如肺炎双球菌和链球菌从呼吸道或泌尿系的感染灶，通过血行播散至腹膜。自发性腹膜炎大多属于这一类。②上行性感染：来自女性生殖道的细菌，通过输卵管直接向上至腹腔，如淋球菌性腹膜炎。③直接扩散：如泌尿系感染时，细菌可通过腹膜层直接扩散至腹膜腔。④透壁性感染：正常情况下，肠腔内细菌是不能通过肠壁的。但在某些情况下，如肝硬化腹水、肾病、猩红热或营养不良等机体抵抗力低下时，肠腔内细菌即有可能通过肠壁进入腹膜腔引起腹膜炎。

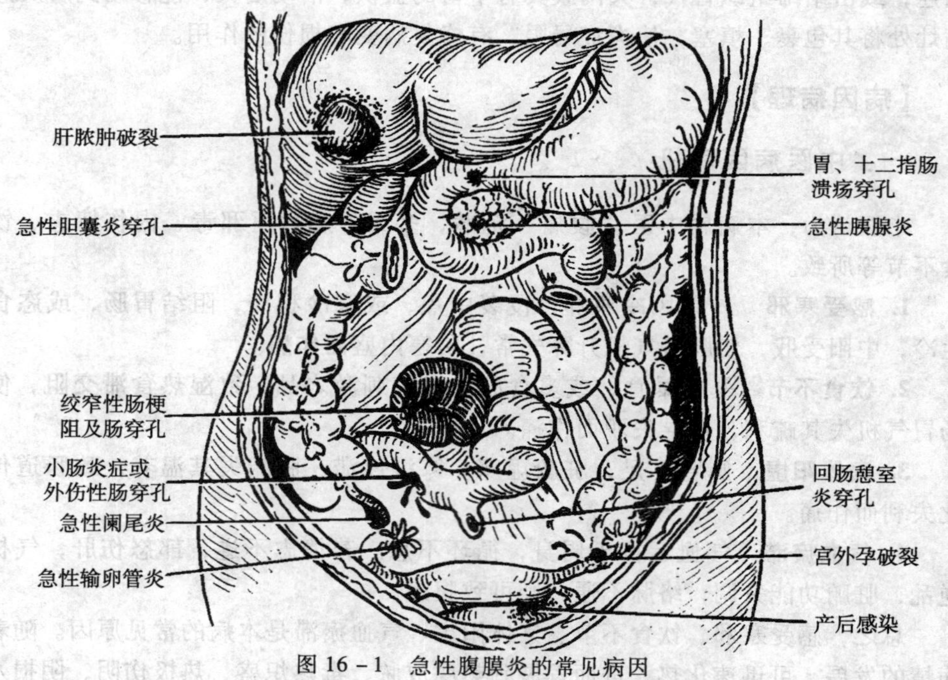

图 16－1　急性腹膜炎的常见病因

（2）继发性腹膜炎（secondary peritonitis）：继发性化脓性腹膜炎，是最常见的腹膜炎。腹腔内空腔脏器穿孔、外伤引起的腹壁或内脏破裂，是急性继发性化脓性腹膜炎最常见的原因。如胃、十二指肠溃疡急性穿孔，胃肠内容物流入腹腔首先引起化学性刺激，产生化学性腹膜炎，继发感染后成为化脓性腹膜炎；急性胆囊炎，胆囊壁坏死穿孔，造成极为严重的胆汁性腹膜炎；外伤造成的肠管、膀胱破裂，腹腔污染及腹壁伤口进入细菌，可很快形成腹膜炎。腹腔内脏器炎症扩散也是急性继发性腹膜炎的常见原因，如急性阑尾炎、急性胰腺炎、女性生殖器官化脓性感染等，含有细菌的渗出液在腹腔内扩散引起腹膜炎。其他如腹部手术中的腹腔污染，胃肠道、胆管、胰腺吻合渗漏；腹前、后壁的严重感染也可引起腹膜炎。引起继发性腹膜炎的细菌主要是胃肠内的常驻菌群，其中以大肠杆菌最为多见，其次为厌氧杆菌、链球菌、变形杆菌等。一般都是混合性感染，毒性较强。

（二）病理机制

胃肠内容物和细菌进入腹腔后，机体立即发生反应，腹膜充血、水肿并失去光泽，而后产生大量浆液性渗出液，以稀释腹腔内的毒素，并出现大量的巨噬细胞、中性粒细胞，加以坏死组织、细菌和凝固的纤维蛋白，使渗出液变混浊而成为脓液。以大肠杆菌为主的脓液呈黄绿色，常与其他致病菌混合感染而变得稠厚，并有粪便的特殊臭味。

腹膜炎的结局取决于两方面，一方面是病人全身的和腹膜局部的防御能力，另一方面是污染细菌的性质、数量和时间。病变损害轻者能与邻近的肠管和其他脏器及移过来的大网膜发生粘连，将病灶包围，使病变局限于腹腔内的一个部位成为局限性腹膜炎。渗出物逐渐被吸收，炎症消散，自行修复而痊愈。如局限部位化脓，积聚于膈下、髂窝、肠袢间、盆腔，则可形成局限性脓肿。如果感染不能局限，出现迅速扩散而形成弥漫性腹膜炎。肠管浸泡于脓性渗出液中，因受刺激而蠕动减弱或消失，导致麻痹性肠梗阻，肠管高度膨胀，充满液体和气体，腹腔内大量渗液和肠腔内积液，使水、电解质和蛋白质丢失在“第三间隙”，导致低血容量，加上大量炎症介质和毒素吸收可引发脓毒性休克，严重的腹胀可使膈肌抬高，腹压升高，下肢静脉回流受阻，进一步损害心肺功能，加重休克的发展。

腹膜炎治愈后，腹腔内多有不同程度的粘连，大多数粘连无不良后果，一部分肠管粘连可发生粘连性肠梗阻。

其转归有三：一是正盛邪轻，病解热退而愈；二为正邪相持或正盛邪实，热胜肉腐成脓，形成内痈（局限性脓肿），或热结阳明，腑气不通，导致肠结（麻痹性肠梗阻）；三是正虚邪陷，阴阳不相顺接，产生真热假寒、热深厥深之热厥证候（中毒性休克）。

【临床表现】

急性腹膜炎一般都有持续性腹痛和腹部压痛、反跳痛和腹肌紧张等腹膜刺激征，并有全身急性感染中毒症状。

一、症状

1. 腹痛 是最常见、最主要的症状。可为骤起，或渐进腹痛基础上骤然加重加剧，腹痛为持续性；腹痛程度虽因病因及病人反应等因素而有所差异，但一般多难以忍受且伴原发病的表现。不论腹痛扩散的范围多大，始终以原发病灶部位最为显著。

2. 恶心、呕吐 是常见的早期症状。初期多是腹膜受刺激引起的反射性呕吐，呕吐物为胃内容物；后期由于肠麻痹可出现类似肠梗阻的呕吐，可呕吐出黄绿色胆汁，甚至棕褐色粪水样内容物，且伴腹胀、食欲下降。

3. 感染中毒症状 发热，脉搏、呼吸增快，程度不一，后期明显。严重者出现高热、大汗、呼吸急促，可出现明显脱水、代谢性酸中毒、休克及多器官功能不全综合征等表现。

二、体征

1. 全身状况 病人多呈急性病容，表情痛苦，焦虑，多喜蜷曲或平卧位。重症后期则出现面色萎黄、眼窝凹陷、口干唇燥、四肢湿冷、呼吸急促、脉细数、血压下降等重度脱水、代谢性酸中毒及中毒性休克的表现。

2. 舌苔、脉象 早期舌苔薄白，随着病情发展，热盛伤津则舌红绛、苔黄燥；湿热瘀阻则舌暗红、苔黄腻；热毒炽盛则舌绛紫。脉象早期弦数，热毒炽盛则脉洪数或滑数，晚期热极伤阴，阴伤阳脱则脉沉细而弱。

3. 腹部体征

（1）视诊：早期腹式呼吸减弱或消失，后期出现明显腹胀。腹胀加重是病情发展的一项重要标志。

（2）触诊：腹部压痛、反跳痛及肌紧张是腹膜炎最重要的体征，称腹膜刺激征。可呈局限性，也可遍及全腹，但以原发病灶部位最为明显。腹肌紧张的程度因病因、个体情况及发病时间不同而异。上消化道溃疡穿孔因胃酸、胆汁刺激引起的化学性腹膜炎会导致强烈的腹肌紧张，呈现“板状腹”；幼儿、老人和极度虚弱者腹肌紧张常不明显。

（3）叩诊：由于胃肠道内胀气，全腹叩诊呈鼓音；胃肠道穿孔后如有大量的气体进入腹腔，肝浊音界可缩小或消失；腹腔内积液及血液较多时，可有移动性浊音；局限性明显叩击痛的存在常提示原发病灶所在部位。

（4）听诊：肠鸣音多减弱或消失。

4. 直肠指检 直肠前窝有触痛、饱满或波动感，为盆腔感染或脓肿形成的征象。

【辅助检查】

1. 实验室检查 白细胞计数及中性粒细胞比例明显增高，常可见中毒颗粒。若白细胞计数不高，但出现明显的核左移或中毒颗粒，提示病情危重，预后不良。

2. X线检查 腹部X线透视或腹部平片，若见膈下游离气体影，提示消化道穿孔；大、小肠广泛胀气，甚至出现多个小液平面，可能是肠麻痹征象。

3. B超检查 可显示腹腔异常积液。

4. 腹腔穿刺 对腹膜炎的确诊及病因诊断均具有重要价值。如穿刺液中含有食物残渣、胆液，提示上消化道穿孔；穿刺液有粪臭味表示下段肠道穿孔或炎症；抽出脓性液说明有化脓病灶；血性渗出液常见于重症胰腺炎、绞窄性肠梗阻、晚期肿瘤等；抽出不凝固血液，提示有腹内脏器出血，如肝脾破裂、宫外孕破裂等。腹水淀粉酶的测定有助于胰腺炎的诊断；腹腔穿刺液的涂片、细菌培养及药物敏感试验可确定病原菌，为选择抗菌药物提供依据。

5. 诊断性腹腔灌洗 鉴别诊断困难时可采用。

【诊断与鉴别诊断】

一、诊断

根据持续性腹痛，腹部明显的压痛、反跳痛、肌紧张等腹膜刺激征以及肠鸣音的减弱或消失，白细胞计数及中性粒细胞比例增高，必要时借助诊断性腹腔穿刺和腹部X线等检查，急性腹膜炎的诊断一般不困难。

但在诊断中要区别是局限性或弥漫性腹膜炎，是继发性或原发性腹膜炎，明确其原发病，才能进行有针对性的治疗。常见的继发性腹膜炎的早期诊断和及时的中西医结合治疗对于提高疗效有重要的意义。对于部分短期未能作出明确诊断的病人，应在积极的非手术治疗下密切观察其症状、体征及各种检查的动态变化，争取尽早明确诊断。但对病因已肯定，腹膜刺激征明显，无局限趋势，且有明确手术探查指征的病人，则应及早施行剖腹探查，以免贻误治疗时机。此外，还应及时了解有无腹膜炎各种常见并发症的发生，以便及时治疗。

二、鉴别诊断

1. 内科疾病 有不少内科疾病具有与腹膜炎相似的临床表现。大叶性肺炎、胸膜炎、心绞痛等都可引起反射性腹痛和上腹腹肌紧张，通过追问疼痛的情况，细致地检查胸部体征，且又无明确腹部体征，再借助心电图及胸部X线检查即可鉴别。急性胃肠炎、急性肾盂肾炎、糖尿病酮症酸中毒等常有急性腹痛伴恶心呕吐等症状，但均无腹膜刺激征，不难鉴别。

2. 急性肠梗阻 多数急性肠梗阻初期具有典型的痛、胀、呕、闭的临床表现及肠鸣音亢进，无固定压痛点与肌紧张等特征，易与腹膜炎鉴别。但如梗阻不解除，疼痛发展成持续性，无发热或低热发展成高热，肠鸣音亢进或有气过水声发展成肠鸣音消失，腹胀渐加重，全腹出现压痛、反跳痛、腹肌紧张，应考虑为绞窄性肠梗阻所致。可通过腹腔诊断性穿刺和腹部X线检查予以区别，必要时做剖腹探查进行明确诊断。

3. 化脓性阑尾炎穿孔 有急性阑尾炎的病史，腹痛呈持续性且逐渐加重，以右下腹为主的腹痛突然范围扩大，甚至波及全腹，伴有反跳痛、肌紧张，体温持续性升高，白细胞计数增高。盆腔阑尾炎可经直肠指检触及右前腹壁处有明显触痛，腹腔穿刺有脓液。

4. 胃、十二指肠溃疡穿孔 常有溃疡病病史，突然发生上腹部刀割样剧烈疼痛，以上腹部为主的全腹腹肌紧张，呈“板状腹”，反跳痛明显。腹部X线检查常可见膈下游离气体。

5. 急性胆道感染、胆石病 既往多有反复发作的腹痛史，腹痛以右上腹为主，向右肩部放射，可出现腹痛、寒战、高热、黄疸并存的夏科综合征。腹膜刺激征可累及全腹，但以右上腹为最明显，胆囊肿大时可触及胆囊，墨菲征阳性。肝、胆、胰B超检查有助于确诊。

三、辨证论治

从中医辨证分析，本病属六腑实热证，多由气滞血瘀化热，发展至热胜肉腐成脓及毒热炽盛阶段。辨证分为三个阶段：正盛邪虚，宜清热解毒、活血理气治之。正盛邪实：可热胜肉腐形成内痈，导致腑气不通，内结梗阻，当以清热解毒、通里攻下治之。正虚邪陷：由于阴阳不相顺接，产生真热假寒或热深厥深的休克证候，需清热解毒、回阳救逆。

【治疗】

急性腹膜炎的治疗取决于引起腹膜炎的原因与性质，要结合病人的具体情况选择治疗方法。其治疗原则为消除病因，尽快使炎症局限、脓性渗出吸收或引流。一般多需要以手术为主的综合治疗。

一、非手术治疗

1. 适应证　原发性腹膜炎，盆腔器官感染致腹膜炎，症状、体征较轻，一般情况较好者或炎症已有局限化趋势者。

2. 治疗措施

(1) 半卧位：既利于腹腔渗液流向盆腔，便于引流，并可改善心肺功能。有休克者取“V”形体位。

(2) 禁食与胃肠减压：放置胃管持续吸引，可减少胃肠道穿孔漏出液进入腹腔，减轻胃肠道积液积气造成的腹胀，有利于炎症的局限和吸收，有利于促进穿孔的闭合及胃肠功能的恢复。

(3) 维持水、电解质及酸碱平衡：维持水、电解质及酸碱平衡，并补充热量及营养。

(4) 抗生素：根据腹膜炎和中毒症状的严重程度，以及病原菌的不同，必要时参考细菌培养和药物敏感试验结果，选用有效的抗生素以控制感染，并注意厌氧菌感染的防治。

(5) 针刺：有镇痛、促进肠蠕动、增强腹膜的修复和消炎能力，可根据原发病的不同辨证选穴。

(6) 中药：适用于腹膜炎有局限化趋向，或胃肠道穿孔已闭合，病人可进食流质饮食之后，目的在于消除腹腔感染，促进胃肠道功能的恢复。可根据引起腹膜炎的各种不同原发病变选用大柴胡汤、大黄牡丹汤或调胃承气汤等加减。采用中药煎液保留灌肠，则发病早期即可参与治疗。

二、手术疗法

1. 适应证　原发病变严重，如脏器的坏死、破裂；病因不明但临床表现典型且无局限化趋势者；病情危笃、腹腔积液多、重度腹胀并有休克表现者；经积极非手术治疗 6~8 小时后，症状体征不见好转反而加重者。

2. 手术方法　急性化脓性腹膜炎的剖腹探查的原则在于尽可能对原发病灶做根本性处理，清除腹腔积液积脓，并合理放置引流物。

附　腹腔脓肿

腹腔脓肿（celiac abscess）系腹内渗出物被某些脏器或组织粘连包裹于某一间隙而形成的脓肿，因解剖位置的关系，多见于膈下、盆腔、肠间，结肠旁沟、髂窝等处亦常波及。

一、膈下脓肿

膈下脓肿（subphrenic abscess）是指膈以下横结肠及其系膜以上的脓肿。

【病因病理】

1. 因肠痈内溃、消化性溃疡急性穿孔等脓毒流于膈下蕴结而成；或因情志抑郁，肝胆失疏，气滞湿阻，生热化火成痈；或因跌仆闪挫，内脏损伤，腹部手术染毒而成。

2. 脓肿可位肝脏之上、下、左、右及前、后各方，以右侧膈下多见。可继发于阑尾炎、胃及十二指肠溃疡穿孔、胆囊炎和肝脓肿溃破等病变。左膈下脓肿常为脾切除术后并发感染所致，病原菌一般与原发病的致病菌一致，主要为大肠杆菌、链球菌和厌氧菌等，且常为多种细菌混合感染。

【诊断】

1. 多有急性腹膜炎、腹部大手术或外伤史，由上腹部疾病或手术引起者多见。

2. 发热：腹膜炎或腹部手术后的病人，经治疗体温不降或下降数日后又逐渐上升，常呈弛张热。

3. 腹痛：常为钝痛，可向肩背部放射，深呼吸或咳嗽时加重，有时伴有呃逆、胸痛、腹胀及恶心。

4. 局部腹壁、肋间或腰背部可见水肿或隆起，有压痛、叩击痛，肝浊音界可扩大，下肺呼吸音减弱，常伴有肠麻痹。

5. 辅助检查

（1）白细胞计数及中性粒细胞比例明显增高，血培养偶见阳性。

（2）B超有助于脓肿诊断和定位，并可观察脓肿的消退情况。

（3）X线平片见患侧膈肌抬高或运动受限，同侧胸腔积液、肺炎或肺不张，膈下有气液面或胃肠道外有孤立性积气。钡餐有时可见胃肠道受压移位。

（4）CT能确定脓肿的部位、范围及与周围脏器的关系，尤其适用于B超难以诊断定位者。

（5）诊断性穿刺：常在B超或CT引导下进行，并可作细菌培养及药敏试验。

【治疗】

1. 一般治疗

（1）加强营养，鼓励病人进食，适当静脉营养支持。

（2）维持水、电解质和酸碱平衡，保持内环境稳定。

（3）纠正贫血与低蛋白血症。

（4）选用有效抗生素。

2. 中医治疗　宜清肝泻火排脓，方用柴胡清肝汤加减。高热不退，加龙胆草6g，黄连9g；伤阴者，加天花粉15g，鲜石斛15g，玄参12g，生地15g；瘀血重者，加赤芍15g，桃仁12g，当归9g，山甲12g。

3. 手术治疗

（1）经皮穿刺置管引流术：适应证及基本条件是：抵达脓肿有安全的经皮途径，不需经过肠管等脏器；有B超、CT等影像医师配合；穿刺失败或出现并发症，有能立即进行剖腹探查的条件。方法：依据B超或CT显示的脓肿部位及与邻近器官的解剖关系，确定进针的部位、方向和深度，选择安全途径，避免败血症、出血、瘘形成和脏器损伤并发症。穿刺成功后做负压吸引或重力引流。可用少量盐水冲洗以保持通畅。经此管可作低压造影了解脓肿大小、波及范围，也可注入抗菌药物治疗。

（2）切开引流术：为防严重并发症，较大的脓肿及症状较重者应及早手术引流，引流的途径据脓肿位置而定。

①经前腹壁切口：适用于右肝上、右肝下及左膈下靠前的脓肿，在肋下作一与肋缘平行切口，沿腹外间隙向上分离至脓腔位置，穿刺确认后，切开脓腔，吸尽脓液，放置引流管。

②经腰部切口：适用于右肝下和左膈下靠后的脓肿，沿第12肋作切口，并切除第12肋，与第1腰椎平行切开肋骨床，注意勿伤胸膜，将肾脏向下推开，穿刺抽得脓液后即可切开。

③经侧胸壁切口：适用于右肝上间隙高位脓肿，应分两期进行。于右腋中线第8~9肋处作切口，切除部分肋骨，直达胸膜外，用碘仿纱布填塞创口，使胸膜与膈肌粘连，1周后经此切口穿刺证实脓肿位置后，沿针头方向切开胸膜和膈肌，引流脓腔。

【预防措施】

1. 积极治疗腹腔内感染，引流清除脓液。
2. 腹腔手术必须严格无菌操作。
3. 在腹腔感染性疾病和腹腔手术后，只要情况允许，病人应取半卧位。

二、盆腔脓肿

盆腔脓肿（pellic abscess）是腹膜炎的常见并发症。腹腔内炎性渗出物易积聚在盆腔形成脓肿。

【病因病理】

因肠痈等内溃，脓液外溢，湿热毒邪流注于膀胱、肛肠之间或胞宫、肛肠之间，致使经络气血运行不畅，气滞血瘀，蕴积于盆腔，热盛肉腐则成盆腔脓肿。

【诊断】

与膈下脓肿相比，盆腔脓肿的全身症状较轻而局部症状相对显著。

1. 常先有腹部急性炎症或手术史，尤其是下腹部疾病。

2. 发热、脉速、乏力、纳差，因盆腔腹膜吸收毒素能力较低，全身中毒症状较膈下脓肿明显为轻。

3. 常有典型的直肠或膀胱刺激症状，如大便次数多而量少、黏液便、里急后重，以及尿频、尿急、尿痛等。

4. 直肠或肠道指诊，可触及盆腔内包块，包块有触痛且压向直肠前壁，有时有波动感。还可经阴道后穹隆作诊断性穿刺。

5. 辅助检查：①白细胞计数和中性粒细胞增高。②B 超检查，可确定脓肿的诊断。

6. 舌苔黄腻，舌质红，脉弦数。若下痢日久，脾阳虚衰者，苔薄白，脉濡数，并见神疲肢冷汗出。

【治疗】

1. 中医内治 宜清热利湿，和营排脓。薏苡附子败酱散合锦红汤加减。热甚者，加生山栀 9g、板蓝根 30g、银花 12g；尿频尿急者，加凤尾草 15g、车前草 30g；下痢较甚，肢冷汗出者，加熟附片 9g、干姜 6g；包块肿硬明显者，加当归 12g、桃仁 9g。

2. 中医外治 ①中药坐浴：以白毛夏枯草 30g、益母草 30g、蒲公英 30g，煎液坐浴，或以苦参汤煎液坐浴。②药物灌肠：中药 用金黄散 30g，山芋粉或藕粉适量，水 100～200ml，调煮成薄糊状，待冷至 50℃左右保留灌肠。西药 甲硝唑 1～2 克溶于 50～100ml 生理盐水中保留灌肠。灌肠治疗，每日 1～2 次。

3. 手术治疗 适用于脓肿已局限者。术前排空膀胱，先指检、穿刺确认脓肿位置、大小。经直肠或阴道后穹隆切开引流。

全身中毒症状重者，参见膈下脓肿处理。

三、肠间脓肿

肠间脓肿（intestinal abscess）是指位于肠袢、系膜、腹壁和网膜间的脓肿。

【病因病理】

因腹腔内湿热毒邪流注于肠管之间，气血凝滞，积久不散，酝酿而成脓肿。也常有位于右侧或左侧结肠旁沟者，大多为多发性。横结肠系膜能够阻止腹腔内的脓液向上腹蔓延，故肠间脓肿并不涉及上腹部，同时有盆腔脓肿存在的却不少。

【诊断】

缺乏特征性症状和体征，表现为一般化脓性感染的症状，常伴不同程度的粘连性肠梗阻。

1. 有消化道炎症、穿孔、破裂、肠缺血或腹部手术史。

2. 腹痛，左右下腹的脓肿，腹痛常较明显。

3. 腹胀或腹部不适。

4. 脓肿部位有压痛及肌紧张，有时可触及有压痛的包块。

5. 有时没有上述这些症状、体征的典型表现，故凡腹膜炎患者未能完全恢复正常而反复有感染征象者，应考虑有肠间脓肿的可能。

6. 舌苔黄腻或黄糙，质红，脉弦数。

7. 辅助检查

（1）白细胞总数及中性粒细胞比例增高。

（2）X 线平片可见肠壁间距增宽、固定，脓肿附近肠壁增厚，或见脓肿液平。

（3）B 超、CT 可确定脓肿部位、数量及大小。

【治疗】

1. 中医内治　宜通里攻下，清热解毒，锦红汤加减。热甚者，加板蓝根 30g，紫花地丁 30g；尿频尿急者，加车前草 30g，凤尾草 15g；包块肿硬明显者，加当归 12g，赤芍 15g，桃仁 9g。

2. 中医外治　玉露膏或金黄膏外敷，每日 1 换。

3. 手术治疗　脓肿较大，内治无效，宜作穿刺抽脓术或手术引流。剖腹探查应将所有的脓肿切开，吸尽脓液和彻底清除坏死组织。用大量盐水冲洗腹腔，最后抗生素溶液冲洗。除非脓肿紧贴腹壁，一般不放置引流物。脓肿容易复发，故术后应予严密观察。

4. 一般治疗　参见“膈下脓肿”。

第三节　胃、十二指肠溃疡急性穿孔

胃、十二指肠溃疡急性穿孔是指溃疡进展穿透胃或十二指肠壁，使胃肠内容物溢到腹腔，产生以剧烈腹痛、休克等为主的一系列危重症状。为溃疡病常见的严重并发症之一，为常见外科急腹症之一。属于中医“胃脘痛”、“心腹痛”、“脏结”、“厥逆”、“厥心痛”等范畴。溃疡病合并穿孔发生率约为 10%，其中男性占 90%，约 10% 病人在穿孔前没有溃疡病症状。

胃、十二指肠溃疡急性穿孔发病急，变化快，需紧急处理，如不及时治疗可因腹膜炎、感染中毒性休克而危及生命。我国采用中西医结合方法治疗溃疡病穿孔，改变了过去以手术疗法为主的状况，约有50% ~70%的患者可经非手术疗法治愈。实践证明，中西医结合非手术疗法不失为一可行的有效方法。

【病因病理】

一、中医病因病机

患者素为脾胃虚寒、脾胃不和或胃肠血瘀之体，如饮食不节、寒温不适、情志不畅、劳伤过度等诱因刺激，则脾胃之气机突然壅滞，气血骤闭而发病，故起病急，来势猛，以突然胃脘当心剧痛为其特点。穿孔后胃肠内容物从穿孔处溢流腹腔，壅阻中焦，气机郁闭，不通则痛，气闭于内则胀；阳气不能输布运行，则见面色苍白、肢冷、气促、脉细数等气脱证候；气滞血瘀，郁湿化热，故出现发热、全腹疼痛、拒按、口渴、溲黄便结、苔黄脉数等脾胃实热的证候。如邪轻正盛，经过治疗可使气血复通，郁解热退而痊愈；若为邪盛正虚者，则可在化热的基础上，出现一些变证或危症：常因血热相搏而致“热结腑实”（肠麻痹）、“热腐成脓”（腹腔脓肿）、“热深厥深”（中毒性休克）、“湿热下注”（盆腔脓肿）等。

二、西医病因病机

1. 诱因 溃疡病发生穿孔前多数病人有近期溃疡病加重的现象；过分饱餐、长期使用激素、情绪波动、劳累、洗胃、钡餐检查、脑部手术、烧伤及严重创伤等常为引起穿孔的诱因。穿孔多只有一处，以发生在胃、十二指肠前壁近幽门处为多，穿孔直径一般在0.5cm左右。

2. 病理变化 溃疡穿孔后其病理变化可分为三个阶段：①穿孔阶段：急性穿孔后，胃肠内容物流入腹腔，酸性的胃液和碱性十二指肠液及食物可引起强烈化学性刺激症状，产生腹部剧痛，甚至休克。②反应阶段：穿孔后3~5小时，由于消化液分泌被抑制，使漏出减少，加上腹膜渗出液的稀释，腹膜的化学性刺激症状可减轻；也因腹腔渗出增多，大量细胞外液丢失，而出现水、电解质紊乱，血液浓缩，血容量减少乃至休克。③腹膜炎阶段：穿孔6~8小时后，由于细菌在腹腔内繁殖，而演变为细菌性腹膜炎。

穿孔的性质与大小的不同，以及空腹或饱餐后穿孔，其穿孔后的病理情况亦有所不同。穿孔小、空腹时穿孔或穿孔部位很快被邻近器官堵塞，则漏出的胃内容物少，炎症可局限于上腹，或沿结肠旁沟流至右下腹，腹痛程度相对较轻，且腹膜刺激症状也局限于上腹及右下腹部。若穿孔大，又是饱餐后穿孔，腹腔内污染严重，可发展成弥漫性腹膜炎，后期出现肠麻痹、体液平衡失调、感染、中毒性休克甚至死亡。

胃、十二指肠后壁的溃疡向深部发展时，容易逐渐粘连，因而大多表现为慢性穿透性溃疡。疼痛剧烈而持续，全无原先疼痛的规律，由以前的上腹痛转为后背或后腰痛，且易合并出血，而无腹膜炎症状。即使发生了急性穿孔，也易与胰腺表面的腹膜粘连而被封闭，漏出的胃肠液限于小网膜囊，范围较局限，因而临床表现较轻。

【临床表现】

一、症状

1. 有溃疡病史，近期有加重的症状，或有促成溃疡复发、加重的诱因。

2. 突发性上腹剧痛 穿孔多在夜间空腹或饱食后突然发生，表现为突发上腹部刀割样剧烈疼痛，迅速波及全腹，病人疼痛难忍，呈持续性。

3. 恶心呕吐 常伴有此症状。早期为反射性，后期为肠麻痹所致。肠麻痹还可伴有腹胀、便秘、肛门不排气。

4. 休克症状 早期由于剧烈腹痛，常出现面色苍白、出冷汗、心慌气短、烦躁不安或神志淡漠、脉搏细速、血压下降等休克症状。

二、体征

1. 腹膜炎体征 腹式呼吸减弱或消失，舟状腹；腹肌呈“木板样”强直，全腹压痛、反跳痛。

2. 腹腔积气积液 由于胃肠道气体进入腹腔并存积于膈下，约60%～80%的病人肝浊音界缩小或消失。如腹腔内积液达500ml以上时可有移动性浊音。另外，肠鸣音极弱或消失。

三、辅助检查

1. 白细胞总数及中性粒细胞比例增高，血清淀粉酶可轻度增高。

2. 立位腹部X线透视或平片约80%病人可见单侧或双侧膈下呈线状或新月状游离气体影，对诊断有重要意义。但约有20%的病人可无气腹X线表现，故检查时未发现膈下游离气体并不能排除溃疡病穿孔的可能性。

3. 腹部B超可发现腹腔积液，可帮助判断腹腔渗液的多少，有无局限性积液或脓肿形成，指导穿刺引流。

4. 腹腔穿刺可获黄浊液体或脓性液体。

【诊断与鉴别诊断】

一、诊断

1. 多数人有溃疡的症状或病史，且近期有溃疡活动症状。

2. 突然发生持续性上腹部剧烈疼痛，很快扩散到全腹，并有轻度休克症状。

3. 腹部检查见全腹肌紧张如“板状”，全腹压痛，反跳痛。叩诊腹部呈鼓音，有移动性浊音，肝浊音界缩小或消失，肠鸣音减弱或消失。

根据以上特点，诊断一般不难。如腹部透视看到膈下有游离气体，应能确诊。必要时行腹腔穿刺检查。

二、辨证分型

1. 郁闭期（气滞血瘀） 本期属脾胃气机壅滞不运，气血骤闭，阳气不能伸布，是正盛邪实、正邪相争的阶段。证见骤然胃脘当心疼痛难忍，迅及全腹，肠若刀切火燎，动则痛增，全腹拒按，腹壁硬紧，面色苍白，四肢厥逆，汗冷气短，舌淡，苔白薄，脉弦紧或细数。本期为病后12～24小时内。

2. 毒热期（瘀闭化热） 本期是继上期之后，湿热夹滞，蕴蒸为患，郁而化热，呈脾胃实热，甚至毒热炽盛。本期易致热厥之证。证见腹痛胀满，腹硬拒按，发热口干，便秘溲黄，舌红苔黄，脉洪或弦数。若热深厥深，则亡阴、亡阳，四肢厥冷，口唇青紫，脉微欲绝。本期为病后2～10天。

3. 脘痛期（恢复期） 经过恰当治疗邪热渐退，腹痛大减，气机复和，食欲增进，大便通调，实热平息，即转入恢复期。多数病人有气血亏损、脾胃虚弱的表现，或显示原来胃脘痛各型之证候。①脾胃虚寒：腹脘隐痛或冷痛，喜按喜温，面色萎黄，饥时痛甚，餐后痛减，舌淡苔薄白，脉濡缓或沉细无力。②胃腑血瘀：脘痛如刺，食后痛甚，痛定不移，局部拒按，面色晦暗，或有呕血、黑便，舌紫暗。脉弦涩。③肝气郁结：每因情志不畅而发。胃脘胀满疼痛，两胁攻窜，嗳气反酸，食欲欠佳，大便不爽，舌苔白薄，脉沉弦。

三、鉴别诊断

1. 急性胰腺炎 上腹疼痛虽突然，但不如溃疡急性穿孔急剧，症状与体征相对较轻，早期腹膜刺激征不显著，以血、腹穿液淀粉酶明显增高为特征，无气腹征。

2. 急性阑尾炎 以转移性右下腹疼痛为特征，且不太剧烈；体征以右下腹为主，无“木板样”强直，无气腹征。

3. 胆石症、急性胆囊炎　腹痛多为右上腹阵发性剧痛或绞痛，也可呈持续性疼痛，部分病人疼痛可以向右肩胛放射；压痛及反跳痛较局限于右上腹，腹肌紧张远不如溃疡穿孔者显著；墨非征阳性，有时可扪及肿大之胆囊；腹部B超可见胆囊肿大，囊壁增厚，或有结石回声。

4. 胃癌穿孔　其症状、体征和溃疡穿孔相似，术前较难鉴别。临床上，凡老年病人，特别是无溃疡而近期内有胃部不适，或消化不良，体力差等症状者，当出现溃疡穿孔的症状和体征应考虑到胃癌穿孔的可能。

【治疗】

一、非手术治疗

1. 适应证

（1）症状较轻，一般情况较好的单纯性空腹小穿孔。

（2）穿孔已超过48小时，症状较轻，腹膜炎较局限，估计穿孔已自行粘堵者。

2. 治疗措施

（1）半卧位：使腹腔内污染物流向盆腔，使感染局限，防止膈下脓肿形成。

（2）禁饮食及胃肠减压：是极为重要的措施，以此减轻胃肠压力和减少胃液、肠液继续外溢，既减少腹腔污染也有利于穿孔的修复。

（3）支持治疗：静脉补液以维持水、电解质与酸碱平衡，防治休克。

（4）防治感染：应用有效抗生素。

（5）针刺：为穿孔期的主要疗法之一，目的是疏通经络，增强机体抵抗力以止痛、促进穿孔闭合。体针主穴取中脘、梁门、天枢、内关、足三里，随证加减，强刺激，或电针，留针30～60分钟，每10～15分钟捻转加强一次，4～6小时1次。

（6）中药：原则上适于经治疗2～3日后，腹痛基本消失，压痛轻微，腹肌紧张消失，已排气，提示炎症已局限，穿孔已闭合，可以进流质饮食时，方可内服中药。近年来改变了用药方法，采用中药煎剂肛内点滴保留灌肠，使中药在穿孔早期即可参与治疗。

①郁闭期：治宜行气开闭，缓急止痛。方药：生大黄10g（后下），芒硝10g（冲），厚朴15g，枳壳15g，川楝20g，连翘15g，蒲公英30g，川芎10g，白芍20g，浓煎100～200ml，于1小时内肛内滴入。

②毒热期：治当解毒消瘀，通里泻热。方用清热解毒汤加减：蚤休30g，连

翘 15g，红藤 30g，丹参 15g，柴胡 15g，厚朴 9g，元胡 9g，制乳没各 10g，生大黄 15g（后下），生甘草 10g。亦可选用大柴胡汤或凉膈散加减治疗。采取口服或肛内点滴。

③脘痛期：宜分型论治。脾胃虚寒，宜温中健脾，方选黄芪建中汤合理中汤加减。胃腑血瘀，宜化瘀通络，养血柔肝，方用失笑散加减。肝气郁结，宜疏肝理气，和胃止痛，方选柴胡疏肝饮加减。

二、手术疗法

溃疡病急性穿孔是一种急危重症，变化快。治疗方法的选择应当机立断，凡需手术者应争取 6～12 小时内施行紧急手术，手术疗法应严格掌握，既要注重眼前控制腹腔感染，挽救病人生命，又要适当注意长远的溃疡病根治；既要安全，又要尽量减少病人的手术次数，权衡利弊，合理安排。

1. 适应证

（1）经非手术治疗 6～12 小时后，症状、体征不见缓解者。

（2）估计穿孔较大或饱餐后穿孔，就诊较晚，腹腔积液多，腹胀及感染中毒症状明显，或伴有休克者。

（3）合并消化性溃疡的其他严重并发症，如出血、梗阻、癌变或再穿孔等情况。

（4）年龄 40 岁以上，病史较长，平时症状显著的顽固性溃疡；或年老，合并心、肺、肝、肾功能不全者。

2. 手术方法

（1）*单纯穿孔缝合术*：适用于穿孔时间较长，腹腔污染严重，继发感染重，及一般情况差不能耐受复杂手术者。

（2）*胃大部切除术*：适用于穿孔时间在 12 小时内，腹腔炎症及胃、十二指肠壁水肿较轻，一般情况较好，且溃疡本身有需根除治疗指征者。

术中应将腹腔积液尽量清除干净，并用生理盐水作腹腔冲洗（积液较局限者可不冲洗）。腹腔感染严重或穿孔修补不满意时应放置引流。

术后应视腹腔感染程度适当延长禁食及胃肠减压时间。

第四节　急性阑尾炎

急性阑尾炎是由于各种致病因素的作用而引起阑尾的急性炎症性疾病。属中医“肠痈”的范畴。可发生于任何年龄，多见于青壮年，男性发病率高于女性。

【解剖生理】

阑尾为位于盲肠内后方的蚯蚓状盲管，在回盲瓣下方2.5cm，三条结肠带会合处。长5～10cm，直径0.5～0.7cm。阑尾可分为基底、体、尖端三部分。基底与盲肠相通，两者交界处有黏膜皱襞，称Gerlach瓣。成人阑尾腔均匀、细长，而婴幼儿期呈漏斗状，老人阑尾萎缩，管腔变窄或部分闭锁，故成人期阑尾炎发病率较高。阑尾的血供来自回肠动脉分支，为无交通支的终末动脉，若其发生血运障碍，易致系膜对侧的阑尾壁坏死、穿孔；阑尾静脉通过肠系膜上静脉汇入门静脉，阑尾化脓时，其菌栓易经门静脉入肝而引起门静脉炎或肝脓肿。阑尾系膜内有动脉、静脉、神经和淋巴，其呈三角形，较阑尾短，易引起阑尾扭曲而梗阻。近年研究认为阑尾有丰富淋巴组织，具有一定免疫功能，但中年以后其功能渐由全身淋巴细胞及脾脏所取代。阑尾神经源于肠系膜上动脉周围的交感神经，上传的信息随交感神经进入脊髓第10胸节，故急性阑尾炎初始，常有脊髓第10胸节神经所分布的脐周牵涉痛。

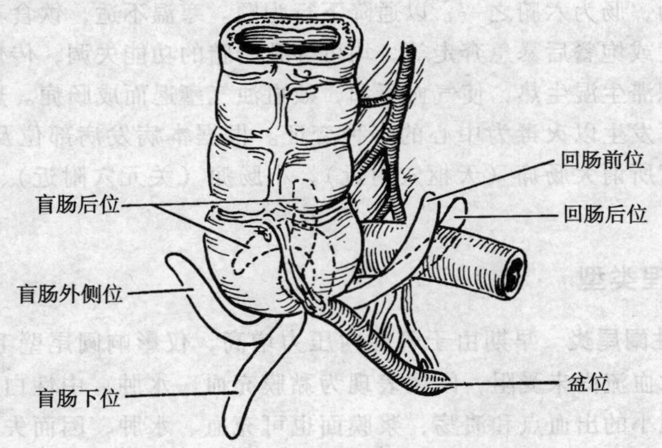

图16－2 阑尾的解剖位置

阑尾在体表的投影取决于盲肠的位置，其正常位置位于麦氏点（Mc Burney点，右髂前上棘与脐连线的中外1/3交界处）或兰氏点（Lanz点，两髂前上棘连线中、右1/3交界处）。如胚胎发育期中肠旋转不全，阑尾位置可随盲肠位置异常而改变，可在肝曲、脾曲、左位、盲肠内或腹膜后。阑尾呈游离状，其可指向任何方向：最多为盲肠后位，指向上方，其次为指向盆腔和髂窝；回肠前位或后位指向脐。位于腹膜后间隙的盲肠后位阑尾，手术中应予注意（图16－2）。

【病因病理】

一、病因

1. 神经反射学说 阑尾炎的发生与神经系统活动有关，阑尾肌肉的反射性痉挛可使阑尾腔中已存在的部分梗阻变成完全性梗阻；阑尾血管的反射性痉挛可使阑尾的血运发生障碍，随后出现细菌感染。

2. 阑尾腔梗阻学说 阑尾是内腔细长的盲管，阑尾粘连或其系膜过短所致扭曲，阑尾腔内的粪块、粪石、狭窄、寄生虫等，均可使阑尾腔梗阻。阑尾腔近端发生梗阻，则阑尾黏膜分泌物不能排出，使阑尾腔压力增高，阑尾壁血运受阻，有利于细菌侵入形成急性化脓性炎症。

3. 细菌感染学说 阑尾黏膜破损，阑尾腔内的大肠杆菌、肠球菌、厌氧菌等可侵入引起急性炎症，亦可通过血行感染发生阑尾炎症。此三者可相互影响而使病变激化，亦可在有利的抗病条件下改善或消除，使病变向痊愈转化。

中医认为，肠为六腑之一，以通降下行为顺。寒温不适，饮食不节，情志不畅，劳累过度或饱餐后暴急奔走等，均可导致肠腑的功能失调，传化不利，运化失司，糟粕积滞生湿生热，使气血不和，败血浊气壅遏而成肠痈。热极化火，火毒炽盛，则可发生以火毒为中心的多种变证。根据本病发病部位及临床表现不同，前人又有所谓大肠痈（天枢穴附近）、小肠痈（关元穴附近）、盘肠痈、缩脚痈之分。

二、病理类型

1. 单纯性阑尾炎 早期由于管腔内压力增高，仅影响阑尾壁毛细血管和静脉回流，动脉血流尚未受阻，阑尾表现为黏膜充血、水肿，中性白细胞浸润等，黏膜面可出现小的出血点和溃疡，浆膜面也可充血、水肿，因而失去正常光泽。阑尾腔内可有少量渗出液。

2. 化脓性阑尾炎 又称蔬松结缔组织炎性阑尾炎。阑尾肿胀更为显著，浆膜面高度充血，有黄白色纤维素和脓性渗出物附着，并常被网膜包围。阑尾壁内可有小脓肿形成，原有的黏膜溃疡面增大，阑尾腔内积脓。附近腹腔内有稀薄而混浊的渗出液。

3. 坏疽性阑尾炎 阑尾出现全层坏死，可局限于阑尾的一部分或累及整个阑尾，坏死部分呈暗紫色、紫黑或黄绿色，肿胀明显，其黏膜大部分已溃烂，阑尾腔内有脓液或血性液积存，并为大网膜包裹，周围有大量脓性纤维素渗出。有时可见穿孔，细菌和脓液通过坏死区或穿孔进入腹腔。

三、转归

1. 炎症消退 一部分单纯性阑尾炎经及时中西医结合保守治疗，炎症消退，可不留解剖学上的改变。但化脓性阑尾炎经治疗，虽炎症消退，亦可留下管腔狭窄、管壁增厚、阑尾粘连扭曲等，成为日后复发的基础。

2. 炎症局限化 化脓、坏疽或穿孔性阑尾炎后，阑尾被大网膜包裹粘连，炎症局限化。如脓液较多即形成阑尾周围脓肿，脓液不多亦可被吸收。

3. 炎症扩散 阑尾炎症严重，未予及时有效治疗，可致炎症扩散，发展为弥漫性腹膜炎，有时可形成膈下脓肿、盆腔脓肿；少数因致病菌经血液循环侵入门静脉引起化脓性门静脉炎或肝脓肿，侵及全身则可引起脓毒血症。

【临床表现】

一、症状

1. 腹痛 转移性右下腹疼痛和右下腹固定压痛是急性阑尾炎的主要特征。典型的腹痛多起于脐周和上腹，开始腹痛不甚严重，位置不固定，呈阵发性，这是阑尾阻塞后，管腔扩张和管壁肌收缩引起的内脏神经反射性疼痛，数小时至24小时左右，转移至右下腹，呈持续性加重，这是阑尾炎症侵及浆膜、壁层腹膜受到刺激引起的体神经定位痛，约70%～80%急性阑尾炎具有这种转移性腹痛和右下腹固定疼痛的特征。但也有部分病例一开始即出现右下腹痛，可能与下述因素有关：起病进展迅速，加之年老、体弱，反应能力低下，对内脏性疼痛无明确感觉；或既往患过化脓性阑尾炎，经治疗呈瘢痕性愈合，已失原有正常结构，当再度感染时无内脏性疼痛的反应过程，仅反应炎症刺激浆膜、壁层腹膜的体神经定位痛。

腹痛的性质与程度因阑尾炎不同病理类型而异。单纯性阑尾炎多呈隐痛或钝痛，程度较轻；化脓性、梗阻性阑尾炎多呈阵发性剧痛或胀痛，梗阻严重而化脓轻者也可有阵发性绞痛；坏疽性阑尾炎开始多呈持续性跳痛。在腹痛进展过程中突然减轻，局部体征与全身症状趋缓，是阑尾腔梗阻解除或炎症消退的征象；全身症状与局部体征仍然存在或加重，是阑尾炎已发生坏死或穿孔减压的表现。阑尾位置不同，其腹痛部位也有区别，如盲肠后位痛在侧腰部，盆腔位阑尾炎痛在耻骨上区，高位阑尾炎痛在右上腹部等。

2. 胃肠症状 恶心、呕吐常出现在病程早期，盆腔位阑尾炎可刺激直肠、膀胱引起腹泻、尿频、尿急等症状。弥漫性腹膜炎时可致麻痹性肠梗阻。

3. 全身反应 早期可有乏力、头痛等。急性单纯性阑尾炎，体温一般在

37.5℃～38℃；化脓性常伴寒战、高热，体温在38.5℃～39℃以上；如并发门静脉炎可出现黄疸；老年人反应性低，体温可不高；小儿体温多在38℃以上。体温升高一般发生在腹痛以后。

二、体征

1. 压痛 炎症仅局限于阑尾本身时，压痛点通常位于右下腹麦氏（Mc Burney）点，或兰氏（Lanz）点，个别阑尾异位者，压痛可出现于右腹、右上腹或左下腹。一旦炎症扩散至阑尾以外部分，压痛范围随之扩大，但仍以阑尾部位压痛点为最剧。相应部位可有反跳痛。

2. 腹肌紧张 早期检查时右下腹有抵抗感。若有穿孔和腹膜炎时，则出现右下腹肌强直，范围扩大。

3. 脉象 脉弦或弦紧，化热后脉象转数、弦数、洪数或滑数。

4. 舌苔 最多见的是薄白或白腻苔，舌质淡红，化热后，舌苔转黄，热甚者可出现黑焦燥苔。

5. 经穴触诊 约有60%～80%病人在足阳明胃经的足三里和阑尾穴（在足三里与上巨虚两穴之间）上有压痛，以右侧明显多见。

三、其他体征

1. 间接压痛（Rovsing征） 左下腹部加压时，结肠内气体被挤入盲肠，刺激发炎的阑尾而引起右下腹痛，又称结肠充气试验阳性。当阑尾腔堵塞气体不能进入时，即使阑尾有炎症本试验亦可呈阴性。

2. 腰大肌试验 病人取左侧卧位，右腿伸直或过度后伸，在盲肠后位的急性阑尾炎时，腰大肌因受刺激而致痛。

3. 直腿抬高试验 用手按压在右腰部压痛点，病人的右腿伸直抬高时，若为盲肠后位阑尾，感疼痛加剧。

4. 闭孔内肌试验 患者平卧，右腿屈曲，转动髂关节，如引起下腹痛，见于阑尾盆腔位靠近闭孔内肌。

5. 阿隆（Aaron）征 阑尾炎症尚未波及壁层腹膜时，按压右下腹，可不出现右下腹痛，而是上腹或脐周的感觉区痛，是早期诊断阑尾炎的一个依据，也有助于阑尾与盆腔炎的鉴别。

6. 右下腹三角形皮肤感觉过敏区 急性阑尾炎早期，阑尾腔梗阻时，右下腹胸10～12神经分布区范围内有皮肤过敏现象，通常在髂棘最高点、右耻骨结节和脐孔构成的三角区内，称Sherren三角，它并不因阑尾位置的不同而改变。如阑尾坏疽或穿孔时，此感觉过敏现象即消失。

7. Deaver 征　深呼吸或咳嗽时引起右下腹痛。

8. 直肠指诊　盆腔位阑尾炎时，直肠右前壁有触痛；如有盆腔脓肿时，可触及痛性肿块。

【实验室及其他检查】

1. 实验室检查　白细胞总数及中性粒细胞比例升高。急性单纯性阑尾炎白细胞计数在 12×10^9/L 左右，中性粒细胞在 80% 以上；化脓坏疽性阑尾炎白细胞计数在（15～20）$\times10^9$/L 左右，中性粒细胞在 90% 以上。

2. X 线检查　非特异性，对不典型急性阑尾炎诊断有一定帮助，可表现为：①回肠末端反射性肠腔积气积液；②阑尾区有条索状气影；③部分病人可发现阑尾结石；④阑尾穿孔后部分病人可产生腹胀，肠管扩张、积气、积液明显。

3. B 超检查　用加压超声探头检查，可发现急性阑尾炎呈低回声的管状结构，压之形态不改变，僵硬，横切面呈同心圆似“靶”样结构图像，并以此特征作为急性阑尾炎的超声诊断标准。B 超对坏疽及穿孔显示困难，但作为一种安全的辅助手段，尤其适用于可疑急性阑尾炎或诊断困难的病人，特别是儿童、妇女及老年病人，疑有阑尾脓肿形成时，B 超可确诊。

4. 诊断性腹腔穿刺　适用于临床症状不典型的阑尾炎因诊断困难和其他急腹症难以鉴别时。严重腹胀或腹腔有广泛粘连时不宜采用。

【鉴别诊断】

一、辨病

1. 妇产科疾病　在育龄妇女中特别要注意。①宫外孕：常伴有急性失血症状和腹腔内出血的体征，有停经史，尿 HCG 等妊娠试验阳性；检查时有宫颈举痛，附件肿块，阴道后穹隆穿刺得到不凝血液等。②卵巢滤泡或黄体破裂：多发生在下次月经前 14 日以内，临床表现与宫外孕相似，但症状较轻。③卵巢囊肿蒂扭转：有明显的腹痛和腹部肿块。④急性输卵管炎和急性盆腔炎：常有脓性白带和盆腔的对称性压痛，阴道后穹隆穿刺可获脓液，涂片检查可见革兰阴性双球菌。

2. 内科疾病　①右下肺炎、胸膜炎：早期体温升高，有明显的上呼吸道感染病史和体征，腹痛轻微、广泛，无肌紧张，全身症状明显，胸片可资鉴别。②急性胃肠炎：主要为腹痛、腹泻、恶心、呕吐，便后腹痛减轻，压痛范围广泛而无肌紧张，大便常规有红细胞、脓细胞。③急性肠系膜淋巴结炎：先发生高热后有腹痛，右下腹压痛广泛稍偏内侧，无转移性腹痛。④肠蛔虫：儿童多见，腹痛位于脐周，部位不固定，为间歇性。腹软，无固定压痛点，无肌紧张，可扪及蛔虫团，不固定。⑤腹型紫癜：腹痛的发生是由于腹膜或肠系膜广泛点状出血所致。为阵发性剧烈绞痛，多在脐周和下腹部，无转移性腹痛、肌紧张，有药物、食物过敏史，皮肤、口腔黏膜同时有出血点。

3. 外科疾病 ①胃、十二指肠溃疡穿孔：消化液可沿升结肠旁沟流向右髂窝处，引起右下腹疼痛和肌紧张，这种腹痛是扩散而不是转移，可有溃疡病史，腹痛一开始就剧烈，且持续存在，主要位于上腹部及右上腹部，右下腹虽有压痛但不如穿孔部位压痛明显，肝浊音界消失，腹部 X 片可见膈下游离气体，腹穿液等可资鉴别。②右侧输尿管结石：为阵发性绞痛，并向会阴放射，肾区有明显叩击痛，尿中有红细胞，腹部 X 线平片或静脉肾盂造影可见结石阴影。③先天性回肠憩室（Meckel 憩室）炎或穿孔：剖腹前难以鉴别，虽为少见，若在手术时发现阑尾正常，必须检查距回盲部 1m 内之回肠，以免漏诊。④肠伤寒穿孔：腹痛突然出现，开始即剧烈且为持续性。此前多有较重的全身症状，如畏寒、发热、头痛、乏力、食欲不振等，白细胞计数多正常，相对缓脉，肝脾肿大等，X 线透视见腹内有游离气体。⑤急性胆囊炎及胆石症：一般与阑尾炎鉴别不难，但当胆囊位置较低（系膜胆囊）或阑尾位置较高时，两者容易发生混淆。多有高脂餐诱发和反复发作史，无转移性腹痛，疼痛向肩部放射，如伴结石，可有阵发性绞痛，B 超可以确诊。

二、辨证分型

1. 瘀滞型 多属单纯性阑尾炎或其他类型阑尾炎消散后期。转移性右下腹痛，纳呆，脘腹胀闷，恶心呕吐，便秘，不发热或微热。气滞为主者腹痛绕脐走窜；血瘀为主者痛有定处且拒按，或可触及包块。舌质红，苔薄白或黄，脉弦紧。

2. 蕴热型 是在气滞血瘀证之基础上与化热证并见，多属疏松结缔组织炎性阑尾炎已成化。腹痛及右下腹压痛加剧，反跳痛明显，腹肌紧张或局限性肿块（包块或脓肿），但不超过右下腹一个象限。湿重于热者则微热，腹胀痛不剧，口渴不欲饮，便溏而不爽，小便短少，舌质微红，苔薄黄腻，脉弦数。热重于湿者则体温在 38℃ 以上，白细胞计数明显升高，腹痛剧，拒按，口干欲饮，便秘溲赤，舌红，苔黄腻，脉弦滑数。

3. 热毒型 腹痛剧烈，全腹可有弥漫性压痛、反跳痛及肌紧张，热毒伤阴者，高热，或恶寒发热，持续不退，自汗烦渴，面红目赤，唇干口臭，呕吐不食，便秘或似痢不爽，溲赤或频数似淋，舌质红绛而干，苔黄厚干燥或黄厚腻，脉弦滑数或洪大而数。体温达 39℃ 左右，白细胞计数 15×10^9/L 以上。热毒伤阴损阳者，发热不高或可无热，但精神萎靡，肢冷自汗，脸色苍白，气促，脉沉细而数，舌质淡干，苔薄白等。肠结腑实者，有全腹膨胀，频频呕吐，无排便排气。

【治疗】

一、非手术治疗

1. 适应证

（1）急性单纯性阑尾炎。

（2）轻型化脓性阑尾炎。

（3）阑尾周围脓肿。

2. 治疗方法

（1）卧床休息。并发腹膜炎者宜取半卧位。

（2）根据个体情况，可给予半流质饮食、流质饮食或禁饮食，出现腹膜炎合并肠梗阻者，可予胃肠减压。

（3）对禁食、行胃肠减压或脱水者，应注意静脉补液，同时注意纠正水、电解质、酸碱平衡紊乱。

（4）对各种证型之阑尾炎，均可选用有效抗生素，并注意对厌氧菌感染的治疗。

（5）辨证论治：本病分期分型虽有不同，但用药不外乎清热解毒、行气活血、通里攻下三大法则。古方大黄牡丹皮汤为基础方，大承气汤、大陷胸汤、黄连解毒汤、龙胆泻肝汤、血府逐瘀汤、增液汤等亦为常用。

①瘀滞期：治宜行气祛瘀，通里攻下，辅以清热解毒。方用阑尾化瘀汤（南开医院方）。加减：气滞者，酌加乌药、陈皮、砂仁；血瘀重加丹参、赤芍、红藤；热重加蒲公英、败酱草、散血草。

②蕴毒期：宜清热解毒，通里攻下，佐以行气活血。方药阑尾清化汤。加减：实热重，加黄连、黄芩、黄柏；湿重者加藿香、佩兰、白蔻、生薏仁。

③热毒期：治当通里攻下，清热解毒，佐以行气活血。方用阑尾清解汤。加减：热毒伤阴者，加鲜生地、玄参、天花粉；腹胀，加厚朴、赤茯苓；大便秘结不通，加甘遂末 1g（冲服）；有包块或脓肿形成者，加红藤 30g。

（6）单方、成药疗法

①马齿苋 60g，蒲公英 60g，水煎服。

②白花蛇舌草 60g，浓煎 100ml，口服。

③红藤 30g，或紫花地丁 30g，或鱼腥草 30g，或散血草 30g 等，单味或多味

煎服。

④锦红新片：每 14 片中含红藤 60g，蒲公英 30g，生大黄粉 1.5g。每次 5 片，每日 3 次。适用于急性轻型化脓性阑尾炎。

⑤巴黄丸及肠痈丸：治疗各型急性阑尾炎。巴黄丸（每粒含巴豆霜 0.09g，生大黄粉 0.22g，共为末，装入肠溶胶囊），每次服 1~2 粒，每日 3 次；肠痈丸（乳香、没药各 90g，木香 120g，厚朴、生大黄各 180g，炼蜜为丸，若梧桐子大），每日 3~4 次，每次 5g。

（7）外治法

①芒硝粉 600g，装入布袋中局部外敷。

②金黄膏或玉露膏，局部外敷，每日 1~2 次。

③生大黄适量捣烂外敷局部。

④蒲公英、紫花地丁、散血草适量，一味或多味鲜品，捣烂局部外敷，每日 1~2 次。

（8）针刺疗法：主要适用于单纯性阑尾炎或轻型化脓性阑尾炎。体针以阑尾穴、足三里、阿是穴为主穴，恶心呕吐加上脘、内关，发热加曲池、尺泽，腹胀加大肠俞、次髎。耳针取阑尾、耳舟中段、新阑尾点，配大肠、小肠、肩，发热加皮质下、耳轮，呕吐加迷根等。每次取主、配穴 2~3 个，采用泻法，强刺激，留针 20~30 分钟或不留针。

二、手术治疗

对诊断明确的急性阑尾炎，一般主张尽早采用手术疗法，尤其是老年人、小儿、妊娠期急性阑尾炎。

1. 适应证　如在治疗过程中出现下列情况之一者，应施行阑尾切除手术。

（1）经非手术治疗效果不明显，病情持续加重，体温、脉搏、白细胞计数持续升高者。

（2）急性阑尾炎怀疑有穿孔或已经发生穿孔合并腹膜炎者。

（3）慢性阑尾炎后反复急性发作者。

（4）婴幼儿与老年人急性阑尾炎。

（5）阑尾蛔虫病。

2. 手术方法　阑尾切除术。对腹腔渗液严重，或腹腔已有脓液的急性化脓性或坏疽性阑尾炎，应同时行腹腔引流；对阑尾周围脓肿，如有扩散趋势，可行脓肿切开引流。近年来，对急性阑尾炎和慢性阑尾炎开展了经腹腔镜阑尾切除术。

【并发症及其处理】

一、急性阑尾炎的并发症

1. 腹腔脓肿　是阑尾炎未经及时治疗的后果。在阑尾周围形成的阑尾周围脓肿最常见，也可在腹腔其他部位形成脓肿，常见部位有盆腔、膈下或肠间隙等处。临床表现有麻痹性肠梗阻的腹胀症状、压痛性包块和全身感染中毒症状等。B超和CT扫描可协助定位。一经诊断即应在超声引导下穿刺抽脓冲洗或置管引流，必要时手术切开引流。中药治疗阑尾周围脓肿有较好效果，可选择应用。阑尾周围脓肿非手术疗法治愈后其复发率很高，因此应在治愈后3个月左右择期手术切除阑尾，比急诊手术效果好。

2. 内、外瘘形成　阑尾周围脓肿如未及时引流，少数病例脓肿可向小肠或大肠内穿破，亦可向膀胱、阴道或腹壁穿破，形成各种内瘘或外瘘，此时脓液可经瘘管排出。X线钡剂检查或者经外瘘置管造影可协助了解瘘管走行，有助于选择相应的治疗方法。

3. 门静脉炎（pylephlebitis）　急性阑尾炎时阑尾静脉中的感染性血栓，可沿肠系膜上静脉至门静脉，导致门静脉炎症。临床表现为寒战、高热、肝大、剑突下压痛、轻度黄疸等。虽属少见，如病情加重会产生感染性休克和脓毒症，治疗延误可发展为细菌性肝脓肿。行阑尾切除并大剂量抗生素治疗有效。

二、阑尾切除术后并发症

1. 出血　阑尾系膜的结扎线松脱，引起系膜血管出血。表现为腹痛、腹胀和失血性休克等症状。关键在于预防，阑尾系膜结扎确切，系膜肥厚者应分束结扎，结扎线距切断的系膜缘要有一定距离，系膜结扎线及时剪除，不要因再次牵拉以免松脱。一旦发生出血表现，应立即输血补液，紧急再次手术止血。

2. 切口感染　是最常见的术后并发症。在化脓或穿孔性急性阑尾炎中多见。近年来，由于外科技术的提高和有效抗生素的应用，此并发症已较少见。术中加强切口保护，切口冲洗，彻底止血，消灭死腔等措施可预防切口感染。切口感染的临床表现：术后2～3日体温升高，切口胀痛或跳痛，局部红肿、压痛等。处理原则：可先行试穿抽出脓液，或于波动处拆除缝线，排出脓液，放置引流条，定期换药。短期可治愈。

3. 粘连性肠梗阻　也是阑尾切除术后的较常见并发症，与局部炎症重、手术损伤、切口异物、术后卧床等多种原因有关。早期手术、术后早期离床活动可适当预防此并发症。病情重者须手术治疗。

4. 阑尾残株炎 阑尾残端保留过长超过1cm时，或者粪石残留，术后残株可炎症复发，仍表现为阑尾炎的症状。应行钡剂灌肠透视检查以明确诊断。也偶见术中未能切除病变阑尾，而将其遗留，术后炎症复发。症状较重时应再次手术切除阑尾残株。

5. 粪瘘 很少见。产生术后粪瘘的原因有多种，阑尾残端单纯结扎，其结扎线脱落；盲肠原位结核、癌症等；盲肠组织水肿脆弱，术中缝合时裂伤。粪瘘发生时如已局限化，不至发生弥漫性腹膜炎而类似阑尾周围脓肿的临床表现。

附 几种特殊类型的急性阑尾炎

1. 小儿急性阑尾炎 12周岁以下的急性阑尾炎患者列为小儿急性阑尾炎。因小儿阑尾壁较薄，穿孔率高，且小儿的大网膜发育不全，短而薄，不能包裹炎性病灶或局限炎症病变的能力差，一旦穿孔，即迅速发生弥漫性腹膜炎，压痛范围一般较广，由于腹肌发育不健全，腹肌紧张判断较难，出现高热，恶心、呕吐较剧烈，易造成脱水、酸中毒，后果严重。故小儿阑尾炎一经确诊，即应行手术治疗。

2. 老年人急性阑尾炎 60岁以上列为老年人急性阑尾炎。老年人对痛觉反应迟钝，转移性右下腹痛出现较晚或不存在，腹痛程度不能确切反映炎症程度和病理类型，有些病人腹痛较轻，炎症却已很严重。老年人腹肌萎缩，其压痛、反跳痛和肌紧张常不明显，有的已出现阑尾坏疽、穿孔或并发腹膜炎，也仅有压痛范围扩大而无肌紧张和反跳痛，故不能以此来判断阑尾炎的病理类型。老年人防御能力弱，急性炎症易扩散，病情发展快，以至阑尾化脓、坏疽、穿孔、阑尾脓肿形成等，在数天内可发生；反应能力差，炎症严重时可能仅有低热，白细胞计数和中性粒细胞比例也只轻度增高。老年人常伴发心血管疾病、糖尿病、肾功能不全等，使病情更趋复杂、严重。所以老年人急性阑尾炎不一定具有转移性右下腹疼痛的症状和相应体征，只要有右下腹固定压痛就要考虑本病的可能，应借助一些相应的辅助检查，力争早期诊断，早期手术，注意老年人伴随内科疾病的处理。术后注意防止肺部并发症及静脉内血栓形成。

3. 妊娠期急性阑尾炎 妊娠期阑尾和盲肠被胀大子宫推向外上方，阑尾因移位受压感染机会增多，发病多在妊娠后6个月内。妊娠早期急性阑尾炎：在妊娠最初3个月，急性阑尾炎的临床表现与一般急性阑尾炎相同。妊娠中晚期急性阑尾炎：随着子宫逐渐增大，盲肠与阑尾位置发生改变，触痛点也随之升高，妊娠晚期，阑尾被增大的子宫覆盖，压痛常位于右侧腰部，腹前壁压痛不明显，当阑尾穿孔并发腹膜炎时，腹肌紧张也不明显。由于阑尾刺激引起子宫收缩，可致早产。同时妊娠时，子宫把大网膜、小肠推向一侧，大网膜难以包裹阑尾，阑尾穿孔后，引起弥漫性腹膜炎的危险增加，因此，早期诊断非常重要。

妊娠早期（1~3个月）急性阑尾炎：与一般阑尾炎一样，症状轻者采用非手术治疗，症状重者，在加强保胎基础上手术治疗，避免手术导致流产。妊娠中期（4~7个月）急性阑尾炎：症状轻非手术治疗，症状重手术治疗。虽手术牵拉子宫有引起早产可能，但炎症会威胁母子安全，应向患者及家属说明，权衡利弊。妊娠晚期（8个月以上）急性阑尾炎：多数人主张手术治疗。尽量不用腹腔引流，加强护理，加强保胎以防流产、早产。

4. 慢性阑尾炎　大多数是急性阑尾炎消退后遗留下来的病变，或由于阑尾腔内有粪石、虫卵、谷粒等异物或扭曲、粘连等致管腔狭窄，发生慢性炎性变化。在黏膜和浆膜层可见小淋巴细胞、嗜酸性粒细胞为主的慢性炎性细胞浸润，阑尾因纤维组织增生、脂肪增加而管壁变厚、狭窄或闭锁，周围粘连形成等，妨碍阑尾排空、压迫阑尾壁内神经末梢而产生疼痛。常为慢性右下腹痛，腹痛可为间歇性发作或持续性隐痛或不适，间歇性腹痛多见，且常有典型的急性阑尾炎发作史，常因剧烈活动、饮食不节而诱发。有的表现类似消化性溃疡，上腹不适，纳差，腹痛，便秘或便频等。右下腹持续性固定的局限性压痛是重要体征，X线钡餐透视可见阑尾充盈迟缓或缺损，或阑尾未显示，但在盲肠区有局限性压痛，且压痛点随盲肠位置的改变而移动。具备上述特征，排除其他疾病的可能，即能确诊。治疗以阑尾切除为主。

第五节　肠梗阻

不同病因导致肠内容物不能正常运行或顺利通过肠道称为肠梗阻（intestinal obstruction）。是常见急腹症之一。肠管长度达6~7m，引起梗阻的原因也多种多样，因而肠梗阻的临床表现复杂多变，不仅表现为肠道局部病理及功能障碍，并继发全身一系列病理生理改变，甚而危及生命。本病属中医“关格”、“肠结”范畴。

【分类】

一、按发生的基本原因分类

1. 机械性肠梗阻　肠腔内外的机械性原因所致的阻塞。①肠腔堵塞：如蛔虫团、粪石、胃石、异物、大胆石、肠套叠、放射性损伤等所引起的肠腔狭窄。②肠管受压：如肠扭转、粘连带压迫、嵌顿疝、肠外肿瘤压迫。③肠壁病变：如肠道肿瘤、肠炎症性疾病、先天性巨结肠等。

2. 动力性肠梗阻 因神经反射或毒素刺激致肠壁平滑肌功能紊乱所致肠梗阻。①麻痹性肠梗阻：如急性腹膜炎、腹部大手术、腹膜后血肿或感染所致的肠麻痹。②痉挛性肠梗阻：如肠功能紊乱、慢性铅中毒时肠痉挛。

3. 血运性肠梗阻 因肠管血运障碍（肠系膜血管栓塞或血栓形成）所致的肠管失去功能。

二、按肠壁有无血运障碍分类

1. 单纯性肠梗阻 无肠管血运障碍。

2. 绞窄性肠梗阻 有肠壁血运障碍。

三、按梗阻部位高低分类

1. 高位肠梗阻 空肠上段以上的梗阻。

2. 低位肠梗阻 指回肠末段和结肠的梗阻。

四、按发病的急缓分类

1. 急性肠梗阻 发病较急，进展较快。

2. 慢性肠梗阻 发病较缓，进展较慢；可反复发作。

五、按梗阻的程度分类

完全性梗阻和不完全性（部分性）梗阻。

六、其他

某段肠管两端完全阻塞，称闭袢性梗阻。如肠扭转、嵌顿疝、绞窄性内疝所形成的肠梗阻，因为回盲瓣关闭，结肠梗阻亦为闭袢性。

慢性和不完全性肠梗阻多为单纯性，而绞窄性梗阻必然是完全性肠梗阻。

【病因病理】

一、中医病因病机

肠道位居腹中，为传化之腑，司水谷的传送、消化、传输之职。其生理特点为泻而不藏、动而不静、降而不升、实而不满，以通降下行为顺，以滞塞上逆为病。饮食不节、劳累过度、寒邪凝滞、热邪郁闭、湿邪中阻、瘀血留滞、燥屎内结或蛔虫聚团等因素，使肠道气血痞结，通降失调而发病。肠道气血凝滞，阻塞不通，不通则痛；肠道闭塞，胃肠之气上逆则呕；清气不升，浊气不降，气体、液体积于肠内则胀；肠道传导失司，大便不通则闭。故而出现痛、吐、胀、闭四大证候。呕吐频繁欲食不能、津液大耗则出现伤阴损阳之证候。若气滞血瘀，脉络阻塞，以致血不循环，血行失常，可致呕血、便血。若气滞血瘀，郁久而化热化火，则肠道血肉败腐，可出现高热、腹膜刺激征象。热毒炽盛，邪实正虚，正不胜邪，阴阳两伤，导致亡阴、亡阳等一系列变证。

二、西医病理变化

1. 局部变化 肠道传送内容物受阻，梗阻以上肠段反应性蠕动增加，以图克服阻力；推进受阻则逆向运行，导致呕吐；肠腔积液积气而膨胀，高度膨胀时，肠壁变薄并继而出现肠壁血运障碍，甚至坏死、穿孔。慢性、部分性肠梗阻，由于肠管长期增加动力活动，梗阻近侧肠管代偿性增厚扩大。

2. 全身变化

（1）水、电解质与酸碱平衡失调：急性肠梗阻病人，因呕吐及不能进食，使水和电解质大量丢失，尤以高位小肠梗阻为甚。低位肠梗阻由于大量胃肠液不能吸收而积存于肠腔内，肠管过度膨胀影响肠壁静脉回流，造成肠壁水肿和血浆向肠壁、肠腔和腹腔渗出，使大量体液滞留于“第三间隙”，这些变化迅速导致血容量减少和血液浓缩。高位小肠梗阻因严重呕吐丧失大量胃酸和氢离子，可致代谢性碱中毒。低位小肠梗阻丧失的体液多为碱性或中性，钠离子的丢失较氯离子为多，以及在低血容量和缺氧情况下，酸性代谢产物剧增，加之缺水、少尿所造成的肾排 H^+ 和重吸收 HCO_3^- 障碍，可引起严重的代谢性酸中毒。严重的缺钾可加重肠膨胀，并可引起肌无力和心律失常；当酸中毒纠正后，K^+ 向细胞内转移，加之尿多排钾，更易发生低钾血症。

（2）感染与毒血症：低位肠梗阻以上肠腔中的肠内容物淤滞，细菌繁殖，因而产生大量毒素。肠管因膨胀通透性增加，致使一些细菌毒素，甚至细菌通过黏膜屏障进入体循环。细菌和毒素渗透进入腹腔内，可致严重腹腔感染，并经腹膜吸收引起全身中毒。这种感染性肠液在手术时如未事先进行清除，梗阻解除后可经肠道吸收迅速引起中毒性休克。

（3）对呼吸和心功能的影响：肠腔膨胀时腹压增高，横膈上抬，腹式呼吸减弱，会影响肺内气体交换。同时下腔静脉回流受阻，加之全身血容量减少，可使心排出量明显减少。

（4）其他：由于上述变化可致休克，急性呼吸、循环及肾功能不全，终致多器系统功能衰竭。没有充分准备的麻醉和手术会加速这一过程，故手术前的准备治疗是十分重要的。

【临床表现】

一、症状

痛、吐、胀、闭是各类急性肠梗阻的共同特征，可因肠梗阻的原因、部位、是否为绞窄性、发病的急缓等而有程度的不同。

1. 腹痛 腹部阵发性绞痛是机械性肠梗阻的特点。梗阻以上肠管为克服肠内容物通过受阻，蠕动力逐步增强，于是产生逐渐加重的腹痛，一个剧痛高峰后由于肠管肌肉的过度疲劳而呈暂时性迟缓状态，阵痛也随之逐渐消失。短时间后又会再度发作，犹如海浪拍岸，潮起潮落。绞痛发作时伴有肠鸣，病人自觉有气体在腹内窜行，到达梗阻部位疼痛最甚，如感觉有气体通过，或有气体自肛门排出，疼痛立即减轻或消失。但随着病程延长和病情进展，肠管扩张逐渐加剧，最后导致肠平滑肌收缩力逐渐减弱乃至完全麻痹。若痛在脐周，病变多在小肠；痛在左上腹，病变可能在空肠上段；痛在右下腹，病变可能在末段回肠或回盲部；痛在左下腹，除小肠外，还要考虑乙状结肠病变；嵌顿性腹外疝时，多在该侧腹股沟疼痛；全小肠扭转、乙状结肠扭转者可牵扯肠系膜根部而引起后腰痛。

绞窄性肠梗阻，则在阵发性绞痛过后仍有持续性腹痛；麻痹性肠梗阻，则为持续性胀痛。

2. 呕吐 早期为反射性呕吐。高位肠梗阻，呕吐出现早而频繁，吐出大量胃和十二指肠内容物，味酸而苦；低位肠梗阻呕吐出现晚且少，吐出物呈粪样，带粪臭味。麻痹性肠梗阻时的呕吐多呈溢出性。若呕吐物呈咖啡色或为血性，提示肠绞窄、出血。

3. 腹胀 腹胀一般出现较晚，高位肠梗阻腹胀不明显，低位肠梗阻腹胀较明显，麻痹性肠梗阻则腹胀尤甚。

4. 便闭 梗阻发生后，病人多不再排气，少数高位小肠梗阻者，由于梗阻以下肠内尚有残存粪便或气体，仍可能有少量排气排便。某些绞窄性肠梗阻，如肠套叠、肠系膜血管栓塞等，可排出血性液体。

二、体征

1. 全身情况 单纯性肠梗阻早期一般无明显变化，晚期可出现唇干舌燥、眼窝内陷、皮肤弹性差、尿少、精神萎靡、面色晄白、四肢发凉、脉细数无力、并有发热感染等。绞窄性肠梗阻多出现水、电解质及酸碱平衡紊乱，血压下降乃至休克。

2. 腹部体征

（1）望诊：腹部膨隆，可见肠型、蠕动波或不对称性腹胀。

（2）触诊：单纯性肠梗阻可有不定位的轻度压痛。绞窄性肠梗阻可出现压痛、反跳痛、肌紧张。蛔虫性肠梗阻及肠套叠时多可触及索条状或“腊肠状”肿块。如触及有压痛的包块则多提示有肠扭转及其他原因引起的肠袢绞窄或者腹外疝嵌顿，若触及无痛性的肿块则应怀疑肠道肿瘤之可能。

（3）叩诊：肠膨胀一般呈鼓音，绞窄性肠梗阻腹腔渗液较多时可有移动性浊音。

（4）听诊：机械性肠梗阻的特点是在腹痛发作时有肠鸣音亢进、高调金属音或气过水声。麻痹性肠梗阻则肠鸣音减弱或消失。

（5）直肠指检：直肠肿瘤引起梗阻者常可触及肿块，肠套叠、绞窄性肠梗阻，指套常染有血迹。

【实验室及其他检查】

1. 实验室检查

（1）血液：血红蛋白及血细胞比容升高，呈现血液浓缩；肠绞窄伴腹膜炎时，白细胞及中性粒细胞升高；血钠、氯、钾及二氧化碳结合力测定，能反映电解质、酸碱平衡紊乱情况。

（2）尿检：尿量少，比重增高。

（3）呕吐物及粪便检查：如有大量红细胞或隐血试验阳性，多表示肠管有血运障碍。

2. X 线检查 腹部 X 线立位透视或平片，积气肠袢及多个阶梯状液平面是肠梗阻的 X 线特征，一般梗阻形成后的 4～6 小时，即可查出肠腔内积气。可疑低位肠梗阻（如回结肠套叠、乙状结肠扭转、结肠肿瘤等）时，可考虑作钡灌肠检查。

【诊断与鉴别诊断】

一、辨病要点

1. 是否有肠梗阻 根据痛、吐、胀、闭四大症状，腹部肠型或蠕动波、肠鸣音亢进等体征，以及腹部 X 线检查结果，一般可作出判断。关键在于上述临床表现可因梗阻的原因、部位、是否为绞窄性、发病的急缓等而有相当程度的不同。发病急骤、症状剧烈的绞窄性肠梗阻有时就难以与其他急腹症相鉴别。

2. 是机械性肠梗阻还是动力性肠梗阻

（1）机械性肠梗阻：发病急，阵发性腹部绞痛，肠鸣音亢进，呕吐频繁，腹胀不均匀、不对称。X线检查梗阻近端肠管显著胀气（小肠管径超过3cm，结肠管径超过6cm），气液同存；胀大的肠管多呈连续性平行排列；透视下肠蠕动增加，阶梯状液平面上下移动。

（2）麻痹性肠梗阻：发病较缓，多继发于腹腔内感染、腹部外伤、腹膜后血肿、肠道炎症之后；腹部持续性膨胀，肠型不明显（或无），无绞痛发作，呕吐呈溢出样；肠鸣音减弱或消失。X线可见胃肠道普遍性中度胀气；胀大的小肠、结肠以气为主，且彼此紧靠；肠管透明度增高；透视下长时间观察，肠曲排列改变不大。

3. 是单纯性肠梗阻还是绞窄性肠梗阻 这点极为重要，因为绞窄性肠梗阻预后严重，并且必须及早进行手术治疗。有下列表现者，应考虑绞窄性肠梗阻的可能。

（1）发病急骤，持续性剧烈腹痛及阵发性加剧；呕吐出现早，剧烈且频繁。

（2）早期出现腹膜刺激征，并有发热、脉率增快，白细胞计数增高等毒血症表现。

（3）病情迅速恶化，早期出现休克并对休克治疗效果不明显。

（4）腹胀不对称，腹部有局限性隆起或可触及有压痛的包块（胀大的肠袢）。

（5）对针对肠梗阻积极的非手术治疗无反应，且症状、体征进行性加重。

（6）呕吐物、引流物或腹腔穿刺液为血性或血便。

（7）腹部B超可探及局限性积液积气肠袢及腹腔积液。

（8）腹部X线检查有典型特征：孤立、突出胀大的肠袢不因时间而改变位置，或有假肿瘤状阴影。肠间隙增宽，提示有腹腔积液。

4. 是高位还是低位梗阻

（1）高位小肠梗阻：呕吐早而频繁，腹胀不明显，无典型X线征象。

（2）低位小肠梗阻：呕吐晚而少，呕吐物呈粪样，腹胀明显。X线检查，扩张的小肠袢在腹中部，有典型的“阶梯状”排列的液平面，空肠黏膜环状皱襞可呈“青鱼刺”（或谓“鱼肋骨刺”）状。回肠黏膜无此表现，结肠内无积气。

（3）结肠梗阻：呕吐轻，腹部胀痛明显，其与低位小肠梗阻的临床表现很相似，X线检查有助鉴别。扩大的结肠影位于腹部周围，可见结肠袋，胀气的结肠影在梗阻部位突然中断，盲肠胀气最显著，小肠胀气可不明显。

5. 是完全性还是不完全性

（1）完全性肠梗阻：发病急，呕吐频繁，如低位梗阻则腹胀明显，完全停止排气排便，X线检查见梗阻以上肠袢明显扩张和充气，梗阻以下结肠内无气体。

（2）不完全性肠梗阻：发病缓，腹痛间歇期长，腹痛较轻；呕吐少，或仅有欲呕感；肛门有少量排气排便；X线检查肠袢充气扩张较不明显，而结肠内仍有气体存在。

6. 是什么原因引起肠梗阻　可从病史、诱因、年龄、体检、X线检查等多方面分析。临床上粘连性肠梗阻最为常见，既往腹部手术、创伤、炎症者应多考虑；麻痹性肠梗阻多见于弥漫性腹膜炎，或近期有腰、腹外伤或手术，或年老体弱进食不佳者；便秘、饱餐后俯身劳动有发生肠扭转的可能；以往有疝病，尤其是股疝，屏气用力后有疝嵌顿引起肠梗阻的可能；新生儿应考虑可能系先天性肠道畸形；2岁内幼儿应多考虑肠套叠所致；儿童要考虑蛔虫性肠梗阻；老年人以肿瘤、乙状结肠扭转或粪块堵塞多见；肠系膜血栓病人，动脉血栓可能由于左心瓣膜病变，心内膜炎者的血栓、赘生物脱落，或主动脉粥样钙化斑块脱落引起，静脉血栓形成可因腹腔感染、腹腔手术或创伤造成。

二、分类鉴别

1. 粘连性肠梗阻　临床上最常见，多因腹腔粘连或肠粘连所引起。先天性粘连可因发育异常或胎粪性腹膜炎所致；后天性者多见，常由于腹腔内手术、炎症、创伤、出血、异物等引起，形成的粘连可呈广泛片状（“冻带鱼”样），也可呈局限性片状、束带状。有粘连的存在不一定会发生肠梗阻，只有当粘连处于不适当的情况下，对肠腔造成狭窄、成角、压迫、内疝、扭转等病损，才有可能引起肠梗阻（图16－3）。在上述病变基础上，肠道功能紊乱、暴饮暴食、突然改变体位、饱食后运动，往往是引起梗阻的诱因。

本病与一般机械性肠梗阻表现一致，并具有下述特点：①多数病人有腹腔手术、创伤史，或有腹腔炎症史；②广泛粘连所引起的肠梗阻多为单纯性和不完全性，有慢性腹痛史，或反复急性肠梗阻发作史；③局限性粘连束带或点状粘连所致肠梗阻，容易造成扭转、内疝等闭袢性肠梗阻，情况较严重，腹部卧位时可见一孤立或突出的胀气肠袢呈“咖啡豆”状。

2. 肠扭转　是一段肠管沿着其系膜长轴旋转超过180°而形成的闭袢性、绞窄性肠梗阻。肠系膜过长，系膜根部附着过窄而肠袢活动度较大，肠管内重量增加，患者体位突然改变造成的惯性运动，或肠管动力异常，促使由细长系膜悬吊的肠管发生扭转。肠管可沿顺时针方向或逆时针方向旋转，轻的不到一周，重者

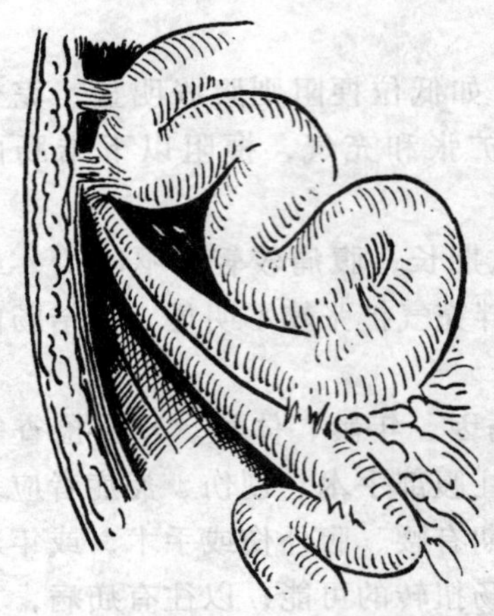

①粘连牵扯肠管成角

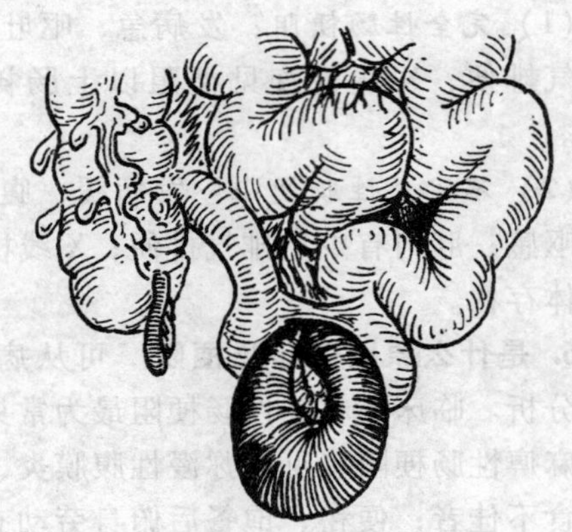

②粘连带压迫肠管

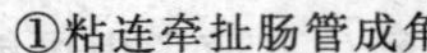

图 16－3 粘连性肠梗阻

可达2～3转。绝大多数会引起肠管完全的血运阻滞。肠扭转可涉及全部小肠，亦可为术后粘连引起的部分小肠扭转（图16－4）。

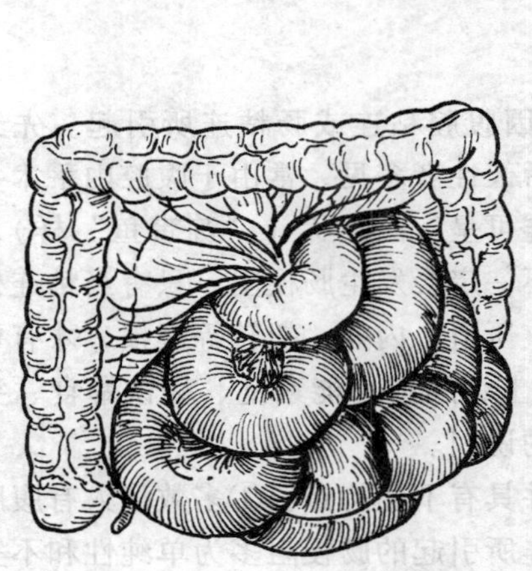

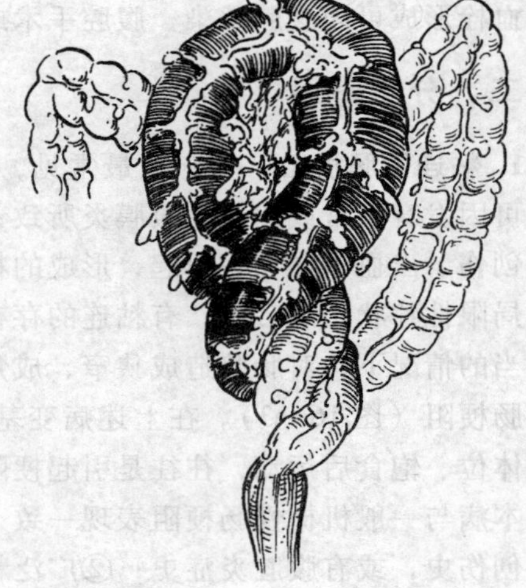

图 16－4 肠扭转

小肠扭转多见于青壮年重体力劳动者，有饱食后弯腰剧烈活动史；乙状结肠扭转多见于老年男性，常有便秘习惯，或既往有多次腹痛发作而经排气后腹痛消失的病史。

小肠一旦发生扭转，腹痛持续剧烈，不能平卧，常伴休克，叩诊为浊音；X线平片呈现“U”字形肠袢排列的特点。乙状结肠扭转涉及的范围较小，症状不如小肠扭转突出，除有腹部绞痛外，尚有明显腹胀，呈不对称膨隆，叩之如鼓，低压盐水灌肠，灌入量受限，少于500ml；X线平片显示马蹄状巨大的双腔充气肠袢，圆顶向上，两支向下，立位时则见两个液平面，钡灌肠则至梗阻部位受阻，钡影尖端呈“鸟嘴形”。

3. 肠套叠　一段肠管套入相连的肠腔内，同时肠黏膜也套入，故不仅肠腔梗阻，而且系膜血管也受压，成为绞窄性肠梗阻。

若远侧肠管过于松弛，而近侧收缩突然加剧，破坏了肠蠕动的正常协调的动力活动，整个近侧肠管连同它的系膜可突入远侧肠管腔内，构成肠管套叠。套入端成为肠套叠的外鞘。如套叠不紧，当肠肌松弛时，套叠肠管可能自行退出，梗阻缓解。若套叠不断向远侧推进，则越套越紧，套入肠管和系膜越多，绞窄的可能性就越大。按其发生的部位可分为：回－结肠型、回盲－结肠型、小－小肠型和结－结肠型。

原发性（急性）肠套叠，80%发生于2岁内幼儿，多因饮食习惯、食物性质改变，引起肠蠕动紊乱所致，最多见的为回－结肠型（图16－5）。肠套叠的三大典型症状是腹痛、血便和腹部肿块。临床特点是阵发性腹痛，哭闹不安，呕吐频繁，间歇期如常，果酱样便，腹部常可扪及腊肠形肿块，常位于脐右上方，而右下方腹部扪诊有空虚感。X线平片积气积液，空气或钡剂灌肠在结肠受阻，尖端呈杯口状。

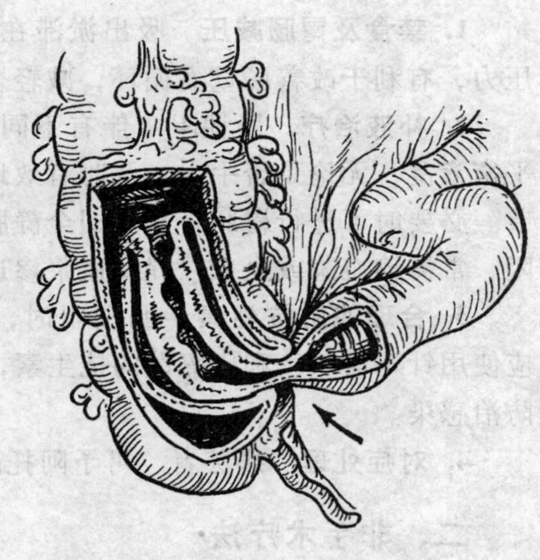

图16－5　肠套叠

继发性（慢性）肠套叠主要见于成人，少见。肠壁器质性病变如肿瘤、憩室、较大息肉等影响肠管协调收缩是导致肠套叠的常见原因，临床表现为慢性复发性肠套叠，多呈不完全梗阻，故症状较轻。可有阵发性腹痛发作，而发生便血者极少，套叠多能自行复位。

4. 其他　如肠蛔虫堵塞、嵌顿性腹外疝、肠系膜血管栓塞等。

三、辨证分型

1. 气滞型　多属早期单纯性机械性肠梗阻和早期麻痹性肠梗阻。腹痛阵作或持续性胀痛，腹胀，恶心呕吐，无排便及排气，肠鸣音亢进或消失，腹软，苔薄白或薄腻，脉弦。

2. 瘀结型　多属早期绞窄性肠梗阻和肠管开始有血运障碍的其他肠梗阻。

腹剧痛，中度膨胀，可见明显肠型，并有明显定位压痛、反跳痛和轻度肌紧张，常可扪及痛性包块，肠鸣音亢进，有气过水声或金属声音，伴胸闷气促，呕吐，无大便，不排气，发热，舌红，苔黄腻，脉弦数或洪数。

3. 疽结型 多属晚期绞窄性肠梗阻，肠坏死伴有弥漫性腹膜炎的其他肠梗阻，以及中毒性肠麻痹。脘腹胀痛痞满，腹胀若鼓，全腹压痛，反跳痛和肌紧张，肠音减弱或消失，呕吐剧烈，呕出或自肛门排出血性物，且有发热、烦躁、自汗、四肢厥冷等，苔黄腻，脉弦细而数。

【治疗】

一、一般治疗

1. 禁食及胃肠减压 吸出淤滞在梗阻以上肠腔内的气体和液体，降低肠内压力，有利于改善肠壁血循环，减轻全身中毒症状，改善呼吸、循环功能。

2. 补液治疗 肠梗阻常伴有不同程度的等渗或低渗性脱水、电解质及酸碱平衡紊乱，无论是否手术，及时有效地纠正体液失衡是治疗肠梗阻的一个重要环节。必要时可进行胃肠外营养即全静脉营养（TPN）。晚期肠梗阻或绞窄性肠梗阻，常需输血浆或全血以提高血浆渗透压，补充血容量，防治休克。

3. 合理使用抗生素 肠梗阻时，肠腔内、腹腔内均可有细菌繁殖，因此，应使用针对需氧菌和厌氧菌的抗生素，一般将广谱抗生素和甲硝唑联合使用，以防治感染。

4. 对症处理 痛甚者，可予阿托品解痉止痛（麻痹性肠梗阻不用）。

二、非手术疗法

适用于①单纯性粘连性肠梗阻；②动力性肠梗阻；③蛔虫团、粪块或食物团阻塞的肠梗阻；④腹腔结核致肠梗阻。即气滞型和瘀结型早期。

1. 内治法 以开结通下为总则，并针对病邪而施治。

（1）气滞血瘀证：腹胀阵作，胀满拒按，恶心呕吐，无排气、排便，舌质淡或红。治当行气活血，通腑攻下，方用桃仁承气汤加减。

（2）肠腑热结证：腹痛腹胀，痞满拒按，恶心呕吐，无排气、排便，发热，口渴，尿短赤，甚或神昏谵语，舌质红，苔黄腻，脉洪数。治宜活血清热，通里攻下，方用复方大承气汤或大陷胸汤加减。

（3）肠腑寒凝证：发病急骤，腹痛剧烈，恶心呕吐，无排气、排便，脘腹怕冷，得温则减，舌质淡，苔薄白，脉弦紧或沉迟。治宜温中通下，方用温脾汤加减。

（4）水结湿阻证：脘腹胀满，全腹拒按，腹胀痛阵阵加剧，水走肠间辘辘有声，恶心呕吐，无排气、排便，口渴不欲饮，尿少，舌淡苔白腻，脉弦滑数。治当逐水通下，方用甘遂通结汤加减。

（5）食积中阻证：饱餐后用力、剧烈运动或过食黏腻食物，突然腹痛不止，坐卧不宁，腹胀拒按，频繁呕吐酸臭物，无排气排便，苔黄腻或白腻，脉滑而实。治当消导通下，保和丸合枳实导滞丸加减。

（6）虫积阻滞证：腹痛绕脐阵作，腹胀不甚，腹部有条索状团块，恶心呕吐，或吐蛔，或有便秘，苔薄白，脉弦。治当驱虫通下，方用驱蛔承气汤加减。

2. 成药、验方

（1）甘遂末 0.6g（小儿减量），口服或抽空胃内容物后从胃管注入，每 4 小时 1 次，3 次为一疗程。适用于蛔虫性肠梗阻及粘连性肠梗阻。

（2）番泻叶 20～30g，开水冲泡代茶饮，适用于单纯性或不完全性肠梗阻。

（3）生食用植物油或液状石蜡任何一种，60～200ml 口服，或抽空胃液后自胃管注入，夹管 1 小时，对粘连、蛔虫、粪块阻塞引起的肠梗阻有一定的疗效。

3. 针刺疗法　①体针：足三里、内庭、天枢、中脘、曲池、合谷。呕吐加内关；腹痛加内关、章门；少腹痛加气海、关元。强刺激或用电针，每次留针 20～30 分钟。②耳针：大肠、小肠、神门、交感等穴，作为辅助治疗。③穴位注射：用新斯的明 0.25～0.5mg 或垂体后叶素 5～10U，于双侧足三里交替注射，适用于麻痹性肠梗阻无器质性病变者。

4. 颠簸疗法　患者取膝肘位俯于床上，加大肘膝间跨度，充分放松腹部，医生立于病床一侧或虚骑病人身后，先行腹部逆时针按摩，然后两手合抱病人腹下，托起腹部，再予放松，如此反复加大幅度，并行左右摇晃，反复进行 5～10 分钟，间歇 15～30 分钟重复进行。适应于早期肠扭转无明显并发症者。忌用于一般状况差及绞窄性肠梗阻。

5. 灌肠疗法

（1）肛滴法：大黄 30g，厚朴 15g，枳实 15g，莱菔子 15g，黄芩 15g，加水 1000ml，煎至 300ml，芒硝 30g 冲入，以输液瓶经肛管滴入，每分钟少于 80 滴，每日 1 次。适于单纯性低位肠梗阻，尤其是呕吐频繁、肠内积液较多者。

（2）灌肠法：中药大承气汤，肥皂水，或皂角 30g，细辛 6g，煎至 200～300ml，经肛管缓慢滴入作保留灌肠，能加强通里攻下作用，适用于低位肠梗阻或肠套叠，亦可用钡剂或空气灌肠。

6. 其他疗法　嵌顿性疝早期可试用手法还纳；蛔虫团性肠梗阻可行氧气驱虫。

三、手术疗法

1. 适应证 疽结型肠梗阻均应手术治疗，包括绞窄性肠梗阻、完全性肠梗阻、有腹膜刺激征或伴有弥漫性腹膜炎的各型肠梗阻。即使是气滞型或瘀结型轻症的肠梗阻，经6~8小时积极非手术治疗，病情无好转，症状进行性加重，均应手术治疗。此外先天性畸形、肿瘤或内疝所致肠梗阻均应手术治疗。

2. 准备 经短时的术前准备，补充血容量，对提高病人对手术的耐受力是有益的。估计有肠坏死同时伴有休克者，宜边抗休克边手术，只有切除了坏死肠段，休克才能得以纠正。

3. 方法 手术的目的是消除梗阻的局部原因，迅速恢复肠道通畅。如松解粘连和索带、肠扭转复位、套叠复位、坏死肠段切除或肿瘤切除等，手术方法以简便、快速、有效为原则，避免作不必要的复杂手术。

（1）探查腹腔时，勿过分牵拉肠系膜，以免引起反射性血压下降；必要时先用0.25%~0.5%普鲁卡因溶液作肠系膜根部神经丛封闭。

（2）如鼓肠严重，影响手术操作，可作肠减压术。

（3）难以确定梗阻部位时，应先检查盲肠。若盲肠、升结肠无明显扩大，梗阻部位必在盲肠以上（小肠）；若有扩大，则梗阻部位必在盲肠以下（结肠）。

（4）对肠扭转伴肠坏死病人，应先阻断血供再行复位，以尽量减少肠毒素吸收。

（5）梗阻解除后，检查被绞窄肠袢是否有生活力，然后决定处理方法。有生活力的肠管表现为：用温热盐水纱布敷盖后，肠壁色泽转红润；肠系膜边缘及肠壁小动脉恢复搏动；肠壁对机械刺激（用镊子或血管钳轻敲肠壁）能产生蠕动。

作粘连索带松解术、肠套叠整复术或肠扭转复位术后，如肠管生活力正常，可常规关腹；肠管已无活力，作坏死肠段切除吻合术；有坏死可疑的肠段，如病人情况尚好，争取作肠切除吻合术，否则作肠外置术（高位空肠不宜外置）。

慢性结肠梗阻，多因肠道肿瘤引起。择期手术病人，应在肠道准备的基础上作一期切除吻合术；急性发作的病人，一般先作近端结肠造瘘术，待病情改善后再作根治性手术；对降结肠肿瘤或乙状结肠扭转坏死，行左半结肠切除时应保证吻合口上端肠腔要空，吻合口无张力，吻合口下端肠管要通，即“上要空、口要松、下要通”，必要时行横结肠暂时性双筒造瘘，以确保手术的安全性。

（6）手术过程中，应避免肠袢长时间暴露在腹腔外，以免影响术后肠管功能恢复；作肠减压、取异物术、造瘘术或肠切除吻合术时，应尽量避免污染腹腔。

第六节 胆道感染与胆石症

胆道感染与胆石症，两者互为因果，相互联系，临床上常呈多次反复发作，是外科常见急腹症，发病率近年来在国内有增加趋势。包括急性、慢性胆囊炎，急性、慢性胆管炎，胆囊、胆管结石及急性梗阻性化脓性胆管炎等。本病中医称“胆瘅”，属“胁痛”、“肝胀”、“胆热”以及“结胸”等病证范畴。

急性胆囊炎

急性胆囊炎（acute cholecystitis）是外科急腹症中的常见病，其可以是原发的，但90%以上是结石造成胆囊管梗阻所致。

【病因病理】

一、中医病因病机

胆为“中清之府”，位于胁下而附于肝，与肝相表里，“亦藏”“亦泻”，是具有贮藏、排泄胆汁双重功能的“奇恒之腑”，以通降下行为顺。凡情志不畅、寒温不适、饮食不节、蛔虫上扰或石阻胆道等因素，均可引起气血运行不畅而郁积肝胆，导致脾胃运化失常而湿热瘀结中焦，继而影响肝的疏泄和中清。肝气郁结，胆气不通则痛；肝气横逆犯胃，故恶心呕吐，纳呆；湿热内蕴，则发热或寒热往来，口苦咽干；瘀热不散，积久成脓；甚则热极伤阴，亡阴亡阳，而伴生诸多变证。

二、西医病因病理

（一）常见原因

1. 梗阻与化学刺激 90%由结石嵌顿在胆囊颈或胆囊管造成机械梗阻所致。其他因素还有胆囊管过长、扭曲，胆囊管螺旋瓣异常、粘连或炎性狭窄，蛔虫堵塞等。当胆囊梗阻后，胆汁浓缩，高浓度的胆盐可刺激胆囊黏膜上皮，引起炎症损害。正常胆汁中的卵磷脂能被胆囊黏膜损伤后释放的磷脂酶A转变为溶血卵磷脂，后者可刺激胆囊黏膜大量产生致炎类物质前列腺素（PGE_2）而呈高分泌状态。所以急性胆囊炎是一个或多个因素作用下引起胆囊黏膜损伤，前列腺素参与加上梗阻性胆囊高压三者恶性循环的结果。

2. 细菌感染 除少数特殊情况外，多半是在上述化学性炎症基础上的结果。大多致病菌来自肠道，通过胆道逆行入侵胆囊，也可经淋巴结或血运以及由邻近脏器细菌感染所波及。包括需氧菌与厌氧菌感染，主要为革兰阴性杆菌，如大肠杆菌、变形杆菌、产气杆菌、绿脓杆菌等。

3. 应激反应 非结石性急性胆囊炎多发生在严重损伤、大手术后，可由神经、体液、内分泌紊乱引起，与长期禁食和TPN影响胆囊排空，胆汁淤滞、黏稠和胆囊内压力增高致黏膜损伤，以及继发感染有关；合并休克时常易引起低灌注性胆囊缺血和栓塞（该过程与Ⅻ因子活化有关），从而有利于继发性感染，尤其是某些特殊菌群（如产气类杆菌、霍乱弧菌）性胆囊炎发生，并迅即坏疽与穿孔。

（二）病理改变

1. 单纯性胆囊炎 胆囊壁充血水肿，稍厚，胆汁外观尚正常或略呈混浊，细菌培养多为阴性。

2. 化脓性胆囊炎 胆囊明显增大，表面有脓苔，胆囊壁水肿、充血明显，胆汁混浊，呈脓性胆汁，细菌培养为阳性。

3. 坏疽性胆囊炎 胆囊极度增大，胆囊内压高，压迫囊壁致血循环障碍，引起组织坏死。如囊壁穿孔，可导致胆汁性腹膜炎。

【临床表现】

一、症状

1. 腹痛 突发右上腹持续性剧烈疼痛，可向右肩部放射。常在饱餐、进食油腻或夜间发作，与食物刺激胆囊收缩及平卧休息时结石易于滑向胆囊颈引起梗阻有关。胆囊为克服阻力而强烈收缩产生阵发性绞痛；随着炎症的进展，腹痛为右上腹持续性疼痛阵发性加剧，提示炎症累及胆囊壁全层，并影响壁层腹膜。

2. 恶心呕吐 早期为胆囊平滑肌剧烈收缩反射引起；如结石排入胆总管，压迫、刺激致Oddi括约肌收缩，胆总管张力增高，这种反射引起的呕吐更加频繁、严重。

3. 发热与黄疸 常伴畏寒发热，严重者可有寒战和高热，少数病人可出现轻度黄疸，这与胆囊结石嵌顿或胆囊三角区淋巴结肿大压迫胆总管有关，也可是继发性胆总管结石梗阻或因Oddi括约肌痉挛、水肿所致，甚或感染波及肝内胆管、肝实质所致。随着症状缓解，这种黄疸也随之消退。

二、体征

1. 右上腹可有不同程度、不同范围的压痛、反跳痛及肌紧张，Murphy 征阳性。

2. 有的病人可扪及肿大而有触痛的胆囊。如胆囊病变发展较慢，大网膜可粘连包裹胆囊，形成边界不清、固定的压痛性包块。

3. 如病变发展快，胆囊发生坏死、穿孔，可出现弥漫性腹膜炎表现。

4. 胆囊穴（阳陵泉下一横指）压痛。

【辅助检查】

1. 实验室检查　白细胞计数及中性粒细胞增高。尿胆红素、尿胆原一般阴性，炎症重者尿胆原增加。

2. 影像学检查　B 超是急性胆囊炎的首选检查方法，表现为胆囊增大，胆囊壁增厚（大于 4～5mm），可有结石声影。

3. 核素扫描　在对胆道疾病的诊断中，对功能性疾病的诊断效果最好，对急性胆囊炎的诊断最理想。用^{99m}Tc－EHIDA 扫描，它的灵敏度大于 95%，特异性大于 99%，主要表现为胆囊不显影而胆道显示清晰。

【鉴别诊断与辨证】

一、辨病诊断

1. 急性胆管炎　起病急，发展快，常可继发急性胆囊炎，主要表现为绝大多数有上腹或右上腹持续性腹痛伴阵发性加剧，并向右肩背部放射；绝大多数病人有弛张热、寒战，个别病例体温不升；部分病人可发生休克或精神神经症状；绝大多数病人可有不同程度的黄疸；上腹及右上腹压痛、反跳痛、肌紧张及肝区叩击痛；白细胞计数显著增高，中性粒细胞增高伴核左移；B 超示胆总管增粗，管壁毛糙，或可见胆总管下端有结石回声影。

2. 消化性溃疡急性穿孔　突发性上腹刀割样剧痛，很快波及全腹，常早期出现休克，腹肌紧张如板状，X 线检查可见膈下游离气体。患者既往有溃疡病史或有促成复发加重的确切病因。少数无溃疡病史。穿孔较小者易混淆，但 Murphy 征阴性可鉴别。

3. 高位急性阑尾炎　可有右上腹痛，但疼痛常是渐进性的持续性疼痛，多无阵发性疼痛，可有自脐周、上腹痛转移而来的过程，结肠充气试验可呈阳性。B 超检查胆囊无异常。

4. 右上尿路结石绞痛　突发右腰部绞痛，向右下腹放射，呈阵发性，间歇期如常人。右肾区叩痛，绞痛后血尿，X 线检查见结石影可资鉴别。

5. 急性胰腺炎 疼痛较剧烈，主要在上腹或左上腹，可呈带状疼痛，向左肩部放射，血尿淀粉酶测定值增高可确诊。

6. 原发性肝癌破裂 肝癌出血、坏死，使肝包膜膨胀、破裂，可产生剧烈的右上腹疼痛。但病人多有慢性乙型肝炎或肝硬化史，多呈恶病质，检查肝脏可明显肿大，可触到肿块，腹腔穿刺可获血性、胆汁性液，血清甲胎蛋白检测为阳性，B 超或 CT 检查肝内有占位性病变。

二、辨证分型

急性胆囊炎的病理变化除气血瘀滞、不通则痛之外，还有邪从热化与热从燥化的特征。辨证分型主要依据病邪热化程度来加以区分。

1. 蕴热型（肝胆蕴热） 因肝胆气滞，疏泄失常，邪热蕴阻，运化失司，而见胁腹隐痛，闷痛或窜痛，并可牵引肩背，口苦咽干，食少腹胀，大便干结，无热或低热，无黄疸，舌微红，苔薄白或微黄，脉平或弦紧。

2. 湿热型（肝胆湿热） 由于肝胆气滞郁而化热，或热结不散而热腐成脓，并与脾湿交蒸，湿热蕴结而致胁腹疼痛如掣、如绞，拒按，或可触及包块；发热或寒热往来，口苦咽干，恶心呕吐，不思纳食。有时目黄肤黄似若橘色，便秘溲赤，舌红苔黄腻，脉弦滑或滑数。年老体弱，素体阴亏者，热邪极易燥化而见发热不退，口干，舌光红而干，脉数等邪热伤阴之象，应予警惕。

3. 热毒型（肝胆脓毒） 因肝胆热积不散，热腐成脓，火毒逆传心包、营血，出现热深厥深。证见胁脘痛重，痛引肩背，持续不解，范围较广，腹皮拘挛强直，压痛拒按或有包块，高热，口干唇燥，面目红赤，或身目俱黄，大便燥结，小便黄赤，甚或神昏谵语，皮肤瘀斑，鼻衄、齿衄，乃至四肢厥冷，脉微欲绝，舌质红绛或有瘀斑，苔黄干、灰黑或无苔。

【治疗】

一、一般治疗

1. 控制饮食 一般病人可给流质或半流质饮食，应忌油腻食物。当有恶心呕吐，病情较重时，应禁食；腹胀明显者，予放置胃肠减压管。

2. 解痉止痛 ①阿托品 0.5mg 加异丙嗪 25mg 肌注。②强痛定 60～100mg 肌注；或加阿托品 0.5mg 肌注。③痛甚，经上述处理效不佳时，杜冷丁 50～100mg 加阿托品 0.5mg 肌注。

3. 输液 补充液体，维持营养，纠正酸中毒，维持水、电解质和酸碱平衡。

4. 抗生素 应用广谱有效的抗生素，配合应用甲硝唑等抗厌氧菌的药物。

二、非手术治疗

适用于发病时间短，症状较轻，或首次发作的单纯性胆囊炎；无严重并发症的结石性胆囊炎控制炎症后择期手术者；或作为术前准备治疗。

1. 内治法

（1）蕴热型：治宜疏肝清热，通下利胆。方选金铃子散合大柴胡汤。

（2）湿热型：治当清热利湿，理气通腑。方用茵陈蒿汤合大柴胡汤加减。

（3）热毒型：治宜泻火解毒，通腑清热，方选茵陈蒿汤合黄连解毒汤加减。

2. 单验方疗法

（1）茵陈30g，败酱草30g，蒲公英15～30g，水煎服。适用于急性胆囊炎。

（2）茵陈60～120g，郁金10g，川楝子10g，元胡10g，木香10g，水煎服。适用于急性胆囊炎以气滞为主者。

3. 针刺疗法

（1）体针：太冲、胆囊穴、三阴交、肝俞、胆俞、至阳。气郁加行间；湿热加足三里、阴陵泉；发热加大椎、曲池、合谷；胆绞痛加期门、章门、阴陵泉；胸满加膈俞、内关。每次取2～5穴。

（2）电针：主穴：日月（右）、期门（右）、胆囊穴。配穴：胆俞、肝俞、内关、合谷、阳陵泉、足三里、足临泣、行间。每次通电30～60分钟，每日电针1次。

（3）耳针：右侧取神门、交感、胰、胆、胆囊下；左侧取胰、胆、十二指肠。

（4）穴位注射：以维生素K_3 8mg，于双侧胆囊穴垂直进针，得气后，边进针边推注药液，用以治疗胆绞痛。

三、手术治疗

1. 适应证 急性胆囊炎有下列情况时应手术治疗。

（1）经非手术治疗无效，或有胆囊肿大、中毒性症状加重者。

（2）胆囊坏死、穿孔，伴弥漫性腹膜炎，或已濒临死亡威胁，全身与局部的症状较重者。

（3）既往频繁发作，影响生活和工作，B超和核素扫描已证实胆囊结石或胆囊未显影者；即使是无结石性胆囊炎，发作频繁且症状较重者也宜手术治疗。

2. 手术方法

（1）胆囊切除术：如病人的全身情况和胆囊局部及周围组织的病理改变允许，应行胆囊切除手术，以根除病变。可采用传统的开腹胆囊切除术（OC）或电视腹腔镜下胆囊切除术（LC）。

（2）*部分胆囊切除*：胆囊坏疽时，大部分胆囊壁已坏死，无法行造瘘术，局部粘连又不能完整切除胆囊，则只有剪除不附在肝上的坏死胆囊壁，以石炭酸及酒精棉球擦拭破坏残留的胆囊壁及黏膜，尽量缝合胆囊管，放置引流。

（3）*胆囊造瘘术*：适应于少数病情危重、不能耐受胆囊切除术的病人；胆囊炎症严重，渗出多，粘连致密，解剖关系不清，欲探查胆总管有技术上困难者；有胆总管下端梗阻，病情危重仅允许做简单引流者；胆囊有穿孔，局部被网膜包裹形成周围脓肿者。

3. 术后处理　术后常规应用抗生素、补液等支持治疗同一般腹部手术后病人。对并发症应作相应处理。

（1）*术后出血*：常见原因为胆囊动脉或静脉支结扎线脱落和胆囊窝剥离面渗血，两者临床难以鉴别，如出血不能自止，应积极再手术。

（2）*胆瘘*：除个别由于胆囊管残端结扎不牢或胆囊部分切除时胆囊床处理不可靠外，应警惕肝管的损伤。术后出现胆瘘应予充分引流，如引流通畅，病人一般情况尚好，多数能在短期内自行愈合。长期不愈者宜再手术。如有胆汁性腹膜炎，应及时探查。

（3）*术后黄疸*：病人术后出现梗阻性黄疸最主要原因是损伤了胆总管，B超、经皮肝穿刺造影常可佐证，应立即再行手术，修复损伤，引流胆总管。

慢性胆囊炎

慢性胆囊炎（chronic cholecystitis）和急性胆囊炎是同一疾病的不同阶段的表现，胆囊的急性炎症消退后遗留下来的病理状态，是慢性胆囊炎最常见的类型。临床上分为慢性结石性或非结石性胆囊炎两类，90%的病人合并胆囊结石。

【病因病理】

一、中医病因病机

情志不畅、饮食不节、虫邪上扰，可致气机运行不畅。肝胆气滞而胁肋疼痛胀满；肝胆疏泄失常，横逆犯胃，致运化失司而见胃纳不香、嗳气、便秘等症状；也可因肝用太过而出现胁下胀满，头晕目眩，口苦咽干，纳谷不馨，食入作胀等肝胆疏泄失职，脾胃受伐之症状 。

二、西医病因病理

在细菌感染、机械和化学性刺激下，胆囊壁出现明显的慢性炎症改变，从炎细胞浸润，直至胆囊的组织结构破坏，纤维瘢痕增生，完全丧失生理功能。通常，结石性胆囊炎其胆囊因反复炎性病变而发生瘢痕组织不断增生，导致萎缩变小乃至胆囊紧包结石，而非结石性胆囊炎则扩大和壁层增厚。有的胆囊管完全阻塞，胆汁滞留于胆囊内，胆红素被吸收，而胆囊黏膜仍持续分泌黏液，则成胆囊内淤积黏稠透亮的"白胆汁"；如有感染，则可导致胆囊积脓；此外有因黄白色胆固醇沉积散布在充血的黏膜上，形若草莓状，为"莓样胆囊"。上述病理变化可缘于胆结石而产生，反过来也是促胆囊结石形成和增长的病理条件。

【临床表现】

慢性胆囊炎缺乏特异性临床症状与体征，一般有下述几种类型。

1. 慢性胆囊炎急性发作　这类病人多有长短不一的类似胆囊炎病史，发作时的症状与体征与急性胆囊炎相似，诊断较容易。

2. 隐痛性胆囊炎　表现为持续或间歇性右上腹隐痛，常误诊为慢性肝炎或十二指肠球部溃疡等。

3. 消化道障碍性胆囊炎　餐后上腹饱胀感，腹胀、嗳气或呃逆等，也易与其他慢性消化系疾病相混淆。

4. 隐性胆囊炎　临床上无症状，只是在常规健康检查、其他手术或尸检时发现。

慢性胆囊炎的体征一般为右上腹压痛，但无肌紧张和反跳痛，如有胆囊积水，则可于右上腹扪及肿大包块，随呼吸上下移动。

【辅助检查】

B超是本病首选的非侵袭性检查，诊断正确率高于90%，可观察到胆囊萎缩、壁层毛糙增厚、功能丧失或见结石光团和声影等而确诊。如B超提示不能显示胆囊结构，甚至胆囊"缺如"，则可能是胆囊萎缩。

【鉴别诊断与辨证】

一、辨病诊断

1. 胆囊癌　临床上鉴别较难，对有下述情况者应视为胆囊癌的高危人群，年龄超过55岁的女病人，长期发作胆囊炎及胆囊结石者；无症状胆囊结石或慢性胆囊炎近期无明显诱因发作，或疼痛持续，保守治疗效果不佳者；胆囊结石较大，尤其是单枚结石大于2.5cm，B超及CT检查胆囊壁有局限性或弥漫性增厚，壁厚大于0.5cm者；有真性胆囊息肉者。

2. 胆囊息肉 作为一种慢性胆囊疾患，其症状、体征与慢性胆囊炎常难区分，但B超可鉴别：息肉回声为等回声或强回声光团，其后无声影。胆囊息肉，附于胆囊壁，可为单发、多发，有蒂。胆囊结石为强回声光团，后伴声影，并随体位变化而移动。

二、辨证分型

慢性胆囊炎在其发作期参照急性胆囊炎分型论治，非发作期则辨证分为肝胆气郁与肝阴不足两型。

1. 肝胆气郁 右、中上腹时有隐隐作痛，食入作胀，胃纳不馨，嗳气，便秘，口不干，舌红苔腻，脉平或弦，症状出现多与情志变化有关。

2. 肝阴不足 胁下胀满，头晕目眩，口苦咽干，纳谷不香，食入作胀尤甚，妇女经少而淡，舌尖红刺，或有裂纹或见光剥，脉细弦。

【治疗】

一、一般治疗

1. 控制饮食 一般主张进食低脂肪、高维生素和易消化食物。

2. 利胆药物 常用的有硫酸镁溶液、胆酸钠、苯丙醇等，可按不同病情选用。

3. 解痉止痛 酌情使用东莨菪碱、阿托品、溴丙胺太林、强痛定等，解除胁肋疼痛不适。

二、内治法

1. 肝胆气郁 治宜疏肝利胆，健脾和胃，方选胆宁汤（经验方）：茵陈、虎杖、生大黄、青皮、陈皮、郁金等。

2. 肝阴不足 治当养肝柔肝，疏肝利胆，方用养肝宁胆汤（经验方）：生地、首乌、枸杞、茵陈、生山楂、鸡内金、麦芽、玫瑰花、佛手、绿萼梅等。

上述中西医综合防治措施，加之保持心情舒畅，可减轻症状，减少发作次数，适用年老体弱并有全身严重器质性病变者，也适应某些不手术病人的治疗。

三、手术疗法

对慢性胆囊炎症状明显且反复发作诊断成立者，无论是结石性或是非结石性，如中西医结合治疗效果不理想或症状发作影响正常工作、生活和学习，且无明显手术禁忌证，可考虑手术治疗。治疗本病的基本术式是胆囊切除术，效果确切。

1. 开放性胆囊切除术（OL）　经典术式为经上腹腹直肌切口、旁正中切口或右肋缘下斜切口入腹，系统探查，辨明胆总管、胆囊管和胆囊动脉关系后，视情况以顺行、逆行或顺行与逆行结合方式切除胆囊，必要时可探查胆总管。开放性胆囊切除术近期和远期疗效令人满意。

2. 腹腔镜胆囊切除术（LC）　这种方法除有与开放性手术相同的治疗效果外，还有其切口小、痛苦轻、出血少、对腹腔脏器干扰轻、恢复快、住院时间短等优点。亦能行胆总管胆道镜检查。90%以上的慢性胆囊炎病人可经LC顺利切除胆囊。但对上腹部手术后广泛粘连、慢性萎缩性胆囊炎而胆囊管过短、Mirizzi综合征（胆囊管巨大结石嵌顿压迫胆总管）、胆囊癌或可疑者、胆囊内瘘等病人应视为禁忌证。LC的并发症主要是对胆道的损伤，这与术者的经验和技术熟练程度有关。

急性重型胆管炎

急性重型胆管炎（acute cholangitis of severe type，ACST）原称急性梗阻性化脓性胆管炎（acute obstructive suppurative cholangitis，AOSC），是胆道感染中最严重的一种类型，约占胆道疾病的10%～20%。该病来势迅猛，病情凶险，进展迅速，即使在积极手术引流的情况下，病死率仍可高达20%～50%。一般在入院后1～4天死于败血症、中毒性休克、胆源性肝脓肿、胆道出血、多器官功能衰竭（MOF）等续发病变。由此可见ACST所造成的危害是全身性的，常与急性重型胰腺炎（APST）、急性绞窄性肠梗阻（ASIO）合称为腹部三大危重病症。

本病是以胆道梗阻和感染为主要病因的一种危重胆道疾病，当胆道内细菌感染较重和梗阻较完全时，可出现严重的临床症状，如寒战、高热、黄疸，尚可有感染性休克和神经精神症状。目前较为一致的看法是，急性胆管炎和急性梗阻性化脓性胆管炎是同一疾病的不同病理过程，故对此种情况称为急性重症胆管炎。属中医“胆热”、“结胸”、“黄疸”、“热厥”等范畴。

【病因病理】

一、中医病因病机

因忧思郁怒，或过食辛辣炙煿油腻之品，或寒温不适，或蛔虫上扰，使肝胆之气郁结，气郁化火，脾胃运化失司，湿浊内生，湿热蕴结，日久蕴而不散，胆汁久经煎熬则结为砂石。胆石阻塞，胆汁淤积加重，导致气滞郁阻不散，内蕴湿热不清，则反复发作；湿热久郁化火，热毒炽盛而见高热；火毒夹肝胆之气横逆脾胃，故见脘胁痛甚，痛及满腹；热毒迫使胆汁外溢肌肤而见黄疸；热毒内陷心营则神昏谵语；如热毒迫血妄行，则衄血、便血，或出现肌肤瘀斑。舌质红绛，苔黄而燥，脉弦滑数或细数，均乃肝胆湿热，灼伤津液之象。

二、西医病因病理

引起胆道梗阻的最常原因是结石和蛔虫，亦多见于胆道良性狭窄或 Oddi 括约肌功能紊乱，也可能是 Mirizzi 综合征、急性胰腺炎和壶腹部肿瘤。引起胆道感染的细菌可通过寄生虫、造影用各种导管从胆肠汇合口进入胆道，在胆道梗阻或狭窄的条件下大量繁殖，引起管壁充血、水肿、黏膜溃疡，管壁扩大，进而管壁化脓、坏死，胆管内充满脓性胆汁。梗阻严重时，随着胆管内压力不断增高，其与肝窦间的压力梯度改变，先是肝脏分泌胆汁完全停止，胆管内脓性渗液反可向上逆流，引起肝内小胆管及周围实质细胞炎性病变。当压力超过 $40cmH_2O$ (392. 27Pa) 时，脓性胆汁可穿过肝细胞进入肝窦，沿肝静脉汇入腔静脉。由于大量细菌和毒素进入血液循环，导致败血症和感染性休克，这种胆管静脉反流是本病引起一系列全身并发症的根本原因。一旦紧急胆管切开减压，术中血压即可回升，病情也可随即缓解。肝内胆管脓肿可侵蚀血管，引起胆道大出血；如结石嵌顿在胆胰壶腹部，感染的胆汁可逆流入胰管，引起急性胰腺炎。

在胆道梗阻时，肠道内胆盐缺乏，使肠源性内毒素的产生和吸收增加。出现胆道梗阻和黄疸时，特异性和非特异性细胞免疫功能明显受抑制，肝脏的库普弗细胞的吞噬能力下降，进入门静脉的内毒素不能在肝脏解毒。网状内皮系统功能受到抑制，细胞免疫功能低下，血中内毒素水平升高，直接影响了机体对手术的耐受程度和抗生素的治疗效果。梗阻性黄疸时，血中多量的结合胆红素可使肾脏对缺氧性损害的耐受力下降，肾脏的有效血液灌流量减少，严重时会出现肾衰竭、呼吸功能衰竭。

胆系结石所引起的胆管梗阻、胆道感染如果反复发生，长期持续，则在小胆管周围发生纤维母细胞增生及胶原纤维沉积，终至胆汁性肝硬化；同时，门静脉小分支也会受累呈进行性狭窄，以至于闭塞，引起门静脉高压症。

【临床表现】

一、症状

病人以往多有胆道疾病发作史和胆道手术史。本病发病急骤，病情进展快，除具有一般胆道感染的 Charcot 三联征（腹痛、寒战高热、黄疸）外，还可出现休克、中枢神经系统受抑制表现，即 Reynolds 五联征。

起病初期即出现畏寒发热，严重时明显寒战，体温持续升高。疼痛因梗阻部位而异，肝外梗阻者明显，肝内梗阻者较轻。绝大多数病人可出现较明显黄疸，但如仅为一侧肝内胆管梗阻可不出现黄疸；行胆肠内引流术后病人的黄疸较轻。神经系统症状主要表现为神情淡漠、嗜睡、神志不清甚至昏迷；合并休克时也可表现为躁动、谵妄等。可伴有恶心，呕吐，纳呆，尿少，呈茶色，大便呈陶土色等。

二、体征

体格检查时病人体温常持续升高达 39℃ ~40℃或更高。脉搏快而弱，达 120 次/分以上；血压降低。呈急性重病容，神志改变，可出现皮下瘀斑或全身青紫，发绀。剑突下及右上腹部有不同范围和不同程度的压痛或腹膜刺激征，可有肝大及肝区叩痛，有时可扪及肿大的胆囊。

【实验室及其他检查】

1. 实验室检查

（1）血常规：血细胞升高，$>20\times10^9/L$，可出现毒性颗粒。

（2）血清谷丙转氨酶（ALT）、谷草转氨酶（AST）、碱性磷酸酶（AKP）升高，血胆红素明显升高。病情严重时可出现酸中毒和低钾血症。

（3）尿胆红素阳性。

2. 影像学检查

（1）B 超检查能较清晰显示梗阻近侧扩张胆管、梗阻原因（结石、肿瘤）、梗阻部位。

（2）CT、MRI 可作为进一步明确诊断的检查。

（3）PTC 或 PTCD 检查，有诊断和治疗的双重作用，胆道造影可发现扩张的胆管及梗阻的部位和原因，又可置管引流。

（4）ERCP 可作 Oddi 括约肌切开或置管引流，既可以用作诊断，也可作为缓解症状的治疗。

【诊断与鉴别诊断】

一、诊断

1. 右上腹疼痛、寒战高热及黄疸，三者相继出现同时并存称为 Charcot 三联征，是急性胆管炎的典型表现。如若为结石引起梗阻，胆管内胆汁滞留，胆管扩张，加之胆囊收缩和胆管蠕动，嵌于胆管下端的结石常可移动，或像活塞一样向上漂浮，或被排出，使梗阻得以解除，症状也随之缓解。故此，Charcot 三联征常呈波动性出现，此为本病的特点之一。

2. 在 Charcot 三联征的基础上出现血压下降、休克者，称之为四联征；再加上谵语、嗜睡、昏迷等精神神经症状者称为 Reynold 五联征。具备四联征或五联征者可诊断为急性重症胆管炎。

3. 肝内胆管炎因梗阻部位较高，症状常不典型，腹痛可能较轻，黄疸亦不重，无腹膜刺激征，但全身感染较明显。

急性胆管炎与急性重症胆管炎之间只有轻微之分，是同一病理过程的不同阶段。胆管梗阻未解除、感染持续发展时，这个过程具有暴发性的特点，不仅很快进入重症阶段，而且可迅速发展为感染性休克和败血症，引起全身多系统器官功能不全综合征。

二、辨证分型

中医辨证分型参照“急性胆囊炎”。

三、鉴别诊断

1. 急性胆囊炎 与急性胆管炎相比，后者更可能有寒战，而不太可能出现右上腹严重的疼痛和腹膜刺激征；大多数急性胆囊炎可无黄疸或黄疸较轻；血清碱性磷酸酶和 γ-谷氨酰基转肽酶升高常有利于急性胆管炎的诊断，B 超可资鉴别。

2. 右下大叶性肺炎 常有胸痛、咳嗽或咯铁锈样痰等肺部感染的症状，右下肺有湿啰音，叩诊呈浊音，X 线平片可发现胸部异常征象，无腹部相应体征。

3. 膈下脓肿 常有腹部化脓性疾病及腹部手术史，多无黄疸；下胸部有触痛和叩痛，肝下移而触痛不明显；X 线见膈肌升高，活动受限；B 超可见膈下与肝脏之间有液性暗区。

4. 急性胰腺炎 常有暴饮暴食史，腹痛以左上腹为重；腹膜刺激征出现快且明显；腹腔穿刺可为血性，穿刺液淀粉酶显著升高；血、尿淀粉酶升高较重症胆管炎明显；B 超或 CT 检查发现胰腺肿大，有局部浸润、坏死灶、腹腔积液及胆管无扩张等。

【治疗】

一、一般治疗

1. 解痉止痛，利胆，必要时可应用杜冷丁。

2. 胃肠减压，可减轻腹胀、呕吐以及对胆汁分泌的刺激。

3. 防治休克。因感染中毒、高热、呕吐等造成体液大量丧失，应迅即建立输液通道，及时补充水、电解质，纠正酸碱平衡失调，减少休克发生的机会。

4. 用有效的能通过胆道排泄的广谱抗生素。有条件的根据细菌培养结果选择抗生素更好。

5. 经过充分补液，休克状态仍未纠正，应使用血管活性药物及肾上腺皮质激素，后者能减轻细胞内毒素对重要脏器的损害，改善微循环衰竭，提高机体调节反应能力。

二、中医疗法

参见“急性胆囊炎”的辨证论治及给药方法。急性重型胆管炎在中医学中属于肝胆毒热（或脓毒）范畴，且热深厥深，有亡阴亡阳之趋势，因此，在治疗上强调清热解毒、通里攻下，并在祛邪同时不忘扶正。临床应用中药时应重用清热解毒与通里攻下药，保持大便次数在每日 3 ~ 4 次以上，釜底抽薪，并酌情选用生脉散、参附汤或四逆汤扶正。

三、非手术疗法

近年来开展的非手术胆道引流术可起到一定的胆道减压作用，获得较好效果，尤其在有严重合并症、并发症、全身衰竭的病例，常可因其创伤小且引流了胆汁而缓解病情，度过急性期。

1. 经皮肝穿刺胆道造影引流术（PTCD） 是一种简单而直接的减轻胆道内压力的方法，可引流感染的胆汁，降低胆道内压力，减轻和中止急性重症胆管炎的恶性病理循环。但需防止本身引起的并发症。在广泛肝内胆管结石和肝门部胆管梗阻时也可能影响疗效。

2. 胆管引流术（ENBD） 是在经内镜逆行胰胆管造影（ERCP）的基础上行内镜大乳头括约肌切开术（EST），然后向胆总管内置入特制的胆道引流管，经十二指肠、胃、食管、鼻引出体外。一般只适用于胆总管末端的梗阻，高位梗阻则难以达到引流目的。

3. 经皮穿刺胆囊置管引流术 适用于远端胆道梗阻、胆囊肿大的病人。

四、手术疗法

1. 手术治疗的原则 解除梗阻，消除病因，通畅引流。

2. 手术时机选择 十分重要。

（1）经保守治疗 24 ~ 36 小时后未见病情好转者应手术治疗。

（2）伴有休克的 AOSC 者应积极抗休克、抗感染、扩容、纠酸等综合治疗。

（3）若经术前准备性治疗 2 ~4 小时后，或非手术引流效果不好或失败，休克症状未见改善，血压不稳定，亦应手术，但手术宜简单有效，必须保证梗阻近端胆管引流充分。

（4）病情较稳定者，可进一步明确病因和充分的手术前准备后行手术治疗。

3. 手术方法

胆总管切开探查与置“T”管减压引流术为急性重症胆管炎急救手术，也是胆道外科的基本方式。若病人一般情况差，不能耐受较大且时间长的肝胆管取石术，在结石上方胆总管或肝管切开胆管置“T”管行减压引流术。

如病人一般情况尚好，切开胆总管探查时，应尽力取净胆管内结石，如胆总管下端狭窄，应采取扩张或 Oddi 括约肌成形术；如胆囊伴有结石或炎症，同时行胆囊切除术，胆总管置“T”管引流。

患者病情稳定，梗阻性胆管炎反复发作，可于取石后施行胆肠吻合术。

术式以简单有效为原则，以解除梗阻、通畅引流为目的。如病人情况较差，仅为避免再次手术而做过多操作和过于复杂的手术是不可取的。

胆石症

胆道系统内生成结石并引起一系列临床症状，称为胆石症（cholelithiasis），是胆道系统最常见的疾病。其临床表现与结石的数量、大小、部位、是否引起梗阻以及有无并发胆道感染有关。

【分类】

1. 按成分分类

（1）胆固醇结石：主要成分是胆固醇结晶，多发生在胆囊内。

（2）胆色素结石：有两种类型，泥土样胆红素钙结石，多发生于胆管内；黑色胆色素结石是一种胆红素高聚体的网络结构，几乎均发生在胆囊内。

（3）混合型结石。

2. 按位置分类

（1）胆囊结石：结石发生在胆囊内。

（2）胆管结石：按来源不同又可分为原发性胆管结石（结石产生于肝内小胆管）、继发性胆管结石（结石产生于胆囊内，后排入胆管中）。进一步区分为肝内、外胆管结石。左右肝管汇合处以上位置的结石为肝内胆管结石，又称肝胆管结石。肝内、外胆管结石者统称为胆管结石。

（3）胆道结石：指胆囊与胆管内均有结石。

【病因病理】

一、中医病因病机

情志不畅、饮食不节、虫积等引起肝胆疏泄失常，脾胃运化失司，肝胆气郁，湿浊内生，郁久化热，湿热熏蒸，煎熬成石。

二、西医病因病理

（一）病因

胆道感染、胆汁滞留和胆道流体力学的改变及胆固醇、胆红素等代谢失调，均可促进胆石形成。

1. 胆固醇结石的形成　胆汁中胆固醇、胆盐和卵磷脂三种主要成分之间正常时保持一定的浓度比例形成微粒和囊泡，使不溶于水的胆固醇包裹其中而溶于胆汁，呈液相状态。当代谢异常，胆汁中胆固醇绝对增加或胆盐和卵磷脂减少而胆固醇相对增加时，胆固醇呈过饱和状态，极易析出结晶而形成结石。当胆囊有炎症时，胆囊黏膜吸收胆盐加快，致使胆汁中胆固醇浓度相对增加；胆囊内脱落的上皮细胞及白细胞可形成结石的核心，促使胆固醇结石的形成。此外，当胆囊的排空功能受损时，含有黏蛋白或胆固醇结石的胆汁便在胆囊内形成胆泥，是形成结石的重要因素。胆固醇为主要成分的结石发病率随年龄而增加，其中女性、肥胖、服雌激素、迷走神经切断术及妊娠者发病率较高。胆结石也与一些人摄取限制热量的固定饮食有关，遗传因素可能也起一定作用。因此，胆固醇结石是由多因素参与的成石过程。

2. 胆色素结石的形成　当胆道感染后，胆汁中的细菌产生大量的β－葡萄糖醛酸苷酶，可使胆汁中的结合胆红素分解为不溶于水的游离胆红素，即非结合胆红素（UCB）。非结合胆红素为一弱酸，其可与胆汁中的钙离子结合，产生胆红素钙沉淀。因此，胆道感染和胆汁淤积，使胆汁中胆红素钙、黏蛋白含量明显增多，且胆囊黏膜受损，胆管壁呈网状支架结构，上皮细胞脱落或寄生虫卵（或尸骸碎片）可能作为结石的核心，易形成胆色素结石。

（二）病理

1. 胆囊结石　80%的胆囊结石是胆固醇为主的混合性结石。胆囊的病理改变与结石对胆囊黏膜的刺激及结石引起的梗阻有关。结石长期对胆囊黏膜刺激，可致慢性胆囊炎，临床症状较轻，或无症状；一旦结石嵌顿在胆囊管口时，致使胆汁淤积，极易并发细菌感染，而发生急性胆囊炎、胆囊积水、化脓、坏疽、穿孔、内瘘等。若结石松动梗阻缓解，急性炎症也可迅速好转、消退，转入慢性胆囊炎阶段。如此反复发作，可形成萎缩性胆囊炎。如果较小结石排入胆总管，形成继发性胆总管结石，可导致急性胆管炎、梗阻性黄疸或急性胰腺炎。结石对胆囊黏膜长期的慢性刺激，有可能导致胆囊癌。

2. 胆管结石

(1) 胆管梗阻：结石可引起胆管系统的机械性梗阻，这种梗阻可能是完全性的或不完全性的，也可能是像活塞式运动引起的间歇性的。结石引发炎症而充血、水肿，刺激括约肌诱发痉挛，这些因素加重了梗阻程度。如果病程较长，胆管特别是肝门部胆管及二级肝管会发生纤维性狭窄，又称原发性胆管狭窄。一旦出现梗阻，病理损害将进一步发展。

(2) 胆管扩张：胆管梗阻后，胆汁流动受阻或排流不畅而压力升高，梗阻近端胆管发生扩张，扩张后胆汁流动缓慢，促成了结石形成、增大和增多，有利于感染发生。胆管扩张不会缓解胆管梗阻，反而互相影响，使病理状态更为恶化。

(3) 胆道感染：胆汁的淤滞导致细菌的繁殖引起感染，其严重程度与梗阻关系密切，出现感染的局部和全身症状（参见“急性重型胆管炎”）。

【临床表现】

1. 胆囊结石、胆总管结石　由于结石的部位、梗阻的程度不同，分别有较明显的急、慢性胆囊炎和急性重症胆管炎的症状。

2. 肝内胆管结石　阻塞胆管的部位不一，其临床表现不同，在间歇期仅有肝区和胸背不适或胀痛，伴恶心、纳差等消化道症状。

(1) 局限于肝内某一细小胆管的结石，一般无临床症状，无需治疗。

(2) 某一侧肝管结石，以胀痛为主，一般无黄疸。

(3) 当结石下降造成左右肝硬化管梗阻时，可出现 Charcot 三联征或 Reynold 五联征。

(4) 若感染未有效控制，可发生多发性胆源性肝脓肿，脓肿可穿破至膈下，甚至穿破横膈到肺，形成支气管胆瘘，咳嗽可能有苦味胆汁样痰液。

【实验室及其他检查】

一、实验室检查

1. 血常规　急性发作期白细胞增高，中性粒细胞增高，多数病人白细胞增高的程度与合并感染的轻重相平行。

2. 肝功能　胆石病反复发作，可引起轻重不同的肝脏损害，肝功能试验可发现异常。例如，血清谷丙转氨酶、谷氨酰转肽酶增高，血清胆红素增高。

二、影像学检查

1. B 超　可显示肝内外胆管扩张的程度，结石部位、大小及分布情况。

2. PTC 胆道造影　可直接显示肝内胆管形态（狭窄或扩张）、结石的分布情况及肝脏其他相邻关系。

3. ERCP 检查　可显示肝外胆管及肝内胆管结石的影像信息。

4. CT 或 MRCP 检查　可作必要的补充检查，且可避免一些因做 PTC、ERCP 等检查导致的并发症，如胆漏或胆道出血等。

【鉴别诊断】

一、不同部位胆结石的鉴别诊断

表 16－2　不同部位胆结石的鉴别诊断

项　目		胆囊结石	胆总管结石	肝内胆管结石
病　史		消化不良，右上腹不适；急性发作多在夜间和进食脂餐后	反复发作史	无典型表现，多有胆道疾病史
症　状		右上腹绞痛，一般无黄疸，全身中毒症状轻，可有低热	上腹或右上腹绞痛，高热寒战，黄疸相继出现同时并存，多呈波动性。亦在此基础上出现休克和脑力迟钝	发作时肝区不适或轻度闷痛，黄疸不明显，常伴有畏寒、发热等中毒症状
体　征		右上腹胆囊区触痛及腹肌紧张，可能触及胆囊，Murphy 征阳性	剑突右下方触痛，腹肌紧张不明显，或腹直肌右侧较紧张	肝不对称性增大，伴触痛，可误为肝炎或肝脓肿
实验室检查	粪便	正常	间歇性陶土样便	正常，服利胆药后，可能查到来自肝内胆小管的柱状小胆石
	十二指肠引流	“B”胆汁含脓细胞、胆固醇结晶	“A”胆汁含脓细胞及胆色素钙结晶	“C”胆汁含脓细胞或胆色素钙结晶
	血清谷丙转氨酶	急性发作时升高，3～4 天后突然下降	黄疸时迅速升高多倍，过后又迅速下降	发作时可有增高

项　目	胆囊结石	胆总管结石	肝内胆管结石
其他辅助检查	B超示胆囊增大、积液或缩小，胆囊壁毛糙、增厚，有结石光影。核素检查，胆囊不显影而胆道显示清晰	B超示胆管扩张，管壁增厚，结石光影；PTC、ERCP有利于确诊	B超可见肝内胆管扩张，伴结石光影，好发于左肝外叶和右肝后叶；PTC可显示肝内胆管扩张和狭窄、结石影，ERCP有助于了解肝外胆管情况

二、与其他疾病的鉴别诊断

1. 消化道溃疡　胆囊结石发病率女性多于男性，消化道溃疡男性多于女性，两者临床表现相似，有时不易鉴别，须注意性别与疾病的关系。胃镜和BUS可提供鉴别依据。

2. 传染性肝炎　以肝区、右上腹隐痛、胀痛为主，偶有类似胆绞痛的症状，可有发热。常有肝炎接触史以及食欲不振、疲乏无力等症状，检查肝脏肿大并有触痛。黄疸性肝炎需与胆石性梗阻性黄疸鉴别，黄疸性肝炎以血间接胆红素增高为主，GPT明显增高。胆石性梗阻以直接胆红素增高为主，GPT增高不如肝炎显著。传染性肝炎周围血象一般不高，有时淋巴细胞可增加，胆石性梗阻则因伴有不同程度感染而白细胞和中性粒细胞增加。BUS和CT检查在胆石病中多有胆管扩张和结石影像，可资鉴别。对淤胆性肝炎可试用激素作试验性治疗。

3. 壶腹周围癌　必须与胆石所致的梗阻性黄疸相鉴别。同为梗阻性黄疸，恶性肿瘤多有进行性消瘦，黄疸发生缓慢，无痛且多进行性加重，很少波动，常伴有皮肤瘙痒，完全梗阻者大便呈陶土色。胆石性梗阻多为腹痛后出现黄疸，完全梗阻者甚少，因此黄疸程度可有波动，患者的一般状况优于恶性肿瘤。低张力十二指肠造影、BUS、PTC、ERCP、CT、MRCP可帮助鉴别诊断。

表16－3　　黄疸的鉴别诊断

	外科黄疸		内科黄疸
	胆总管结石	壶腹周围癌	（药物、淤胆性肝炎）
前驱症状	胆绞痛	上腹隐痛不适，体重减轻	服用肝毒性药物，肝炎接触史
黄疸时间	出现慢，可出现波动	出现慢，进行性加重	快
黄疸程度	中等	重	不定

	外科黄疸		内科黄疸
	胆总管结石	壶腹周围癌	（药物、淤胆性肝炎）
体温	升高	多低热	可有发热
瘙痒	有或无	多有，伴心动过速	暂时性
肝肿大	<肋下 3cm，轻压痛	>肋下 3cm，无压痛	有轻度触痛
胆囊	少可触及	多可触及	不能触及
腹水	无	癌转移可有血性腹水	病重者偶有腹水
胆红素	直接胆红素升高，TB/DB≤2	直接胆红素升高，TB/DB≤2	直、间接胆红素均升高
WBC + DC	白细胞总数升高，中性粒细胞升高	白细胞正常或升高，中性粒细胞正常	白细胞总数下降，淋巴细胞升高
尿胆原	不定	阴性	升高
大便潜血	阴性	可呈阳性	阴性
GPT	正常或升高	升高	显著升高
BUS	肝内外胆管可有扩张	胆囊大，胆管明显扩张	胆囊不大，胆管无扩张

【治疗】

一、一般治疗

中西药内外治法。参见“胆道感染”。

二、中西医结合“总攻”综合排石疗法

该疗法是以中药排石汤为主，配合其他对胆道有肯定影响的疗法或药物的综合排石疗法，希望在一个较短的时间内促使胆石排出。本法是我国胆石病治疗的特色之一。

1. 原理　总攻排石的理论基础是根据“以通为用”的原则，在应用舒肝利胆的中药促进胆汁大量分泌的基础上给予小剂量的吗啡使Oddi括约肌收缩，造成一时性的胆汁潴留，胆囊胀大，胆内压升高，继而再用药物、针灸等促使 Oddi 括约肌突然舒张，胆囊有力收缩，借助于胆汁迅速排出的冲洗作用，促进结石排出。

2. 适应证 ①肝内外胆管泥砂样结石，或直径在 1cm 左右的块状结石。②较大的胆总管结石，又无严重并发症者。③肝内广泛小结石，手术难以取尽者。④手术前后用以排出泥砂样或小块结石，以便手术进行或预防复发。

3. 综合排石疗法的具体措施 遵义医学院按上述设想最早提出综合“总攻”方案（表 16－4）。

表 16－4 “总攻”排石方法

时 间	措 施	用 法
8：30	中药排石汤或辨证方药液 200ml	口服
9：30	吗啡 5mg	皮下注射
10：10	阿托品 0.5mg	静脉滴注
10：15	33%硫酸镁溶液 40ml	口服
10：25	油煎鸡蛋 2 个	口服
10：30	电针：右胆俞（－）、日月、中脘、梁门（＋）	留针 30 分钟

一般排石率在 70% 左右，排净率在 20% 左右，其中胆管结石排石率较高，而胆囊结石则较低，这与胆囊的解剖特点有关。由于排石需要胆囊的作用，因此，胆囊功能良好者排石率高，而胆囊功能不良者排石率较低。

严格掌握适应证是总攻排石疗法成功的关键。小块结石排出时患者往往无反应，大块结石排出时，可出现胆绞痛、发热、黄疸等症状，称为排石反应。排石反应后突然腹痛消失，体温恢复正常，黄疸消退，是排出结石的现象。排石反应持续加重应及时中止总攻排石，必要时转行手术治疗。总攻排石费时，而且消耗患者的体力，可根据患者的身体状况每周进行 1～3 次，4～6 次为一疗程。实行“总攻”，起到“因势利导”的作用，有助于结石排出，但病情危重者禁用。

三、机械取石疗法

手术后经 T 管窦道，置入纤维胆道镜，用取石钳、网篮等可在直视下清除肝胆管残余结石。经皮肝穿刺胆道（PTCS）以及经十二指肠镜 Oddi 括约肌切开取石（EST）等方法都有相当的疗效。此外，经上述途径导入激光、超声波、电力液压碎石探头直接接触胆石使之粉碎，可提高机械取石的疗效。

四、手术疗法

适用于胆石病合并感染之重症，反复发作，非手术疗法无效，以及胆囊结石伴胆囊功能不良者。

手术方法与胆道感染大致相同，根据结石部位的不同，分别采用胆囊切除术、胆总管切开取石T形管引流术以及胆肠内引流术等。部分肝胆管结石病例需作肝叶切除术。肝内胆管结石的手术原则为尽可能取净结石，解除胆道狭窄及梗阻，去除肝内感染性病灶，恢复通畅的胆汁引流和预防复发。其中解除狭窄是手术治疗的关键，因此必须摒弃企图通过肝外胆肠吻合，以使狭窄以上肝内胆管胆汁引流的错误做法。

随着外科微创技术的发展，对于胆囊和胆总管结石的择期治疗，主张首选联合电子内镜（胆道镜、十二指肠镜和腹腔镜）下的微创外科手术。近年来，腹腔镜胆囊切除术（laparoscopic cholecystectomy，LC）已广泛开展，但要严格掌握手术适应证和禁忌证，熟练手术操作方法。

第七节 胆道蛔虫病

胆道蛔虫病（choledochal ascariasis）是由于蛔虫上窜钻入胆道引起的常见急腹症，好发于儿童和青少年，农村比较多见。属中医“蛔厥”的范畴。

【病因病理】

一、中医病因病机

饮食不洁，感染蛔虫，虫居肠中，吸食水谷精微，耗伤人体气血。虫好钻窜，喜碱恶酸，若饥饱失常，脏寒胃热等，蛔虫不安其位，或畏热乱窜，若蛔虫钻入胆道，致肝胆郁滞，气机受阻，血行不畅，不通则痛，症见胃脘及右胁腹剧痛突发、阵作。足少阳胆经循行肩背，故肝胆气滞常引肩背作痛。蛔动痛剧，气机逆乱，则肢冷汗出若厥。胃气上逆，则恶心呕吐。蛔静气复而间歇如常。如虫入不退，滞塞胆道，中清之府不利，则蕴湿生热而生变证。

二、西医病因病理

（一）病因

蛔虫通常寄生于小肠中下段，导致蛔虫上窜而钻入胆道的基本因素是：

1. 蛔虫寄生环境的改变 如过饥、过食油腻、受寒、高热、腹泻或驱蛔药服用不当等因素，使胃肠功能紊乱，激惹蛔虫上窜至十二指肠，钻入胆道。

2. 胆道口括约肌舒缩功能失调 胆道括约肌因炎症、结石、功能失常而处于松弛状态时，有利于蛔虫钻入。

3. 蛔虫习性 蛔虫喜碱恶酸，并有钻孔习性。

（二）发病机制

1. 上窜十二指肠的蛔虫易钻入胆道口，并上行进入胆道，可部分或全部钻入，大多数在胆总管，有的可深入胆管，个别可钻入胆囊、胰管。多数为一条，也有多达数百条者。钻入胆道的蛔虫可自行退出，也可能死亡。

2. 蛔虫钻入胆道后，可引起 Oddi 括约肌强烈痉挛，而发生剧烈的绞痛。当蛔虫全部进入胆道后，持续性绞痛可突然停止，并转为阵发性绞痛。蛔虫带入的细菌可引起感染，部分病人发生化脓性胆管炎、胆管周围炎、胆囊炎甚至肝脓肿。

3. 由于蛔虫钻入所致的机械损伤和感染，可引起胆道出血。若引起胆道完全梗阻，可出现黄疸。因胰管与胆总管有“共同通路”，也可诱发急性胰腺炎。临床症状消失后，约 1/3 的病例，蛔虫仍滞留于胆道。死亡的虫体尸骸、残片及虫卵，可成为胆管结石的核心。

【诊断】

一、症状

1. 中上腹部剑突下阵发性剧烈绞痛

（1）起病突然，疼痛剧烈，有时向右肩背放射，腹痛常有“钻顶样”感觉；腹痛发作时病人抱腹屈膝，转侧不安，肢冷汗出，面色苍白，呻吟（号啕）不已，发作持续时间数分钟、十数分钟或数小时不等。

（2）腹痛可突然停止，间歇一段时间再度突然发作。在间歇期，腹痛可完全消失如常人。

（3）若蛔虫完全进入或死亡滞留胆道内，继发胆道感染时，则为持续性腹痛。

2. 恶心呕吐 腹痛发作后常伴恶心呕吐，吐出胃肠液和胆汁，有的则可吐出蛔虫。

3. 发热、黄疸 少见，继发感染或胆道梗阻时可出现。

二、体征

1. 中上腹剑突下方有轻度深压痛，腹平柔软，无腹膜刺激征。这种腹部体征轻微与剧烈绞痛不相符合（症征分离）以及时发时止是本病的特征。

2. 如合并胆道感染则有相应体征。

3. 多数病人在胆囊穴（右侧阳陵泉穴下 3cm）可触及硬结。

【实验室及其他检查】

1. 实验室检查

（1）白细胞计数可能稍升高，嗜酸性粒细胞增高。

（2）粪便或呕吐物多能查到蛔虫卵。

2. B超　有时可显示胆管内有线状强回声，典型者可见到蛔虫假体腔的无回声暗带贯穿其中，形成两条平行的强回声带，即“双轨征”。若为活蛔虫则见到蠕动。

3. 纤维内镜　应用纤维胃镜或纤维十二指肠镜，在十二指肠乳头开口处可见一端进入 Vater 壶腹而另一端悬挂于肠腔内的虫体，或可看到游离虫体的摆动。

4. X线　经十二指肠引流管注入稀钡造影，可见十二指肠或上段空肠内的蛔虫影，幽门、十二指肠有激惹现象。

5. 内镜逆行胰胆管造影　当蛔虫完全进入胆总管时，经内镜逆行胰胆管造影，可发现胆总管内的蛔虫影。

【诊断与鉴别诊断】

一、诊断

1. 有肠蛔虫病史。
2. 中上腹部或剑突下有阵发性“钻顶样”剧痛，伴恶心呕吐，或吐蛔。
3. 中上腹部剑突下区有轻压痛，腹肌柔软。
4. B超或静脉胆道造影可见蛔虫影。

二、鉴别诊断

1. 胆系感染和胆石症　腹痛为持续性而无间歇期与“钻顶感”，腹部体征明显，右上腹及剑突下有明显压痛或肌紧张，有时可触及肿大的胆囊，可伴高热寒战或黄疸，B超可发现胆石或相应病理改变可资鉴别。

2. 急性胰腺炎　腹痛部位在上腹或左上腹，呈持续性带状疼痛，可波及背部，血、尿或腹穿液淀粉酶增高有诊断意义。B超可见胰腺肿大，轮廓模糊。

3. 消化性溃疡急性穿孔　突发刀割样剧痛，为持续性，始于上腹，很快波及全腹，腹肌呈“木板样”强直，有明显的腹膜刺激征，气腹征阳性，腹穿可抽出胃肠液及食物残渣，可明确诊断。

三、辨证分型

1. 蛔厥型（发作期） 有蛔虫病史或具有蛔虫症的一般症状，突发中上腹剑突下右下方阵发性“钻顶样”剧烈绞痛，时痛时止，痛时弯腰曲背，辗转不安，恶心呕吐，肢冷汗出，时或吐蛔，腹痛虽剧，但痛处仅深压轻痛，无发热，无黄疸，舌苔白腻，脉弦紧。

2. 蛔扰型（静止期） 腹痛时作时止，精神萎靡，食欲不振，恶心呕吐，面色萎黄，嗜食异物，睡中龂齿，舌淡苔白腻，脉弦。

3. 蛔热型（合并感染） 寒战发热，烦闷不安，持续上腹疼痛，拒按，腹部满胀，心中懊侬，口苦咽干，不思饮食，或目睛黄染，皮肤色黄，大便不畅，小便短赤，舌红苔黄腻，脉弦数或滑数。

【治疗】

一、非手术治疗

多数经非手术治疗可治愈，但需彻底驱虫以防复发。以解痉、镇痛、利胆、排蛔、驱蛔为治疗原则。

1. 解痉止痛 用于发病早期，使 Oddi 括约肌松弛，以利于蛔虫由胆道退出。绞痛发作时，可予颠茄片 8～16mg 口服，每天 3～4 次；或 654－2 10mg 肌注，每天 3～4 次，也可用 10～20mg 加入生理盐水中静滴，必要时重复使用；或阿托品 0.5mg 肌注；痛甚时阿托品 0.5mg 与哌替啶 50mg 联合肌注（单用后者会使 Oddi 括约肌收缩，不利蛔虫退出）；33% 或 50% 硫酸镁溶液口服或经胃管注入。

2. 驱虫 目的是驱除小肠内蛔虫，或使退出的蛔虫不再进入胆道。在症状缓解后进行，因为发作时驱虫，可能刺激蛔虫活动，加重症状，或使蛔虫死亡滞留胆道，引起较多并发症。

（1）使君子肉（炒香），空腹分次嚼服。

（2）左旋咪唑每日 1.5mg/kg，晚餐后顿服。

（4）肠虫清（阿苯哒唑）2 片，口服。

（5）氧气驱虫：经胃管抽空胃液后缓慢注入氧气，成人 1500～2000ml，小儿 500～1000ml，随后再注入 33% 硫酸镁溶液 20～30ml，或用番泻叶 30g 泡水服，以利蛔虫排出。

3. 防治感染 一般选用对大肠杆菌、肠球菌、厌氧菌敏感的抗菌药物。

4. 中药内治法 蛔虫有“得酸则静，得辛则伏，得苦则下”的特性，常以乌梅丸为主方，旨在安蛔止痛，温中驱虫。临证须辨证分析，与他方合而化裁治疗。

（1）蛔厥型（发作期）：理气通下，安蛔定痛。方用大承气汤合乌梅汤加减。

（2）蛔扰型（静止期）：理气驱蛔。方用使君子散。

（3）蛔热型（合并感染）：清肝利胆，泻热驱蛔。方用大柴胡汤合乌梅丸加减。

5. 中西医结合利胆排蛔方案 口服33%硫酸镁及利胆排蛔汤（验方）：木香15g，金钱草30g，郁金12g，苦楝皮15g，槟榔9g，枳壳9g，乌梅12g，黄芩9 g，使君子15g，生大黄9g（后下），每日1剂。

6. 内镜取虫 可经十二指肠镜将部分钻入胆道的蛔虫取出。

7. 外治法

（1）拔火罐、按摩推拿、背部叩击法等有止痛作用。

（2）阵发性腹痛发作时，针刺治疗有很好的安蛔止痛功效。

①体针：常用穴有阿是穴、鸠尾、阳陵泉、胆俞、中脘、胆囊穴等。或采用迎香透四白、中脘透梁门。心窝部钻顶痛者加鸠尾或巨阙；呕吐加内关；发热加合谷；湿热加中脘、天枢；瘀滞加中脘、承山。或用第7胸椎夹脊穴或至阳穴，配用胆俞、脾俞、胃仓，留针30分钟，或电针仪脉冲刺激。

②耳针：胆、胰、迷根，或肝胆区附近压痛点。痛不止者，加神门、交感，用泻法，留针30分钟。

③指压：指压胆俞（双）1～2分钟，症状重者重复或延长按压时间。

④穴位封闭：可用非那根25mg，加生理盐水1ml，于双侧胃俞穴各注射1ml。亦可用1%普鲁卡因在上腹部剑突下的压痛点作局部注射，均有较好止痛效果。

二、手术疗法

1. 适应证 ①非手术治疗3天以上症状仍未缓解；②伴有急性化脓性胆管炎；③合并肝脓肿或急性胰腺炎疑有胰管蛔虫者；④合并胆管结石有明显梗阻性黄疸者；⑤有胆道出血并发症。

2. 手术方式 胆总管探查、T管引流术。切开胆总管后，尽量将肝内、外胆管中的蛔虫取尽，放置T管引流。

第八节 急性胰腺炎

急性胰腺炎是胰液消化酶被激活后作用于胰腺本身及其周围组织的自身消化性急性炎症，是常涉及到多个脏器改变的全身性疾病，为常见急腹症之一。中医称“胰瘅”，属“胃脘痛”、“结胸”、“脾心痛”、“胁腹痛”等范畴。

【病因病理】

一、中医病因病机

中医称胰腺为“脺脏”，其属性尚有争论，有的认为脺与肝胆关系密切，有的则认为其不属五脏亦不属六腑，其位于上腹，生于胃下，功能类似于腑。现代中医认为肝、胆、脾、胃功能失常可致本病，且以脾胃之病为主。多因暴饮暴食、酗饮酒浆、过食油腻而损伤脾胃；或因情志抑郁，暴怒伤肝，而胆肝气滞血瘀，横逆脾胃；或因蛔虫上扰而阻碍肝胆气血运行及脾胃运化机能等而发病。尚有胆道石阻、七情六淫、创伤手术、妊娠等，诸因素均可致肝郁气滞，湿热蕴结，中焦宣泄不利，腑气升降失常，而表现为脾胃实（湿）热、热实结胸、气滞壅塞的证候。病若进，正虚邪陷，则呈气血败乱之厥脱证；脾胃热盛，化火传入营血，可致热深厥深；热蕴胃络，可迫血妄行；热水相搏，则结胸里实；热血相搏，则瘀血腐脓或血瘀成块。热去湿留，则湿邪困脾；邪去正伤，脾阳虚衰。

二、西医病因病理

（一）病因

急性胰腺炎的病因比较复杂，尚未完全明了，一般认为，胆汁和胰液的逆流与胰酶损害胰腺组织在发病中起着重要作用。

1. 梗阻因素 为本病最常见的原因。胰管和胆总管进入十二指肠有共同通路，胆总管下端结石嵌顿，胆道蛔虫病、胆道感染所致 Oddi 括约肌痉挛、壶腹部狭窄等，致使胆汁排出障碍，逆流入胰管使胰酶活化。梗阻又可使胰管内压力增高，使小胰管和胰腺破裂，胰液外溢，引起胰液组织损害。这类胰腺炎称为胆源性胰腺炎。此外，胰管损害、胰腺结石、肿瘤、十二指肠梗阻、环状胰腺、十二指肠憩室等亦可引起本病。

2. 酒精中毒 酒精性胰腺炎在国外所占比例高，美国、南美等占 59% ~75%，国内仅占 2.5% ~9.7%，近年有比例增高趋势，多见于酗酒者。乙醇通过刺激胃酸分泌、胆囊收缩，诱使胰腺分泌亢进，引起 Oddi 括约肌痉挛、水肿，使胰管引流不畅，胰管内压增高，破坏胰腺腺泡。酒精对胰腺还有直接毒性作用。

3. 暴饮暴食　可刺激胰腺适量分泌，也可引起胃肠功能紊乱，阻碍胰液、胆汁正常排流而致病。

4. 感染　腮腺病毒、肝炎病毒、伤寒杆菌等经血液、淋巴进入胰腺致病。

5. 外伤和手术　内镜逆行胰管造影可引起胰腺炎，邻近脏器手术或胰腺外伤致胰管破裂，胰液外溢，加之血运障碍和感染，也可导致本病。此外，手术后胃肠胀气可引起胰腺分泌增多，淀粉酶、蛋白酶排出增加；术后应用吗啡之类止痛剂会使 Oddi 括约肌痉挛；术后咳嗽、呕吐、便秘、排尿排便努挣，均可导致十二指肠内容物反流入胰管并使胰管内压增高；术后低蛋白血症、十二指肠黏膜水肿、炎症使胰液引流不畅，并使胰液内蛋白酶抑制物减少，导致胰腺易遭损害；术后多种因素通过迷走神经刺激使胃酸及胰液分泌增多。如此种种，均可诱发手术后胰腺炎。

6. 十二指肠梗阻　不同病变造成十二指肠排空受阻，若肠腔内压力超过 21.3～22.7kPa（160～170mmHg)，其内容物可逆流入胰管，激活胰酶致病。

7. 其他

（1）药源性：利尿剂、硫唑嘌呤、消炎痛、降糖灵、雌激素等，可使胰腺产生间质性炎症和脂肪坏死，诱发胰腺炎。

（2）血管因素：动脉硬化、结节性动脉炎致动脉管腔狭窄或末端闭塞，造成胰腺血供不足，加之有害因素而易致病。

（3）甲状旁腺机能亢进或其他原因所致高钙血症，可促使胰石形成。

（4）孕妇、高脂血症、糖尿病等，可引起血液黏稠度增高、脂肪栓塞，可致胰腺炎，糖尿病时抗感染能力低下是引发本病的重要因素之一。

（5）情绪波动可使 Oddi 括约肌功能失常，影响胰液、胆汁的正常引流而发病。

（6）个别病人无明显诱因，为特发性胰腺炎。

（二）病理生理

正常人胰液在体内不发生自体消化，是缘于如下防御机制：胰管上皮有黏多糖保护层；胰腺腺泡有特异代谢功能阻止胰酶侵入细胞；血液和胰液中含有少量胰酶抑制物，可中和少量激活胰酶；大部分胰酶以不激活的酶原形式存在。一旦上述不同因素造成胆汁和胰液逆流或胰管排流障碍，破坏了防御机制，即可引起急性胰腺炎。

早期梗阻因素多于分泌因素，胰管内压升高，胰腺腺体充血，胰腺水分反流入组织间隙，造成腺小叶周围水肿，腺体增大，包膜极度紧张，一般无出血和实质性坏死，为急性水肿型胰腺炎。

病情发展，分泌因素多于梗阻因素，不仅胰管内压力增高，而且胰小管和胰泡破裂，胰液外溢，大量胰酶被激活，肽类碎片在胰内及胰周形成“毒性培养基”，通过激活弹力蛋白酶致血管破裂、出血，激活磷脂酶A引起胰腺及胰周组织广泛坏死，脂肪分解坏死，并与钙离子结合形成皂化斑，大量耗钙而致血钙下降。此时的胰腺腺体可见大片出血、坏死灶，呈深红色、黑色或墨绿色，严重的整个胰腺变黑，失去原有轮廓。腹腔内有血性腹水或血性混浊渗液；大小网膜、肠系膜、腹膜后脂肪组织发生溶解坏死，有皂化斑，浆膜下有多处出血斑或血肿。大量的胰酶被腹膜吸收，使血淀粉酶和脂肪酶升高。这种胰酶造成的胰体自溶，是出血坏死性胰腺炎的主要病理机制之一。

这些病理改变促使液体大量渗出，一方面渗液刺激腹腔内脏神经丛引起肠麻痹，左膈下和左胸腔积液，加重休克；肠道因缺血缺氧破坏了肠黏膜屏障，大量呕吐和禁食使肠黏膜绒毛营养状态恶化加重了这一病理损害，导致肠黏膜通透性异常增加，使细菌和内毒素移位到胰腺及胰外的坏死组织内，引起胰腺坏死组织继发感染、胰腺脓肿及全身脓毒症。另一方面，来自“培养基”的毒素被吸收，进一步触发了体内的单核巨噬细胞、中性粒细胞和淋巴细胞，产生和释放大量的内源性介质，包括多种细胞因子，如肿瘤坏死因子、各种白细胞介素、血小板活化因子等，这些内源性介质在全身组织器官的损害中起着重要作用，可引发MODS。如毒性物质进入血液可致弥散性血管内凝血（DIC）和急性胃肠黏膜病变而出血；产生心肌抑制因子（MDF）致心源性休克；产生休克肺因子致ARDS；还可以引起急性肝、肾衰竭及中毒性脑病等。

【临床表现】

急性胰腺炎的临床表现差异很大，轻者可仅表现为腹部不适；多数表现为剧烈的上腹疼痛，且向腰背放射，恶心呕吐等；严重者可有低血压、代谢紊乱、脓毒血症、多器官功能不全综合征，甚至死亡。但也有腹部症状轻微而全身中毒症状严重者。第一阶段是发病早期（4～5天内）的急性生理紊乱期，由于多种消化酶、细菌毒素和具有生物活性物质的作用引起低血容量休克、ARDS、心及肾功能不全等；第二阶段是发病中期（5～14天），为组织坏死期；第三阶段是继发感染期（一般在10天以后）；第四阶段是晚期即并发症期。

一、症状

1. 腹痛 是主要临床症状。腹痛剧烈，起始于中上腹，也可偏重于右上腹或左上腹，放射至背部；累及全胰则呈束带状向腰背部放射痛。饮酒诱发的胰腺炎常在酗酒后 12～48 小时期间发病，出现腹痛。胆源性胰腺炎常在饱餐之后出现腹痛。

2. 恶心、呕吐　常与腹痛伴发，呕吐剧烈而频繁，呕吐后腹痛不缓解为其特点。呕吐物为胃、十二指肠内容物，有时伴有胆汁，偶可伴咖啡样物。

3. 腹胀　早期为反射性肠麻痹，严重时可由腹膜后疏松结缔组织炎刺激所致。邻近胰腺的上段小肠和横结肠麻痹扩张。腹胀以上腹为主。腹腔积液时腹胀更明显。病人排便、排气停止，肠鸣音减弱或消失。

二、体征

1. 发热　初期常呈中度发热，约 38℃左右。合并胆管炎者可伴寒战、高热。胰腺坏死伴感染时，高热为主要症状之一。病程早期发热是由于大量坏死组织吸收引起，后期出现发热，提示腹腔内有继发感染的可能。

2. 黄疸　仅见于少数病例。一般黄疸程度较轻，大多是因胆总管结石、十二指肠乳头炎或胰头肿胀压迫胆总管所致的梗阻性黄疸。

3. 腹膜炎体征　水肿性胰腺炎时，压痛只限于上腹部，常无明显肌紧张。坏死性胰腺炎压痛明显，并有肌紧张和反跳痛，范围较广或波及全腹，但紧张度不如胃肠穿孔或胆囊穿孔严重。肠音减弱或消失，休克时腹痛或肌紧张不明显，而肠鸣寂然。

4. 休克　血容量减少、组织灌注不良、心功能障碍、剧痛等综合因素导致休克，出现脉搏加快，面色苍白，呼吸加快，血压下降，出冷汗，四肢厥冷，少尿等表现，在发病早期、晚期均可出现。突发性休克者常见于暴发性急性胰腺炎。无痛性腹膜炎临床无明显症状。暴发性或猝死性胰腺炎可在发病后突然或数分钟、数小时内死亡，临床上很难得到明确诊断。

5. 皮肤瘀斑　腹膜后血性渗出液侵入皮下组织、脐周、腰部可出现青紫色的不规则斑块，少数重症胰腺炎在左腰部可见青紫色斑（Grey－Turner 征），在脐周也可见青紫色斑（Cullen 征）。严重者可有 DIC 表现。

6. 手足搐搦　是血钙水平严重降低的表现，预后不良。

7. 呼吸窘迫综合征（ARDS）和多器官功能衰竭（MOF）　重症胰腺炎 50%～70%有肺损害，约 1/3 的病例发展成为 ARDS。主要表现是呼吸急促、窘迫和缺氧。当呼吸频率＞30 次/分，鼻翼扇动，轻度紫钳，常规氧疗不能缓解时，即应高度怀疑 ARDS，及时作血气分析和胸部 X 线摄片检查，以期早期诊断。部分病人也可出现 DIC、意识障碍等其他系统或重要器官功能衰竭。

8. 其他　①体温增高为感染和组织坏死所致。②黄疸多为合并胆管炎或胆石症表现，也可能是胰头部肿胀阻碍胆汁排出，或轻度溶血和肝功能不全的表现。

【实验室及其他检查】

一、实验室检查

1. 血常规　白细胞及中性粒细胞增高，血液浓缩，血细胞比容降低。

2. 胰酶测定　血尿淀粉酶测定是诊断本病应用最广的实验室检查。血清淀粉酶正常值为 8 ~ 16U〔温氏（Winslow）法〕或 40 ~ 180U〔索氏（Somogyi）法〕，发病后 3 ~ 4 小时开始增高，血清淀粉酶高于 128 温氏单位或 300 索氏单位提示本病。尿淀粉酶增高稍迟出现，且持续时间较长，超过 256 温氏单位或 500 索氏单位提示本病。当胰腺广泛坏死时，血尿淀粉可不增高。十二指肠穿孔、肠梗阻、腮腺炎时淀粉酶可升高，但其增幅没有胰腺炎时明显。腹穿液淀粉酶测定（Somogyi 法），正常低于 100U，含量高于血尿淀粉酶水平，提示胰腺坏死严重。

3. 血糖　因胰腺实质炎症坏死、胰岛细胞遭到破坏和胰岛素分泌减少而血糖增高。

4. 血钙　下降原因除脂肪皂化大量耗钙外还与胰高血糖素释放增加，刺激甲状腺降钙素分泌有关。血钙低于 1.87mmol/L（7.5mg/dl），提示病情严重。

另外尚有体液平衡失调相应检测结果。

二、其他检查

1. 腹部透视或 X 线平片　显示上腹部肠管扩张胀气。

2. B 超　显示胰腺肿大，边缘、轮廓不清。

3. CT　显示胰腺弥漫性肿大，密度不均，边界模糊，胰周围脂肪间隙消失，胰内、胰周积液。

4. 腹腔穿刺　可在右下腹穿刺抽出血性或黑啤样液，淀粉酶测定值升高，对诊断有重要意义。

【诊断与鉴别诊断】

一、诊断

凡是上腹痛的病人要想到有急性胰腺炎的可能，特别是那些诊断尚不很清楚的上腹痛或给予解痉止痛剂不能缓解时，更有可能是胰腺炎。

临床诊断标准（中华医学会胰腺外科学组诊断标准）：突发上腹剧痛、恶心、呕吐、腹胀并伴有腹膜刺激征，经检查可除外胃肠穿孔、绞窄性肠梗阻等其他急腹症，并具备下列 4 项中 2 项者即可诊断为重症急性胰腺炎。①血、尿淀粉酶增高〔＞128U 或 256U（温氏）或＞500U（苏氏）〕，或突然下降到正常，但病情恶化。②血性腹水，其淀粉酶增高。③难治性休克。④B 超或 CT 检查示胰腺肿大，质不均，胰外有浸润。

二、临床分型

1. 轻型急性胰腺炎　或称水肿性胰腺炎。主要表现为腹痛、恶心、呕吐；腹膜炎范围限于上腹，体征轻；血、尿淀粉酶增高。经及时治疗短期内可好转，死亡率低。

2. 重症急性胰腺炎　或称出血坏死性胰腺炎。除上述症状外，腹膜炎范围大，扩及全腹，体征重，腹胀明显，肠鸣音减弱或消失，可有黄疸、意识模糊或谵妄，腹水呈血性或脓性，可有胃出血、休克。实验室检查：白细胞增多（$\geq 16 \times 10^9$/L），血糖升高（＞11.1mmol/L），血钙降低（＜1.87 mmol/L），血尿素氮或肌酐增高，酸中毒；PaO_2 下降，＜8kPa（60mmHg），应考虑 ARDS；甚至出现 DIC、急性肾衰竭等。死亡率高。早期合并多器官功能障碍的特重型胰腺炎称暴发性胰腺炎，死亡率很高。

针对重症急性胰腺炎国际上还有许多其他的评定标准。如急性生理学和慢性健康评分标准 APACHE Ⅱ（acute physiology and chronic health evaluation Ⅱ）对病情及预后估计很有帮助，但是较为繁琐。

三、辨证分型

1. 肝郁气滞型（轻型水肿性胰腺炎）　腹中阵痛或窜痛，恶心呕吐，无腹胀，上腹仅有压痛，无明显腹肌紧张，舌质淡红，苔薄白或黄白，脉细或紧。

2. 脾胃实热型（较重水肿型或出血坏死型胰腺炎）　上腹满痛拒按，痞塞腹坚，呕吐频繁，吐后腹痛无减，大便干结，气便不通，小便短赤，身热口渴，舌质红，苔黄腻或燥，脉弦滑或洪数，重者厥脱。

3. 脾胃湿热型（胆道疾患并发胰腺炎）　脘胁疼痛，胸脘胀满、拒按，疼痛阵作，口苦咽干，泛恶不止，或有身目俱黄，便干溲赤，舌红绛，苔黄腻，脉弦滑数。

4. 蛔虫上扰型（胆道蛔虫引起的急性胰腺炎）　持续性上腹疼痛，剑突下阵发性钻顶样剧痛，或伴吐蛔，苔白或微黄而腻，脉弦紧或弦细。

四、鉴别诊断

1. 消化道溃疡穿孔　有溃疡病史，起病较胰腺炎更突然，时间明确，腹痛初起即为持续性剧痛，腹肌紧张呈板状腹，肝浊音界缩小或消失，腹部透视有膈下游离气体。

2. 急性胆囊炎 疼痛多在右上腹，呈绞痛样发作，向右肩背部放射，呕吐后腹痛稍有减轻，伴寒战发热，右上腹压痛、肌紧张。B超显示胆囊急性炎症征象或可发现结石。如血清淀粉酶升高可能继发有胰腺炎。

3. 急性肠梗阻 多有手术或腹膜炎病史，腹痛为痉挛性，时缓时急，逐渐加重，多位于脐周，伴有呕吐，不排便，不排气，与重症胰腺炎所致的肠麻痹的区别在于肠鸣音亢进，可闻及气过水声或金属音，腹部可见到肠型及蠕动波，腹部透视有肠内气液平面、闭袢影像等。

4. 急性肾绞痛 在发病的一侧出现持续性胀痛，伴有阵发性绞痛，腰部重于腹部，并放射至腹股沟部与阴囊，如有血尿、尿频或尿急，更有助于鉴别。

其他需要鉴别的疾病尚有急性胃肠炎等。

【治疗】

一、非手术疗法

近年来，对轻型急性水肿性胰腺炎的治疗意见已趋一致，均主张采用非手术疗法，治疗效果亦比较满意。

1. 基本治疗

（1）禁食和胃肠减压：减轻腹胀，减少胃酸、胰酶、缩胆囊素的分泌，有助减少胰液分泌。

（2）抑制分泌药物：阿托品0.5mg，或东莨菪碱0.5mg，或654－2 20mg，静滴，每4小时1次；西咪替丁0.3～0.6g，静滴，每日2次，可减少胃酸而间接抑制胰液分泌。5－FU每日静滴0.25～0.5g，连用3～5日，可抑制胰酶合成与胰液分泌。

（3）抗胰酶药物：胰肽酶10万U，静滴，每日2次。早期应用有抗胰蛋白酶及抗血管酶抑制剂，具抑制蛋白酶、血管舒缓素、凝血酶原等作用，每日静滴0.1～0.3g。应用生长抑素（Somatostatin）能有效抑制胰腺分泌功能，人工合成奥曲肽（Octrotide，善得定）作用与之相似，0.1mg皮下注射，每8小时1次。

（4）液体疗法：恢复血容量，监测血电解质与酸碱平衡并及时补充纠正，予营养支持。

（5）抗生素应用：发病早期即预防性用药以防止肠道细菌移位感染。一般给予广谱抗生素及甲硝唑或替硝唑。

（6）解痉止痛：对诊断明确，腹痛较重者可酌情给予阿托品、溴丙胺太林等，应用哌替啶时要与解痉药合用。

2. 中药内治法

(1) 肝郁气滞型：治宜疏肝行气，清热通里，方用柴胡清肝饮、大柴胡汤、清胰汤加减。

(2) 脾胃实热型：治宜清热解毒，通里攻下，方用大陷胸汤、清胰汤合大承气汤加减。腹胀明显而服上药仍不通便，加甘遂末 1~2g 冲服；热重加银花、青黛；热极动风而抽搐者，加钩藤、羚羊角末（1g，冲服）；若内闭外脱，面色苍白，汗多肢冷者，可用小承气汤合四逆汤治疗。

(3) 脾胃湿热型：治宜清热利湿，理气攻下，方用龙胆泻肝汤、清胰汤合茵陈蒿汤加减。

(4) 蛔虫上扰型：治宜泻下驱虫，方用桃仁承气汤、乌梅丸等。

3. 外治法　可局部外敷药。活血止痛散：大黄 30g，青黛 30g，乳没各 10g，王不留行 30g，菖蒲 15g，研末，以蛋清调敷；栀黄散：生大黄粉、生山栀粉各 10g，加冰片少许，用蓖麻油或蜂蜜调成糊状外敷疼痛处，以纱布、油纸覆盖；局部亦可外敷金黄散。

4. 针刺

(1) 体针：足三里、下巨虚。呕吐者加内关；疼痛重者，加上脘、中脘。强刺激，留针 1 小时，亦可用电针，每日 2~3 次。

(2) 穴位注射：选上穴 2~3 个，注射 654-2、10% 葡萄糖注射液或普鲁卡因 1~2ml。

(3) 耳针：取胆、胰、交感、神门穴，针刺后留针 30 分钟。也可埋针。

二、手术疗法

1. 胆源性胰腺炎多数需手术治疗。伴有胆道梗阻者应急诊手术或早期手术，解除梗阻。有条件者，首选经纤维十二指肠镜下行 Oddi 括约肌切开取石及鼻胆管引流。开腹手术包括胆囊切除术、胆总管探查切开取石 T 管引流术，根据需要作小网膜区引流。胆道梗阻不明显者先行保守治疗，待病情缓解后再行胆道手术。

2. 对重症胰腺炎倾向于采用“个体化”治疗方案，即体温 > 38℃，WBC ≥ $20 \times 10^9/L$，腹膜刺激征范围 ≥2 个象限者，或在 CT 上出现气泡征，或腹腔穿刺抽出物涂片查到细菌者，均可确认为胰腺坏死并感染。可选用有效抗生素、强效胰酶抑制剂、支持等综合治疗以改善病情，尽量争取延后手术。

3. 对明显感染或有明显并发症者应早期手术，手术方式有：

(1) 清除坏死组织：根据坏死组织范围切开胰腺被膜以及胰周的后腹膜，

尽量清除胰腺和胰周坏死组织，甚至可行规则性胰腺切除。

（2）灌洗引流：清除坏死组织后，必须在胰床和后腹膜行充分引流，可采用多条引流管或双套管引流，术后进行灌洗以继续清除坏死组织和渗液，必要时可在麻醉下再次开腹清除坏死组织。

（3）其他处理：胆源性胰腺炎手术中要消除胆道疾病因素，如胆囊切除术加置T管引流，必要时作胃造口行胃减压，空肠造口给予要素饮食，或静脉高营养，进行营养支持。

第九节　急腹症的鉴别诊断

腹痛是所有急腹症的共有症状，详细分析腹痛的部位、规律、性质、程度及放射部位是诊断急腹症的重要步骤。

【腹痛部位】

一般而言，起病时疼痛最先出现和最明显处多为病变所在部位，根据腹内脏器的解剖部位，可初步明确病变脏器，但要注意内脏性疼痛的定位差，警惕脏器解剖变异引起腹痛部位改变。溃疡病穿孔所致腹痛先位于上腹，消化液（胃、十二指肠液）扩散，可迅速引起全腹痛；胰腺炎刺激腹膜后神经而引起腰背及左肩痛；腹内出血、膈下炎症（如胆道感染）可刺激膈肌出现肩胛区放射痛；小肠不同部位病变，因其系膜固定处投影于脐周，则出现脐周痛，如小肠扭转可引起腰痛；急性阑尾炎初起表现为上腹和脐周疼痛，当炎症波及浆膜层形成阑尾周围炎，刺激右下腹壁层腹膜时，才固定于右下腹痛，即形成转移性右下腹疼痛的典型表现；横结肠病变可表现为下腹部疼痛；尿路结石引发绞痛，可沿着尿路走向放射至腰腹、会阴、大腿内侧；子宫附件病变亦向会阴放射。异位内脏病变引起的腹痛，如肝位阑尾、左下腹阑尾、全内脏转位、隐睾等病变引起的腹痛因位置异位而改变。中医的脏腑定位概念，脘部属脾胃，两胁属肝胆，脐周属脾胃或大小肠，小腹属膀胱、胞宫，少腹属肝肾，腰部属肾，对辨证施治有一定意义。

【腹痛类型】

按腹痛发生的机理，可将腹痛分为三种。

一、内脏痛

即分布于腹内脏器神经受刺激引起的腹痛。内脏神经（即自主神经）分交感或副交感神经，其对平滑肌痉挛、内脏容积迅速增大、缺血缺氧、牵拉或挤压、化学物质等刺激因素较敏感。内脏组织的神经末梢分布较稀疏、广泛，且同一节脊髓又要接受几个脏器的感觉，故痛觉较迟钝，范围较广泛、弥散，定位较模糊。故内脏痛有以下特点：①内脏痛的原因是平滑肌的强烈收缩或痉挛引起，多发生于克服阻力时，如肠梗阻、胆管或输尿管结石等，多呈阵发性绞痛，与空腔脏器周期性挛缩、蠕动亢进等有关。②实质脏器张力增加所致疼痛，如肝脏、肾脏急性肿胀，疼痛是持续性的，此时在一定程度上已有体壁痛的因素参与。③急性缺血产生的是持续性刀割样剧痛。④内脏痛无腹肌紧张，疼痛可因变换体位而减轻（辗转不安）。⑤内脏痛定位差，游走不定，不局限，有时不易识别。⑥常伴恶心呕吐、汗出、面色苍白、血压下降等自主神经症状。

消化道各部均起源于胚胎原肠的三部分。膈下的前肠发育为胃、十二指肠、肝、胆囊、胰。中肠发育为空肠、回肠、至结肠的横结肠。前肠器官的痛在上腹部，中肠器官痛在脐周，后肠器官痛在耻骨上。

二、体壁痛

指分布在腹壁组织包括壁层腹膜的体神经（$T_7 \sim L_1$ 脊神经）受到刺激所产生的腹痛。此范围的肋间神经末梢分布在剑突至耻骨之间腹部皮肤、肌层、腹膜壁层和膈肌的周边部，肠系膜根部亦有少量体壁神经末梢。这些神经无鞘包裹（或鞘很薄），在腹壁各层分布致密、丰富，对各种刺激感觉敏锐。其特点是：①急腹症的体壁痛大多由于细菌感染及血液、消化液、尿液等进入了腹腔后刺激壁层腹膜所致。②体壁痛一般能迅速准确地反映病变部位。如急性胆囊炎并发局限性腹膜炎时，疼痛在右上腹；若病情发展为弥漫性腹膜炎时，则疼痛随即扩散至全腹，即“痛在病在”。③体壁痛可呈锐痛、灼痛或钝痛等，其程度因刺激强度而异，也与个体敏感性有关，一般为持续性。④体壁痛常伴有非自主的腹肌紧张，这是机体自卫的一种基本的保护性反射，压痛、反跳痛明显。⑤开始时自主神经症状不明显，随着病情进展可出现，体位的移动或变换可加重腹痛，病人常处于仰或侧卧、弯髋屈膝使腹肌放松的强迫体位。

三、牵涉痛

是当一个部位的神经末梢受到刺激后，沿同一神经发出的另一神经支，在远隔部位产生的疼痛感觉，又称感应性疼痛。其产生的原因可能是中枢神经在脊髓或大脑皮质的分析错误。无论体壁性腹痛或内脏性腹痛均可产生感应性疼痛。体壁的感应性疼痛起源腹部以外 $T_6 \sim L_1$ 脊神经分布的范围内，如胸膜炎、带状疱疹、肺或纵隔病变可引起上腹疼痛；内脏的感应性疼痛起源于内脏，内脏病变的疼痛可诱发同一节脊髓神经支配区腹壁或腹部以外区域体表疼痛，这种感应性疼痛，其部位有一定规律性，与脏器的胚胎起源有一定的关系。脏器的疼痛位置、放射部位与神经节段联系如表 16 –5。

表 16 –5　　脏器的疼痛位置、放射部位与神经节段联系

<table>
<tr><th colspan="2" rowspan="2">内脏</th><th rowspan="2">疼痛部位</th><th colspan="3">传入神经进入脊髓部位</th></tr>
<tr><th>T（胸）</th><th>L（腰）</th><th>S（骶）</th></tr>
<tr><td colspan="2">胃</td><td>上腹中部</td><td>6? 7，8，9?</td><td></td><td></td></tr>
<tr><td colspan="2">肝、胆囊、胰</td><td>右上腹及右肩部、左腰</td><td>6? 7，8，9?</td><td></td><td></td></tr>
<tr><td colspan="2">小肠、阑尾</td><td>脐周</td><td>9，10，11?</td><td></td><td></td></tr>
<tr><td colspan="2">升结肠、乙状结肠、直肠</td><td>耻骨上、盆腔及肛门</td><td>11? 12</td><td></td><td>2，3，4，</td></tr>
<tr><td colspan="2">肾</td><td>腰及腹股沟区</td><td>11? 12</td><td>1</td><td></td></tr>
<tr><td colspan="2">输尿管</td><td>腰及腹股沟区</td><td></td><td></td><td></td></tr>
<tr><td rowspan="2">膀胱</td><td>膀胱底</td><td>耻骨上</td><td></td><td></td><td>3，4</td></tr>
<tr><td>膀胱颈</td><td>会阴及阴茎</td><td></td><td></td><td>2，3，4</td></tr>
<tr><td rowspan="2">子宫</td><td>子宫底</td><td>耻骨上及下背部</td><td rowspan="2">11，12</td><td rowspan="2">1</td><td rowspan="2">2，3，4</td></tr>
<tr><td>子宫颈</td><td>会阴</td></tr>
</table>

【腹痛性质的鉴别和意义】

1. 持续性腹痛多表现为钝痛或隐痛，一般是炎症刺激所致，疼痛的程度可因病变轻重而不同，炎症较重者则疼痛难忍，炎症好转则疼痛减轻或消失。

2. 阵发性疼痛，发病急剧，痛似刀割，多为空腔脏器平滑肌痉挛所致，见于空腔脏器梗阻性病变。

3. 持续性疼痛伴阵发性加剧，即同时伴有上述两种性质的疼痛，多为空腔脏器炎症和梗阻并存。在病理上炎症与梗阻并存且互为因果，炎症后肿胀可加重管腔的梗阻，而梗阻后因排空不畅也会导致感染加重，如胆道结石并发感染。

中医认为，痛无定处，攻窜起伏，时发时止，属气滞；痛有定处，拒按，属血瘀；得热痛减属寒；痛而喜冷属热。

【急腹症的鉴别诊断】

急腹症的鉴别诊断必须遵循一个正确的诊断思维程序，才能逐步导向一个正确的诊断。

明确是否为内科急腹症：急性胃肠炎、急性坏死性肠炎、中毒性痢疾、肠伤寒、大叶性肺炎、胸膜炎、心包炎、心肌梗死、糖尿病酮症酸中毒、尿毒症等诸疾病均可表现有腹痛。但此类腹痛多以脐为中心而游移不定，腹部亦无固定的压痛点及肌紧张。如有发热，则发热多在腹痛发作之前。而外科急腹症的特点之一是剧烈而来的自觉急性腹痛；二是随之而来的客观体征，固定的压痛点和该处的肌紧张；三是随着时间的推移，症状体征愈趋明显、加重。

妇科急腹症有许多类似外科急腹症的基本病理改变，如炎症（附件炎）、绞窄（卵巢囊肿蒂扭转）、出血（宫外孕破裂）等，腹痛类型、严重程度和发展趋向也相类似，因此，对成年女性，尤其是育龄期女病人，除注意腹部外，更要注意与经、带、产的关系。

外科急腹症的进一步鉴别：详尽的现病史和腹部体征是鉴别的重要依据，除外内科急腹症和妇科急腹症后，尚需根据腹痛的部位（详见前述）、急腹症（以病因划分）类型、性质、变化、与之伴随的症状和相应辅助检查等进行鉴别。

1. 外科急腹症的基本病变类型 外科急腹症临床特点，与它的病理变化关系密切。病变不同，临床表现也不一样（表16－6）。

表16－6 外科急腹症的病变类型与临床特点

病变类型	起病	腹痛性质	体征	常见疾病
炎症性	缓慢	持续性，由轻逐渐加重	腹肌紧张强硬，压痛，反跳痛，肌紧张在病变部位最明显	急性阑尾炎、急性胆囊炎、急性胰腺炎、继发性腹膜炎、急性憩室炎、急性输卵管炎、原发性腹膜炎
梗阻性	急骤	阵发性，剧烈绞痛，有间歇期	早期压痛、肌紧张较轻，肠梗阻时肠鸣音亢进，有金属音	单纯性肠梗阻、胆道结石、胆道蛔虫病、肾及输尿管结石
穿孔性	急骤	持续性，突发刀割样剧痛	腹肌强直如板样，压痛、反跳痛、肌紧张范围迅速扩大，肠鸣音减少或消失，肝浊音界缩小或消失	胃及十二指肠溃疡穿孔、外伤性胃肠穿孔、病理性肠穿孔（伤寒、痢疾、蛔虫等）
出血性	较急	持续性，较轻，延及全腹	压痛、反跳痛较轻，肌紧张不明显。面色苍白，脉细快，血压下降，休克，腹腔穿刺抽血（+）	肝脾及肠系膜血管破裂、肝癌破裂、肾挫裂伤、宫外孕破裂

病变类型	起病	腹痛性质	体征	常见疾病
绞窄性	急骤	持续性剧痛，阵发性绞痛样加剧	早期压痛较轻，晚期出现明显压痛、反跳痛及不同程度肌紧张，常扪到压痛性包块，常并发休克	绞窄性肠梗阻（嵌顿、套叠、扭转）、肠系膜血管栓塞、游离脾扭转、卵巢囊肿蒂扭转

2. 腹痛性质及其动态观察 感染性疾病的腹痛特点是持续性钝痛并进行性加重，其压痛点和肌紧张区固定、明确、局限而且显著。穿孔性疾病的腹痛常突然发作于瞬间，十分剧烈，也为持续性，压痛及腹肌紧张特别显著，范围可迅速扩大。梗阻性疾病常致阵发性绞痛，间歇期疼痛程度下降，早期多仅有轻度压痛。腹内出血无消化道内容物污染，腹痛、压痛及肌紧张均较穿孔性疾病为轻，外伤史、停经史、全身性失血表现等可资鉴别。梗阻性疾病，开始可无发热，一旦伴有体温及白细胞计数增高，且有腹膜刺激征，则提示转变为炎症急腹症阶段。并可根据腹部压痛的范围扩大与缩小判断定病势的进展。如阑尾炎可因穿孔、减压而自觉腹痛减轻，但局部压痛、反跳范围扩大，伴有明显中毒症状，提示病情加重。

3. 科学地分析急腹症腹痛程度、伴随症状体征和辅助检查结果 临床上，由于年龄、体质不同和病情各异，急腹症表现也不尽一致，应注意其特殊性。老年人或体弱者，由于反应迟钝，往往病理损害重而腹痛表现轻微，压痛、反跳痛也不明显，甚至白细胞计数和体温也不升高；幼儿由于神经系统发育不健全，即使病情不重也会引起高热、白细胞计数明显升高；儿童腹肌不发达，肌紧张表现也不明显；急腹症伴有严重感染、休克者因反应低下，也可出现压痛、肌紧张不明显。

4. 急腹症鉴别诊断的注意事项 ①详尽收集现病史及既往史。②进行全身性全面检查。③不能只重视外科情况而忽略全面检查。④不能片面估计某些特征性症状和体征。⑤合理选用辅助检查，必须结合临床正确分析检查结果，要认识到这些检查可能出现的假阴性、假阳性。⑥多种疾病并存时，不能重此轻彼。⑦充分认识老年人、儿童及妇女急腹症的特殊性。⑧某些紧急情况下，应果断掌握剖腹探查的适应证，以抢救生命为首务。

表 16－7 急腹症的鉴别诊断

部位	疾病名称	症状特点		体征特点	
		腹痛	其他	腹部	其他
上腹部痛	溃疡病急性穿孔	突然发生持续性上腹剧烈疼痛，短期内迅速扩散至全腹	恶心、呕吐较少，过去多有溃疡病史	全腹肌肉紧张呈板状，压痛及反跳痛明显，肝浊音界缩小或消失，肠鸣音减弱或消失	部分病人出现休克，多数病人腹部透视有膈下游离气体
	胆道蛔虫症	发作时上腹部阵发性绞痛，有钻顶感，间歇期疼痛消失	恶心、呕吐，有时吐出蛔虫，过去有蛔虫病史	腹壁柔软，少数病人剑突下方偏右有轻度压痛，多数病人无明显腹部体征（典型的症征分离）	体温正常，白细胞数可轻度增高
	胆石症、胆囊炎	突然发生持续性上腹疼痛并呈阵发性加重，疼痛向右肩、腰部放射	恶寒、发热、恶心、呕吐，偶有黄疸。部分病人有反复上腹痛发作史	无阻塞者，仅右上腹有压痛。胆囊管阻塞者，可扪及胀大的胆囊。严重者有明显压痛、反跳痛、肌紧张	体温升高，白细胞、中性粒细胞增高。严重病人常合并中毒性休克，梗阻性胆管炎时可有黄疸
	急性胰腺炎	突发上腹中部持续性剧痛，向左腰、背部放射，饮水或进食后腹痛加重	早期出现恶心、呕吐，呕吐后症状不减轻。出血坏死型病人有明显腹胀	中、轻度上腹肌紧张，上腹中、左、右或全腹压痛。出血坏死型者肠鸣音减弱或消失。合并胆囊炎、脓肿形成者，可触及肿块	体温升高，脉搏变快。血清或腹腔穿刺液淀粉酶增高，血钙降低，白细胞增多。重者皮肤呈片状青紫，出现中毒性休克体征
	肝、脾破裂	伤后突发上腹部剧痛，脾破裂以左侧为主，肝破裂在右侧，可扩散至全腹，向肩部放射	口渴、心慌、面色苍白、出汗、皮肤发凉、恶心、呕吐、腹胀	腹膜刺激征：腹肌紧张、压痛、反跳痛。脾破裂，脾浊音区增大，不随病人体位改变及呼吸而移动，肠鸣音减弱，腹胀	出血性休克体征。腹腔穿刺抽出新鲜血液。血红蛋白、红细胞计数降低，白细胞计数增高。X线检查肝、脾阴影增大，同侧膈肌上升
	大叶性肺炎、胸膜炎	上腹部疼痛随深呼吸而加重，并向胸、肩部放射	发冷，发热，呼吸困难，咳嗽，咳铁锈样痰或干咳	腹部柔软，多数病人无明显腹部体征，部分病人有轻度不固定的压痛	胸部呼吸音减弱，有湿啰音和哮鸣音。胸膜炎有胸膜摩擦音
	心肌梗死	突发上腹部持续剧痛	胸闷、胸骨后痛，有心绞痛史	上腹部肌紧张、压痛，但肠鸣音正常	心律不齐，心电图有T波倒置，S－T段移位，出现Q波

部位	疾病名称	症状特点		体征特点	
		腹痛	其他	腹部	其他
中腹部痛	肠蛔虫病	阵发性脐周或部位不定的腹痛	部分病人有恶心、呕吐，多数有便虫或吐虫史	腹部柔软，可有轻度压痛，但部位不固定。有时可触及条索状肿块	可在大便中找到蛔虫卵
	急性肠梗阻	单纯性肠梗阻为阵发性腹部绞痛，肠鸣音亢进。绞窄性肠梗阻为持续性剧痛，阵发性加剧	高位肠梗阻以呕吐为主，腹胀不显著，偶有少量排便。低位梗阻则腹胀明显，呕吐发生较晚，肛门停止排气、排便	腹部膨胀，出现肠型、肠蠕动波，肠鸣音亢进。绞窄性者呈不对称的腹部膨隆，局部有压痛、反跳痛，并且可触及肿块。麻痹性者，全腹膨胀，轻度压痛及腹肌紧张，肠鸣音减弱或消失	有脱水、酸中毒体征，重者出现休克。血液浓缩，白细胞增加。X线检查梗阻部位近侧肠袢或某一段肠袢胀气，有液平面
	肠套叠	阵发性腹痛，突然发作，很快消失，交替地进行	呕吐，血性黏液粪便，2岁以下儿童多见	多数可触及长圆形肿块，局部有压痛，右下腹呈空虚感	钡剂灌肠可见杯状充盈缺损
	肠穿孔	突然发生脐部或全腹持续剧痛	恶心、呕吐。有外伤或伤寒病史	全腹均有肌紧张、压痛、反跳痛，但以病灶区为最明显。肠鸣音减弱或消失	体温升高，白细胞计数增高。严重者后期出现中毒性休克，X线透视可见膈下游离气体
	肾、输尿管结石	阵发性绞痛，向会阴和大腿内侧放射	恶心、呕吐、尿频、血尿	肾区有叩痛或沿输尿管区有轻度压痛	尿内有红细胞。X线摄片可显示结石阴影

部位	疾病名称	症状特点		体征特点	
		腹痛	其他	腹部	其他
下腹部痛	嵌顿性疝	局部持续性剧烈绞痛，阵发性加重	恶心，呕吐，腹胀，肛门停止排气、排便	腹部有肠型、肠蠕动波，肠鸣音亢进。有腹外肿块，局部有压痛	有可复性疝反复发作史。嵌顿后疝块不能回纳
	急性阑尾炎	突然上腹或脐周围疼痛不适，继而转移至右下腹部。疼痛可为持续性或阵发性。阑尾腔梗阻后则有阵发性剧痛	恶心常见，呕吐较少见，食欲不振，排便后腹痛不缓解，可有腹泻，便秘	右下腹部压痛，特别在阑尾部位有明显的固定压痛点。右下腹肌紧张，有反跳痛。脓肿形成后可触及肿块	体温略高，39℃以上者较少。脉搏超过110次/分多表示阑尾已穿孔。白细胞、中性粒细胞增高
	结肠憩室炎	多为左下腹疼痛	腹部不适，消化不良，便秘，恶心与呕吐	左下腹部压痛，憩室炎处压痛明显。局部肌紧张，有反跳痛	体温升高，白细胞与中性粒细胞均增高
	急性盆腔炎	持续性下腹部疼痛，多为两侧	发病前有月经不调、流产或分娩史	下腹部两侧均有腹肌紧张、压痛与反跳痛	体温高，脉搏快，白细胞与中性粒细胞均增高
	宫外孕破裂	突发下腹部持续性剧痛，初期在患侧，逐渐扩散至对侧，但以患侧为重	心慌、口渴、面色苍白、恶心、呕吐，有停经或阴道不规则流血史	下腹肌紧张、压痛、反跳痛。患侧子宫旁可触及肿块且局部触痛	妊娠试验阳性，后穹隆穿刺可抽出血液，血红蛋白下降，可有休克征象
	卵巢囊肿蒂扭转	患侧下腹部持续性剧痛，阵发性加重	恶心，呕吐。发病前有下腹部肿块史	患侧下腹肌紧张、压痛。双合诊检查可触及肿块	早期体温、脉搏、白细胞计数均正常，晚期可增高

第十七章 溃疡病并发症及其外科治疗

胃、十二指肠溃疡（gastroduodenal ulcer）是胃、十二指肠黏膜全层发生了局限性圆形、椭圆形或不规则形缺损。是一种临床上常见疾病。胃溃疡的好发年龄为40~60岁，十二指肠溃疡则多见于30岁左右的男性。在胃、十二指肠溃疡病程中，有的可发生急性穿孔、瘢痕性幽门梗阻、急性大出血、溃疡恶变等严重并发症。

第一节　瘢痕性幽门梗阻

瘢痕性幽门梗阻（cicatricial pyloric obstruction）是指幽门溃疡或十二指肠溃疡愈合过程中形成的瘢痕收缩，幽门管狭窄，合并幽门痉挛、水肿导致幽门梗阻的一种疾病。其典型临床表现为腹痛、上腹饱胀、大量呕吐、水电解质平衡紊乱、营养不良等。

本病属于中医的“反胃”、“停饮”等范畴。

【病因病理】

溃疡引起的幽门梗阻可分为痉挛性、炎症性水肿和瘢痕性三种。前两种为暂时性的，后者为永久性的。幽门括约肌反射性痉挛时梗阻为间歇性；幽门附近炎症水肿使幽门狭窄梗阻，炎症水肿消退后梗阻即缓解。单纯痉挛性水肿性幽门梗阻极少，多为瘢痕收缩合并痉挛、水肿。三种因素使梗阻逐渐加重，由部分梗阻逐渐倾向完全梗阻。

梗阻初期，胃壁肌层肥厚，蠕动增强，胃轻度扩大，晚期时，因代偿功能减退，胃呈高度扩大，蠕动减弱，食物滞留，频繁呕吐，加上病人为减轻症状自动限制饮食，导致水电解质和营养严重损失。由于氢离子和大量氯离子和钾离子随胃液呕出，血液中氯离子、钾离子减少，碳酸氢根离子相对增多，出现缺水和低钾低氯性碱中毒。碱中毒、自动限食和长期呕吐使钙离子和镁离子缺乏，可引起患者手足抽搐及营养不良。

十二指肠溃疡引起的幽门梗阻远多于胃溃疡，尤其是十二指肠球部后壁的大溃疡易引起幽门梗阻。幽门梗阻患者的溃疡本身可能已愈合，但也可能是活动性的。

中医认为，本病一般是因饮食不节，或因中焦阳气不振，寒自内生，或脾虚不运，湿聚生痰，或久病入络，瘀血阻滞等，致使胃失和降，食积不化，逆而上出成病。总之，本病是脾弱气虚，寒饮相搏而胃气不降，逆上呕吐为病。

【临床表现】

一、症状

1. 腹痛　伴随梗阻发生，由上腹饱胀或沉重感逐渐转变为广泛性上腹膨胀不适及阵发性胃收缩痛。原空腹痛消失，进食后饱胀和疼痛加重，呕吐后缓解。

2. 呕吐　胃痛后即出现嗳气、恶心和呕吐。多发生在下午或晚间或进食后0.5~1小时。其特点是朝食暮吐，呕吐物为酸臭不含胆汁的宿食，呕吐物量大，常一次达1000~2000ml。呕吐后自觉胃部饱胀改善，是本病的特征，患者常自行诱发呕吐以缓解上腹胀满之苦。

3. 全身症状　可有少尿，便秘，营养不良，及缺水、低钾、低氯性碱中毒等表现。

二、体征

1. 上腹部隆起，有时可见胃型或从左向右的胃蠕动波，晃动上腹部可有振水音。少数病人胃扩张至极度时下极可达下腹部，易被误认为是肠梗阻或胀大的膀胱。

2. 慢性消耗表现，如消瘦，贫血，伴有严重营养不良，皮肤干燥松弛，弹性差，皮下脂肪消失。

【实验室及其他检查】

1. X线钡餐及纤维胃镜检查　X线钡餐可见胃腔扩大，张力降低，钡剂入胃后有下沉现象。正常胃内钡剂4小时内即排空，如果6小时尚有1/4钡剂残留者，提示有胃潴留。如24小时后钡剂仍有残留，则提示已存在幽门梗阻。纤维胃镜可见幽门狭窄、变形、梗阻，亦可发现因肿瘤等引起的梗阻，可进行鉴别。

2. 实验室检查　血钾、氯化物、血浆蛋白降低，二氧化碳结合力和非蛋白氮增高。胃排空试验检查空腹抽尽胃液时其总量超过200ml（正常人在50ml左右），胃中混有食物残渣。

【诊断与鉴别诊断】

一、辨病诊断

胃、十二指肠瘢痕性幽门梗阻应与下列疾病鉴别：

1. 活动性溃疡引起的幽门痉挛和水肿 患者仍有溃疡病空腹痛特点，梗阻为间歇性，呕吐剧烈，但胃腔无扩大，呕吐物无隔夜食物，经胃肠减压和解痉制酸药物治疗后，梗阻与疼痛可减轻或缓解。

2. 胃癌所致幽门梗阻 病程多较短，进行性消瘦，贫血明显，胃扩张程度较轻，晚期可在上腹部触及肿块。X线钡餐双重对比可对胃癌作出诊断；纤维胃镜加病理检查可对胃癌进行确诊。

3. 十二指肠球部以下的梗阻性病变 十二指肠肿瘤、十二指肠淤滞症均可引起梗阻，但呕吐物中有胆汁。X线钡餐检查可确定其梗阻部位及性质。

二、辨证分型

1. 脾胃虚寒 上腹饱胀，食后较甚，朝食暮吐，暮食朝吐，吐出物为宿食残渣及清稀黏液，吐后则舒服，畏寒喜热，神疲乏力，大便溏少。舌质淡红，苔白或白滑，脉沉弱。

2. 痰湿阻胃 脘腹胀满，进食后加重，胸膈痞闷，呕吐频繁，吐出物为食物残渣及痰涎白沫，伴有眩晕，心悸。舌质淡红，苔白厚腻或白滑，脉弦滑。

3. 胃中积热 脘腹胀满，餐后加重，朝食暮吐，暮食朝吐，吐出物为食物残渣及秽浊酸臭之黏液，心烦口渴，欲进冷饮，小便黄少，大便干结。舌质红少津，苔黄燥或黄腻，脉滑数。

4. 气阴两虚证 病程日久，反复呕吐，形体消瘦，神疲乏力，唇干口燥，皮肤干燥，小便短少，大便干结。舌红少津，脉细数。

【治疗】

一、非手术治疗

1. 中医内治法

（1）脾胃虚寒：治宜温中健脾，和胃降逆。方用丁香散加干姜、茯苓、制半夏、厚朴等。

（2）痰湿阻胃：治宜涤痰化浊，和胃降逆。方用导痰汤加厚朴、菖蒲、胆南星、神曲、莱菔子等。

（3）胃中积热：治宜清泄胃热，和中降逆。方用大黄黄连泻心汤加竹茹、枳实、厚朴、旋覆花等。

（4）气阴两虚：治当益气生津，降逆止呕。方用麦门冬汤加减。

2. 综合治疗　适用于活动性溃疡并幽门梗阻或术前的准备治疗。包括禁食，留置较粗鼻胃管，用生理盐水洗胃，纠正贫血，改善营养，纠正水、电解质和酸碱平衡失调。

二、手术治疗

空腹抽出胃液超过300ml，或X线钡餐检查24小时后胃内仍有钡剂存留者均应手术治疗。术前必须经4～5天准备，内容同本病非手术治疗，手术主要采用胃大部切除术。如患者情况极差或合并其他严重内科疾病，尤其是老年人，宜采用胃空肠吻合加迷走神经切断术治疗。

第二节　胃、十二指肠溃疡大出血

胃、十二指肠溃疡侵蚀溃疡基底血管破裂出血引起大量呕血或柏油样便，红细胞、血红蛋白、血细胞比容急剧下降，脉快，血压下降甚至休克，称为溃疡大出血。一般一次出血量在500ml以上。临床特点为突然大量呕血或排柏油样便，以十二指肠溃疡的出血较多见。

本病属于中医的“呕血”、“便血”等范畴。

【病因病理】

溃疡大出血是溃疡基底血管被溃疡侵蚀引起，多为中等动脉出血。胃溃疡多因其基底的胃左、胃右动脉分支管壁被溃疡侵蚀破裂而大出血；十二指肠溃疡则易侵蚀胰十二指肠上动脉或胃十二指肠动脉及其分支导致大出血。一般大出血的溃疡多位于胃小弯或十二指肠后壁。胃十二指肠动脉破裂急性大出血，引起机体的血容量明显减少，诱发低氧血症，加重出血性休克，常导致死亡。因血容量减少，血压降低及血流变缓，血管破裂处产生凝血块等原因出血可自行停止，但因胃、十二指肠内容物与溃疡病灶摩擦及胃肠蠕动，已暂停的出血又可再次出血。溃疡大出血引起的病理变化与失血量、失血的速度及治疗方法是否得当有密切关系。此外，幽门螺杆菌与胃、十二指肠溃疡出血也有密切关系。

中医认为，本病多因饮食不节，胃中积热，湿热内蕴；或肝火扰动，脉络瘀阻，邪逆乘胃；或劳伤久病，脾胃虚弱，气不摄血；或久病入络，血络损伤所致。

【临床表现】

一、症状

主要症状为突然大量呕血或排柏油样便。多数患者有柏油样便而无呕血，呕血多为咖啡色或暗紫色，出血不多时有柏油样便，如出血迅猛则为较鲜红的黑便，自感全身软弱无力，面色苍白，心慌，口渴，晕厥，脉快有力等，如出血缓慢则血压、脉搏变化不明显。因溃疡出血有部分存在于胃肠道中，所以临床估计的出血量往往偏少。如血细胞比容小于 0.30，出血多超过 1000ml，每分钟出血量超过 1ml，则可称为大出血。

二、体征

活动性出血的病人可有上腹轻压痛及肠鸣音增多。若失血量达 800ml 以上患者可出现出汗，面色苍白，四肢湿冷，脉搏细数，血压下降，呼吸急促等休克表现。患者在急性腹痛时伴有腹膜刺激征，则可能伴发了溃疡穿孔。

【实验室及其他检查】

1. 实验室检查 血红蛋白、红细胞计数、血细胞比容呈进行性下降。

2. 纤维胃镜检查 急诊行纤维胃镜检查可对胃、十二指肠溃疡出血确诊，并可用电凝、激光及喷洒、注射药物等方法进行局部止血。

【鉴别诊断与辨证】

一、辨病诊断

无明显溃疡病史的出血患者应与下列疾病鉴别。

1. 食管胃底静脉曲张破裂出血 多有肝炎后肝硬化病史；患者有呕血，黑便，呕血量多时为鲜红色；有脾肿大，脾功能亢进，腹水及蜘蛛痣，朱砂掌，肝肿大，巩膜黄染等肝功不正常现象。大出血后易导致肝性脑病。

2. 胃癌出血 呕吐物的血块中常夹有坏死组织，常有黑便史或大便潜血试验阳性史。有上腹疼痛不适或恶心、呕吐等症状，上腹部可触及肿块，锁骨上淋巴结肿大及贫血、恶病质等表现。

3. 应激性溃疡出血 在严重外伤、烧伤、大手术或严重疾病过程中突然发生上消化道大出血或出现急性腹痛和腹膜刺激症状，纤维胃镜检查可见胃黏膜有表浅的出血性黏膜糜烂和溃疡。

4. 胆道出血　出血以柏油样黑便为主，呕血量少或无。呕出的血中可有胆汁。以往常有长期反复的右上腹疼痛史或黄疸，近期可出现寒战发热，肝胆常肿大。常有右上腹压痛，白细胞计数明显增高，黄疸指数、肝功能不正常。

二、辨证分型

1. 胃热内盛　胃脘胀满且有灼热感，口干口臭，喜冷饮，呕血色淡红，夹杂血块，大便如柏油状，奇臭。舌质红，苔黄或黄糙，脉滑数。

2. 肝火犯胃　胁痛脘胀，头痛目赤，心烦易怒，失眠多梦，口干口苦，吐血色暗红，大便色黑。舌红或红绛，苔黄，脉弦数。

3. 脾虚不摄　胃脘隐痛，面色㿠白，唇甲色淡，头晕目眩，神疲乏力，心悸，吐血色暗淡，大便溏黑，时止时发。舌质淡，苔白，脉细弱。

【治疗】

治疗原则是止血、补充血容量和防止复发。

一、非手术治疗

主要是防治失血性休克。

1. 补充血容量　建立可靠的静脉通道，快速滴注平衡盐液，失血量达全身总血量的20%时应输入右旋糖酐或6%羟乙基淀粉1000～1500ml/d，出血量较大时输入浓缩红细胞或输入全血，保持血细胞比容不低于0.30，液体中晶体与胶体之比为3:1为宜，输液速度和种类还可根据中心静脉压和每小时尿量决定。

2. 留置鼻胃管　用生理盐水冲洗胃腔，清除血凝块，直至胃液变清；持续低负压吸引，动态观察出血情况。可经胃肠减压管注入含8mg去甲肾上腺素的冷生理盐水200ml，每4～6小时一次。

3. H_2受体拮抗剂及生长抑素等的应用　静脉输入H_2受体拮抗剂如西咪替丁或质子泵抑制剂奥美拉唑。静脉注射生长抑素奥曲肽0.1mg，6～8小时1次。也可选用安络血、止血敏、抗血纤溶芳酸、云南白药、中药止血粉等。

4. 局部止血　有条件者可急诊使用纤维胃镜明确诊断并可进行局部止血。根据具体情况选择压迫止血，局部注射药物止血，喷洒止血药，高频电凝止血，微波凝固止血或激光光凝止血。

5. 胃内降温止血　用“Y”形胃管插入胃内，迅速注入冷生理盐水500～1000ml，随即尽快吸出，在30～60分钟内约用5～10L冷生理盐水冲洗，可使胃内温度降低，血管收缩，达到止血目的。

6. 中医内治法

(1) 胃热内盛：治宜清泻胃火，凉血止血。方用泻心汤加茜草根、侧柏叶、白及、石斛、乌贼骨、仙鹤草等。

(2) 肝火犯胃：治宜泻肝清热，降逆止血。方用龙胆泻肝汤加丹皮、白芍、生大黄、乌贼骨、藕节炭等。

(3) 脾虚不摄：治宜益气健脾，温中止血。方用黄土汤加地榆炭、乌贼骨、黄芪、党参、仙鹤草等。

二、手术治疗

1. 手术适应证

(1) 出血甚剧，短期内出现休克或经抢救后病情不稳继续出血者。

(2) 经 6~8 小时内输入 600~900ml 血后，脉搏、血压和一般情况无好转，或者 24 小时内输血 1000ml 以上才能维持血压和血细胞比容者。

(3) 不久前曾有过大出血者。

(4) 正进行溃疡药物治疗的患者发生大出血。

(5) 年龄超过 60 岁，伴动脉硬化症者。

(6) 同时有幽门梗阻或溃疡病穿孔者。

2. 手术要点

(1) 尽量采用包括切除溃疡在内的胃大部切除术。

(2) 切除溃疡困难而予旷置时，要贯穿缝扎溃疡基底动脉或出血来源动脉并贯穿缝扎出血灶。

(3) 将溃疡出血处止血后进行迷走神经干切断或加胃窦切除或幽门成形术。

第三节　溃疡病的外科治疗

胃、十二指肠溃疡多以内科治疗为主，但约有 20% 患者经内科药物治疗效果不佳，甚至出现严重并发症，这些患者必须进行外科手术治疗。随着中西医结合治疗的不断发展，大大提高了溃疡病的治愈率，降低了手术率。

【手术治疗的适应证】

①瘢痕性幽门梗阻；②溃疡急性大出血；③胃溃疡恶变；④溃疡急性穿孔非手术治疗无效；⑤经正规内科治疗，溃疡仍反复发作，症状加重。

【手术治疗溃疡病的原理】

一、切除溃疡病灶

切除溃疡病灶后，从根本上解决了慢性溃疡及胼胝性溃疡的问题，可避免溃疡引起穿孔、出血、梗阻、恶变等并发症。十二指肠溃疡常难于切除，但因胃酸降低且溃疡与食物隔开，从而能较快愈合。也消除了病灶对大脑皮质的不良刺激，有助于消除症状，防止复发。

二、切除溃疡好发部位

胃体的远侧部分、胃窦部、幽门及十二指肠近幽门部分是溃疡的好发部位，将胃远侧的2/3～3/4切除，切除了溃疡的好发部位，大大减少了溃疡术后复发的机会。

三、减少胃液分泌，降低胃液酸度

切除了胃窦部，消除了食物进入胃刺激分泌胃泌素引起的胃酸分泌；切除了大部分胃体，减少了壁细胞、主细胞的数量，减少了胃酸、胃蛋白酶的分泌，也消除了大部分头相胃酸分泌的靶器官；切除了胃窦部，碱性十二指肠液反流到胃，增加了胃酸被中和的程度；切断迷走神经，可消除神经相的胃液分泌，故手术后的胃液可达到无游离酸或仅有低度游离酸的程度，消除了引起溃疡的另一个因素。

【手术方式】

手术治疗溃疡病已有百余年历史，手术的方式已有了许多演进。目前常采用的术式有以下几种。

一、胃大部切除术

胃大部切除术（subtotal gastrectomy）是我国治疗胃、十二指肠溃疡最常用的手术方法，切除范围为胃体的远侧2/3～3/4，包括胃体的远侧、胃窦部、幽门和十二指肠壶腹部的近侧（图17－1），然后根据实际情况行不同形式的胃肠吻合术（图17－2）。

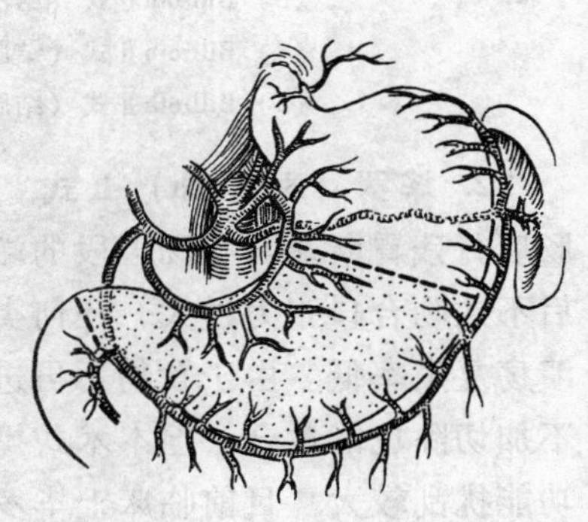

图17－1　胃大部切除范围

1. 毕罗（Billroth）Ⅰ式　将远端胃大部切

除后胃残端与十二指肠断端行端端吻合。其优点是吻合后的胃肠道接近正常解剖生理状态，术后因胃肠功能紊乱导致的并发症较少。对十二指肠溃疡较大，炎症、水肿较重，瘢痕或粘连较多者，残胃与十二指肠吻合有较大张力，易导致胃切除范围不够，引起术后溃疡复发，因而毕罗Ⅰ式胃切除多适用于胃溃疡。

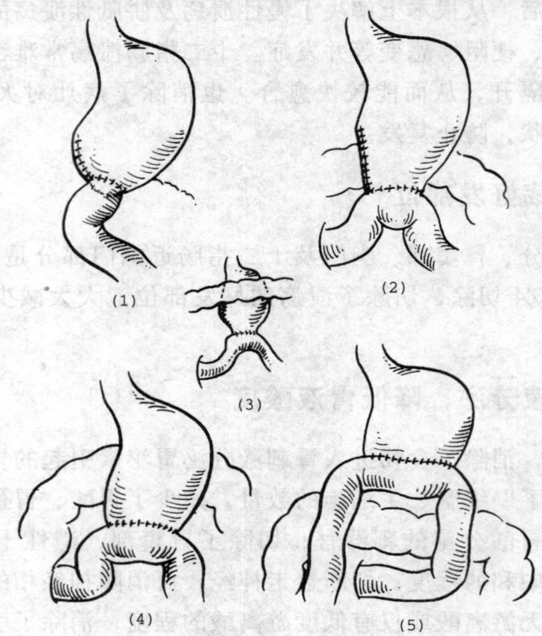

图 17－2　几种常用的胃大部切除术式

（1）Billroth Ⅰ式；
（2）Billroth Ⅱ式（结肠前，部分胃断端与空肠吻合，输入段对小弯侧）；
（3）Billroth Ⅱ式（结肠后，部分胃断端与空肠吻合，输入段对小弯侧）；
（4）Billroth Ⅱ式（结肠前，全部胃断端与空肠吻合，输入段对小弯侧）；
（5）Billroth Ⅱ式（结肠前，全部胃断端与空肠吻合，输入段对大弯侧）。

2. 毕罗（Billroth）Ⅱ式　切除远端胃后缝闭十二指肠残端，于结肠前或结肠后行残胃断端与空肠近段的端侧吻合。其优点是能切除足够的胃，胃肠道重建后不致吻合口张力过大，任何类型的十二指肠溃疡或胃溃疡均可采用，而且术后溃疡复发率低。由于食物不再进入十二指肠，直接进入空肠，即使十二指肠溃疡不加切除也能愈合。但本术式操作较复杂，改变了正常的解剖生理关系，对胃肠功能扰乱较大。目前临床上毕罗Ⅱ式多采用比较简便的结肠前吻合、近端对胃大弯术式。如十二指肠溃疡位置较深、瘢痕多、与胰头粘连严重，致使解剖不清，宜旷置溃疡，不勉强切除，以免损伤胆道、胰腺、十二指肠壁，但必须剥离全部幽门前的胃黏膜（旷置式胃大部切除术）。

3. 胃空肠 Roux－en－Y 式吻合术　将远端胃大部分切除后，缝闭十二指肠残端，在距 Treitz 韧带 10～12cm 处切断空肠，远端空肠与残胃行胃空肠端端吻合。或缝闭远端空肠，将距此 3～5cm 的空肠与残胃行胃空肠端侧吻合，距此胃空肠吻合口 45～60cm 的空肠与空肠近端行端侧吻合（图 17－3），并作两侧迷走神经干切断以避免术后发生吻合口溃疡。此法复杂，使用较少，但有减少术后胆汁、胰液通过残胃的优点。

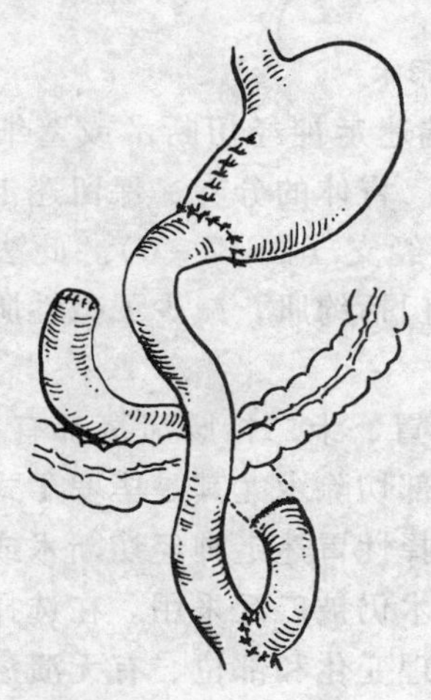

图 17－3　胃空肠 Roux－en－Y 式吻合术

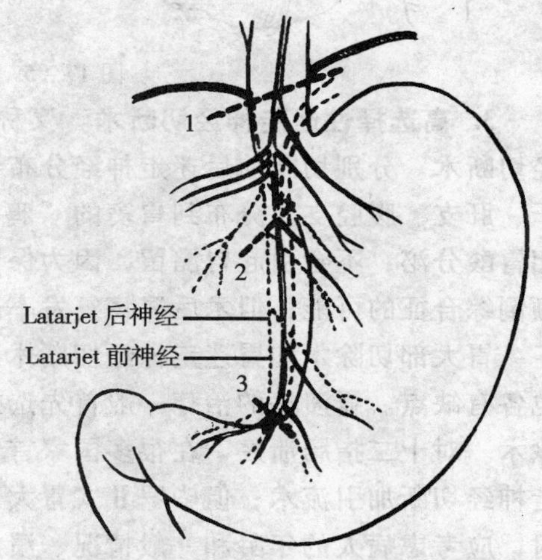

图 17－4　三种迷走神经切断术示意图

1. 迷走神经干切断术
2. 选择性迷走神经切断术
3. 高选择性迷走神经切断术

二、选择性迷走神经切断术

选择性迷走神经切断术（gastric vagotomy）有三种类型（图 17－4）：

1. 迷走神经干切断术　在食管裂孔水平切断左、右腹腔迷走神经干，肝、胆、胰、胃和小肠完全失去迷走神经支配。又称全腹腔迷走神经切断术。

2. 选择性迷走神经切断术　又称全胃迷走神经切断术。在迷走神经前干分出肝支以下切断前迷走神经，在后干分出腹腔支以下切断后迷走神经，保留肝、胆、胰、小肠的迷走神经支配。

以上两种术式易导致术后胃蠕动张力减退，引起胃潴留，均需同时加用幽门成形术（图 17－5），或胃空肠吻合术，或胃窦切除、胃空肠吻合术，以解决术后胃蠕动张力减退的问题。

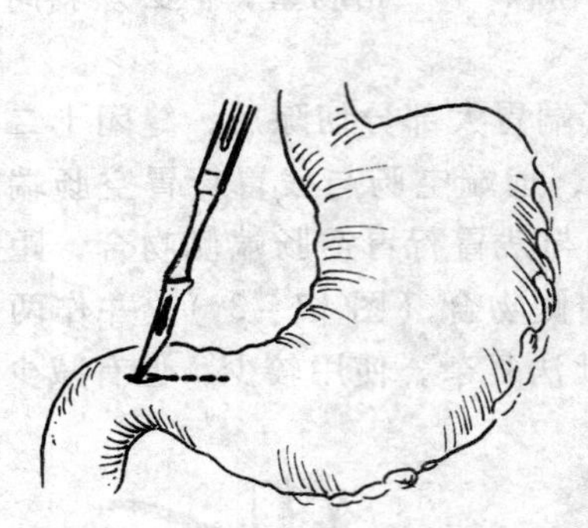

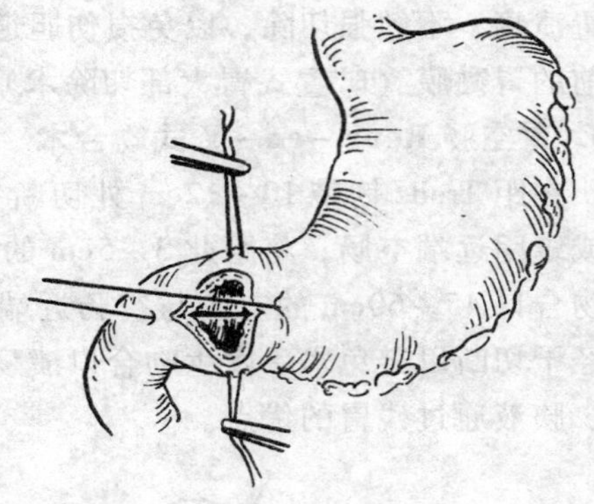

图 17－5　幽门成形术

3. 高选择性迷走神经切断术　又称胃近端迷走神经切断术或壁细胞迷走神经切断术。分别切断前后迷走神经分布到胃底、胃体的分支，保留迷走神经前后干、肝支、腹腔支及分布到胃窦的“鸦爪”神经支（图 17－6）。此法消除了头相胃酸分泌，不会引起胃潴留，因为保留了幽门括约肌，减少了碱性胆汁反流和倾倒综合征的可能，但术后溃疡复发率高。

胃大部切除术和胃迷走神经切断术对治疗胃、十二指肠溃疡都有良好效果，也各有缺点。胃溃疡的治疗一般首先选择胃大部切除术尤其是毕罗Ⅰ式胃大部切除术。对十二指肠溃疡，在很多国家首选高选择性胃迷走神经切断术或选择性迷走神经切断加引流术；但毕罗Ⅱ式胃大部切除术仍被广泛采用。在选择手术方法时，应考虑病人的年龄和一般情况、溃疡的病理变化和部位、有无溃疡穿孔、慢性穿透、出血和幽门梗阻等因素。手术疗效与医生对该手术的熟悉、正确掌握程度也密切相关，这也是选择手术方法的依据之一。

三、全胃切除空肠代胃术

主要用于位置较高的胃溃疡恶变的病人。

【胃大部切除术的并发症及处理】

胃手术后近期、中期并发症的产生与手术操作不当有关，远期并发症则多由手术本身带来的解剖、生理和消化功能改变、代谢障碍所引起。

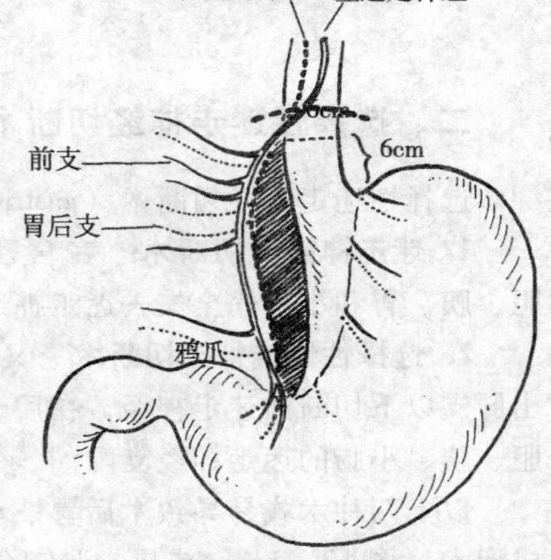

图 17－6　高选择性迷走神经切断术示意图（胃小弯分离区由影线表示）

一、术后出血

胃大部切除术后24小时内从胃管里抽出300ml以内的暗红色或咖啡色胃液，以后渐渐变淡并停止，属于正常现象，多因术中出血残留或缝合创面少量渗血所致。如术后不断抽出新鲜血液，尤其在24小时后仍继续出血者则不论血压、脉搏有何变化，均可定为术后出血。其原因为：①吻合口出血；②遗漏病变术后出血；③旷置的高位胃溃疡或旷置的十二指肠溃疡出血。术后胃出血一般采用非手术方法止血。若非手术治疗无效或出血超过500ml/h，应手术止血，或行选择性血管造影，注入血管收缩剂或栓塞相关动脉止血。

二、胃肠吻合口或十二指肠残端破裂或瘘

胃肠吻合口可因吻合处张力过大或缝合不当，也可因病人严重贫血、低蛋白血症、组织水肿等因素使组织愈合能力差而发生破裂或瘘。发生较早的吻合口破裂有明显的腹膜炎，发生较晚可形成局限性脓肿。确诊后可手术治疗。

十二指肠残端破裂的原因为：①溃疡大又勉强切除时因瘢痕水肿严重，缝合困难，残端缝线撕破肠壁，或残端游离太多血供障碍，致使术后十二指肠残端破裂。②胃空肠吻合口输入端梗阻，十二指肠内压力升高致残端破裂。十二指肠残端破裂发生在术后24~48小时，应立即再手术行残端再缝合及十二指肠腔内置T管引流减压，加腹腔引流；如感染较重或超过了48小时，应经十二指肠残端破裂处放T管持续引流及作腹腔引流，行空肠造口术补充营养，或行肠外营养支持。

三、术后呕吐

1. 残胃蠕动无力或排空延迟 主要临床表现为开始进食或进食数日内出现上腹饱胀、钝痛，继而呕吐带有食物的胃液和胆汁，甚至出现不完全性高位小肠梗阻表现。口服少许稀钡剂行X线检查，典型征象为残胃膨胀，无张力，胃肠吻合口通过欠佳。输出肠袢近端5~20cm肠袢黏膜粗大、水肿，吻合口钡剂呈漏斗状，间断向远端排出钡剂。处理为禁食，胃肠减压，洗胃，维持水、电解质与酸碱平衡，营养支持，忌用镇静剂及抗胆碱类药。给促进胃肠动力的药物：甲氧氯普胺（灭吐灵）10~20mg，肌注，每6小时一次；多潘立酮10~20mg，经胃管注入，每6小时一次，或西沙比利10~30mg，经胃管注入，每6小时一次，连用1~2周。经过耐心治疗，多能痊愈。

2. 术后梗阻

（1）输入段梗阻：急性完全性输入段梗阻的典型症状是突然发生上腹剧痛，频繁呕吐少量不含胆汁液体，上腹有压痛，甚至可触到包块。治疗应予手术解除梗阻，如进行内疝复位，缝闭系膜间隙，或作输入输出空肠段间吻合。慢性不完全性输入段梗阻表现为进食后30分钟左右上腹突然胀痛或绞痛，一阵恶心后，喷射状呕吐大量不含食物的胆汁，吐后症状即消失。如数周或数月症状仍无缓解，病情严重，应行输入输出段间空肠吻合或改行Roux－en－Y式吻合。

（2）吻合口机械性梗阻：常因吻合口过小，吻合口的胃或肠壁内翻过多，或因毕罗Ⅱ式术后输出段逆行套叠堵塞吻合口等引起，应手术解除梗阻。

（3）输出段梗阻：表现为上腹饱满，呕吐食物和胆汁。多因粘连、大网膜水肿或坏死，或炎性肿块压迫，亦可因横结肠系膜未固定于肠壁上导致裂孔因瘢痕收缩压迫输出段所致。应手术解除。

四、倾倒综合征

1. 早期倾倒综合征 较多见，在进食后30分钟内发生。因胃肠功能和血管舒张功能的紊乱引起。有两种表现：第一种表现为心血管功能方面的症状，全身无力，晕厥，大汗淋漓，面色苍白，心动过速，呼吸深大，病人特别想靠在一处或立即躺下；另一种表现为胃肠症状，自感上腹饱胀不适，腹泻。治疗以饮食治疗为主，采用低糖饮食，少食多餐，吃脂肪、蛋白质含量高的食物，选用较干的食物，进食后立即平卧。少数效果不好的病人可手术将毕罗Ⅱ式改为毕罗Ⅰ式或Roux－en－Y术式。

2. 晚期倾倒综合征 发生率低，表现为进餐后2～4小时出现心慌、出冷汗、眩晕无力、手颤抖等低血糖症状，可通过饮食进行控制。症状明显者可用生长抑素奥曲肽0.1mg，皮下注射，每天3次，可改善症状。

五、营养障碍

主要有体重减轻，术后不能维持正常体重，贫血，腹泻与脂肪泻，骨软化和骨质疏松等病。可通过长期调节饮食，多给予维生素D、E，富含铁食物，高蛋白质、低脂肪饮食，少食多餐，加服乳酸钙等方法治疗。

六、碱性反流性胃炎

多于胃大部切除术后数月至数年发生，原因是术后无幽门括约肌，大量碱性肠液和胆汁反流入胃，使胃黏膜和黏膜屏障受到破坏，胃液中氢离子逆向扩散损伤胃壁。胰液中的胰酶尤其是胰蛋白酶与胆汁共同作用，引起持久性的胃炎。

主要表现为：①上腹或胸骨后持续性烧灼样痛，进食加重，抗酸剂无效；②

呕吐物含胆汁，吐后疼痛依旧；③体重减轻或贫血。胃镜可见胃黏膜红肿，易出血；胆汁反流及黏膜染色；沿胃小弯侧有表浅糜烂面。

症状轻者可用 H_2 受体拮抗剂，或服能与胆盐结合将其排出体外的交换树脂消胆胺，一般每次 4g，每天 3 次。如半年内无效可采用改毕罗Ⅱ式吻合为 Roux－en－Y 空肠吻合，使术后十二指肠液直接流入空肠。空肠－空肠吻合口距胃空肠吻合口不少于 40cm。

七、吻合口溃疡

多见于胃空肠吻合口输出端的后壁，大部分发生在胃切除术后 2 年内。发生原因为胃切除不足，输入空肠过长，胃窦部黏膜残留。症状主要为溃疡症状重现，出血明显，主要用胃镜确诊，治疗采用迷走神经干切断加胃次全切除术。

八、残胃癌

胃、十二指肠溃疡行胃大部切除术后 5 年以上，残胃发生原发性癌称残胃癌。多发生在术后 20～25 年，原因与胃切除术后低酸、胆汁反流及肠道细菌逆流入胃引起萎缩性胃炎有关。患者常有上腹疼痛、进食后饱胀、消瘦和消化道出血，胃镜活检可确诊。确诊后应采用手术治疗。

【迷走神经切断术后并发症】

1. 吞咽困难　多发生于迷走神经干切断术后，原因有：①术中剥离食管下段引起局部水肿痉挛，多在 2 周内自行恢复。②迷走神经前干进入食管肌层的分支被误伤，表现为术后明显吞咽困难，半流质饮食时尚好，进干食时有阻挡感。可试行食管扩张治疗，吞咽困难常可逐渐恢复。

2. 胃小弯缺血坏死　多发生于高选择性迷走神经切断时，当分段结扎切断局部胃左血管时如剥离较深，可造成局部缺血坏死，溃疡直径超过 3cm 时易发生溃疡出血，而胃壁全层坏死穿孔者很少见。

3. 腹泻　迷走神经切断术后，约 1/3 的病人会发生大便次数增多，可能与胆酸代谢改变有关，服用考来烯胺后可有效地改善症状。

第十八章 门静脉高压症

门静脉高压症系门静脉血流受阻、血液淤滞所引起门静脉压力增高的一种临床综合征。主要表现为脾脏肿大和脾功能亢进，食管胃底静脉曲张或（和）呕血、便血以及腹水等。在我国90%以上的门静脉高压症是由于肝炎后肝硬化所引起的肝窦变窄和窦后阻塞所致。

本病与中医学的鼓胀、积聚和血证相似。

【解剖概要】

门静脉没有阻止血液逆行流动的静脉瓣膜，其主干由肠系膜上静脉和脾静脉汇合组成，脾静脉又收集肠系膜下静脉的血液。门静脉主干在肝门处分为左右二支，分别进入左右半肝，然后逐渐分支，其小分支和肝动脉小分支的血流汇合于肝小叶内的肝窦，再流入肝小叶的中央静脉，然后经肝静脉流入下腔静脉。因而门静脉的两端都是毛细血管网：一端是胃、肠、脾、胰的毛细血管网，另一端是肝小叶内的肝窦（肝的毛细血管网）。

门静脉系与腔静脉系之间有四个交通支（图18-1）：

1. 胃底、食管下段交通支 门静脉血液通过胃冠状静脉、胃短静脉，再通过食管胃底静脉和奇静脉、半奇静脉的分支，流入上腔静脉。

2. 直肠下端、肛管交通支 门静脉血液通过肠系膜下静脉、直肠上静脉与直肠下静脉、肛管静脉，流入下腔静脉。

3. 前腹壁交通支 门静脉（左支）的血液通过脐旁静脉和腹上深静脉、腹下深静脉，分别流入上、下腔静脉。

4. 腹膜后交通支 在腹膜后，存在很多肠系膜上、下静脉分支与下腔静脉分支相互吻合的交通支。

这些交通支中最主要的是胃底、食管下段交通支。这些交通支在正常情况下都很细小，血流量都很少。

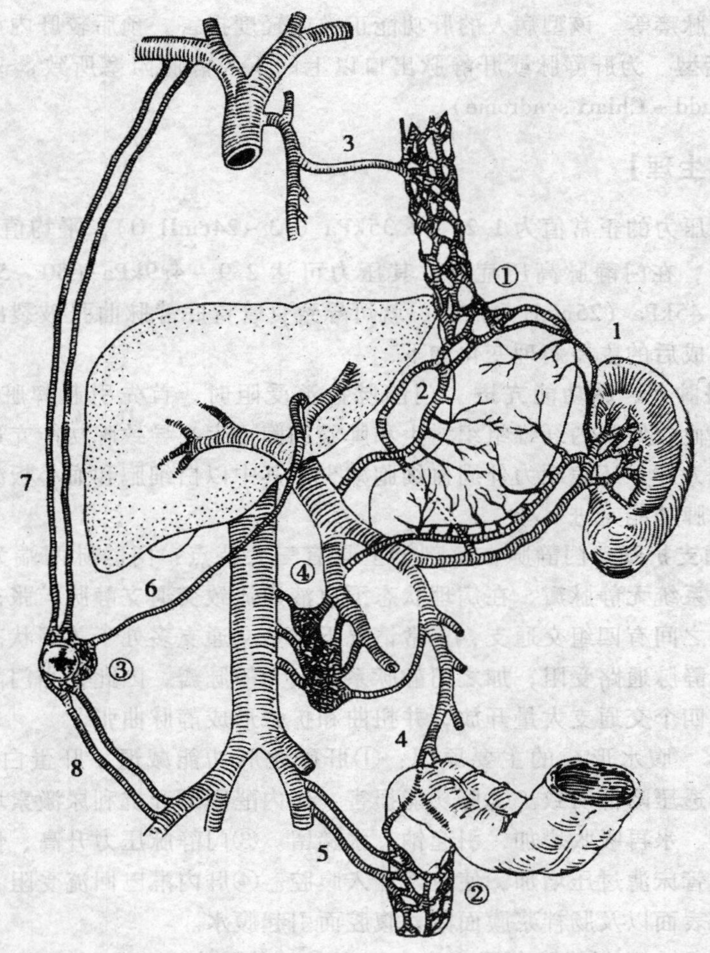

图 18－1　门静脉与腔静脉之间的交通支

1. 胃短静脉　2. 胃冠状静脉　3. 奇静脉　4. 直肠上静脉

5. 直肠下静脉、肛管静脉　6. 脐旁静脉　7. 腹上深静脉　8. 腹下深静脉

①胃底、食管下段交通支　②直肠下段、肛管交通支　③前腹壁交通支　④腹膜后交通支

【分型】

根据门静脉血流受阻的部位不同可分为肝前、肝内和肝后型。

1. 肝内型　极为常见，按病理形态的不同分为窦前阻塞和窦后阻塞。窦前阻塞的常见原因是血吸虫性肝硬化；窦后阻塞的常见原因为肝炎后肝硬化，为我国引起门静脉高压症的主要原因。

2. 肝前型　常见原因为门静脉血栓形成、门静脉主干受压、门静脉先天性闭塞、动静脉瘘等。该型病人的肝功能正常或轻度损害，预后较肝内型好。

3. 肝后型 为肝静脉或肝静脉出口以上的下腔静脉阻塞所致，又称布－加综合征（Budd－Chiari syndrome）。

【病理生理】

门静脉压力的正常值为1.27～2.35kPa（13～24cmH_2O），平均值为1.76kPa（18cmH_2O），在门静脉高压症时，其压力可达2.9～4.9kPa（30～50cmH_2O），当其超过2.45kPa（25cmH_2O）时，就可导致食管胃底静脉曲张破裂出血。门静脉高压症形成后的主要病理变化如下：

1. 脾脏肿大、脾功能亢进 门静脉血流受阻时，首先引起脾脏充血肿大，脾窦长期充血致使脾内纤维组织增生和脾髓细胞再生，导致脾功能亢进。临床上除有脾脏肿大外，还表现为外周血细胞减少，其中以白细胞和血小板减少较为明显，被称为脾功能亢进。

2. 交通支扩张 门静脉在解剖学上具有三大特点：门静脉两端为毛细血管网；门静脉系统无静脉瓣，在病理状态下血液逆流致交通支静脉扩张；门静脉系与腔静脉系之间有四组交通支，正常情况下这些交通支多处于关闭状态。由于正常的肝内门静脉通路受阻，加之门静脉系统又无静脉瓣，因此，当门静脉高压症时，上述的四个交通支大量开放，并扭曲和扩张形成静脉曲张。

3. 腹水 腹水形成的主要原因：①肝硬化肝功能减退，肝蛋白合成障碍，血浆胶体渗透压降低所致。②肝功能损害，体内醛固酮和抗利尿激素增多，促使肾小管对钠、水再吸收增加，引起钠、水潴留。③门静脉压力升高，促使门静脉系统毛细血管床滤过压增加，使血浆漏入腹腔。④肝内淋巴回流受阻，致使大量淋巴液自肝表面以及肠袢浆膜面漏入腹腔而引起腹水。

有20%左右的门静脉高压症病人可合并门静脉高压性胃病，并且占门静脉高压症上消化道大出血的5%～20%。在门静脉高压症时，由于胃壁淤血、水肿，胃黏膜下层的动－静脉交通支广泛开放、迂曲及扩张，胃黏膜微循环发生障碍，致使胃黏膜的防御屏障遭到破坏，形成门静脉高压性胃病。这在临床务必重视，以免在治疗中顾此失彼。

中医认为本病多因饮食不洁、情志所伤，肝瘅之后，肝著日久，肝体积损，肝络瘀滞；或长期纵酒，酒毒湿热，内伤肝脾；或感染蛊毒，虫毒结聚，使肝脾受伤，络脉瘀塞；或因心阳不振，行血无力，血瘀于肝。多因素引起肝、脾、肾三脏受损，病机涉及全身而非独肝之疾。病之早期多属肝脾气滞、血瘀，实证为主，当属肝积；至中、后期腹水已成，多属脾虚肝弱，气血凝滞，阻于肝脾脉络，水湿停聚不化，为正虚邪实之证；及至晚期，多累及肾，或脾肾阳虚，或脾肾阴虚，或阴阳俱虚，病邪多已深结而积重难返，导致气滞、血瘀、水停而成积聚、鼓胀，或久病入络，血脉瘀阻，血不循经而致吐血、便血。

【临床表现】

门静脉高压症的临床表现可随病因的不同而有所差异，但其共同而主要的表现为：

1. 脾大、脾功能亢进 脾大后可在左肋缘下扪及，巨大者其下缘可达脐下或超过中线。早期肿大的脾质软、活动，晚期则活动度减少。病人多伴有不同程度的脾功能亢进，表现为全血细胞减少，尤以白细胞和血小板减少较为突出，并逐渐出现贫血或（和）出血倾向。

2. 呕血、便血 为门静脉高压症最凶险的并发症，约有59%的病人在终身某个时间内会发生大出血。胃底食管下端曲张静脉一旦破裂，立刻发生急性大出血，呕血量大，血色鲜红，常伴黑便或柏油样大便。由于肝功能损害引起凝血功能障碍，又因脾功能亢进致使血小板减少，加之曲张静脉压力较高，故出血不易自止。急性大出血可导致失血性休克和肝性脑病。据统计，首次大出血的病亡率可达25%，在第一次大出血后1~2年内，约半数病人可再次大出血。

3. 腹水 是肝功能严重损害的表现。由于大出血致使肝组织缺血、缺氧而加剧肝功能损害，常引起或加剧腹水形成。严重腹水病人常伴低蛋白血症，表现为双下肢水肿、腹胀、食欲减退等。

4. 其他 肝功能严重损害的病人可出现黄疸、肝掌、蜘蛛痣、前腹壁静脉曲张等体征；如能触及质地较硬、边缘较钝而不规则的肝脏，肝硬化的诊断即可成立，但有时因硬化的肝脏缩小则难以触及。同时，也可出现男性乳房发育、睾丸萎缩、内痔等现象。

5. 布-加综合征 以男性青壮年较多见。其急性期主要表现为右上腹疼痛，迅速出现大量腹水，肝脏肿大和肝功能损害，重症病人可因病情迅速恶化而死亡。部分病例经内科治疗后而病情趋于稳定，则进入慢性期，其主要表现为肝脾肿大、肝功能异常、顽固性腹水、双下肢水肿、胸腹壁乃至腰背部静脉曲张，以及食管胃底静脉曲张以致破裂出血。

【实验室及其他检查】

1. 血象 脾功能亢进时表现为全血细胞减少，尤以白细胞和血小板减少更明显。白细胞数降至3×10^9/L以下，血小板计数降至$70\sim80\times10^9$/L以下。红细胞则因出血、营养不良、溶血或骨髓抑制减少。

2. 肝功能检查 表现为血浆白蛋白降低，球蛋白增高，白、球蛋白比例可倒置；在肝病活动期常出现血清转氨酶和胆红素增高，凝血酶原时间延长等；肝炎病毒标志物检测有助于了解门静脉高压症的原因。

3. 食管吞钡X线检查 当钡剂充盈食管时，曲张的静脉使食管的轮廓呈虫蚀状改变；排空时，曲张的静脉表现为蚯蚓样或串珠状负影。

4. 纤维胃镜检查 不但可明确曲张静脉的程度和范围，还可对出血的静脉行硬化剂注射或套扎疗法等。

5. 超声波检查 能明确肝硬化、脾肿大和腹水等情况。当门静脉内径≥1.3cm时则提示门静脉高压症存在。超声多普勒检查可提供有关门静脉血流动力学资料。

【诊断】

一、诊断

根据病史（肝炎和血吸虫病）和三个主要临床表现脾肿大和脾功能亢进、呕血或便血、腹水，一般诊断并不困难。必要的辅助检查有助于明确诊断。

二、评价肝功能储备

可用于手术方式的选择和评估病人的预后。目前常用Child肝功能分级（表18-1）来评价肝功能储备情况。其中A、B级的手术病死率明显低于C级，治疗效果较好。

表18-1　Child肝功能分级

	肝功能情况		
	A级	B级	C级
血清胆红素（μmol/L）	34.2	34.2～51.3	>51.3
血清白蛋白（g/L）	>35	30～35	<30
腹水	无	少量，易控制	难控制
肝性脑病	无	轻	重
营养状态	优	良	差

三、辨证分型

1. 瘀血内结 腹部积块明显，硬痛不移，面暗消瘦，纳减乏力，时有寒热，女子或见月事不下，舌边暗或紫或见瘀点，苔薄，脉弦涩。

2. 寒湿困脾 腹大胀满，按之如囊裹水，甚则颜面浮肿，脘腹痞胀，得热稍舒，精神困倦，怯寒懒动，小便少，大便溏，或身目发黄，面色晦暗，舌苔白腻，脉缓。

3. 气随血脱　患者突然大量吐血及便血后，出现面色苍白，四肢厥冷，汗出，脉微等。

【治疗】

外科治疗门静脉高压症，其主要目的是降低门静脉压力以防止食管胃底曲张静脉破裂所致的急性大出血，以及消除脾肿大和脾功能亢进。

一、非手术治疗

对有食管胃底静脉曲张但未发生出血的病人，大多倾向不宜作预防性分流手术，对这类病人其重点是内科保肝治疗，避免坚硬、粗糙和刺激性饮食，防治腹内压急剧增高，从而改善肝功能及降低门静脉压力，以防曲张静脉破裂出血。

对有黄疸、大量腹水、肝功能严重损害（Child C 级）并发急性大出血的病人，若进行手术治疗，病死率很高，对这类病人尽可能采用非手术治疗。

1. 输血　在严密观察血压、脉搏的同时，应根据病人失血的情况及时输血或成分输血，尽快纠正休克。

2. 应用垂体后叶素或生长抑素

（1）*垂体后叶素*：可使内脏小动脉收缩，减少门静脉血流量，降低门静脉压力，达到止血作用。一般用 20U，溶于 5% 葡萄糖注射液 200ml，在 20～30 分钟内经静脉滴注，必要时 4 小时可重复使用。该药可使肝供血量减少而加重肝功能损害，故不宜多用；对高血压和冠状动脉供血不足的病人不宜使用。目前多主张该类药与扩血管药物联合应用，通常将血管加压素与酚妥拉明或硝酸酯类药物合用，以提高血管加压素的疗效和遏制其不良反应。

（2）*生长抑素*：可使内脏血管收缩，减少内脏血流量，从而降低门静脉压力，以达到治疗食管胃底静脉曲张破裂出血的目的。目前临床常用的生长抑素为天然的 14 肽生长抑素，首次剂量为 100μg 静脉注射，然后以 250～500μg/h 维持静脉滴注，直到出血停止。该药具有高效、简便、安全等特点，故为治疗食管胃底曲张静脉破裂出血的首选药物。

3. 三腔管压迫止血　仍为目前治疗食管胃底曲张静脉破裂出血的首要措施。利用充气的气囊分别压迫食管下段和胃底曲张静脉，以达到止血目的。该管有三腔，其中两腔分别与压迫食管的椭圆形气囊和压迫胃底的圆形气囊相通，另一腔与胃腔相通，经此腔可行吸引、冲洗和注入止血药物（图 18－2）。一般先自胃气囊充气 150～200ml 后钳夹并稍向外拉，然后自管端以 0.5kg 重量通过滑车装置进行牵拉压迫，并观察止血效果，如仍有出血，再向食管气囊注气 100～150ml。放置三腔管后，应抽除胃内容物，并用等渗盐水反复灌洗，观察胃内有无鲜血吸出。如无鲜血吸出，且血压和脉搏趋于稳定，说明出血已基本控制。

值得注意的是：①应用三腔管压迫止血的病人，应安置在监护室进行监护，宜采取侧卧位或头偏向一侧，以便于呕吐物、分泌物及时流出或被清除，以防止窒息或吸入性肺炎发生。②严密观察病情变化，慎防气囊上滑堵塞咽喉而引起窒息。③三腔管放置的时间一般为 24～72 小时，每隔 12 小时应将食管气囊放空 10～20 分钟，以防止黏膜压迫过久而发生糜烂、坏死或食管破裂，同时亦可判断是否有再出血发生，若有再出血时应立即充气予以压迫。④采用三腔管压迫止血期间，如出血停止，可先排空食管气囊，尔后排空胃气囊，再观察 12～24 小时，如确属出血完全停止，可在服用适量的液状石蜡后，将三腔管缓慢拔除。

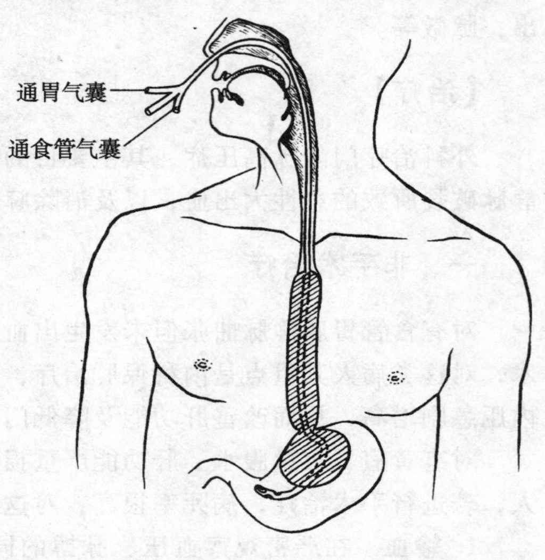

图 18－2　三腔管压迫止血法

4. 内镜治疗　经胃镜将硬化剂直接注入曲张静脉内，以达到治疗和预防出血的目的。该法近期疗效较好，但再出血率较高。经内镜行曲张静脉套扎术具有简单、安全、确切和创伤小等特点，故被临床首选。也可将上述两种方法联合应用，其疗效更为可靠。

5. 经颈静脉肝内门体分流术（transjugular intrahepatic portosystemic shunt，TIPS）　采用放射介入技术，经颈静脉途径，在肝内肝静脉与门静脉主支间置入支架而实现门体分流术，从而降低门静脉压力，治疗食管胃底曲张静脉破裂出血，并控制腹水产生。因其具有创伤性小、并发症少、适应证广、近期疗效较好、可重复操作的特点，故而备受临床青睐。

二、手术治疗

可在食管胃底曲张静脉破裂出血时施行，也可作为预防再出血行择期手术。手术治疗可分两类，一类是通过各种不同的分流手术来降低门静脉压力，另一类是阻断门奇静脉之间的反常血流，从而达到止血目的。究竟选择何种手术方式，应根据门静脉高压症的病因、肝功能储备以及门静脉系统主要血管可利用情况等因素来综合考虑。

对于没有黄疸也无明显腹水的病人（Child A、B 级）发生大出血，应力争在短时间内准备后即行手术。必须明确，食管胃底曲张静脉一旦破裂引起出血，则反复出血的几率越大，而每次出血带来的风险和肝功能损害倍增。因此，积极采取手术止血，十分必要，这不仅可以防止再出血，而且能有效地预防肝性脑病发生。为预防重度食管胃底曲张静脉首次发生急性大出血，也可酌情考虑行预防性手术，而主要采用断流术来预防出血。

1. 分流手术　采用血管吻合的方法将门静脉与腔静脉连通，使压力较高的门静脉血液直接分流到压力较低的腔静脉内，从而降低门静脉的压力，达到控制出血的目的。

常用手术方式（图 18－3）：①脾肾静脉分流术：脾脏切除后，行脾静脉与左肾静脉端侧吻合。②门腔静脉分流术：将门静脉与下腔静脉直接行侧侧或端侧吻合术。③脾腔静脉分流术：脾切除后，将脾静脉与下腔静脉作端侧吻合。④肠系膜上、下腔静脉分流术：将下腔静脉与肠系膜上静脉作侧侧或端侧吻合。⑤肠系膜上静脉、下腔静脉桥式分流术：可将自体颈静脉移植，吻合于肠系膜上静脉与下腔静脉之间，故又称 H 形分流术。

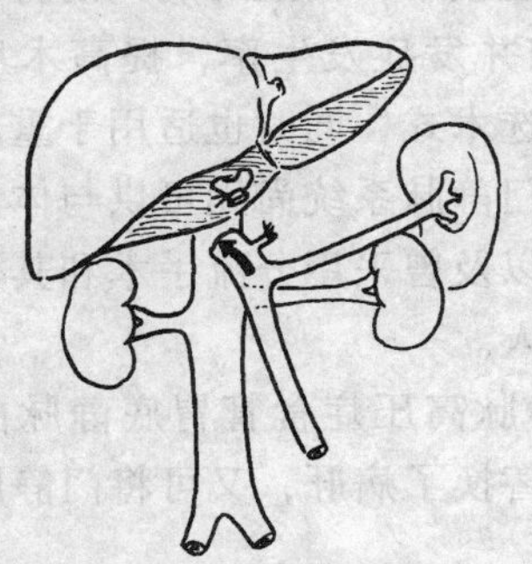

（1）门腔静脉端侧分流术

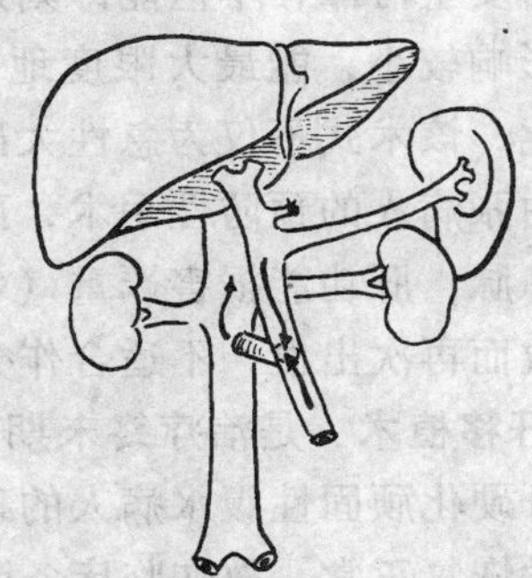

（2）门腔静脉侧侧分流术

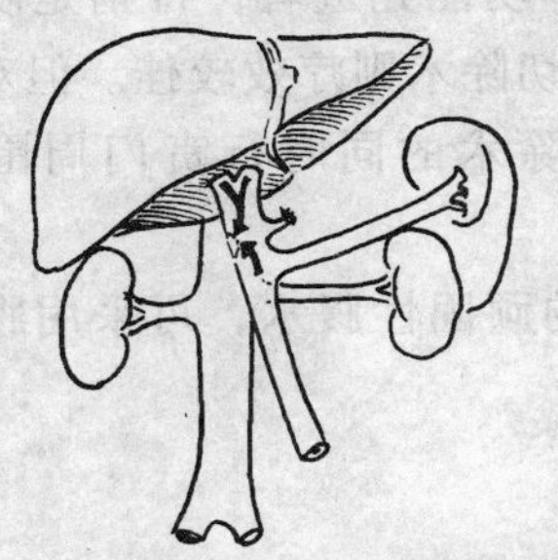

（3）肠系膜上静脉下腔静脉桥式分流术

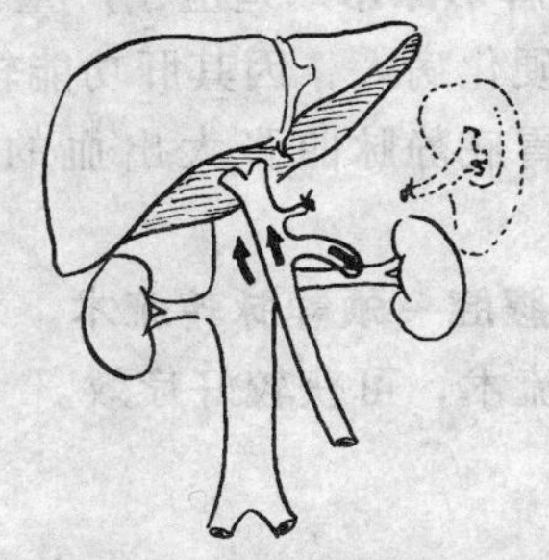

（4）中心性脾肾静脉吻合术

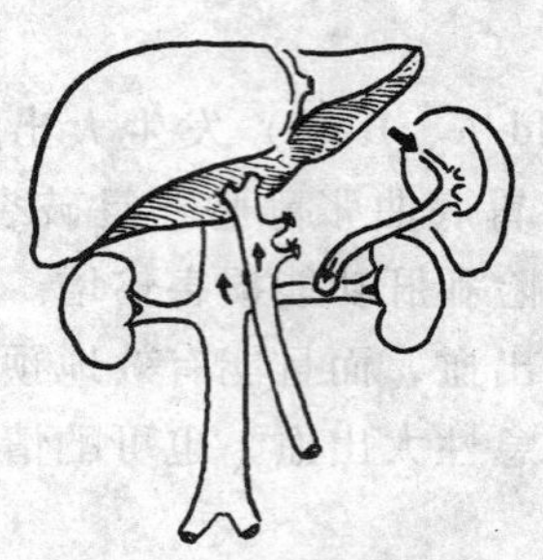

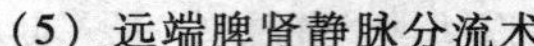

(5) 远端脾肾静脉分流术

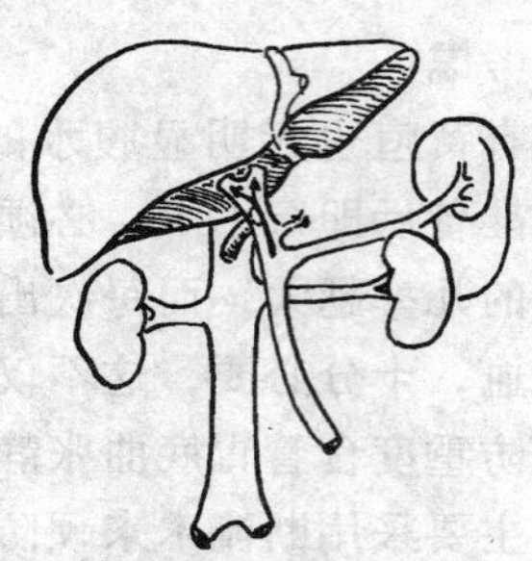

(6) 远端脾肾静脉分离术

图 18－3 分流手术

分流术虽然能有效地降低门静脉压力，但某些术式并未切除脾脏，故不能消除脾功能亢进。此外，分流术后经肠道吸收的氨直接进入血液循环，未经肝脏转化为尿素解毒，将影响脑细胞代谢，极易诱发肝性脑病，故病死率较高。

2. 断流术 通过阻断门静脉与奇静脉之间的反常血流而达到止血目的。常用最有效的手术方式是贲门周围血管离断术（图 18－4）。在切除脾脏的同时，彻底离断、结扎贲门周围的血管，同时又保证了门静脉入肝血流。由于该术式简单易行，安全可靠，不但能即刻达到良好的止血效果，而且对病人的打击和对肝功能的影响较小，能最大限度地降低病死率和并发症发生率，提高术后生存质量。因此，该术式不仅为急性大出血病人的首选术式，同时也适用于重度食管胃底静脉曲张病人的预防性手术，而且还适用于门静脉系统尚无可供与体静脉吻合的通畅静脉，肝功能损害严重（Child C 级），以及曾采用分流手术和其他非手术疗法失败而再次出血，不适合作分流手术的病人。

3. 肝移植术 是治疗终末期肝病合并门静脉高压症食管胃底静脉曲张破裂出血、肝硬化顽固性腹水病人的理想方法，既替换了病肝，又可将门静脉系统血流动力学恢复正常，故在临床备受青睐。

4. 脾切除术 适应于严重脾大合并明显的脾功能亢进者，特别是晚期血吸虫性肝硬化病人，因其肝功能较好，行单纯性脾切除术则疗效较佳。但对伴有明显食管胃底静脉曲张大出血的病人，应在脾切除术的同时行贲门周围血管离断术。

5. 腹腔－颈静脉转流术 对于肝硬化所致的顽固性腹水，可采用腹腔－颈静脉转流术，可获较好疗效。

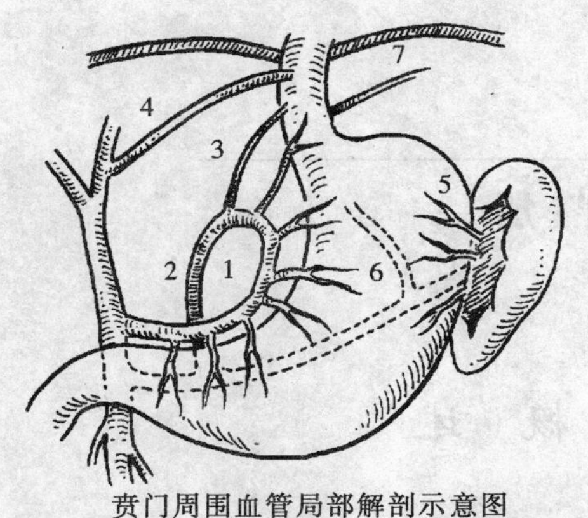

贲门周围血管局部解剖示意图

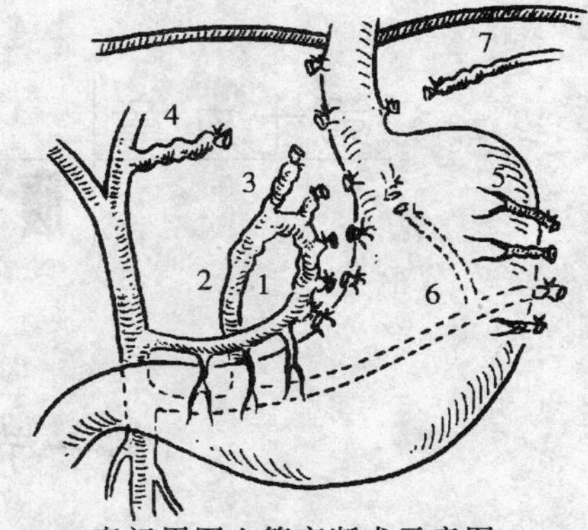

贲门周围血管离断术示意图

图 18－4　贲门周围血管离断术

1. 胃支；2. 食管支；3. 高位食管支；4. 异位高位食管支；
5. 胃短静脉；6. 胃后静脉；7. 左膈下静脉

三、布－加综合征的治疗

可根据不同的病因而采用不同的治疗方法。对于单纯性血栓形成的急性期患者，可采用抗凝治疗，或经放射介入溶栓治疗。对于局限性下腔静脉阻塞者，可采用放射介入技术进行球囊扩张和支架方法，以达到穿破隔膜和根除病变为目的。对于下腔静脉狭窄或阻塞段较长者，可酌情选用下腔静脉－右心房分流术，肠系膜上静脉－右心房分流术，以及脾静脉－右心房和肠系膜上静脉－颈内静脉转流术等术式。对肝静脉阻塞者可采用诸种门体分流术，或采用放射介入技术、经颈静脉行肝内肝静脉与门静脉主支间置入支架进行分流术。其次，也可采用下腔静脉切开行根治性病灶清除术。晚期病例也适用肝移植术。

四、中医治疗

宜健脾、利尿、泻水以治标，化瘀、通络以治本，温阳、滋阴以扶正。

1. **瘀血内结**　治宜祛瘀软坚，兼调脾胃。方用膈下逐瘀汤加减。
2. **寒湿困脾**　治当温中健脾，行气利水。方用实脾饮加茵陈。
3. **气随血脱**　治宜益气固脱。方用独参汤。

第十九章 腹外疝

第一节 概 述

腹外疝是指腹腔内脏器或组织离开了原来的位置，经过先天存在或后天形成的腹壁薄弱或缺损区向体表突出所形成的包块，是外科常见疾病之一。属中医"疝气"范畴。

中医学对"疝"的记载内容丰富繁杂。历代所论疝证，包括多种性质不同的疾病。其中有指腹部剧烈疼痛，兼二便不通的病证；也有指生殖器如睾丸、阴囊部位的病证，可兼有腹部症状，包括水疝、㿗疝、血疝、筋疝等；指腹内癥瘕积聚病证；或指女子二阴病证；还有泛指腹腔内容物向外突出的病证，多有气痛的症状，故有疝气、小肠气、小肠气痛等名称，包括气疝、狐疝等。《儒门事亲》云："气疝，其状上连肾区，下及阴囊，或因号哭忿然，则气郁而胀，怒哭号罢，则气散者是也……小儿亦有此疾，俗曰偏气"。"狐疝……卧则入小腹，行立则出腹入囊中"。实质上是指腹内容物突出于腹壁、腹股沟或从腹腔下部进入阴囊的疾病，即为现代医学所称的疝，是本章讨论的内容。

【病因】

腹外疝的发病原因有腹壁强度降低和腹内压增高两大因素，任何一个因素不存在时即不会有腹外疝的形成。

1. 腹壁薄弱或缺损 腹壁薄弱或缺损是形成腹外疝的基础，根据引起薄弱或缺损的原因不同，分为：

（1）先天性：常见于某些组织穿过腹壁的部位，如精索或子宫圆韧带穿过腹股沟管、股动静脉穿过股管、脐血管穿过脐环等处。

（2）后天性：主要由外伤、感染、手术切口愈合不良、腹壁神经损伤或年老体弱肌肉萎缩等引起腹壁薄弱。

2. 腹内压增高 腹内压增高后腹腔内脏器或组织受压而移位。不同人群腹内压增高的原因不同，如老年人多因习惯性便秘、慢性支气管炎咳嗽、排尿困难等；中年人多因搬运重物、重体力劳动、妇女妊娠等；婴幼儿多因经常啼哭等。

中医认为，“诸疝皆归肝经”。

情志抑郁，致肝郁气滞，气机失于疏泄，筋不利而成；亦可因愤怒号哭，气胀流窜，或留于少腹，或注于阴囊而成疝气。

久坐湿地，或因寒冬涉水，感受寒湿之邪，以致寒湿凝滞，聚于阴分所致；或素有湿热，复受外寒，湿热之邪不得泄，寒主收引，使筋脉挛急，搏结而成。

小儿先天不足、妇女生育过多，或老年气血虚弱，咳嗽、腹泻、便秘，或强力举重，操劳过度，劳则气耗，以致气虚下陷，筋脉弛缓，不能摄纳而生。

【病理】

一、疝的构成

典型的腹外疝是由疝环、疝囊、疝内容物以及疝外被盖四部分组成（图 19－1）。

1. 疝环　又称疝门，是腹腔内脏器或组织向体表突出时首先经过的最狭窄的部位，亦即腹壁薄弱或缺损处。各种疝通常以疝环所在的部位命名，如腹股沟疝、股疝、切口疝等，其疝环分别在腹股沟、脐部、股管、切口等处。

2. 疝囊　是腹腔内组织或器官向体表突出时推移腹膜所形成的囊袋样结构。疝囊可分为颈部、体部和底部，颈部通常是疝囊比较狭窄的部分，其位置相当于疝环，是疝囊与腹腔之间的通道，此处囊壁较厚、发白，皱襞呈辐射状，手术时常作为辨认疝囊颈的标志；体部为疝囊的膨大部分；底部为疝囊的最低部分。

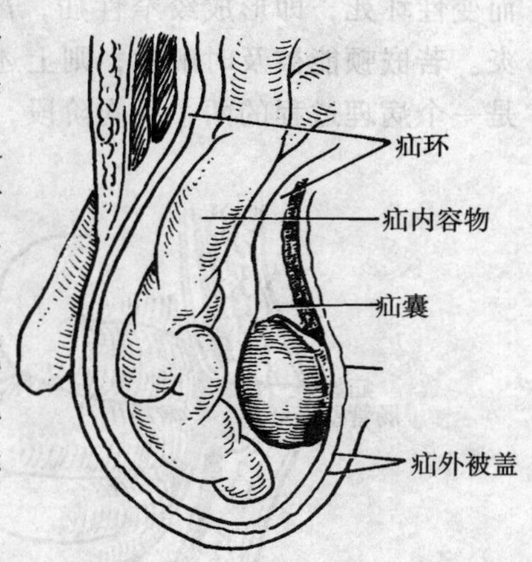

图 19－1　腹外疝的病理解剖示意图

3. 疝内容物　是进入疝囊内的腹腔脏器或组织，以活动度大的小肠和大网膜最常见，此外，阑尾、盲肠、乙状结肠、横结肠甚至膀胱等均有可能进入疝囊，但较少见。

4. 疝外被盖　指覆盖在疝囊以外的各层组织，依疝的部位和解剖结构不同，一般由外向内依次为皮肤、皮下、肌肉和筋膜，其中一部分因为长期受压、扩张而萎缩。

二、分类

腹外疝有易复性、难复性、嵌顿性和绞窄性四种类型。

1. 易复性疝 疝内容物在病人站立、行走、劳动或增加腹压时突出，而当休息、平卧或用手向腹腔内推送时又可回纳到腹腔内。

2. 难复性疝 指疝内容物难于部分或完全还纳回腹腔内。主要由于疝内容物在反复疝出时，疝囊颈受到摩擦、损伤而粘连。另外，有些病程较长或腹壁缺损较大的疝，因疝内容物较多，腹壁已经完全丧失抵挡内容物突出的作用，也难以回纳。还有少数病程较长的疝，在内容物反复疝出的过程中，逐渐将疝囊颈上方的腹膜推向疝囊，尤其是髂窝区后腹膜与后腹壁结合极为松弛，更容易被推移，以致盲肠（包括阑尾）、乙状结肠或膀胱等随之下移而成为疝囊壁的一部分，同时又是原来疝内容物的一部分，这种疝称为滑动性疝，也属于难复性疝。

3. 嵌顿性疝和绞窄性疝 当腹内压突然增大时，腹腔内脏器或组织强行通过狭小的疝环进入疝囊，随后由于疝环的弹性回缩，内容物被嵌顿于疝囊内不能还纳，称为嵌顿性疝。由于疝环的压迫，首先疝内容物的静脉血液回流受阻，静脉内压力增高，液体渗出，嵌顿的脏器或组织肿胀而更难回纳，疝囊内的压力也因此逐渐增高；随之动脉受压迫使血供中断，疝囊内的脏器或组织最终缺血缺氧而变性坏死，即形成绞窄性疝，严重时还可引起疝外被盖组织的疏松结缔组织炎。若嵌顿能被及时解除，则上述病变可恢复正常。嵌顿性疝和绞窄性疝实际上是一个病理过程的两个不同阶段，临床上很难截然分开。

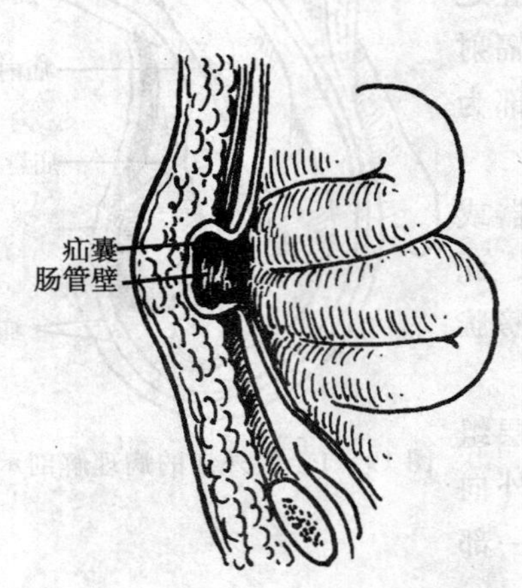

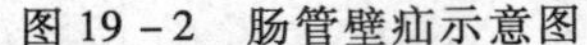
图 19-2 肠管壁疝示意图

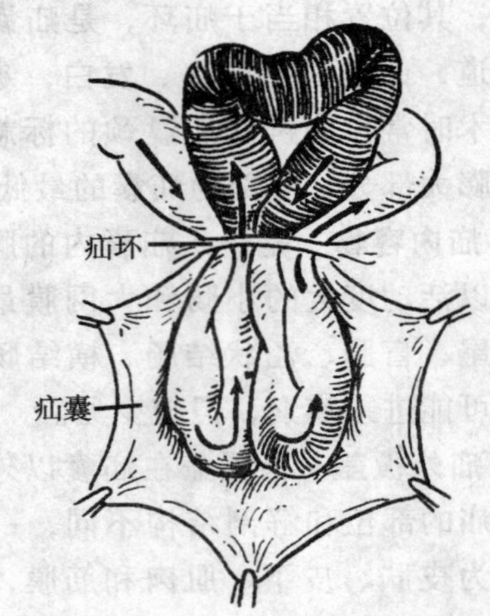

图 19-3 逆行性嵌顿疝示意图

有时嵌顿的仅为肠壁的一部分，系膜及系膜侧肠壁并未进入疝囊，肠腔仍保持通畅，称为肠管壁疝（图 19-2）或 Richter 疝；若嵌顿的内容物恰好是小肠的 Meckel 憩室，则称为 Litter 疝；有时嵌顿的是小肠的几个肠袢或呈 W 形，疝囊内嵌顿肠袢间的肠管可藏于腹腔内，称为逆行性嵌顿（图 19－3)。有时疝囊内的肠管尚存活，而腹腔内的中间肠袢却已经坏死，因此手术处理嵌顿或绞窄性疝时，必须将腹腔内的肠袢牵出仔细检查。

【临床表现】

1. 易复性疝 一般无特殊不适，仅在站立、行走或增加腹压时局部出现一柔软的包块，休息、平卧或用手推移时消失。查体时可在包块出现的部位触及腹壁薄弱或缺损，咳嗽时有冲击感。当疝块巨大时，病人可有行走不便或局部下坠感，有时伴有腹部隐痛。

2. 难复性疝 站立、行走或增加腹压时，包块出现或增大，但平卧、休息或用手还纳时不能完全消失，病人可有轻微局部不适、坠胀及不完全性机械性肠梗阻等症状，咳嗽时可触及冲击感，但不能清楚扪及腹壁缺损范围。

3. 嵌顿性或绞窄性疝 疝块局部张力较大，有压痛，并且不能被还纳回腹腔内。如果嵌顿的内容物是肠管，可出现急性机械性肠梗阻，表现为腹痛、腹胀、呕吐、肛门停止排气排便；一旦肠管因血运障碍而变性坏死，可形成肠瘘、腹膜炎等，甚至发生疝外被盖部分的疏松结缔组织炎或脓肿，局部有红、肿、热、痛等表现。

【诊断】

根据局部包块特点、腹壁缺损或薄弱等一般不难作出诊断。

【治疗】

由于疝是器质性病变，除部分婴儿的腹股沟斜疝外，其他疝是不能自愈的，单纯的药物治疗是难以奏效。临床中，要正确理解、运用中医中药疗法，客观地认识它的局限性，正确采用现代外科的手术修补，才能达到治愈的目的。

一、非手术治疗

1. 婴幼儿时期的疝可随生长发育而自愈，年老体弱或有重要脏器功能不全的病人对手术的耐受力较差，因此，非手术治疗主要适用于小儿、年老体弱或有重要脏器功能不全的病人。病人白天可配用疝带，夜间解开以使局部组织放松。新生儿腹股沟斜疝，可用两手指捏拢疝孔，每以伤湿止痛膏敷贴固定，再加丁字带固定。新生儿脐疝，可用较疝块大的硬纸板一块，外包纱布数层，患儿平卧，疝块平复后将其贴于患处，胶布四周固定，再以腹带束扎。另外，积极去除引起腹内压增高的因素，有疝块突出时及时进行还纳。

2. 手法复位适于嵌顿疝早期，不超过3~4小时。方法是：复位前先肌内注射安定、复方氯丙嗪、阿托品、度冷丁等1~2种药物以镇静解痉、止痛，使病人保持安静，腹肌松弛，并解除肠道平滑肌痉挛，患者取头低脚高或平卧位，臀部垫高，下肢弯曲，以利疝内容物回纳腹腔。术者一手把住疝囊颈部，另一手以适度力量将疝块向疝环处缓缓推压，切忌粗暴。若疝内容物为肠管，回纳腹腔时可闻及咕噜声；小儿则短时内停止啼哭。复位后严密观察腹部情况24小时，若有腹痛、呕吐等腹膜炎症状，应尽早手术探查。复位后，如是老年人因故不宜手术者，可以市售疝带固定，小儿则以棉线束带或丁字带固定（参见本章第二节）。

二、中医治疗

1. 内治法

（1）肝郁气滞证：多为少腹或阴囊肿胀疼痛，结滞不舒，缓急无时，可因愤怒、号哭、过度劳累而发。舌淡苔白，脉弦。治宜疏肝理气，舒筋止痛，方用导气汤加减。川楝子10g，广木香10g，小茴香6g，吴茱萸10g，橘核10g，延胡索10g，白芍30g，橘络10g。

（2）寒湿凝滞证：结块在阴囊，肿硬而冷，牵引睾丸疼痛，喜暖畏寒，苔白腻，脉弦紧。治当温化寒湿，疏肝理气，方选天台乌药散加减。乌药10g，广木香10g，小茴香10g，青皮10g，吴茱萸10g，高良姜10g，川楝子10g，槟榔片10g，荔枝核30g，橘核10g。

（3）气虚下陷证：疝块时大时小，劳累时加重，面色㿠白，动则气短，头晕，神疲乏力，舌淡苔薄，脉细弱。治宜补中益气，升提举陷，方用补中益气汤加荔枝核30g，桔梗12g，罂粟壳5g；亦可用狐疝方：黄芪60g，桔梗6g，升麻3g，荔枝核30g。

（4）肝肾阴寒证：小腹疼痛，牵引睾丸，或时坠下，形寒肢冷，腰膝酸软，舌淡苔白，脉沉细。治宜温补肝胃，行气逐寒，方用暖肝煎加减。枸杞15g，当归15g，肉桂末3g，小茴香1g，乌药10g，沉香末1.5g，生姜3片，茯苓10g。寒甚加吴茱萸、高良姜等。

2. 针灸疗法 原则上选用足厥阴肝经和任脉穴位为主，辅以足阳明胃经、足少阴肾经穴。主穴为大敦、章门、期门、足三里、气海、三阴交等，配穴为肾俞、大肠俞、长强、阴陵泉等，酌情采用补法或泻法，留针10~15分钟，7~14天为一疗程。

3. 外治法 用生香附60g（研粗末），食盐60g，用酒醋炒热，布包频熨患处（本法亦适用于新生儿盘肠气痛、肠粘连等症）。

三、手术治疗

适用一般疝、嵌顿或绞窄性疝患者。

1. 一般性疝　常用术式为疝修补术。主要步骤是：切开疝囊外各层组织，显露并且切开疝囊，仔细检查疝内容物，无异常时进行还纳，并分离疝囊直至疝环处，在疝环处高位切断疝囊后，近端贯穿缝扎，远端旷置或切除。然后利用周围的筋膜、韧带或肌肉等进行修补，以加强腹壁。手术中需要严格无菌操作，严密止血，缝合处张力不可过大。术后需卧床2～3天，局部用沙袋压迫，或用阴囊托或丁字带将阴囊托起，以预防阴囊血肿的发生；继续采取预防腹压增高的措施，如保持大便通畅、避免着凉后引起咳嗽等。

2. 嵌顿或绞窄性疝　因可引起肠壁坏死，需要紧急手术以解除嵌顿，防止肠壁发生坏死。手术方式与前基本相同，但术前应纠正水、电解质和酸碱平衡紊乱，并应用抗生素预防感染。术中切开疝囊应注意：①切开疝囊前保护好切口，预防切口污染。②彻底吸尽囊内渗液。③以湿纱布包裹疝内容物后，剪开疝环，仔细检查有无逆行性嵌顿的肠管以及嵌顿肠管是否存有活力，切忌肠管未经检查及送回腹腔，以免有坏死肠管。肠管有活力的标志是有光泽、弹性和蠕动波，肠系膜动脉搏动明显。检查后肠管良好者即可送回腹腔；活力可疑时，可用温湿盐水纱布覆盖或用0.25%普鲁卡因60～80ml作肠系膜根部封闭，观察10～30分钟后，若肠管光泽、弹性和蠕动波恢复，可见肠系膜动脉搏动，说明仍有活力，可以送回腹腔；肠管已经坏死时，则肠管呈紫黑色，失去光泽和弹性，刺激后无蠕动，相应肠系膜动脉无搏动，需要进行肠切除肠吻合术，然后再进行疝修补术。④手术区有污染时，容易因感染导致修补失败，可仅作疝囊高位结扎术，待感染控制后再择期作无张力疝修补术。

第二节　腹股沟疝

腹股沟疝根据疝内容物突出的途径不同分为腹股沟斜疝和腹股沟直疝两种。

腹股沟斜疝

腹股沟斜疝是指腹腔内的脏器或组织经腹股沟管内环进入腹股沟管，甚至穿出腹股沟管外环下降入阴囊内，是临床上最多见的腹外疝，发病率约占全部腹外疝的90%，占腹股沟疝的95%，大多见于男性病人，男女发病率约为15:1，而且右侧多于左侧。

【腹股沟管解剖概要】

腹股沟管位于腹前壁腹股沟韧带的内上方，由深而浅、由外上斜向内下走行，长约4~5cm，其中男性有精索、女性有子宫圆韧带通过。腹股沟管有内、外两口和前、后、上、下四个壁。腹股沟管内口又称内环或深环，是腹横筋膜的一个卵圆形裂隙，位于腹股沟韧带中点上方约1.5cm处；外口又称外环、浅环或皮下环，是腹外斜肌腱膜的三角形裂隙，位于耻骨结节的外上方，其大小约可容纳一指尖，斜疝发生后常变大。腹股沟管前壁有皮肤、皮下组织和腹外斜肌腱膜，外1/3处尚有腹内斜肌覆盖，在腱膜的深面与腹内斜肌浅面之间有髂腹下神经和髂腹股沟神经通过，手术时应注意避免损伤；后壁的外2/3为腹横筋膜，内1/3为腹内斜肌和腹横肌形成的联合肌腱；上壁是腹内斜肌和腹横肌的弓状下缘；下壁为腹股沟韧带（图19-4）。

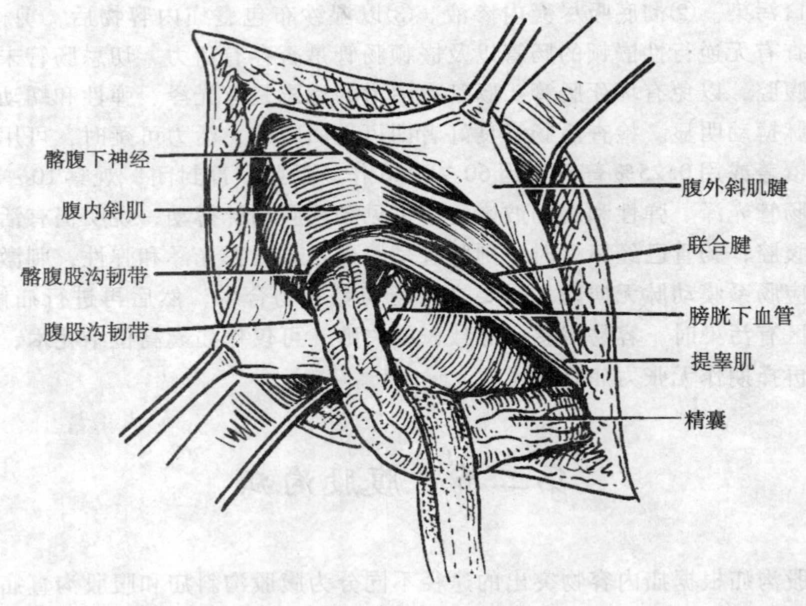

图19-4　正常腹股沟管解剖

【病因】

腹股沟斜疝有先天性和后天性两种。

1. 先天性斜疝　在胚胎发育的过程中，位于腹膜后第二、三腰椎旁的睾丸逐渐下降，在接近腹股沟管内环处将腹膜向下推移，形成腹膜鞘突，并随睾丸一并下降进入阴囊（图 19－5）。鞘突下段在婴儿出生后不久成为睾丸固有鞘膜，其余部分即自行萎缩、闭锁形成一条纤维索带，如不闭锁或闭锁不全即成为先天性斜疝的疝囊。在婴儿啼哭等腹压增高时，腹腔内脏器或组织即可进入而形成先天性斜疝。由于右侧睾丸下降比左侧略晚，鞘突闭锁也较迟，因此右侧斜疝比左侧多见。

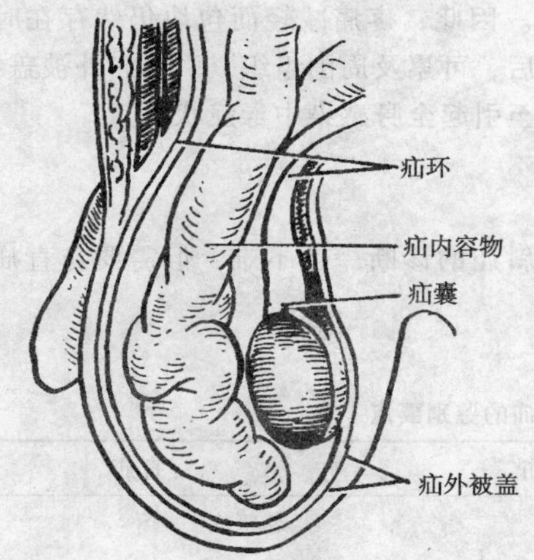

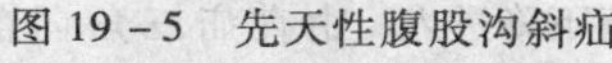
图 19－5 先天性腹股沟斜疝

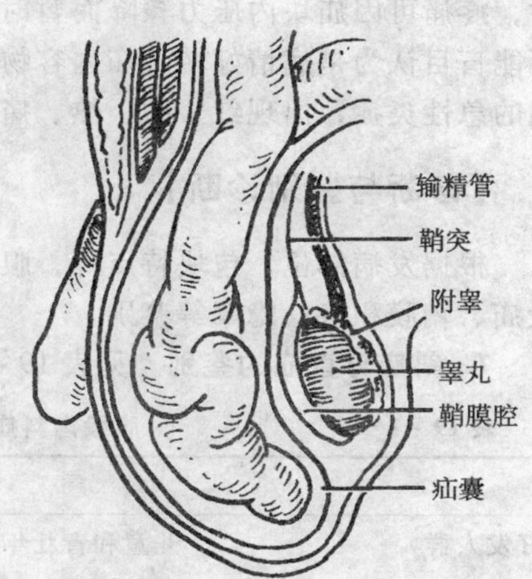

图 19－6 后天性腹股沟斜疝

2. 后天性斜疝 正常情况下，当腹内压增高时，腹横肌和腹横筋膜收缩，在腹内斜肌深面关闭腹股沟管内环而发挥保护作用；腹内斜肌收缩时，其弓状下缘被拉直向腹股沟韧带靠拢，有利于覆盖精索并加强腹股沟前壁。当腹股沟区解剖缺陷以及腹横肌和腹内斜肌发育不全时，腹内脏器或组织即可向外突出而形成斜疝（图 19－6）。

【临床表现】

病变开始时，表现可不明显，仅在局部有轻度坠胀感或不适；病程较长者常在站立、行走或咳嗽、用力等使腹内压增高时，在腹股沟区出现带蒂柄的梨形包块，甚至下降进入阴囊或大阴唇，病人自觉有下坠感或因肠系膜受牵拉而感腹部钝痛，平卧、休息或用手向腹腔推送时包块可消失。若疝内容物为肠管，包块柔软、光滑，叩诊可出现鼓音，听诊可闻及肠鸣音。用手还纳时常先有阻力，一旦还纳，包块即较快消失，还可听到肠袢进入腹腔时发出的“咕噜”声音。疝内容物如为大网膜，则包块坚实，还纳较缓慢。还纳包块后，以拇指压迫内环处，让病人站立并增加腹压，包块不再出现，松开手指后，又可立即出现，临床上常用此项检查鉴别斜疝和直疝；用手指通过阴囊皮肤检查，可发现腹股沟管外环扩大，此时，如果嘱病人咳嗽，指尖可有冲击感。

疝块反复疝出时，可形成难复性疝，表现为疝块不能完全还纳。

如果腹压突然增高，大量疝内容物通过狭小的疝环挤进疝囊后发生嵌顿，局部张力增加，压痛明显。嵌顿内容物为肠管时，出现急性肠梗阻症状。疝一旦嵌顿，自行还纳的机会很少，若得不到及时解除，将发生绞窄。继发肠管坏死穿孔时，疼痛可因疝块内压力骤降而暂时缓解。因此，疼痛减轻而包块仍然存在时，不能盲目认为是病情好转。疝内容物感染后，可累及周围组织，引起疝外被盖组织的急性炎症，出现红、肿、热、痛，甚至引起全身感染中毒症状。

【诊断与鉴别诊断】

根据发病部位、包块特点等，腹股沟斜疝的诊断一般不难，但需要与直疝、股疝、鞘膜积液、隐睾等鉴别。

1. 斜疝与直疝的鉴别 见表 19－1。

表 19－1 腹股沟斜疝与直疝的鉴别要点

	斜疝	直疝
好发人群	儿童和青壮年	老年人
疝出途径	经内环进入腹股沟管，甚至下降进入阴囊	由直疝三角向前突出，不进入阴囊
包块外形	椭圆或梨形	呈基底部宽大的半球形
疝环与腹壁下动脉关系*	疝环位于腹壁下动脉的外侧	疝环位于腹壁下动脉的内侧
还纳包块后压迫内环	包块不再出现	包块仍可出现
腹股沟管外环指诊	外环扩大，咳嗽时有冲击感	外环可无扩大，无咳嗽冲击感
嵌顿机会	较多	极少

* 疝环与腹壁下动脉关系常用于术中鉴别斜疝和直疝。

2. 斜疝与其他疾病的鉴别

（1）隐睾：胚胎发育过程中，若睾丸下降不全，可停留于腹股沟管内而被误认为是斜疝。鉴别要点是隐睾患者包块保持睾丸形态，用手挤压时有胀痛，患侧阴囊内空虚。

（2）睾丸鞘膜积液：患侧阴囊肿大呈囊性，上界清楚，睾丸触不清或有漂浮感，透光试验阳性。需要注意的是，婴幼儿的疝块常因组织菲薄而可透光，勿与鞘膜积液混淆。

（3）精索鞘膜积液：一般较小，腹股沟部虽有肿物，但与体位变动无关，咳嗽时无冲击感，牵拉同侧睾丸时可见肿物随之移动，透光试验阳性。

（4）交通性鞘膜积液：均见于小儿，肿块的外形与睾丸鞘膜积液相似，但常在起床数小时后才缓慢出现并增大，肿物受挤压时，可因积液被挤入腹腔内而缩小，透光试验阳性。

【治疗】

腹股沟斜疝反复疝出影响病人的正常生活和工作，并因较易发生嵌顿和绞窄而危及病人的生命。因此，除少数特殊情况外，均应及早施行疝修补术。

一、非手术治疗

由于婴幼儿随生长发育腹壁肌肉逐渐强壮，有些腹股沟斜疝可不治自愈；年老体弱或有重要脏器功能不全时，手术危险性很大，故一般不进行手术。白天可用棉线束带或绷带压住腹股沟管内环（图 19 - 7），防止疝块突出，夜间放开使局部组织放松。长期使用疝带时可使疝囊颈经常受到摩擦变得肥厚坚韧，从而增加嵌顿疝的发生机会，并有促使疝囊与内容物发生粘连形成难复性疝的可能。

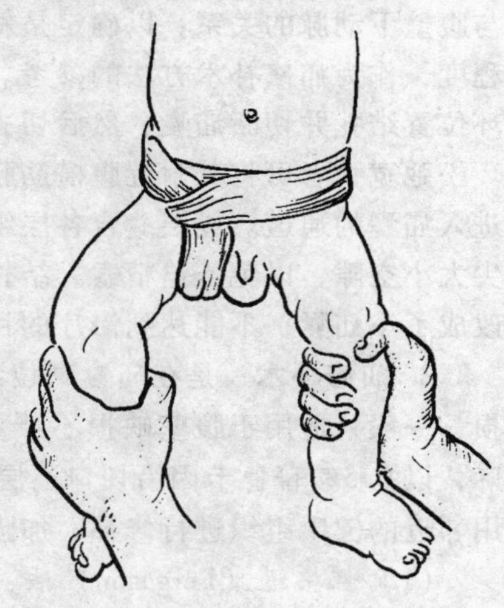

图 19 - 7　棉线束带压迫法

嵌顿性疝原则上应及时手术治疗，但有下列情况时可试行手法复位：①嵌顿时间在 3 ~4 小时之内，局部压痛不明显，无腹膜刺激征表现；②年老体弱或有重要脏器功能不全禁忌手术、估计肠袢尚未绞窄坏死者。复位方法：病人取头高脚低卧位，注射镇静止痛剂使腹肌松弛，然后用手托起阴囊，缓慢地将疝块推向腹腔，同时用手轻轻按摩外环和内环，协助疝内容物还纳。手法复位后，需要严密观察腹部情况，以防坏死的肠管被送回腹腔或疝块虽消失但仍有部分肠管未被还纳，一旦有腹膜炎或肠梗阻的表现，应及时手术。对于手法复位成功者，应择期手术治疗，以防复发。

二、手术治疗

手术是治疗腹股沟斜疝的有效方法，常用的手术方式有疝囊高位结扎术、疝修补术和疝成形术三类。为了减少术后复发，术前应先处理引起腹内压增高的因素，如慢性咳嗽、排尿困难、便秘、腹水、妊娠等。

1. 疝囊高位结扎术 适用于疝比较小、腹壁肌肉发育健全的患儿，或作为疝修补术及疝成形术的基本内容。

手术一般选用全身麻醉或基础麻醉加局麻。麻醉成功后，常规消毒、铺单，在腹股沟韧带中点上方约2cm处至耻骨结节外上方间，做一个与腹股沟韧带平行的斜切口，依次切开皮肤、皮下组织、腹外斜肌腱膜，注意勿损伤走行于腹外斜肌深面的髂腹下和髂腹股沟神经。纵行切开提睾肌少许，显露精索和疝囊，在精索前内方找到灰白色疝囊，钝性将疝囊与输精管、精索、血管以及周围组织分开。用两把血管钳将疝囊提起并切开前壁，并以剪刀扩大切口，检查疝内容物，若无异常，将其送回腹腔。以手指伸进疝囊内，探查疝囊颈与疝环的大小、疝环与腹壁下动脉的关系，以确定是斜疝还是直疝，并探查腹股沟管后壁强度与缺损程度，作为疝修补术方法的参考。以纱布包绕右手食指，分离疝囊达颈部，在内环位置结扎并切断疝囊，然后切去近端多余疝囊，远端疝囊组织旷置或切除。内环松弛宽大者可将其附近腹横筋膜间断缝合数针，这样就能堵住腹内脏器或组织进入疝囊的通道。逐层缝合各层组织，缝合腹外斜肌腱膜时，在外环处应留一指尖大小空隙，以免压迫精索。结扎疝囊时强调位置要高，否则只是将较大的疝囊改成了小疝囊，不能达到治疗的目的。

2. 疝修补术 是在疝囊高位结扎的基础上，利用邻近健康组织修补腹壁缺损，一般只适用于腹壁缺损不严重、腹股沟管后壁较为薄弱者。手术常选用局麻，以0.5%普鲁卡因沿切口逐层浸润并切开各层组织，在疝囊高位结扎后，利用邻近的健康组织进行修补，加强腹股沟管前壁或后壁的力量。

(1) 佛格逊（Ferguson）法：是加强腹股沟管前壁最常用的方法，适用于腹横筋膜完整健康者。方法是疝囊高位结扎后，在精索前方将腹内斜肌下缘和联合肌腱缝至腹股沟韧带上，封闭腹内斜肌弓状下缘与腹股沟韧带之间的空隙，其下端应留有可容纳一指尖的间隙，容精索通过，腹外斜肌腱膜做原位对边或重叠缝合。

(2) 加强腹股沟管后壁常用的方法：有三种。

①巴西尼（Bassini）法：适用于青壮年疝囊较大、腹股沟管后壁较为薄弱者。方法是疝囊高位结扎后，游离并提起精索，将腹内斜肌弓状下缘在精索的后方缝合于腹股沟韧带上，其上端应留有适当间隙容精索穿过，精索置于腹内斜肌和腹外斜肌腱膜之间，然后逐层缝合各组织。

②麦克威（Mc Vay）法：适用于老年人或腹股沟管后壁更薄弱、疝囊更大的斜疝。方法是在高位结扎疝囊后提起精索，将腹横筋膜和联合肌腱间断缝合于

耻骨梳韧带上，继而再将腹内斜肌和腹横肌游离缘在精索后方缝合于腹股沟韧带上，精索放回原位后，逐层缝合腹外斜肌腱膜、皮下组织和皮肤。

③哈斯特德（Halsted）法：目的也是加强腹股沟管后壁，适应证与麦克威法相同。方法是依巴西尼法修补后，腹外斜肌腱膜也在精索后方缝合于腹股沟韧带上，从而把精索移至皮下组织层内。手术后由于精索位置表浅，易遭受损伤或影响精子生成或发育，因此青少年患者不宜采用此法。

（3）无张力疝修补术（tension－free hernioplasty）：传统疝修补术将有距离的、来源不同的坚韧组织强行缝合，存在缝合张力大、组织愈合差、术后手术部位有牵扯感、疼痛等缺点。无张力疝修补术是利用人工合成网片材料，在无张力的情况下进行疝修补术，克服了传统修补术的诸多弊端，同时病人下床早、恢复快。1986年该术式正式命名为无张力（填充式）疝修补术（图19－8）。但人工材料毕竟属异物，有潜在的排异和感染的危险，加之手术材料贵，故目前尚不能普遍推广应用。尤其在合并糖尿病及局部条件差，如嵌顿性疝、绞窄性疝有感染可能者，应慎用。

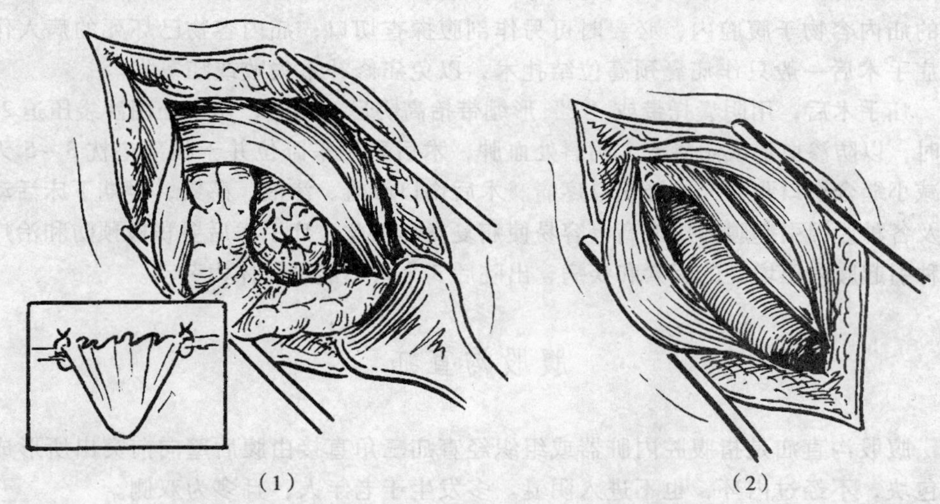

图19－8 无张力（填充式）疝修补术

（4）经腹腔镜疝修补术：经腹腔镜疝修补术属微创外科范畴，具有创伤小、痛苦少、恢复快、美观等优点，并可同时发现和处理并发疝、双侧疝。但手术需要特殊设备，且要求操作者必须熟悉腹腔镜下的腹股沟区解剖，有腹腔镜操作经验和技术，手术必须在全麻下实施。

3. 疝成形术 适用于巨大的腹股沟斜疝或腹股沟管后壁严重缺损、难以利用周围组织进行修补的病人。通常将同侧腹直肌前鞘向外翻转，在精索后方缝至腹股沟韧带上，或用自体游离阔筋膜移植到腹股沟管后壁，以加强薄弱部分。

三、嵌顿性和绞窄性疝的手术处理

嵌顿疝早期可施行手法复位，但原则上还是主张急症手术，以防止疝内容物缺血坏死，并解除可能伴发的肠梗阻。做好充分的术前准备，手术中最关键的是正确判断疝内容物的生命力，然后根据病情决定是否进行疝修补术，术中先切开松解疝环，解除疝环对疝内容物的压迫。切开疝囊前需保护切口，以防止疝囊内液污染切口。切开疝囊后仔细判断疝内容物有无生命力，如肠管存活，具有生命力，可以送入腹腔并作疝修补术；如肠管已经坏死，可以作肠切除肠吻合术后只作疝囊颈高位结扎术，而不进行腹股沟管前或后壁修补，以免因切口局部感染而使疝修补术失败或复发。以后再择期作疝修补术。

对于嵌顿或绞窄性疝，手术中还需注意：如疝内容物嵌顿较多，不仅要检查疝囊内肠管的生命力，必要时还需剖腹探查腹腔内肠管有无坏死；严禁把活力可疑的肠管送回腹腔。少数嵌顿和绞窄性疝，因麻醉后疝环松弛，疝内容物可自行回纳入腹腔，此时，切开疝囊后应仔细探查回纳入腹腔的疝内容物，以免遗留坏死的疝内容物于腹腔内，必要时可另作剖腹探查切口；疝内容物已坏死的病人作对症手术后一般只作疝囊颈高位结扎术，以免疝修补术失败或疝复发。

疝手术后，用阴囊托带或“T”形绷带抬高阴囊，同时，切口处用沙袋压迫24小时，以防渗血形成阴囊或大阴唇处血肿，术后采用平卧位并于腘部垫枕3～5天以减小缝合伤口张力，减轻伤口疼痛。术后伤口渗血、渗液、感染，早期下床活动以及各种原因引起腹内压增高等容易使疝复发。因此，疝手术后要积极预防和治疗各种引起腹内压增高的因素和疾病，出院后3个月不能进行体力劳动。

腹股沟直疝

腹股沟直疝是指腹腔内脏器或组织经直疝三角直接由腹后壁向前突出所形成的包块，不经过内环，也不进入阴囊。多发生于老年人，且多为双侧。

【直疝三角解剖概要】

直疝三角又称海氏（Hesselbach）三角，位于腹股沟韧带内侧1/3的后上方，由腹壁下动脉构成外侧边，腹直肌鞘外侧缘构成内侧边，腹股沟韧带构成底边，直疝三角与腹股沟管内环之间有腹壁下动脉和凹间韧带相隔，此处较薄弱，腹股沟直疝及由此突出。

【病因】

直疝均为后天发生。老年人腹横筋膜和腹内斜肌退行性变引起腹壁薄弱是导致直疝发生的根本原因，其中腹横筋膜变弱尤其重要；长期慢性咳嗽、习惯性便秘、排尿困难等则为常见的诱因 。

【临床表现和诊断】

直疝好发于老年男性，多为双侧。病人站立或腹压增高时，在耻骨结节外上方出现直接由腹后壁向前突出、基底部宽大的半球形包块，不伴有疼痛或其他症状，包块不进入阴囊，平卧后自行消失，不需用手往回推送。还纳疝内容物后压迫腹股沟管内环，再增加腹压时包块不再出现，而且在直疝三角区可扪及腹壁圆形缺损。疝内容物常为小肠或大网膜，膀胱有时可进入疝囊成为滑动性直疝。

依据发病年龄、包块形状、压迫内环试验等，腹股沟直疝的诊断并不困难，但应与腹股沟斜疝相鉴别（见表 19-1）。

【治疗】

轻症患者可用疝带保护，重者则需用手术矫治。手术目的在于修补腹壁缺损、增加腹壁强度，术式多采用斜疝的哈斯特德或麦克威修补法。由于直疝疝囊颈部宽大，术中若证实疝内容物与疝囊无粘连，则不必切开疝囊，直接将其折叠缝合即可。

第三节　股　疝

股疝是指腹腔内的脏器或组织经股环进入股管，甚至向股部卵圆窝突出所形成的包块。股疝多见于中年以上的妇女，其发病率约占腹外疝的 5%。

【股管解剖概要】

股管位于腹股沟韧带内侧下方，是一个狭长的漏斗状间隙，长约 1~1.5cm，其中有脂肪、疏松结缔组织和淋巴组织。股管有上下两个口，上口称为股环，其上有股环隔膜覆盖；下口为卵圆窝，是股深筋膜上的一个薄弱部分，下肢的大隐静脉在此处穿过筛状板注入股静脉。

【病因】

股疝的形成主要有两方面原因：

1. 腹内压增高 多由咳嗽、习惯性便秘、重体力劳动等引起。

2. 股环松弛 妇女骨盆较宽阔，联合肌腱和陷窝韧带较薄弱并缺乏弹性，加上多次妊娠和分娩等因素影响，使股管上口相对松弛，腹腔内脏器或组织在腹内压增高时即由此进入股管，甚至自卵圆窝突出。

【病理】

股疝的内容物主要是小肠或大网膜。由于部位的特殊性，股疝疝囊的被盖组织有腹膜外脂肪、股环隔膜、股管内脂肪、卵圆窝处的筛状板、皮下组织和皮肤。由于股环本身较小，周围又有较坚韧的韧带，因此，股疝一旦形成极易发生嵌顿，并迅速发展出现绞窄。由于股管几乎是垂直向下的，疝内容物似直线状下坠，但一出卵圆窝后，却突转向前，形成一锐角，加以股环本身狭小，周围韧带坚韧，因此在腹外疝中，股疝最易发生嵌顿和绞窄。另外，肠管壁疝发生于股管者也较多见。

【临床表现】

易复性股疝早期一般无典型的症状，仅在长期站立或增加腹压时于股部卵圆窝处有胀痛，或出现半球形、质地柔软的包块。由于疝囊外有较多的脂肪组织，因此，病人平卧后用手还纳疝内容物时，包块常不能完全消失。股管较狭小，疝块因此也较小，部位不易暴露，加上病人较肥胖，易被疏忽。由于疝囊颈狭小，当咳嗽增加腹压时，局部咳嗽冲动感不明显。

股疝嵌顿后，患者局部疼痛加重，或出现腹痛、腹胀、恶心呕吐以及肛门停止排气、排便等急性肠梗阻表现。部分患者常以急性肠梗阻为主诉来就诊，因此，对于中年以上的女性急性肠梗阻患者在找不到其原因时，应想到股疝的可能。

【诊断与鉴别诊断】

股疝的诊断一般依据中年妇女，腹压增高后股部可复性、半球形包块，急性肠梗阻的表现等，但有时需要与以下疾病鉴别：

1. 腹股沟斜疝　见表19－2。

表19－2　腹股沟斜疝与股疝的鉴别

	斜疝	股疝
高发人群	儿童及男性青壮年	中年妇女
发生部位	腹股沟韧带内上方	腹股沟韧带下外方
包块外形	带蒂柄的梨形	半球形
疝出途径	经腹股沟管进入阴囊	经股环进入股管
还纳包块后压迫内环	包块不再出现	包块仍可出现
嵌顿机会	较多	极易

2. 大隐静脉曲张结节样膨大　位于卵圆窝处结节膨大的大隐静脉在站立或增加腹压时增大，平卧后消失，与股疝的表现十分相似，易被误诊为股疝。鉴别主要依据压迫股静脉近心端可使结节样膨大增大，下肢其他部分同时有静脉曲张。

3. 脂肪瘤　股疝疝囊外的脂肪组织不易被还纳，有时易被误诊为脂肪瘤。两者的区别是脂肪瘤边界清楚，基底不固定，而股疝基底固定不能被推动。

4. 髂窝部结核性脓肿　鉴别依据为结核性脓肿患者有脊柱结核病史、表现，局部有波动感，脊柱X线检查可发现结核病灶。

5. 股部淋巴结肿大　表现为包块质地较硬，疼痛明显，形成脓肿后可出现波动感，同侧下肢常有原发性感染病灶。

【治疗】

由于股疝较易发生嵌顿，因此一经诊断，即应手术，已经嵌顿或绞窄者更应紧急手术。传统的手术方式有两种：

1. 经股部股疝修补术　适用于较小股疝或年老体弱者。方法是在股部卵圆窝处逐层切开皮肤、皮下组织和筋膜，显露疝囊后向上分离直达疝囊颈部，打开疝囊，检查疝内容物无异常后进行还纳，并高位结扎疝囊。然后将腹股沟韧带、耻骨梳韧带和陷窝韧带一起缝合，封闭股环。

2. 经腹股沟股疝修补　适用于较大或已经嵌顿、绞窄的股疝患者。切口同腹股沟斜疝修补术，逐层切开腹外斜肌腱膜，显露腹股沟韧带，将腹内斜肌、圆韧带（在男性为精索）牵向内上方，显露腹股沟管后壁，在腹壁下动脉内侧切开腹横筋膜，即可发现疝囊。然后边游离，边向上提出疝囊，也可在卵圆孔处用力向上推压，直到疝囊完全游离，提出切口外。切开疝囊，检查无异常后回纳疝内容物，以丝线高位缝扎疝囊，并切除多余疝囊壁。按照 Mc Vay 术式，将腹横筋膜、腹内斜肌、耻骨梳韧带和陷窝韧带一并缝合，以封闭股环。最后，逐层缝合切口。

第四节　其他腹外疝

切 口 疝

切口疝一般发生于腹部，腹腔内的脏器或组织经腹壁手术瘢痕向体表突出形成包块，最常发生于腹部纵行切口，并多见于年老体弱、营养不良的患者。

【病因】

1. 腹部手术后切口愈合不良　见于术后切口感染、引流物放置过久、切口缝合不严密、伤口缝合张力过大以及全身营养状况极差等患者。另外，腹部纵行切口虽然对强有力的腹直肌影响较小，但因肋间神经有可能被切断使其强度降低，从而诱发疝的形成。

2. 术后腹内压增高　如剧烈咳嗽、腹胀、排便困难等。

【临床表现】

腹部切口疝最常发生于腹直肌切口处，尤其下腹部因腹直肌后鞘不完整更多见，正中和旁正中切口处因不损伤肋间神经而少见。疝环一般较大，不易嵌顿，病人可有腹部牵拉感或隐痛，或伴有食欲减退、便秘等表现。多数腹部切口疝的疝囊不完整，疝内容物常与腹壁组织粘连而形成难复性疝。

查体可见腹壁瘢痕，增加腹压时，于腹壁切口瘢痕处有包块出现，有时疝内容物可达皮下，平卧、休息时缩小或消失。触诊可感到肠管的蠕动，多数患者还可触及腹肌裂开所形成的疝环边缘。

【治疗】

以手术为主。手术要点：①在原切口部位做梭形切口，切除手术瘢痕和疝囊；②分离腹壁各层组织；③还纳疝内容物后，逐层无张力缝合腹壁组织，必要时可重叠缝合以加强腹壁。如果腹壁缺损较大，无张力缝合有困难，勉强缝合容易引起复发，可以利用翻转的腹直肌前鞘、移植的阔筋膜或高分子材料等进行修补。

对于较小的疝或全身状况较差的患者，可将疝内容物还纳后，局部置厚层纱垫，外用腹带加压包扎。

【预防】

1. 加强支持，提高病人的营养状况。
2. 术中严格无菌操作，防止术中污染切口。
3. 手术操作仔细，止血彻底，尽量减少组织的破坏。
4. 避免术后剧烈咳嗽、便秘等可引起腹内压增高的因素，必要时用腹带加以保护。

脐　疝

腹腔内的脏器或组织经过脐环向体表突出所形成的疝即为脐疝，分为婴儿型和成人型。大多数脐疝是婴儿的先天性疾患，发病原因主要是脐环闭锁不全或脐部瘢痕组织薄弱，当腹压增高时即可形成脐疝。婴幼儿腹内压增高的主要原因为经常啼哭或便秘。成人脐疝较少见，多发生于中年以上的妇女，在多次妊娠、肥胖及慢性咳嗽时较易发生。婴儿脐疝多属易发性，偶可发生嵌顿；成年人脐疝由于疝环狭小，发生嵌顿或绞窄的机会较多。

【临床表现】

主要为腹压增高时脐部出现一个包块，平卧时消失。当疝块嵌顿时则有触痛，若嵌顿的内容物为肠管，则可出现肠梗阻症状。

【治疗】

1. 非手术疗法　主要适用于婴幼儿患者。方法是将内容物还纳后，以直径大于疝环、外包纱布的硬币或纸片压住脐环，再用绷带或纱布加以固定。一般认为6个月以内的婴儿脐疝采用此法效果较好。一旦发生嵌顿或绞窄，或满2岁后脐环直径仍大于1.5～2cm，即应手术。

2. 手术治疗　适用于成年脐疝患者或婴幼儿嵌顿性脐疝患者。方法是沿脐做半月形切口，分离皮肤和皮下组织后，暴露腹直肌前鞘、疝环、疝囊，还纳疝内容物。若疝环较小，局部修补张力不大时，可横行缝合腹膜，间断缝合腹直肌鞘缘，最后缝合皮肤。疝环较大时，由于修补张力大而影响愈合，可以应用人工补片作无张力修补术，术后使用疝带，并积极消除引起腹内压增高的因素。

第二十章 肛门直肠疾病

第一节 概 述

肛门直肠疾病是指发生于肛门直肠部位的疾病。临床常见的有痔、肛瘘（肛漏）、肛隐窝炎、肛裂、肛门直肠周围脓肿（肛痈）、直肠脱垂（脱肛）、直肠息肉、肛门直肠癌等。在中医文献中称痔、痔瘘、痔疮。

【解剖生理概要】

一、肛门

肛门是肛管的外口，位于臀部正中线、会阴与尾骨之间，两侧坐骨结节横线的交叉点上。肛缘与坐骨结节之间的范围称之为肛周。平时肛门收缩呈椭圆形，排便时肛门松弛呈圆形，直径约 3cm。

二、肛管

肛管是指肛门缘到直肠末齿线的一段，上端与直肠相连，下端终于肛门缘，是消化道的终端。成人肛管平均长 2.5 ~4cm，肛管周围无腹膜遮盖，有内括约肌和肛提肌环绕。肛管表层为皮肤，上部为移行上皮，下部为鳞状上皮。其起源于外胚层，受脊神经支配，对刺激非常敏感（图 20 –1）。

三、直肠

直肠是消化道的末段，位于盆腔内，上端在第三骶椎水平面，为乙状结肠的延续部分，在骶骨前下行，下端在尾骨尖稍下方，与肛管相连接，形成肠道末端近 90°的弯曲，全长约 12cm。直肠肠腔大小在上端与乙状结肠相同，下端则扩大为直肠壶腹，肠管上 1/3 前面与两侧为腹膜遮盖，中 1/3 前面腹膜向前反折成为直肠膀胱或直肠子宫陷凹，下 1/3 无腹膜遮盖。直肠起源于内胚层，表层为黏膜，受自主神经支配，无疼痛感觉。直肠黏膜较厚，有三个半月形的皱襞，内有环肌纤维，称为直肠瓣。

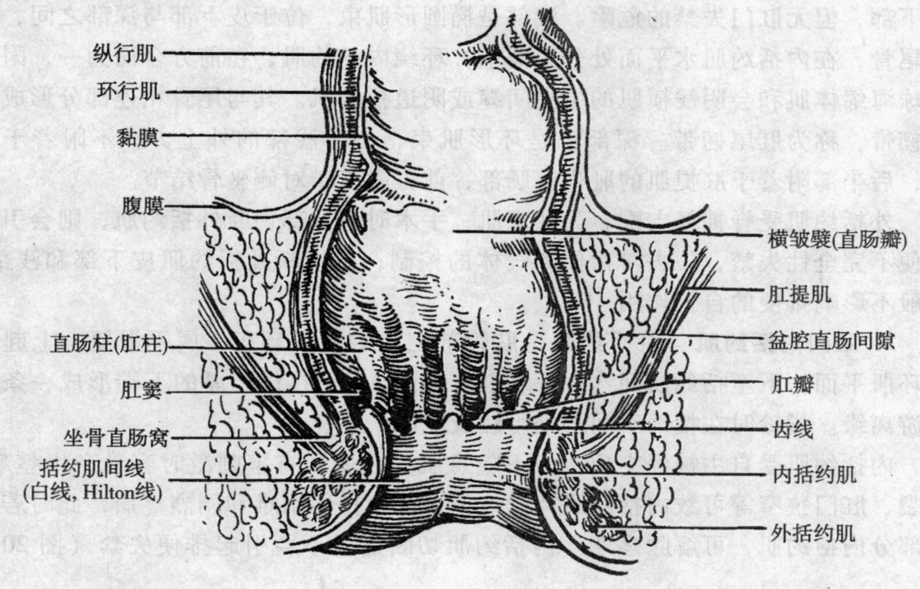

图 20－1　肛管直肠解剖图

四、齿线、肛乳头、肛隐窝

肛管皮肤与直肠黏膜的连接处，称为齿线。齿线是临床上的重要标志，80%的肛肠疾病都发生在这里。齿线上有2～6个三角形乳头状突起，称为肛乳头。在直肠黏膜与肛管皮肤交界处黏膜呈6～10个纵行皱折，称为直肠柱或肛柱(图20－1)。两个直肠柱下端之间有半月形黏膜皱襞，称为肛瓣。肛瓣与直肠柱之间的肠壁黏膜形成向上开口的袋状间隙，称为肛隐窝或肛窦。肛窦口向上，深3～5mm，底部有肛腺的导管开口，此处常存积粪屑杂质，易致损伤及感染，引发肛隐窝炎及各种肛肠疾病。

五、肛门直肠肌肉

肛门直肠肌肉主要分为肛门外括约肌、肛门内括约肌、肛提肌、联合纵肌和肛管直肠环五个部分。

1. 肛门外括约肌　外括约肌有环形肌束和椭圆形肌束，环绕肛管下端，分为皮下部、浅部和深部三个部分。皮下部是环形肌束，位于肛门缘皮下，内括约肌外下方，只环绕肛管下端，不附着于尾骨，在肛门后与外括约肌浅部纤维合并；在会阴前侧与外括约肌浅部、球海绵体肌或阴道括约肌相连。内、外两括约肌之间有一括约肌间沟，又称肛门白线。直肠指检时能扪及此线。手术时常切断皮下部，但无肛门失禁的危险。浅部是椭圆形肌束，位于皮下部与深部之间，起于尾骨，在内括约肌水平面处分为两束，环绕内括约肌，在前方合而为一，附着于球海绵体肌和会阴浅横肌的中央间缝或阴道括约肌。其与尾骨相连部分形成坚强韧带，称为肛尾韧带。深部也是环形肌束，位于浅部的外上方，不附着于尾骨，后半部附着于肛提肌的耻骨直肠部，前方附着于对侧坐骨结节。

外括约肌受脊神经支配，为随意肌，手术时若全部切断外括约肌，则会引起排便不完全性失禁，失去对稀便和气体的控制；若切断外括约肌皮下部和浅部，一般不影响排便的自控作用。

2. 肛门内括约肌　内括约肌是肛管部肥厚的直肠环肌，属平滑肌，上起直肠环肌平面，下至括约肌间沟，环绕肛管上部2/3，在最肥厚的下端形成一条环状游离缘。指诊时在括约肌间沟处可触及此缘。

内括约肌受自主神经支配，为不随意肌，在受到有害刺激时容易产生痉挛，肛裂、肛门狭窄等可致内括约肌持续痉挛，产生排便困难和剧烈疼痛，此时若切断部分内括约肌，可解除痉挛。内括约肌切断后，不会引起排便失禁（图20－2）。

3. 肛提肌　肛提肌左右各一，是直肠周围形成盆底的一层宽而薄的肌肉，分为耻骨直肠肌、耻骨尾骨肌和髂骨尾骨肌三个部分。耻骨直肠肌位于耻骨尾骨肌和髂骨尾骨肌深处，起于耻骨和闭孔筋膜，围绕阴道或前列腺，附着于直肠下部两侧，在直肠后方左右联合止于骶骨。部分纤维与外括约肌深部联合。耻骨尾骨肌起于耻骨支后面，围绕尿道及前列腺或阴道，部分纤维在内外括约肌之间交叉，止于会阴；大部分纤维在内外括约肌之间止于肛管两侧，再向后左右结合，终止于骶骨下部和尾骨。髂骨尾骨肌起于坐骨棘内面和肛白线后部，向下向后左右结合，止于尾骨。耻骨尾骨肌与髂骨尾骨肌在深处形成一坚强韧带，对肛门括约肌有重要作用。

肛提肌受第2、3、4骶神经、肛门神经或会阴神经支配，是随意肌，起构成盆隔，载托盆内脏器，防止脱垂等作用。

4. 联合纵肌　直肠纵肌与肛提肌在肛管上端平面汇合后，形成集平滑肌纤维、少量横纹肌纤维、大量弹力纤维的混合肌束，称为联合纵肌。其具有固定肛管和协调排便的作用，如联合纵肌松弛或断裂，则会引起肛管外翻和黏膜脱垂。

5. 肛管直肠环　由外括约肌浅部、深部及肛提肌的耻骨直肠肌和内括约肌的一部分组成一围绕肛管的肌环，称为肛管直肠环（图20－2）。其具有十分重要的临床意义。如手术时完全切断此环，必将导致肛门失禁。

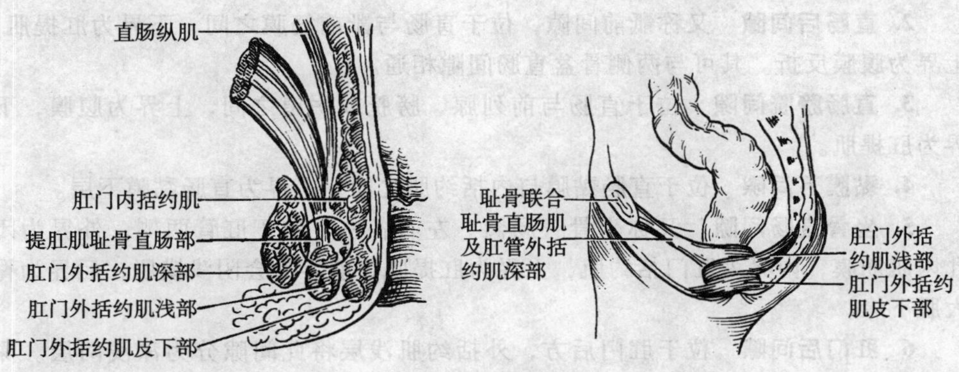

图 20-2　肛管直肠环

六、肛门直肠周围间隙

1. 骨盆直肠间隙　左右各一，位于直肠与骨盆之间的左右两侧，肛提肌以上，腹膜反折以下，前面在女性以阔韧带为界，在男性以膀胱和前列腺为界，后面是直肠侧韧带。该间隙处于自主神经支配区，痛觉反应不敏感，所以感染化脓后，常不易被发现（图 20-3）。

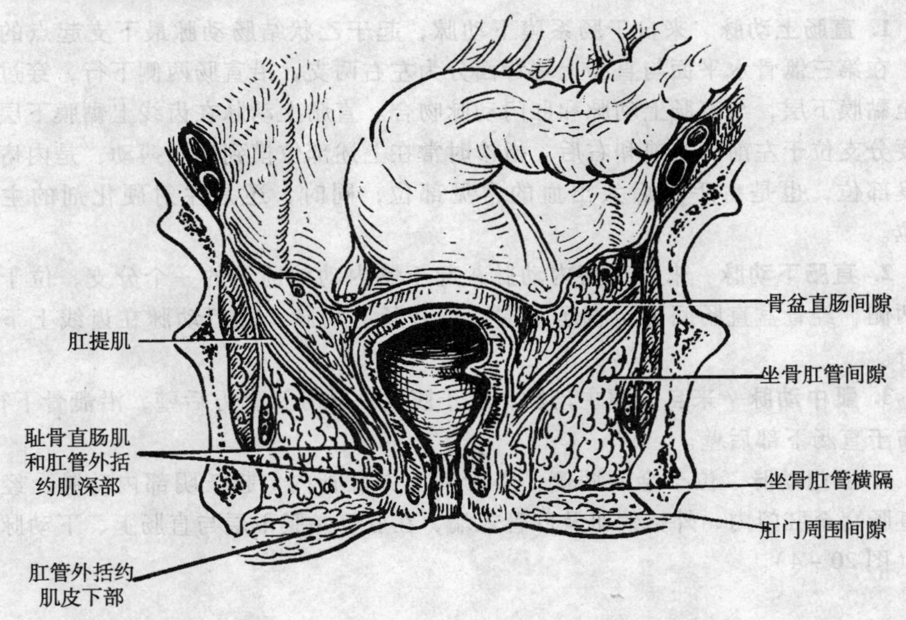

图 20-3　肛门直肠周围间隙

2. 直肠后间隙 又称骶前间隙，位于直肠与骶前筋膜之间，下界为肛提肌，上界为腹膜反折。其可与两侧骨盆直肠间隙相通。

3. 直肠膀胱间隙 位于直肠与前列腺、膀胱或阴道之间，上界为腹膜，下界为肛提肌。

4. 黏膜下间隙 位于直肠黏膜与内括约肌之间，上界为直肠黏膜下层。

5. 坐骨直肠间隙 又称坐骨直肠窝，左右各一，位于肛管两侧，外界为闭孔内肌筋膜，内界为肛门括约肌，上界为肛提肌，前界为会阴浅横肌，后界为臀大肌下缘。

6. 肛门后间隙 位于肛门后方，外括约肌浅层将此间隙分为深浅两层。深部界于外括约肌浅层与肛提肌之间和肛尾韧带深层，可与两侧坐骨直肠窝相通。所以坐骨直肠窝脓肿可通过肛门后间隙蔓延至对侧形成马蹄形瘘。浅部位于皮肤和外括约肌浅层之间，常是肛裂引发皮下脓肿的位置。

七、肛门直肠周围血管

肛门直肠的血液供给主要来自直肠上动脉、直肠下动脉、骶中动脉和肛门动脉。

1. 直肠上动脉 来自于肠系膜下动脉，起于乙状结肠动脉最下支起点的下方，在第三骶骨水平面与直肠上端背面分为左右两支，沿直肠两侧下行，穿过肌层至黏膜下层，与直肠上动脉和肛门动脉吻合。直肠上动脉在齿线上黏膜下层的主要分支位于左前、右前和右后。指诊时常在上述部位摸到动脉搏动，是内痔的好发部位，也是痔手术后大出血的常见部位，同时，还是注射硬化剂的主要部位。

2. 直肠下动脉 来自于髂内动脉，起于髂内动脉前干的一个分支，位于骨盆两侧，经骨盆直肠间隙至直肠下端，与直肠上动脉、肛门动脉在齿线上下相吻合。

3. 骶中动脉 来自于腹主动脉，起于腹主动脉分叉上方后壁，沿骶骨下行，分布于直肠下部后壁。

4. 肛门动脉 位于会阴两侧，坐骨棘上方肛管内，起于阴部内动脉，经坐骨直肠窝至肛门内、外括约肌及肛管末端，在肛管黏膜下层与直肠上、下动脉吻合（图 20 –4）。

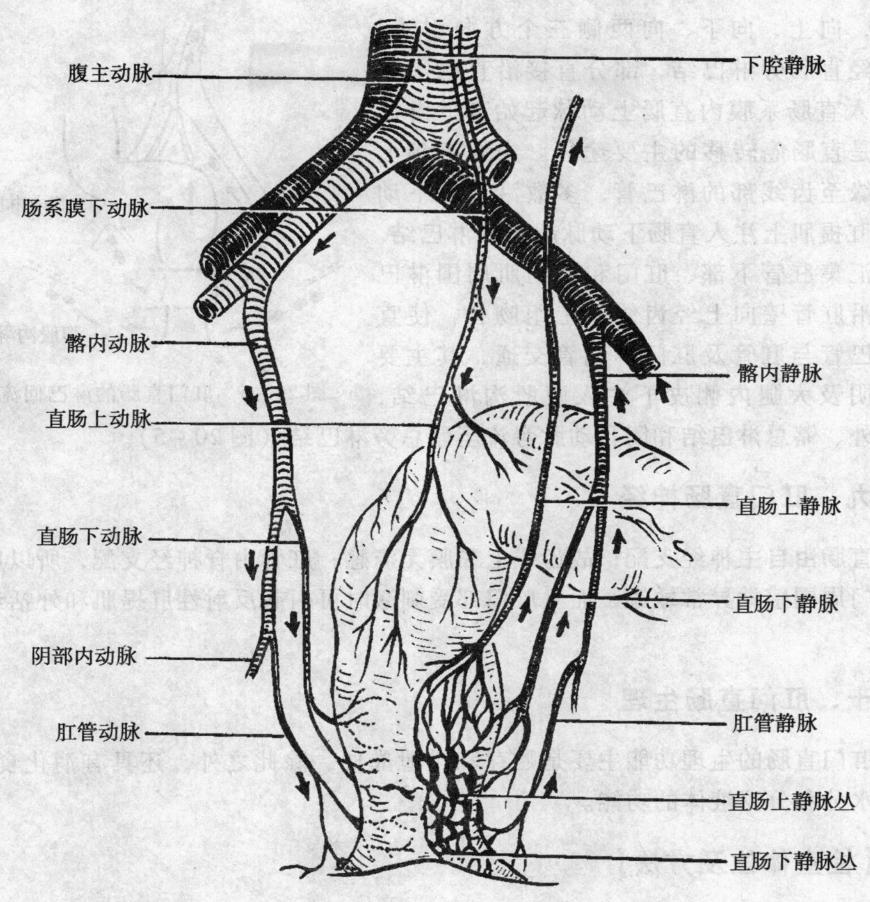

图 20－4　肛门直肠的血液供应

5. 肛门直肠静脉　以齿线为界分为痔上静脉丛和痔下静脉丛。

（1）痔内静脉丛：位于肛管齿线以上的黏膜下层内。静脉内因无瓣膜，易于扩张形成内痔；且在肛管的左侧、右前和右后分布较显著，是原发内痔的好发部位，临床上称之为母痔区。痔内静脉丛汇集成分支后穿过直肠壁，集成直肠上静脉，经肠系膜下静脉回流入门静脉。

（2）痔外静脉丛：位于齿线下方的肛管皮肤下层，是外痔的发生部位。痔外静脉丛汇集成静脉分支后，经直肠中静脉直接流入髂内静脉或经直肠下静脉、阴部内静脉而流入髂内静脉（图 20－4）。

八、肛门直肠淋巴组织

肛门直肠淋巴组织分为上、中、下三组。上组汇集全部直肠和肛管上部的淋巴管，向上、向下、向两侧三个方向引流。多数经直肠旁淋巴结，部分直接沿直肠上动脉注入直肠系膜内直肠上动脉起始部的淋巴结，是直肠癌转移的主要途径。中组汇集上组下缘至齿线部的淋巴管，多数沿直肠下动脉经肛提肌上注入直肠下动脉起始部淋巴结。下组汇集肛管下部、肛门和括约肌周围淋巴管，沿肛管壁向上经齿线与上组吻合，使直肠淋巴管与肛管及肛门淋巴管交通，其主要经会阴及大腿内侧皮下注入腹股沟淋巴结，经髂外、髂总淋巴结和闭孔动脉旁流至髂总旁淋巴结（图 20－5）。

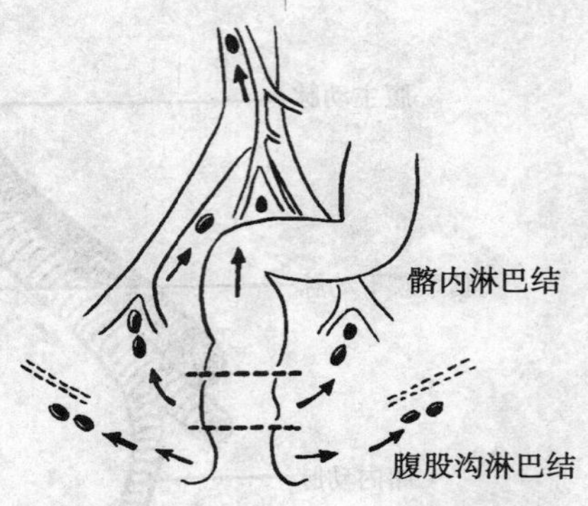

图 20－5　肛门直肠的淋巴回流

九、肛门直肠神经

直肠由自主神经支配，故齿线上黏膜无痛感；肛管由脊神经支配，所以肛管和肛门周围感觉异常敏锐，而且肛门部受刺激时可引起反射性肛提肌和外括约肌痉挛。

十、肛门直肠生理

肛门直肠的生理功能主要是贮存和排泄粪便，除此之外，还具有消化食物、吸收水分和分泌液体的功能。

【检查体位及方法】

一、检查体位

检查肛门直肠时，为了方便检查，充分暴露病变位置，临床上常采用以下几种体位（图 20－6）。可根据病人情况和检查、治疗要求选择适当体位。

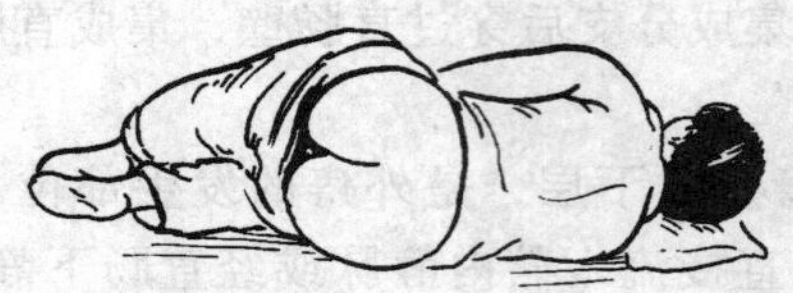
侧卧位

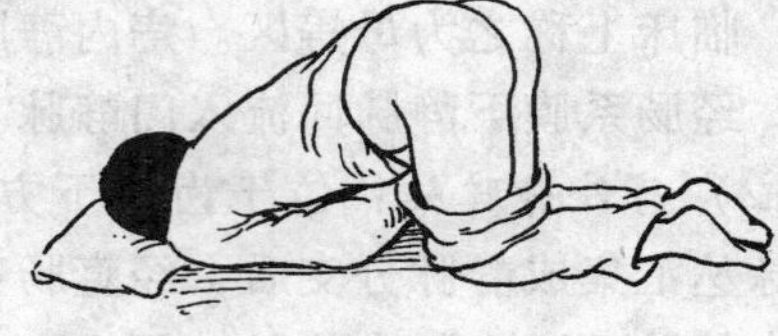
膝胸位

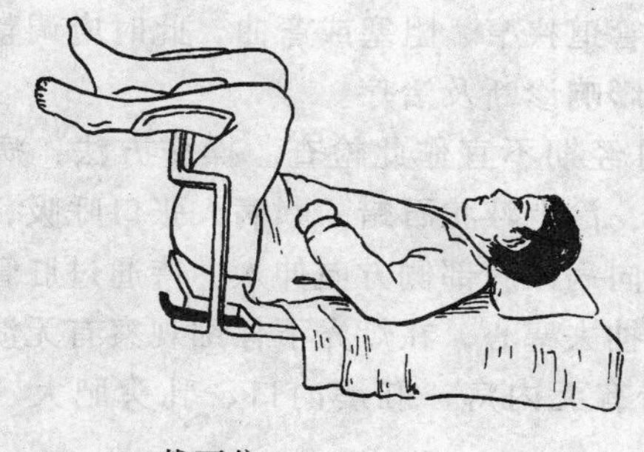

截石位

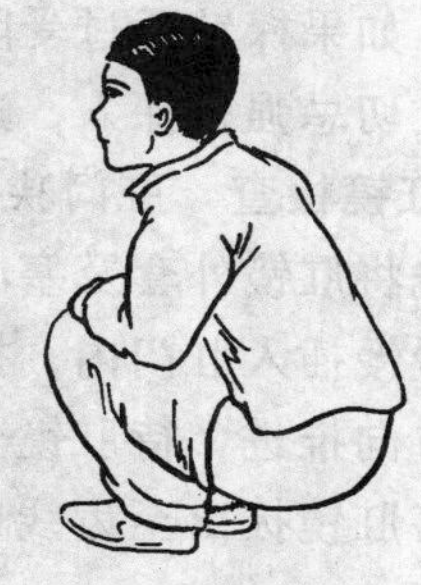

蹲位

图 20－6　常用检查体位

1. 侧卧位　病人侧卧，两腿屈曲贴近腹部。适用于身体虚弱的病人。是检查肛门直肠疾病及治疗时最常用的体位。

2. 膝胸位　病人俯卧，双膝屈起跪伏床上，胸部着床，臀部抬高。是乙状结肠镜检查的常用体位。

3. 截石位　病人仰卧，两腿放在腿架上，屈髋屈膝，将臀部移至手术台边缘。

4. 倒置位　病人俯卧，两臂放于头前，两膝跪于床端，臀部高起，头部稍低。

5. 蹲位　病人下蹲，用力增加腹压。是检查内痔脱出、脱肛和息肉脱出的常用体位。

6. 弯腰扶椅位　病人向前弯腰，双手扶椅，露出臀部。是普查肛门直肠疾病的常用体位。

二、检查方法

1. 视诊　嘱病人侧卧于检查床上，对好灯光，查看肛门部有无红肿、血液、脓液、黏液、粪便、疤痕、结节、溃疡、湿疹及肛门形态等，以了解肛门局部病变情况。

2. 直肠指诊　先戴上指套，涂上润滑剂，轻轻按摩肛门缘，使肛门括约肌松弛，然后再将手指慢慢伸入肛门直肠内。检查时嘱病人张口呼吸，不要用力憋气；切忌暴力插入，以免肛门括约肌因突然受刺激而痉挛产生疼痛，使病人惧怕指诊而影响检查效果。检查时注意有无肛门紧缩、肿块、结节、凹陷、条索状物，指套上有无血迹和脓液，可以帮助早期发现肛裂、痔核、肛瘘、直肠癌等。

3. 探针检查　主要用于肛瘘检查。操作方法：病人取侧卧位，将球头探针从瘘管外口轻轻插入，沿管道走行至内口，另一手食指伸入直肠内引导探针的前端通过。如果探针通过受阻，可能是管道狭窄、阻塞或弯曲，此时应调整变换探针方向，切忌强行探入，造成假道，影响诊断及治疗。

4. 肛镜检查 肛门狭窄和妇女月经期不宜作此检查。操作方法：病人取侧卧位，先将肛镜外套及塞心装在一起，涂上液状石蜡，嘱病人张口呼吸，然后将肛门镜慢慢插入肛门内，插入时应先向病人腹部侧方向伸入，待通过肛管后，再向尾骨方向推进，待肛镜全部插入后抽去塞心，在灯光下仔细观察有无溃疡、息肉，再将肛镜拔出至齿线附近，查看有无内痔、肛瘘内口、乳头肥大、肛隐窝炎等。

5. 乙状结肠镜检查 肛门狭窄和妇女月经期不宜作此检查。操作方法：检查前一晚先清洁灌肠一次，镜检时嘱病人取膝胸位，将闭孔器装入镜筒内，在镜筒表面涂上液状石蜡，然后将镜筒慢慢插入肛内，开始时指向腹部，待进入肛门后，向前推进至进入直肠5cm深度时拿掉闭孔器，开亮电灯，装上目镜和橡皮球。一面察看，一面打入空气，一面慢慢推进直肠镜至直肠壶腹部，再将镜端指向骶骨，距离肛门8cm处可见直肠瓣，距离肛门15cm处可见肠腔缩窄，即直肠与乙状结肠交界处，再调转方向，在直视下将镜筒放入乙状结肠，可以放入30cm深度。检查时注意黏膜颜色，注意有无充血、出血点、分泌物、息肉、结节、瘢痕、溃疡、肿块等病理改变。对于息肉、溃疡、肿块可做活体组织检查，以便进一步明确诊断。

6. 化验检查 根据病人的具体情况，可做必要的化验检查，如血常规、出凝血时间、大便检查、血沉、肝功能或其他检查。对一般内痔和轻度肛瘘病人可仅做血红蛋白、白细胞和出凝血时间检查即可。

7. X 线检查 可疑肺部病变和为排除肛肠系统的病变以及肿瘤转移，均应做胸部摄片。钡剂灌肠拍片可以看清直肠和结肠形状，肠内容物是否通过顺利，有无梗阻或狭窄，直肠和结肠的外部病变。如骶骨前畸胎瘤，X线摄片可见直肠移位。高位复杂性肛瘘瘘管不清，内口不明可作碘造影。直肠与乙状结肠部位的息肉、肿瘤均可通过钡灌肠拍片发现病灶。

【病因病理】

肛门直肠疾病中常见的发病因素有风、湿、热、燥、气虚及血虚等。

一、风

《证治要诀·肠风脏毒》说：“血清而色鲜者，为肠风。”《见闻录》说：“纯下清血者，风也。”说明风邪可引起便血。因风多夹热，热伤肠络，血不循经而下溢，风又善行而数变，故由风邪引起的便血，其色泽鲜红，下血暴急，呈喷射状。

二、湿

湿性重浊，常先伤于下，故肛门疾病中因湿而发者较多。湿与热结，致肛门气血纵横，经络交错而发内痔。又因湿性秽浊，热伤肠道脉络，则下血色如烟尘，正如《见闻录》所说：“色如烟尘者，湿也。”湿热蕴结肛门，阻塞经络，使气血凝滞，则易形成肛门周围脓肿。湿热下注大肠，肠道气机不利，经络阻滞，瘀血凝聚，则易发为直肠息肉。

三、热

《丹溪心法·痔疮》说：“痔者，皆因脏腑本虚，外伤风湿，内蕴热毒。”热积肠道，耗伤津液，致热结肠燥，大便秘结，使气血不畅，瘀血阻滞，结而为痔；热盛灼伤肠络，或迫血妄行，血不循经，下溢而为便血；热与湿结，蕴结肛门而致肛门周围脓肿。

四、燥

《医宗金鉴·外科心法要诀·痔疮》说：“肛门围绕，折纹破裂，便结者，火燥也。”燥热耗伤津液，大肠失润，则大便干结；或素体阴虚，肠道失于濡润，大便干燥，排便努挣，常使肛门裂伤或擦伤痔核而致便血等。

五、气虚

《疮疡经验全书·痔漏》说：“又有妇人产育过多，力尽血枯，气虚下陷，及小儿久痢，皆能使肛门突出。”说明气虚也是肛门直肠疾病发生的因素之一。脾胃本虚，功能失调，以致中气不足而为痔；或因妇人生育过多，小儿久泻久痢，年老气血衰退，以及某些慢性疾病等，导致中气不足，气虚下陷，无以摄纳而引起直肠脱垂不收，内痔痔核脱出不纳；气虚，统摄失司则下血。

六、血虚

在肛门直肠疾病中常见痔疮出血，失血过多；或脾胃虚弱，生化无源；或忧思抑郁，皆可导致血虚。血虚生燥，无以濡润肠道，则大便燥结。因气血同源，无论气虚还是血虚，最终导致气血两虚，使抗病能力降低，每易发生肛门直肠周围脓肿，其初起症状不明显，酿脓慢，溃后脓水稀薄，久不收口。

【诊断】

一、症状

肛门直肠疾病常见症状有便血、肿痛、脱垂、流脓、便秘、分泌物等。

1. 便血 便血是内痔、肛裂、直肠息肉、直肠癌的共有症状，常表现为血与大便不相混，附于大便表面，或滴血，或射血。便血多而无疼痛者，多为内痔；便血少而有肛门疼痛者，多为肛裂；儿童便血，大便次数和性质无明显改变者，多为直肠息肉；血与黏液相混，色晦暗，肛门有重坠感，应考虑有直肠癌的可能。便血鲜红如射线状，伴口渴，便秘，尿赤，舌红，脉数等，多为风热燥火所致；便血色淡，伴面色无华，心悸，神疲，乏力，舌淡，脉沉细等，多为血虚肠燥所致。

2. 疼痛 常见于肛裂、外痔、内痔嵌顿、肛门周围脓肿等。便时即发，呈周期样，痛如撕裂，多为肛裂；便时用力努挣，突发刺痛，伴青紫肿块，为血栓性外痔；肛门肿痛，灼热，伴恶寒发热，多为肛门周围脓肿；肛门肿痛，肛旁有异物感，多为炎性外痔；肛门剧烈疼痛，伴肿物脱出，多为内痔嵌顿。肿胀高突，疼痛剧烈，伴胸闷腹胀，体倦身重，食欲不振，发热，苔黄腻，脉濡数，为湿热阻滞。微肿微痛，伴发热，神疲乏力，头晕心悸，便溏或结，舌淡红，苔黄或腻，脉濡细，为气血不足兼湿热下注之虚中夹实证。

3. 脱垂 常见于内痔脱出、直肠脱垂、直肠息肉脱出等。脱出物呈颗粒状，为内痔脱出；脱出物呈长圆形而带蒂，为直肠息肉；脱出物较长，呈环状或花斑状，为直肠脱垂。脱出伴面色无华，头晕眼花，心悸气短，自汗盗汗，舌淡，脉沉细弱，为气血两虚，中气下陷。内痔脱出嵌顿，肿痛，局部糜烂，伴恶寒发热，口干喜饮，大便秘结，小便短赤，舌红，苔黄或腻，脉弦数，为湿热下注，气血瘀滞。

4. 流脓 常见于肛门周围脓肿、肛瘘等。脓出黄稠，多为肛门周围脓肿；脓出稀薄，或微带粪臭，多为肛痈并发肛瘘的征象；脓出稀薄，夹有干酪样组织者，多为结核性肛瘘。脓出黄稠带粪臭味，伴发热，口苦，身重体倦，食欲不振，小便短赤，苔黄或腻，脉弦或数，多为湿热蕴结，热腐血肉所致。脓出稀薄不臭，或微带粪臭，伴低热，面色萎黄，神疲纳呆，自汗盗汗，舌淡红，脉濡细，为气血虚弱所致。

5. 便秘 常见于内痔、肛裂、直肠癌等。便秘，因大便而引发出血者，为内痔；便秘，因大便而引发疼痛者，为肛裂；便秘，粪便变细变扁，带有黏液或血液者，多为直肠癌。腹满胀痛，拒按，大便秘结，伴面赤，口臭，身热，心烦，小便短赤，舌红，苔黄燥，脉数有力，为燥热内结、津伤肠燥所致。腹满作胀，喜按而大便燥结，伴有面白无华，头晕心悸，神疲乏力，舌淡，脉细数无力，为血虚肠燥所致。

6. 分泌物 常见于内痔脱出、直肠脱垂、肛瘘等。肛门潮湿有局部肿痛，口干，食欲不振，胸闷不舒，便溏或结，小便短赤，舌红，苔黄或腻，脉弦滑或数，为湿热下注或热毒蕴结所致。

二、部位

肛门直肠疾病所发生的部位有一定规律，一般取膀胱截石位，以肛门为中心，按时钟面的十二点来描记，即将肛门分为十二个方位，前正中线（会阴部）为12点，后正中线（尾骶部）为6点，左侧正中为3点，右侧正中为9点，其余以此类推。内痔好发于肛门齿线以上3、7、11点处，结缔组织外痔好发于6、12点处，血栓性外痔好发于肛缘3、9点处，肛裂好发于6、12点处。肛瘘瘘管外口发生于3、9点前面的其管道多为直行，内口多在与外口相对应的肛隐窝内；发生于3、9点后面的，其管道往往弯曲，内口多在6点处附近。一般瘘管外口距肛缘近的，其管道亦短（指通向肛门）；瘘管外口距肛缘较远的，则其管道亦长；环肛而生的马蹄形瘘，其内口往往在6点处附近。肛肠疾病的病历记录，一般均需将病变部位用图标示（图20－7）。

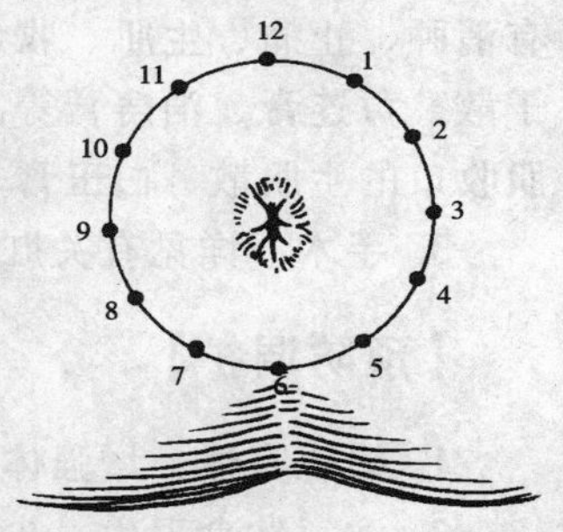

图20－7 时钟定位法(截石位)

【治疗】

一、内治

适用于一期内痔，或年老体弱，或二、三期内痔兼有其他严重疾病，或血栓性外痔初起和一切肛门炎症初起阶段等。

1. 清热凉血 适用于风热肠燥便血，血栓外痔初起。方用凉血地黄汤或槐角丸加减。

2. 清热利湿 适用于肛周脓肿实证。方用萆薢渗湿汤或龙胆泻肝汤加减。

3. 清热解毒 适用于肛周脓肿实证、外痔肿痛。方用黄连解毒汤或仙方活命饮加减。

4. 补气养血 适用于素体气血不足或久病气血虚弱者。方用八珍汤或十全大补汤加减。

5. 泻热通腑 适用于热结肠燥便秘者。方用大承气汤或脾约麻仁丸加减。

6. 生津润燥 适用于血虚津乏，大便秘结者。方用润肠汤或五仁汤加减。

7. 补中益气 适用于小儿体虚、年老体弱或经产妇气虚下陷的直肠脱垂、内痔脱出等。方用补中益气汤加减。

二、外治

1. 熏洗 以药物加水煮沸或用散剂冲泡，先熏后洗，或用毛巾蘸药汁趁热敷患处，冷则更换。此法具有活血、消肿、止痛、止血、收敛等作用。适用于内痔脱垂、嵌顿，结缔组织性外痔肿痛，血栓性外痔初期，脱肛，术后水肿等。方用五倍子汤或苦参汤煎水熏洗；或用食盐30g，芒硝30g，花椒3g加开水冲泡熏洗；或用1:5000高锰酸钾溶液坐浴。

2. 敷药 即以药物敷于患处。每日大便后，先坐浴，再外敷药物。此法具有消肿、止痛、生肌、收敛、止血等作用。适应证同熏洗法。方用九华膏、五倍子散、黄连膏、消痔膏等。此外尚有清热消肿的金黄膏，提脓化腐的九一丹，生肌收口的生肌散、白玉膏等。

3. 手术 详见有关肛门直肠疾病的手术治疗。

【预防调护】

1. 锻炼身体，增强体质，促进全身气血流通和增加肠道蠕动。
2. 注意饮食卫生，少食辛辣刺激食物，多吃蔬菜水果，保持大便通畅。
3. 养成定时排便习惯，切忌长期服用泻药。
4. 保持肛门清洁卫生，经常浴洗，保持干燥，便纸要柔软，以防止擦伤肛门。
5. 及时治疗肛门部痈、疖、虫积和湿疹疾患，防止诱发肛裂、肛瘘、肛门瘙痒等肛肠疾病。

第二节 痔

痔（hemorrhoid）是直肠末端黏膜下和肛管皮肤下静脉丛淤血、扩张、屈曲所形成的柔软静脉团。俗称“痔疮”。痔属外科常见病、多发病。以便血、疼痛、坠胀、肿块脱出和异物感为主要临床特征。好发于20～40岁人群，并随着年龄增长而发病率增高。

【病因与发病】

西医认为，本病的发生主要与下列因素有关：①习惯性便秘：是发生痔的最常见、最重要的原因。长期用力排便可使直肠上、下静脉丛静脉内压增高。②腹内压增高：前列腺肥大、腹部肿瘤、尿道狭窄、妇女妊娠等都可以导致腹内压增高，使门静脉回流受阻。③感染：直肠下端和肛管的慢性感染，导致长期排便次数增加，肛门直肠静脉及周围组织纤维化而失去弹性。④其他：年老体弱或慢性疾病引起营养不良，致使肛门局部组织萎缩无力。

但其发病机理尚存争议，观点颇多，主要有以下几种：①静脉曲张学说：直肠上静脉属门静脉系，无静脉瓣。痔静脉丛及小静脉壁很薄弱，对静脉内增高的压力抵抗力较低，且直肠下端黏膜下组织疏松，易于使血液淤积、静脉扩张。若某因素使静脉回流受阻，则痔静脉过曲、扩张为痔。②血管增生学说：认为痔主要是由肛门直肠血管增生所形成的血管瘤。③炎变学说：认为主要是因肛门直肠静脉反复受到炎症刺激增生、纤维化并失去弹性，造成静脉回流受阻而形成痔。④肛垫下移学说：肛垫是肛管血管垫的简称，位于直肠肛管上的组织垫，为解剖学的正常组织，它由静脉或静脉窦、结缔组织、平滑肌（又称 Trietz 肌）所组成。Trietz 肌一部分附着肛管黏膜下肌肉壁上，还有部分包绕痔静脉丛和放射到肛周皮肤，起到坚强的固定和支撑作用，当某些原因使其结构受到破坏而失去其支撑作用和效能，则血管膨胀、静脉曲张，肛垫下移到肛管则成为痔。如便秘，妊娠，持久的立、坐、蹲，饮食等因素，均可使肛垫充血，诱发生痔。本学说认为痔主要是因肛门直肠下端的血管性衬垫向下移位所致。⑤括约肌功能下降学说：主要认为因肛门括约肌功能下降，组织结构松弛，可导致肛管压降低，为维持肛管压，局部痔静脉丛代偿性扩张、淤血而形成痔。

中医认为，本病多因饮食不节，过食辛辣肥甘、炙煿酒醴，以致湿热内生，下注肛门大肠；或因内伤七情，久泻久痢，久坐久立，久忍大便，妇女妊娠，或因外感风、湿、燥、热之邪，或因脏腑本虚，气血阴阳失调，导致肛门气血壅滞，经络阻塞而成。正如《素问·生气通天论》所说："因而饱食，筋脉横解，肠澼为痔。"

【病理分类】

临床上根据痔发生部位的不同，主要分为内痔、外痔和混合痔三种（图 20-8）。

一、内痔

内痔（internal hemorrhoid）是发生于齿线上，由直肠上静脉丛淤血、扩张、屈曲所形成的柔软静脉团。内痔是肛门直肠疾病中最常见的一种疾病，以便血、坠胀、肿块脱出为主要临床表现。内痔表面为直肠黏膜所覆盖，好发于肛门右前、右后和左侧正中部位（即膀胱截石位3、7、11点处）。

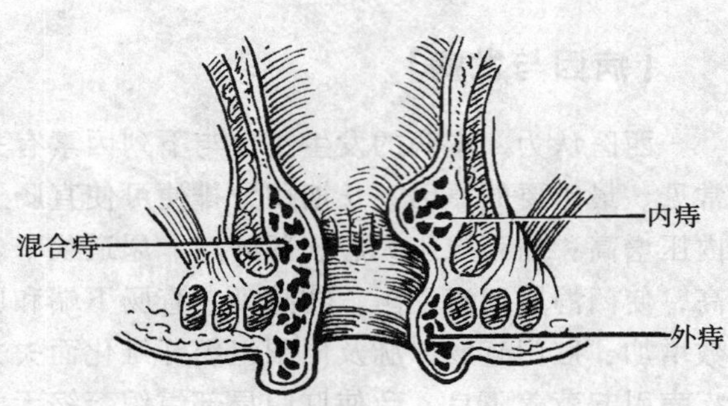

图20－8 痔的分类

内痔分期：

Ⅰ期内痔：无明显自觉症状，痔核小，便时粪便带血，或滴血，量少，无痔核脱出，镜检痔核小，质软，色红。

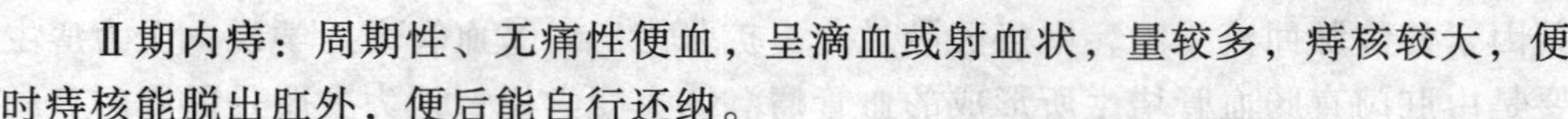

Ⅱ期内痔：周期性、无痛性便血，呈滴血或射血状，量较多，痔核较大，便时痔核能脱出肛外，便后能自行还纳。

Ⅲ期内痔：便血少或无便血，痔核大，呈灰白色，便时痔核经常脱出肛外，甚至行走、咳嗽、喷嚏、站立时也会脱出肛门，不能自行还纳，须用手托、平卧休息或热敷后方能复位。

Ⅳ期内痔（嵌顿性内痔）：平时或腹压稍大时，痔核即脱出肛外，手托亦常不能复位，痔核经常位于肛外，易感染，形成水肿、糜烂和坏死，疼痛剧烈。指诊肛门括约肌松弛，肛内可触及较大、质硬的痔核。镜检见痔核表面纤维组织增生变厚呈灰白色。长期便血者，可引起贫血。

二、外痔

外痔（external hemorrhoid）是发生于齿线下，由直肠下静脉丛淤血、扩张、屈曲所形成的静脉团块或肛缘皱襞皮肤发炎、肥大、结缔组织增生或血栓淤滞所形成的肿块。外痔以坠胀、疼痛和有异物感为主要临床表现，表面为肛管皮肤所覆盖，不能送入肛门，不易出血。常见外痔有结缔组织性外痔、静脉曲张性外痔、血栓性外痔等。

1. 结缔组织性外痔（皮痔） 因慢性炎症刺激，反复发炎、肿胀，致使肛门静脉丛周围结缔组织增生形成赘皮。

2. 静脉曲张性外痔（血痔） 下蹲排便时，腹内压增高，致使肛门缘周围皮下静脉曲张而形成静脉团淤血，多呈圆形或不规则突起，恢复正常体位后则又可消失。

3. 血栓性外痔（葡萄痔） 因便秘或排便时用力努挣，致使肛门静脉丛破裂，血液漏出血管外所形成的静脉血栓。

4. 炎性外痔　多因肛门皱襞受损、感染，以致皱襞皮肤充血、肿胀而成。

三、混合痔

混合痔（combined hemorrhoid）是直肠上、下静脉丛淤血、扩张、屈曲相互沟通吻合而形成的静脉团。其位于齿线上下，表面同时为直肠黏膜和肛管皮肤所覆盖。

【临床表现】

一、症状

痔的临床表现主要有：便血，脱出，疼痛，肿胀，异物感，黏液外溢，瘙痒，便秘等。

1. 便血　是内痔最常见的早期症状。多表现为便后肛门出血，血色鲜红，不与粪便相混，或便上带血，或血染手纸，或滴血，或呈喷射状出血，便后出血自行停止。内痔出血多为间歇性，粪便干燥、疲劳、饮酒、过食刺激性食物常为出血诱因。少数患者因长期反复出血，导致严重贫血。

2. 脱出　内痔痔核增大，排便时受粪便挤压，与肌层分离脱出肛外。早期表现为便时脱出，便后能自行还纳；后期经常脱出而不能自行还纳，须用手托复位，或长时间卧床休息方能复位；甚者于用力、行走、咳嗽、喷嚏、下蹲时均可脱出。脱出的痔核易受感染而发炎、水肿、嵌顿、剧烈疼痛，以致复位困难。

3. 疼痛　单纯性内痔无疼痛，少数患者仅感肛门坠胀或排便困难。当痔核发炎肿胀，或痔内血栓形成时，则有疼痛，且疼痛常伴随大便不尽感。当痔核脱出嵌顿、感染而出现水肿、坏死时，局部疼痛剧烈，且在排便、坐立、行走、咳嗽等情况时疼痛加剧。

4. 肿胀　多见于炎性外痔和血栓性外痔。肛门缘赘皮呈椭圆形或不规则形肿胀，表面色稍暗，并感肛门坠胀。

5. 异物感　多见于结缔组织性外痔。肛门边缘赘生皮瓣，便后肛门不易擦净，平素自觉肛门有异物感。

6. 黏液外溢　直肠黏膜长期受痔核刺激，产生炎症性渗出，使分泌物增多。肛门括约肌松弛时可随时流出，使肛门皮肤经常受刺激而发生湿疹、瘙痒。轻者便时流出，重者在不排便时也自然流出，污染内裤，病人极不方便。痔核脱出时，分泌物更多。

7. 瘙痒　因分泌物或脱出痔核刺激，致使肛门周围潮湿不洁而发生湿疹和瘙痒，病人极为难受。

8. 便秘 痔患者常因便时恐惧出血而人为控制大便，造成习惯性便秘，再因便秘，大便干燥，极易擦破痔核黏膜引起出血，从而形成恶性循环。

二、体征

血栓性外痔可见肛门缘周围有暗紫色椭圆形肿块突起，表面水肿。结缔组织性外痔可见肛门缘有不规则赘皮突起。内痔或混合痔一般不能见之于外，当痔核发生脱出时，可见脱出痔块呈暗紫色，时有活动出血点。

【辅助检查】

1. 指诊 内痔可触及颗粒状、柔软肿块。血栓性外痔触之质硬，剧痛，不能活动。

2. 肛门镜检 无痔核脱出者，可用肛门镜检查。内痔可见直肠下端齿线上黏膜呈大小不等的圆形或椭圆形肿块，质软，色红；或黏膜变厚，肿块表面糜烂、渗出或粗糙，呈紫红色或暗红色，并有少量分泌物；有时肿块表面可见活动性出血点。

【鉴别诊断】

1. 直肠息肉 多见于儿童，以便血、肿物脱出为主。脱出物多呈圆形，色红，单个带蒂，质坚实，一般位于齿线上 3～5cm 处直肠壶腹部，可活动。

2. 肛乳头肥大 位于齿线上，质略硬，呈三角形，表面带黄白色，不出血，触之疼痛，常与内痔并存。

3. 直肠黏膜脱垂 多见于老年人及儿童，脱出物呈圆柱状或圆锥状，表面光滑，为环形皱襞，黏膜松弛而重叠，呈环状沟纹，质软，色鲜红，无静脉曲张，很少出血，分泌黏液多。

4. 直肠癌 发病年龄多在 40 岁以上，有黏液脓血便，恶臭。早期可仅见便血鲜红，有大便习惯改变，或大便变形，肛门坠胀，疼痛。低位可于指诊时触及表面菜花状肿物，质硬，不活动，表面脆，触之易出血。晚期有肠腔狭窄，恶病质。高位则需肠镜检查。确诊需借助于病理检查。

5. 肛裂 便血鲜红，肛门疼痛剧烈，呈周期性，多伴有便秘。局部检查可见截石位 6 或 12 点肛管有裂口。

【辨证分型】

1. 风伤肠络 大便带血，滴血或呈喷射状出血，血色鲜红，或有肛门瘙痒，舌红，苔薄白或薄黄，脉浮数。

2. 湿热下注　便血鲜红，量多，肛内肿物脱出，可自行还纳，肛门灼热，苔薄黄腻，脉弦数。

3. 气滞血瘀　肛内肿物脱出，甚或嵌顿，肛门紧缩，坠胀疼痛，甚则肛门缘有血栓，形成水肿，触之疼痛明显，舌暗红，苔白或黄，脉弦或涩。

4. 脾虚气陷　肛门坠胀，痔核脱出，需用手托方能复位，便血鲜红，或淡红，面色无华，神疲无力，少气懒言，纳呆便溏，舌淡胖，边有齿痕，苔薄白，脉弱。

【治疗】

治疗原则是：①对多数处于静止无症状状态的痔，只需注意调节饮食，保持大便通畅，预防并发症出现，勿需特别治疗。②但当并发出血、血栓、痔核脱出以及嵌顿时，又需积极对症治疗，无需力求根治。③以非手术治疗为主，症状严重、反复发作者手术治疗。

一、一般非手术治疗

痔的初期或无症状状态的痔，只需注意多摄入纤维性食物，养成良好的大便习惯，保持大便通畅，无需特殊治疗。热水坐浴、热敷、外敷消炎止痛药，疼痛可缓解而不需手术；嵌顿性痔初期可用手法复位使脱出的痔块还纳肛门内，并阻止其再脱出。

二、中医治疗

1. 内治法

（1）风伤肠络：治宜清热凉血祛风。方用凉血地黄汤或槐花散加减。

（2）湿热下注：治宜清热渗湿止血。方用脏连丸加减。

（3）气滞血瘀：治宜清热利湿，祛风活血。方用止痛如神汤加减。

（4）脾虚气陷：治宜补气升提。方用补中益气汤加减。

2. 外治法

（1）熏洗法：适用于各期内痔及内痔脱出或外痔肿胀明显或脱肛者。常用花椒盐水，或苦参汤、五倍子汤、祛毒汤煎水，或1:5000高锰酸钾液、洁尔阴、日舒安药液等熏洗热敷，以活血消肿止痛，收敛止痒。

（2）外敷法：适用于各期内痔、外痔感染发炎及手术后换药。常用消痔散、五倍子散等药物外敷患处，以清热消肿止痛，收敛止血。

（3）塞药法：适用于Ⅰ、Ⅱ期内痔。常用痔疮锭、九华栓等塞入肛门内，以清热消肿，止痛止血。

(4) 枯痔法：适用于Ⅱ、Ⅲ期内痔。常用枯痔散、灰皂散等外敷于痔核表面，以腐蚀痔核，促使痔核干枯、坏死、脱落。

三、手术疗法

是根治痔最有效的方法，尤其对有出血、血栓、脱出或嵌顿坏死的痔更为适合。常用的有结扎术、套扎术、注射术、切除术等。

1. 注射术 注射术是将药物注入痔组织使其硬化萎缩或坏死脱落的方法。一般使用具有腐蚀作用的药物，使痔核及痔核周围产生无菌性炎症反应，使小血管闭塞和痔核内纤维组织增生，从而促使痔核硬化、萎缩或坏死、枯脱而达到痊愈的目的。

适应证：Ⅰ、Ⅱ期内痔和混合痔的内痔部分。

禁忌证：外痔；内痔伴有肛门周围急慢性炎症或腹泻，内痔伴有严重肺结核、高血压以及肝肾疾病、血液病患者；因腹腔肿瘤引起的内痔；临产期孕妇。

常用药物：主要分为硬化萎缩剂和枯脱坏死剂两大类。①常用的硬化萎缩剂主要有：消痔灵液、5%石炭酸植物油、5%鱼肝油酸钠、5%盐酸奎宁尿素液、4%明矾液等。②常用的枯脱坏死剂主要有：复方枯痔液、痔宁注射液、新七号枯痔注射液等。

操作方法：

(1) 硬化萎缩注射法：取侧卧位，常规消毒，局部麻醉后，术者用肛镜暴露痔核或将痔核用血管钳夹住牵出肛门外，用0.1%新洁尔灭液消毒黏膜及痔核，抽取5%石炭酸甘油或4%～6%明矾液，在齿线上0.3～0.5cm处，倾斜15°刺入痔核黏膜下层，作柱状注射0.3～0.5ml，使痔核肿胀，变白为止。同法处理其他痔核。每次注射一般不超过3个痔核，总量不超过1ml。痔核注射完毕后，取出肛镜或将痔核送回肛门内，敷以塔形纱布，胶布固定。

(2) 消痔灵注射法：取侧卧位，常规消毒，局部麻醉后，术者用肛镜暴露痔核或将痔核用血管钳夹住牵出肛门外，用0.1%新洁尔灭液消毒黏膜及痔核，然后以不同浓度的消痔灵注射液，分四个部分注射（图20－9）：

第一步：痔上动脉区注射，用1∶1浓度（即消痔灵用1%普鲁卡因液稀释1倍），一般注射1～2ml。

第二步：痔区黏膜下注射，用2∶1浓度在痔核中部进针，刺入黏膜下层，呈扇形注射，一般注射3～5ml。

第三步：痔区黏膜固有层注射，痔区黏膜下注射完毕后，缓慢退针，多数有落空感，可作为针尖退到黏膜肌板层的标志，用2∶1浓度的药液注射，使黏膜呈水泡状，一般注射1～2ml。

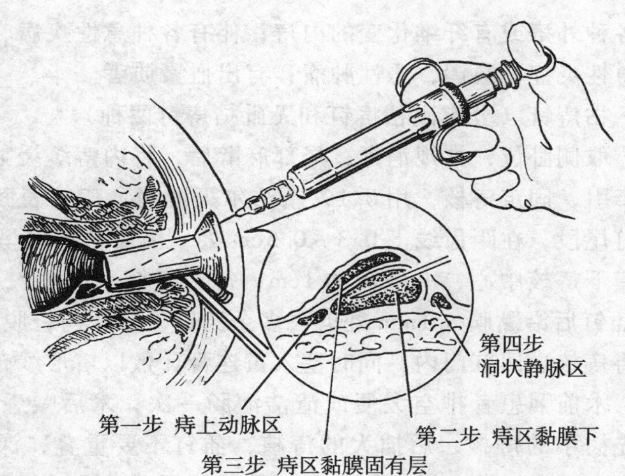

图 20－9 内痔四步注射法

第四步：洞状静脉区注射，用 1∶1 浓度，在齿线上 0.1cm 处进针，刺入痔核斜上方 0.5～1cm，呈扇形注射，一般注射 1～3ml。

按上述四步注射完一个痔核后，同法注射其他痔核，一次注射总量 15～30ml。注射完毕后，取出肛镜或将痔核送回肛内，填入凡士林纱条，压以塔形纱布，胶布固定。

（3）坏死枯脱注射法：取侧卧位，常规消毒，局部麻醉后，用肛镜暴露痔核或用止血钳将痔核夹住牵出肛外，0.1％新洁尔灭液消毒黏膜及痔核，抽取枯痔注射液，在齿线上 0.3～0.5cm 处，刺入痔核黏膜下层，由低到高呈柱状缓慢注射，使痔核肿胀变白为止。同法注射其他痔核，然后取出肛镜或将痔核送回肛内。注射完毕后，填入凡士林纱条，压以塔形纱布，胶布固定。

注意事项：术前嘱患者排空大便或清洁灌肠一次；术后嘱患者控制大便 24 小时；注射时必须严格消毒，每次注射前用新洁尔灭液消毒进针处；必须用较细针头注射，否则针孔较大，容易出血；进针后应先回抽针栓，没有回血时，再缓慢注入药液；进针后针头不要在痔核内乱刺，以免过多损伤痔内血管，引起痔内出血，使痔核肿大，局部液体渗出增多，延长痔核硬化萎缩、枯脱坏死时间；注射时切忌将药液注入痔外区，并注意注射位置不要过低，否则药液可向肛管扩散，造成肛管周围皮肤水肿、疼痛；操作时应先注射小的痔核，再注射大的痔核，以免小痔核被大痔核挤压遮盖而增加操作难度。

2. 枯痔钉疗法 枯痔钉具有腐蚀作用，能使痔核干枯、坏死、脱落而达到痊愈的目的。

适应证：各期内痔；混合痔的内痔部分。

禁忌证：各种外痔或有纤维化变的内痔；伴有各种急性疾病、严重的慢性疾病；肛门直肠急性炎症，腹泻，恶性肿瘤；有出血素质者。

常用药物：枯痔钉（分有砒枯痔钉和无砒枯痔钉两种）。

操作方法：取侧卧位，常规消毒，局部麻醉后，将内痔缓缓翻出肛外，以左手食指、中指牵引，固定痔核，用0.1%新洁尔灭液消毒痔核表面，右手拇、食两指捏住枯痔钉尾段，在距齿线上0.3～0.5cm处，沿肠壁纵轴呈25°～35°角方向旋转插入黏膜下痔核中心，一般深约1cm，每个痔核一次插入4～6根，间距0.3～0.5cm，插钉后沿黏膜外1mm处剪去多余药钉，防止药钉脱落后插口出血。插钉完毕后，将痔核送回肛门内，同时塞入黄连膏，敷以塔形纱布，胶布固定。

注意事项：术前嘱患者排空大便或清洁灌肠一次；术后嘱患者控制大便24小时；插钉时先插小的痔核，后插大的痔核；插钉不要重叠，深度以黏膜下为宜，不宜过深，亦不宜过浅，过深可引起括约肌坏死，继发感染而疼痛，过浅药钉容易脱落，导致插口出血；如有出血者，可先在出血点处插入一颗钉即可止血；一次插钉总数不能超过20颗。

3. 胶圈套扎疗法　胶圈套扎疗法是通过器械将小乳胶圈套在痔核根部，利用胶圈的弹性阻断血液循环，使痔核缺血、坏死、脱落而达到痊愈的目的。

适应证：适用于Ⅱ、Ⅲ期内痔；混合痔的内痔部分。

操作方法：取侧卧位，局部麻醉，待肛门括约肌松弛后，取两把血管钳，先将特制的0.2～0.3cm宽的乳胶胶圈套在第一把血管钳分叉处，然后即用这把血管钳垂直夹住痔核基底部，再用第二把血管钳夹住胶圈一侧，拉大胶圈并绕过痔核上端，套落在痔核根部。如有胶圈套扎器，则先将肛门镜插入肛门内，用0.1%新洁尔灭液清洁套扎部位后，由助手固定肛门镜，术者左手持套扎器对准痔核，右手持组织钳，从套扎圈内钳夹痔核根部，将痔核牵拉入套扎器内，按压套扎器柄，使套圈向痔核的根部移动，将胶圈推出，结扎于痔核根部，然后松开组织钳，与套扎器一并取出，最后取出肛门镜（图20－10）。

4. 结扎术　在痔核深部用粗线贯穿结扎，使痔核缺血坏死而脱落，以达到痊愈的目的。

适应证：适用于Ⅱ、Ⅲ期内痔，特别是纤维性内痔。

禁忌证：肛门周围脓肿或湿疮者；内痔伴有痢疾或腹泻者；因腹腔肿瘤引起的内痔；内痔伴有严重肺结核、高血压以及肝肾疾病和血液病患者；临产期孕妇。

操作方法：取侧卧位，常规消毒，局部麻醉，待肛管括约肌松弛后，再以0.1%新洁尔灭液清洁肛内，双手食指扩肛，暴露痔核；用组织钳提起痔核，在其根部用弯止血钳夹紧；在钳下将皮肤剪一裂口使痔核根部变窄，便于结扎，并

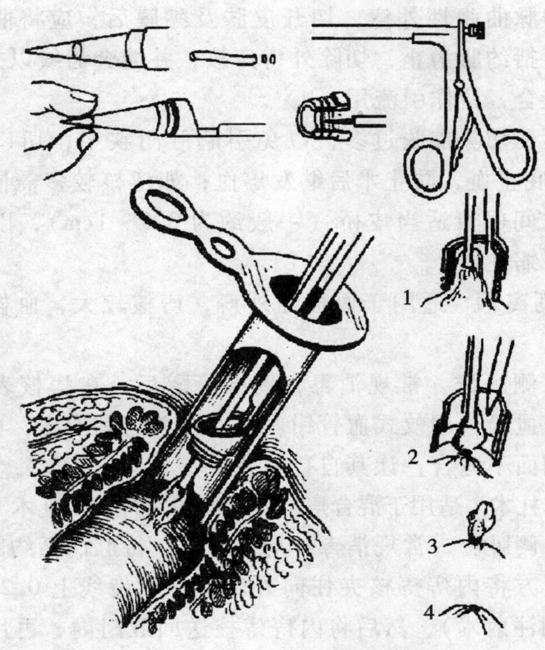

图 20－10　内痔套扎术

留一引流口，以减轻术后疼痛；从裂口处进针向钳下痔核根部及其四周组织注射长效止痛剂，然后用圆针粗线贯穿钳下痔核根部，行“8”字结扎；结扎完毕后，用弯血管钳挤压被结扎痔核，并在被结扎痔核内注射新七号注射液等，以加速痔核的坏死脱落；将痔核送回肛门内，敷以塔形纱布，胶布固定（图 20－11）。

注意事项：术前嘱患者排空大便或清洁灌肠一次；术后嘱患者控制大便 24 小时；结扎时宜先扎小的痔核，后扎大的痔核；缝针穿过痔核基底部时不可深入肌层，否则可引起肌肉坏死而并发肛门周围脓肿。

5. 切除术　适用于结缔组织性外痔和静脉曲张性外痔。

操作方法：取侧卧位，常规消毒，骶管麻醉或局部麻醉后，用止血钳将痔核夹住提起，将外痔痔核从括约肌

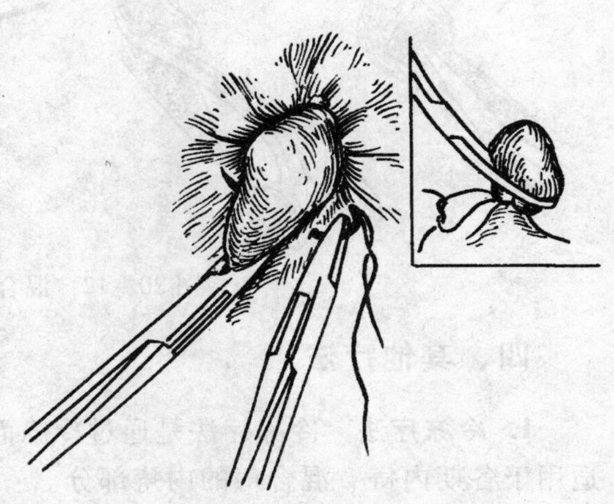

图 20－11　内痔结扎术

浅层切除。如为静脉曲张性外痔，切开皮肤及黏膜后，应将曲张静脉团细致分出，直到显露肛管括约肌为止，切除外痔痔核，并缝合齿线以上黏膜，齿线以下的皮肤切口不予缝合，留作引流用。

注意事项：不要切除皮肤过多，以免引起肛门狭窄；切口不宜超过齿线上0.2cm；术中应彻底止血，防止术后继发出血；如痔核较多需同时切除时，应注意在每两个切口之间保留适当皮桥（一般约为0.5～1cm），以保持肛管及肛门周围皮肤的正常舒缩性能。

6. 血栓外痔剥离术 适用于血栓性外痔，痔核较大，血栓不易吸收，炎症局限者。

操作方法：取侧卧位，常规消毒，局部麻醉后，在痔核表面上行放射状切口，切开皮肤暴露血栓，用蚊式血管钳剥离血栓并将其取出，再用组织剪将切口边缘修剪整齐，创面不缝合，让其自行愈合。

7. 外切内注结扎术 适用于混合痔，由经典的“外剥内扎术”演化改进而来。

操作方法：取侧卧位，常规消毒，局部麻醉，待肛门括约肌松弛后，用小弯止血钳在齿线稍上方将内痔痔核夹住向外牵拉，在齿线上0.2cm处注射硬化剂或枯脱剂（方法同注射术），然后将内痔痔核送回肛门内，再用血管钳夹住外痔痔核，并将其提起，围绕痔核根部，用组织剪或手术刀作一“V”字形切口，切开皮肤至肛门缘，并剥离至齿线，用组织钳夹住痔核基底部，用丝线在钳下结扎痔核根部，剪去多余痔核。术毕敷以塔形纱布，胶布固定（图20－12）。

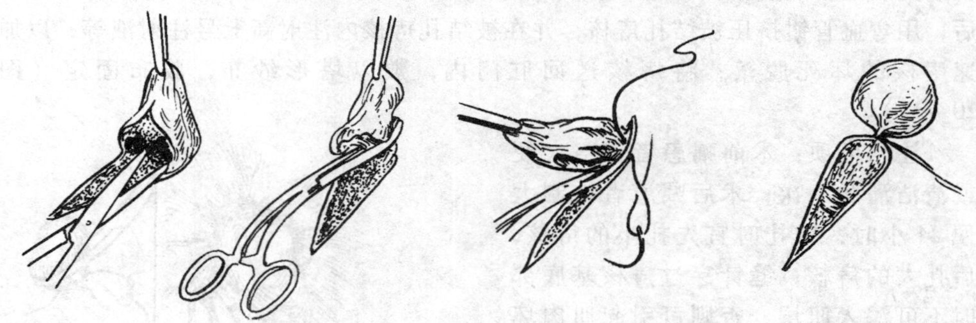

图20－12　混合痔外剥内扎术

四、其他疗法

1. 冷冻疗法 冷冻疗法是通过冷冻而使痔核坏死、脱落，达到痊愈的目的。适用于各期内痔、混合痔的内痔部分。

操作方法：取侧卧位，以肛镜充分暴露内痔痔核，用液态氮（沸点为－196℃）将特制冷冻探头通过肛镜直接与痔核接触2～3分钟，此时痔核形成一个坚硬、边界清楚的冰球。冷冻结束后，冷冻头靠电热丝加热自动复温，30~60秒钟解冻，冷冻头与痔组织分离，取出冷冻头。

注意事项：冷冻开始数秒钟内，冷冻头便和痔核发生粘连，此时，切勿突然移动冷冻头；术后多有便意感，有少量黏液或血性渗出液流出，个别患者有短暂性头昏、乏力、口渴、食欲不振等症状，此属正常反应，一般无需处理；在脱落时有继发出血的可能。

2. 激光治疗　激光具有热、光、机械压力和电磁场四种效应，利用激光的效应，以使痔核组织发生凝结、烧灼而炭化或气化，达到切割痔核组织和凝固血管而治愈痔的目的。适用于各期内痔、混合痔及外痔。

操作方法：取侧卧位，常规消毒，局部麻醉后，用止血钳夹住痔的基底部，同时将痔的周围组织用温盐水纱布保护好，再用二氧化碳激光器对准已夹好的痔核，沿血管钳切割。术毕用凡士林纱条覆盖创面。

注意事项：一次切割部位不可过多，以防止术后肛门或直肠狭窄；对较深的创口应注意防止术后出血，对动脉出血应结扎；术后切口愈合时间较缓慢者，可用低功率激光散焦照射。

【预防与调护】

1. 保持大便通畅，养成定时排便习惯。
2. 注意饮食调理，多喝开水，多食蔬菜，少食辛辣食物。
3. 避免久坐久立，适当参加运动。
4. 保持肛门清洁卫生。
5. 术后控制排便24小时，口服抗菌药物3~5天，以预防感染。
6. 内痔结扎或注射术后7~14天为痔核脱落阶段，宜少活动，防止出血。

第三节　肛隐窝炎

肛隐窝炎（cryptitis）是肛窦、肛门瓣发生的急慢性炎症，又称肛窦炎。肛隐窝炎以肛门疼痛、潮湿、瘙痒为主要特征，常并发肛乳头炎、肛乳头肥大。肛窦炎是引起肛门直肠周围感染的重要诱因，因此对本病早期诊治有积极意义。本病属中医“脏毒”范畴。

【病因病理】

肛窦深约3~5mm，肛窦口朝上，粪便很容易积存于肛窦内，干硬粪便通过时亦容易造成擦伤，从而引起致病菌侵入肛窦引起肛窦炎。

中医认为，本病多因饮食不节，过多摄入辛辣炙煿之品，湿热下注，或虫积骚扰，湿热内生，或肠燥便秘，破损染毒而成。

【临床表现】

1. 自觉肛门不适，排便时因粪便压迫肛窦，出现肛门疼痛，一般不甚剧烈，数分钟内消失。

2. 若便后括约肌痉挛，则疼痛加剧，常可出现不排便时的短时间阵发性刺痛，并波及臀部和股后侧。

3. 急性期常伴便秘，粪便常带少许黏液，一般在粪便前流出，有时混有血丝。若并发肛乳头肥大并从肛门脱出，可致肛门潮湿瘙痒。

【辅助检查】

1. 肛镜检查 可见病变肛窦充血、肿大，并有脓性分泌物，或有红色肉芽肿胀。

2. 指诊检查 肛门紧缩感，肛窦发炎处有明显压痛、硬结或凹陷，可触到发硬的肥大肛乳头。

3. 探针检查 能顺利探入肛窦，可见肛窦变深，有脓水流出。

【鉴别诊断】

1. 肛裂 疼痛时间较长，有特殊的疼痛周期和疼痛间歇期，检查可见肛管有纵形裂口。

2. 直肠息肉痔 病变在齿线上的直肠黏膜，色鲜红或紫红，易出血。

【辨证分型】

1. 湿热下注型 常见肛门坠胀不适，或可出现灼热刺痛，便时加剧，粪便带有黏液，肛门湿痒，伴口干，便秘，舌苔腻，脉滑数。

2. 大肠热毒型 肛门灼热，疼痛，大便干结，小便短赤，舌红苔黄，脉数。

【治疗】

1. 一般非手术治疗 保持肛门卫生，必要时口服甲硝唑或喹诺酮类抗菌药抗感染治疗。

2. 中医治疗

(1) 内治

①湿热下注型：治宜清热利湿，方用止痛如神汤或凉血地黄汤加减。

②大肠热毒型：治宜清热解毒，方用五味消毒饮或黄连解毒汤加减。肠燥便秘甚者，则用五仁丸或麻仁丸加减以润肠通便。

（2）外治法

①熏洗法：用苦参汤熏洗坐浴，每日2次。

②塞药法：痔疮宁栓，每日坐浴后纳入肛内。或用红油膏、九华膏涂入肛门。

3. 手术疗法

（1）切开引流术

适应证：单纯性肛隐窝炎或成脓者；或有隐性瘘管者。

操作方法：取截石位或侧卧位，常规消毒，局部麻醉，用双叶肛镜暴露病灶，用钩式刀，沿肛窦作纵形切口，使引流通畅，创口用红油膏纱条或黄连膏纱条压迫止血引流，术后每天坐浴换药。

（2）切除术

适应证：适应于肛窦炎伴肛乳头肥大者。

操作方法：准备同上。在双叶肛镜下，暴露病灶，将肛窦、肛门瓣作纵形切口，并剥离至肛乳头根部，用止血钳夹住肛乳头基底部，贯穿结扎后切除。创口用药及术后处理同上。

【预防与调护】

1. 保持大便通畅及肛门清洁，少吃辛辣刺激性食物。
2. 及时治疗慢性肠道炎症、便秘和腹泻等。
3. 肛门有痔瘘病变时应及时就医。

第四节　肛　　裂

肛裂（anal fissure）是指肛管皮肤全层裂开并形成慢性梭形溃疡者。本病多见于青壮年，好发于6、12点。一般男性多发于6点，女性多发于12点。临床以周期性疼痛、出血和便秘为主要特点。属中医学“钩肠痔”、“脉痔”、“裂肛痔”等范畴。

【病因病理】

肛裂的病因尚未完全清楚。目前认为肛裂与损伤、感染、内括约肌痉挛、局部解剖特点有关。干硬粪便、异物、分娩、排便时用力过猛、肛镜检查粗暴等外力作用，可造成肛管皮肤损伤；肛管皮肤受到慢性炎症刺激，导致肛门内括约肌痉挛，局部弹性下降，在外力作用下易发生撕裂；肛隐窝感染，炎症沿肛管皮下部蔓延，形成肛门皮下脓肿，溃破后发生肛裂；肛管前后位肌性支持薄弱，排便时肛管后方承受的压力大，故肛管6、12点容易损伤，形成溃疡。

早期肛裂病程短，裂口边缘整齐，为鲜红色，底浅，有弹性，无瘢痕形成。陈旧性肛裂病程较长，反复发作，边缘不整齐，且增厚、纤维化，肉芽呈灰白色，底深质硬，形成较平整的灰白组织（栉膜带）。上端常有肥大肛乳头形成，下端皮肤因炎性水肿、淋巴回流障碍，形成袋状皮垂，似外痔，检查时因先看到外痔，后看到裂口，故称“前哨痔”或“裂痔”。由肛裂、前哨痔、肛乳头肥大常同时存在，一般称为“肛裂三联征”。也有可能因感染并发肛乳头炎、肛窦炎、肛周脓肿和单口内瘘（图20－13）。

中医认为，热结肠燥，或阴液不足，而致便秘，排便努挣，可使肛门皮肤裂伤，染毒而形成慢性溃疡。正如《医宗金鉴·外科心法要诀》所说：“肛门围绕，折纹破裂，便结者，火燥也。”

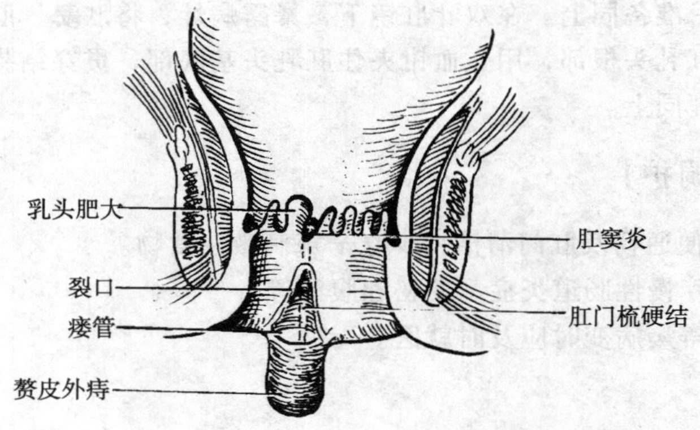

图20－13　肛裂病理变化

【临床表现】

一、症状

周期性疼痛、出血、便秘为肛裂主要症状。

1. 周期性疼痛　是肛裂的主要特征，排便时刺激肛管溃疡面，引起肛门灼痛，称排便痛，便后数分钟疼痛可缓解，称为间歇痛；便后因肛门括约肌痉挛再次发生剧痛，称括约肌痉挛痛，直至括约肌疲劳松弛后，疼痛方能缓解。排便痛、间歇痛、括约肌痉挛痛，称周期性疼痛（图 20－14）。

2. 出血　量少，色鲜，或染红便纸，或附于粪便表面，或滴血。

3. 便秘　患者多数有习惯性便秘，又因恐惧大便，久忍大便，造成便秘与便痛的恶性循环。

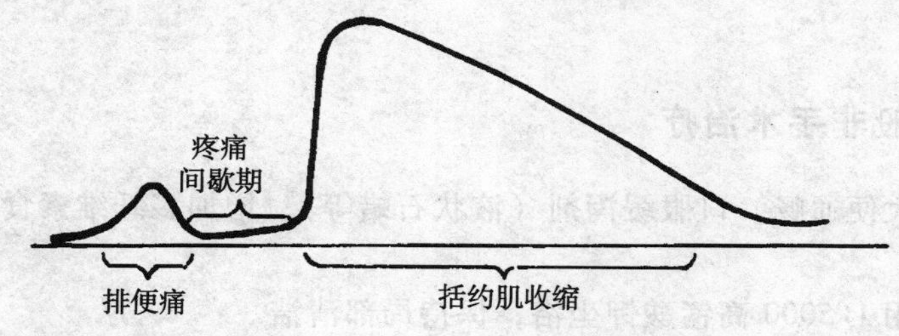

图 20－14　肛裂的周期性疼痛

二、体征

肛门视诊可见肛管纵行裂口或纵行梭形溃疡。

肛裂分期：

（1）早期肛裂：病程较短，创面低浅，色红，呈梭形，柔软有弹性，边缘整齐。

（2）陈旧性肛裂：病程长，反复发作，裂口溃疡如梭而深，色灰白，边缘呈“缸口”增厚。可见“三联征”，即梭形溃疡、裂口外端哨兵痔和上端齿线处肛乳头肥大。“五联征”即三联征加上潜在瘘管和栉膜带（溃疡基底因炎症刺激结缔组织增生，栉膜增厚、变硬）。

【鉴别诊断】

1. 肛管结核性溃疡　溃疡形态不规则，边缘有潜行，底不平，色灰，表面可见干酪样坏死物，无哨兵痔，疼痛不明显，出血量很少，多有结核病史。

2. 肛管上皮癌　其边缘和基底部不规则，质硬，溃疡底部凹凸不平，表面覆盖坏死组织，有特殊臭味，持续性疼痛。病检可找到癌细胞。

【辨证分型】

1. 血热肠燥型　大便秘结，质干硬，便时肛门疼痛，出血染红手纸或滴血，裂口色红，腹部胀满，溲赤，舌红苔黄，脉弦数。

2. 湿热下注型　便时肛门疼痛，排便不爽，肛门坠胀，便时有黏液鲜血，或带脓液，舌红苔黄腻，脉濡数。

3. 阴虚津亏型 大便干结，数日一行，便时疼痛，点滴下血，裂口深红，口干咽燥，五心烦热，舌红少苔，脉细数。

4. 气滞血瘀型 肛门刺痛明显，便时便后尤甚，肛门紧缩，裂口色紫暗，舌紫暗，脉弦或涩。

【治疗】

一、一般非手术治疗

1. 保持大便通畅，口服缓泻剂（液状石蜡等），增加多纤维素食物，养成定时排便习惯。

2. 便后用1:5000高锰酸钾坐浴，保持局部清洁。

3. 肛管扩张法：适宜于急性或慢性肛裂不伴有肛乳头肥大及前哨痔者。患者取侧卧位，局麻后先用两食指用力扩张肛管，然后逐渐伸入两中指，维持扩张5分钟。此法操作简便，起效快，扩张后解除了括约肌痉挛，可立即止痛，同时肛裂创面开放，引流通畅，有利于创面愈合。但此法复发率高，可造成痔脱垂、短时大便失禁以及出血、肛周脓肿等。

二、中医治疗

1. 内治

（1）血热肠燥型：治宜清热泻火，润肠通便，方用凉血地黄汤合麻子仁丸加减。

（2）湿热下注型：治宜清热化湿，润肠通便，方用内疏黄连汤加减。

（3）阴虚津亏型：治宜养阴清热，润肠通便，方用润肠汤加减。

（4）气滞血瘀型：治宜理气活血，润肠通便，方用六磨汤合桃红四物汤加减。

2. 外治

（1）熏洗法：适应于各类肛裂及肛裂术后，方用苦参汤、五倍子汤加减。亦可用于1:5000高锰酸钾溶液坐浴。

（2）外敷法：适应于各类肛裂及肛裂术后，方用九华膏、生肌白玉膏。

（3）局部封闭法：用0.5%～1%普鲁卡因作长强穴封闭，隔天1次，5天为一疗程。亦可在裂口基底部注入长效止痛药（亚甲蓝0.2g，盐酸普鲁卡因2g，加水至100ml，过滤消毒）3～5ml，每周1次。

三、手术疗法

陈旧性肛裂和用保守治疗无效的早期肛裂可考虑进行手术治疗，根据不同病情可采用以下手术治疗。

1. 切开术　适用于陈旧性肛裂伴有赘皮外痔、肛乳头肥大者。

操作方法：患者取侧卧位或截石位，常规消毒，局部麻醉，在肛裂正中纵行切口，上至齿线，切断栉膜带及部分内括约肌环形纤维，下端向下适当延长，切断部分外括约肌皮下部肌纤维，使引流通畅，同时将赘皮外痔、肥大乳头一并切除，修剪溃疡边缘发硬疤痕组织，修成顶小底大的 V 字形开放创口，再用红油膏纱条嵌压创口，外用纱布覆盖固定，术后每天便后坐浴、换药至痊愈。

2. 肛裂侧切术　适用于不伴有赘皮外痔、皮下瘘的陈旧性肛裂。

操作方法：患者取侧卧位或截石位，常规消毒，局部麻醉，在肛门一侧距肛缘1.5cm处作一纵行切口，深达皮下，用止血钳暴露内括约肌及栉膜带，在直视下用两把血管钳夹住内括约肌下缘后剪断，切口一般不缝合，用红油膏嵌压引流。术后每天便后坐浴、换药至痊愈。

3. 纵切横缝术　适用于陈旧性肛裂伴有肛门狭窄者。

操作方法：患者取侧卧位或截石位，常规消毒，局部麻醉，在肛裂正中作纵向切口，上至齿线上0.5cm处，下至肛缘外0.5cm，切断栉膜带及部分内括约肌纤维，并发潜行瘘管、哨兵痔、肛乳头肥大、肛窦炎亦一并切除，修剪裂口创缘，游离切口下端皮肤，以减少张力，彻底止血，然后用细丝线从切口上端进针，稍带基底组织，再从下端皮肤穿出，拉拢切口两端丝线结扎，一般缝合3～4针，外盖红油膏纱条，固定。

【预防与调护】

1. 多食含纤维素多的食物，保持大便通畅，防止干硬粪便擦伤肛门。
2. 保持肛门清洁，避免感染，及时治疗肛周慢性炎症。
3. 养成定时排便的习惯，及时治疗便秘。
4. 肛裂发生后应积极治疗，防止继发其他肛门疾患。

第五节　肛门直肠周围脓肿

肛门直肠周围脓肿（perianal and perirectal abscesses）是指肛门直肠周围软组织内或其周围间隙内的急慢性感染性疾病。属中医“肛痈”、“脏毒”范畴。多见于青壮年，男性多于女性。本病发病急骤，易肿，易脓，易溃，但不易敛，溃后多形成肛瘘。脓肿是肛门直肠炎症病理过程中的急性期，肛瘘是慢性期。

【病因病理】

一、病因

现代医学认为，肛门直肠周围脓肿的成因主要与肛窦感染有关。①粪便损伤或嵌入肛窦，或分泌物阻塞肛窦，引起水肿、感染而延及肛腺，形成肛腺脓肿，然后，再向上下蔓延或穿过肠壁、肛管括约肌而至肛门直肠周围间隙，形成肛门直肠周围脓肿。②外伤、炎性病变或注射药物时，消毒不严，注射剂量、药物浓度、注射深浅部位等不恰当，引起局部坏死、感染而形成脓肿，或经淋巴引流扩散到间隙而引起肛门直肠周围脓肿。

二、病理

肛管直肠周围脓肿的病理改变，大致可分为四期。

1. 感染物进入肛窦，形成炎症反应，导致肛窦炎。

2. 感染沿肛腺继续扩散，肛腺管水肿、阻塞，致使肛腺发炎，炎症扩散至肛门直肠周围形成肛周炎，为脓肿的前驱期。

3. 炎症继续发展，由肛腺组织经血管、淋巴管侵入周围组织，沿括约肌肌间隔蔓延，形成脓肿。

4. 脓肿自行向皮肤或黏膜穿破，脓腔逐渐机化缩小，形成瘘管（图 20－15）。

中医认为，本病多因外感风、寒、湿、燥、火之邪气，客于经络，蕴结肛门，阻滞气血；或因饮食不节，过食肥甘辛辣、醇酒厚味等物，湿热内生，下注大肠肛门，毒阻经络，瘀血凝滞；或因肛门皮肤破损，感染毒邪，致使经络阻塞，气血凝滞；或因肺、脾、肾亏损，湿热乘虚下注而成。

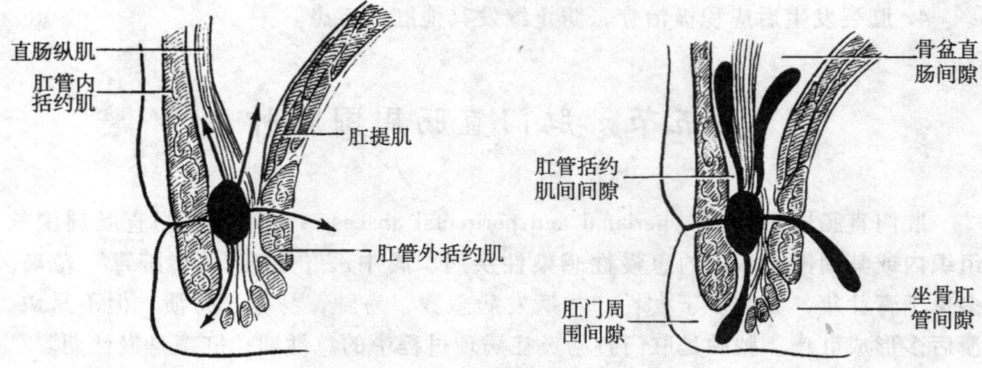

图 20－15　直肠肛管周围间隙的感染途径

【临床表现】

一、症状

肛管直肠周围脓肿主要表现为肛门周围突发肿块，继则剧烈疼痛，局部红肿灼热，坠胀不适，伴有不同程度的全身症状，易肿，易脓，易溃，但不易敛，溃后易形成肛瘘。因脓肿部位不同而症状各异。一般而言，位于肛提肌以上的脓肿，位置深隐，局部症状轻，全身症状重；位于肛提肌以下的脓肿，部位浅而局部红肿热痛明显，全身症状较轻。

1. 肛门周围皮下脓肿　肛门周围皮下脓肿是最常见的一种脓肿，多由肛腺感染向下蔓延，在肛管内、外括约肌之间突出至皮下，一般不大。主要症状是初起时局部发硬，继之红肿灼热或有压痛，或成持续性跳痛，排便、受压及咳嗽时加重，行动不便，坐卧不安，全身感染症状不明显。

2. 坐骨直肠窝脓肿（坐骨直肠间隙脓肿）　肛腺脓肿突破肛管外括约肌而进入坐骨肛管间隙，形成坐骨直肠间隙脓肿。初起即有发热、乏力、食欲不振、寒战、恶心等全身感染症状，随后局部症状加重，肛门灼热，红肿疼痛，疼痛呈持续性胀痛或跳痛，有明显深压痛，可有排尿困难，里急后重，便时疼痛加重。如不及时切开，脓肿可向下穿入肛管周围间隙，再由皮肤穿出，形成肛瘘。

3. 骨盆直肠间窝脓肿（骨盆直肠间隙脓肿）　肛腺脓肿向上突破直肠纵肌进入肛提肌上骨盆直肠间隙形成脓肿，较肛门周围皮下脓肿、坐骨直肠间隙脓肿少见。发病缓慢，有持续性高热、头痛、恶心等全身症状，初起仅感会阴、直肠坠胀，便时尤为不适，便意不尽，时有排尿困难，常无定位症状，肛周无异常表现（图 20－16）。

4. 直肠后间隙脓肿　坐骨直肠窝脓肿或肛门后脓肿引流不及时，脓液向上穿透肛提肌形成脓肿。肛门外观正常，但直肠内有明显的坠胀感，骶尾部可产生钝痛，向臀部及下肢放射，在尾骨与肛门之间，有明显的深部压痛，并可出现发热、周身不适等全身中毒症状。

5. 直肠黏膜下脓肿

（1）直肠骨盆部直肠黏膜下脓肿：局部肿痛等症状不明显，全身发热等症状显著。

（2）肛门直肠部肛管黏膜下脓肿：局部疼痛、肿胀、压痛等症状显著，全身症状不明显。

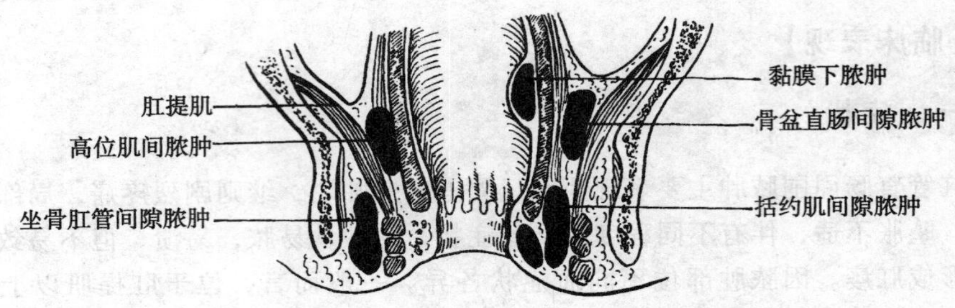

图 20－16 肛门直肠周围脓肿的位置

二、体征

浅部脓肿，肛门周围可见肿块，局部皮肤发红；深部脓肿，则局部无明显体征。

概言之，脓肿位置浅在者，局部症状重，全身症状轻；脓肿位置深隐者，局部症状轻，全身症状重。

【辅助检查】

1. 指诊 局部可见压痛，触及肿胀或波动感，肛门紧缩；肛门直肠部肛管黏膜下脓肿，则肛门松弛。

2. 直肠镜检查 直肠黏膜下脓肿，可见直肠黏膜有明显的局限性肿胀、发红。

3. 穿刺检查 深部脓肿，局部体征不明显，可行穿刺检查，脓肿形成后，穿刺可抽出脓液。

4. CT 检查 深部脓肿，穿刺未发现脓腔时，作 CT 检查，可发现脓腔。

【鉴别诊断】

1. 急性坏疽 为厌氧菌感染所致之脓肿。肛门旁突然发生肿块，且迅速蔓延扩大，肿块内可触到捻发音为其特征；全身症状有高热，倦怠，精神萎靡，白细胞急剧下降，甚则出现昏迷和极度衰弱等症状。

2. 肛旁疖肿与毛囊炎 肛旁疖肿和毛囊炎均为细菌感染所致脓肿。表现为皮肤焮红，灼热，肿块表浅，中心有一小脓头，易溃易敛，治疗后不形成肛瘘；毛囊炎好发于尾骨及肛门周围，有排脓的外口和浅窦道，其特征是外口有毛发和小毛囊。

3. 粉瘤与囊肿 肿物圆形，表面光滑，发展缓慢，与肛窦无关，肿物有完整的囊壁。未感染前，肿块皮色不变，柔软不痛；感染后，局部出现红肿热痛，肿块破溃或切除后，易愈合。粉瘤内容物呈白色米粥状。

4. 化脓性汗腺炎　好发于肛门周围皮下，脓肿表浅而分散，有多个流脓疮口，疮口之间可彼此相通，形成瘘管，瘘管不与直肠直接相通，脓汁黏稠色白，有臭味。一般无明显全身症状，局部皮肤增厚，色素沉着，并有广泛的慢性炎症和瘢痕形成。

5. 骶髂关节结核性脓肿　好发于肛提肌以下的间隙中，有结核病史，身体虚弱，发病缓慢，病程较长，疼痛轻微，局部症状不明显，脓汁稀薄，混有坏死组织。

6. 骶前畸胎瘤　好发于直肠后壁，以青少年女性居多，指检时可触及囊性肿物，肿物脓腔不明显，壁硬，骶骨面不清楚，有分叶感和异物感，无明显压痛，钡剂灌肠侧位X线片，可见骶骨和直肠之间有距离和肿块，未破溃前可见钙化阴影，如若感染化脓，其症状与结果和直肠后脓肿相似。

7. 血栓性外痔感染化脓　好发于肛缘，边缘清晰，无明显全身症状，脓肿破溃后，脓液中混有黑色凝血块，常不形成肛瘘。

【辨证分型】

1. 热毒炽盛　肛门周围突然肿痛，持续加剧，局部红、肿、热、痛明显，易脓，易溃，易敛，溃后脓出黄稠而带粪臭味，伴有恶寒发热，大便秘结，小便短赤等全身症状，或痛如鸡啄，按之有波动感，或穿刺有脓，舌苔黄腻，脉弦滑数。

2. 阴虚毒恋　肛门肿痛，皮肤暗红，成脓时间长，溃后脓出色白稀薄，不臭或微带粪臭味，溃口凹陷，难敛，伴有全身倦怠无力，心烦，潮热，盗汗，舌红，苔少，脉细数。

【治疗】

肛门直肠周围脓肿一旦成脓后应争取时间，根据病情选择合理的手术方法，尽早切开排脓，而不能让其自行破溃。因患部皮肤较坚韧，突破皮肤较难，易向深部及左右扩散，如不及时切开引流，脓肿必然增大加深。切开时应尽量作一次性根治手术，手术成败的关键是正确寻找和处理内口，而正确处理肛管直肠环，则是防止发生肛门失禁后遗症的关键。

一、一般非手术治疗

1. 抗感染：可联合选用2~3种对革兰染色阴性杆菌有效的抗生素。

2. 温水坐浴或局部理疗，改善局部微循环，促进炎症吸收和消散，且减轻疼痛。

3. 口服泻剂或液状石蜡以减轻排便疼痛。

二、中医治疗

1. 内治

(1) *热毒炽盛*：治宜清热解毒，消肿止痛。方用仙方活命饮或黄连解毒汤加减。脓成未透或透脓不畅，用透脓散加减以透脓排毒。

(2) *阴虚毒恋*：治宜养阴清热，解毒散结。方用青蒿鳖甲汤合三妙丸加减。肺虚者，加麦冬、沙参、马兜铃；脾虚者，加白术、山药、扁豆；肾虚者，生地改熟地，加龟板、玄参。

2. 外治

(1) *初期*：实证用金黄散、黄连膏外敷，位置较深者，可用金黄散调糊灌肠；虚证用冲和膏或阳和解凝膏外敷。

(2) *成脓期*：根据脓肿部位深浅和病情缓急选择手术方法。

(3) *溃脓期*：脓未尽，用红油膏纱条引流，脓已尽改用生肌散纱条，日久成瘘者，按肛瘘处理。

三、手术治疗

1. 手术原则 ①脓成，应尽早切开引流。②引流通畅，不留死腔。③尽量找到内口，对发生在肛提肌以下的低位脓肿，已经找到了明确的内口，应争取一次性手术处理，以防止形成肛瘘；对发生在肛提肌以上的脓肿，尚未找到明确的内口，宜先切开排脓，待形成肛瘘后再行二次手术。

2. 常用手术方法

(1) *切开引流术*：适用于肛门周围皮下脓肿、肛管后脓肿和直肠黏膜下脓肿。

操作方法：取侧卧位，常规消毒，指检确定病人脓腔范围和内口位置。以脓肿波动最明显的部位为中心，做放射状切口，切开皮肤和皮下组织，敞开脓腔，引流脓液。用探针从切口经脓腔由内口探出，如内口不明确者，可将邻近可疑肛窦视为内口处理。确定探针未通过肛管直肠环后，沿探针做放射状切开，上端切口延长至肛窦上方，清除脓腔中的腐烂组织，切除切口两侧部分皮肤，使其成为外大内小的平坦创面，切口内放置凡士林纱条引流，以塔形纱布压迫，胶布固定(图 20－17)。

(2) *切开挂线疗法*：适用于坐骨直肠窝脓肿、肌间脓肿、骨盆直肠间隙脓肿和脓腔通过肛管直肠环者。

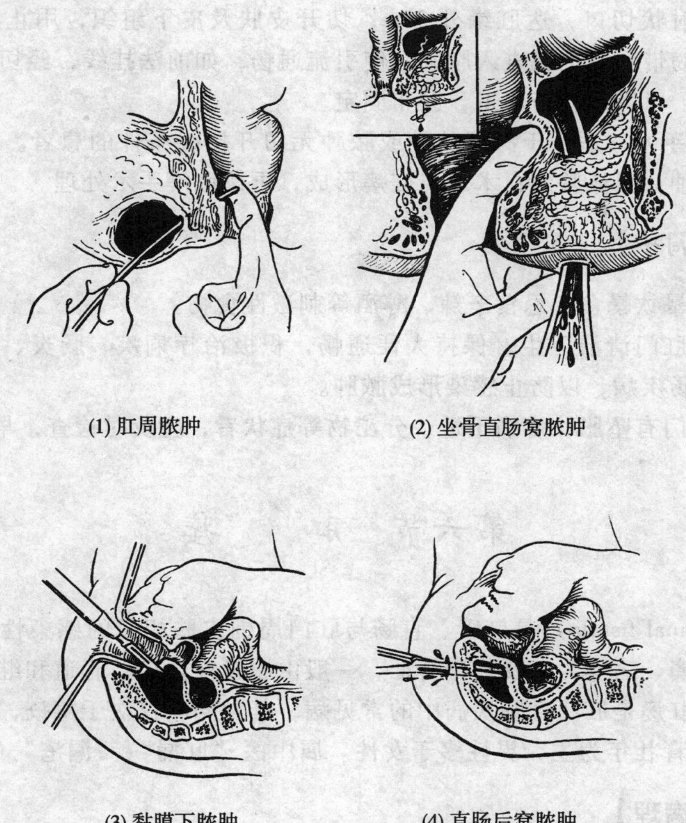

(1) 肛周脓肿　(2) 坐骨直肠窝脓肿

(3) 黏膜下脓肿　(4) 直肠后窝脓肿

图 20－17　肛门直肠周围脓肿切开引流

操作方法：取侧卧位，常规消毒，局部麻醉后，指检确定脓肿范围和内口位置。内口与脓肿在同一方位者，可做放射状切开，先在肛缘外脓肿相应部位，做一放射状小切口，再用止血钳分开脓腔放出脓液，后用一手指伸入肛管引导，一手持探针从小切口探入，将探针从内口或可疑肛窦处探出，在脓肿小切口与内口间，作放射状扩大切口，切开皮肤及皮下组织，敞开内口与脓腔，显露肛管直肠环，再将橡皮筋用丝线结扎在探针外端球头上，由内口拖出后，用止血钳将橡皮筋勒紧后于钳下将橡皮筋结扎固定，最后通过切口放置入凡士林纱条于脓腔内引流，纱布包扎固定。如为后马蹄形脓肿，内口多在肛管后正中，脓肿贯通肛管后深间隙及坐骨直肠窝，手术时切口宜采用弧形加放射状切口，即坐骨直肠窝部位做弧形切口，内口与肛管后做放射状切口，引流脓液，清除脓腔坏死组织并冲洗干净后，用丝线全层缝合两侧坐骨直肠窝切口，然后依前法从内口与肛管后深间隙之间的放射状切口内挂线。如为直肠后间隙脓肿，则从后正中齿线可疑内口处沿肛管做放射状切口，达肛缘外 3cm，切开皮肤及皮下组织，用止血钳钝性分离，经肛尾韧带和肛提肌进入脓肿，使引流通畅，如前法挂线，经切口放胶管于脓腔内引流，以塔形纱布压迫，胶布固定。

3. 分次手术 适用于深部脓肿或脓肿无切开挂线条件的患者。先按切开引流术切开脓肿，引流脓液；术后待肛瘘形成，再按肛瘘手术处理。

【预防调护】

1. 防止暴饮暴食，忌食辛辣、醇酒等刺激性食物。

2. 注意肛门清洁卫生，保持大便通畅，积极治疗痢疾、肠炎、肛裂、肛窦炎等肛门直肠疾病，以防止感染形成脓肿。

3. 如肛门有坠胀，疼痛不适，分泌物等症状者，应及时检查，早期治疗。

第六节 肛 瘘

肛瘘（anal fistula）是肛管、直肠与肛门周围皮肤相通的感染性管道。以反复流脓、疼痛、瘙痒为主要临床特征，一般由原发性内口、管道和继发性外口三部分组成。肛瘘是肛门直肠疾病中的常见病，其发病率仅次于痔疮，发病年龄以 20～40 岁的青壮年为主，男性多于女性。属中医“肛漏”、“漏疮”的范畴。

【病因病理】

现代医学认为，肛瘘主要是由肛窦感染形成肛门直肠周围脓肿发展而成。当肛门直肠周围脓肿自行破溃或切开引流后，破溃或引流处成为外口，脓肿逐渐缩小，形成感染性管道，其原发病灶成为感染不断进入管道的内口，以致经久不愈。然而，肛瘘管道行走在肛门内、外括约肌附近，常呈迂曲状，致使其内积脓，引流不畅。而且，外口皮肤生长较快，常常形成假性愈合，引起脓肿反复发作。脓肿复发后又自行破溃，或再次切开引流而形成一个内口、数个外口的复杂管道，致使管壁纤维组织增生而无法自行愈合。

肛瘘多为一般性化脓性感染所致，少数为结核性。其他特异感染和克罗恩病、溃疡性结肠炎、恶性肿瘤以及肛管外伤感染也可引起肛瘘，但均少见。

中医认为，本病主要是因肛门直肠周围脓肿溃后，余毒蕴结不散，血行不畅，疮口不合，日久成漏；或因虚劳久嗽，肺脾两虚，湿热邪毒下注肛门，以致血肉腐败成脓，溃后成漏。

【临床表现】

一、症状

肛瘘的主要临床特征是流脓、疼痛、瘙痒。

1. 流脓 肛门周围外瘘口不断有少量脓性分泌物排出。脓的多少与瘘管大小、长短及数目有关。新生成或炎症急性发作期的肛瘘脓多、味臭、色黄而脓厚；经久不愈的肛瘘脓液少、稀薄、时有时无，呈间歇性流脓。脓液急剧增多时，伴局部肿胀、疼痛，体温增高。内外瘘时常有粪便和气体与脓液混在一起，从外口流出。

2. 疼痛 平时一般疼痛不明显，脓液积存，引流不畅时，局部肿胀、疼痛，伴有明显压痛，脓液引流后疼痛减轻。

3. 瘙痒 肛瘘的分泌物或脓液经常刺激肛门周围皮肤，致使肛门潮湿，瘙痒不适，甚至糜烂、渗液，或发生湿疹。

二、体征

肛瘘外口可发生在肛门周围或臀部的任何部位，呈小凹陷或小隆起，中央有过度生长的肉芽外翻，外口周围皮肤常因受分泌物或脓液刺激而变色，表皮脱落，管道呈条索状硬块。

以外括约肌深部划线为标志，临床上常将肛瘘分为低位和高位两种（图20－18）。

（1）低位肛瘘：瘘管在外括约肌深部以下。

①低位单纯性肛瘘：只有一个瘘管，并通过外括约肌深部以下，内口在肛窦附近。

②低位复杂性肛瘘：瘘管在外括约肌深部以下，外口和管道有两个以上，内口在肛窦附近（包括多发性瘘）。

（2）高位肛瘘：瘘管在外括约肌深部以上。

①高位单纯性肛瘘：只有一个外口，一个瘘管，并通过外括约肌深部以上，内口位于肛窦附近。

②高位复杂性肛瘘：瘘管有两个以上外口及瘘管分支，有一个或两个以上内口，且主管在外括约肌深部以上。

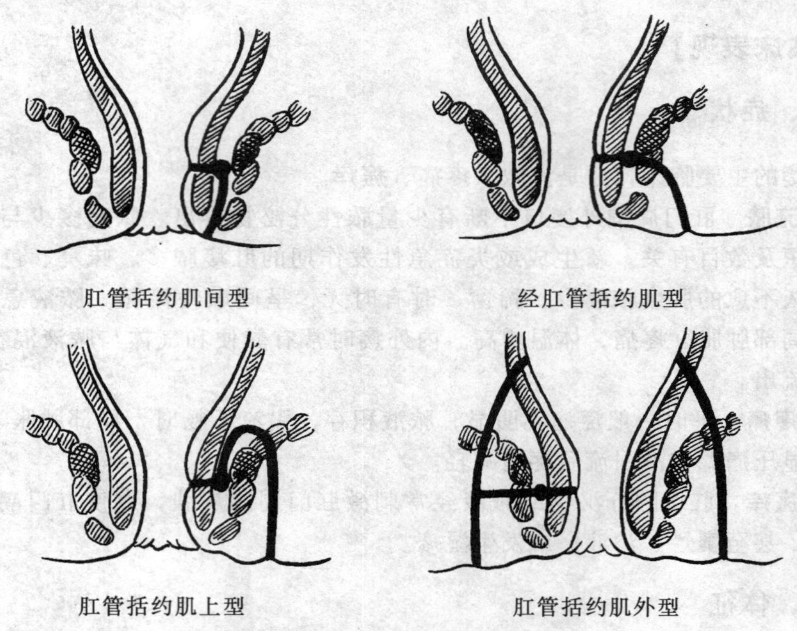

图 20－18 肛瘘的分类

【辅助检查】

1. 指诊 将食指循瘘管方向伸入肛门内以触摸内口和管道，检查括约肌松紧和功能。如齿线附近触到硬结或凹陷，并有轻度压痛，应疑是内口。少数可扪到较硬的索状管道。初步确定内口后，再从内口向直肠黏膜触摸，按压管道是否有脓液从外口流出。如直肠壁附近有分支瘘管时，应检查其长短和部位。

2. 探针检查 探针检查的目的是探查清楚瘘管直行方向及内口部位。先将探针从外口顺瘘管走向插入，另一食指伸入肛门接触探针头部，顺势探入内口，确定内口位置。探针检查时，操作必须轻柔，切忌暴力，以免造成假道和假内口。

3. 染色检查 常用5%的美蓝溶液，用干净纱布卷填入肛管至直肠下端，由外口注入美蓝溶液1～2ml，然后抽出纱布卷，观察染色情况，如纱布染蓝，表示有内口；纱布染蓝的方位就是内口存在的方向。注意纱布不染色不能否定无内口，常与纱布卷放置的松紧度，注射药量的多少及方法有关；同时管道弯曲，被分泌物阻塞等因素均能影响纱布着色。

4. X 线造影 高位复杂性肛瘘的瘘管走行、分支和内口位置与邻近脏器关系不清楚时，可做此项检查。

5. 所罗门定律（Solomn's Law）或哥德李（Goodsall）规律　可帮助寻找内口。内体方法是：将肛门两侧坐骨结节画一条横线，如瘘管外口在横线之前距肛门缘不超过5cm，其内口在齿线上与外口相互对应，且瘘管多为直行；如外口在横线之后距肛门缘超过5cm，其内口常在肛管后正中齿线上，且瘘管多为弯曲或呈马蹄形。

6. 其他检查　主要包括X线摄片、活组织检查、细菌培养等。如因尾骶骨、髂骨或腰椎结核所致的臀部瘘管，X线摄片检查可发现有骨质破坏。活组织病理检查，可辨别结核、恶性病变或畸胎瘤。脓液培养可确定细菌种类。

【鉴别诊断】

1. 化脓性汗腺炎　多形成脓肿和遗留窦道，其窦道处常有隆起和脓液，有许多开口，病变在皮肤及皮下组织，范围广泛，瘘管多发而复杂，呈结节状或弥漫性，不与直肠相通，切开瘘管后无脓腔和瘘管。

2. 骶尾部瘘　常因臀部损伤、毛囊感染，在骶尾部形成脓肿，逐渐演变形成瘘管，其瘘口常在臀部上端，骶尾关节附近，管道在骶尾筋膜深部和皮下组织间蔓延扩散，无内口。

3. 骶尾部畸胎瘤　为胚胎发育异常的先天性疾病，常发病于青壮年时期，肛门后尾骨前有外口，管道向直肠后骶前走行，常无内口。肛门指诊常可触及骶前有肿物或饱满样感觉，钡灌肠侧面片可见直肠骶骨间隙增宽，直肠有半圆形充盈缺损或压迹，手术可见腔内有毛发、牙齿、骨质。如为皮样囊肿，分单房性和双房性，有时内有黏液。

4. 骶尾部骨结核　起病缓慢，无急性炎症，其形成脓肿破溃后，流出清稀脓液，久不收口，创口凹陷，管道较深，通向直肠后间隙，伴有腰痛、长期低热、盗汗、消瘦、血沉快等症状，X线摄片可见骶尾部骨质损害和结核病灶。

5. 会阴部尿道瘘　常发生于会阴部尿道三角内，有瘘管与皮肤相通，排尿时有尿液从瘘口流出，直肠内无内口，常有会阴、尿道损伤史。

【辨证分型】

1. 湿热蕴结　局部肿胀疼痛，灼热，肛旁流脓，色黄稠厚，大便不畅，小便短赤，舌红苔黄腻，脉滑数。

2. 热毒壅盛　起病急骤，肛门局部焮红，灼热疼痛，恶寒发热，大便秘结，小便短赤，舌红苔黄，脉弦数。

3. 阴液火旺　瘘管外口凹陷，色晦暗，脓水清稀，病程缠绵，形体消瘦，潮热盗汗，心烦不寐，食欲不振，舌红少津，苔少或无苔，脉细数无力。

4. 气血亏虚 肛周流脓，色淡稀薄，经久不愈，面色无华，气短懒言，神疲乏力，舌淡苔白，脉细弱无力。

【治疗】

肛瘘的治疗主要是以手术为主，药物治疗为辅。手术治疗可以根治肛瘘，药物治疗主要是控制感染，减轻症状，控制病变的进展。

一、一般非手术治疗

1. 抗感染：可联合选用2～3种对革兰染色阴性杆菌有效的抗生素。

2. 温水坐浴或局部理疗，改善局部微循环，促进炎症吸收和消散，且减轻疼痛。

3. 口服泻剂或液状石蜡以减轻排便疼痛。

二、中医治疗

1. 内治

(1) 湿热下注：治宜清热利湿。方用二妙丸合萆薢渗湿汤加减。

(2) 热毒壅盛：治宜清热解毒，消肿散结。方用仙方活命饮或黄连解毒汤加减。

(3) 阴虚火旺：治宜养阴清热，托毒外泄。方用青蒿鳖甲汤加减。肺虚者，加沙参、麦冬；脾虚者，加白术、山药。

(4) 气血亏虚：治宜补益气血，托里生肌。方用托里消毒饮加减。

2. 外治

(1) 熏洗法：用祛毒汤、苦参汤或1:5000的高锰酸钾溶液熏洗。

(2) 敷药法：肛瘘急性炎症期，可用金黄膏、磺胺软膏或四黄膏等外敷。

(3) 药捻法：瘘管引流不畅时，可用提脓祛腐的药捻由外口插入瘘管进行引流。

三、手术疗法

1. 手术治疗原则 ①正确寻找和处理肛瘘的内口，是手术成败的关键。②确定内口位置及瘘管与括约肌的关系，并根据内口位置及瘘管与括约肌关系选择手术方法，以防止因手术损伤括约肌而造成肛门失禁。③肛瘘在肛管直肠环以上者，宜行挂线术；肛瘘在肛管直肠环以下者，宜行切开术。切开时应与括约肌纤维方向垂直，一次不能切开两处，宜先切断一处，另一处则采用挂线。④高位肛瘘通过肛尾韧带只可纵行切开，不能横行切开，如需切断肛尾韧带，则一定要将切断的肛尾韧带的断端重新缝合固定，避免造成肛门塌陷和向前移位。⑤行切开或挂线术后，要求肛管内伤口小，外部伤口大，肛瘘创面开放，保持引流通畅，防止假性愈合。

2. 常用手术方法

（1）*瘘管切开术*：适用于低位单纯性肛瘘和低位复杂性肛瘘。

操作方法：取侧卧位，常规消毒，局部麻醉后，先用探针从外口探入，仔细寻找内口，了解内口位置。以左手食指伸入肛内，将探针自肛内内口处挑出，用手术剪或手术刀沿探针将管道完全切开。如遇内口寻找困难，可采用染色检查法寻找内口，辨认瘘管走向，再行切开。然后，用刮匙刮净瘘管内的肉芽及不健康组织，修剪创口两侧皮肤和皮下组织，形成一口宽底小的创面，使引流通畅。注意止血，创面填入红油膏纱条，压以塔形纱布，胶布固定。术后每日便后坐浴换药 1～2 次至痊愈。

（2）*挂线疗法*：是一种缓慢切开法。其原理是用橡皮筋或有腐蚀作用的药线紧缚，以机械压力和收缩力，使局部组织血循环受阻，发生缺血性坏死，形同切割。在缓慢切开过程中，药线或橡皮筋又能引流脓液，防止感染；同时给予断端逐渐生长愈合和与周围组织粘连的机会。此法最大的优点是逐渐切断肛管括约肌，且边切边长，从而防止肛管直肠环断裂回缩，避免肛门失禁；同时操作简便，出血少，引流通畅，瘢痕小。适用于外口距肛门缘 4cm 以内，有内外口的低位肛瘘。亦可作为复杂性肛瘘切开疗法的辅助方法。

操作方法：取侧卧位，常规消毒，局部麻醉后，先在球头探针尾端缚扎一橡皮筋，再将探针从瘘管外口向内插入，在肛管齿线附近寻找内口，用左手食指伸入肛内，将探针引出内口，并从瘘管内口完全拉出，使橡皮筋经过瘘管外口进入瘘管穿出内口，提起两端橡皮筋，紧贴皮下切口，用止血钳夹住，在止血钳下方用粗丝线收紧橡皮筋，以双重结结扎，用红油膏纱条填入肛门，压以塔形纱布，胶布固定。术后每日便后坐浴换药 1～2 次，如结扎橡皮筋较松，需再紧一次；橡皮筋 7 天左右脱落，如 10 天以后不脱落，可以剪开（图 20－19）。

（3）*药捻脱管法*：适用于低位单纯性肛瘘和高位单纯性肛瘘。

操作方法：取侧卧位，常规消毒，瘘管先用生理盐水或双氧水冲洗干净，再用刮匙从外口适当搔刮瘘管，取脱管药捻从外口在瘘管内沿瘘管走行插入至内口又不超过内口为度，然后将多余药捻与外口相平剪断，外盖灭菌敷料固定，防止药捻脱出，每日更换药捻 1 次，至瘘管壁坏死与周围组织分离脱落，用双氧水冲洗干净为止，再改用生肌药捻，插法同脱管药捻，至瘘管与外口闭合为止。

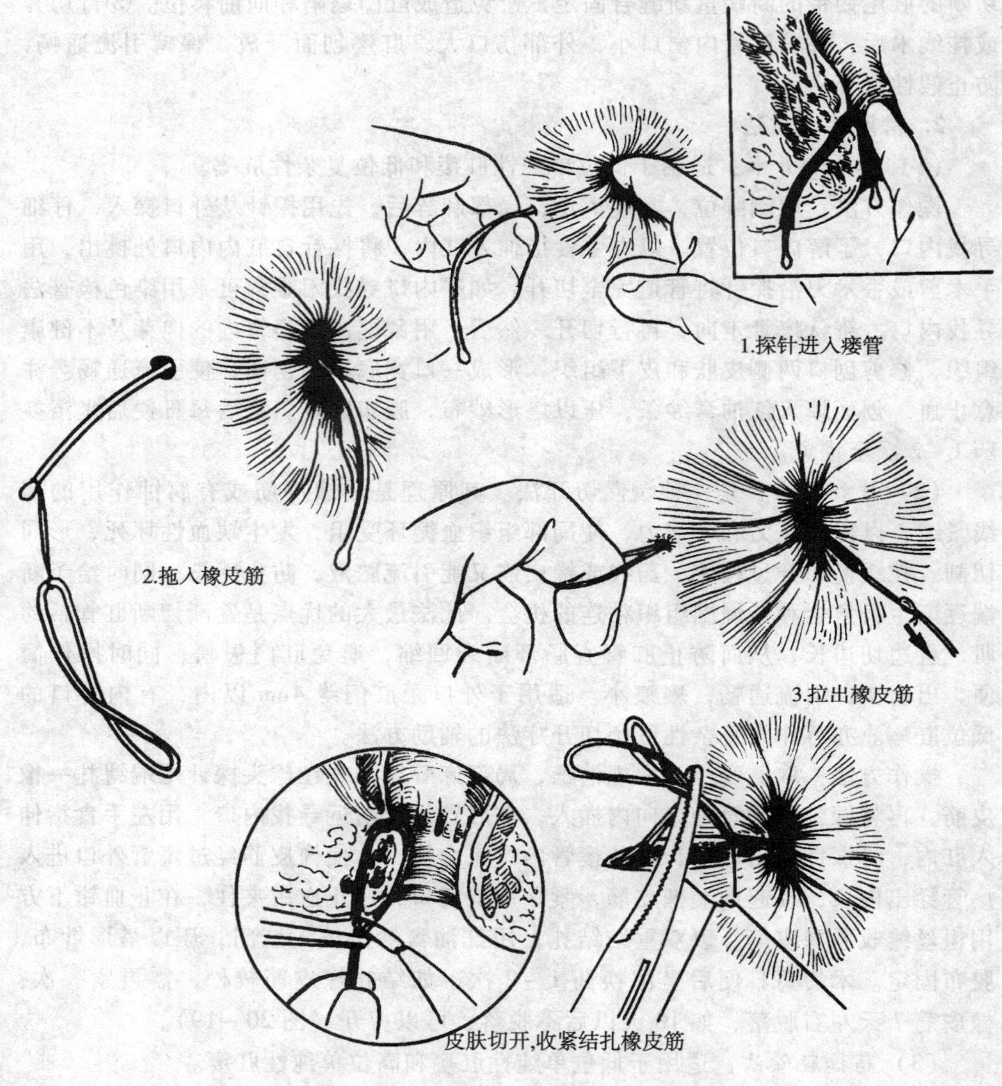

图 20－19　肛瘘的橡皮筋挂线法

【预防与调护】

1. 保持肛门清洁，养成良好卫生习惯。

2. 注意饮食卫生，勿食生冷或过食刺激性食物。

3. 及时治疗腹泻及便秘。患肛门周围脓肿，宜早期切开排脓，尽可能作一次性手术治疗以防止后遗肛瘘。

4. 肛瘘患者应及早治疗，避免外口堵塞后引起脓液积聚，排泄不畅，引发新的支管。

5. 术后换药要仔细，防止创口假性愈合（桥形愈合）。

第七节　直肠脱垂

直肠脱垂（rectal prolaps）是指肛管、直肠黏膜、直肠全层和部分乙状结肠向下移位，脱出肛外的一种疾病。只有黏膜脱出者，称不完全脱垂或假性脱垂；直肠全层及部分乙状结肠脱出者，称完全脱垂或真性脱垂。脱出部分在肛管直肠内者，称内脱垂或内套叠；脱出部分在肛管直肠外者，称外脱垂。本病多见于儿童和老年人，男性多于女性。属中医“脱肛”、“脱肛痔”、“重叠痔”、“盘肠痔”、“截肠”等范畴。

【病因病理】

现代医学认为，直肠脱垂主要与下列因素有关：①解剖缺陷：解剖缺陷多因先天性或发育不良所致，容易使直肠向下移位，脱出肛外。如直肠前凹陷腹膜反折位置偏低，直肠前壁承受腹内压力加大，或骶骨弯曲弧度过小，直肠呈垂直状态，以致引起直肠脱垂。②组织软弱：先天发育不全，或年老久病，营养不良，神经麻痹，以致直肠周围结缔组织松弛，肛门括约肌收缩无力，肛提肌和盆底筋膜薄弱等盆底直肠支持组织软弱，不能固定直肠，引起直肠脱垂。③腹压增加：习惯性便秘、长期腹泻、慢性咳嗽、前列腺肥大、排尿困难、多次分娩以致腹腔内压力增高，推压已松弛的直肠向外脱出。

直肠脱垂的发病机理，存在滑动性疝、肠套叠、直肠黏膜下移、炎症、盆底松弛无力等多种学说。但目前多倾向于以下两种学说：①滑动性疝学说：认为直肠脱垂是疝的发生过程。因盆底支持直肠的组织软弱松弛以及腹内压增加，使被推压的直肠膀胱或子宫凹陷和腹膜反折向下移动，沿直肠向下 通过盆底，成为滑动疝。疝囊在腹内压增加时，脱出肛外。②肠套叠学说：认为直肠脱垂是乙状结肠与直肠连接处发生套叠而引起。此套叠与一般套叠不同，套叠起点无固定部位，因腹内压增加等因素，致使直肠脱出肛外。

直肠脱垂的病理变化主要表现为：肛管、直肠黏膜、直肠全层和部分乙状结肠反复脱出，长期暴露在肛外，表面发炎、充血、水肿，甚至糜烂、坏死，并发肛门松弛。

中医认为，多因素体气血不足，或小儿气血未旺，或年老气血虚衰，或妇人产育过多，或久泻久痢，或劳倦过度，以致气血亏损，中气下陷，固摄失司所致。

【临床表现】

一、症状

1. 脱出 是直肠脱垂的最主要症状。初期病人便时有肿物脱出肛外，便后可自行复位，无疼痛。随着病情的发展和日久失治，身体抵抗力下降，脱出物逐渐增长、变粗，伴有肛门下坠和排便不尽感，甚至咳嗽、喷嚏、行走、举重物、下蹲时也会脱出，不易复位，须用手托或卧床休息，方能复位。

2. 出血 一般无出血症状，偶尔大便干燥、衣裤摩擦，刺激直肠黏膜，以致黏膜发生充血、水肿、糜烂，大便时有少量滴血，粪便或便纸带血。

3. 潮湿 由于括约肌收缩无力，常有黏液由肛门溢出，或因直肠脱出后未及时复位，直肠黏膜充血、水肿和糜烂，而感肛门潮湿，甚至瘙痒难忍。

4. 坠胀 因直肠与乙状结肠套叠，压迫肛门，或伴炎症、腹泻时，常感肛门坠胀或里急后重。

此外，尚有腰骶部酸痛，尿频和大便次数增多，甚至发生嵌顿、绞窄和坏死。

二、体征

肛门括约肌松弛失禁时，可见肛门扩大，直肠黏膜充血、发红。嘱病人下蹲后用力屏气，增加腹内压，使直肠脱出，以观察脱出物的形态及脱出程度。

指检触之感肛门括约肌松弛无力，能容纳数指，严重者可自由伸入拳头。嘱病人用力收缩时，仅微有收缩感觉。

依据脱出物和脱出物的程度，临床上将直肠脱垂分为三度。

Ⅰ度脱垂：指直肠黏膜脱出。脱出物长 3～5cm，色淡红，有放射状纵沟，触之柔软，无弹性，不易出血，便后可自行回复，无自觉症状。

Ⅱ度脱垂：指直肠全层脱垂。脱出物呈圆锥状，长 5～8cm，色淡红，表面为环状有层次的黏膜皱襞，触之较厚，有弹性，肛门松弛，不能自行复位，须用手托方能复位。

Ⅲ度脱垂：指肛管、直肠全层和部分乙状结肠脱垂。脱出物呈圆柱状，长达 8cm 以上，表面环状黏膜皱襞变浅或消失，触之很厚，肛门松弛无力，不能自行复位，须用手托方能复位。

【鉴别诊断】

1. 内痔脱出　内痔脱出物为痔核，呈颗粒状或环状，质地柔软，色暗红或青紫，易出血；直肠脱出物为直肠，呈圆锥状或圆柱状，表面有明显的放射状纵沟和直肠环圈，色淡白或淡红，不易出血，指诊时可见括约肌松弛。

2. 直肠息肉　脱出物呈圆形或椭圆形，色红，带蒂，质软而有弹性，多为单个，易出血。

【辨证分型】

1. 脾虚气陷　便时肛内肿物脱出，色淡红，伴肛门坠胀，大便带血，神疲乏力，食欲不振，大便溏薄，甚则头昏耳鸣，腰膝酸软，舌淡，苔薄白，脉虚弱。

2. 湿热下注　肛内肿物脱出，色紫暗或深红，甚则表面溃破、糜烂，血性分泌物多，里急后重，肛门坠痛，排尿不畅，肛内指检有灼热感，舌红，苔黄腻，脉滑数。

【治疗】

直肠脱垂的治疗应根据年龄、病人体质状况、脱出的严重程度的不同，选择不同的治疗方法，其重点在于去除脱垂诱因，防止复发。

一、一般非手术治疗

主要用于婴幼儿或轻度脱垂。婴幼儿直肠脱垂常有自愈的可能性。采用缩短排便时间的方法，便后立即将脱出肠管复位，然后用胶布将双臀固定，尽量减少哭闹，保持大便通畅。成人应注意去除腹压增加因素，如咳嗽、便秘或排尿困难，以免加重直肠脱垂程度或治疗后复发。

二、中医治疗

1. 内治

（1）脾虚气陷：治宜益气升提，收敛固涩。方用补中益气汤加减。脱垂严重者，重用升麻、柴胡、黄芪、党参，加五倍子、诃子；大便次数多者，加乌梅炭、赤石脂；便血者，加地榆炭、槐花、侧柏炭；腰酸耳鸣者，加山萸肉、覆盆子、诃子。

（2）湿热下注：治宜清利热湿。方用萆薢渗湿汤或地榆散加减。

2. 外治

(1) 熏洗法：以苦参汤加石榴皮、枯矾、五倍子，煎水熏洗，每日 2 次，每次 20 分钟。

(2) 敷药法：用五倍子散或马勃散外敷。

(3) 针灸疗法：主要是通过针刺和艾灸，以增强肛门括约肌及盆腔肌肉对直肠的支持固定作用。①体针取长强、百会、足三里、承山、提肛穴等。②耳针取直肠下端、神门、皮质下等穴。采用强刺激，留针 3~5 分钟，每日 1 次，7 天为一疗程。③小儿取百会、关元，用艾灸，灸后用蓖麻子数粒捣烂敷贴半天。每日 1 次，每次 10 分钟，7 天为一疗程。④用梅花针在肛门周围皮肤外括约肌部位点刺。

三、复位法

直肠脱出后应尽快及时复位，以避免脱出黏膜或直肠发生充血、水肿，甚至嵌顿、绞窄、糜烂、坏死，给复位带来困难。

1. 儿童脱垂复位法 患者俯卧于术者膝上，以手指缓慢地将脱出的直肠纳入肛门内，清洁肛周皮肤。稍大的儿童可采用膝胸位按同法复位。然后压以纱布垫，用吊带固定在于肛门两侧，阻止肛门下移。

2. 直肠全层脱垂复位法 取侧卧位，用手指压迫脱垂的顶端，持续加压，手指应随脱出的直肠进入肛门，使脱垂的直肠复位。若脱出时间较长，脱出部位发生充血水肿，用一般方法不能复位时，应在局麻下进行复位。

四、注射疗法

为治疗直肠脱垂的首选疗法，该疗法具有痛苦小、疗程短、疗效好等特点，主要有黏膜下注射法和直肠周围注射法。常用药物有 6%~8% 明矾溶液、5% 鱼肝油酸钠等。

1. 黏膜下注射法 此法是将药液注入直肠黏膜下层，使分离之直肠黏膜与肌层粘连固定而不脱出肛外。分为直肠黏膜下层点状注射法和柱状注射法两种。

适应证：直肠黏膜脱垂，直肠全层脱垂，直肠全层合并部分乙状结肠脱垂。

禁忌证：急慢性直肠炎，腹泻，肛周炎及持续性腹压增加疾病。

操作方法：取侧卧位，常规消毒，局部麻醉，在肛镜下用 0.1% 新洁尔灭作肛内消毒。点状注射：以 20ml 注射器装满药液，用 7 号长针头在齿线上 1cm，环形选择 2~3 个平面，或纵行选择 4~6 行，每个平面或每行选择 4~6 个点，点与点之间应相互交错，相距 0.5~1cm，每点注药 0.3~0.5ml，将药液注射到黏膜下层。注药时不要过深刺入肌层，或太浅注入黏膜内，以免造成坏死或无效。一次注药总量为6～10ml。柱状注射：选择截石位3、6、9、12点齿线上1cm黏膜下层作柱状注射，长短视脱出长度而定，每柱注药2～3ml。注射完毕，压以塔形纱布，胶布固定。注射当日应卧床休息，进流质饮食，控制大便2～3天，2周内不宜剧烈活动。为防止感染，可酌情应用抗生素。一般注射1次后可收到满意效果，如疗效不佳，7～10天后可再行注射一次（图22－20）。

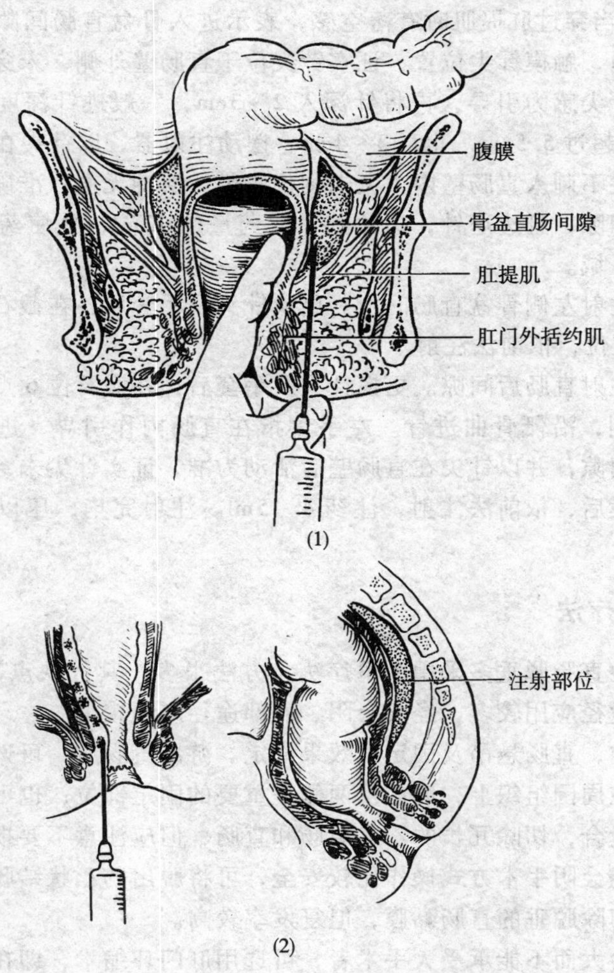

图22－20　直肠脱垂的注射疗法

2. 直肠周围注射法　此法是将药液注射入两侧骨盆直肠间隙及直肠后间隙内，通过药液引起无菌性炎症反应，产生纤维化使直肠壁与周围组织（两侧直肠侧韧带和后方的骶前筋膜）粘连固定而不脱出肛外。适用于Ⅱ、Ⅲ度直肠脱垂。

操作方法：取侧卧位，常规消毒，局部麻醉，在肛镜下用0.1%新洁尔灭作肛内消毒，以20ml注射器装满药液，用7号长针头，选择截石位3、6、9点为进针点，分三步进行注射。

第一步：注射右侧骨盆直肠间隙。在截石位9点肛门缘外1.5cm处进针，先用针穿透皮层，经肛门外括约肌至肛提肌（约进针4~5cm时针尖遇到阻力，即达肛提肌），当穿过肛提肌时有落空感，表示进入骨盆直肠间隙。此时用左手食指伸入直肠内，触摸针尖位置，证实针尖位于直肠壁外侧，未穿透直肠时，以左手食指触摸针尖感为引导，再将针深入2~3cm，一般进针深度，男性不超过7.5cm，女性不超过5.5cm，儿童3~4cm。摆动注射器，以针尖在直肠壁外滑动为准，确保针尖不刺入直肠壁内，又未刺伤腹膜。回抽无血，准确定位，缓慢将药液注入直肠间隙，且边退针，边注药，注药量约12ml，并使药液呈扇形均匀分布于齿线上区域。

第二步：注射左侧骨盆直肠间隙。更换针头及手套后，在截石位3点距肛缘1.5cm处穿刺定位，依前法注射。

第三步：注射直肠后间隙。更换针头及手套后，在截石位6点，肛门与尾骨间皮肤中点穿刺，沿骶骨曲进针。左手食指在直肠内作引导，进针约5~6cm，即到达直肠后间隙，并以针尖在直肠壁后活动为准，证实针尖未穿透直肠壁，未穿入骶骨前筋膜后，依前法注射，注药4~5ml。注射完毕，压以塔形纱布，胶布固定。

五、手术疗法

成人完全性直肠脱垂多采用手术疗法，方法很多，其优缺点、复发率各异。经腹部、会阴途径应用较多，经腹会阴、骶部途径应用较少。

手术方法中，直肠悬吊及固定术效果肯定。游离直肠后，可选用多种方法将直肠结肠固定在周围组织上，骶前及两侧是重要的固定部位；也可同时将松弛的盆底、肛提肌缝合，切除冗长的乙状结肠和直肠；但应注意不要损伤骶前静脉丛及周围神经。经会阴手术方式操作比较安全，可将脱出的乙状结肠、直肠切除缝合；也可环形切除脱垂的直肠黏膜，但复发率较高。

体弱、年龄大而不能承受大手术者，可选用肛门环缩术，即在麻醉下于肛门前、后各切开一小口，用弯血管钳在肛门皮缘下潜行分离，使两切口相通，用金属丝、尼龙网或涤纶带在皮下环绕肛管上部，大小可容一食指通过即可。皮下留置物可在2~3个月后取出，使肛门缩小以阻止直肠脱垂。此法易发生术后感染和粪便嵌塞，复发率较高。

【预防与调护】

1. 及时治疗肠炎、痢疾、便秘、慢性咳嗽、痔疮、直肠息肉，防止并发直肠脱垂。

2. 注意饮食卫生，多食蔬菜、水果，养成定时排便的良好习惯。

3. 对已患直肠脱垂的患者，便后应及时进行复位，以防止发生嵌顿，加重病情。

4. 平时多做提肛运动，每日2次，每次连续放松、紧缩肛门20～30次，以增强肛门括约肌功能，对预防直肠脱垂和防止肛门松弛有积极作用。

第八节　直肠息肉

直肠息肉（polyp of rectum）是指直肠黏膜表面向肠腔突起的隆起性病变。本病以便血和脱出为主要临床特征，是一种比较常见的直肠良性肿瘤，有单发和多发两种，前者多见于儿童，后者多见于青壮年。息肉多数是腺瘤性，但可能是癌前病变，少数可发生恶变，形成肛管直肠癌，尤以多发性息肉恶性变较多。本病属中医“息肉痔”、“樱桃痔”和“珊瑚痔”的范畴。

【病因病理】

一、病因

现代医学认为，本病的形成主要与下列因素有关：①炎症刺激：溃疡性结肠炎、晚期血吸虫病、阿米巴痢疾、肠结核、非特异性直结肠炎等慢性炎症，长期刺激肠黏膜，导致肠黏膜形成息肉状肉芽肿。②基因突变和遗传因素：腺瘤性息肉的形成可能与显性基因和隐性基因有关，即显性基因与家族性息肉有关，隐性基因与孤立性腺瘤性息肉有联系。③饮食因素：饮食因素与大肠息肉的形成有一定的关系，尤其是细菌和胆酸的相互作用可能是腺瘤息肉形成的基础。④机械损伤和粪便刺激：粪便中的粗渣和异物以及其他有关因素造成大肠黏膜损伤，或长期刺激大肠黏膜上皮，使细胞的产生增快，或脱落速度减慢，或二者兼有之，以致形成息肉状突起。

中医认为，本病主要是由于湿热下迫大肠，以致肠道气机不利，日久经络阻塞，瘀血浊气凝聚而成。

二、病理分类

直肠息肉按其病理性质，主要分为肿瘤性、错构性、炎性和增生性息肉四种类型。

1. 肿瘤性息肉 包括管状腺瘤、绒毛状腺瘤、绒毛管状腺瘤、家族性息肉病以及其他息肉状肿瘤。

（1）息肉性腺瘤或管状腺瘤：最常见，其大小多数在1cm左右，多为单个，也有多发，带蒂，一般属于良性，如腺体迅速长大，超过1cm以上，发生不典型增生时，也可癌变，多见于男性青壮年。

（2）绒毛状腺瘤（又称乳头状腺瘤）：少见，其基底广，无蒂，触之松软似海绵状，肠黏膜上皮呈绒毛状或乳头状增生隆起，病变范围局限于黏膜层，易出血，常出现不典型增生，易癌变，多见于老年人。

（3）家族性息肉病（又称遗传性多发性息肉）：少见，肠腔内满布大小不等的息肉状腺瘤，基底广，不带蒂。多发于青年，具有很高的癌变倾向。

2. 错构性息肉 包括幼年型息肉、黑斑息肉病等。幼年型息肉（又称先天性息肉），呈球形或卵圆形，直径小于1cm，表面光滑，多为单发而带蒂，会自行脱落。好发于5~10岁的儿童，不发生癌变。

3. 炎性息肉（又称假性息肉） 炎性息肉是直肠黏膜炎性溃疡，肉芽组织增生、修复、愈合过程而形成的息肉。多见于溃疡性结肠炎、阿米巴痢疾、肠结核、克罗思病、血吸虫病等。息肉呈慢性炎性反应，内有纤维肉芽组织增生，间质水肿，细胞浸润，直径小，多发而无蒂，表面不规则，呈灰白色。癌变机会较小，好发于40岁以上成年人。

4. 增生性息肉（又称化生性息肉） 为多发性，直径小，表面光滑，蒂短，不规则，呈锯齿状的凹凸不平。病理检查可见腺管排列不致密，可有延长，管腔扩大。无癌变倾向。

【临床表现】

一、症状

1. 便血 有隐性和显性两种。隐性便血仅粪便镜检有红细胞或潜血试验阳性，多见于高位息肉较小、数量较少者；显性便血即肉眼可见便血鲜红，呈滴状，或大便带血，血量多少不一。长期便血可导致贫血。

2. 大便习惯改变 多发性息肉常常伴有腹痛、腹泻、里急后重等大便习惯改变；乳头状息肉以晨起排出大量蛋清状黏液便为特点。

3. 脱垂 低位息肉便时可见鲜红色、樱桃状肉样肿物，或与直肠黏膜一起脱出肛外，便后可自行回纳。脱出时常伴有排便不畅、肛门下坠或里急后重感。

二、体征

息肉脱出者，可见红色或樱桃状肉样肿物。

【辅助检查】

1. 直肠指检 可触及直肠下段较大的息肉，呈球形肿物，表面光滑，质柔软，有蒂或无蒂，带蒂息肉活动，有游移不定现象。多发性息肉，则可触及葡萄串样大小不等的球形肿物，如息肉质硬，有粘连，不活动，则可能已发生癌变。指套可染血或带脓血性分泌物。

2. 直肠镜或乙状结肠镜检查 可发现高位息肉或低位较小、手指触摸不清的息肉。镜下可见隆起或球状息肉，表面易出血，有时可见溃疡面。

3. X 线气钡灌肠造影 可发现肠壁有充盈缺损。

4. 病理检查 病理检查为腺瘤样组织，外有包膜，组织排列正常，即可诊断为腺瘤性息肉。

【鉴别诊断】

1. 直肠癌 指诊可触及坚硬如石，表面不规则，凹凸不平或呈菜花状，活动范围小，基底粘连，有压痛的肿物。晚期，指诊可摸到周边隆起而坚硬的溃疡，指套可带脓血性分泌物，有特殊臭味。病理检查可明确诊断。

2. 肛乳头肥大 位置较低，生长于齿线附近，质稍硬，表面光滑，呈椭圆形，不易出血，可脱出肛外。

【辨证分型】

1. 风伤肠络 便时滴血，或射血，或大便带血，血色鲜红，息肉表面充血明显，脱出或不脱出肛外，舌红，苔白或薄黄，脉浮数。

2. 气滞血瘀 肿物脱出肛外，不能回纳，疼痛甚，息肉表面紫暗，舌紫，脉细涩。

3. 脾气亏虚 肿物易脱出肛外，表现增生粗糙，或有少量出血，肛门松弛，舌淡，苔薄，脉虚弱。

4. 湿热夹瘀 腹泻不爽，里急后重，便带脓血或有黏液，腹痛，痛有定处，舌暗红，边有瘀斑、瘀点，苔黄腻，脉滑数。

【治疗】

一、中医治疗

1. 内治

（1）风伤肠络：治宜清热凉血，祛风止血。方用槐角丸或凉血地黄汤加减。

（2）气滞血瘀：治宜活血化瘀，软坚散结。方用少腹逐瘀汤加减。

（3）脾气亏虚：治宜补脾益气。方用参苓白术散加减。

（4）湿热夹瘀：治宜清热除湿，活血祛瘀。方用地榆芍药汤加减。

2. 外治 灌肠法适用于多发性息肉。常用6%明矾液50ml，或用乌梅12g，五倍子6g，五味子6g，牡蛎30g，夏枯草30g，海浮石12g，紫草15g，贯众15g，浓煎为150～200ml，每次50ml，保留灌肠，每日1次。

二、手术疗法

1. 注射疗法 适用于小儿无蒂息肉。常用药物有6%～8%明矾液、5%鱼肝油酸钠等。

操作方法：取侧卧位，常规消毒，在肛镜下找到息肉，用0.1%新洁尔灭液消毒息肉基部，并将药液注入息肉基底部，一般用药0.3～0.5ml，注射完毕，外敷纱布，胶布固定。术后防止便秘，每晚睡前服麻仁丸9g。

2. 结扎切除法 适用于低位带蒂的直肠息肉。

操作方法：取侧卧位，常规消毒，局部麻醉后，先行扩肛，然后用食指将息肉轻轻拉出肛外或在肛镜下找到息肉，用组织钳夹住息肉蒂的根部，用圆针丝线在蒂的根部作贯穿“8”字形结扎，并将息肉切除，肛内填入九华膏纱条，压以塔形纱布，胶布固定（图20－21）。

3. 电灼法 适用于高位的小息肉。

操作方法：取侧卧位，常规消毒，在直肠镜或乙状结肠镜下找到息肉，用电烙器的套圈套住息肉蒂的根部，并予以电灼切除。无蒂息肉，可烧灼中央部位，但烧灼不宜过深，以防损伤深部组织。

4. 经纤维结肠镜或电子肠镜通过高频或微波切除 适用于直径2cm以内的带蒂息肉或较小的宽基底息肉，无出血倾向者也可用显微手术肛门镜接电视屏，放大视野，镜下切除息肉。这种方法创面小，可以缝合，避免了术后出血。

5. 套扎法 适用于位置较高的有蒂息肉，直径在1.5cm以内者。

操作方法：取膝胸位，常规消毒，局部麻醉，在直肠镜或乙状结肠镜下找到息肉，将息肉套扎器伸入肠镜管中，对准息肉，并将胶圈套入息肉蒂的根部即可，胶圈逐渐缩紧，息肉便缺血坏死脱落。

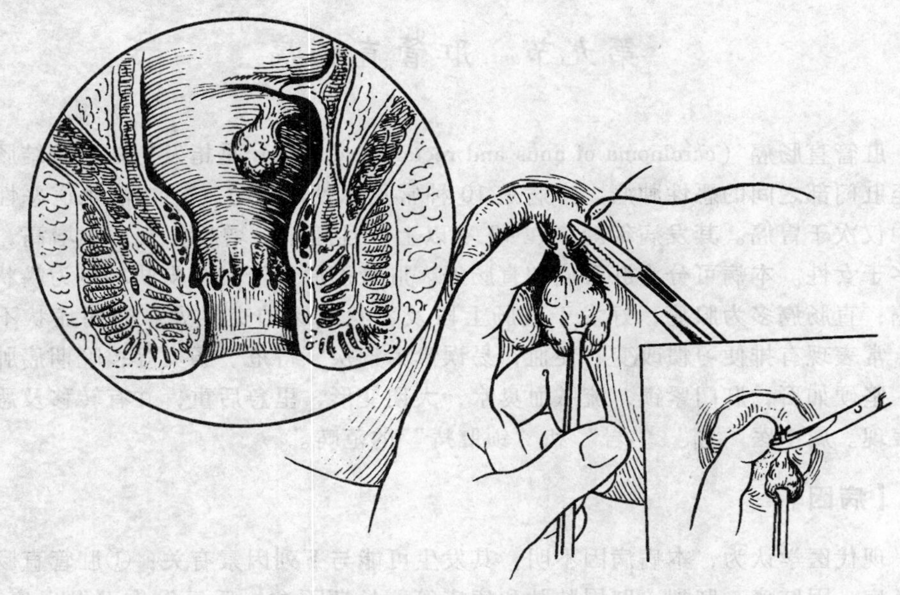

图 20－21　直肠息肉结扎法

6. 直肠后部切开切除术　适用于生长在腹膜反折平面，基底广，直径大的息肉，或低位息肉，但基底广，不便从肛门手术者。

操作方法：取俯卧位，常规消毒，腰椎或骶管麻醉后，在臀部正中线上，自骶骨下端至肛缘上方 2cm 处作纵行切口，切开皮肤及筋膜，切除尾骨，结扎骶中动脉，切开肛提肌和直肠后壁，找到息肉并予切除，止血后，依次缝合各层组织，创口放置凡士林纱条引流，敷以纱布，胶布固定。

7. 开腹手术　若息肉位置较高，或息肉有癌变，或息肉直径大于 2cm 且为广基底者，可经下腹入腹作局部切除，癌变者按直肠癌切除原则处理。

【预防与调护】

1. 注意调理饮食，少食辛辣醇厚之品。

2. 积极防治便秘、腹泻、痢疾、溃疡性直结肠炎、血吸虫病以及痔疮、肛瘘、肛裂、肛窦炎等疾病。

3. 重视清洁肛门卫生，养成定时排便的良好习惯。

4. 息肉脱出肛外时，要及时还纳，不可盲目牵拉，以免撕伤或断裂而造成大出血。

第九节 肛管直肠癌

肛管直肠癌（carcinoma of anus and rectal carcinoma）是指发生在乙状结肠下界至肛门部之间的恶性肿瘤。本病是10种常见恶性肿瘤之一，在消化道恶性肿瘤中仅次于胃癌。其发病年龄多在40岁以上，且随年龄增长，发病率增高，男性多于女性。本病可分为肛管癌和直肠癌。肛管癌原发于肛管皮肤，多为鳞状细胞癌；直肠癌多为腺癌，好发于直肠上段及乙状结肠的交界处。初期症状不明显，常表现有排便习惯改变、便血，易误诊为痢疾、痔疮、肠炎等；晚期癌肿增大，坚硬如石，肛门紧锁，流脓血臭水，大便变形，里急后重，并有转移及恶病质表现。属中医“癌”、“岩”和“锁肛痔”的范畴。

【病因】

现代医学认为，本病病因不明，其发生可能与下列因素有关：①肛管直肠慢性炎症：因肛瘘、肛裂、肛周脓肿和痔疮等，长期不愈，反复发作而发生癌变；或因溃疡性结肠炎、慢性菌痢、阿米巴痢疾、血吸虫病等，使肠黏膜反复破坏和修复而导致癌变。②肛管直肠良性肿瘤癌变：肛门部乳头状纤维瘤、家族性腺瘤、绒毛腺瘤等良性肿瘤，病程日久，易恶变引起癌肿。③膳食与致癌物质：高脂肪、高蛋白与低纤维饮食和维生素缺乏，使细菌组成改变，胆酸、胆盐增加，被肠内厌氧菌分解为不饱和的多环烃、甲基胆蒽等致癌物质，便秘时致癌物质与肠黏膜接触时间延长，增加了致癌作用。④遗传因素：正常细胞的基因发生改变，可使病人体内由遗传得到一种易感性，再加上某种激发因素，促使组织细胞生长迅速，以诱发癌变。基因改变的传递，可表现于肿瘤的家族性。⑤免疫功能失常：自身免疫性疾病，细胞免疫机能抑制，免疫反应性降低，则癌的发病率增高。⑥病毒感染：人类乳头瘤病毒、单纯疱疹病毒等，可改变细胞基因，在肿瘤促进因子的作用下导致肿瘤的发生。

中医认为，本病多因忧思郁结，七情内伤，经络阻塞，气血瘀滞；或因饮食不节，过食辛辣，湿热内生；或因久泻久痢，脾失健运，痰湿内蕴；或因外感六淫，湿热邪毒蕴结。如遇脾肾两亏，正气虚衰，则邪毒、痰湿、瘀血乘虚下注，积聚肛门直肠而形成。

【病理】

一、病理分型

1. 肿块型　肿瘤常向肠腔内生长，多呈乳头状、结节状或菜花状，边界较清楚，浸润表浅、局限，分化程度较高，转移较晚，预后较好。

2. 溃疡型　肿瘤常向肠壁深层生长，深达或超过肌层，并向肠壁深层浸润，中央形成不规则溃疡，边界多不清楚，易出血、坏死或继发感染，分化程度低，转移较早。

3. 浸润型　肿瘤常向肠腔各层弥漫浸润，可累及肛管全周，使肠腔狭窄，转移早，预后较差。

二、组织学分类

1. 肛管癌

（1）鳞状细胞癌：多来源于肛管的鳞状乳头状瘤。最常见，占肛管及肛门周围恶性肿瘤的50%～75%。但与直肠腺癌相比则少见，两者比约25:1。其预后与细胞分化有关，分化差者多有淋巴转移。

（2）基底细胞癌：系基底细胞恶性增殖，极少见。

（3）恶性黑色素瘤：系高度恶性肿瘤，生长迅速，早期即发生转移，预后较差，较少见。

（4）其他：如上皮内腺癌等，较少见。

2. 直肠癌

（1）腺癌：最常见，约占90%，癌细胞排列成不典型的腺管或腺泡状结构，腺管大小、长短、增生程度及间质数量等变异较大。

（2）黏液腺癌：较少见，占10%～20%，肿瘤呈胶冻状，由分泌黏液的癌细胞组成，恶性程度较高。

（3）未分化癌：癌细胞较小，呈圆形或不规则形，易侵入小血管和淋巴管，预后最差。

（4）其他：如鳞状细胞癌、恶性黑色素瘤、嗜银性细胞癌、腺鳞癌等，较少见。

三、Broders 分级

按 Broders 分级法分为Ⅰ～Ⅳ级。Ⅰ级为低恶性（高分化），Ⅱ级为中等恶性，Ⅲ级为高恶性（低分化），Ⅳ级为未分化。

四、Dukes 分期

按癌肿浸润程度及淋巴转移程度分为四期：

A 期：肿瘤局限于直肠壁内，未侵入浆肌层。

B 期：肿瘤已侵及直肠壁外，深入浆肌层，但无淋巴结转移。

C 期：肿瘤已侵及直肠壁外，深入浆肌层，并伴有局部淋巴结转移。

D 期：肿瘤已发生广泛性或远处转移。

五、转移方式

1. 直接蔓延 癌肿沿黏膜直接向上、向下并绕肠管蔓延，也可向深部发展，侵入肠壁全层，侵犯邻近器官，如前列腺、膀胱、阴道、子宫和骶骨等。直接蔓延的速度较慢，浸润肠管一般病程需要 18 ~24 个月。

2. 淋巴转移 是肛管直肠癌最主要的转移方式。直肠癌侵入肠壁淋巴组织后，分别沿上、中、下三个方向的淋巴引流区转移。向上沿直肠上动脉、肠系膜下动脉及腹主动脉周围淋巴结转移到盆内淋巴结；向下沿侧韧带内淋巴管、髂内淋巴结转移到卵巢，或沿肛提肌两侧淋巴结、肛管外淋巴引流转移到腹股沟淋巴结。

3. 血行转移 癌细胞栓子，通过直肠上静脉、肠系膜下静脉、门静脉转移至肝脏，或由髂静脉转移到肺脏及其他器官。癌肿的恶性程度越高，则癌细胞通过血行转移的机会越多。

4. 种植转移 癌细胞脱落后，可直接种植到肠黏膜的其他部位；穿透管壁的癌肿，也可直接种植在腹膜或腹腔内其他器官表面。此转移较少见。

【临床表现】

一、症状

1. 肛管癌 主要表现为肛门持续性疼痛，且便后加重，大便次数增多，有排便不尽感。早期肿块较小，可活动，呈疣状，有少量便血，随着病情的发展，则肛门部出现包块或溃疡，基底不平，质硬，可有腹股沟淋巴结转移。

2. 直肠癌 早期常无明显症状，随着病情的进展，病灶的扩大，且形成溃疡、继发感染后，才表现出一系列临床症状。

（1）直肠刺激症状：常见腹泻，里急后重，便意频繁，排便不尽及肛门下坠感，晚期可见下腹痛。

（2）癌肿破溃感染症状：常见大便带有脓血及黏液，大便次数增多，便血呈间歇性，血色鲜红或暗红，量少。少数病例可发生大量出血。

(3) 肠腔狭窄梗阻症状：常见腹胀，阵发性腹痛，肠鸣音亢进，甚则排便习惯改变，大便困难及变形等。

(4) 转移征象：晚期癌肿浸润括约肌，括约肌功能丧失，肛门常见脓血便流出；侵犯膀胱、尿道，则有尿频、尿痛；侵犯骶神经丛，则直肠内或骶骨部有剧烈持续性疼痛，并向右下腹部、腰部或下肢放射；肝转移者，有肝区疼痛，肝脾肿大，黄疸，腹水。

(5) 慢性消耗性症状：晚期因长期慢性消耗，可见贫血、消瘦、水肿等恶病质征象。

二、体征

早期无明显体征，中后期可见肠腔狭窄；肝转移者，可触及肝脾肿大。

【辅助检查】

1. 直肠指诊　在肛管直肠癌的早期诊断上具有极其重要的意义。80%～90%的直肠癌在指诊时可触及形状不规则、边缘不整齐的硬性肿块或溃疡，表面欠光滑，周围黏膜增厚，推之不移，肠腔狭窄，指套上染有黏液脓血。

2. 直肠镜检查　镜检可直接观察直肠癌肿的形态、大小、部位，同时可以钳取活体组织做病理检查，以明确诊断。

3. 组织病理切片检查　凡直肠指诊和直肠镜检查发现直肠肿瘤时，均需作活体组织病理切片检查，以明确诊断。对检查结果阴性者，应重复检查。

4. X线钡剂灌肠摄片检查　对疑有大肠高位癌，需排除癌肿上方是否同时合并其他病变有重要意义。如发现肠腔狭窄或钡影残缺等，有助于诊断。

【鉴别诊断】

1. 内痔　多为无痛性便血，色鲜红，不与大便相混，大便表面带血，或滴血，或射血，指诊触及颗粒性柔软肿块，表面光滑，镜检齿线附近可见痔核，呈暗红色，不难与直肠癌鉴别。

2. 直肠息肉　便血或大便隐血阳性，腹痛不适，腹泻，泻下黏液脓血便，里急后重，甚则有肿物脱出。指诊可触及球形或葡萄串样柔软肿物，活动，有蒂或无蒂，表面光滑，指套染血。镜检可见单个息肉呈红色肉样突起，有蒂，多发性息肉呈葡萄串样突起，可取病理活体检查。

3. 血吸虫病晚期　多表现出腹痛、腹泻、便血等症状，晚期可出现结缔组织增生，肠壁增厚，甚则肠腔狭窄，反复重度感染而黏膜增殖明显者，可形成血吸虫肉芽肿，易与直肠癌肿相混淆。临床可作直肠镜及乙状结肠检查，并取病理活体检查，方可鉴别。

【辨证分型】

1. 湿热蕴结 肛门坠胀，便次增多，大便带血，色泽暗红，或夹黏液，或下痢赤白，里急后重，排便困难，舌红，苔黄腻，脉滑数。

2. 气滞血瘀 大便带血，色紫暗，里急后重，排便困难，肛内肿物突起，坚硬如石，疼痛拒按，舌质紫，边有瘀斑、瘀点，脉沉涩。

3. 气阴两虚 面色无华，形体消瘦，倦怠无力，便溏或排便困难，便中带血，色紫暗，肛门坠胀，或五心烦热，口干，潮热盗汗，舌红或绛，苔少，脉细弱或细数。

【治疗】

一、手术疗法

1. 根治性手术是直肠癌的主要治疗方法，术前根据肿瘤及病人全身情况进行化疗或放射治疗，可以提高根治性手术的疗效。

凡能切除的直肠癌及无禁忌证者，应尽早施行直肠癌根治术。根治性手术包括切除全部癌肿、足够的两端肠段、四周可能被浸润的组织以及有关的肠系膜和淋巴结。此仅适用于癌肿局限于直肠壁，而只有局部淋巴结转移者（图20－22）。如已侵犯子宫、阴道壁，可同时切除。对有孤立性肝转移者，可同时行肝叶切除或楔形切除。

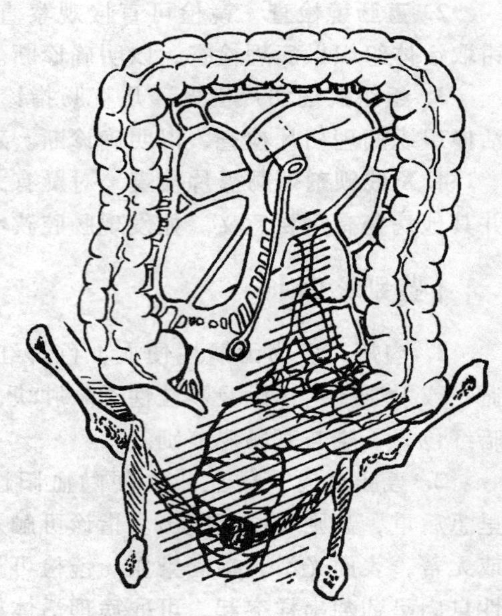

图20－22 直肠癌的切除范围

根治性切除手术主要有以下几种：

（1）腹会阴联合直肠癌根治术（Miless手术）：适用于距肛门7cm以内的直肠癌。切除范围包括乙状结肠下部及其系膜和直肠全部、肠系膜下动脉和周围淋巴结、肛提肌、坐骨直肠窝内脂肪、肛管和肛门周围及皮肤约5cm直径以及全部肛管括约肌。乙状结肠近端在左下腹壁做永久人工肛门。此法切除范围较广，彻底，治愈率高。缺点是手术损伤较大，分腹、会阴两个手术组，先后或同时进行手术，必须做永久人工肛门，术后终身要用人工肛门袋。

（2）经腹腔直肠癌切除术（直肠前切除术，Dixon 手术）：适用于直肠癌下缘距肛门 10cm 以上的，手术时尚能留下足够的直肠，可在腹腔内与乙状结肠行对端吻合者。此手术损伤不大，只需在腹部进行并保留正常肛门，是各种直肠癌切除术后控制排便功能最为满意的手术。缺点是直肠下端切除组织的范围有限，根治不彻底，盆腔内吻合有技术困难，术后有一定的并发症，如吻合口瘘、出血、狭窄和复发。用吻合器进行此手术，可扩大手术的适应证，使更低位的直肠癌（距肛门 6 ~ 7cm）得以保留肛门，比手术缝合更方便、安全。

（3）经腹直肠癌切除、人工肛门、远端封闭手术（Hartmann 手术）：适用于年老、体弱等原因不能行 Miles 手术或一期切除吻合者。此类病人可行经腹直肠癌切除，远端直肠缝合封闭，近端结肠做人工肛门。此手术具有操作简易迅速，出血及并发症少，恢复期短等优点。缺点是根治性差。

（4）拉下式直肠癌切除术：适用于直肠癌下缘距肛门在 7 ~ 10cm 者。腹部操作与上述手术基本相同。会阴部分可保留肛管，经肛门在齿线上切断直肠，将乙状结肠从肛门拉下，固定于肛门。10 ~ 14 天后切除肛门外多余的结肠。缺点是此类手术虽保留肛门，但控制排便效果不满意，手术彻底性差。

近年来国内有人设计用股薄肌或臀大肌代替括约肌以及做肠管套叠式原位肛门手术，期望在切除肛管及括约肌的情况下，即在 Miles 手术时，将近端乙状结肠拖至会阴切口处，一期或二期行括约肌成形术。此方法尚需经实践检验及总结。

2. 对于晚期直肠癌，已不能行根治性手术，当病人发生排便困难或肠梗阻时，可行乙状结肠造口术以解除梗阻。

3. 肛管癌行根治性手术必须考虑同时清除已转移的两侧腹股沟淋巴结。

二、放射治疗

放射治疗是利用放射线的电离作用或化学作用，使癌肿充血，癌体内血管阻塞，癌细胞停止生长和死亡。根据病人的全身情况及癌肿的局部情况，可使用 X 线体外放疗、镭放疗、钴放疗、电子加速器放疗等，配合手术作用，以提高治疗效果。

三、化学疗法

应用 5 - 氟尿嘧啶或环磷酰胺等。单独应用 5 - 氟尿嘧啶 500mg，加入 10%

葡萄糖注射液500ml，静脉滴注，每日1次，10天为一疗程；或用5－氟尿嘧啶每日15mg/kg，静脉注射，每周1次，10次为一疗程。常于术后2～3周开始，术后两年内间歇用药4～5次。或口服5－氟尿嘧啶，每日150mg，8～10周为一疗程；或博莱霉素15～30mg，溶于生理盐水，肌内注射或静脉注射，每日1次或隔日1次，总量300～450mg为一疗程。

四、其他疗法

如电灼、液氮冷冻和激光烧灼治疗，适用于癌肿较小（直径<3cm），部位低，病人不能接受根治性手术切除；或作为姑息性治疗用于低位癌肿造成狭窄者。

五、中医治疗

1. 内治

（1）湿热蕴结：治宜清热利湿，解毒抗癌。方用槐花地榆汤加减。

（2）气滞血瘀：治宜活血祛瘀，解毒抗癌。方用桃仁四物汤或失笑散加减。

（3）气阴两虚：治宜益气养阴，清热解毒。方用四君子汤合增液承气汤加减。

2. 外治

（1）外敷法：癌肿溃烂者，以九华膏或黄连膏外敷。

（2）灌肠法：败酱草30g，白花蛇舌草30g，水煎80ml，保留灌肠，每日2次，每次40ml。

【预防与调护】

1. 注意劳动保护，消除或减少环境中各种致癌物质对人体的影响。

2. 养成良好的饮食习惯，饮食不可过分精细，不吃发霉的食物，进食不宜太热、太硬、太快。

3. 加强锻炼，保持良好的抗病力和免疫力。

4. 积极治疗癌前病变，如息肉、湿疣、黏膜白斑、久不愈合的瘘管、溃疡和炎症等。

5. 普及肿瘤知识，做到早期发现，早期诊断，早期治疗。

第二十一章　泌尿、男性生殖系统疾病

第一节　概　述

泌尿外科是研究、诊断和处理泌尿、男性生殖系统外科疾病的临床学科之一。全面系统地收集和了解病史与掌握症状、体征，正确应用临床的各种诊断方法、检查手段，对泌尿外科疾病的诊断、处理和预防有重要意义。

【中医对泌尿生殖功能的认识】

1. 尿的生成　《素问·经脉别论》："饮入于胃，游溢精气，上输于脾，脾气散精，上归于肺，通调水道，下输膀胱。"水来源于饮，经过脾的消化、吸收，上归于肺，通过肺气的运行，通过三焦水道，下注于膀胱，再经过气化排出于体外为尿。

2. 水液的输送与调节　《素问·灵兰秘典论》："三焦者，决渎之官，水道出焉。"决，通也。渎，水道也。上焦不治，则水泛高原，中焦不治，则水留中脘，下焦不治，则水乱二便。三焦气治，则脉络通而水道利，因而三焦有调节水液之功能；三焦功能失常，可引起溲溺的病变。

3. 津液储藏与排泄　膀胱位居最下，三焦水液所归，故津液藏焉。津液中的无用物质由膀胱排出体外，则称为尿。《素问·灵兰秘典论》："膀胱者，州都之官，津液藏焉，气化则能出矣。"膀胱能否正常排尿，全赖肾的气化功能是否正常，故膀胱排尿受肾的控制。

4. 精的来源、储藏与排泄　精源于先天而成于后天。精之藏在肾，但精之主宰在心，而受扰于火。盖心为君火，心有思忆，君火动，相火亦动，故精之泄在心。《素问·上古天真论》："二八肾气盛，天癸至，精气溢泻，阴阳和，故能有子"。"肾者主水，受五脏六腑之精而藏之，故五脏盛乃能泄。"脏腑功能失调与泌尿、男性生殖系统疾病有关。

【泌尿、男性生殖系统外科疾病的主要症状】

一、与排尿有关的症状

1. 尿频、尿急、尿痛 统属淋的范畴。

淋涩疼痛、淋沥不尽：湿热壅滞于膀胱或心火下移与膀胱，气化受阻或气滞血瘀，水道滞塞所致。

尿频或夜尿频：多见于老人、小儿肾虚之证。

尿频：即排尿次数增多。正常成人白天排尿4～5次，夜间0～1次，每次尿量约300ml。尿频可由于总尿量增多（每次尿量不减少）或膀胱容量减少（每次尿量减少）所引起。前者见于生理性有多饮、服利尿食品；病理性的有糖尿病、尿崩症、急性肾衰竭多尿期等。后者常见于：泌尿、生殖道炎症（膀胱炎、尿道炎、前列腺炎、包皮过长、阴茎头包皮炎），膀胱容量减少（膀胱内占位性病变，膀胱挛缩或妊娠子宫、盆腔肿瘤压迫膀胱等），下尿路梗阻（前列腺增生症、尿道狭窄、尿道结石等），精神性病变（癔症、精神紧张、神经源性膀胱等）。

尿急：迫不及待，不能自制。见于严重急性炎症或膀胱容量过小。常与尿频同时存在。

尿痛：尿前、排尿过程中、尿末或尿后感尿道疼痛，为灼痛或刀割样痛不等。是炎症的表现。

现代医学将尿频、尿急、尿痛称为膀胱刺激征，是下尿路感染的典型表现。

2. 排尿困难 排尿延时、费力、不畅，尿线无力、变细、滴沥等，都为排尿困难，现代医学认为由膀胱以下尿路梗阻引起。中医认为系老年人肾气虚弱，逼尿无力所致。器质性梗阻排尿困难属实属瘀，功能性排尿困难以虚以滞常见。

3. 尿潴留 小便点滴难出为癃；小便点滴不通为闭。癃与闭仅为程度上的差异，辨证有虚实之别。实证：瘀血败精阻滞溺窍或湿热壅滞，膀胱气化不利所致；虚证：肾阳不足，命门火衰，致肺脾气陷，气化无力无权而成。

现代医学将尿潴留分急慢性两类：

（1）急性：膀胱以下梗阻，突然不能排尿，尿液潴留于膀胱内，膀胱过度充盈，逼尿肌发生弹性疲劳，暂时失去逼尿功能；腹部、会阴部手术切口疼痛、不敢用力亦可引起。

（2）慢性：膀胱出口以下尿路不完全性梗阻或神经源性膀胱所致。主要表现为排尿困难，膀胱充盈，亦可出现充盈性（压力性）尿失禁。

4. 尿失禁 多因肾气虚寒，肾气不固所致。老年体虚者多见，若中风者见之则为元阳欲脱之证。

现代医学将其分类为四类：

（1）真性尿失禁：膀胱失去控制能力，膀胱空虚。多见于尿道括约肌受损、先天性或获得性神经源性疾病（脑出血、肿瘤等）。

（2）压力性尿失禁：当腹压增高时（咳嗽、喷嚏、大笑、突然起立）尿液不随意流出。常发生在老年性阴道萎缩、多次分娩或产伤，因膀胱支持组织和盆底松弛所致。

（3）急迫性尿失禁：严重的尿频、尿急时不能控制尿液而致失禁，见于急性膀胱炎、间质性膀胱炎。

4. 充溢性尿失禁　多种慢性尿潴留，膀胱内压超过尿道阻力时，尿液持续或间接溢出。见于前列腺增生症。

5. 尿流中断　排尿过程中突然中断。常伴有放射至尿道远端的剧烈疼痛，是膀胱结石的典型症状。膀胱肿瘤组织在排尿过程中漂移至尿道内口也可致尿流中断，多为无痛性。

二、尿液改变相关的症状

1. 血尿　尿色红赤或夹紫暗血块，涩痛者为血淋。多因心热移于膀胱，迫血妄行，血溢脉外，尿色多鲜红。溺血色淡，微痛或不痛，多属虚证，多因阴虚而湿热未尽或气虚而统摄无权所致。

临床上分为肉眼血尿和镜下血尿。1000ml 尿液中含有 1ml 血液即显血色。镜下血尿指离心尿每个高倍视野中有 2 个以上红细胞，有病理意义。若尿常规中经常发现红细胞，即使只有 1 个，亦有异常。血尿程度与疾病的严重性不成正比。有的食物或药物可引起假性血尿，如大黄、酚酞、利福平、酚红、四环素族、嘌呤类药物、红䓬菜等。有的药物能引起血尿，如环磷酰胺、肝素、别嘌呤及双香豆素等。误输异型血、严重创伤可引起血红蛋白尿或肌红蛋白尿。

（1）肉眼血尿可因出血部位不同，使血尿出现在排尿过程的不同阶段，可分为：

①初始血尿：仅在排尿的前段尿液中有血。提示病变部位多在尿道（肿瘤、结核、炎症或血管瘤等）。

②终末血尿：血尿仅在排尿终末出现。提示病变部位多在后尿道、膀胱颈部及三角区（肿瘤、结核、炎症等）。

③全程血尿：血尿出现在排尿的全过程中。提示病变部位在膀胱和肾、输尿管（肿瘤、结核、损伤、结石、炎症以及全身性出血疾病等）。

（2）各种疾病引起的血尿可有不同的表现，根据血尿的特点及伴随症状、诱因，并结合患者年龄、性别，综合分析血尿的原因。

①无痛性肉眼血尿：特别是发生于中年以上者，先应考虑为泌尿系肿瘤，其中以膀胱肿瘤最多见。血尿的程度与肿瘤大小、数目、恶性程度不完全一致。肾脏肿瘤也可以无痛性肉眼血尿为主要症状，出现血尿常提示肿瘤已侵入肾盂或肾盏，为晚期症状。

②血尿伴膀胱刺激症状：多为泌尿、生殖系感染所致，以急性膀胱炎最多见。如患者出现高热、寒战、腰痛时，应考虑急性肾盂肾炎。急性前列腺炎可有终末血尿伴全身中毒症状。年轻患者出现终末血尿、膀胱刺激症状，病程较长，一般抗生素无效时，应考虑结核，需进一步检查，以明确诊断。

③活动后血尿：提示上尿路结石，可伴有腰痛或肾绞痛。血尿常在肾绞痛发作时出现，疼痛缓解后即消失。一般为镜下血尿，偶有肉眼血尿。

④血尿伴下尿路梗阻：病变多在前列腺或膀胱。前列腺增生时，由于膀胱颈黏膜血管充血破裂，引起镜下血尿或肉眼血尿。膀胱结石由于黏膜充血、溃疡及尿路梗阻可引起终末血尿，伴尿流中断和排尿疼痛。

⑤血尿伴水肿、高血压、发热、出血倾向等全身症状：多表明血尿原因为肾实质疾患或血液疾病，如肾小球肾炎、IgA肾病、白血病、血友病、血小板减少性紫癜等。

⑥血尿伴肿块：伴单侧上腹部肿块多为肾肿瘤、肾结核、肾积水、肾囊肿，双侧上腹部肿块常为多囊肾。下腹部肿块应考虑尿潴留或盆腔肿瘤。

⑦血尿颜色与形状：颜色新鲜者，多为下尿路出血；颜色陈旧者，多为上尿路出血。血块不规则者，出血多来自膀胱；血块呈细条状者，出血可能来自输尿管或肾盂。

⑧前尿道损伤或病变致尿道口滴血不为血尿。全身性出血性疾病可以出现血尿，但并非泌尿系统疾病引起，应注意区别。

2. 脓尿 分肉眼脓尿和镜下脓尿，常为泌尿系化脓性感染所致。常伴膀胱刺激症状。属热毒蕴结，化腐酿脓。

3. 乳糜尿 尿乳白色。尿液中含有乳糜和淋巴液，如混有血液为乳糜血尿。是由于丝虫病引起淋巴管阻塞及破坏，导致淋巴管液动力学改变，使腹膜后淋巴管与泌尿系形成病理性交通，乳糜进入尿路而形成。要与脓尿相鉴别。

4. 晶体尿 各种因素影响造成尿中有机或无机物质沉淀、结晶，形成晶体尿，常于尿液中盐类呈过饱和状态时出现。易与乳糜尿混淆，乳糜试验为阴性，加入醋酸可溶解。

5. 气尿 有气体随尿排出，常有两种可能：一是肠道和尿路存在有病理性通道（如肠道与膀胱瘘），另一种是尿路被产气细菌感染引起。

三、疼痛

疼痛因病变器官的位置不同而表现在不同部位出现持续性钝痛或剧烈绞痛。肾脏炎症、结核、肿瘤可引起腰背部、上腹部钝痛，而结石则会引起阵发性剧烈难忍的肾绞痛。膀胱病变如炎症、尿潴留则表现为膀胱区、耻骨上下疼痛。前列腺疾患可引起会阴、腰骶部等处疼痛。睾丸和附睾炎症表现为同侧睾丸或附睾、阴囊、腹股沟疼痛。

四、肿块

泌尿生殖系很多疾病可引起相应器官部位出现肿块，诸如肾肿瘤、肾积水时肾区可触及包块，急性尿潴留时下腹正中区可见半球形隆起包块。阴囊、睾丸、附睾、精索、前列腺、阴茎的病变，有病形外露可见，均可依其临床表现特点予以辨证。

红肿热痛，多属痈。

肿块绵软，无红无热，隐痛，多属痰。

肿块坚硬局限，无红无热，隐痛或刺痛，多属痰核。

肿块时有时无，或即隐即现，坠胀不适，多属疝。

前列腺体积增大，有梗阻症状，多属增生或肿瘤。

【病因病机】

脏腑功能失调可导致泌尿、男性系统疾病的发生。

1. 心　心为君主之官，主神明，有思忆之功能。在生殖系统中可引起精的病变。因精之藏在肾，而主宰在心，受扰于火，君火动而肝肾之相火亦动，故可间接引起精浊、血精等。

2. 肝　肝脉络阴器，主疏泄，与情志关系密切，外阴器官的器质性与功能性疾病和肝的关系密切。当湿热、浊痰下注于肝经之络，气血瘀滞，失于疏泄，则可发生子痈、子痰、囊痈、水疝、癃闭等病。

3. 脾　与前阴及精、溺无直接关系，但脾的功能失调，可间接引起前阴疾病。脾失健运，水湿下注，可发生水疝；津液凝聚为痰，可发生子痰、阴茎痰核等疾病；湿热下注，可引起子痈、囊痈、癃闭、精浊等病；脾虚中气下陷，可使膀胱失于约束，发生遗溺或失禁。

4. 肺　肺为水之上源，故肺的功能失调可引起溺的病变。肺经燥热，肺气失宣，水道不利，可发生癃闭；肺气虚寒，水道失制，可发生小便失禁。

5. 肾　主水，主藏精，开窍于二阴，睾丸属肾，故阴茎、睾丸、精、排尿的病变都与肾有关。肾阳不足，水液不利，或肾阳虚微，气不运水，可发生癃、闭及水疝。阴虚火旺，炼津为痰，可发生子痰及阴茎痰核；火扰精室，可发生精浊与血精、梦遗、早泄等。

6. 膀胱 为州都之官，主藏尿，赖肾的气化以排泄。肾气不足，气不化水，膀胱逼尿肌无力，引起尿潴留；膀胱开合不利，湿热内生，则发生尿频、尿急、尿痛；膀胱邪实气不通利则为癃与闭；脾、肺气虚不能约束膀胱，则为失禁与遗尿。

7. 三焦 为决渎之官，有调节全身水液之功能，由于三焦非实质性脏器，水液之调节是分属三焦之脏器来完成的，故无独立的病理。

8. 六淫之邪 风、寒、暑、湿、燥、火六淫之邪均可致泌尿、男性前阴病，其中以湿、热、寒邪较为多见。

【辨证论治】

男性前阴病的种类较多，各个病的证候有同有异，按同病异治、异病同治归纳，可看出此类病在辨证论治上的特点与规律。

1. 湿热下注证 湿热内源于脾，或湿毒自外而入，因湿性下趋，故在前阴病中较多见。

（1）红肿热痛：病在肝经，属肝经湿热，龙胆泻肝汤加减。

（2）尿频、尿急、尿痛：病在膀胱，属膀胱湿热，八正散加减；肾病湿热用萆薢分清饮。

2. 气血瘀滞证 在病理上属肝，常因久病之后，经脉疏泄失常所致。血瘀者以睾丸及前列腺肿大硬结为主；气滞者，以会阴、少腹、腰骶、睾丸胀痛不适为主。橘核丸、少腹逐瘀汤，既可疏肝胃之气，又可活血散瘀。抵当丸、活血散癖汤则专攻瘀血。

3. 浊痰凝结证 不多见，主要表现为睾丸上的慢性肿块或阴茎上结节。特点是皮肤不红不热，亦不疼痛，属阴证。治宜温阳化痰散结，方如阳和汤、小金丹，浊痰化热时可用消核丸、消瘰丸。

4. 肾阴不足证 真阴不足，相火偏亢，症见五心烦热，阳事易兴，精浊血精，遗精早泄，健忘少寐，小便黄热而淋沥不爽等。在本系统疾病中，肾阴不足为常见证候，临床上以六味地黄丸为基本方，随证加减。

5. 肾阳不足 阳气虚微，鼓动乏力，水液内停，而发生形寒肢冷，腰膝冷痛，夜尿次数增多或癃闭，性欲减退，阳痿不举，遗精，精冷，精少，精弱不育，精浊等证，治宜温补肾阳，临床上以附桂八味丸或右归饮为基本方加减。

【泌尿生殖系统外科检查】

一、体格检查

遵循全身一般检查原则全面、系统地按望、触、叩、听顺序进行，重点在腰腹部、阴囊和会阴部检查。

1. 嗅病人气味　阴茎癌感染时有恶臭味，尿失禁有尿臊味。严重的包皮、龟头炎亦有臭味。

2. 肾区检查

（1）望诊：肾区有无隆起、皮肤潮红或窦道等。

（2）触诊：患者平卧屈膝，腹肌放松，检查者左手放于腰肋脊角并托起，右手置于同侧上腹季肋下行双手触诊，让病人深慢呼吸，肾脏可随呼吸上下移动，正常时一般不能触及到肾脏。如有肾肿瘤、肾积水等病变时可触及，应注意大小、形态、有无包块、质地、表面光滑度及活动度等。肾下垂，宜采取坐位或立位双手配合以了解肾脏下垂程度。

（3）叩诊：肾结石、肾有病变时可有叩击痛。

（4）听诊：因肾动脉狭窄、肾动脉瘤或动静脉瘘引起肾性高血压时，可在脐上腹部两侧和肾区闻及血管杂音。

3. 输尿管　在输尿管走行区域行深部触诊，如有压痛，提示有结石或炎症。

4. 膀胱　视诊膀胱区有无隆起，如膀胱隆起充盈、叩诊呈浊音示有潴尿；膀胱的较大肿瘤可从直肠行双合诊检查。

5. 男性生殖系统检查

（1）阴毛：观察其分布情况。

（2）阴茎、龟头、尿道口：阴茎有无弯曲，有无包皮过长、包茎，尿道口是否正常，有无分泌物，阴茎海绵体有无硬结，龟头处有无溃疡、肿块。

（3）阴囊及内容物：阴囊有无肿大，皮肤有无红肿增厚，皮肤皱纹是否消失。触诊注意睾丸大小，阴囊内、附睾及精索有无结节、肿块或触痛，输精管粗细、有无结节。阴囊透光试验或B超检查可区分肿块性质。

（4）直肠指诊前列腺：患者采取膝胸位或屈髋侧卧位，指套涂润滑剂后缓慢进入肛门内，检查前列腺大小、质地，有无结节、压痛、波动感，中央沟是否变浅或消失等。正常前列腺如栗子大小，质地柔韧，表面光滑，中央沟存在。精囊在前列腺上方，一般不易触到。收集前列腺液化验，其按摩方法是从上到下、从外向中间反复按摩，将前列腺液挤入尿道并收集于玻片或试管中送检。但在急性炎症期禁忌按摩。

二、实验室检查

1. 尿液收集与检查 尿常规检查以新鲜的、中段尿标本为佳。特殊检查的尿标本收集按检查项目要求不同而收集24小时尿、12小时尿等，还应加规定量防腐剂。男性有包皮过长应翻开后排尿，女性在月经期不宜作尿常规检查。尿培养时，男性要清洁龟头，女性应清洗外阴，取中段尿或导尿采集标本。

（1）尿三杯试验：一次排尿分三杯收集检查，以粗略判断血尿、脓尿的病变部位。以最初10～15ml尿为第一杯，中间10～15ml尿为第二杯，最后的即终末的10～15ml尿为第三杯，分别送检。如仅第一杯尿有异常，提示病变在尿道；仅第三杯尿异常，提示病变在后尿道、膀胱颈及三角区；如三杯均异常病变在膀胱内或上尿路。

（2）尿细菌学检查：尿沉渣涂片不同染色后，通过显微镜检查球菌、杆菌。同时作药物敏感试验，有助于指导用药。

（3）尿细菌培养：分普通培养、结核杆菌培养以及L型细菌培养等。菌落计数 $>10^5$/ml时可诊断为尿路感染，$<10^4$/ml时为污染。必要时，尿培养可采取膀胱穿刺尿。

（4）细胞学检查：收集新鲜尿液离心后涂片染色，显微镜检找脱落的癌细胞，对泌尿系统肿瘤的早期诊断有一定帮助。

2. 肾功能检查 不仅可了解肾功能有无损害及损害程度，还可根据肾功能状态判断治疗效果和预后。

（1）尿比重测定：肾功能受损后，肾脏浓缩功能减弱，尿比重降低在1.010以下。

（2）酚红排泄试验：因酚红主要由肾小管分泌后从尿排出，故可以通过定时测定酚红排出量来了解肾功能。

（3）血肌酐和尿素氮：血清肌酐正常值为42～133μmol/L，尿素氮为2.5～5mmol/L，肾功能受损时两者均升高。

3. 前列腺液检查 经直肠前列腺按摩后留取标本，一般常规涂片镜检，观察卵磷脂小体和白细胞、脓细胞以及红细胞数量，如白细胞每高倍视野>10个，卵磷脂小体减少，提示有慢性炎症。除常规检查外，采集的前列腺液还可作细菌学检查和支原体、衣原体检查等。

4. 精液检查 精液常规化验能初步判断男性有否生育能力，包括精子形态、精子活动力、活动率以及精子密度等。进一步测定精浆中果糖含量可反映精囊功能，枸橼酸、锌和酸性磷酸酶可反映前列腺功能，肉毒碱和α-葡萄糖苷酶能反映附睾的功能状态。

三、器械检查

1. 导尿术　是泌尿外科常用的诊断治疗技术，是医务人员必备的基本功之一。用于测定残余尿、膀胱造影等有助于诊断疾病。对各种原因引起的尿潴留、膀胱损伤或尿道裂伤等，导尿或留置导尿可立即解除痛苦并达到治疗的目的。

2. 残余尿量测定　残余尿是指当病人排完尿后立即导尿，所导出的尿液。正常时无尿液残留。亦可用 B 超测量残余尿量。残余尿多见于前列腺增生者。

3. 尿道探子（尿道扩张器）　用以探测尿道狭窄部位及程度并扩张尿道。以法制 F 为计量单位（F 为周径的毫米数），分不同型号。扩张尿道时，首选 F18 ~ F20，依次从细到粗，逐渐加大，每次扩张不应超过 3 根尿道探子。

4. 膀胱镜　按功能可分为检查（窥视膀胱尿道）镜、插管镜和手术镜。可以直接观察到膀胱有无新生物、结石、结核、溃疡、炎症、尿管开口情况等。同时借助插管镜可向两侧输尿管插入输尿管导管，收集肾盂尿作细菌学、细胞学检查和逆行肾盂输尿管造影。也可以取活组织检查、碎石等。

5. 肾盂输尿管镜　对诊断和治疗肾盂内和输尿管内某些疾病如肿瘤、结石有价值。

6. 尿流动力学检查　通过尿动力仪器可测定膀胱容量、逼尿肌收缩压力、尿道括约肌功能等多项数据，对下尿路储尿及排尿功能有无异常的诊断很有意义。

四、影像学检查

1. X 线检查

（1）*尿路平片*：范围包括双侧肾、输尿管及膀胱、后尿道，可以显示肾轮廓、位置、大小、腰大肌阴影、绝大部分结石影以及肿瘤钙化影。

（2）*排泄性尿路造影*（IVP 或 IVU）：造影前需做碘过敏试验和肠道准备，静脉注射 76% 有机碘 20ml 后分别于 7、15、30 分钟摄片，肾功能不良者需延长时间摄片。用于了解肾功能，观察肾、输尿管、膀胱乃至尿道的形态，有无扩张、移位、受压或充盈缺损。一般剂量造影显示不佳时，可增加剂量或快速滴注。孕妇和肾功能严重受损者禁用。

（3）*逆行肾盂造影*：主要用于排泄性尿路造影显示不清或有禁忌证者。是经膀胱镜将输尿管导管插至肾盂，注入 12.5% 碘化钠或 10% ~15% 有机碘造影剂 8 ~10ml 使肾盂、输尿管获得清晰显示。对有充盈缺损或阴性结石者，还可注入空气作对比以助诊断。

（4）*肾穿刺造影*：肾、输尿管扩张而上述方法造影失败者，可在 B 超引导下作经皮肾穿刺，注入造影剂摄片。

（5）膀胱造影：经导尿管向膀胱注入6%碘化钠或12.5%有机碘150～200ml后摄片，观察膀胱形态。有膀胱肿瘤呈现充盈缺损；前列腺增生突入膀胱，可见膀胱耻骨上抬高征象。也可观察到结石、异物及有无输尿管反流等。

（6）肾动脉造影：经股动脉穿刺，将导管插入肾动脉注入造影剂，快速摄片，能清楚显示肾动脉及其分支血管。用于肾血管疾病、肾肿瘤的诊断。

（7）输精管造影：经阴囊输精管穿刺推注造影剂显示输精管、精囊及射精管。主要用于诊断输精管是否通畅和血精症。

必要时，还可选用CT以及磁共振成像（MRI）等辅助检查。

2. B超检查 属无创伤性检查，方便、快速、无痛苦，对泌尿生殖系各部均可检查。用于肾、肾上腺、膀胱、前列腺、精囊和阴囊疾病的诊断、治疗效果评价及随访。

3. 放射性核素检查

（1）肾图：能反映各肾功能及上尿路有无梗阻。整个肾图由三段构成：a段又称血管段，显示肾脏血管床的放射性物质的总和；b段即分泌段，反映有效血容量和肾小管分泌的功能状态；c段为排泄引流段。

（2）静态或动态放射性核素肾扫描（或肾显像）：能帮助诊断肾脏占位性疾患的性质，可鉴别实质性肿块还是非实质性囊肿。

（3）ECT：即在放射性核素肾脏动态显像的基础上加计算机断层（横断面、冠状面及矢状面）照相。

（4）其他：为诊断肾上腺疾患，临床上已能用示踪剂使肾上腺皮质和髓质显像以协助诊断。

第二节　泌尿系损伤

泌尿系损伤中以尿道损伤最为常见，其次是肾脏或膀胱损伤。这些部位的损伤，常与邻近器官损伤并存，症状往往被掩盖，应予警惕。检查病人时，不能只顾泌尿系统损伤而忽略其他，也不可只重视其他部位损伤而遗漏了泌尿系统。泌尿系统损伤后主要表现为出血和尿外渗。大量出血可致休克，影响肾功能。血肿及尿外渗可继发感染，严重者引起全身中毒。如处理不当，可产生管腔狭窄和尿瘘。

尿道损伤

尿道损伤在泌尿系损伤中最为常见。因男性尿道解剖的特点，尿道损伤几乎都发生在男性。如处理不当，常产生尿道狭窄、尿瘘，不但影响排尿功能，还可导致尿路感染及肾功能受损。

男性尿道分前、后段，前尿道包括悬垂部和球部，后尿道分为膜部和前列腺部。损伤多发生于球部及膜部（图 21－1）。

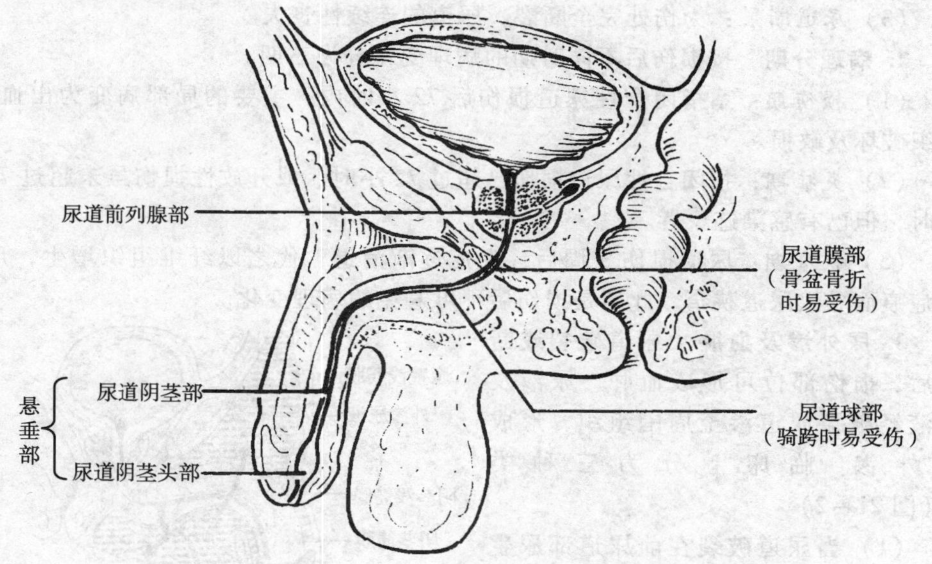

图 21－1　男性尿道的分段与损伤

【病因病理】

一、病因与分类

1. 尿道内损伤　尿道注入腐蚀性化学药品，尿道器械操作如尿道探通术或膀胱镜检查，尿道排出结石，尿道异物损伤。

2. 尿道外损伤　多为骑跨伤、会阴部踢伤或骨盆骨折损伤。

3. 开放性损伤　枪弹、弹片、锐器引起的贯通伤、切割伤。

根据损伤部位分为①前尿道损伤，多见于骑跨伤，损伤在尿道球部。②后尿道损伤，多见于骨盆骨折造成尿道断裂，可与膀胱同时损伤。

二、病理

尿道损伤病理变化较复杂，了解其特点和变化规律，对诊断和治疗十分重要。

1. 损伤程度 分三种类型。

（1）*尿道挫伤*：仅为尿道黏膜和（或）尿道海绵体部分损伤，而阴茎筋膜完整。

（2）*尿道破裂*：尿道部分全层断裂，尚有部分尿道壁完整，借此保持连续性。

（3）*尿道断裂*：为伤处完全断裂，尿道的连续性丧失。

2. 病理分期 按损伤后不同时期的病理变化分为三期。

（1）*损伤期*：系指闭合性尿道损伤后72小时内，主要的局部病变为出血、组织破坏及缺损。

（2）*炎症期*：指闭合性尿道损伤已超过72小时，或开放性损伤虽未超过72小时，但已有感染迹象者。

（3）*狭窄期*：尿道损伤3周后，炎症逐渐消退，代之以纤维组织增生，形成疤痕而导致尿道狭窄。此期是损伤后不可避免的病理变化。

3. 尿外渗及血肿 尿道破裂或断裂后，损伤部位可形成血肿，尿液及血液经破裂尿道渗至周围组织，形成尿外渗。临床上分为三种类型(图21－2)。

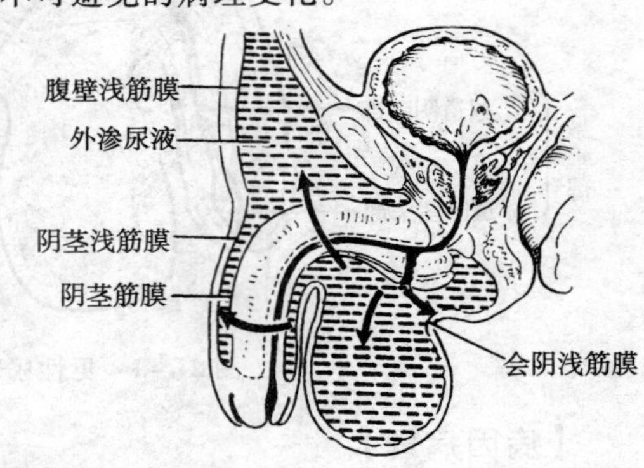

图21－2 尿外渗的不同类型

（1）当尿道破裂在前尿道部尿生殖隔之前时，如阴茎深筋膜尚完整，则尿外渗仅限于阴茎。

（2）前尿道损伤时，如阴茎深筋膜也破裂，则尿液沿阴茎、阴囊、腹壁下浅筋膜外渗到阴茎、会阴浅层和腹壁。

（3）当尿道破裂在后尿道及生殖隔两层之间或此隔之后，尿液沿前列腺和膀胱而外渗至耻骨后间隙和膀胱周围。

【诊断与鉴别诊断】

一、病史

详细询问外伤史，特别注意受伤时体位是否骑跨式，有无尿痛、排尿困难、尿道出血和尿潴留等。

二、体检

1. 注意一般情况，是否处于休克状态，有无其他部位合并伤。

2. 会阴部有无皮下瘀斑、血肿、压痛，阴茎、阴囊、前腹壁等处有无肿胀等尿外渗体征。

3. 直肠指检，注意有无压痛，前列腺是否固定（前列腺尿道断裂时，前列腺尖端可向上推移）。

4. 有无合并直肠损伤或骨盆骨折，必要时作 X 线骨盆摄片。

三、诊断

1. 会阴部骑跨式损伤或骨盆骨折后不能排尿且膀胱明显膨胀，就可能为尿道损伤。若伴有尿道出血（前尿道损伤）、血尿（后尿道损伤），诊断可以确立。

2. 可疑病人，可在无菌操作下试插导尿管，如导尿管插入受阻，无尿液导出或仅导出少量血液，可肯定为尿道损伤。尿道部分损伤时，导尿管亦可顺利进入膀胱，此时应将导尿管留置，作为治疗用。

3. 尿外渗。不同损伤部位的尿外渗范围不同：前尿道破裂，阴茎深筋膜完整时尿外渗限于阴茎本身；如阴茎深筋膜破损而会阴浅筋膜完整，尿外渗在阴茎、阴囊、会阴及下腹壁（如骑跨伤）。

4. 骨盆骨折合并后尿道断裂时，直肠指检触及浮动和上移的前列腺尖端。由于周围血肿和尿外渗，直肠前壁肿胀，触痛，注意有无合并直肠损伤。

四、鉴别诊断

尿道损伤应与膀胱损伤相鉴别。后者多出现下腹部疼痛、压痛、腹肌紧张，唯无尿潴留体征。导尿时导尿管能顺利进入膀胱，并导出血尿，如向腹腔破裂，有尿液性腹膜炎体征，腹腔穿刺可抽出尿液。

【治疗】

治疗原则：①防治休克和感染；②恢复尿道连续性；③引流膀胱尿液（暂

时尿流改道)；④彻底引流外渗尿液；⑤防治并发症如尿道狭窄、尿瘘；⑥注意合并伤处理。

一、紧急处理

如伤情严重，首先救治危及患者生命的合并伤。骨盆骨折者，需平卧，勿随意搬动。积极抗休克治疗。

二、尿道内化学灼伤

应立即用生理盐水冲洗。若为其他原因造成尿道黏膜损伤者，卧床休息，多饮水稀释尿液以减少刺激。应用抗生素防治感染。必要时插入导尿管引流 1 周。

三、尿道部分断裂

能插入导尿管者，需留置导尿管 2 周，3 ~ 4 周后行尿道扩张；不能插入导尿管，排尿障碍、急性尿潴留者可作耻骨上膀胱造瘘（或穿刺造瘘)，尿道损伤处多可自行修复。有尿外渗应多处切开置胶管引流，一般不需修补尿道。

四、尿道完全断裂

应立即作耻骨上膀胱造瘘、会阴部引流或尿道修补术。

1. 球部尿道完全断裂，作会阴清除血肿、尿道端端吻合术，留置导尿管 2 ~ 3 周，并作膀胱造瘘；如合并感染，则先行耻骨上膀胱造瘘作尿流改道，并广泛引流外渗尿液，控制局部炎症后行二期尿道修补。

2. 后尿道断裂，如身体情况、技术条件允许，争取端端 I 期吻合。或再加以气囊导尿管牵拉一段时间。但均需作耻骨上膀胱造瘘，尿流改道（图 21 – 3)。如条件不具备，则先行耻骨上膀胱造口术，3 ~ 6 个月后再作尿道瘢痕切除端端吻合术。考虑到早期行尿道复位术易发生出血、感染、尿道狭窄和阳痿等并发症，近年来趋向延期手术。

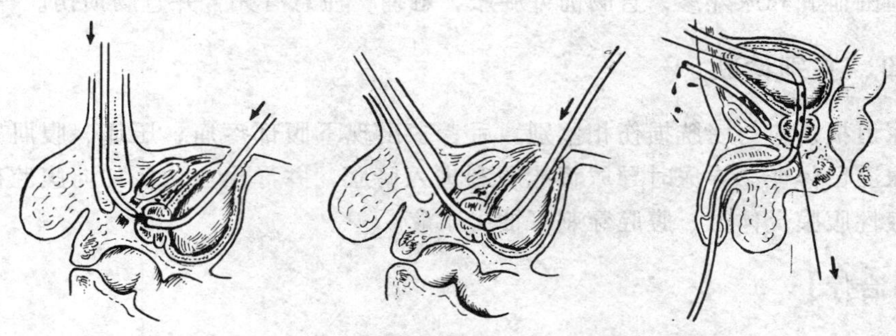

图 21 – 3　后尿道断裂行尿道会阴复位术

五、并发症防治

1. 尿外渗　应切开引流，防止感染。阴茎、会阴、下腹壁等表浅尿外渗区宜作多个切口引流。膀胱及腹后壁深部的尿外渗，需在耻骨上充分引流或做负压吸引。

2. 尿道狭窄　定期行尿道扩张术，以扩大尿路及保持尿道通畅，严重者可行腔内经尿道狭窄部瘢痕组织切开术，或行延期尿道瘢痕切除端端吻合术。也可先作会阴部造口术，再作尿道成形术。

六、合并症处理

后尿道损伤合并直肠损伤，宜及时修补并行暂时性结肠造口。已形成尿道直肠瘘者，3～6个月后行二期修补术。骨盆骨折者，应卧床，作复位、悬吊牵引等骨科治疗处理。

肾脏损伤

肾脏隐蔽于腹膜后，前有腹腔，后有肌肉、骨骼的保护，本身又有一定活动度，受损伤机会较小。当暴力强大或肾脏本身有病变时，容易引起损伤。肾脏受损的同时常常合并其他脏器损伤。

【病因病理】

一、病因与分类

1. 闭合性损伤　体表皮肤完整，肾损伤与外界不相通，受伤的主要原因有：

（1）直接暴力：肾区直接受到暴力的打击、挤压或撞击。

（2）间接暴力：受伤者自高处坠落，双脚或臀部着地，剧烈震动传递至肾脏而发生破裂。

（3）自发破裂：肾脏原有病变，如肾积水、结石和肿瘤，在轻微外力下，如肌肉收缩、身躯扭摆而发生破裂。

（4）医源性损伤：如果输尿管导管插入过深或肾盂逆行造影术注入过量造影剂而发生肾损伤。

2. 开放性损伤　由火器和刀刃伤引起，多见于战时，肾和皮肤均受到损伤，肾损伤与外界相通，常合并腹胸部脏器损伤。

二、病理

1. 肾挫伤 最多见，肾实质内小破裂，肾包膜和肾盂黏膜完整，可以自行愈合。

2. 肾部分裂伤 肾实质破裂，如肾包膜尚完整，只形成包膜下血肿；如肾包膜破裂则形成肾周围血肿。肾实质、包膜及肾盂黏膜破裂时，导致肾周围血肿伴尿外渗或肉眼血尿。由于尿外渗，会引起肾周围疏松结缔组织炎或肾周围脓肿。

3. 肾全层裂伤 肾实质、包膜、肾盂或肾盂黏膜破裂，甚至破碎成多块，导致大量血、尿外渗，病人处于失血性休克状态。

4. 肾蒂损伤 肾蒂血管破裂，血尿不明显或无血尿，常因大出血、休克短期内抢救不及时而死亡（图 21－4）。

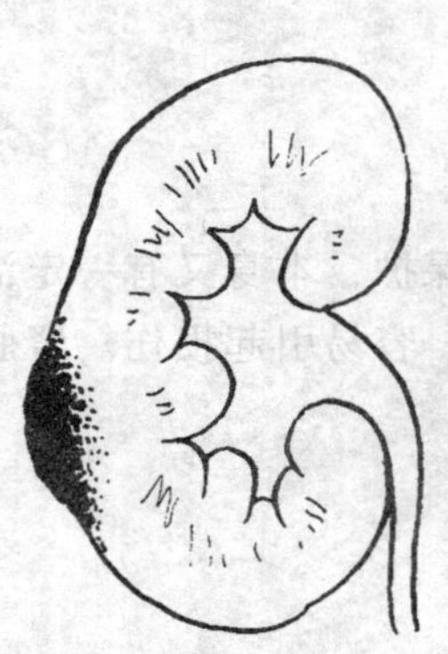

肾瘀斑及包膜下血肿

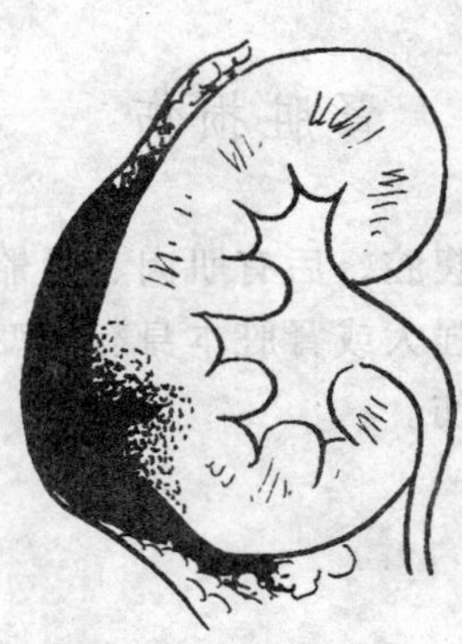

表浅肾皮质裂伤及肾周围血肿

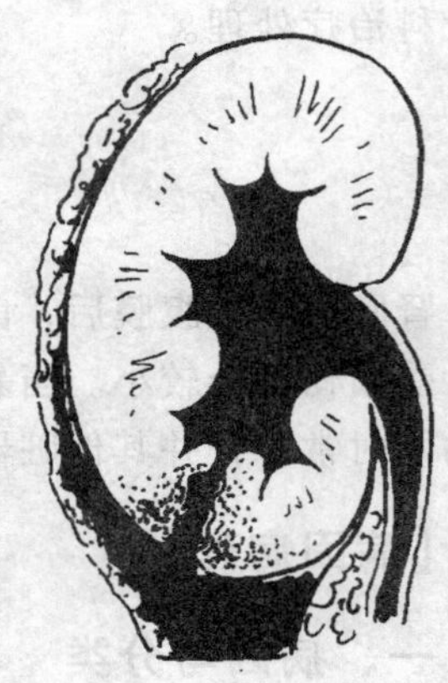

肾实质全层裂伤及血肿

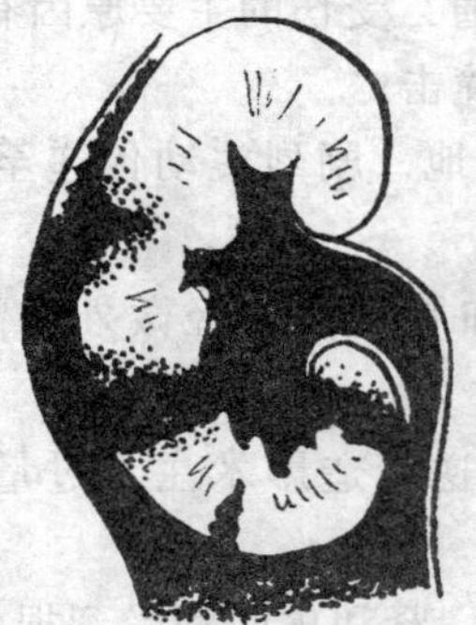

肾横断伤

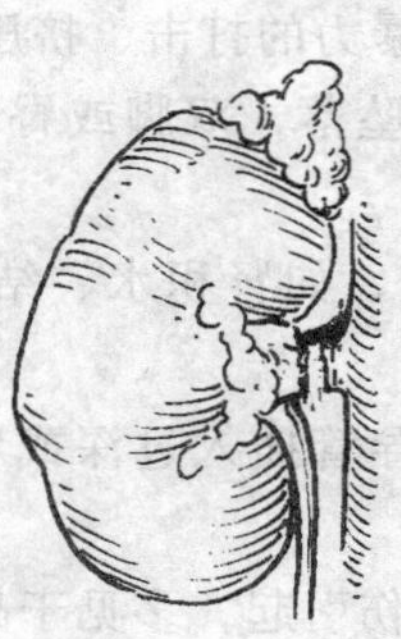

肾蒂血管断裂

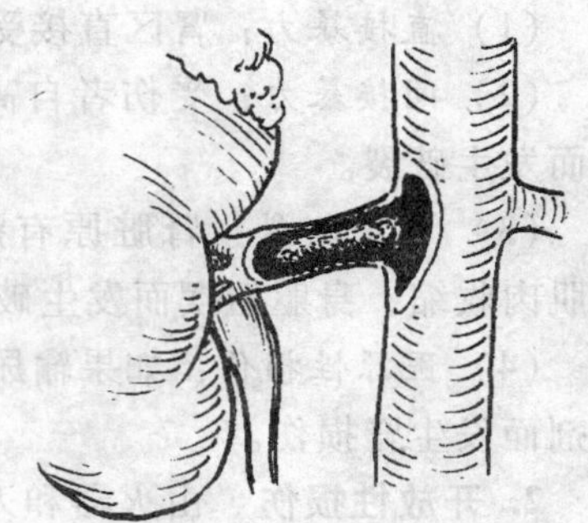

肾动脉内膜断裂及血栓形成

图 21－4　肾损伤的类型

中医认为，跌打损伤，腰肾受挫，血络瘀阻，血溢脉外，故见腹痛、血尿。瘀血、邪浊入于血分，流走于经脉，停滞于腰府肾周，气血凝滞，经络隔阻。热胜肉腐则可成脓。

【病史和临床表现】

一、病史

1. 腰部或上腹部外伤史，注意暴力作用方向、强度。
2. 既往有无肾病史。
3. 伤后有无血尿。
4. 有无昏厥史。

二、临床表现

1. 休克　因肾损伤程度不同而异。无休克或轻度休克，多为挫伤；中、重度休克，多为严重肾损伤或合并其他脏器损伤。

2. 血尿　多数为全程血尿，其严重程度大多与肾损伤程度一致，自显微镜下血尿到大量血尿不等。例外的情况是肾蒂损伤、肾血管栓塞、输尿管断离或被血块堵塞时，虽肾损伤严重而血尿不明显，或无血尿。如早期活动或局部感染可继发出血。

3. 疼痛　出血在包膜下或包膜张力增加则引起局部疼痛，也可放射到腹部或腰骶部。小血块通过输尿管时可引起绞痛。当血液、尿液渗入腹腔时，可引起腹膜刺激征。

4. 腰腹肿胀　如出现肾周围血肿和尿外渗较多时，在腰腹部可出现不规则弥散性、表面青紫的肿胀。

5. 发热　当继发感染形成肾周脓肿时，可有发热。

【实验室及其他检查】

一、实验室检查

1. 无明显肉眼血尿者，尿液检查红细胞。
2. 血红蛋白测定，了解失血程度；白细胞计数及分类，了解感染程度。

二、特殊检查

1. X 线检查

(1) 平片：如肾影扩大，提示有肾包膜下出血或血肿。

(2) 静脉肾盂造影（IVP、IVU）：一般应在休克控制后进行，不仅可确定伤侧肾脏损伤程度和范围（伤肾的外渗情况），而且可以了解健侧肾脏情况。造影时不宜压迫下腹部。

(3) 肾动脉造影：疑有肾血管损伤，静脉尿路造影不显影可用此项检查。有时同时作肾动脉栓塞止血可达到救治效果。

(4) CT：为无损伤检查，可显示肾实质损伤、肾周出血、尿外渗及肾蒂血管损伤情况，以便估计肾损伤病情。

2. B超 无损伤检查，可显示肾实质裂伤、尿外渗和血肿范围。

根据上腹部和腰部外伤史，血尿和局部检查，诊断肾损伤不困难。重要的是对伤情作出评估。故必须注意全身检查，及时发现合并伤，以便采取相应措施，不致延误治疗。

【治疗】

多数轻的肾损伤经保守治疗可愈，仅少数需手术治疗。

一、非手术治疗

肾挫伤、肾部分裂伤，病情较稳定者，可采用非手术治疗。

1. 对症处理　主要是抗休克，输血、输液、补充血容量，维持水、电解质平衡，保持足够尿量。检查有无合并其他器官损伤，并作相应处理。

2. 早期应用抗生素，防治感染。

3. 应用止血剂。

4. 止痛镇静，局部冷敷或外敷中药。

5. 中药内服　治宜凉血止血，化瘀通淋。方用小蓟饮子加减。疼痛明显加乌药9g，川楝9g；尿急尿频加泽泻9g，竹叶9g，木通9；发热加银花炭12g，黄柏9g，六一散（包煎）9g；局部肿痛有瘀斑加丹参15g，云南白药0.6g（分2次吞服）。

6. 绝对卧床2~3周，以免继发出血。3个月到半年不做重体力劳动。

7. 治疗过程中，密切观察血压、脉搏、呼吸、神志，注意监测血红蛋白、红细胞、白细胞及血尿程度变化，观察腰腹部压痛与肌紧张程度改变情况，肿块大小及有无全身炎症反应，应予详细记录。

二、手术治疗

手术治疗的适应证是：①严重休克，经积极处理难以纠正，或虽有改善短时内复又出现休克者；②严重血尿非手术治疗不能控制；③腰部疼痛、肿胀进行性加剧和增大；④开放性肾损伤；⑤合并腹腔脏器损伤或出现腹膜刺激征者；⑥继发严重局部感染。

手术方式根据情况而定，部分裂伤可行褥式或铆钉式肾周修补缝合；一极裂伤可作肾部分切除术；广泛肾裂伤或肾蒂断裂，出血不易控制，又明确对侧肾脏完好，则行肾切除术；对肾碎裂伤宜行肾网套止血术；肾蒂伤行肾血管修补、吻合术，输尿管吻合术，或采用显微外科技术修补后行自体肾移植术。有尿外渗者均应作引流术。

膀胱损伤

膀胱开放性损伤常见于战时，往往合并其他脏器损伤。闭合性损伤偶见于下腹部受足踢、挤压等直接暴力或并发于骨盆骨折。

【病因及分类】

一、病因

（一）闭合性损伤

1. 膀胱充盈时（ >300ml），因直接或间接的暴力使膀胱内压急剧升高或身体受到强烈冲撞震动而破裂。儿童由于膀胱位置较高，故膀胱损伤较成人多见。

2. 骨盆骨折的断端可刺伤膀胱，此时即使是空虚的膀胱也难幸免。

3. 膀胱自发性破裂，如膀胱有结核、溃疡、憩室、肿瘤等病变，膀胱内压力增至一定程度，这些不耐膨胀部分就容易发生破裂。

（二）开放性损伤

多见于战时，火器、弹片、刀刃等锐器直接损伤。

（三）手术或器械损伤

膀胱镜检、尿道扩张术、经尿道膀胱碎石术、经尿道前列腺切除术（TVRP）、经尿道膀胱肿瘤切除术（TVRBT）及妇科手术、普外科疝修补术、直肠手术时易损伤膀胱。

二、分类

1. 膀胱挫伤　只伤及膀胱黏膜及肌层，膀胱壁未破裂。无尿外渗。

2. 膀胱破裂 由于受伤时膀胱充盈程度和损伤部位不同，分为腹膜内、腹膜外破裂两型。膀胱充盈时，破裂多位于膀胱顶后壁，尿液流入腹腔；膀胱空虚时，骨盆骨折断端多损伤膀胱颈部或前壁，尿液渗入膀胱周围引起盆腔疏松结缔组织炎（图 24－5）。

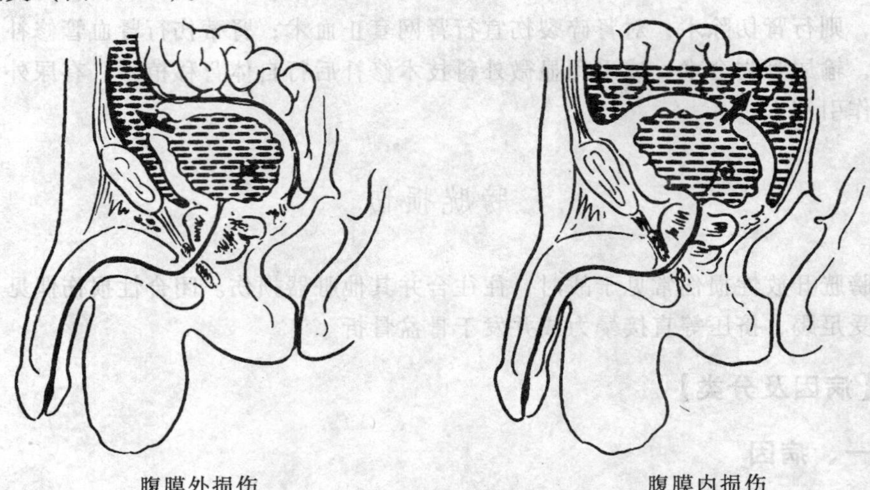

腹膜外损伤　　腹膜内损伤

图 24－5　膀胱破裂的类型

3. 膀胱瘘形成 膀胱损伤与皮肤相通形成外瘘，与邻近器官相通形成内瘘，如膀胱阴道瘘、膀胱直肠瘘。

【临床表现】

轻微的膀胱挫伤仅有下腹部的疼痛和少量终末血尿或镜下血尿，短期可愈合。膀胱破裂可因损伤的程度不同而产生休克、腹痛、排尿困难和血尿等。

1. 主要症状

（1）休克：多为创伤和出血所致。如大量尿液进入腹腔刺激腹膜引起剧烈腹痛，可导致休克。如合并其他脏器大量出血可发生失血性休克。

（2）腹痛：多表现为下腹和耻骨后的疼痛，有骨盆骨折时症状会更加明显，并可放射至会阴、直肠及下肢。尿液进入腹腔可出现全腹痛。

（3）排尿困难和血尿：可有尿急和排尿感，但又排出少量的血尿。如有血块堵塞，尿液外渗至膀胱周围或腹腔，尿道可无尿液排出。开放性损伤可有体表伤口漏尿；如与直肠、阴道相通可经肛门、阴道漏尿。

2. 主要体征 耻骨上区有压痛，直肠指诊触到直肠前壁有饱满感，提示腹膜外膀胱破裂；全腹压痛、反跳痛、肌紧张，并有移动性浊音，提示腹膜内膀胱破裂。

【诊断】

1. 下腹部或骨盆部严重外伤后，不能排尿或只能排出少许血尿，应疑有膀胱损伤；如有骨盆骨折、下腹部压痛、腹肌紧张或移动性浊音等，可能性更大。

2. 必要时经导尿管作膀胱充盈试验（注入200ml生理盐水，抽出量少于注入量且有血为阳性），阳性则提示膀胱破损。

3. 腹腔穿刺抽出血性尿液或膀胱造影有造影剂外溢可确诊。

【治疗】

膀胱挫伤除血尿或下腹隐痛不适等症状外，一般无明显症状，短期可自愈。血尿明显或排尿困难者，可置导尿管引流。并应用止血、抗菌药物，或以中药导赤散加减治疗。

有休克者，须积极治疗休克。

膀胱破裂应及早修补裂口，减少出血，引流外渗尿。

1. 腹膜内膀胱破裂，应彻底冲洗、引流腹腔，腹膜与腹壁分层缝合修补，并作耻骨上膀胱造瘘。

2. 腹膜外膀胱破裂，缝合修补膀胱，并作膀胱造瘘术，腹膜外尿液应充分引流。

3. 积极防治感染。

并发尿瘘不愈者，宜择期进行修补术。

第三节 泌尿生殖系感染

泌尿系统感染

尿路感染为泌尿系统常见疾病，指泌尿系统受细菌的直接侵犯而引起的炎症性病变。尿路感染主要为上行性感染。尿路感染习惯上分为上尿路感染（包括急性肾盂肾炎、慢性肾盂肾炎）以及下尿路感染（尿道炎、膀胱炎）。尿路感染常见的临床表现为畏寒、发热、尿频、尿急、尿痛、排尿不畅等尿路刺激症状。发病以婚期、育龄期、妊娠期、女婴、老年妇女多见。长期反复的慢性尿路感染，最终可导致肾脏功能的损害。本病属中医“淋证”范畴，根据临床表现分属于“热淋”、“劳淋”。

【病因病理】

一、西医病因病理

（一）病因

正常情况下尿道黏膜具有抵抗细菌能力，有尿液的冲洗不易致病。泌尿系统感染的因素有以下几种。

1. 上行感染 尿路感染通常由上行感染引起。①尿路流通不畅：如尿路结石、肿瘤、肾输尿管连接口异常、输尿管囊肿、尿道畸形、多囊肾等，尿液的潴留、反流导致感染。②解剖或功能缺陷：女性尿道短，月经期、性生活、妊娠细菌容易感染。女婴尿道口粪便污染易导致感染。③其他因素：导尿或泌尿道器械检查等。

2. 血源性感染 全身性感染疾病，如扁桃体炎、龋齿、皮肤感染等引起的菌血症，经血行引起尿路感染。糖尿病和长期使用激素或免疫抑制剂易导致尿路的感染。

入侵的细菌通常为大肠杆菌，其次为副大肠杆菌、变形杆菌、葡萄球菌等。偶尔也可出现真菌、支原体感染（图 21－6）。

（二）病理

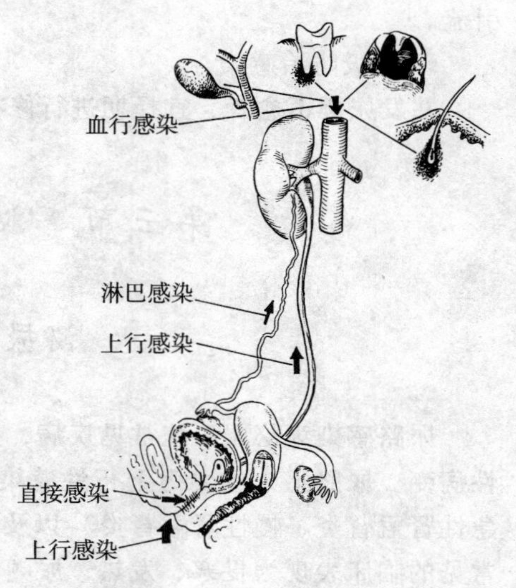

图 21－6 泌尿系感染途径

1. 急性肾盂肾炎病变可以为双侧或者为单侧，肾盂及肾盏黏膜充血、肿胀，黏膜下白细胞浸润，伴有出血点，表面有溃疡，肾小管上皮坏死，肾小球很少有变化，化脓病灶愈合时可形成纤维化斑痕，吸收后肾脏功能不受影响。若致病菌及诱因未能彻底去除，可转变成为慢性肾盂肾炎。慢性肾盂肾炎有不同炎症性改变，肾盂、肾盏及肾脏乳头疤痕形成，狭窄变形，镜下见肾小管上皮细胞萎缩，退化，肾小管腔内有明显的渗出物。肾小球不同程度纤维增生和白细胞浸润，随着时间的推移，肾脏的体积缩小，表面凹凸不平，最后形成“肾盂肾炎固缩肾”，临床上出现肾脏功能不全。

2. 急性膀胱炎时，黏膜弥漫性充血水肿，呈深红色，黏膜下多发性点状出血或瘀斑，偶见有脓液和坏死组织。组织学检查见黏膜水肿，毛细血管扩张，白细胞浸润。慢性膀胱炎黏膜苍白、粗糙、增厚，组织学见黏膜固有层和肌层有纤维母细胞、小圆形细胞和浆细胞浸润。

二、中医病因病机

淋证的病因与饮食不节、外感病邪、情志失调、劳倦过度等因素有关，这些病因可导致湿热蕴结膀胱，膀胱气化不利，或者肝失疏泄，膀胱气化不利，或者脾肾亏虚，膀胱气化无权，故导致淋证。初起多实，日久则由实转虚，或虚实夹杂。其病理基础是膀胱气化失调，其发病以脾虚肾虚为主，气滞、湿热为标。本病多因膀胱湿热、脾肾两虚、肾阴亏耗、肝郁气滞等导致膀胱气化不利而小便频急涩痛。若湿热之邪侵犯于肾可见腰痛。湿热内盛，正邪相争，可见寒热起伏、口苦、呕恶，热伤血络可见血尿。一般来说淋证初期多较容易治愈。淋证日久不愈或者反复发作，可转变为劳淋。

【临床表现】

一、急性膀胱炎

临床表现为尿频、尿急、尿痛等尿路刺激症状，排尿时尿道有烧灼感，小腹部有疼痛感，尿液混浊，血尿。

二、急性肾盂肾炎

起病急骤，寒战，高热，全身酸痛、无力，双侧腰部胀痛，尿频、尿急、尿痛，尿液混浊，脓尿，血尿。腹部输尿管区明显压痛，双肾区明显叩击痛。若持续高热不退应考虑并发尿路梗阻、肾脓肿或败血症的可能。

三、慢性肾盂肾炎

有急性肾盂肾炎病史以及反复发作半年以上。发作时有尿频、尿急、尿痛等尿路刺激症状，全身症状轻，可出现轻度发热、腹痛、腰痛及双肾区叩击痛。有些患者长期临床症状不典型，尿检细菌阳性，称为“无症状性菌尿”。有些患者尿路刺激症状不典型，表现为长期低热、血压升高，间断出现血尿、贫血、水肿。肾脏功能受损，首先表现为肾小管浓缩功能减退，夜尿增多，多尿，电解质紊乱，酸中毒，逐渐出现肾小球功能受损，终致肾衰竭。

【实验室及其他检查】

一、实验室检查

1. 血液检查 急性尿路感染，血白细胞总数增高，中性粒细胞增多，以急性肾盂肾炎最典型。慢性肾盂肾炎有轻、中度的贫血，血沉增快。

2. 尿液检查 尿液可混浊，镜下检查见白细胞增多，可见白细胞管型，可见红细胞，少数出现肉眼血尿。出现大量蛋白尿时，提示肾脏功能有损害。

3. 尿液细菌学检查 在应用抗生素以前进行清洁中段尿培养，菌落计数大于10^5/ml，为阳性，有临床诊断意义。尿路刺激症状典型，菌落计数小于10^5/ml，培养细菌为球菌，应考虑尿路感染。

4. 肾脏功能检查 慢性肾盂肾炎首先出现肾小管功能减退，尿液浓缩功能的减退，尿比重降低，水、电解质代谢紊乱，酸中度。晚期肾小球功能受损，血尿素氮及血肌酐升高。放射性核素肾图提示高峰后移，分泌段延缓，排泄段下降缓慢。

二、X 线检查

慢性肾盂肾炎患者应进行腹部平片及静脉肾盂造影检查，以便发现有无以下情况发生：泌尿系统结石梗阻，输尿管压迫，泌尿系统先天畸形，膀胱输尿管反流现象。慢性肾盂肾炎可出现双侧或单侧肾脏体积缩小，肾盂、肾盏形态及肾小管浓缩功能异常。

【辨证分型】

1. 膀胱湿热 小便频急不爽，尿道灼热刺痛，尿黄混浊，小腹拘急，腰痛，寒战发热，大便干结，舌红苔黄腻，脉滑数。

2. 阴虚湿热 尿频不畅，解时刺痛，腰酸乏力，午后低热，手足烦热，口干口苦，舌红，苔薄黄，脉细数。

3. 脾肾两虚，湿热内蕴 尿频，余沥不净，少腹坠胀，遇劳则发，腰酸，神疲乏力，面足轻度浮肿，面色苍白，舌质淡，苔薄白，脉沉细或细弱。

4. 肝郁气滞 小便涩滞，淋沥不宣，少腹满痛，苔薄白，脉多沉弦。

【治疗】

一、西医治疗

治疗原则：积极进行抗感染治疗，消除诱发因素，防止复发。

1. 膀胱炎和急性肾盂肾炎的治疗

(1) 一般治疗：发热及寒战患者应卧床休息，多饮水，保障热量及各种营养供应。大量静脉补液，一般输液量可达1500ml，增加尿量，以促进体内各种毒素的排泄。

(2) 抗菌治疗：泌尿系统感染应选择适当的药物以达到有效的组织和血清浓度。泌尿系统逆行感染多为革兰阴性细菌，所以应选择对革兰阴性细菌敏感的药物。条件允许应做尿培养及药物敏感试验。通常临床上选择以下药物：①复方磺胺甲噁唑2片，口服，每日2次。或呋喃妥因片0.1g，口服，每日3～4次。或环丙沙星0.2g，口服，每日3次。以上口服药物疗程均为3～5天。②若寒战、发热等全身中度症状重的患者应采用静脉用药。如氨苄西林4～6g，肌注或静脉注射。③若有败血症的可能性应选择强而有力的抗生素，如第三代头孢类抗生素，在应用抗生素之前应做血液培养。必要时可采用联合用药。抗生素应用的总疗程为10～14天，在临床各种症状消失、尿培养转阴后方可停药。

2. 慢性肾盂肾炎的治疗　慢性肾盂肾炎急性发作治疗同急性肾盂肾炎。可采用联合用药，疗程应到临床症状好转，菌尿消失。有些临床工作者习惯上采用小剂量药物长期维持，呋喃妥因片50～100mg，每晚睡前服用。复方磺胺甲噁唑片1～2片，每晚睡前服用。总疗程为半年至1年。

二、中医治疗

1. 内治法

(1) 膀胱湿热：治宜清热利湿通淋。方用八正散加减。加减：若大便秘结、腹胀者，可重用生大黄12g，并加用枳实12g，厚朴10g，以通腑泄热；若伴见寒热、口苦呕恶者，可合用小柴胡汤以和解少阳；若湿热伤阴者，去大黄，加生地12g，知母12g，以养阴清热；血尿者，加大小蓟各12g，白茅根15g，以清热止血。

(2) 阴虚湿热：治当滋阴清热，利湿通淋。方选知柏地黄汤加减。加减：若见骨蒸潮热者，加青蒿15g（后下），鳖甲30g（先煎）。若目花干涩者，加用枸杞子15g，菊花12g；小便不利，加车前草15g，刘寄奴15g；有结石者，加用金钱草30g，鸡内金15g。

(3) 脾肾两虚，湿热内蕴：治当健脾益气，内清湿热。方用无比山药丸加减。加减：脾虚气陷，肛门下坠，少气懒言者，加用党参15g，黄芪15g，白术12g，升麻6g；面色苍白，手足不温，腰膝无力，舌淡，苔白润，脉沉细数者，少佐肉桂1.5g等温补肾阳之品；夹瘀血者，加丹参15g，赤芍12g，蒲黄10g等。

(4) 肝郁气滞：治宜疏肝理气。方用沉香散加减。加减：胸闷胁胀者，加用青皮12g，乌药12g，小茴香6g，以疏肝理气；日久气滞血瘀者，可加用红花6g，赤芍15g，川牛膝15g，以活血行瘀。

2. 外治法 生大黄30g，防风、大青叶、川椒、艾叶各12g，煎汤洗浴阴部，每日2~3次，12周为一个疗程。用于各种淋证的辅助治疗。

睾丸附睾炎

睾丸附睾炎是指睾丸及附睾的感染性疾病。包括急慢性睾丸炎及附睾炎。西医分类为：急性附睾炎、急性睾丸炎、急性化脓性睾丸炎、腮腺炎性睾丸炎、慢性附睾丸炎、慢性淋病性附睾炎。本病属中医“子痈”范畴。

临床特点：①急性者，急性发作，睾丸或附睾肿痛。②慢性者，多由急性迁延而来。亦有开始即为慢性炎症表现：睾丸或附睾硬结，微痛或微胀，轻度触痛。③患者情绪上常伴有烦乱或忧郁。

【病因病理】

急性附睾炎多见于成年男性，常因尿道炎、精囊炎沿输精管逆行感染入附睾，亦可因尿道器械操作、长期留置导尿管或前列腺手术后引起。睾丸血运丰富，本身化脓性感染机会甚少，多继发于附睾感染，又称附睾睾丸炎。也可经血行或淋巴感染。常见致病菌有葡萄球菌、链球菌、大肠杆菌、肺炎球菌和绿脓杆菌等，儿童多为腮腺病毒经血行感染所致。慢性者多由急性迁延而来，亦可见于慢性前列腺感染患者。

中医认为，湿热下注、寒湿化热、房事染毒、睾丸外伤皆可致病。蕴毒瘀滞阴经，湿毒热邪，热腐化脓；瘀滞凝结，迁延日久而成硬结。痄腮余毒未清，循胆经传入也可致子痈（一般不会化脓）。

【临床表现】

开始发热恶寒，尔后但热不恶寒，口渴尿黄，溲黄，便燥，附睾肿大疼痛，拒按，进而睾丸肿大疼痛，精索（子系）增粗，痛引少腹，肿势波及阴囊，化脓时阴囊红肿光亮，中心软而高起。

继发于痄腮之后的子痈，多在痄腮消退之后突然发热，且睾丸肿痛，一般不化脓。

慢性者，可有阴囊坠痛和胀感，重者疼痛可放射至下腹或大腿根部，触及附睾增大，较硬，有结节，触痛轻，精索粗硬。

急性期可有白细胞增高。

【鉴别诊断】

1. 子痰　附睾痛性肿块，痛轻，触摸时仅感隐痛，常有痨病史。输精管增粗，或有串珠状结节。病至后期可出现局灶性冷脓肿，溃破，窦道形成，经久不愈。

2. 嵌顿性斜疝　疝块嵌顿不能还纳所致阴囊肿痛。有疝块反复坠入阴囊史。无局部皮红焮热，肿块与睾丸有分界。

3. 睾丸扭转　发病急骤，疼痛剧烈，有剧烈运动或阴囊损伤史。托起阴囊痛剧（子痈则减轻）。触诊睾丸上移呈横位，子系（精索）呈麻绳状。

【治疗】

一、急性子痈

1. 卧床休息，托起阴囊，用金黄散或玉露散调敷。

2. 应用已烯雌酚、丙种球蛋白、可的松等药物以减轻疼痛及睾丸肿胀等症状。

3. 用抗生素治疗。

4. 以1%普鲁卡因加入抗生素行精索封闭，必要时再加入可的松等激素类药物封闭。

5. 辨证论治

（1）湿热下注：多见于成人，宜清利肝经湿热，消肿止痛。方用龙胆泻肝汤。痛甚者加延胡、川楝、小茴香。已成脓者加透脓散。

（2）瘟毒下注：多见于儿童，治宜清热解毒。方用普济消毒饮合金铃子散。

6. 脓成及时切开引流。脓稠、腐肉多时可用九一丹或八二丹药线引流，脓净未愈时，外用生肌白玉膏。

二、慢性子痈

1. 气滞痰凝　附睾结节，子系粗肿，触痛轻微，牵引少腹不适，多无全身症状，苔薄腻，脉滑。治宜疏肝理气，化痰散结，方用橘核丸加减。

2. 阳虚寒凝　附睾结节，子系粗肿，阴囊寒冷，伴腰痛、阳痿、遗精，舌淡或有齿痕，脉沉细。治宜温胃散寒，理气散结，方用右归丸合阳和汤加减。

3. 葱归溻肿汤坐浴，或冲和膏外敷。未生育者不宜采用，以免影响睾丸精曲小管的功能。

4. 症状重者，可托起阴囊和作精索封闭。

5. 肿块日久，治疗无效，或疑有恶变，宜手术切除。

阴囊皮肤急性炎症

阴囊皮肤急性炎症（acute inflammation of scrotum），包括阴囊疏松结缔组织炎、丝虫阴囊炎、阴囊囊肿等。临床特点：阴囊区红肿疼痛，寒热交作，继而皮紧光亮，痛剧。本病一般不影响睾丸而与子痈有别。中医称为“囊痈”。

【病因病机】

内因肝肾不足，恣食厚味生冷，脾失健运，湿热内生，或久着汗湿衣裤，坐卧阴湿之地，或囊痒搔抓，外伤染毒，湿热毒邪凝结，气血壅滞，乃成痈肿。

【临床表现】

阴囊红肿焮热，坠胀疼痛，股缝有臖核（淋巴结肿大），寒热交作，口干饮冷，小便赤热，是本病的主要表现。如热重于湿，则阴囊红赤灼热明显；湿重于热，则阴囊水肿明显，亮如水晶。

阴囊疏松结缔组织炎，呈弥漫性红肿，以水肿为著，不一定化脓。

阴囊脓肿，红肿比较局限，脓肿形成时隆起而波动。

丝虫病阴囊炎，广泛红肿，界限较清楚，一般不化脓，容易复发。经常发作，则阴囊皮肤增厚，形成癞疝。

【鉴别诊断】

1. 子痈　睾丸或附睾肿硬，疼痛剧烈，早期阴囊肿胀不明显，当病变穿破睾丸白膜炎症扩散后，方有阴囊红肿。囊痈则新起即阴囊红肿灼痛，一般不波及睾丸。

2. 脱囊　曾有阴囊皮肤外伤，阴囊由红肿迅速紫黑腐烂，甚至睾丸暴露，病程进展快，易发生内陷，病情危笃，是一种发于阴囊的特发性坏疽性疾病。临床少见。

3. 水疝　阴囊肿大、柔软，有囊性感，囊皮不红不热，除坠胀感外，没有疼痛，无发热等全身症状。透光试验阳性。

【治疗】

卧床休息，托起阴囊，中药冷敷。

急性期可用抗生素，支持治疗。

成脓者，及时切开引流，不损伤鞘膜及睾丸，常规换药。

辨证论治：

1. 肝经湿热

（1）热重于湿：宜清热解毒为主，方用泻热汤。

（2）湿重于热：宜清利湿热为主，方用清肝渗湿汤。

2. 肝肾阴虚　化脓溃后，脓出毒泄，湿热清除，以滋阴除湿汤善其后。

前列腺炎

前列腺炎（prostatitis）是细菌、病毒及其他病原体或致病因素引起的前列腺体和腺管的急慢性炎症。急性者，尿急、尿频、尿痛，会阴部胀痛，严重者可有恶寒发热，属中医的“热淋”范围，临床少见。慢性者，少腹、会阴、睾丸坠胀不适，尿末或大便时尿道滴溢白浊，属中医的“精浊”、“劳淋”范畴，临床最为多见，是男性青壮年常见的生殖系统疾病。一般认为慢性前列腺炎系急性者迁延而来者甚少，临床中以未曾经过急性期者居多。近年研究认为本病不是单一炎症疾病，而是具有前列腺炎症状的综合症状群。

分类：

1. 急性细菌性前列腺炎　急性细菌感染引起。

2. 慢性细菌性前列腺炎　慢性复发性细菌感染引起。

3. 慢性盆底疼痛综合征　包括慢性非细菌性前列腺炎和前列腺痛。

（1）炎症型：精液、前列腺液或前列腺按摩后初始10ml尿液中有白细胞。

（2）非炎症型：精液、前列腺液或前列腺按摩后初始10ml尿液中无白细胞。

4. 无症状性炎性前列腺炎（静默性前列腺炎）　无症状，仅在前列腺活检或检查其他疾病时发现前列腺液中存在白细胞才偶然被诊断。

一、急性细菌性前列腺炎（acute bacterial prostatitis，ABP）

【病因病理】

饮食不节，嗜食肥甘醇酒、辛辣炙煿，酿生湿热注于下焦；或外感温热之邪，壅聚于下焦，湿热、毒邪下迫，蕴结不散，以致经络气血凝滞，膀胱气化不利而成本病。

多由于尿路上行感染，也可由血行感染或急性膀胱炎、急性尿潴留后细菌扩散引起。致病菌多为革兰阴性杆菌，也可有葡萄球菌和链球菌等。前列腺泡有弥漫性白细胞浸润、水肿，甚至有小脓栓及化脓灶存在。

【临床表现】

1. 发病突然，寒战高热，常伴肌痛、关节痛等。

2. 常有会阴、直肠或尾骶部疼痛。

3. 明显的尿道刺激症状，排尿烧灼痛、尿频、尿急；进行性排尿困难，可能发生尿潴留。常伴发急性膀胱炎。

4. 尿道有炎性分泌物排出。

5. 直肠指诊：肛门括约肌紧张，前列腺肿胀、压痛明显，表面光滑或有硬结，局部温度增高；形成脓肿时有波动感。严禁作前列腺按摩。

本病高热恶寒，尿频、尿急、尿痛，甚至血尿，癃闭，会阴胀痛，前列腺肿胀、压痛，大便秘结，舌红苔黄，脉弦滑数。多属湿热壅阻证。

【治疗】

1. 卧床休息，大量饮水，进流质饮食，保持大便通畅。

2. 中药内治宜清热解毒、利湿通腑，用八正散或龙胆泻肝汤。

3. 本病由于有剧烈的感染反应，大多数抗生素能通过前列腺膜渗透屏障而达到适当治疗浓度，可选用奎诺酮类、复方新诺明、氨苄西林、红霉素等。

4. 对症治疗，如解痉、止痛、退热。

5. 支持治疗，输液，补充热量。

6. 金黄散 15～30g，藕粉适量，开水 200ml，调成糊状，微冷后（43℃）保留灌肠，每日 1 次。

二、慢性前列腺炎（chronic prostatitis）

【病因病理】

1. 慢性细菌性前列腺炎　主要为经尿道逆行感染。因前列腺组织分为内层与外周层，内层腺管为顺行性，而周围腺管呈逆行侧流。如后尿道有感染时，排尿不畅，尿液潴留，射精，可将大量病菌挤向前列腺外周层引起感染，若形成微小结石滞留于腺组织，则感染很难根除。此外，腺上皮脂膜屏障使多种抗生素不能透入前列腺，故一般抗感染治疗效果不佳。

2. 慢性非细菌性前列腺炎/慢性盆底疼痛综合征　发病率较高。性行为异常，久骑车、马，久坐湿地，久蹲等致盆腔充血，或前列腺按摩用力过度（医源性），均可使腺体被动充血；饮酒、过食辛辣刺激性食物等可成为诱发因素。腺体充血，腺体变性，加重了前列腺微循环障碍，致使本病病程长，易反复。另外，尿液反流、自体免疫因素、变态反应、心身因素及滴虫、砂眼衣原体、支原体、真菌感染亦与本病有关。

本病的病理改变是复杂多变的，既可是单纯性的卡他性改变，也可有充血改变，严重时有小脓栓及化脓灶存在。长期则出现纤维性改变，使腺体变硬，缩小。

中医认为，相火旺盛，因所愿不遂，或强忍不泻，或被阻中止，肾火郁而不散，离位之精，化为白浊；房事过度，以竭其精，精室空虚，湿热乘虚袭入精室，精被所逼，不能静藏所致；肾火郁而不散，或湿热久滞不清，精道气血瘀滞，症以会阴、少腹、睾丸胀痛不适为主，迁延难愈。

【临床表现】

1. 尿道症状和前列腺溢液　尿道刺激征轻重不一，如尿频、尿急、尿痛、排尿困难，或仅有排尿不适、尿道刺痒、排尿不尽感。排尿终末或大便用力时尿道滴溢白浊，甚至不排尿、不排便亦可自行溢出（后尿道炎所致）。并发精囊炎、精阜炎时可有血精。

2. 疼痛　腰骶部胀痛不适，会阴、睾丸及精索放射痛，耻骨上、小腹、腹股沟及肛周等处酸胀不适。

3. 性功能改变　有时可有勃起功能障碍、早泄、射精痛。

4. 神经精神症状　常有焦虑、情绪低落、失眠、乏力、自信心减弱等。

5. 并发症　可能并发或继发关节炎、虹膜炎、神经炎、肌炎、不育等。

【辅助检查】

1. 直肠指检　前列腺饱满、增大、有触痛；形成瘢痕后，体积缩小，硬度不等，表面有小结节。可作前列腺按摩，镜检前列腺液。

2. 前列腺液检查　取前列腺按摩液涂片镜检，每个高倍视野白细胞 10 个以上、卵磷脂小体减少，可诊断为细菌性前列腺炎。前列腺液内有多数巨噬细胞，常为炎症进行性发展的标志。

如按摩不能获取前列腺液，可于按摩后收集初尿 10ml 左右，作常规检查，若尿中白细胞数多于按摩前尿中白细胞数，亦有诊断意义。

前列腺按摩液有致病菌持续存在，可作分段尿及前列腺按摩液培养。检查前充分饮水；收集初尿 10ml（VB_1），排尿 200ml 后中段尿 10ml（VB_2）。然后，作前列腺按摩，收集前列腺液（EPS），排尿 10ml（VB_3）；均送细菌培养和细胞计数。若 VB_3 菌落大于 VB_1 10 倍，可诊断为细菌性前列腺炎。如果 VB_1 及 VB_2 细菌培养阴性，VB_3 培养阳性，是诊断前列腺炎的佐证。

前列腺液中无白细胞及脓细胞，细菌培养无致病菌。仅有卵磷脂小体减少，而临床症状重者，是无菌性前列腺炎或前列腺痛。

3. 膀胱镜检查　可见后尿道、膀胱三角区及精阜充血、肿胀。

【中医分型】

1. 气滞血瘀 缘于精室、精道失于疏利，以少腹、腰骶、睾丸、会阴坠胀隐痛或不适为主，前列腺饱满，质柔韧，压痛明显，按摩取液不易，或有血尿、血精，舌质紫暗或瘀斑，苔白或黄，脉多沉涩。

2. 湿热蕴结 尿频，尿急，尿痛，有灼热感，排尿或大便时尿道有白浊溢出，会阴、腰骶、睾丸坠胀疼痛，前列腺饱满，压痛明显，按摩取液容易，苔黄腻，脉细数。

3. 阴虚火旺 除有非细菌性前列腺炎的一般症状外，以腰膝酸软，头昏眼花，失眠多梦，遗精或血精，阳事易举，排尿或大便时尿道有白浊滴出，欲念萌动时亦常自行溢出，前列腺体松弛，前列腺排出液量少，舌红，苔少，脉细数为特征。

4. 肾阳不足 头晕，萎靡不振，腰酸膝冷，阳痿，早泄，甚至稍劳即有白浊溢出，舌淡，苔薄白，脉沉细。

上述四种证候，常不是单一出现，兼证者多，须灵活兼顾，辨证论治。

【治疗】

1. 心理治疗 解释病情，增强信心，消除顾虑。必要时应用镇静剂。

2. 调节生活习惯 忌酒及辛辣炙煿。性生活规律适度。避免久蹲、久坐、长跑、久骑车马，以减少盆腔和前列腺充血。多饮水，保持大便通畅。

3. 抗菌治疗 首选易穿透前列腺屏障的抗菌药物。能进入前列腺内并达到有效浓度的抗菌药物必须是：脂溶性，碱性，离子常数高，与血浆蛋白的结合少者。如喹喏酮类（氟哌酸、环丙沙星、氧氟沙星等），红霉素、多西环素、复方新诺明。利福平、头孢氨苄、米诺环素等亦有较好疗效。

4. 中药治疗 气滞血瘀者，治宜活血散瘀，方用前列汤加减。湿热蕴结者，治宜清热利湿，方用八正散或龙胆泻肝汤，或用大分清饮加减。肾阳不足者，治宜补肾滋阴，清泻相火，方用知柏地黄丸合右归丸加减。肾阳不足者，宜以温肾固精，用金锁固精丸合右归丸。

5. 针灸治疗

（1）体针：前列腺炎特定穴（任脉上会阴至肛门中点）、秩边、三阴交、次髎、中极、关元、肾俞、上髎、会阴。每日或隔日 1 次，留针 10 ~ 15 分钟，1 ~ 2 周为一疗程。

（2）耳针：将王不留行籽以胶布贴于耳穴肾、膀胱、肾上腺、皮质下、三焦、神门、内分泌、肝俞，患者每日自行按压 3 次。

6. 对症治疗

（1）解痉、镇痛：普鲁苯辛 15mg，每日 3 次，口服。消炎痛 25mg，每日 3

次，口服。

(2) 前列腺液多者：予雌激素（己烯雌酚10mg，每日3次，口服）。

(3) 前列腺有纤维化者：可予雄激素（丙酸睾酮25mg，肌注，每3日1次）、糖皮质激素（泼尼松5mg，每日1次，口服，限用1周）。

7. 局部疗法 可减轻局部炎症，促进炎症吸收，改善微循环。

(1) 中药坐浴：葱归溻肿汤坐浴，每次20分钟，每日2~3次。

(2) 药物保留灌肠：①中药：散血草30g，蒲公英、败酱草、红藤各20g，苦参、丹参、赤芍、桃仁、红花、柴胡、小茴香、金铃子各20g，浓煎，或加入适量淀粉调成糊保留灌肠。②西药：甲硝唑片1g，淀粉适量，水30ml，加热调成糊保留灌肠。

(3) 直肠内药栓疗法：前列腺栓（主要成分为大青叶、黄柏、乳香、丹参等），每日1~3次，1月为一疗程。

(4) 其他疗法：如微波、药物离子导入疗法、经直肠热磁疗法、经直肠高温疗法、经直肠超声波治疗等。

8. 手术疗法 一般不用。非手术治疗无效，难以控制，或伴有前列腺结石者，有手术切除的报道。

第四节　尿石症

尿石症（urolithiasis）是泌尿系常见疾病，是肾结石、输尿管结石、膀胱结石和尿道结石的统称。结石活动所致的绞痛是临床常见急腹症之一，多数原发于肾脏和膀胱，结石形成后除自动排出或介入碎石后排出以及手术取石外，很难“自溶”。结石的存在容易造成尿道的梗阻及继发感染等，若延误治疗或处理不当，会损坏肾功能引起尿毒症，甚则危及生命。本病好发于青壮年，20~50岁者占90%。男女之比为2:1~2.9:1。在我国沿海、西北、西南地区多见。随着生活水平的不断提高，饮食结构的变化，在我国原发性膀胱结石的发病率已明显降低，而肾结石的发病率有增高趋势。近20年来对尿路结石的治疗方法有了很大进展，90%左右的结石可以采用非手术治疗获愈。

本病急性发作时腰腹部突作剧痛，如绞如折，常牵及少腹，或向会阴部放射，平素有持续腹部隐痛，常伴血尿，或从尿中排出砂石，属中医的“砂淋”、“石淋”、“血淋”及“腹痛”范畴。

【病因病理】

一、中医病因病机

1. 肾气虚弱，下焦湿热 肾气虚亏，则膀胱气化不利，清利失职；下焦湿热，蓄积日久，煎熬尿液，尿中杂质凝结成石，结石阻塞气机不利，不通则腰腹疼痛；湿热下注膀胱，则尿频，尿急，尿痛；结石伤肾血络，则血下溢为血尿。

2. 情志所伤 情志怫郁，气滞不宣，郁而化火，热移下焦，尿液受其煎熬，日久尿中杂质结成砂石，乃成石淋。

3. 饮食所致 饮食不节，脾失健运，脏腑不和，湿热内生，流注下焦。或平素嗜食肥甘炙煿，湿热蕴结于下焦。尿液久受煎熬，尿中杂质聚结成块，小者为砂，大者为石，或居肾，或在膀胱，或留尿道，水道阻遏，气机不畅，故腹痛如绞如折，痛引少腹会阴，时有石出，是为砂淋。热甚伤及血络发为血淋。

另外，素体禀赋不足，或过用苦寒清利之品，致耗伤肾阴，阴损及阳，肾阳不足，气化无权，不能温化水湿，与肾内停留之杂质结合而成砂石。

总之，尿石的生成与肾气虚弱、气血瘀滞、膀胱湿热等因素有关。其中肾虚为本，湿热气血交阻为标。

二、西医尿路结石形成机制

尿石症的病因与发病机理尚未充分认识，尚待进一步研究完善，一般认为尿中晶体过多（草酸盐、尿酸盐、磷酸盐等超饱和状态）或晶体聚集抑制物质（焦磷酸盐、黏多糖、多肽、尿素等）减少以及成核基质的存在是形成结石三个主要因素。

1. 全身性因素

（1）代谢紊乱：高血钙、高尿钙（甲状旁腺机能亢进者）可使尿酸钙增加，痛风者，尿酸增高，尿中基质增多，易于析出，皆易形成结石。

（2）饮食结构：儿童因动物蛋白质、维生素 A 摄入不足而易形成膀胱结石。饮食中动物蛋白、精制糖摄入过多，纤维素摄入减少，可促成上尿路结石。一般说来，饮食质量越高的人群，结石位置越高；营养状态差的结石位置较低。尿石好发于 20~50 岁，男性多于女性，男性高峰期为 35 岁，女性有两个高峰期，即 30 岁及 55 岁。

（3）药物因素：长期服用乙酰唑胺、氨硫脲、索米痛片偶可形成结石；磺胺类药物易在酸性尿中析出结晶引起尿结石；维生素 D 摄入过多可引起上尿路结石；大量摄入维生素 C 会使尿中草酸含量明显增加而引起草酸钙结石。

（4）遗传因素：部分病例有家族倾向。如与遗传有关的先天性胱氨酸代谢紊乱所致的胱氨酸结石。

（5）生活环境：气候、水源、长期进食含钙量高饮食或药物，与结石发生有一定关系。

2. 尿液因素

（1）尿中形成结石物质排出过多：如钙、草酸、尿酸排出量增加。长期卧床，骨质脱钙，尿钙升高，尿流不畅，并发感染，易成结石。

（2）尿 pH 值改变：酸性尿液易产生尿酸结石、胱氨酸结石；磷酸镁铵及磷酸钙结石易在碱性尿中形成。

（3）尿中抑制晶体形成物质减少：枸橼酸、焦磷盐酸、酸性黏多糖、镁减少易产生结石。

（4）尿量减少：浓缩使尿内成石物质浓度增高。

3. 局部因素

（1）尿液淤滞：泌尿道解剖结构异常致尿路梗阻，尿流障碍，易使尿中晶体沉淀，形成结石。

（2）尿路感染：脓细胞、坏死组织、菌落成为结石核心，有的细菌（葡萄球菌、链球菌、变形杆菌）能分解尿素产生氨，使尿 pH 增高（碱性），易形成磷酸钙和碳酸钙结石。

（3）尿路异物：尿中结晶易附于异物形成结石。

4. 结石的成分与性质

（1）草酸盐（钙）结石：在我国最常见，含钙多，棕褐色，坚硬，粗糙不规则，呈桑椹状，X 线片上显影佳，多在上尿路。

（2）磷酸盐结石（钙、镁、铵）：灰白色、黄色或棕色，质脆，表面粗糙，多呈鹿角状，X 线片上显分层影。

（3）尿酸盐结石：黄或红棕色，质硬，表面光滑，X 线片上不显影，多在肾、输尿管。

（4）胱氨酸结石：淡黄或黄棕色，X 线不易显影。

尿酸盐结石和胱氨酸结石 B 超下可见强光团。

5. 结石所在的部位

（1）肾结石：原发，位于肾盏或肾盂，单个或多个，可呈鹿角状（铸状）。

（2）输尿管：多来源于肾脏，可滞留于输尿管任何一段，以三个生理狭窄部为多见（图 21－7）。

（3）膀胱结石：小儿及老人多为原发，其余多来自上尿路，逐渐增大，可形成尿路中最大的结石。

(4) 尿道结石：多来源于膀胱。

6. 结石引起的损害

(1) 直接损害：结石较大而表面粗糙，易使黏膜损伤，形成溃疡，黏膜受到结石长期刺激可生成息肉，甚至癌变。

(2) 梗阻：结石以上的尿路被动地扩张，变性，乃至肾功能损害。

(3) 感染：尿路被结石梗阻，尿液潴留，易继发感染，如肾盂肾炎、脓肾、肾周围炎、膀胱炎等。

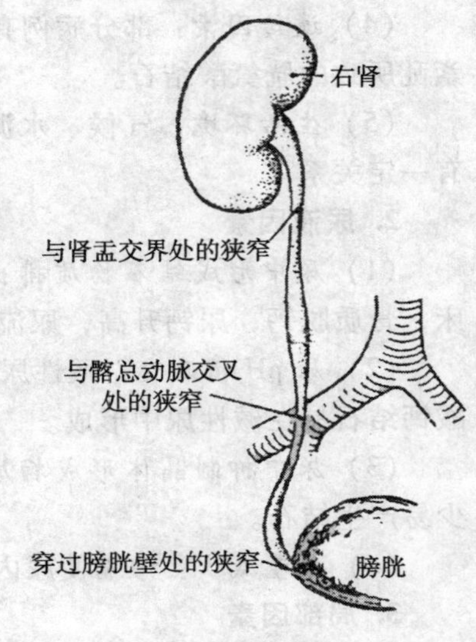

图 21－7　输尿管的生理狭窄

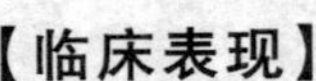

【临床表现】

一、疼痛

1. 上尿路结石　肾结石多较固定，故多为钝性隐痛、胀痛；只有较小结石活动或嵌于肾输尿管连接处，或滑嵌于输尿管内的结石，由于移动引起痉挛而发作绞痛，一旦运动停止，绞痛消失，两者绞痛均可向腰腹、会阴及大腿内侧放射，此种疼痛常痛不可忍，辗转不安，肢冷汗出，恶心呕吐，甚至可出现疼痛性休克。

2. 膀胱结石多于排尿时疼痛，向阴茎头部放射。

3. 尿道结石则茎中作痛。

二、血尿

肾、输尿管结石常于运动后伴随绞痛出现全程血尿；膀胱结石常为终末血尿。

三、排尿困难

1. 尿闭见于双侧肾、输尿管结石梗阻。

2. 尿流中断见于膀胱结石（改变体位后，尿可复出）。

3. 尿流变细、尿滴沥，有时出现血尿，见于尿道结石。

4. 尿频、尿急和尿痛（膀胱刺激征）多见尿路结石并感染。

四、脓尿

肾、输尿管、膀胱结石并发感染时，尿中有脓细胞。感染严重时可出现高热、寒战、剧烈疼痛和腰肌刺激症状等。

五、膀胱刺激症状

输尿管膀胱壁段结石或膀胱结石伴感染时，可引起尿频、尿急、尿痛。

六、其他表现

1. 肾盂、输尿管结石造成梗阻时，肾积水增大而被扪及；双侧肾、输尿管结石同时梗阻可致无尿，易致肾功能不全而出现尿毒症。少数病人有尿中排出砂石史。

2. 膀胱结石嵌于尿道内口，或尿道结石造成梗阻，可出现尿潴留。

3. 膀胱结石可于肛门指检及用金属尿道探条触及；前尿道结石于阴茎下方可触及。

【实验室及其他检查】

1. 尿检　酸碱度因结石成分不同而异，草酸钙结石常在生理尿酸碱环境中形成，感染性结石尿液呈强碱性，尿酸结石尿呈强酸性，胱氨酸结石常在酸性尿中形成。绞痛发作时可见大量红细胞，感染者可见白细胞和脓细胞。有时可见尿砂或盐类晶体等。

2. 血液　查尿素氮、肌酐等可了解肾功能；查血磷、血钙可协助判断是否为甲状腺功能亢进所致。

3. X 线检查

（1）腹平片：95% 以上的结石可显影，可显示结石的大小、位置、数目。是检查尿石症最简单、可靠的首选检查法。

（2）静脉肾盂造影（IVP/IVU）：可了解双肾功能，泌尿系形态，明确泌尿系与结石的病理关系，为手术设计提示依据。

（3）膀胱镜检查与逆行性尿路造影：可直接窥视膀胱结石，通过插管造影，可了解结石的部位和肾盂、输尿管形态。在 IVP 检查，未能确诊时，尤为重要。

4. 放射性核素肾图　能显示尿路梗阻和肾功能受损情况。

5. B 超　对肾、膀胱结石可提供了解大小、数目、位置或有无肾积水的参考，但对输尿管结石的检查几乎是“盲区”。

6. CT 扫描及磁共振尿路成像　X 线平片及造影不能确诊时，可采用。

7. 输尿管肾镜　可明确诊断并进行治疗。

【鉴别诊断】

根据症状、体征及必要的辅助检查对于明确尿石症的位置、病理损害程度等并不困难，临床中尚需与下列疾病相鉴别：

1. 胆石症 右上尿路结石绞痛发作时应与其鉴别，胆绞痛发作与脂肪餐有关，向右肩背部放射。

2. 急性阑尾炎 右中下段输尿管结石绞痛发作时应与其鉴别，急性阑尾炎为转移性右下腹疼痛，白细胞计数升高，尿检可资鉴别。

3. 卵巢囊肿蒂扭转 扪诊或B超可探及痛性包块。

4. 肾结核 终末血尿，膀胱刺激征重，结核杆菌检查呈阳性，IVP片可见肾盂“蚕食样”改变。

5. 泌尿系肿瘤 无痛性间歇性全程血尿，有时较大血块通过输尿管时也可发生剧烈绞痛，尿中可排出铸为条状血块是肾肿瘤的特点。膀胱肿瘤为无痛性终末血尿，量大时可为完全血尿，血块或肿瘤组织漂移阻塞可致尿流中断，有时有脱落癌细胞组织排出，继发感染时有较明显膀胱刺激征。

【治疗】

一、非手术治疗

1. 适应证 结石直径<1cm，表面光滑，无严重感染，无或者仅有轻度肾积水，肾功正常或仅有轻度损害者。

2. 方法

（1）解痉镇痛：①阿托品0.5mg或加度冷丁50～100mg，肌注；②颅通定60～90mg，肌注；③黄体酮20mg，肌注，每日2次；④维生素K 8mg肌注。选用任何一项均可。

（2）抗感染：选用有效抗生素。

（3）中医辨证论治

①气滞血瘀证：溺时小便突然中断，疼痛剧烈，上连腹部，砂石排出疼痛即缓，或腰部如绞，痛引少腹，频频发作，伴血尿，舌正常，脉弦紧或沉涩。宜行气活血，通淋排石，用琥珀散或石韦散加减。

②湿热下注证：身热不扬，腰痛，少腹满急，小便浑赤，溺时疼痛，淋沥不畅，苔白腻或黄腻，脉弦滑或滑数。宜清热利湿，通淋排石，用八正散加减。

③肾阴虚证：结石久停，邪热久郁，真阴亏损，腰膝腿痛，小便淋沥或不禁，头昏耳鸣，失眠多梦，时有低热，心悸气短，五心烦热，盗汗，眼干或涩，腹胀便秘，纳差，脉细数，舌质红而少苔。宜滋阴清热，通淋排石，用知柏地黄丸合二至丸加减。

④肾阳虚证：腰膝酸重，精神不振，全身怯冷，四肢欠温，或下半身常有凉

感，尿频或小便不利，夜尿次多，面色苍白，脉沉细弱，苔白，舌质淡。宜温补肾阳，用金匮肾气丸或济生肾气丸加减。

简化中药治疗方案：以八正散或石韦散加减，达到利尿排石作用。金钱草30g，海金沙15g，冬葵子30g，滑石15g，瞿麦15g，萹蓄15g，车前子（包）15g，泽泻9g。绞痛者加香附15g，木香6g，或蒲黄（包）9g，五灵脂9g。合并感染者加黄柏9g，海金沙加到30g。血尿重者加茅花9g，仙鹤草15。肾阳虚加金匮肾气丸10g。肾阴虚加六味地黄丸10g。

（4）总攻疗法：从中医的整体观念出发，在治疗结石上，既看到结石的危害，也看到人体的排石能力，治疗上充分调动和提高这种能力，就能使结石排出率大为提高。

人体结石主要依靠尿液的冲刷作用和输尿管的蠕动以及人体活动时结石的重力移动以排出。而输尿管痉挛、炎症性水肿、排尿功能减弱等可妨碍结石排出，治疗时要作充分考虑。综合中西医各种有效的方法，形成了独树一帜的“总攻疗法”，提高了疗效（表21－1）。

排石汤Ⅱ号的组成：金钱草、车前子、木通、萹蓄、瞿麦（海金沙、冬葵子）、枳实、牛膝、大黄、甘草梢、滑石、栀子、大黄（黄柏）、石韦（蒲黄、葵花、仙鹤草）。

表21－1 肾、输尿管结石总攻方案（一周2次）

时间	措施
8：30	饮水500ml，服氢氯噻嗪75mg
8：45	服中药排石汤Ⅱ号200ml
9：00	饮水500ml
9：30	饮水500ml，阿托品1mg肌注
9：35	电针：输尿管中上段结石，取肾俞（－）、膀胱俞（＋），输尿管下段结石，取肾俞（－）、水道（＋），留针25分钟，可调波，初弱后强刺激
10：00	起床活动

简化排石方案：

中药排石汤加益母草40～60g，煎服，每日1剂。黄体酮20mg肌注，每日1～2次。10%葡萄糖注射液500ml加东莨菪碱0.3mg静脉滴注，每日1～2次。同时多饮水，多做跳跃、跳绳、跑步、登山、打球等运动，有助结石排出。

（5）体外冲击波碎石（ESWL）：是将冲击波聚焦后，作用于经X线或B超定位的结石，将其击碎排出，对于直径小于2cm的肾结石应首选本法，配合服用中药可提高排石率。如结石远端尿路有狭窄，结石诱发癌变，非结石梗阻引起的肾损害，严重心脑血管疾病、肺功能不全，出血性疾病，或妊娠，不宜用此法治疗。

二、手术治疗

1. 适应证 结石直径>1cm，表面粗糙，固定，尿路狭窄，梗阻，感染，肾功减退，尿闭者。

上尿路结石手术治疗的原则是：双侧肾结石取手术简单安全的一侧；一侧肾结石，一侧输尿管结石，先取输尿管结石；双侧输尿管结石，先取梗阻严重的一侧。

2. 方法

（1）*肾结石*：①内镜治疗，包括输尿管肾镜取石或碎石术、经皮肾镜取石或碎石术。②开放性手术有肾盂切开取石、肾切开取石、肾部分切除、肾切除。

（2）*输尿管结石*：①内镜治疗，包括输尿管肾镜取石或碎石术、输尿管气压弹道碎石术、经膀胱输尿管“套石”术。②输尿管切开取石术。

（3）*膀胱结石*：①内镜治疗有经膀胱镜钳夹碎石、液电碎石、气压弹道碎石术。②膀胱切开取石。

（4）*尿道结石*：挤出，钳出，探条推入膀胱后膀胱切开取石。

第五节　泌尿生殖系结核

肾脏结核

肾结核（tuberculosis of kidney）是结核杆菌经血循传播进入肾脏，形成结核病灶，以尿频、血尿和腰痛为主要表现的一种慢性疾病。属于中医学“劳淋”、“血淋”、“肾痨”范畴。本病是成人疾病，多发于20~40岁的青壮年，男多于女。结核杆菌经血行抵达肾脏后，停留在肾小球毛细血管内，形成多个皮质微小肉芽肿，完全愈合、钙化不引起临床症状者，称为病理性肾结核。如结核菌量大，毒性强，或机体免疫力下降，结核杆菌侵犯肾髓质及肾乳头，有临床症状者，称为临床肾结核。

【病因病理】

结核杆菌对泌尿系统的侵害过程是一个慢性的、进行性的、破坏性的过程，肾脏结核属于全身结核的一部分，大多数继发于肺部结核，由结核杆菌经血行感染而成，所以肾脏结核可以双肾同时受累。

1. 肾脏结核病变的基础为结核结节。结核结节由纤维组织增生、浆细胞、淋巴组织和上皮细胞围绕菌落而成。病灶周围炎症逐渐扩大，病灶融合，中心坏死，形成干酪样脓肿，结核病变可发展成多个脓肿，肾脏内充满干酪样和钙化物质，形成肾积脓或肾钙化。干酪样物质排出后形成结核性空洞，肾乳头处破坏后蔓延到肾盏、肾盂黏膜形成结核结节、溃疡、纤维化，使肾盏漏斗或者肾盂输尿管交界处狭窄。

2. 结核杆菌可经肾向下蔓延，侵犯输尿管及膀胱的黏膜和肌层，表现为黏膜充血、水肿、结核结节，然后逐渐发生溃疡、管壁纤维化，使输尿管增粗变硬，节段性狭窄，以至输尿管上段及肾盂积水，加重肾脏功能的损害。输尿管形成一僵直的条索乃至完全闭塞，膀胱的结核病变好转愈合、症状消失，称为“肾自截”。膀胱的结核结节最先出现在患侧输尿管口周围，然后向他处扩散，蔓延至三角区并逐渐累及全膀胱，结核结节融合，形成溃疡，侵入肌肉层引起严重而广泛的纤维化，使膀胱挛缩，容量变小。膀胱容量缩小至50ml以下称为膀胱挛缩。病变累及对侧输尿管口，引起闭锁不全或狭窄，尿液反流引起对侧肾积水。膀胱挛缩和对侧肾脏积水是肾脏结核晚期并发症。膀胱壁溃疡向邻近器官穿通形成瘘管。

3. 尿道结核发生在男性病人，病变主要是溃疡、纤维化和狭窄，引起严重的排尿困难。后尿道病变亦可来自前列腺及精囊结核。

中医认为，情志不调，或饮食伤脾，或劳倦伤肾，瘵虫乘虚内入，先蚀于肺，其邪辗转，乘于五脏。瘵虫入肾，耗伤肾阴，阴虚则火旺；久则阴损及阳，命火衰微，火不生土，化源不足，出现脾肾阳虚之候。最后肾元衰竭，水湿潴留，尿少、尿闭，终至不救。本病始为虚热，病在膀胱与肾；继则阳虚，脾肾受累；终至五脏亏损。

【临床表现】

肾结核80%~90%为单侧病变。发病缓慢，病程较长。临床表现取决于病变的范围及程度。

1. 膀胱刺激症状 尿频为肾脏结核的早期主要临床表现，由含结核杆菌的脓尿刺激引起，结核性膀胱炎形成后尿频加重，伴有尿急、尿痛等进行性加重的症状。晚期膀胱挛缩可导致尿失禁。

2. 血尿 早期表现为肉眼及镜下血尿，常发生于尿频之后。临床上多表现为终末血尿，为膀胱三角区结核溃疡出血所致。肾脏血管破裂出血后出现全程血尿，血块经输尿管时可发生肾绞痛，可不伴有膀胱刺激症状。

3. 脓尿 尿液浑浊程度不一，镜下白细胞，肉眼见脓尿，呈洗米水样，含有脓块碎屑。

4. 肾区疼痛和肿块 肾脏结核一般无腰痛表现，若病变累及肾脏包膜或形成结核性脓肾时，可出现腰部钝痛或隐痛。当血块、干酪样物或坏死细胞堵塞输尿管时，可出现肾绞痛症状。肾结核合并对侧肾积水时可出现腰痛，肾积水或肾积脓时可出现腰部肿块。

5. 全身症状 大多数全身症状不明显。晚期出现合并其他全身结核时，可出现全身症状，如消瘦、乏力、发热、盗汗。合并慢性肾衰竭时，可出现浮肿、贫血、少尿、恶心及呕吐、食欲减退。

【实验室及其他检查】

1. 尿液检查 尿常规检查有持续阳性发现，如尿呈酸性，有蛋白，镜下可见大量的脓细胞、红细胞。除普通细菌培养外应做尿沉渣找抗酸杆菌检查，连续三次阳性率达50%～70%。但须除外包皮垢杆菌、枯草杆菌。

2. 血沉 多增快。

3. X线检查 钙化型肾结核在平片上可见肾区钙化影。排泄性或者逆行肾脏造影可见病变部位、程度和范围及分肾功能。早期肾盏边缘不齐，呈虫蛀状，以后肾盏不规则，显影模糊，部分肾盏消失，与空洞连接。肾功能严重丧失时，肾盂肾盏完全不显影，输尿管表现为僵硬、变形、狭窄或节段边缘不整。

4. 膀胱镜检查 早期黏膜充血、水肿，有结核结节。晚期形成结核性溃疡，肉芽肿纤维化，以输尿管开口及膀胱三角区最严重，输尿管口呈洞穴状，可见脓尿排出。可取病变组织活检，收集双侧输尿管尿做结核菌培养。

5. 超声检查 对双侧重度肾结核有辅助诊断作用，并了解有无对侧肾脏积水。

【辨证分型】

1. 阴虚火旺 尿频，尿急，尿时涩痛，或伴血尿，腰部酸痛，颧赤口干，午后潮热，盗汗，舌红苔少，脉细数。

2. 阴虚湿热 尿急，尿痛，尿液浑浊，或尿液呈米泔样或败絮样，腰背酸痛，五心烦热，咽干口燥，大便干结，舌红少苔，或苔微黄，脉细数。

3. 阳虚失约　腰背酸痛，疲乏无力，面色晄白，自汗，夜尿频数，尿痛，尿液浑浊，或如米汤样，舌淡苔腻，脉细弱。

【诊断时的注意事项】

延误泌尿系统结核诊断原因有：

1. 诊断为膀胱炎，长期使用非特异性抗炎药物，没有追查膀胱炎的原因。
2. 诊断为膀胱结核，不注意主要的肾脏结核病变。
3. 诊断为男性生殖器结核不注意肾脏结核病变。

故此，凡青壮年患者临床出现以下表现时应考虑肾脏结核的可能性：慢性进行性膀胱刺激症状，伴终末血尿，经抗菌治疗无明显效果。尿液检查呈酸性，有脓细胞及蛋白，普通培养无细菌生长。

【治疗】

一、全身治疗

包括加强支持治疗，营养支持，充分休息，避免劳累。

二、抗结核药物治疗

适用于早期肾脏结核，病变较轻，范围较局限；不宜手术的双侧肾脏结核；体内存在肾外结核，暂不宜行肾结核手术者；术前、及术后配合抗结核治疗。

1988 年国际抗结核协会向全世界推荐，所有结核患者均应采用有效的短程化疗，它由利福平、异烟肼及吡嗪酰胺三种药物组成。异烟肼 300mg/d；利福平体重低于 50kg 者 450mg/d，体重大于 50kg 者，600mg/d；吡嗪酰胺 25mg/kg，或者体重小于 50kg 者 1.5g/d，体重大于 50kg 者 2g/d。吡嗪酰胺仅用于头两个月，以后服用利福平、异烟肼 4 个月，总疗程为 6 个月。上述药物应将全日剂量于饭前半小时一次服完，这样对消灭结核杆菌及防止耐药菌株的产生，较分次口服效果好。治疗期间应注意肝肾功能的变化，在耐药菌株未能确立之前近来主张加用链霉素及乙胺丁醇。

在抗结核治疗中应避免以下情况：①诊断未能明确时，滥用抗结核药物。②虽明确肾脏结核诊断，但治疗方案不规律，疗程过短或者用药单一造成结核杆菌耐药，为进一步的治疗带来困难。③未能依据肝肾功能状态调整用药。

抗结核治疗有效的标志：临床症状逐渐好转甚至完全消失。尿液中脓细胞逐渐减少或者尿常规检查正常。尿结核杆菌检查阴性。排泄性尿路造影结核病变愈合。血沉正常。

三、手术治疗

1. 手术原则 无严重的泌尿、男性生殖系统以外活动性结核病灶，术前至少应用抗结核药物2周以上，术后用足够抗结核药物治疗。术中应尽可能保存正常的肾脏组织。

2. 手术方法及适应证

（1）肾结核病灶清除术：适用于肾实质表面结核脓肿及闭合性空洞，病灶与肾盂不相通，经药物治疗3~6月无好转者。也可以在X线或B超引导下做脓肿穿刺，吸脓和注入抗结核药物，效果明显。

肾脏部分切除手术：适用于在肾的一极与肾盂相通的病灶，经药物治疗6月以上无明显好转者。

（2）肾脏切除术：适用于一侧严重的肾结核，对侧肾脏正常者。双侧肾脏结核，一侧病变严重，一侧病变较轻，经积极抗结核药物治疗，切除一侧病肾。一侧结核肾无功能，对侧肾严重积水，若肾脏功能代偿好，先切除无功能肾，再引流积水肾。若肾脏功能状态不好，先引流积水肾，再切除无功能肾。

（3）解除输尿管狭窄手术：输尿管结核病变致输尿管狭窄导致肾积水而肾脏功能尚可者，行输尿管狭窄段切除端端吻合术，术后留置双J导管作为支架2~3月，如狭窄段近膀胱，可做输尿管膀胱吻合术。

（4）挛缩膀胱的手术治疗：适用于病肾切除并使用抗结核治疗3~6月后，膀胱挛缩者。手术方法有乙状结肠膀胱扩大术、暂时性肾脏造口术、输尿管皮肤造口术。

四、中医治疗

1. 阴虚火旺 治宜滋阴清热，安肾抗痨。方用：熟地30g，黄柏15g，肥知母10g，旱莲草20g，女贞子10g，荠菜30g，百部10g。经验方：知柏地黄丸加减（知母、生地、丹皮、银花炭、怀山药、小蓟、阿胶、山茱萸、三七粉）。成药：大补阴丸口服，每次9g，用白茅根30g煎汤送服，一日2~3次。

2. 阴虚湿热 治当滋阴利湿，清热通淋。方用：程氏萆薢分清饮合二至丸加减。萆薢15g，石菖蒲10g，赤小豆30g，黄柏10g，茯苓10g，车前子20g，莲子心6，旱莲草15g，蕺菜20g，百部10g，女贞子10g。

3. 阳虚失约 治宜温肾化气，佐清湿热。方用：济生肾气丸加半边莲20g，荠菜20g。成药：济生肾气丸，每次6g，一日2~3次。

男性生殖系统结核

男性生殖系统结核（tuberculosis of genetic system）大多继发于肾脏结核，肾脏结核可并发于男性生殖系统结核，前列腺、精囊结核多来源于后尿道病灶，少数附睾结核源于血行感染。

一、前列腺、精囊结核

前列腺、精囊结核（tuberculosis of the prostate and seminal vesicle）是常见的男性生殖系统结核，由于部位深在，症状不典型而不易被发觉。

【病因病理】

因肝肾亏虚，脉络空虚，寒痰湿浊之邪乘虚凝聚，结于精室发为本病。痰浊不消，久郁化热，灼津伤络，阴损及阳，乃致血精、少精，气血阴阳俱虚。

男性生殖系统结核中，多先出现前列腺、精囊结核，后蔓延至输精管、附睾。多由后尿道病灶播散而来。一般起于前列腺管、射精管的尿道开口，出现结核结节，相互融合，形成干酪样空洞和纤维化，累及整个前列腺和精囊。

【诊断与鉴别诊断】

1. 多发于中青年。

2. 临床表现多不明显，偶伴会阴不适、血精、精液减少。直肠指检发现前列腺、精囊硬结，无压痛。若同时伴有肾脏或者附睾结核，有助于诊断。

3. 前列腺或精液中可发现结核杆菌，尿道造影有时可见尿道前列腺部变形或扩大。

4. 鉴别诊断

（1）慢性前列腺炎：结节范围多较局限，伴有压痛，常有急性炎症史，经抗菌治疗，结节可缩小或者消失。

（2）前列腺结石：直肠指检有结石摩擦感，X 线平片可见结石影。

（3）前列腺癌：多发生于老年人，一般前列腺癌时前列腺较大，而前列腺结核时前列腺较小。B 超检查前列腺癌时可发现低回声区，血清前列腺特异抗原 PSA 可升高，必要时可行前列腺活检，明确诊断。

【治疗】

中医辨证论治和西医治疗参见“肾结核”。全身支持治疗和抗结核药物治疗，效果较好，尽可能清除泌尿系结核病灶，有利康复。

二、输精管、附睾结核

输精管、附睾结核（tuberculosis of the spermatic duct and epididymis）是生殖系结核的一部分，可认为是生殖系结核的后期表现，是结核性化脓性疾病。其部位表浅，易被发现。

【病因病理】

因肝肾亏损，脉络空虚，浊痰湿浊乘虚下注，滞于精道、肾子；或阴虚内热，虚火上炎，灼津为痰，阻于经络，痰瘀互结发为本病。痰浊不消，久郁化热，热盛肉腐酿脓。病久不愈，阴损及阳，乃至气血阴阳俱虚。

多继发于前列腺和精囊的感染。输精管结核时输精管增粗、变硬，呈串珠样。附睾结核从尾部开始，出现干酪样坏死、脓肿或纤维化，可累及整个附睾，甚至蔓延至睾丸。少数附睾结核经血行感染，常从附睾头部开始。

【诊断与鉴别诊断】

1. 好发于中青年，以20～40岁者居多。

2. 病程较长，发展缓慢，常表现为阴囊部肿胀，无疼痛，不易发现。急性发作者，阴囊红肿，疼痛。附睾可触及硬结，局限在尾部或者累及整个附睾，无触痛。输精管增粗，呈串珠样，触痛不明显，也可合并睾丸鞘膜积液。附睾形成寒性脓肿，与阴囊皮肤粘连或者破溃流脓后形成不易愈合的窦道。

3. 常有五心烦热，午后潮热，盗汗，倦怠，腰酸，食少，或见肢冷畏寒，面色晄白等全身症状。

4. 进行相应的泌尿系统检查，如有必要做附睾病理学方面的检查。脓液涂片可找到结核杆菌或脓液培养可有结核杆菌生长。

5. 要与慢性附睾炎相鉴别。慢性附睾炎无局限性硬结，与阴囊壁无粘连，无寒性脓肿及窦道，输精管无串珠样改变，常有急性炎症发生史。

【辨证分型】

1. 湿痰寒凝 附睾肿硬结块，酸胀隐痛，子系呈条索状肿硬，无明显全身症状，舌淡，苔薄，脉滑。

2. 阴虚火旺 附睾与皮肤粘连，色转暗红，酿脓时可有轻微波动感，伴午后潮热，夜寐盗汗，倦怠，颧红，消瘦，口干，腰膝酸软，疲乏无力，舌红，苔薄黄，脉细数。

3. 阳虚痰凝 病程较长，附睾酸胀隐痛，肾子阴冷，硬结不消，或溃后久不愈合，伴形寒肢冷，面色淡白，腰酸肢软，舌边有齿痕，苔薄白，脉弱无力。

【治疗】

1. 中医治疗

（1）内治

①湿痰寒凝：治宜温经通络，化痰除湿。方用阳和汤加减，兼服小金丹。

②阴虚火旺：治宜滋阴清热，除湿化痰，佐以透脓解毒。方用滋阴除湿汤合透脓散加减。

③阳虚痰凝：治当补肾温阳，化痰散结。方用补天大造丸合小金丹加减。

（2）外治

①未成脓：消肿散结，外敷冲和膏，每日 1～2 次。

②已成脓：切开引流。切开初期，局部应用提脓化腐药制成的药线或引流条；脓毒腐肉排净后再用生肌收口药。

③慢性窦道形成：选用化腐药制成的药线或引流条，置入窦道，腐蚀窦道壁，以使腐去新生，促进愈合。

2. 西医治疗

（1）使用抗结核药物（方法见前），多数可以治愈。

（2）药物治疗效果不佳者，或者形成脓肿窦道者，须做附睾及窦道切除术，术前应用抗结核药物 2 周，术中尽量保留睾丸组织。术后继续用药 6 个月至 1 年。

第六节　泌尿系肿瘤

肾肿瘤

肾肿瘤（tumor of kidney）在泌尿外科较常见，约 95% 为恶性，占成人恶性肿瘤的 1% 左右。临床上较常见的肾肿瘤有源自肾实质的肾癌、肾母细胞瘤以及肾盂肾盏发生的移行细胞乳头状肿瘤。成人肾肿瘤中大部分为肾癌；肾盂癌较少，约占肾肿瘤的 24% 左右（国外占 10% 左右）；肾母细胞瘤主要为小儿肾肿瘤，占儿童恶性肿瘤的 20% 以上，是小儿最常见的腹部肿瘤。

中医学认为本类疾病为过食肥甘厚味，嗜烟酒，使脾失健运，或肝郁乘脾，脾失健运，湿浊内蕴而下；房劳过度，脾肾两亏，不能制水；或瘀血内阻，均可导致肾肿瘤的发生。

目前肾肿瘤的治疗以手术为主，而单纯应用中医中药治疗肾肿瘤的报道和经验不多，大多用于手术前或手术后复发转移者。中医中药治疗能明显改善患者整体情况并提高机体免疫力，也能减轻痛苦和症状，延长患者生命。

中医辨证论治根据血尿、肿块、疼痛及全身情况分为三型：

1. 湿热瘀毒蕴肾型（中晚期患者或手术后复发）

证候：腰部疼痛，坠胀不适，尿血，低热，身体困重，纳食不佳，腰腹部肿块，苔白腻中黄，舌体胖，脉滑数。

治则：清热利湿，解毒化瘀。

方药：八正散加白花蛇舌草、草河车、半支莲等。

2. 瘀血内阻型（中晚期患者）

证候：面色晦暗，腰腹疼痛固定，憋胀不适，尿血，腰部肿块坚硬，舌质紫暗或有瘀斑，苔薄白，脉弦或涩。

治则：活血化瘀，理气散结。

方药：桃红四物汤加白花蛇舌草、草河车、元胡、木香等。

3. 气血两亏 毒热瘀结型（晚期恶病质者）

证候：腰腹痛甚，腹胀，尿血，腰腹肿块日见增大，低热，乏力气短，五心烦热，面色无华，贫血，消瘦，体弱，舌淡，苔薄白，脉沉细无力或弱。

治则：补益气血，化瘀散结解毒。

方药：八珍汤加半支莲、僵蚕、地骨皮等。

一、肾癌

肾癌（renal cell carcinoma）的高发年龄50～60岁，男女之比为2:1。

【病因病理】

1. 病因 肾癌的病因尚不十分清楚，可能与环境、职业、激素和吸烟等因素有关。

2. 病理 肾癌从肾小管上皮发生，外有假包膜，圆形，切面黄色，有时呈多囊性，可有出血、坏死和钙化。镜下观察以透明细胞为主，尚可见到颗粒细胞和梭形细胞。这三种细胞可单独或同时存在，大约半数肾癌同时有两种细胞，梭形细胞较多的肿瘤恶性度大。

肾癌局限在包膜内恶性度较小，穿透假包膜后可迅速经血行和淋巴向骨、肺、肝、脑等处转移。淋巴转移发生较血行晚，最先到肾蒂淋巴结。肾癌亦可直接扩散到肾静脉、腔静脉形成癌栓。

【临床表现】

肾癌早期缺乏典型症状。“肾癌三联征”（血尿、疼痛、肿块）出现时，病程已非早期。

1. 血尿 间歇性、无痛性肉眼血尿为常见的初发症状，表明肿瘤已穿入肾盂、肾盏，并非早期症状。

2. 肾区肿块　肿瘤较大时，腹部或腰部可触及肿块，质地坚硬。肾癌病人多在血尿出现相当时间后才发现肿块。

3. 肾区疼痛　为腰部钝痛或隐痛。因肿块增大使肾被膜过度扩张或压迫附近神经所引起。

4. 全身症状　低热、乏力、高血压、消瘦、贫血、消化不良等一般都在晚期出现，但严重尿血时则贫血出现较早。

【辅助检查】

1. B 超检查　B 超检查简便易行，无创伤，对本病的诊断很有价值。目前肾癌患者中有 1/3 ~1/2 并无临床症状，常在 B 超体检时偶然发现。肾脏内 >1cm 肿块即可被 B 超发现。肾癌为实性肿块，由于其内部可能有出血、坏死、囊性变，因此回声常不均匀，一般为低回声，肾癌的边界可能不清晰。复杂性囊性病变与肾癌难鉴别时，可在超声引导下穿刺做细胞学检查、囊肿造影。穿刺液为血性，找到肿瘤细胞，囊肿造影显示囊壁不光滑均匀，为诊断恶性肿瘤的依据。

2. X 线平片检查　可见肾外形增大，轮廓改变不规则，偶有肿瘤钙化，在肿瘤内有局限或广泛的点状絮状影。亦可在肿瘤周围形成不完整的壳形钙化影。

3. 排泄性静脉尿路造影　可见肾盂、肾盏因受肿瘤挤压，有不规则变形、狭窄、拉长或充盈缺损。肿瘤大、破坏严重时，病肾在排泄性尿路造影时不显影，可以行逆行性肾盂造影（图 21 -8）。

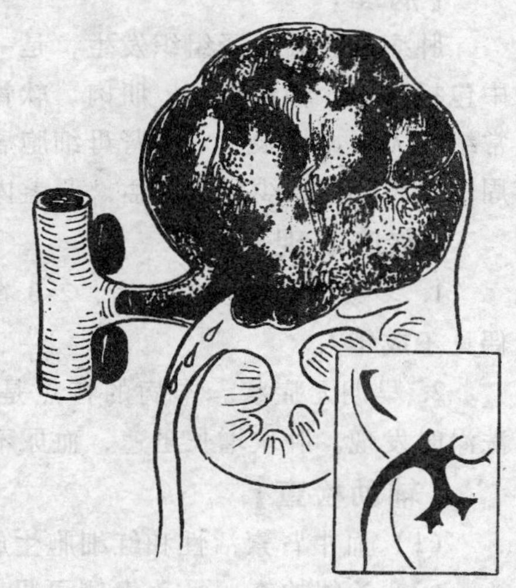

图 21 -8　左肾癌及其肾盂造影所见

4. CT 检查　对肾癌的诊断有重要作用，可以发现未引起肾盂、肾盏改变和无病状的肾癌，可准确测定肿块密度。肾癌的 CT 检查表现为肾实质肿块，亦可突出于肾实质，肿块为圆形、椭圆形或分叶状，边界清楚或模糊。平扫时为密度不均匀的软组织肿块。

5. 肾动脉造影　肾癌表现为病理性血管、动静脉瘘、血管池、包膜血管增多。肾乳头囊腺癌在肾动脉造影时无新生血管；转移癌表现为典型的无血管，肿瘤小而多发。

6. 放射性核素扫描　用 ^{203}汞、^{131}碘、^{99}锝等均能显缺损肾影。

【鉴别诊断】

1. 多囊肾 出现肾功能障碍和高血压较多，往往合并其他多囊脏器。B超、CT等可助鉴别。

2. 肾结核 多伴膀胱刺激征和脓尿，尿中可找到结核杆菌，尿路造影可资鉴别。

【治疗】

1. 手术治疗 肾癌的治疗主要是手术切除，行根治性肾切除，切除范围应包括肾及肾周围筋膜和脂肪、肾门淋巴结。先结扎肾蒂血管可减少出血和扩散。静脉内血栓应同时取出。术前行肾动脉栓塞法治疗可减少术中出血，使瘤体缩小。手术治疗5年生存率可达30%～50%。

2. 化疗、放疗 肾癌的化疗效果不好，免疫治疗对转移癌有一定疗效。晚期肾癌可选用生物治疗，有姑息治疗效果。

二、肾母细胞瘤

肾母细胞瘤又称肾胚胎瘤或Wilms瘤。

【病理】

肿瘤从胚胎性肾组织发生，是一种由上皮和间质组成的恶性混合瘤。瘤组织中包括腺体、神经组织、肌肉、软骨、脂肪等。肿瘤生长极快，柔软。肿瘤与正常组织无明显界限。双侧肾母细胞瘤约占5%。转移途径同肾癌，早期即侵入肾周围组织。但很少侵入肾盂、肾盏内。

【临床表现】

1. 多数在5岁以前发病，2/3在3岁以内。男、女，左、右侧发病数相近。偶见于成年人。

2. 早期无症状。本病的特点是婴幼儿虚弱，腹部有巨大包块。常在穿衣、洗澡时发现。肿块增长迅速，血尿不明显。常见发热和高血压。

【辅助检查】

（1）血中肾素活性和红细胞生成素可高于正常。

（2）X线检查：平片患侧可见大片软组织阴影，尿路造影所见与肾癌相似（图21－9）。

（3）B超、CT、MRI诊断价值同肾癌。

【鉴别诊断】

1. 肾上腺神经母细胞瘤 该病可早期转移至颅骨和肝，泌尿系造影时可见到被肿瘤向下推移的正常肾。

2. 肾积水　包块柔软，有囊性感，时小时大。B 超、尿路造影易与肿瘤鉴别。

【治疗】

早期经腹行肾切除术。手术配合放疗、化疗可显著提高生存率。综合治疗 2 年生存率可达60% ~94%，术后 2 ~3 年无复发应认为已治愈。

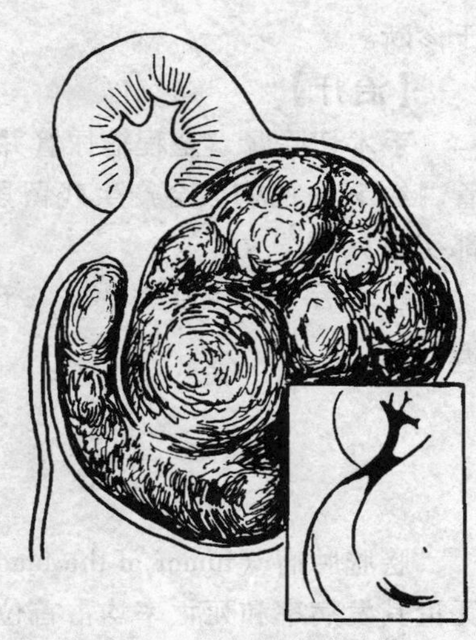

图 21 -9　肾母细胞瘤及其肾盂造影所见

三、肾盂肿瘤

肾盂肿瘤（neoplasm of renal pelvis）是指由肾盂或肾盏黏膜发展而来的肿瘤，绝大多数为移行细胞癌。发病年龄多在 40 岁以上。男多于女，约 2∶1 ~4∶1。

【病因病理】

引起膀胱肿瘤的致癌因素同样可以引起肾盂肿瘤，比较了解的致癌因素有化学致癌物质与局部不良刺激。

肾盂肿瘤多数为乳头状瘤，其次为乳头状癌，均由肾盂移行细胞发生。肿瘤有单发亦有多发，常有早期淋巴转移。瘤体血供丰富，容易溃破出血而引起血尿。常在同侧输尿管和膀胱出现乳头状瘤，可能是肿瘤脱落细胞种植所致，也可能为尿路移行上皮多发性肿瘤。肾盂的鳞状细胞癌罕见，多与长期结石、感染等刺激有关。

【诊断】

1. 发病年龄在 40 ~70 岁。男女之比为2∶1。

2. 症状、体征　早期表现为间歇性、无痛性肉眼血尿，常无肿物或疼痛，偶因血块堵塞输尿管出现肾绞痛，体征不明显。

3. 辅助检查

（1）脱落细胞学检查：容易发现癌细胞。

（2）膀胱镜检查：可见输尿管口喷出血性尿液。

（3）X 线静脉肾盂造影：可见肾盂内充盈缺损、变形（图 21 -10）。

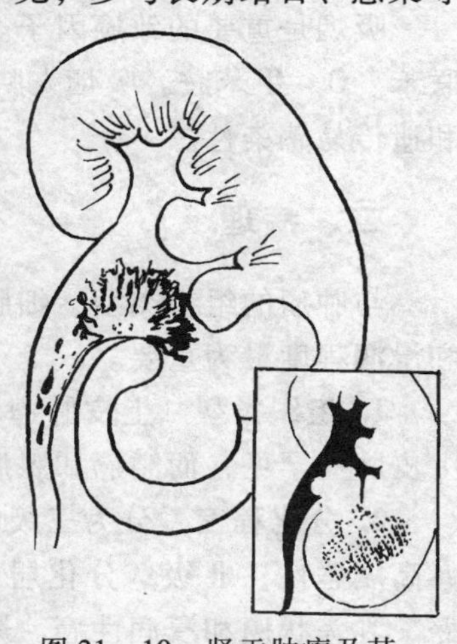

图 21 -10　肾盂肿瘤及其肾盂造影所见

（4）输尿管镜、B 超、CT、MRI 检查：有助于诊断。

【治疗】

手术切除肾、全程输尿管并对邻近膀胱入口做袖套状切除。若残余一段输尿管，约50%的病人会产生残留段输尿管肿瘤。对分化良好的无浸润肿瘤亦可局部切除。

手术后5年生存率30%～60%。随诊中应注意残留尿路上皮器官发生肿瘤的可能。

膀胱肿瘤

膀胱肿瘤（tumor of the bladder）约80%为恶性肿瘤，在我国泌尿系肿瘤中，无论其发病率和死亡率均占首位。本病属于中医“尿血”、“淋证”、“癃闭”等范畴。

【病因病理】

一、病因

尚不清楚，其发病与外界环境关系密切。但职业和生活中长期接触苯胺类化学物质、体内某些物质（如色氨酸和烟酸）代谢异常、膀胱的非肿瘤性病变、病毒感染、遗传因素等与本病发生有关。

吸烟是重要的致癌因子。香烟内有许多化学致癌物质，芳香胺如4－氨基双联苯、O－甲苯胺。吸烟人膀胱上皮增殖反应增加，可能增强其他致癌物质作用和遗传易感染性。

二、病理

与肿瘤的组织类型、细胞分化程度、生长方式和浸润有关，其中以细胞分化和浸润程度最为重要。

1. 组织类型 上皮肿瘤占95%以上，其中多数为移行细胞乳头状肿瘤，非上皮肿瘤罕见，而鳞癌和腺癌各占2%～3%。

2. 分化程度 分为三级。Ⅰ级：分化良好，属低度恶性；Ⅲ级：分化不良，属高度恶性；Ⅱ级：分化居Ⅰ、Ⅲ级之间，属中度恶性。生长方式：分为原位癌、乳头状癌和浸润性癌。原位癌局限在黏膜内，无乳头亦无浸润。移行细胞癌多为乳头状，鳞癌和腺癌常有浸润。

3. 浸润深度 是肿瘤临床（T）和病理（P）分期的依据，可分为：原位癌

(Tis)；乳头状无浸润（T_a）；限于固有层以内（T_1）；浸润浅肌层（T_2）；浸润深肌层或已穿透膀胱壁（T_3）；浸润前列腺或膀胱邻近组织（T_4）。病理分期（P）同临床。一般将Tis、Ta、T_1期膀胱癌统称为浅表性膀胱移行细胞癌。

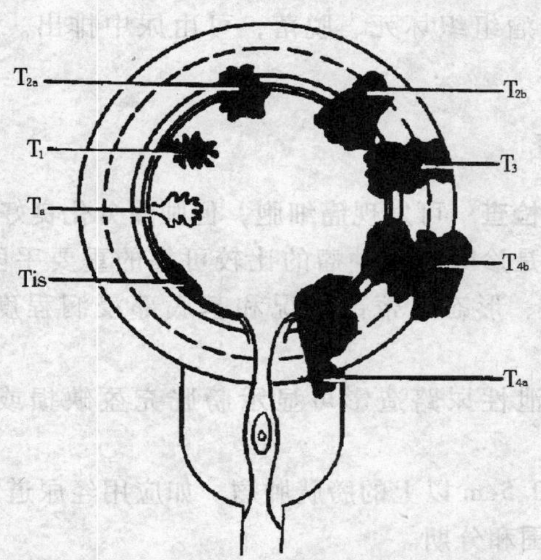

图21-11 膀胱肿瘤病理及临床分期

肿瘤扩散以直接向深部浸润为主，淋巴转移常见，血行转移发生在晚期，可转移到肝、肺、骨等处。

中医认为本病为癌毒蕴于膀胱，气化失司，血脉瘀滞所致。血络损伤，血从内溢则尿血；血瘀日久，化湿生热，则尿急、尿频、尿痛；尿血日久，气血两虚，可见面色无华、消瘦等恶病质征象；癌毒与瘀血交阻，则可导致脾肾两伤，脾失健运，肾气衰微。

【诊断与鉴别诊断】

一、诊断

膀胱肿瘤高发年龄50～70岁。男女之比为4∶1，以表浅的乳头状肿瘤为常见。

（一）症状、体征

1. 血尿 是膀胱肿瘤最主要的症状，约80%以上的病人最早出现血尿。为无症状性、间歇性出现，多为全程血尿，终末加重。出血量多少不等，严重时有血块，出血可自行停止，使病人产生已愈的错觉，停止治疗。

2. 疼痛和刺激症状 是最常见的晚期表现。为肿瘤浸润至膀胱壁所致，肿瘤坏死、溃疡或合并感染时更明显。

3. 排尿困难 肿瘤阻塞膀胱颈或有大血块时发生。当膀胱内有蒂的肿瘤漂移阻塞尿道内口时，也可出现尿流中断。

4. 其他症状 肿瘤组织坏死、脱落，可由尿中排出。晚期有贫血、浮肿、下腹部肿块。

（二）辅助检查

1. 尿脱落细胞学检查 可发现癌细胞，但肿瘤分化良好者阳性率低。

2. 膀胱镜检查 是诊断膀胱肿瘤的比较可靠的重要手段。能直接观察肿瘤的位置、数目、大小、形态、蒂部情况和基底部浸润程度等，并可取活组织检查。

3. X 线检查 排泄性尿路造影可显示膀胱充盈缺损或部分膀胱壁僵硬不整齐。

4. B 超 可发现 0.5cm 以上的膀胱肿瘤。如应用经尿道超声扫描，能比较准确地了解肿瘤浸润范围和分期。

5. CT、MRI 是最准确的无创伤性膀胱肿瘤分期检查方法，可分辨出肌层、膀胱周围的浸润，并能检查出盆腔内增大的淋巴结。

二、鉴别诊断

1. 急性膀胱炎 有膀胱刺激症状，抗菌治疗可治愈。血尿多在膀胱刺激症状以后出现。

2. 膀胱结核 有低热、盗汗、消瘦等结核病史，尿频、脓尿和终末血尿等典型膀胱炎症状，尿沉渣涂片抗酸染色或培养可发现结核杆菌，抗结核治疗有效。

三、中医分型

1. 湿热型 血尿，尿频，尿急，尿道灼痛，少腹作胀，舌苔白腻或黄腻，脉滑数。

2. 肾虚型 间歇性、无痛性血尿，伴腰膝酸软，小腹下坠，面色苍白无华，或有低热，五心烦热，舌淡苔薄，脉细弱无力。

3. 瘀毒型 尿血成块，尿中有腐肉，恶臭，排尿困难或癃闭，少腹坠胀、疼痛，舌暗，有瘀点瘀斑，脉沉弦。

【治疗】

一、西医治疗

以手术治疗为主。手术方式有经尿道膀胱肿瘤电切除术、膀胱切开单纯肿瘤切除术、膀胱部分切除术及膀胱全切术等。

1. 浅表性膀胱肿瘤（Tis、Ta、T_1）　可经尿道电烙或切除。肿瘤大或不能作尿道手术时，可切开膀胱行电烙或肿瘤切除术。

2. 浸润性膀胱肿瘤（T_2、T_3、T_4）　①T_2、T_3 期：浸润肌层的肿瘤，除个别分化良好、局限的 T_2 期肿瘤可经尿道切除外，一般根据浸润范围选择膀胱部分切除术或膀胱全切术。肿瘤多发或侵犯三角区，宜行膀胱全切术，包括前列腺、精囊和男性尿道在内。膀胱全切术后须行尿流改道，如回肠膀胱术、可控性结肠膀胱术等。②T_4 期：用姑息性放射治疗和化学治疗能减轻病状，延长生命。化学治疗多采用联合化疗，常用药物有顺铂、甲氨蝶呤、长春新碱、5－氟尿嘧啶、阿霉素等。

膀胱肿瘤切除后易复发。因此凡保留膀胱的各种手术，需定期行膀胱腔内化疗或生物治疗，以降低或预防肿瘤复发。常用的膀胱腔内灌注药物有丝裂霉素（MMC，每次 40mg）、阿霉素（ADM，每次 40mg）、噻替哌（TSPA，每次 30～60mg）及卡介苗（BCG，每次 75～150mg）等，后者效果最佳。大多数药物灌注每周 1 次，每个疗程 6～8 次，以后每月灌注 1 次，维持 1～2 年。

二、中医治疗

1. 湿热证　治宜清热利湿，解毒通淋。方用八正散加茅根、大小蓟、龙葵、土茯苓、白花蛇舌草等。

2. 肾虚证　治当滋阴补肾，收敛摄血。方用知柏地黄丸加生地炭、血余炭、茅根、白花蛇舌草、旱莲草。

3. 瘀毒证　治宜解毒祛瘀通淋。方用导赤散加半支莲、土茯苓、苦参、白花蛇舌草、黄柏、冬葵子、茅根、当归等。

阴茎癌

阴茎癌（carcinoma of the penis）在解放前是我国最常见的恶性肿瘤，曾居男性癌瘤的第一位。解放后，随着人民生活水平和卫生保健技术的不断提高，发病率日趋减少。中医称本病为“肾岩”，因阴茎属肾且溃后如翻花状，故又名

"肾癌翻花"。其特点是阴茎头部表面有丘疹、结节、疣状等坚硬物，溃后如翻花。

【病因病理】

阴茎癌绝大多数发生于包茎或包皮过长者，故其病因是长期包皮垢积聚、刺激所引起。早期包皮环切者其发病率明显降低，因此是可以预防的肿瘤。

中医认为，肝主筋，阴茎为宗筋所聚之处，肾主二便，阴茎为肾之外窍，因此阴茎和肝肾关系密切。阴茎癌的发生多因肝肾阴虚，忧思郁虑，相火内灼，水不涵木，肝经血少，络脉空虚，虚火痰浊侵袭，导致经络阻塞，积聚阴茎而成。其次，本病的发生与包茎或包皮过长秽毒积聚有密切关系。

阴茎癌的病理表现主要是鳞癌，基底细胞癌和腺癌罕见。癌肿分乳头型和结节型。最常见的是乳头型，其次是结节型，前者以向外生长为主，可穿破包皮，后者向深部浸润，扁平溃疡可发生早期转移。一般不侵犯尿道，淋巴转移极常见，可转移至腹股沟和髂淋巴结，晚期偶有转移至肺、肝等处者。

【诊断与鉴别诊断】

一、诊断

（一）症状、体征

早期表现为在包皮遮盖的阴茎头部出现硬结，有痒痛感，继而自包皮口流出血性分泌物。不久在包皮口处可见菜花样肿瘤，继续增大穿透包皮时，全部肿瘤暴露在外。菜花状肿瘤表面有恶臭的炎性分泌物，多不妨碍排尿。肿瘤转移首先至腹股沟淋巴结，质地较硬且无压痛。肿瘤发展到广泛转移时，可出现贫血、消瘦等全身症状。

（二）辅助检查

1. B 超 可协助了解盆腔内有无肿大淋巴结。

2. 活组织检查 可以明确诊断。

二、鉴别诊断

1. 阴茎乳头状瘤 肿瘤可有蒂或无蒂。

2. 尖锐湿疣 有不洁性交史，醋酸白试验阳性。

3. 阴茎结核 好发于阴茎头系带及尿道外口，其溃疡边界明显，基底是肉芽或干酪样坏死组织，病变单发或多发，也可波及整个阴茎头部。

三、中医分型

1. 肝郁痰凝　包皮可以上翻的患者，在阴茎头、包皮、冠状沟附近见丘疹、结节，或湿疹、红斑、溃疡，或有痒痛和少量分泌物；包皮不能上翻的患者发现较晚，可有硬结或肿物，包皮口有脓性分泌物。舌暗红，苔白腻或微黄而腻，脉弦滑或弦数。

2. 肝经湿毒　阴茎部溃烂，如翻花石榴，肿胀疼痛，有血性渗出物，味臭难闻，舌红或红绛，苔黄腻，脉弦滑数。

3. 阴虚火旺　阴茎部溃烂但无脓，仅有黑暗血水，难腐难脱，舌暗红，少苔或无苔，脉细数。

4. 气血两虚　阴茎癌晚期，烂通尿道，甚则阴茎溃烂脱落，腹股沟出现转移肿物，可能溃破而引起大出血，神疲纳呆，舌淡，苔少或剥脱苔，脉细无力或脉微。

【治疗】

一、西医治疗

以手术治疗为主，亦可行放疗和化疗。

1. 手术治疗　肿瘤小局限在包皮者可仅行包皮环切术。阴茎癌一般需行阴茎部分切除术，至少在癌肿以上2cm处切断，如残留阴茎不能站立排尿和性交时，应行阴茎全切除术，尿道移植至会阴部。有淋巴结转移者，应在原发病灶切除术后2~6周控制感染后，行两侧腹股沟淋巴结清扫术。

2. 放射治疗　早期或年轻人的阴茎癌可行放射治疗。

3. 化学治疗　博莱霉素对阴茎癌有良好疗效，亦可用于配合手术和放射治疗。

二、中医内治

1. 肝郁痰凝　治宜疏肝解郁、化痰散结。方用柴胡疏肝散合二陈汤加减。

2. 肝经湿毒　治当清热利湿、泻火解毒。方用龙胆泻肝汤加减。

3. 阴虚火旺　治宜滋阴降火。知柏地黄丸加白花蛇舌草、鳖甲等。

4. 气血两虚　治当补益气血、和胃健脾。当归补血汤合香砂六君子汤加减。

睾丸肿瘤

睾丸肿瘤（tumor of the testis）多数为原发性恶性肿瘤，继发者少见。约占男性恶性肿瘤的1% ~2%，是20 ~30岁年轻人最常见的实性肿瘤。

【病因病理】

西医认为本病主要为精原细胞瘤、胚胎瘤和畸胎瘤，绝大多数为恶性。发病原因尚不清楚，但隐睾肯定与之有关，隐睾恶变的机会较正常人大20 ~40倍。也有人认为其与内分泌紊乱、局部慢性刺激和外伤有关。

中医认为，先天不足，天宦阴睾，热蕴化毒；睾丸外伤，血脉阻滞，瘀热酿毒；相火旺盛，肾精被灼，睾丸失养，均可导致本病发生。

【诊断与鉴别诊断】

一、诊断

（一）症状、体征

1. 睾丸肿大开始时不易察觉，逐渐增大，一般无疼痛，增大时仅有下坠感。

2. 体检发现睾丸肿大，质硬，表面光滑，晚期表面高低不平，可继发鞘膜积液，内含血性液体。

3. 有时原发肿瘤很小，但已出现转移症状，如腹部肿块、肝区疼痛及肺部症状等。

4. 少数有绒毛膜促性腺激素（HCG）分泌的睾丸肿瘤可有乳房胀痛、女性化乳房等。

（二）辅助检查

1. 血清绒毛膜促性腺激素（HCG）和甲胎蛋白（AFP）是肿瘤标记物质，增高有诊断意义。

2. B超可透过鞘膜积液显示睾丸情况，以鉴别是原发性鞘膜积液，还是肿瘤引起的继发性鞘膜积液。

二、鉴别诊断

1. 睾丸鞘膜积液　不能触及睾丸，穿刺液清亮透明。

2. 睾丸炎和附睾炎　发病急，局部和全身有炎症反应，疼痛明显。

三、中医分型

1. 瘀热蕴结（肿瘤早期）　睾丸肿大，坠胀不适，或局部偶有外伤史，自觉睾丸沉重，小便黄，大便干，舌红或紫暗，苔薄，脉涩。

2. 阴虚火旺（中期）　睾丸肿大，坠胀不适，发展迅速，但不疼痛，睾丸质地坚硬，腰膝酸软，午后低热，面色潮红，头晕耳鸣，口干溲黄，舌红苔少，脉细数。

3. 气血两虚（晚期）　睾丸肿大，质地坚硬，表面高低不平，形体消瘦，面色㿠白无华，心悸少寐，神疲懒言，纳差，舌淡苔薄，脉虚无力。

【治疗】

一、西医治疗

以手术治疗为主。精原细胞瘤对放射治疗敏感，可配合治疗。胚胎瘤和畸胎瘤应行腹膜后淋巴结清扫术，配合化疗。

二、中医治疗

1. 瘀热蕴结　治宜化瘀、清热、解毒。方选桃红四物汤加白花蛇舌草、夏枯草、穿山甲、车前子等。

2. 阴虚火旺　治当滋阴降火。知柏地黄丸加白花蛇舌草、鳖甲等。

3. 气血两虚　治宜补益气血。方用人参养荣丸加减。

前列腺癌

前列腺癌（carcinoma of the prostate）多发生于50岁以上男性，在欧美国家是最常见的恶性肿瘤之一。我国的前列腺癌发病率较低，但现在已有明显增高的趋势。本病属中医“癃闭”范畴。

【病因病理】

本病的病因至今尚不明确，可能与遗传、环境、性激素等有关。大多数前列腺癌的发生发展与雄激素关系密切，非激素依赖型占少数。

中医学认为，久病或劳伤肾精，或因感受外邪，或内外因素交织，导致肾气亏虚，瘀血内阻，湿热下注是本病的主要病理机制。

98%的前列腺癌为腺癌，其发生主要在外周带，大多数为多病灶。前列腺癌可分为四期：Ⅰ期为前列腺增生手术标本中偶然发现的小病灶，多数分化良好。Ⅱ期为局限在前列腺包膜以内的前列腺癌。Ⅲ期为前列腺癌已穿破包膜，可侵犯周围脂肪、精囊、膀胱颈和尿道。Ⅳ期有转移，有局部淋巴结或远处转移病灶。最常见的是血行转移到骨等处。血行转移可能发生在癌的早期，且常以转移症状为就诊时的主诉。

【诊断与鉴别诊断】

一、诊断

（一）症状、体征

早期无症状。直肠指检可触及前列腺肿块，表面高低不平，有大小不一的坚硬结节，中央沟可消失。前列腺癌较大时，可引起排尿困难，尿潴留，尿失禁，血尿。晚期前列腺癌可出现排便困难（直肠受压），转移后可出现腰痛、腿痛（脊髓神经受压）、贫血、骨痛、病理性骨折（广泛骨转移）、下肢浮肿（淋巴、静脉回流受阻）等症状。

（二）辅助检查

1. 前列腺特异性抗原（PSA）检查 对诊断前列腺癌有较强的特异性。

2. B超 可探及前列腺占位病变，也可判断前列腺被膜是否完整。

3. CT 常用来诊断前列腺实质占位病变，并能显示前列腺周围有无浸润和浸润范围以及盆腔内淋巴结、腹主动脉旁淋巴结改变。

4. 放射性核素骨扫描 可早期发现骨转移病灶。

5. 穿刺针吸活检 可明确病理学诊断。

二、鉴别诊断

1. 前列腺增生症 多见于50岁以上中老年男性。增大的腺体表面光滑，质韧，有弹性，边界清，中央沟浅平。

2. 前列腺结核 有结核史或合并其他部位结核。腺体增大，较硬，有结节，抗结核治疗有效。

三、中医分型

1. 湿热蕴积（病变初期） 局部症状不明显，可有排尿不畅，会阴部不适，小便赤涩。舌红，苔黄腻，脉滑数。

2. 肝肾阴虚（病变中期）　小便滴沥，尿流变细，尿频，进行性加重，时发血尿，伴头晕耳鸣，口干舌燥，舌红苔少，脉细数。

3. 气血两虚（病变晚期）　尿线细甚则尿闭，伴疼痛，血尿，神疲气短，面色㿠白，腰膝酸软，舌淡，脉沉细。

【治疗】

一、西医治疗

1. 手术治疗　Ⅰ、Ⅱ期的前列腺癌行根治性前列腺切除术，手术范围包括前列腺、精囊等。切除前列腺后，尿道与膀胱吻合。清扫双侧髂总血管远端、髂内外血管主干及闭孔淋巴结。

2. 内分泌治疗　Ⅲ、Ⅳ期癌以内分泌治疗为主。可行睾丸切除术，必要时配合抗雄激素治疗、化疗、放疗，可提高生存率。

二、中医治疗

1. 湿热蕴积　治宜清热利湿、解毒软坚。方用八正散加败酱草、白花蛇舌草、土茯苓、茅根、泽兰。

2. 肝肾阴虚　治当滋阴降火、解毒。方选知柏地黄丸加莪术、白花蛇舌草、穿山甲等。

3. 气血两虚：治宜补益气血。方用十全大补丸加减。

第七节　泌尿、男性生殖系其他疾病

鞘膜积液

鞘膜积液（hydrocele）是指睾丸或精索鞘膜内液体的分泌与吸收失去平衡，积聚的液体超过正常量而形成的囊肿，中医谓之为“水疝”。任何年龄均可发生，但以儿童和老年人为多见。以阴囊肿大，无痛无热，皮色正常，呈囊性感的卵圆或圆形肿物，透光试验阳性为特征。临床上常见先天性（婴儿型）水疝和继发性（成人型）水疝。

【病因病理】

胎儿早期睾丸在腹膜后，7～9 个月时睾丸经腹股沟管下降入阴囊。此过程中，随着阴囊下降，附着于睾丸的腹膜形成的鞘突逐渐闭锁，形成纤维索带。睾丸部的腹膜形成睾丸鞘膜脏层和壁层。两层鞘膜之间隙含少量液体，渗出与吸收平衡。当先天因素造成鞘突未能闭合，鞘膜邻近器官出现病理改变（如感染、外伤、寄生虫或肿瘤），渗出过多或吸收障碍，在鞘膜内或沿未闭锁的鞘突内形成各种类型的鞘膜积液。

1. 睾丸鞘膜积液（hydrocele of the testis） 睾丸固有鞘膜内有积液。此为最多见（成人型）。可分为原发性和继发性，前者原因不明，后者因炎症、外伤、肿瘤、丝虫病等引起。

2. 精索鞘膜积液（hydrocele of the spermatic） 鞘突的两端闭合，而中间部分未闭合且有积液，囊内液体与腹腔和睾丸鞘膜腔均不相通（又称精索囊肿或精索鞘膜水囊肿）。

3. 睾丸精索鞘膜积液（hydrocele of the testis and spermatic）（婴儿型） 鞘突仅在内环处闭合，精索部未闭合，积液与睾丸鞘膜腔连通。

4. 交通性鞘膜积液（communicating hydrocele）（婴儿型） 由于鞘突未闭合，睾丸鞘膜腔的积液可经一小管道与腹腔相通，又称先天性鞘膜积液（congenital hydrocele）。如鞘突与腹腔内通道较大，肠管和网膜亦可坠入鞘膜腔则为先天性腹股沟斜疝。

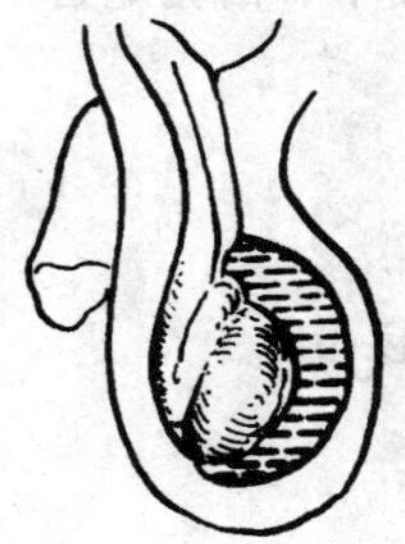

睾丸鞘膜积液

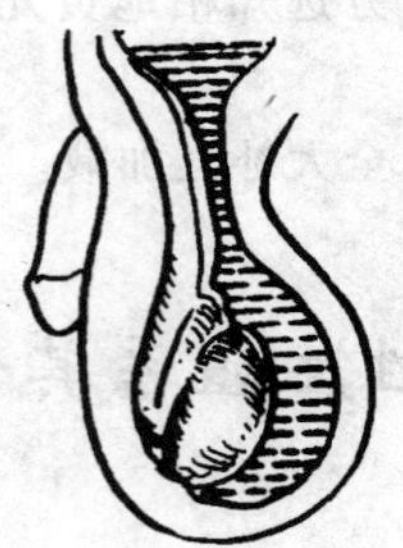

交通性鞘膜积液

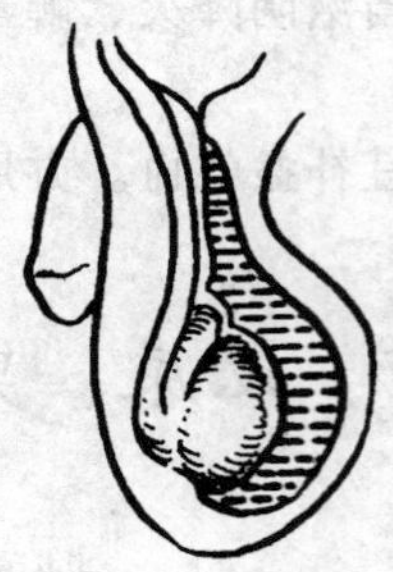

睾丸精索鞘膜积液

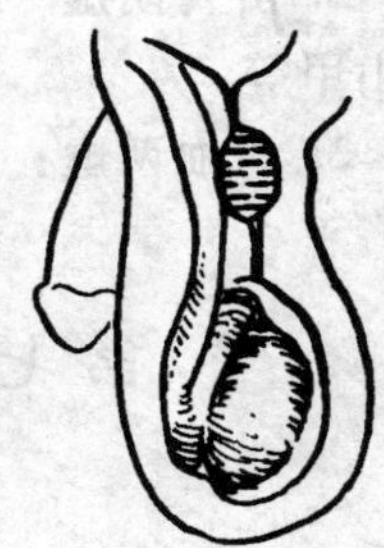

精索鞘膜积液

图 21－12 鞘膜积液的类型

中医认为，先天不足，肾气化功能不全，水道不行，水液积聚囊内。成年多因阴囊外伤寒湿，肾的气化功能不利，酒茶饮食失节，湿热内生，下注阴囊；阴囊外伤或睾丸肿痛（炎性），瘀血阻络，水液不行也能导致本病。

【诊断与鉴别诊断】

一、诊断

1. 睾丸鞘膜积液 多呈卵圆形，质软，无压痛，表面光滑，有弹性和囊样感，触不到睾丸及附睾，透光试验阳性。

2. 精索鞘膜积液　位于腹股沟或睾丸上方，积液囊与睾丸有明显分界。

3. 睾丸精索鞘膜积液　阴囊有梨形肿物，睾丸摸不清。

4. 交通性鞘膜积液　站立时阴囊肿大，平卧时积液流入腹腔，积液囊缩小或消失，睾丸即可触及。

二、鉴别诊断

1. 狐疝（腹股沟斜疝）　交通性水疝与狐疝仅是囊内容物不同，都可能表现为时大时小，或随体位变化而时有时无的肿块，狐疝的肿物透光试验阴性，肿块部在咳嗽时有冲击感，外环口增大，有时可听到肠鸣音。

2. 睾丸肿瘤　为实质性坚硬肿块，托起和掂量两侧睾丸，患侧有沉重感，透光试验阴性。

【治疗】

一、中医治疗

（一）内治

1. 肾气亏虚　多见于婴儿，治宜温肾通阳，方用济生肾气丸加减。

2. 湿热下注　继发感染者，治宜清热利湿，方用大分清饮加减。

3. 肾虚寒湿　病程长久者，治宜温肾散寒，化气行水，方用五苓散加减。

4. 瘀血阻络　有睾丸损伤或睾丸肿瘤病史，透光试验阴性，治宜化瘀行气利水，方用活血散瘀汤加减。

（二）外治

1. 婴儿水疝或继发性水疝属肾虚寒湿者　用小茴香、橘核各100g，研成粗末，炒热，装布袋内温熨局部，每次20～30分钟，每日2～3次。下次使用时仍需炒热，可连用3～5天再换药。

2. 继发性水疝属湿热下注者　用朴硝250g，装布袋内罨敷。或用五倍子、枯矾各10g，加水300ml煎半小时，温度适当时浸泡阴囊，每次20～30分钟，每天2～3次。

二、西医治疗

1. 婴幼儿鞘膜积液常可自行吸收，不必急于手术。
2. 成人较小鞘膜积液无任何症状者，可不用手术治疗。

3. 穿刺抽液疗效不好，抽净后常又迅即复发。

4. 较大鞘膜积液伴有明显症状者，应手术治疗。

（1）鞘膜翻转术：切除多余的壁层鞘膜，将切开缘翻转缝合于精索后。

（2）精索鞘膜积液是将积液囊全部切除。

（3）交通性鞘膜积液应切开通道，在内环处高位结扎鞘突。

术中注意止血，勿损伤精索和睾丸。术后加压包扎阴囊并抬高，防止形成血肿。

继发性鞘膜积液在必要时可行诊断性穿刺。①若为损伤性积血（中医称之为“血疝”），使用止血药和抗生素；积血较多时应手术取出血块，结扎出血点。②如发现乳糜状积液找到微丝蚴者，除口服海群生治疗丝虫感染外，局部手术方法与睾丸鞘膜积液相同。

隐　睾

生后一侧或双侧睾丸未降入阴囊者称隐睾（cryptorchism）。中医无此记载，若系双侧隐睾，则属“天阉”范畴。本病是一个较常见的疾病，据统计，1 岁以后的隐睾占 1.82%，单侧约为 2/3，双侧约占 1/3。

【病因病理】

胚胎期睾丸位于腹后壁脊柱两侧，3 个月后开始下降，第 7～9 个月或出生后 1 岁左右降入阴囊，1 岁以后能降入者很少。引起隐睾原因可能有胚胎期将睾丸向下牵引的索带异常或缺如，或先天性睾丸发育不全对促性腺激素不敏感，或促性腺激素分泌不足影响睾丸下降的动力作用所致。隐睾一直受高出阴囊 1.5℃～2℃高体温的有害影响，睾丸的精曲小管萎缩，生精能力遭到破坏。统计资料表明隐睾恶变率比正常睾丸高出 20～40 倍。

中医认为，隐睾病因主要责之于先天禀赋不足，或后天失养，均属精亏、阳气不振使然。父母精血亏损，孕期母体虚弱多病，或因早产，或因其他原因损伤胎元，精气不足，元阳不振，遂致睾丸应降不降。得之于后天者，胎儿出生后，只要调养得宜，脾胃气足，即使出生时睾丸未降亦可由气血推动而降；若后天不足，脾肾大亏，遂致睾丸无力下降。

【诊断与鉴别诊断】

1. 阴囊一侧或双侧较小，触诊阴囊内无睾丸。
2. 在腹股沟部可见隆起，常可摸到小睾丸；或伴有腹股沟斜疝。

3. 少数位于腹膜后的隐睾，则完全触摸不到。

4. 辅助检查 对腹腔型隐睾可借助超声波、腹腔镜及腹、盆腔 CT 等影像检查诊断。

5. 鉴别诊断 本病应与睾丸上缩症相区别。因小儿提睾肌力强，遭寒冷、恐吓等刺激时，睾丸可上缩至腹股沟内，加之阴囊收缩，易误为隐睾。此时用手沿腹股沟方向轻轻往阴囊下推睾丸，即可纳入阴囊，而隐睾则不可能。

6. 中医分型

（1）肾气亏损：阴囊塌瘪，囊内无睾，肢体软弱，头发稀疏而黄，唇舌淡白，脉细软无力。

（2）气血两亏：囊内无睾，四肢痿弱，面色无华，毛发少泽，食而量少，唇舌淡白，脉细软无力。

【治疗】

一、内治

1. 中医治疗

（1）肾气亏损：宜补肾填精，方用补天大造丸。命火偏衰者，当温壮元阳、填补肾精，方选右归饮合龟鹿二仙胶。

（2）气血两亏：宜大补气血，振奋脾土，催动睾丸下降，方用大补元煎加减。

2. 西药治疗 对 2 岁前的小儿，目前多用绒毛膜促性腺激素（HCG）和促性腺释放激素（GnRH）治疗。原则是：

（1）10 月龄小儿先采用 GnRH 喷鼻，每日 3 次，4 周为一疗程。

（2）用 GnRH 喷鼻治疗无效者，用 HCG500～1000U，每周肌注 2 次，10 次为一疗程，最大量不超过 1.5 万 U。

（3）激素治疗无效者应改手术治疗。应当强调对 3 岁以上患者宜尽早手术，不应再试用激素治疗，更不应观察等待自行下降，否则睾丸功能更难恢复，造成不良后果。

二、手术治疗

1. 睾丸下降固定术 适用于所有能触及睾丸下降不全者。

2. 睾丸自体移植术 高位隐睾不能纳入阴囊者可行自体移植。

3. 睾丸切除术 高位隐睾已萎缩者，或已超过青春期，有恶变倾向者；或成人虽无恶变倾向，而对侧睾丸正常者，可考虑切除睾丸。

阴茎硬结症

阴茎硬结症（peyronie）是指阴茎海绵体发生纤维性硬结，又称阴茎纤维性海绵体炎、海绵体纤维化、Peyronie 病等，多发生于中年人。中医称之为“阴茎痰核”。以阴茎背部有条索或斑块状硬结，不会溃破，引起阴茎勃起时疼痛、弯曲为特征。

【病因病理】

本病病因不明，可能与阴茎多次轻度损伤有关，也可能与糖尿病、动脉硬化、痛风、维生素 E 缺乏等因素有关。病变发生于阴茎海绵体白膜以下，早期白膜下疏松结缔组织层的血管周围淋巴细胞和浆细胞浸润，逐渐在海绵体中隔和白膜面上形成胶原纤维性斑块。可向海绵体近端侵犯至阴茎脚。突向尿道海绵体者可引起排尿障碍。病程长者可局限性钙化或骨化。

中医认为，饮食不节，脾失健运，化生痰浊，下注宗筋，凝聚成核；肝肾阴虚，痰热互结也可导致本病。

【诊断】

在阴茎背侧皮下可扪及条索状或斑块状硬结，一个或数个不等，平时感觉不明显，阴茎勃起时，可致弯曲、疼痛，甚至影响性生活。

肝肾阴虚，痰热互结者，硬结表面皮肤微红，微痛，或有腰膝酸软无力症状。

【治疗】

一、内治

1. 痰浊凝结　治以健脾和胃，化痰散结。方用化坚二陈汤加白芥子以化皮里膜外之凝痰。

2. 阴虚痰火　治宜滋阴降火，化痰散结。方用六味地黄丸、大补阴丸加消核丸。

另外可口服维生素 E。

二、外治

1. 可用活血和营、软坚散结的药物，如玉枢丹、二白散加醋调敷，或阳和解凝汤加醋温液浸洗，或以阳和解凝膏、黑退消敷贴。

2. 电离子导入：1%组胺混悬胶冻涂于硬结表面，以直流电离子导入，每日1次，20次为一疗程。

三、其他

1. 局部注射　醋酸氢化可的松20mg加1%普鲁卡因1ml，每周1次，局部注射。

2. 放射治疗　每周2次，每2周为一疗程。

四、手术治疗

对长期保守治疗无效，或阴茎弯曲明显者，可手术切除硬结。缺损处以游离脂肪、自体皮片、静脉片等修补。

前列腺增生症

前列腺增生症（benign prostatic hyperplasia，BPH）是发生于50岁以上老年男性最常见的下尿路梗阻性疾病。其特征为小便频数，排尿困难，急性尿闭或尿失禁。发病率随着年龄的增长而逐渐增加。

本病中医称为“精癃”，依其主要症状，分别属于癃、闭、尿失禁、遗溺等证范畴。

【病因病理】

本病发病基础是老龄和有功能的睾丸，缺一不可。病因复杂，不完全清楚，可能与体内性激素平衡失调有关。研究发现，前列腺组织内双氢睾酮的增加是本病发生的主要原因。资料证实，前列腺增生患者双氢睾酮的含量比正常人高3～4倍。近年来的深入研究尚有雌雄激素协同学说、干细胞学说、基质－上皮细胞学说、人类前列腺生长因子学说、细胞增生与凋亡失衡学说等，说明内分泌紊乱、前列腺内的生化改变与前列腺增生有密切关系。

前列腺由围绕尿道的尿道周围腺体和外层的前列腺腺体所组成。前列腺增生主要发生在尿道周围腺体。病变组织表现为腺管的扩大、增生和平滑肌增生，并将外周正常腺体挤压成膜状，形成“外科包膜”。前列腺增生的病理改变主要是造成尿路梗阻。增大的腺体使膀胱出口抬高，前列腺段尿道弯曲、延长、受压，精阜下移。中叶增生突入膀胱，排尿时突入膀胱的前列腺“盖帽”引起排尿困难，妨碍膀胱排空。梗阻早期，膀胱壁肌层代偿性增厚才能克服腺体增生形成的尿道阻力，继之膀胱肌肉呈柱状增厚，成为小梁，膀胱壁的薄弱部分形成假性憩室，膀胱失代偿变薄。排尿力量减弱，尿道阻力增加，导致长期的渐进性地尿潴留。当感冒、饮酒、劳累或性生活后，可突发急性尿潴留，因输尿管膀胱壁段失去括约肌功能，致使尿液逆流入输尿管，引起肾盂、输尿管腔内尿液排空障碍，输尿管、肾盂及肾盏扩张，肾实质萎缩变薄，肾积水。如继发感染，会发生肾盂肾炎，最终导致肾功能减退，出现尿毒症。梗阻还可并发结石或肿瘤。引起尿路梗阻症状的严重程度与前列腺增生的大小不一定成正比，一般是中叶增生引起梗阻的症状较早、较重。

前列腺增生一类是以纤维组织为主，体积偏小、偏硬；另一类型是肌瘤型，体积偏大偏软，向各个方向发展，可呈分叶状，较多见（图 21－13）。

中医认为，本病的病位在膀胱。小便的通畅有赖三焦气化功能的正常，《素问·灵兰秘典论》："三焦者，决渎之官，水道出焉"。肺主治节，为水之上源，通调水道，下输膀胱。若肺热气壅，燥伤津，气不下行，则溺闭或小便困难；或肺气虚寒，气不能约束膀胱，则小便频数，遗溺或失禁。脾胃运化失常，湿热下注，膀胱滞涩，溺不能正常渗泄，则尿闭或滞涩难通；或脾胃虚寒，中气下陷，升运无力，膀胱气化不利，失于约束，水不能蓄，则遗溺失禁。老年肾气渐衰，阴阳容易失调，肾火偏亢，真阴不足，膀胱水液不利，则小便频数，滞涩不爽；或肾阳衰弱，下元虚寒，固摄无权，则小便频数，遗溺，失禁。亦有年老精衰，竭力精室，或嗜酒辛辣；或努力负重，血瘀膀胱，水液排泄受阻，则小便难出，甚至闭塞不通者。

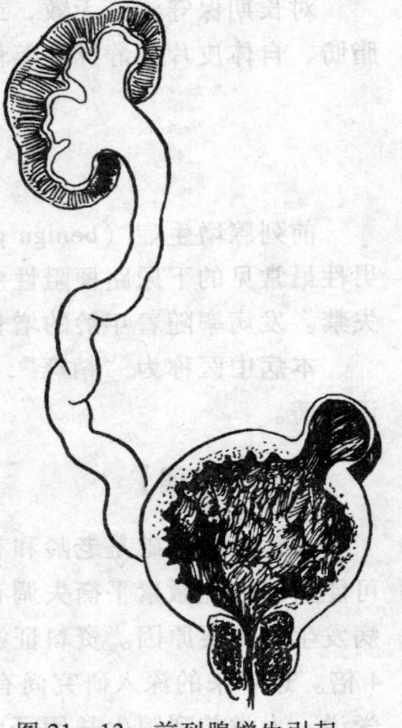

图 21－13　前列腺增生引起的病理改变

【临床表现】

凡 50 岁以上男性有进行性排尿困难者，应考虑本病。

1. 尿频　为早期症状，开始夜尿次数增多，以后昼夜均尿频。膀胱逼尿肌功能减退，残余尿量增加，使膀胱有效容量减少而频繁排尿。

2. 排尿困难　尿等待（排尿踌躇——有尿意却不能及时排出），排尿时间延长，排尿无力，尿线变细，射程变短。进一步有间歇性排尿现象，尿后滴沥。

3. 急性尿潴留与尿失禁　梗阻程度愈重，则残余尿量愈大。当膀胱失去收缩能力时可发生尿潴留。如遇受凉、性交、饮酒、疲劳、上感等，引起前列腺体及膀胱颈部充血水肿，也可诱发急性尿潴留。膀胱内压力增高到一定程度超过尿道管腔阻力时，尿液可自行溢出，称为充溢性（压力性）尿失禁。夜间熟睡时盆底骨骼肌松弛，尿液更易自行流出而出现遗尿。

4. 血尿　为常见症状，腺体增生后，覆盖前列腺的黏膜毛细血管充血，小血管曲张，前列腺尿道及膀胱颈黏膜下血管受到体积增大腺体牵拉，当膀胱收缩时可以破裂，引发肉眼或镜下血尿。常为一过性。

5. 尿急　当膀胱内有充血、炎症、结石时可出现尿急、尿流中断现象。

6. 腹压增高引起的症状　因排尿困难而长期依靠增加腹内压力排出，会引起脱肛、痔、便血、疝的形成或加重。

7. 全身症状　尿路积水可并发感染，肾功损害可导致尿毒症等。

【辅助检查】

1. 直肠指检　是简单而必须进行的检查方法。正常前列腺：栗子大小，表面光滑，中等硬度，有坚韧弹性，两侧叶间中央沟存在。增生：中央沟消失或变浅，提示中叶增生，即使增大不明显，但排尿不畅多见。鸽蛋大小为Ⅰ°增生，20～25g；鸡蛋大小为Ⅱ°增生，25～50g；鸭蛋大小为Ⅲ°增生，50～75g；再大可＞75g。

2. 残余尿量测定　残余尿量测定是间接了解膀胱、尿道梗阻程度的重要方法。可靠的方法是导尿，即在排尿后在无菌条件下导尿，放出全部尿液，此为残余尿量。正常：残余尿量0～10ml；轻度增生：残余尿量20～40ml；中度增生：残余尿量40～60ml；重度增生：残余尿量＞60ml。

3. B超　无创伤，无痛苦，可了解大小，尤以经直肠B超更为准确。正常时左右径大于前后径，左右径约39mm，前后径约18mm。前列腺增生症其声像图的形态明显增大，左右径及前后径均增大，有时前后径较左右径增大更明显，呈馒头状。其包膜均匀完整，整个前列腺呈实质均匀性睛区，其内部偶见稀疏的细小光点，分布均匀。B超亦可测定残余尿量。

4. 尿流动力学检查　前列腺增生的病人最大尿流率及平均尿流率降低，排尿时间延长，尿道阻力增加。

5. 膀胱镜检查　两侧叶增生，膀胱颈两侧受压，呈“Λ”或“V”形，中叶增生，平坦的颈后缘明显隆起。可见膀胱小梁、假性憩室等。

6. 泌尿道X线检查　可了解有无结石、肾功能受损、尿路梗阻引起的扩张情况，膀胱有无憩室，有无尿道狭窄及狭窄情况等。

7. 实验室检查

（1）尿常规：感染时有白细胞、脓细胞。

（2）血肌酐、尿素氮：肾功能受损时均增高。

【鉴别诊断】

1. 前列腺癌 发病年龄相似，可同时存在，可早期发生骨、肺转移，梗阻症状不重，当侵犯侧叶时，指检可触及硬结或坚硬肿块，表面不光滑，不对称，固定。CT、病理活检可确诊。

2. 膀胱颈纤维化增生 发病年龄较轻，前列腺无增生。

3. 神经源性膀胱功能障碍 有明显的神经系统损害的病史和体征，尿流动力学检查可鉴别。

【辨证分型】

1. 肺热气闭 小便不畅或点滴不通，伴咽干口燥，烦渴引饮，胸中烦闷，或咳嗽时作，咳声重浊，甚至呼吸急促，舌红，苔薄黄，脉滑数。

2. 脾虚气陷 小便滴沥不爽，小腹坠胀，排尿无力，或尿溢不禁，伴倦怠少气，气短懒言，面色㿠白，食欲不振，或气坠脱肛，舌淡苔白，脉沉细弱。

3. 肾阴不足 小便频数不爽，淋沥不尽，伴头晕目眩，腰酸腿软，失眠多梦，神疲倦怠，咽干口燥，舌红少苔，脉细数。阴虚有热者，伴五心烦热，尿少赤热。

4. 肾阳不足 小便不通或滴沥不爽，排出无力，或尿溢失禁，伴神疲怯弱，腰酸腿软，肢寒怕冷，面色㿠白，唇甲色淡，舌淡苔白，脉沉细弱。

5. 湿热下注 小便频数不爽，尿黄而热或涩痛，或小便不通，少腹急满胀痛，口苦口黏，大便秘结，舌红，苔腻或黄腻，脉数。

6. 膀胱瘀热 小便努责方出或小便不通，少腹急满胀痛，或伴血尿、血块，舌质紫暗，或有暗蓝斑点，脉涩或弦。

7. 肝郁气滞 小便不通或点滴而下，伴胸胁胀满，情志抑郁，急躁易怒，口苦咽干，少腹、会阴胀痛重坠，舌红，苔薄或薄黄，脉弦。

溺闭不通，淋沥不爽，用力努挣，为实证；小便不能控制，失禁，遗尿，为虚证。暴闭为实，久癃为虚。

【治疗】

应根据病人具体情况采用药物治疗或手术治疗。

一、中医治疗

1. 肺热气闭　治宜清泄肺热，降气利水。方用黄芩清肺饮加减。

2. 脾虚气陷　治宜益气升清，通利降浊。方用补中益气汤加减。

3. 肾阴亏虚　治当滋阴渗利，消瘀散结。方用知柏地黄丸合滋肾通关丸加减。

4. 肾阳虚损　治宜温阳化气，行水通窍。方用济生肾气丸加减。

5. 湿热下注　治宜清热化湿，通利膀胱。方用八正散加减。

6. 膀胱瘀阻　治宜活血散瘀，通利膀胱。方用代抵当丸加减。

7. 肝郁气滞　治宜疏肝理气，通利水道。方用柴胡疏肝散加减。

新近研究认为血瘀成积、阻塞尿道是本病病机的关键，故分型论治的基础上加用活血化瘀、软坚之品可促使增生的前列腺组织软化、吸收而提高疗效。

二、西医治疗

1. 5α－还原酶抑制剂非那雄胺（保列治）能抑制前列腺内睾酮转化为二氢睾酮，因而可使前列腺体积缩小，改善排尿症状，每次5mg，每天1次，可长期服用。

2. α肾上腺受体阻滞剂酚苄明、α_1受体阻滞剂特拉唑嗪、阿夫唑嗪、哌唑嗪、选择性$\alpha_{1\alpha}$受体阻滞剂盐酸坦索罗辛能降低平滑肌张力，减少排尿阻力而改善梗阻引起的排尿困难，提高最大尿流率及平均尿流率，缓解症状。此类药易引起体位性低血压，故主张睡前服一次即可。

3. 并发尿路感染者，予抗生素。

三、急性尿潴留的处理

1. 食盐、葱白捣烂，炒热，热熨小腹。

2. 针灸中极、归来、三阴交、膀胱俞、气海、关元、水道等穴。

3. 导尿，或膀胱穿刺抽吸尿液。

4. 耻骨上膀胱穿刺造瘘、耻骨上膀胱造瘘。

四、其他疗法

有激光、前列腺电消融（TUNA）、前列腺尿道支架、高压气囊导管经尿道扩张、射频、超声聚焦（HIFU）等。

五、手术治疗

对于梗阻时间较长，最大尿流率＜10ml/s，残余尿量超过100ml，病人全身情况允许，可考虑手术。

1. 开放性手术 前列腺手术有以下几种径路：①耻骨上经膀胱前列腺摘除术；②耻骨后前列腺摘除术；③经会阴前列腺摘除术。近年来开展的经耻骨后保留尿道前列腺摘除术，损伤小，术后恢复快，疗效好。

2. 经尿道前列腺手术 ①经尿道前列腺电切术（TVRP）；②经尿道前列腺气化电切术。两种方法对病人损伤小，恢复快，并发症少，无手术切口。但不适应于前列腺增生过大者。

第八节 男性节育与男性不育

男性节育

节育（birth control）是指采取抗生育措施有计划地节制生育，可控制人口增长，提高人口素质，从而有利于增进人们的健康，有利于民族的繁衍昌盛，是我国的一项基本国策。

在男性的生殖生理活动中，从睾丸产生精子到排出受精的过程是一个复杂的但又是在神经内分泌的调节控制下有严格次序、相互协调的生理活动，干扰或阻碍其中任何一个环节，都可以达到节育的目的。从生殖生理角度看影响男性生育能力的方法至少有两大类：一是影响干扰精子的正常生成发育过程中任一环节，使精子丧失与卵子结合的能力；另一类属妨碍、阻断精子与卵子结合。

【男性生殖生理概述】

1. 睾丸的功能是生精、分泌睾酮，受下丘脑－垂体－性腺轴控制，并受垂体促性腺激素的调节。

2. 按生精过程生殖细胞不同成熟程度而分为精原细胞、初级精母细胞、次级精母细胞、精子细胞和精子。

3. 睾丸内的精子在生化与形态方面不完全成熟，需在附睾内停留一定时间后才达到精子功能上的成熟。

4. 精子通过女性生殖道，其头部抑制顶体活动去能因子被解除方有受精能力。精子在女性生殖道的生存活动时限为1～3日，此期间如未遇女性排卵，则失去受精能力。

【男性计划生育的环节】

1. 干扰男性生殖活动的激素调节　应用睾酮或黄体酮制剂，目的在于阻碍精子生成。

2. 干扰睾丸内精子生成　如口服棉酚、微波阴囊局部照射、X 线照射等，主要作用是干扰精子生成中的糖代谢及核酸代谢。

3. 干扰附睾内精子成熟　如雷公藤、α 氯化甘油，主要作用于正常精子的成熟过程，改变内环境。

4. 阻止精子与卵子相遇　如体外排精、使用阴茎套、输精管结扎。

5. 直接杀死精子　妊苯醇醚能有效地杀死精子而不影响阴道的正常生理功能。

6. 其他　如常用干扰射精过程的 α 受体阻滞剂，干扰精子获能与受精的特异酶抑制剂，针对精子特异抗原的免疫避孕疫苗等。

【常用的男性节育措施】

1. 避孕套　是男性节育方法中最简单最方便有效的节育工具，对男女双方身体健康无影响。近年来避孕套的质量有很大提高，薄而柔韧，不影响性快感，已广泛使用。用前应检查有无裂孔，大小是否合适。

2. 输精管腔内注入粘堵剂绝育术　本法是向输精管腔内注入粘堵剂以阻断精子输送通道而达到绝育，由于是经皮穿刺输精管而不切断输精管，手术简单，痛苦极小，并发症少，国内曾广泛应用。常用的粘堵剂有石炭酸 502 混合剂和 J－3胶粘堵剂，其无毒性、无致畸、无致癌作用，只要应用得当，绝育效果良好。

3. 手术绝育术　经典的有输精管结扎术，并有许多改进，如钳穿法、注射针头固定法、穿针引线法、针挑法等。此外，还有无毒聚乙烯栓子、串珠形不锈钢栓填入输精管腔、输精管外夹压等可复性节育术及输精管埋线粘堵术和输精管电凝绝育术等。目的在于使精子不能排出而达到节育的目的。

附：输精管结扎术

本术式属经典的男性绝育术方法，简便安全，绝育效果确切，为目前临床上最常用的绝育方法。

凡健康已婚男性具有生育能力，并且已有孩子要求节育者均为适应证。

全身出血性疾病，严重凝血机制障碍，严重神经官能症，精神病，手术局部皮肤急性炎症等暂缓手术。阴囊象皮肿、精索静脉曲张较明显、鞘膜积液等，则应先手术治疗此类疾病后再施行输精管结扎术。

一、术前准备

1. 必须向受手术者介绍输精管结扎术有关解剖生理的科学知识，消除错误认识，打消思想顾虑。如要讲明输精管结扎后除不能再生育外，对身体健康及性生活（性欲、勃起、性交、射精及性欲高潮）没有影响，使患者乐于接受手术。

2. 询问有无药物过敏史，并做普鲁卡因皮试。

3. 剃去阴毛，用肥皂水清洗外阴。

二、手术方法

1. 先用温热 0.1% 新洁尔灭，或 0.02% ~0.05% 洗必泰，或 0.1% 硫柳汞酊常规消毒，铺巾。

2. 局部麻醉用 1% 普鲁卡因或利多卡因，先在拟作阴囊皮肤切口处作一局麻药皮丘，继而进针，沿输精管作浸润麻醉。

3. 一般用拇、食、中三指固定输精管，尚有两指固定、皮外输精管固定钳固定、鼠齿钳固定、巾钳固定、针头固定等方法。

4. 用输精管分离钳尖端从皮肤针眼刺入直达输精管表面进行分离。用特制输精管钳钳夹输精管，沿输精管纵轴切开，分离输精管外膜后用小钩提起，然后从中分离出 1.5cm 的输精管，远端注射杀精子药如 0.01% 醋酸苯或普鲁卡因 2 ~ 3ml，切除长约 1cm 输精管，以 0 号丝线结扎断端，将近附睾侧输精管包埋在筋膜内，仔细检查有无出血，如切口小可不必缝合。用同法结扎对侧输精管。

三、术后处理

1. 术后应留观 2 ~3 小时，无出、渗血、无不良反应可回去。

2. 术后休息 5 ~7 天，伤口未愈合前勿剧烈活动、洗澡及性生活。

3. 术中未用杀精药者，术后仍需避孕 2 个月。

四、术后并发症

1. 出血和血肿 多在 24 小时内发生，常因术中止血不彻底、损伤血管、结扎不牢所致。

（1）渗血轻者可加压包扎、冷敷；重者形成阴囊大血肿，需拆开切口缝线再行止血及清除血块，术后抗感染治疗。

（2）中医分型论治：①经脉不利，血行受阻：阴囊肿胀，皮色青紫，阴囊或少腹下坠，行走不便，或有发热，心烦，舌脉正常，或舌红，苔薄黄，脉弦涩。治当通经活络，凉血止血。方选十灰散加减。②气滞血瘀，瘀热互结：阴囊皮色紫暗，肿胀刺痛，或发红灼痛，大便秘结，舌红，苔黄或有瘀斑，脉数有力。治宜活血化瘀，通腑泄热。方用桃仁承气汤加味。③气血凝滞，瘀积结块：阴囊肿胀渐趋消退，皮色紫褐，疼痛固定，或有压痛、结块，精索增粗变硬，舌质暗红，脉弦涩或沉涩。治当活血祛瘀，消积散结。方用少腹逐瘀汤加味。

2. 感染　术后发生切口感染，或结扎处感染。

（1）卧床，抬高阴囊，以1%普鲁卡因5～10ml加庆大霉素8万U作精索封闭，或全身应用抗生素治疗。有精囊炎、附睾炎及前列腺炎者，按相应章节处理。

（2）中医分型论治：① 瘀毒互结，肉腐成痈：阴囊切口处红、肿、热、痛或压痛，发热口渴，小便短赤，成脓后有波动感或溢脓，舌红苔黄，脉洪数或弦数有力。治宜清热解毒，托里透脓。方选五味消毒饮加减。②瘀热郁滞，凝结成块：治当清热化瘀，散结止痛。方用解毒活血汤加减。

3. 痛性结节　术后3个月以上感结扎处疼痛，并出现硬结者，多因线头反应、精子肉芽肿、输精管残端周围炎所致。

（1）有感染者可全身用药。

（2）局部封闭：1%普鲁卡因5～10ml加醋酸氢化可的松12.5mg、糜蛋白酶5mg（有感染者加庆大霉素4万U或卡那霉素0.5g），局部浸润封闭，5～7天1次，3～5次为一疗程。或用复方当归注射液2ml封闭。亦可局部理疗。必要时手术切除。

（3）中医分型论治：①肝气郁结，气血失和：阴部坠胀疼痛，向会阴及少腹放射，伴胁肋胀痛，头痛，嗳气不舒，胸闷纳少，烦躁易怒，舌苔黄，脉弦紧。治宜疏肝解郁，散结止痛。方用柴胡疏肝散加味。②气滞血瘀，互结癥块：结节坚硬，刺痛不移，触之痛剧，入夜加重，得热稍缓，舌质紫暗，边有瘀点，苔薄白，脉沉涩而紧。治当行气导滞，消瘀散结。方选复原活血汤加味。③肝肾阴虚，虚热内扰：治宜补益肝肾，滋阴清热。方选一贯煎加味。

4. 附睾淤积　术后有附睾肿大、坠胀不适，尤在房事后加重。可托起阴囊，局部药物封闭，中医论治参照“痛性结节”。症状严重可考虑做输精管再通或附睾切除术。

男性不育症

凡育龄夫妇共同生活2年以上，性生活正常，且未采取任何避孕措施，经检查女方生殖生理正常，由于男子生殖器官的解剖和生理机能异常等因素，而致配偶不能受孕者，称为男性不育症（male infertility）。据统计约有10%～15%的男女婚后不育，男性不育约占不育者的30%以上。

【病因病理】

一、西医病因

很多疾病和因素均可影响生育，任何原因导致精子产生、精子输送、精子与卵子相结合发生障碍等，均可引起不育。总的可分为睾丸因素、睾丸前因素和睾丸后因素三大类，可能是多种因素的综合作用。

1. 睾丸因素（局部因素） ①睾丸先天性异常：隐睾症、Klinefelter综合征（先天性睾丸发育不全症）、睾丸缺如。②损伤或手术：腹股沟疝、精索手术如损伤睾丸血运，可给睾丸的生精上皮带来不利影响。③男性生殖系感染：腮腺炎引起睾丸炎可导致少精、弱精或无精子；附属性腺的特异性和非特异性感染，可导致精浆成分发生改变，从而影响精子的生长环境，造成不育。溶脲支原体感染后，支原体吸附在精子表面，使精子尾部卷曲，颈部受损，畸形精子比率上升，精子活动力丧失。④精索静脉曲张：由于曲张静脉使阴囊温度升高等因素引起睾丸的生精上皮及间质细胞损害，导致生精异常。⑤睾丸压迫性萎缩：继发于腹股沟疝、阴囊象皮肿。⑥放射线的影响：可使生精细胞发生改变，引起相当时期的精子减少或无精症，一般放射线损伤是可逆的。⑦局部温热影响：长期穿三角裤、接触热源。

2. 睾丸前因素（全身因素） ①内分泌疾病：下丘脑或垂体功能异常，甲状腺机能减退，肾上腺皮质机能亢进。②营养缺乏：如缺乏维生素A、B、C、E及锌、镁。③慢性全身性疾病：如糖尿病、尿毒症、病毒性肝炎。④发热性疾病的影响：如肺炎、伤寒、脑炎、麻疹。⑤影响生精的药物：如多种抗癌药、棉酚（棉籽油）、单胺氧化酶抑制剂、降血压药、阿司匹林等。⑥吸烟、酗酒、吸毒可导致少精、弱精、死精等症。⑦自家抗精子抗体：如男性自身免疫导致精子凝集，女性对精子产生抗体，使精子失去活力。⑧原因不明：特发性男性不育，约占男性不育原因的80%～90%，经病史询问、体格检查及生殖器官检查皆无异常，唯精子减少或无精子，睾丸活检见不同程度的生精障碍。

3. 睾丸后因素　精卵相遇机会减少或丧失。

（1）输精管道阻塞：①输精管道周围手术后遗症：如睾丸、精索、前列腺、腹股沟疝手术致输精管损伤。②输精管道炎症：如附睾及输精管结核、附睾炎、精囊炎。③输精管或附睾先天性异常：如附睾和输精管先天性缺如、睾丸附睾之间或附睾头体之间不连接、输精管与射精管之间闭锁等。

（2）射精障碍：①外生殖器先天性畸形：如尿道下裂、双阴茎、阴茎先天性过小、过大等。②外生殖器疾病：如阴囊象皮肿、鞘膜积液、阴囊脂肪过多症妨碍射精。③不射精或逆行射精：如脊髓损伤（T_8 以下）、长期服用抗肾上腺能神经药物或脊髓中枢疾病等可致不射精或逆行射精。④性机能衰弱：如性欲低下、阳痿等。⑤性知识不足：如性交时应用滑润剂、长期禁欲或性交过频，可降低精子质量；性交姿势不恰当，或未进行正常性交；在配偶非排卵期性交等，均影响生育。

二、中医病因病机

中医认为不育多见于“五不男”者，即天、漏、犍、怯、变。“天”即天宦，泛指男性先天性外生殖器或睾丸缺陷及第二性征发育不全；“漏”即精液不固，常自遗泄；“犍”指阴茎及睾丸切除者；“怯”即阳痿；“变”又称“人痾”，即两性畸形，俗称阴阳人。其病位多与肾、心、肝、脾有关，而与肾关系尤为密切。大多由于精少、精清、精弱、精寒、精薄、精热、精稠、精瘀、阳痿、滑精及不射精等引起。

1. 肾气虚弱　若禀赋不足，肾气虚弱，命门火衰，可致阳痿不举或举而不坚，甚至阳气内虚，无力射出精液；房劳伤肾，病久伤阴，精血耗散，而致精少精弱；元阴不足，阴虚火旺，相火偏亢，遗精盗汗，精热黏稠，均可致不育。

2. 肝郁气滞　情志不舒，郁怒伤肝，肝气郁结，疏泄无权，可致宗筋痿而不举；或气郁化火，肝火亢盛，灼伤肾水，肝木失养，宗筋拘急，精窍之道被阻，亦影响生育。

3. 湿热下注　素嗜肥甘滋腻、辛辣炙煿之品，损伤脾胃，脾失健运，痰湿内生，郁久化热，湿热之邪蕴积下焦，阻遏命门之火，可致阳痿、遗精、早泄等证；或外感六淫湿热之邪，湿热下注，死精败血瘀阻精关窍道，滞塞不通，小腹胀痛，射精不能而致不育。

4. 气血两虚　思虑过度，劳倦伤心而致心气不足，心血亏耗；久病大病之后，元气大伤，气血两虚，血虚不能化生精液而精少精弱；形体衰弱，神疲乏力，阳事不兴，亦可引起不育。

【诊断】

由于男性不育病因复杂，要确诊不育的病变部位和性质应进行多方面检查。

一、病史

1. 职业 有无与放射线接触史、与有毒物品接触史或高温作业史等。

2. 既往史与个人生活史 有无腮腺炎并发睾丸炎病史，有无隐睾、结核、附睾炎、睾丸炎、前列腺炎、生殖器损伤或手术史，有无其他慢性病及长期服药情况。是否经常食用棉籽油，有无吸烟、嗜酒习惯等。既往精液检查是否正常。

3. 性生活情况 性功能有无异常，性交姿势、性交时间、频度以及能否射精等。

4. 婚姻史 结婚年龄、时间，有无前婚史，有无妊娠、流产或生育过子女、避孕情况等。

5. 配偶健康状况 有无前婚史，曾否怀孕过，妇科检查情况如何。

二、体格检查

1. 全身情况 体形、发育、营养状况，血压，胡须、腋毛阴毛分布，乳房发育情况等。

2. 外生殖器检查 注意阴茎的发育，尿道开口位置，睾丸位置、大小（我国成人男性正常睾丸容积一般为 15～25ml，若小于 11ml 则提示有生精障碍）、质地、有无肿物及压痛；附睾、输精管有无结节、压痛或缺如；精索静脉有无曲张等。

3. 前列腺和精囊触诊 肛门指诊触摸前列腺和精囊大小、硬度、有无结节及压痛。并作前列腺液检测。

三、实验室检查

1. 精液分析 以下五项男性不育指标，三项以上符合者无生育能力，仅有二项以下符合者，仍有生育可能。

（1）精子密度低于 6×10^6/ml，或每次排出精子总数在 2000 万以下者。

（2）精液离体后 1 小时，精子存活率低于 50%者。

（3）离体精液在 35℃～37℃水浴中保存 6 小时后，精子活动率低于 10%者。

（4）精子畸形超过 40%者。

（5）精液少于 1ml 或超过 8ml，pH 值低于 7 或高于 8.9，排精后 1 小时精液液化不全者。

2. 精液生化测定

(1) 精液果糖测定：正常值 1.2 ~ 4.5mg/L。不育者精液果糖若低于 1.2mg/L以下，多提示无精子存在。

(2) 精液前列腺素测定：精液中前列腺素 E（PGE）含量，正常值 33 ~ 70μg/ml，不育者精液中 PGE 浓度均较正常为低，在 11μg/ml 以下者约占 41%。

3. 性激素检查：包括 FSH（卵泡刺激素）、LH（黄体生成素）、PRL（催乳素）、T（睾酮）、E_2、（雌二醇）、P（黄体酮）等多项目检测。

4. 性染色体检测：排除先天性染色体异常疾患所致之不育，如 Klinefelter 综合征时染色体核型为 47XXY 型。

5. 睾丸活检：此为创伤性检查，但对确定和鉴别是否是睾丸生精障碍引起的无精症有不可替代的诊断价值。

6. 影像学检查：根据病情考虑行精路造影、精路注入染料（美蓝）以及 B 超、CT 等检查协助诊断。

四、中医分型

1. 肾阳虚衰　腰酸腿软，疲乏无力，面色黄白或灰暗，性欲减退，阳痿早泄，小便清长，精子数少，活动力弱，或肾气虚无力送出精液，舌淡，苔薄白，脉沉细。

2. 肾阴不足　头晕耳鸣，浑身乏力，手足心热，遗精滑泄，精少精薄，精子活动力弱或精液黏稠不化，舌红少苔，脉沉细而稍数。

3. 肝郁气滞　精神抑郁，胸闷不舒，两胁胀痛，嗳气泛酸，不思饮食，性欲低下，阳痿不举或举而不坚，或性交时不能射精，舌质暗，苔薄，脉弦细。

4. 湿热下注　头晕身重，少腹满急，小便短赤，阳事不兴或阴茎勃起不坚，精子数少或死精子过多，舌苔薄黄，脉弦滑。

5. 气血两虚　身体虚弱，神疲力倦，面色萎黄，头昏目眩，性欲减退，阳事不兴，或精子数少，成活率低，活动力弱，舌淡苔薄白，沉细无力。

【治疗】

男性不育的病因复杂，治疗相对困难，对不同病因要采取不同治疗方案。

一、药物治疗

适应于精道无梗阻等器质性病变者。

1. 中药辨证论治

(1) 肾阳虚衰：宜温补肾阳，益肾填精。方用五子衍宗丸加减。

（2）肾阴不足：宜滋补肾阴，清泄相火。方用知柏地黄汤加减。

（3）肝郁气滞：宜疏肝解郁，温肾助阳。方用柴胡疏肝散加减。

（4）湿热下注：宜清热利湿。方用萆薢分清饮加减。

（5）气血两虚：宜气血双补。方用十全大补汤加减。

2. 西药

（1）睾酮反跳治疗：适用于少精症，以丙酸睾酮 50mg 肌内注射，每周 3 次，连续 3 个月。治疗后可出现无精症，但治疗结束 6 个月后精子可反跳性恢复至正常水平。

（2）促性腺激素治疗：用 HCG（人绒毛膜促性腺激素）和 HMG（人停经促性腺激素）肌注联合使用，HCG 2000～2500U，每周 2 次，HMG 150U 每日或隔日 1 次。对睾丸前因素之男性不育者，可选用促性腺激素分泌增加的药物，如氯米芬，每日 25～50mg 口服，每月服 25 天，3～6 个月为一疗程；他莫西芬，每日 30mg，3～9 个月为一疗程。

二、手术治疗

适应于精路梗阻性无精症，附睾、输精管以至射精管梗阻等，多行去除梗阻、吻合再通，可借助显微外科技术治疗，疗效尚满意。

三、人工授精

常用的方法有收集并优选精子后注入女方子宫颈，或体外授精（如卵子胞浆内单精子注射）胚胎移植体内达到生育目的。

阴茎勃起功能障碍

阴茎勃起功能障碍（erectile dysfunction，ED）是指阴茎持续不能达到或维持足够的勃起以满足性生活。是泌尿外科临床常见的疾病之一。ED 可分为轻、中、重三度，阳痿属于重度 ED。根据英法两国 2000 年进行的流行病学调查，40～70 岁的男性人群中中、重度勃起功能障碍患者达 40% 左右，且随着年龄的增长，其发病率随之增高。在我国，上海曾对 1582 名 40 岁以上城市男性调查发现，勃起功能障碍者高达 73.1%。近年来对男性阴茎勃起障碍的流行病学、病因、病理、治疗研究方面取得了较大的进展。中医将阴茎勃起功能障碍称之为“阳痿”、“筋痿”、“阴器不用”等。

【病因病理】

一、西医病因病理

阴茎勃起障碍的病因可以分为以下三种：

1. 心理性 ED　正常性交除了要求配偶双方有健全的生理功能（神经、血管、内分泌等）之外，还要求心理上无异常。如果夫妻感情不协调，或由于紧张、压力、抑郁、焦虑等精神心理因素，亦可造成阴茎勃起功能障碍。

2. 器质性 ED

（1）血管性原因：包括任何可能导致阴茎海绵体动脉血流减少的疾病，如动脉粥样硬化、动脉损伤、动脉狭窄、阴部动脉及心功能异常等。

（2）神经性原因：勃起是一种神经－血管功能活动，大脑、脊髓、海绵体神经、阴部神经以及神经末梢、小动脉及海绵体上的感受器的病变等均可引起 ED。

（3）手术与外伤：如大血管手术、大脑和脊髓手术、经腹会阴直肠癌根治术及骨盆骨折、腰椎压缩性骨折或尿道骑跨伤等。

（4）内分泌原因：原发性或继发性性腺功能减退症、甲状腺疾患、雄激素合成减少和长期服用某些药物等。

（5）阴茎本身疾病：如阴茎硬结症、阴茎弯曲畸形、严重包茎和包皮过长、龟头炎等。

（6）其他：年龄增长、心血管疾病、糖尿病、肝肾功能不全、高脂血症、不良生活方式是诱发 ED 的危险因素。

3. 混合性 ED　指精神心理因素和器质性病因共同导致的阴茎勃起功能障碍。

阴茎勃起主要有三种类型，即心理性、反射性、夜间性勃起。在正常清醒状态下，心理性勃起和反射性勃起在阴茎勃起过程中相互协同作用。夜间性勃起是指人在睡眠时阴茎发生的自发性勃起，临床上常用于区别心理性 ED 与器质性 ED。

阴茎勃起是以阴茎本身解剖结构、神经反射、血液循环为基础，受内分泌活动等生物学因素与心理、社会等非生物学因素相互作用、相互影响的一个整体过程。阴茎血液循环系统在阴茎勃起中起重要作用。勃起是一种通过神经调节的血管反应，其机制尚不十分清楚。一般认为在各种性刺激条件下，通过胸腰部及骶部的阴茎勃起中枢，使阴茎海绵体平滑肌松弛、动脉舒张，动脉血流入海绵体，同时由于阴茎白膜的压迫使静脉血回流受阻，阴茎胀大勃起。其过程是由神经纤维释放神经递质作用于血管内皮细胞和平滑肌细胞来调节的。目前研究发现氧化亚氮（NO）起重要作用，还有其他神经递质，如血管活性肠肽及前列腺素 E_1 等。

阴茎勃起功能障碍可起源于多种不同的病理环节，对任何一位临床 ED 患者而言，在某一时刻可能有多种机制共同参与了发病。

二、中医病因病机

多因劳累、忧虑、惊恐、损伤或湿热等因素导致宗筋失养而弛纵、痿弱不用，以致临房不举、举而不坚、坚而不久，不能完成正常的房事。

1. 命门火衰 多因房事不节，恣情纵欲；或因频繁手淫，肾精日渐亏耗，阴阳俱损；或因素体虚弱，元阳不足而致命门火衰，精气虚冷，阳事渐衰，终成阳痿。

2. 心脾两虚 劳倦忧思，损及心脾，以致气血两虚，渐成阳痿；或因禀赋虚弱，或久病体虚，或病后失充，以致心脾不足，气血两虚，形神俱弱，渐致性欲减退，宗筋日渐痿弱，终致阳痿。

3. 肝气郁结 情志不遂、郁思、多愁善感或家庭失和等所致气郁气结，日久伤肝，肝主筋，而阴器为宗筋之会，故肝失于条达疏泄，肝脉不畅则宗筋失养，以致阳事不兴。

4. 气滞血瘀 多因阴部外伤或下腹、外阴手术所致创伤，导致局部气血瘀阻，或伤及经脉导致脉络不畅，或久病生瘀，或年老体弱，败精阻络等，导致宗筋失于充养，渐致痿弱废用。

5. 惊恐伤肾 多因同房之时突发变故，猝受惊恐；或初次性交，恐惧不能；或非婚同房，顾虑重重；或因偶有不举则疑虑丛生、恐惧再败等，均可导致气机紊乱，肾中精气受损而猝发痿软。

6. 脾肾两虚 多因先天禀赋不足或后天失养，致体质虚弱；或因房劳太过，气精两伤；或因久病劳倦，中阳不足，气血两虚，久病及肾；或因年老体弱，脾肾两虚，导致宗筋失温、失养、失润、失固，终致阳痿。

7. 阴虚火旺 素体阴虚，或相火偏盛，恣情纵欲，房事过频，致肾精匮乏，阴虚火旺，终致阳痿。

8. 下焦湿热 嗜食肥甘醇酒，内伤脾胃，运化失常，湿热内生；或外感湿热之邪，内阻中焦，郁蒸肝胆，伤及宗筋而弛纵不收，发为阳痿。

【临床表现】

一、症状

阴茎勃起功能障碍的主要症状非常明确，即阴茎不能勃起或勃起不坚，无法进行满意性交活动。我国卫生部制定的《中药新药临床研究指导原则》根据性交成功率的多少进行分度，分为重度（3 个月完全不能性交）、中度（3 个月性交成功率 <10%）和轻度（3 个月性交成功率 10% ~25%）。

除了阴茎不能有效地勃起外尚可出现一些与之相关的伴随症状。心理性阴茎勃起功能障碍多伴有抑郁、焦虑、失眠、健忘、头晕、耳鸣、腰酸、早泄等全身症状；器质性阴茎勃起功能障碍则有原发疾病的特有症状。

二、体征

心理性 ED 多无明显体征。器质性 ED 可因其原发疾病的不同，表现出不同的体征，所以全面身体检查是十分必要的。

1. 一般情况 应重点注意体型、毛发、第二性征、有无男性乳房女性化等，以提示有无甲状腺疾病、高泌乳素症、睾丸和肾上腺肿瘤等。

2. 心血管系统 必须测定血压、脉搏。股动脉、腘动脉搏动减弱或消失提示股动脉、髂动脉狭窄或栓塞。

3. 神经系统 应注意对骶髓传出神经的检查，检查下腰、下肢、会阴及阴茎痛觉、触觉和温差感觉、球海绵体反射等神经系统情况。如球海绵体反射消失，则提示有马尾神经损伤。

4. 腹部及外生殖器 检查有无肝脾肿大，有无腹水征。重点检查阴茎大小、外形及包皮、睾丸有无明显异常。

【实验室及其他检查】

一、常规检查

常规测定空腹血糖和餐后 2 小时血糖、肝肾功能、血清性激素水平（睾酮、黄体生成素、促卵泡素、雌二醇、垂体催乳素）、甲状腺功能。

二、特殊检查

1. 阴茎动脉多普勒超声监测 如血流异常，则需进行海绵体血管活性药物注射试验，常用药物如罂粟碱、前列腺素 E_1、酚妥拉明等，注射部位多为阴茎海绵体侧旁中段，注射后 3 ~5 分钟观察，如阴茎勃起硬度好，角度大于 90°则无血管病变；如阴茎勃起角度小于60°则提示血管病变可能性大；如角度介于60°～90°之间则为可疑血管病变。

2. 夜间阴茎勃起监测（NPT） 用于海绵体血管活性药物注射试验后阴茎勃起硬度好，角度大于90°者。如结果正常者多考虑为心理性勃起功能障碍；如无正常夜间阴茎勃起者则多提示神经病变所致的阴茎勃起功能障碍。

3. 彩色多普勒超声检查（CDU） 用于海绵体血管活性药物注射试验后阴茎不勃起或部分勃起者。其主要观察指标为阴茎动脉收缩期最大血流流率（PSV）、舒张期血流流率（EDV）和阻力指数（RI）。如超声检查有明显异常则提示有动脉病变，需作阴茎动脉造影。

【诊断与鉴别诊断】

一、病史

详细询问病史是ED诊断中最重要的环节。心理性勃起功能障碍多发生于青年人，起病突然，可能会有明确的原因，发病与场景、环境有关，有配偶关系失和、情绪紧张等心理因素，晨间及夜间勃起正常。器质性勃起功能障碍患者年龄一般偏大，发病缓慢，渐进加重，可有器质性病变，无明显心理因素，不因环境更换而改善，夜间勃起减弱或消失。病史询问尚需注意有无慢性病史、服用何种特殊药物、有无外伤手术史、有无吸烟或酗酒等不良嗜好、性经验和性知识的程度、婚姻状况、与配偶的感情、配偶对其勃起功能障碍的态度、家居条件、工作紧张程度、人际关系等等。根据病史、典型症状、性交失败率及发病时间，结合体征和实验室检查，全面分析，一般能作出正确诊断。

二、勃起功能障碍程度判定

为了客观地量化ED的程度，可采用国际勃起功能评分（international index of erectile function，IIEF）。它本包括15个问题，简化的国际勃起功能评分5项（IIEF－5）可以方便地用于勃起功能障碍的筛查，敏感性和特异性均好（表21－2）。

患者可根据自身6个月来的情况填写IIEF－5评分情况，各项得分相加＞21分为勃起功能正常；1～7分为重度勃起功能障碍；6～11分为中度勃起功能障碍；12～21分为轻度勃起功能障碍。

表 21-2　　国际勃起功能评分 5 项（IIEF-5）

	0	1	2	3	4	5	得分
对阴茎勃起及维持勃起信心如何		很低	低	中等	高	很高	
受刺激后，有多少次阴茎能坚挺地进入阴道	无性活动	几乎没有或完全没有	只有几次	有时或大约一半时候	大多数时候	几乎每次或每次	
阴茎进入阴道后有多少次能维持阴茎勃起	没有尝试性交	几乎没有或完全没有	只有几次	有时或大约一半时候	大多数时候	几乎每次或每次	
性交时保持阴茎勃起至性交完毕有多大困难	没有尝试性交	非常困难	很困难	有困难	有点困难	不困难	
尝试性交有多少时候感到满足	没有尝试性交	几乎没有或完全没有	只有几次	有时或大约一半时候	大多数时候	几乎每次或每次	

三、鉴别诊断

1. 早泄　一般指射精发生在阴茎进入阴道之前或刚进入阴道，阴茎勃起功能正常。

2. 性欲淡漠　又称性欲低下，表现为性欲降低，可间接影响阴茎勃起及性交频率，但无阴茎勃起功能障碍。

【治疗】

勃起功能障碍的治疗要本着有效、安全、方便、经济、个体化的原则，首选无创、方便的治疗方法，不干扰自然状态下的性生活。治疗前应与病人及其配偶充分沟通，传授性知识，简要介绍将进行的治疗方法，消除顾虑，有利于配合治疗。

治疗前尽可能确定病因，以去除或控制勃起功能障碍的危险因素，如戒烟、忌酒，治疗糖尿病等。

一、心理治疗

着眼于了解性知识、认识自身疾病、协调配偶关系、解除心理紧张和压力。

也可进行松弛训练、性感集中训练等行为疗法。

二、西医治疗

1. 口服药物 使用方便、无创，是首选的治疗方法。

(1) 枸橼酸西地那非（万艾可）：是特异性磷酸二酯酶V抑制剂，可使细胞内环化鸟苷磷酸水平升高，增强NO作用强度，从而使平滑肌松弛，产生阴茎勃起。用量为50～100mg，性交前1小时服用。

(2) 育亨宾碱：是α肾上腺素受体抑制剂，能作用于中枢神经系统，提高性兴奋反应，并可使海绵体内的血流增加，促进阴茎勃起。用量为每次2～6mg，每日3次口服。

(3) 雄激素替代治疗：对确因性腺功能低下导致勃起功能障碍者有效，可口服、肌内注射或用皮肤贴剂。对血清睾酮正常者无效，且对中老年患者有促进前列腺增生和发生前列腺癌的危险，应慎用。

2. 阴茎海绵体内注射 目前已不是治疗阴茎勃起功能障碍的主要方法，其效果是肯定的，现在常作为诊断方法。常用药物有罂粟碱、酚妥拉明、前列腺素E_1等，联合用药可增加疗效，减少副作用。注射于阴茎海绵体两侧面，应避免注入血管、神经及尿道海绵体。副作用有局部疼痛、异常勃起，长期应用可使海绵体纤维化。

3. 尿道内灌注 将血管活性药物注入尿道，经局部吸收发挥作用。

4. 负压吸引与缩窄环 用特制的真空负压装置将血液吸入阴茎使其胀大后，在阴茎根部套上缩窄环，但因缩窄环近侧并未勃起，故影响性交质量，妨碍射精，不具备性生活的自然性，且有诸多并发症，已较少采用。

5. 手术治疗

(1) 阴茎假体植入术：目前应用的假体有可屈性及充胀性两种，性交质量满意度较高，但有感染、腐蚀、机械故障等并发症。

(2) 血管重建术：包括动脉旁路、搭桥手术和静脉结扎术，对年轻，无全身血管性疾病，局部血管病变明确且局限，如外伤或其他因素引起的动脉栓塞或狭窄，病史不长者，可考虑手术治疗，但远期疗效差。

三、中医治疗

1. 命门火衰证

证候：多见于房事不节或年老体虚者。症见阳事不举，精薄清冷，头晕耳鸣，面色㿠白，精神萎靡，腰膝酸软，畏寒肢冷，舌淡苔白，脉沉细。

治法：温补下元，益肾兴阳。

方药：右归丸加减。阳虚滑精者加补骨脂；腹痛不止者加吴茱萸。

2. 心脾两虚证

证候：多见于脑力劳动者。症见阳事不举，精神不振，夜寐不安，胃纳不佳，面色不华，舌质淡，苔薄腻，脉细。

治法：健脾养心，益气养血。

方药：归脾汤加减。腹胀者去黄芪，加炒槟榔；脾虚便溏者，加莲子、山药；气虚下陷者，加升麻、柴胡。

3. 肝气郁结证

证候：多见于性格内向或心理类型不稳定者。症见阳痿不举，情绪抑郁，或烦躁易怒，胸脘不适，胁肋胀闷，舌红，苔薄或薄黄，脉弦。

治法：疏肝解郁，通络兴阳。

方药：逍遥散加减。

4. 气滞血瘀证

证候：多有阴部外伤及阴部或下腹部手术病史。症见勃起不坚，或不能勃起，或虽有勃起但旋即痿软，外阴、下腹部时发疼痛，痛处固定，舌质紫暗或有瘀斑、瘀点，脉涩。

治法：理气活血，祛瘀通阳。

方药：血府逐瘀汤加减。

5. 惊恐伤肾证

证候：多见于行房时受惊吓者。症见阳痿不振，举而不坚，胆怯多疑，心悸遗精，寐不安宁，苔薄腻，脉弦细。

治法：安神宁志，益肾起痿。

方药：定志丸合大补元煎加减。恐则气下者，加升麻、柴胡；夜寐不宁者，加黄连、莲子心；督脉空虚而腰膝酸软者，加狗脊、续断。

6. 脾肾两虚证

证候：多见于肥胖而体质较弱者。症见阴茎痿软，勃起无力，甚至不能勃起，性欲淡漠，神疲乏力，少气懒言，头晕耳鸣，动则汗出，腰膝酸软，纳少腹胀，大便溏薄，小便清长，舌淡胖或有齿痕，苔薄白，脉沉弱。

治法：健脾益肾，补气振阳。

方药：鹿角胶丸加减。

7. 阴虚火旺证

证候：多见于青壮年患者。症见阴茎有勃起，但举而不坚，夜寐不实，多梦滑精，五心烦热，腰膝酸软，潮热盗汗，头晕耳鸣，口渴喜饮，舌红，少苔或苔薄黄，脉细数。

治法：滋阴降火，益肾填精。

方药：大补阴丸加减。失眠多梦者，加丹参、酸枣仁；滑精者，加沙苑子、莲须；肝火较盛者，加栀子、生牡蛎。

8. 下焦湿热证

证候：多见于嗜食醇甘肥腻或伴有泌尿生殖系统感染者。症见阴茎痿软，阴囊潮湿、臊臭，下肢酸困，小便黄赤，苔黄腻，脉濡数。

治法：清化湿热，益肾助阳。

方药：龙胆泻肝汤加减。

第二十二章　周围血管疾病

周围血管疾病包括动脉疾病、静脉疾病。动脉疾病主要指由于器质性改变（动脉狭窄或闭塞）或功能性病变（动脉痉挛），造成动脉供血不足而引起的缺血性临床表现。静脉疾病比动脉疾病更为常见，好发于下肢，主要包括静脉逆流性疾病（下肢静脉曲张、原发性下肢深静脉瓣膜功能不全）和回流障碍性疾病（下肢深静脉血栓形成）。

第一节　原发性下肢静脉曲张

原发性下肢静脉曲张系指单纯涉及隐静脉，浅静脉伸长、迂曲而呈曲张的状态。相当于中医的筋瘤。《外科正宗》云："筋瘤者，坚而色紫，累累青筋，盘曲甚者结若蚯蚓。"多发生于持久从事站立工作或体力劳动的人。

【病因病理】

静脉壁薄弱、静脉瓣膜缺陷以及浅静脉内压力升高，是引起浅静脉曲张的主要原因。静脉壁薄弱和静脉瓣膜缺陷，与遗传因素有关。由于长期站立、重体力劳动、妊娠、慢性咳嗽、习惯性便秘等后天性因素，使静脉瓣膜承受过大的压力，逐渐松弛，不能紧密关闭，严重时可影响远侧和交通静脉的瓣膜。由于离心愈远的静脉承受的静脉压愈高，因此曲张静脉在小腿部远比大腿部明显，而且病情的远期进展比开始阶段迅速。

中医认为，由于长期从事站立、负重工作，劳倦伤气，或多次妊娠，气滞血瘀，筋脉纵横，血壅于下，结成筋瘤；或骤受风寒，或涉水淋雨，寒湿侵袭，凝结筋脉，筋挛血瘀，成块成瘤；或因外伤筋脉，瘀血凝滞，阻滞筋脉络道而成。

【临床表现】

1. 好发于从事持久站立工作、体力活动强度高，或久坐少动的人。
2. 早期感觉患肢酸胀不适和疼痛，站立时明显，行走或平卧时消失。
3. 患肢静脉逐渐怒张，瘤体质地柔软，小腿静脉盘曲如条索状，色带青紫，甚则状如蚯蚓。有的在肿胀处出现红肿、灼热、压痛等症状（血栓性浅静脉炎）。瘤体如被碰破，流出大量血液，经压迫或结扎后方能止血。

4. 病程久者，可出现踝部轻度肿胀和足靴区皮肤营养性变化，包括皮肤萎缩、脱屑、瘙痒、色素沉着、皮肤和皮下组织硬结、湿疹和溃疡（臁疮）形成。

【辅助检查】

1. 传统检查

（1）大隐静脉瓣膜功能试验（Trendelenburg 试验）：病人平卧，抬高下肢使静脉排空，在大腿根部扎止血带，阻断大隐静脉，然后让病人站立，10 秒钟内解开止血带，如出现自上而下的静脉逆向充盈，提示瓣膜功能不全。应用同样原理，在腘窝部扎止血带，可以检测小隐静脉瓣膜的功能。

（2）深静脉通畅试验（Perthes 试验）：用止血带阻断大腿浅静脉主干，嘱病人用力踢腿或做下蹲活动连续 10 次，由于小腿肌泵收缩使静脉血液向深静脉回流，使静脉曲张减轻。如活动后浅静脉曲张更为明显，甚至有胀痛，则表明深静脉不通畅。

（3）交通静脉瓣膜功能试验（Pratt 试验）：病人仰卧，抬高受检下肢，在大腿根部扎止血带。然后从足趾向上至腘窝缚缠第一根弹力绷带，再自止血带处向下，缠绕第二根弹力绷带。让病人站立，一边向下解开第一根弹力绷带，一边向下继续缚缠第二根弹力绷带，如果在二根绷带之间的间隙内出现曲张静脉，即意味着该处有功能不全的交通静脉。

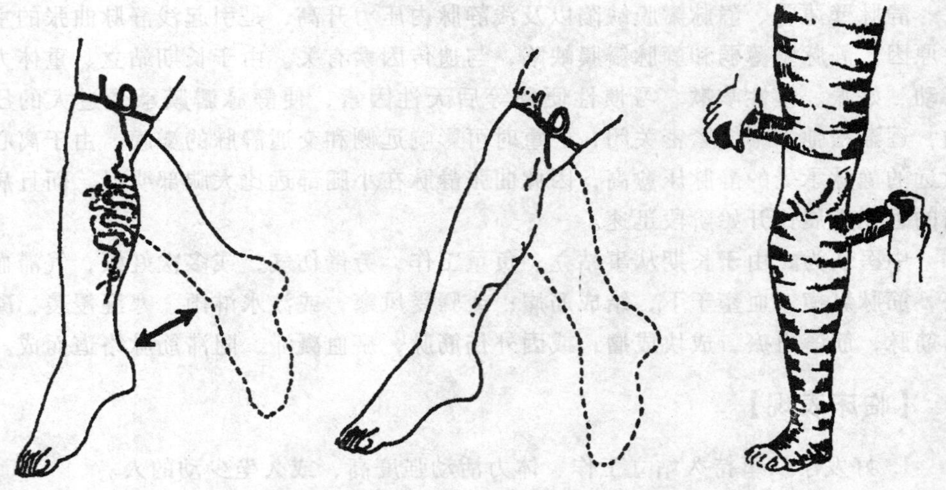

图 22－1　下肢静脉瓣功能试验及深静脉通畅试验

2. 实验室及其他辅助检查　彩色多普勒超声检查、下肢静脉压测定有助于判断病变性质。下肢顺行静脉造影是最可靠的检查手段，不仅可以发现深静脉是否通畅，而且结合 Valsalva 试验还可以清楚地判定静脉瓣膜的功能是否正常，有利于选择恰当的治疗方法。

【鉴别诊断】

1. 继发性下肢静脉曲张

（1）*原发性下肢深静脉瓣膜功能不全*：此类病人伴有较严重的下肢肿胀和足靴区皮肤营养性变化，平卧时肿胀能缓解，做下肢活动静脉测压试验时，站立活动后足部静脉压力下降20%～25%（正常人应下降60%～80%）。应用肢体多普勒超声血流检测和深静脉血管造影，可明确诊断。

（2）*下肢深静脉血栓形成后遗综合征*：此病为下肢深静脉回流障碍性病变，待病程进入后期，血栓机化而完全再通后，可演变为倒流性病变。浅静脉曲张是代偿性症状表现，在深静脉血栓形成的闭塞期，Perthes 试验阳性。当深静脉血栓完全再通后表现为深静脉瓣膜功能不全。通过下肢静脉造影能得以清楚鉴别。

（3）*动静脉瘘*：病人伴有患肢皮肤温度升高，浅静脉压力明显上升，静脉血的含氧量增高，通过下肢动脉 DSA 造影可以明确诊断。

2. 血管瘤　常在出生后即被发现，随年龄增长而长大；瘤体小如豆粒，大如拳头，正常皮色，或呈暗红或紫蓝色，形成瘤体的血管一般为丛状的血管或毛细血管。而筋瘤则由管径较粗的静脉曲张而形成，瘤体沿主干静脉走向而迂曲，状如蚯蚓。

【治疗】

症状轻者可用中医辨证论治及患肢穿医用弹力袜，或进行局部硬化剂注射疗法，重症或有合并症者宜手术治疗。

1. 辨证论治

（1）*劳倦伤气证*

证候：久站久行或劳累时瘤体增大，下坠不适感加重，常伴气短乏力，脘腹坠胀，腰酸，舌淡，苔薄白，脉细缓无力。

治法：补中益气，活血舒筋。

方药：补中益气汤加减。

（2）*寒湿凝筋证*

证候：瘤色紫暗，喜暖，下肢轻度肿胀，伴形寒肢冷，口淡不渴，小便清长，舌淡暗，苔白腻，脉弦细。

治法：暖肝散寒，益气通脉。

方药：暖肝煎合当归四逆汤加减。

（3）外伤瘀滞证

证候：青筋盘曲，状如蚯蚓，表面色青紫，患肢肿胀疼痛，舌有瘀点，脉细涩。

治法：活血化瘀，和营消肿。

方药：活血散瘀汤加减。

2. 其他疗法

（1）穿医用弹力袜可造成远侧高而近侧低的压力差，以利静脉血回流，使曲张静脉处于萎瘪状态。小腿的肌肉“泵”作用是下肢静脉血液向心脏回流的主要条件之一，因此下肢静脉曲张病人应穿着合适的弹力袜，发挥小腿的肌肉“泵”作用，促进患肢血液向心脏回流，可以减轻或消除肢体沉重、疲劳感。

（2）硬化剂注射也可用作手术的辅助疗法，处理残留的曲张静脉，注射后需辅用弹力绷带加压包扎。

（3）西医认为手术是治疗筋瘤的根本办法，凡有症状且无禁忌证者都应手术治疗。可施行传统的大隐或小隐静脉高位结扎及主干与曲张静脉剥脱术，也可选用腔内激光加电凝的微创手术方法。已确定交通静脉功能不全的，可选择筋膜外、筋膜下或借助内镜作交通静脉结扎术。

3. 并发症及其处理

（1）血栓性浅静脉炎：曲张静脉内血流缓慢，即使轻微的外伤也容易引起血栓形成，可用局部热敷治疗。伴有感染性静脉炎时可用抗生素治疗。炎症消退后，应施行静脉曲张的手术治疗。

（2）溃疡形成（臁疮）：创面用生理盐水湿敷，抬高患肢，待创面愈合后应采取手术治疗。较大较深的溃疡，经上述处理后溃疡缩小，周围炎症消退，创面清洁后即可进行手术，同时作清创植皮，能缩短创面愈合时间。

（3）曲张静脉破裂出血：因静脉压力高而出血速度快，应抬高患肢和局部加压包扎，一般均能止血，必要时可以缝扎止血。应尽快施行静脉曲张的手术。

【预防与调护】

1. 长期站立工作或分娩后，适当加强下肢锻炼，配合按摩等，以促进气血流通，改善症状。休息时应抬高患肢，以促进患肢血液回流，可减轻患肢肿胀及预防小腿溃疡。

2. 腹腔内压增高可以影响下肢静脉血液回流，引起下肢静脉内压升高，增加静脉瓣膜负担或使静脉瓣膜破坏。因此，应积极治疗能够导致腹腔内压增高的慢性疾病，如慢性咳嗽、便秘等。妊娠期间盆腔充血、内压增加，应减少静止站立，防止下肢静脉压力持续增加。

3. 患筋瘤者经常用弹力袜或绷带外裹，防止外伤；并发湿疮者，积极治疗，避免搔抓感染。

第二节　血栓性浅静脉炎

血栓性浅静脉炎是发生于浅表静脉的血栓性、炎性病变。临床表现为沿浅静脉走行部位红、肿、热、痛，有条索状物或硬结节，触痛明显。按浅静脉炎发生的部位可分为肢体血栓性浅静脉炎、胸腹壁血栓性浅静脉炎及游走性血栓浅静脉炎三类。属于中医“赤脉”、“青蛇毒”、“恶脉”、“黄鳅痈”等范畴。本病是一种多发病、常见病，与季节无关，男女均可罹患。

【病因病理】

一、西医病因病理

1. 肢体血栓性浅静脉炎　在临床上最为常见，主要病因有三种：

（1）化学药物刺激引起：静脉内注射各种刺激性溶液或高渗溶液，如各种抗生素和高渗葡萄糖溶液等，均能使浅静脉内膜受到化学性刺激，导致较为广泛的损伤，迅速发生血栓形成，继而出现明显的炎症反应。

（2）留置导管刺激引起：浅静脉内留置导管作持续性输液，常可使静脉壁遭受直接损伤，致血栓形成，并迅速出现炎症反应。

（3）继发于下肢静脉曲张：曲张静脉内血流缓慢，轻微的外伤也容易引起血栓形成，并出现明显的炎症反应。

2. 胸腹壁血栓性浅静脉炎　病因尚不清楚，根据某些病人有剧烈活动或外伤后发病的特点，可能与前胸壁和上腹壁静脉损伤有关。有些病人发病于乳腺术后，作为乳腺引流静脉的胸腹壁浅静脉的炎症可能与乳腺炎症有关。有些病例于上呼吸道感染后发病，可能与病毒感染有关。一些无明显诱因者近来被认为与变态反应有关。

3. 游走性血栓浅静脉炎　致病原因及发病机理目前尚不清楚，有资料报告本病与肿瘤有关，尤其胰腺癌患者好发生游走性血栓性浅静脉炎。还有报告本病在血栓闭塞性脉管炎患者中发生率高，认为是血栓闭塞性脉管炎整个病程中病变活动阶段的临床表现。本病也可作为系统性红斑狼疮或白塞病的一种外在表现。

二、中医病因病机

中医认为，本病多由湿热蕴结，寒湿凝滞，痰浊瘀阻，脾虚失运，外伤血脉等因素致使气血运行不畅，留滞脉中而发病。本病由湿邪为患，与热蕴结，与寒凝滞，与内湿相合，困脾而生痰，是病之标；经脉受损，气血不畅，络道瘀阻，为病之本。《医宗金鉴·外科心法要诀》称本病为“黄鳅痈”，谓：“此证生在小腿肚里侧，疼痛硬肿，长有数寸，形如泥鳅，其色微红，由肝、脾二经湿热凝结而成。”

1. 湿热蕴结 饮食不节，恣食膏粱厚味、辛辣刺激之品，脾胃功能受损，水湿失运，火毒内生，湿热积毒下注脉中，或由寒湿凝于脉络，蕴久生热而成。

2. 肝气郁滞 情志抑郁，恚怒伤肝，肝失条达，疏泄不利，气郁日久，由气及血，脉络不畅，瘀血停积。

3. 外伤筋脉 长期站立、跌仆损伤、刀割针刺、外科手术等，均可致血脉受损，恶血留内，积滞不散，致生本病。

【临床表现】

发病多见筋瘤后期，部位则以四肢多见（尤其多见于下肢），其次为胸腹壁等处。

初期（急性期）在浅层脉络（静脉）径路上出现条索状结节，患处疼痛，皮肤发红，触之较硬，扪之发热，按压疼痛明显，肢体沉重。一般无全身症状。

后期（慢性期）患处遗有一条索状物，其色黄褐，按之如弓弦，可有按压疼痛，或结节破溃形成臁疮。临床上常见以下几种类型。

1. 肢体血栓性浅静脉炎 临床为最常见，下肢多于上肢。多有下肢静脉曲张、近期过度劳累或近期静脉输入药物或浅表静脉创伤史。主要是累及一条浅静脉，沿着发病的静脉出现疼痛、红肿、灼热感，常可扪及结节或硬索状物，有明显压痛。当浅静脉炎累及周围组织时，可出现片状区域性炎块结节，则为浅静脉周围炎。患者可伴有低热，站立时疼痛尤为明显。患处炎症消退后，局部可遗留色素沉着或无痛性纤维硬结，一般需 1～3 个月后才能消失。

2. 胸腹壁血栓性浅静脉炎 多为单侧胸腹壁出现一条索状硬物，长 10～20cm，皮肤发红，轻度刺痛。肢体活动时，局部可有牵掣痛，用手按压条索两端，皮肤上可现一条凹陷的浅沟，炎症消退后遗留皮肤色素沉着。一般无全身表现。

3. 游走性血栓性浅静脉炎 多发于四肢，浅静脉血栓性炎症呈游走性发作，当一处炎性硬结消失后，其他部位的浅静脉又出现病变，具有游走、间歇、反复发作的特点。由于本病可以是一个原因不明确的单独疾病，也可能是血栓闭塞性脉管炎或内脏癌等早期表现，因此必须首先排除以上疾病之后，才能确定为单纯性游走性血栓性浅静脉炎。可伴有低热、全身不适等。若全身反应较重者，应考虑全身血管炎、结缔组织病、内脏疾病及深静脉病变等。

【辅助检查】

血常规检查一般正常，少数可有白细胞计数增高，部分患者可出现血沉加快。如鉴别诊断困难时，可做活体组织病理检查。

【鉴别诊断】

1. 结节性红斑（瓜藤缠）　多见于女性，与结核病、风湿病有关；皮肤结节多发生于小腿，伸屈侧无明显区别，呈圆形、片状或斑块状，一般不溃烂；可有疼痛、发热、乏力、关节痛；血沉及免疫指标异常。

2. 结节性脉管炎　多见于中年女性；小腿以下伸侧面多发性结节，足背亦常见，可双侧发病；结节多呈小圆形，表面红肿，后期可出现色素斑、点，结节可以破溃；病程较长，反复发作，肢端动脉搏动可减弱或消失。

3. 布－加综合征　本病可致胸腹壁浅静脉广泛曲张，显露明显，并有侧胸壁、侧腹壁及腰背部静脉扩张。本病曲张静脉外形饱满，静脉管壁质软，常伴有顽固性大量腹水和下肢浮肿、溃疡及色素沉着，肝脾肿大。

4. 下腔静脉综合征　本病由于下腔静脉上段阻塞，引起其远端静脉回流障碍，致使其属支迂曲扩张，侧支循环形成。本病亦可出现胸腹壁广泛性静脉曲张，但其所表现的双下肢肿胀、沉重不适、皮肤营养变化及溃疡形成，是胸腹壁血栓性浅静脉炎所不具有的。

5. 游走性血栓性浅静脉炎的鉴别诊断

（1）潜在性内脏癌所出现的游走性血栓性浅静脉炎，其特点是发生于上肢和躯干的机会几乎与下肢相等，多为坚硬的小结节，一般没有发红、灼热等炎症反应；病人年龄较大，有近期消瘦的情况，或有内脏癌的特有临床表现。

（2）若为血栓闭塞性脉管炎的早期表现，则迟早会发生动脉病变，出现肢体缺血和营养障碍的表现。

（3）系统性红斑狼疮所出现的游走性血栓性浅静脉炎，其特点是多伴有原发病的多系统临床表现，如皮肤、黏膜病变、关节炎、胸膜炎或心包炎、肾损害以及癫痫或精神症状等。结合血液及免疫学检查即可确诊。

（4）白塞病所出现的游走性血栓性浅静脉炎，其特点为伴有特征性的口、眼、外阴病变。

【治疗】

本病早期以清热利湿为主，后期以活血散结为主。同时，应积极治疗静脉曲张等原发疾病，并配合外治以提高疗效，防止复发。

一、中医治疗

1. 内治

（1）湿热证

证候：患肢肿胀、发热，皮肤发红、胀痛，喜冷恶热，或有条索状物，或微恶寒发热，苔黄腻或厚腻，脉滑数。

治法：清热利湿，解毒通络。

方药：二妙散合茵陈赤豆汤加减。上肢，加桑枝；下肢，加牛膝；红肿消退，疼痛未减者，加赤芍、泽兰、地龙、忍冬藤。

（2）血瘀证

证候：患肢疼痛、肿胀，皮色红紫，活动后则甚，小腿部挤压刺痛或酸痛，或见条索状物，按之柔韧或似弓弦，舌有瘀点、瘀斑，脉沉细或沉涩。

治法：活血化瘀，行气散结。

方药：活血通脉汤加鸡血藤、桃仁、忍冬藤。上肢，加桂枝；下肢，加牛膝，兼服四虫丸。

（3）肝郁证

证候：胸腹壁有条索状物，固定不移，刺痛，胀痛，或牵掣痛，伴胸闷、嗳气等，舌质淡红，或有瘀点、瘀斑，苔薄，脉弦或弦涩。

治法：疏肝解郁，活血解毒。

方药：柴胡清肝汤或复元活血汤。疼痛重者，加三棱、鸡血藤、忍冬藤等。

2. 外治

（1）初期：可用金黄散软膏外敷，每日换药 1 次。局部红肿渐消，可选用拔毒膏贴敷。

（2）后期：可用熏洗疗法：当归尾 12g，白芷 9g，羌活 9g，独活 9g，桃仁 9g，红花 12g，海桐皮 9g，威灵仙 12g，生艾叶 15g，生姜 60g，水煎后熏洗。有活血通络，疏风散结之功。

二、西医治疗

疼痛较重者，可配合应用消炎、镇痛类药物口服，如阿司匹林、吲哚美辛（消炎痛）、布洛芬、双氯芬酸（双氯灭痛）等。少数病例可采取手术切除病灶及物理疗法。

【预防与调护】

1. 肢体血栓性浅静脉炎　输液时尽量避免应用高渗或刺激性强的溶液及药物，若病情需要用时应缓慢静滴；有下肢静脉曲张者，应坚持穿弹力袜，或缚扎弹力绷带，促进静脉血液回流，减轻下肢静脉血液淤滞状态，可预防静脉炎症的发生。忌烟酒，忌食辛辣、肥腻之品，平时宜保持精神愉快，防止受寒、潮湿及外伤。本病发生后，若症状较轻微，一般不必卧床休息，下肢在缠扎弹力绷带或穿弹力袜条件下可以行走。如果病变比较严重，应适当卧床休息数日，抬高患肢15 cm，局部给予热敷。

2. 胸腹壁血栓性浅静脉炎　可根据其发病诱因进行预防，如缺乏锻炼者，避免做上肢突然剧烈活动，避免外伤。接受乳腺手术者，应注意防止感染，积极防治上呼吸道感染。

3. 游走性血栓性浅静脉炎　本病极易复发，应同时治疗体内感染灶；病人应彻底戒烟，加强体育锻炼，提高自身免疫能力。

第三节　下肢深静脉血栓形成

深静脉血栓形成以往称为血栓性深静脉炎，是指血液在深静脉腔内不正常凝结，阻塞静脉腔，导致静脉回流障碍的疾病。全身主干静脉均可发病，尤其多见于下肢。本病以肢体肿胀为主要临床特点，相当于中医的“股肿”。

【病因病理】

1946年，Virchow提出：静脉损伤、血流缓慢和血液高凝状态是造成深静脉血栓形成的三大因素。静脉直接损伤时，内膜下层及胶原裸露，引起多种生物活性物质释放，启动内源性凝血系统，导致血小板聚集、黏附，形成血栓。当久病卧床，术后长期制动及久坐不动时，因静脉血流缓慢，引起白细胞黏附及迁移，在瓣膜部促使血栓形成。妊娠、产后或术后、创伤、长期服用避孕药、肿瘤病人血液处于高凝状态，血小板数增高，凝血因子含量增加，抗凝因子活性降低，导致血管内异常凝结形成血栓。

中医认为，股肿的病因主要是因为创伤或产后长期卧床，以致肢体气血运行不畅，气滞血瘀，瘀血阻于脉络，脉络滞塞不通，营血回流受阻，水津外溢，聚而为湿，发为本病。亦有因年老、肥胖、瘤岩等，致使患者气虚，无力推动营血运行，发生血脉阻塞。

【临床表现】

发病较急，主要表现为单侧下肢突发性广泛性粗肿、胀痛，行走不利，可伴低热。后期可出现浅静脉扩张、曲张，肢体轻度浮肿，小腿色素沉着、皮炎、臁疮等。由于阻塞的静脉部位不同，临床表现不一。

1. 小腿深静脉血栓形成 肢体疼痛是其最主要的临床症状之一。肢体肿胀一般较局限，以踝及小腿部为主，行走时加重，休息或平卧后减轻，腓肠肌压痛，一般无全身表现。下肢伸直并略抬高，检查者用手握住病人的足背部用力使踝关节背屈，使跟腱拉紧腓肠肌紧张，病人感到小腿部后方出现似绳索样拉痛，即为霍曼征（Homan's sign）阳性。

2. 髂股静脉血栓形成 突然性、广泛性、单侧下肢粗肿是本病的临床特征。一般患肢的周径可较健侧增粗 5～8cm。疼痛性质为胀痛，部位可为全下肢，以患肢的髂窝、股三角区疼痛明显，甚至可连及同侧腰背部或会阴部。平卧时减轻，站立时加重。深静脉血栓形成的全身反应并不十分严重，体温可在 37℃～38℃。疾病初期主要是表浅静脉的网状扩张，后期可在患侧的下腹部、髋部、会阴部都见到曲张的静脉。

3. 深静脉血栓形成 是指血栓起源于小腿肌肉内的腓肠静脉丛，顺行性生长、蔓延扩展至整个下肢静脉主干，或由原发性髂股静脉血栓形成逆行扩展到整个下肢静脉者。临床上此被称为混合型。以前者较为多见，常发于手术后。临床表现兼具小腿深静脉和髂股静脉血栓形成的特点。

4. 深静脉血栓形成的并发症 ①当全下肢深静脉血栓形成时，可出现全下肢明显肿胀、剧痛，股三角区、腘窝均有压痛，常伴有体温升高和脉率加速，称为股白肿。如病情继续进展，肢体极度肿胀，对下肢动脉造成压迫以及动脉痉挛，导致下肢动脉血供障碍，出现足背动脉和胫后动脉搏动消失，进而小腿和足背往往出现水疱，皮肤温度明显降低并呈青紫色，称为股青肿，如不及时处理，可发生静脉性坏疽。②深静脉血栓形成急性期，血栓如脱落进入肺动脉，可引起肺栓塞。典型的肺栓塞有呼吸困难、胸痛、痰中带血三大主症。小的栓子通常不引起症状，大面积肺栓塞可以使心脏的血流动力学发生突然的改变导致患者猝死，应十分重视。

5. 深静脉血栓形成的后遗症 血栓形成后常激发静脉壁和静脉周围组织的炎症反应，使血栓与静脉壁粘连，并逐渐纤维机化，形成边缘毛糙、管径粗细不一的再通静脉。同时，静脉瓣膜被破坏，可造成继发性下肢深静脉瓣膜功能不全，最终肢体出现不同程度的肿胀和足靴区营养不良性变化。

【辅助检查】

1. 实验室检查　D－二聚体是纤维蛋白被纤溶酶降解的特异标志物，其含量升高可作为肺栓塞、深静脉血栓形成、DIC 等疾病的诊断指标，亦可作为溶栓治疗疗效判定的指标。

2. 彩色多普勒超声检查　是最常用的无创性检查手段。

3. 血管造影　静脉顺行造影能使静脉直接显影，可判断有无血栓及其范围、形态及侧支循环状况，不仅有助于明确诊断，亦有助于直接观察治疗效果，但对血栓形成的急性期不宜施行。DSA 下静脉逆行造影是有创性检查手段，可以同时施行局部溶栓治疗。

4. 其他检查　对于怀疑有肺栓塞发生的病人，通过心电图、肺动脉增强 CT、放射性核素肺扫描或肺动脉造影可明确诊断。

【鉴别诊断】

1. 原发性下肢深静脉瓣膜功能不全　此类病人伴有较严重的下肢肿胀和足靴区皮肤营养性变化，平卧时肿胀能缓解，做下肢活动静脉测压试验时，站立活动后足部静脉压力下降20%～25%（正常人应下降60%～80%）。应用肢体多普勒超声血流检测和深静脉血管造影，可明确诊断。

2. 淋巴水肿　下肢肿胀常见的另一个原因是淋巴水肿。但淋巴性肿胀并非凹陷性，状似橡胶海绵，肿胀分布范围多自足背开始，逐渐向近心侧蔓延；皮肤和皮下组织增生变厚；慢性淋巴功能不全发展至后期形成典型的象皮肿，皮肤增厚、粗糙而呈“苔藓”状，色素沉着和溃疡形成者罕见。

【治疗】

本病治疗方法可分为非手术治疗和手术治疗两类，非手术治疗可采用中西医结合方法进行治疗，中医治疗早期多采用清热利湿、活血化瘀法，后期则重视健脾利湿、活血化瘀。

一、非手术疗法

包括一般处理、溶栓、抗凝、祛聚和中医辨证论治。

1. 一般处理　发病 3 周以内绝对卧床，抬高患肢，以减轻肢体肿胀。离床活动时，应穿医用弹力袜。

2. 溶栓疗法　尿激酶是临床中最常用、疗效确切的溶栓药。将尿激酶 25 万～50 万 U 加入 100～250 ml 液体中静脉滴注，每日 2 次，疗程最长可达 10～14

天。根据纤维蛋白原和优球蛋白溶解时间测定，来调节用量。如果采用经留置导管局部溶栓，尿激酶的用量则可适当减少。发病 72 小时之内的病人溶栓治疗效果较好，对于病程稍长的亚急性深静脉血栓形成，采用溶栓治疗也能取得理想的临床疗效。

3. 抗凝疗法 抗凝剂有两类，即肝素和香豆素衍生物。一般是以前者开始，接着使用后者。肝素可以静脉间歇注射，也可以皮下注射，成人剂量每日约 1.5 万 ~2.5 万 U，以维持凝血时间在正常值 1.5 ~2 倍为标准，超过 2 倍时，存在一定的出血倾向。香豆素衍生物中，首选华法林，成人剂量，第一日为 7.5 ~10 mg，第二日为 5 mg，维持量为 2.5 mg 左右，以使国际标准化比值（INR）保持在 1.8 ~2.0 为宜。一般用药疗程在 3 个月至半年，甚至有人需要终身抗凝。溶栓与抗凝药物的严重并发症是出血，且剂量的个体差异很大，应在严密监护下使用。

4. 祛聚疗法 是运用某些药物来抑制血小板的聚集作用，来防治血栓形成和栓塞性疾病，祛聚药物包括右旋糖酐、阿司匹林、潘生丁、丹参注射液等。作为辅助疗法，能增强溶栓和抗凝药物的作用。

5. 辨证论治

（1）湿热下注证

证候：发病较急，表现为下肢粗肿，局部发热、发红、疼痛，活动受限，舌质红，苔黄腻，脉弦滑。

治法：清热利湿，活血化瘀。

方药：四妙勇安汤加味。患肢疼痛重者，重用金银花，加蒲公英；便秘者，加大黄、芒硝（冲服）；全身发热明显者，加生石膏、知母、漏芦；急性病人患肢粗肿胀痛严重者，重用活血化瘀药物。

（2）血脉瘀阻证

证候：下肢肿胀，皮色紫暗，固定性压痛，肢体青筋怒张，舌质暗或有瘀斑，苔白，脉弦。

治法：活血化瘀，通络止痛。

方药：活血通脉汤加减。疼痛严重者，加王不留行、乳香、没药；局部压痛拒按者，加三棱、莪术、水蛭等。

（3）气虚湿阻证

证候：表现为下肢肿胀日久，朝轻暮重，活动后加重，休息抬高下肢后减轻，皮色略暗，青筋迂曲，倦怠乏力，舌淡，边有齿印，苔薄白，脉沉。

治法：益气健脾，祛湿通络。

方药：参苓白术散加味。

二、手术疗法

对于髂股静脉血栓形成病期不超过 48 小时者，或经非手术治疗病情继续加重者应采用手术疗法。手术方法主要是采用 Fogarty 导管取栓术，术后辅用抗凝、祛聚疗法 2 个月，防止再发。手术取栓后的近期疗效与非手术治疗差异不大，但远期疗效明显优于后者，主要原因是不会发生血栓形成的后遗综合征。因静脉壁薄弱，血流速度慢，血栓易复发，故取栓后应进行持续的抗凝治疗 2～3 天。

三、手术并发症及其处理

1. 股青肿　是手术取栓的绝对适应证，即使病期较长，也应采用手术取栓力求挽救肢体。取栓后肢体仍肿胀严重者，可行深筋膜切开减压。

2. 肺栓塞　经外周静脉途径，置入下腔静脉滤器，可以阻止下肢深静脉内脱落的大块血栓进入肺动脉，预防致死性肺栓塞的发生，但应掌握好下腔静脉滤器置入的指征。肺栓塞发生后，溶栓治疗是首选方法，能改善肺动脉血流，减轻临床症状，降低死亡率。尿激酶和重组组织纤溶酶原激活剂（r－tPA）现在临床中最常用。有条件者可在 DSA 下进行肺动脉留置导管局部溶栓。溶栓的同时需配合有效的抗凝治疗。如经积极的抗凝、溶栓治疗无效或不适合抗凝、溶栓治疗者，可考虑行肺动脉栓子摘除术。

四、后遗症的处理

深静脉血栓形成后，随着血栓机化及再通过程的进展，静脉腔经历闭塞－部分再通－完全再通的逐渐演变过程，与此同时，静脉回流障碍的症状逐渐减轻，而因深静脉瓣膜破坏造成的静脉逆流症状逐渐加重。髂股静脉闭塞而股静脉通畅者，在病情稳定后可作耻骨上大隐静脉交叉转流术，使患肢远侧的高压静脉血通过转流的大隐静脉向健侧股静脉回流。局限于股静脉阻塞者，可利用同侧大隐静脉作股－腘静脉旁路术。已完全再通者，因深静脉瓣膜破坏，静脉逆流已成为主要病变，可采用深静脉瓣膜重建术。凡有浅静脉曲张及足靴区溃疡者，应作曲张静脉剥脱和交通静脉结扎术。

【预防与调护】

1. 高血脂患者，宜清淡、富含维生素及低脂食物，忌食油腻、肥甘、辛辣之品。严格戒烟，积极参加体育锻炼，肥胖者应减轻体重。

2. 对高危病人（血液呈高凝状态）应适当服用活血化瘀中药或抗凝药物。

3. 术后病人应慎用止血药物，可适当垫高下肢或对小腿进行按摩，使小腿肌肉被动收缩，或尽量早期下床活动，以利静脉血回流。

4. 对长期卧床的病人应鼓励病人做足背屈活动，必要时可给予小腿肌肉刺激以使小腿肌肉收缩，防止静脉血栓形成。

第四节　血栓闭塞性脉管炎

血栓闭塞性脉管炎又称为 Burger 病，是一种累及血管的炎症性、节段性和周期发作的慢性闭塞性疾病。主要侵袭四肢中小动静脉，以下肢血管为主，病人大多数为男性青壮年。本病相当于中医的“脱疽”。

【病因病理】

本病的确切病因尚未明确，相关因素可归纳为两方面：①外来因素：主要有吸烟、寒冷与潮湿的生活环境，慢性损伤和感染。②内在因素：自身免疫功能紊乱，性激素和前列腺素失调以及遗传因素。上述众多因素中，主动或被动吸烟是本病发生和发展的重要环节。

中医认为，本病的发生以脾肾亏虚为本，寒湿外伤为标，而气血凝滞、经脉阻塞为其主要病机。主要由于脾气不健，肾阳不足，又加外受寒冻，寒湿之邪入侵而发病。脾气不健，化生不足，气血亏虚，气阴两伤，内不能荣养脏腑，外不能充养四肢。脾肾阳气不足，不能温养四肢，复受寒湿之邪，则气血凝滞，经络阻塞，不通则痛，四肢气血不充，失于濡养则皮肉枯槁，坏死脱落。若寒邪久蕴，则郁而化热，湿热浸淫，则患趾（指）红肿溃脓。热邪伤阴，阴虚火旺，病久可致阴血亏虚，肢节失养，坏疽脱落。

【临床表现】

血栓闭塞性脉管炎多发于寒冷季节，以 20～40 岁男性多见，患者多有受冷、潮湿、嗜烟、外伤等病史。常先一侧下肢发病，继而累及对侧，少数患者可累及上肢。根据疾病的发展过程，临床一般可分为三期。

一期（局部缺血期）　患肢末端发凉，怕冷，麻木，酸痛，间歇性跛行，每行走 500～1000 m 后觉患肢小腿或足底有酸胀疼痛感而出现跛行，休息片刻后症状缓解或消失，再行走同样或较短距离时，患肢酸胀疼痛出现。随着病情的加重，行走的距离越来越短。患足可出现轻度肌肉萎缩，皮肤干燥，皮色变灰，皮温稍低于健侧，足背动脉搏动减弱，部分患者小腿可出现游走性红硬条索（游走性血栓性浅静脉炎）。

二期（营养障碍期） 患肢发凉，怕冷，麻木，酸胀疼痛，间歇性跛行加重，并出现静息痛，夜间痛甚，难以入寐，患者常抱膝而坐。患足肌肉明显萎缩，皮肤干燥，汗毛脱落，趾甲增厚，且生长缓慢，皮肤苍白或潮红或紫红，患侧足背动脉搏动消失。

三期（坏死期或坏疽期） 二期表现进一步加重，足趾紫红肿胀，溃烂坏死，或足趾发黑，干瘪，呈干性坏疽。坏疽可先为一趾或数趾，逐渐向上发展，合并感染时，则红肿明显，患足剧烈疼痛，全身发热。经积极治疗，患足红肿可消退，坏疽局限，溃疡可愈合。若坏疽发展至足背以上，则红肿疼痛难以控制，病程日久，患者可出现疲乏无力、不欲饮食、口干、形体消瘦，甚则壮热神昏。

根据肢体坏死的范围，将坏疽分为三级：一级坏疽局限于足趾或手指部位，二级坏疽局限于足跖部位，三级坏疽发展至踝关节及其上方。

【诊断与鉴别诊断】

一、诊断

（一）病史及临床表现

1. 绝大多数病人是青壮年男性，且有长期、大量吸烟史。
2. 患肢有程度不同的缺血性症状。
3. 有游走性浅静脉炎病史。
4. 患肢足背或胫后动脉搏动减弱或消失，甚至累及腘动脉、股动脉。侵犯上肢者，尺动脉、桡动脉搏动减弱或消失。
5. 一般无高血压、高脂血症、糖尿病等易致动脉硬化的因素。

（二）辅助检查

1. 一般检查

（1）血脂、血糖测定。

（2）记录跛行距离和跛行时间。

（3）皮肤温度测定。双侧肢体对应部位皮肤温度相差2℃以上，提示皮温降低侧有动脉血流减少。

（4）患肢远侧动脉搏动减弱或不能扪及。

（5）肢体抬高试验（Buerger 试验）：方法是让病人平卧，下肢抬高45°，3分钟后观察足部皮肤色泽改变。试验阳性者，足部特别是足趾和足掌部，皮肤呈苍白或蜡黄色，以手指压迫时明显，有自觉麻木或疼痛感。然后让病人坐起，下肢自然地下垂于床旁（应避免床缘压迫腘窝），足部皮肤色泽逐渐出现潮红或斑状紫绀。血栓闭塞性脉管炎的患肢，常常出现以上变化，提示患肢有严重供血不足。

2. 特殊检查

（1）*超声多普勒检查*：可以根据动脉信号的强弱，判断动脉血流的强弱。也可以记录动脉血流波形，如波形幅度降低或呈直线状，表示动脉血流减少或动脉已闭塞。还可以测定踝/肱指数，即踝动脉压（踝部胫前或胫后动脉收缩压）与同侧肱动脉压之比，正常值 >1。如 >0.5 而 <1，应视为缺血性疾病；<0.5，表示严重缺血。

（2）*动脉造影*：可以明确患肢动脉阻塞的部位、程度、范围及侧支循环建立情况。患肢中、小动脉多节段狭窄或闭塞是血栓闭塞性脉管炎的典型 X 线征象。最常累及小腿的 3 支主干动脉，或其中 1～2 支，后期可波及腘动脉和股动脉。

二、鉴别诊断

1. 三种脱疽的临床鉴别

表 22－1　三种脱疽的临床鉴别

	血栓闭塞性脉管炎	动脉硬化性闭塞症	糖尿病足
发病年龄	20～40	40 以上	40 以上
浅静脉炎	游走性	无	无
高血压	极少	大部分有	大部分有
冠心病	无	有	可有可无
血脂	基本正常	升高	多数升高
血糖、尿糖	正常	正常	血糖高，尿糖阳性
受累血管	中、小动脉	大、中动脉	大、微血管

2. 雷诺病（肢端动脉痉挛症）　多见于青年女性；上肢较下肢多见，好发于双手；发病原因未完全明确，与免疫功能异常有关。每因寒冷和精神刺激双手出现发凉苍白，继而紫绀、潮红，最后恢复正常的三色变化（雷诺现象），患肢动脉搏动正常，一般不出现肢体坏疽。但如有继发血栓形成致管腔闭塞时，出现营养障碍性改变，指（趾）端溃疡甚至坏死。

【治疗】

本病应中西医结合治疗。中医以辨证论治为主，活血化瘀法贯穿始终，常配合静脉滴注活血化瘀药物，以建立侧支循环，改善肢体血运。但疾病的早期活血化瘀药物不宜用量过大，防止血管内皮细胞进一步损伤，使病情加重。

一、中医治疗

1. 内治

(1) 寒湿阻络证

证候：患趾（指）喜暖怕冷，麻木，酸胀疼痛，多走疼痛加剧，稍歇痛减，皮肤苍白，触之发凉，趺阳脉搏动减弱，舌淡，苔白腻，脉沉细。

治法：温阳散寒，活血通络。

方药：阳和汤加减。

(2) 血脉瘀阻证

证候：患趾（指）酸胀疼痛加重，夜难入寐，步履艰难，患趾（指）皮色暗红或紫暗，下垂更甚，皮肤发凉干燥，肌肉萎缩，趺阳脉搏动消失，舌暗红或有瘀斑，苔薄白，脉弦涩。

治法：活血化瘀，通络止痛。

方药：桃红四物汤加炮山甲、地龙、乳香、没药等。

(3) 湿热毒盛证

证候：患肢剧痛，日轻夜重，局部肿胀，皮肤紫暗，浸淫蔓延，溃破腐烂，肉色不鲜，身热口干，便秘溲赤，舌红，苔黄腻，脉弦数。

治法：清热利湿，活血化瘀。

方药：四妙勇安汤加连翘、黄柏、丹参、川芎、赤芍、牛膝等。

(4) 热毒伤阴证

证候：皮肤干燥，毫毛脱落，趾（指）甲增厚变形，肌肉萎缩，趾（指）呈干性坏疽，口干欲饮，便秘溲赤，舌红，苔黄，脉弦细数。

治法：清热解毒，养阴活血。

方药：顾步汤加减。

(5) 气阴两虚证

证候：病程日久，坏死组织脱落后疮面久不愈合，肉芽暗红或淡而不鲜，倦怠乏力，口渴不欲饮，面色无华，形体消瘦，五心烦热，舌淡尖红，少苔，脉细无力。

治法：益气养阴。

方药：黄芪鳖甲煎加减。

2. 外治

(1) 未溃期：可选用冲和膏、红灵丹油膏外敷；或用当归 15g，独活 30g，桑枝30g，威灵仙30g，煎水熏洗，每日1次；或用附子、干姜、吴茱萸各等分研末，蜜调，敷于患足涌泉穴，每日换药1次，如发生药疹即停用；或用红灵酒少许揉擦患肢足背、小腿，每次20分钟，每日2次。

（2）*已溃期*：溃疡面积较小者，可用上述中药熏洗后，外敷生肌玉红膏；溃疡面积较大，坏死组织难以脱落者，可先用冰片锌氧油（冰片2g，氧化锌油98g）软化创面硬结痂皮，按疏松程度，依次清除坏死痂皮，先清除软组织，后清除腐骨，彻底的清创术必须待炎症完全消退后方可施行。

二、西医治疗

1. 手术疗法

（1）*腰交感神经切除术*：适用于腘动脉远侧动脉狭窄的病人。先施行腰交感神经阻滞试验，如阻滞后皮肤温度升高超过1℃～2℃者，提示痉挛因素超过闭塞因素，可考虑施行交感神经节切除术。切除范围应包括同侧2、3、4腰交感神经节和神经链，可解除血管痉挛和促进侧支循环形成，常能取得近期效果。

（2）*旁路转流术*：适用于主干动脉闭塞，但在闭塞动脉的近侧和远侧仍有通畅的动脉通道者。作为旁路移植物，可使用人工血管，也可以采用自体大隐静脉离体后倒置。

（3）*血栓内膜剥脱术*：适用于短段的动脉阻塞。利用内膜剥离器，或直视下切开动脉壁，将增厚的内膜连同血栓一并切除，然后缝合动脉壁切口。

（4）*游离血管蒂大网膜移植术*：适用于腘动脉或腘动脉以下三支动脉闭塞的二、三期病人，将游离的大网膜右动静脉分别与股动脉和大隐静脉吻合。将大网膜裁剪延长，经皮下隧道拉至小腿，并与深筋膜固定，建立侧支循环，为缺血组织提供血供。

（5）*坏死组织切除缝合术*：坏死组织与正常组织分界清楚，且近端炎症控制，血运改善，可取分界近端切口，行趾（指）切除缝合术或半足切除缝合术。

（6）*截肢术*：当坏死延及足背及踝部，可行小腿截肢术，坏疽发展至踝以上者，可行膝关节截肢术。

2. 剧烈疼痛的处理 脱疽最主要的自觉症状就是疼痛，严重者剧痛以至彻夜难眠，因此有效的止痛治疗成为治疗脱疽的重要措施，除使用杜冷丁等止痛药物外，可选用以下止痛方法。

（1）*中药麻醉*：中麻Ⅰ号2.5～5mg（或中麻Ⅱ号2～3mg），氯丙嗪25mg，加入生理盐水20ml，于晚9时缓慢静脉推注，患者可入睡6～8小时，隔2～3天使用1次。治疗时，患者应平卧，头侧位，去掉枕头。施术后应密切观察，注意护理。

（2）持续硬膜外麻醉：在病室内，常规实施低位硬膜外麻醉，最好只麻醉患肢，可持续麻醉2～3天，能消除疼痛，改善患肢肿胀，对全身情况的改善和实施手术均能起到良好作用。

3. 高压氧疗法　在高压氧舱内，通过血含氧量的提高，增加肢体的血氧弥散，改善组织的缺氧状况。

【预防与调护】

1. 禁止吸烟，少食辛辣炙煿之品及醇酒。
2. 冬季户外工作时，注意保暖，鞋袜宜宽大舒适，每天用温水泡洗双足。
3. 避免外伤。
4. 患侧肢体运动锻炼，可促进患肢侧支循环形成。方法是：患者仰卧，抬高下肢45°～60°20～30分钟，然后两足下垂4～5分钟，同时两足及足趾向下、上、内、外各方向运动10次，再将下肢平放4～5分钟，每日运动3次。坏疽感染时禁用。

第二十三章 常见皮肤病

第一节 概 述

凡是发生于人体皮肤、黏膜及其附属器的疾病，统称为皮肤病。皮肤病是外科学的重要组成部分，通常分为病毒性皮肤病，如带状疱疹、疣；细菌性（含真菌性）皮肤病，如脓疱疮、癣；虫毒性皮肤病，如疥疮；过敏性（变态反应性）皮肤病，如荨麻疹、接触性皮炎、湿疹、药物性皮炎；理化性皮肤病，如痱子、冻疮；瘙痒性皮肤病，如神经性皮炎、皮肤瘙痒症；色素障碍性皮肤病，如黄褐斑、白癜风；皮肤附属器病，如痤疮、酒渣鼻、斑秃；红斑鳞屑性皮肤病，如银屑病；结缔组织病，如红斑狼疮；以及营养代谢性皮肤病、黏膜病、皮肤肿瘤等。

【解剖生理概要】

皮肤位于人体的表面，是人体最大的器官，成人皮肤总面积约为 $1.2 \sim 2.0m^2$，重量约占体重的16%，厚度约为 $0.5 \sim 4mm$，儿童皮肤较成人薄，四肢及躯干伸侧皮肤比屈侧厚，枕后、项、掌、跖等处的皮肤最厚，眼睑、外阴、乳房等部位皮肤最薄。皮肤柔软而富有弹性，为人体表面的一道天然屏障，具有保护体内组织，防止外来侵袭，调节体温，排出废物及感觉等多种生理功能，对人体健康十分重要。

皮肤由表皮、真皮、皮下组织三部分组成。表皮自里至外可分为基层、棘层、粒层、透明层、角质层。基层又名生发层，具有修复表皮的再生能力，其间含有黑色素细胞，与皮肤的颜色有关。角质层有抗磨损作用，掌跖部最厚。真皮主要由结缔组织构成，是皮肤血管、神经和附属器、腺体的支柱。皮下组织较疏松，内含大量的脂肪组织，可储蓄热能，并有缓冲、抗震作用。皮肤内尚有毛发、指（趾）甲、皮脂腺、汗腺等附属器官。汗腺亦分大汗腺和小汗腺，均分泌汗液，大汗腺分布于腋窝、脐窝、外阴等处，青春期活动旺盛者常发生狐臭；小汗腺遍布全身，掌跖部尤甚。皮脂腺分泌皮脂以润滑皮肤。

【病因病机】

发生皮肤病的原因多种多样，外因包括物理性、化学性、生物性等因素，内因包括饮食、代谢障碍、内分泌紊乱、神经精神、遗传等因素。在致病因素的影响下，皮肤的各种组织成分可发生增生、萎缩、炎症浸润、水肿、变性、坏死、瘢痕形成、代谢物质沉积或肿瘤等各种不同的病理变化。

中医认为，皮肤病的发生外因常有风、湿、热、虫、毒，内因常有血瘀、血虚风燥及肝肾不足等。

1. 风　风邪为六淫之首，善行而数变，风为阳邪，其性趋燥而喜升扬，故风邪所致的皮肤病，其证候多发病迅速，消退快，游走不定，泛发全身或好发于头面，皮肤干燥、脱屑、瘙痒，遇风易发或加重。皮疹常为风团、丘疹、鳞屑或苔藓样变。临床多见于荨麻疹、皮肤瘙痒症等。

2. 湿　湿邪其性黏滞重着，留着难去，湿性趋下，故湿邪引起的皮肤病好发于下部，病程缠绵，难以速愈，易复发，遇湿加重，可伴胸闷，纳差，肢体重着，苔腻，脉滑等。皮疹为水疱，可糜烂、渗液，或浸淫四窜。临床多见于湿疹、皮炎、带状疱疹等。

3. 热　火热同源，热为火之渐，热微则痒，热甚则痛，热盛则肉腐，火性炎上，故因热邪而发的皮肤病好发于上部，特点为皮肤红肿、灼热、痒痛、化脓、渗出、结痂，遇热加重，可伴身热，口渴，便秘，尿赤，舌红苔黄，脉数等症状。皮疹为红斑、斑丘疹、糜烂、脓疱、血疱等。临床常见于丹毒、脓疱疮、接触性皮炎等。

4. 虫　特点为瘙痒无度，痒如虫行，或互相传染。皮疹为丘疹、斑丘疹、风团。多见于疥疮、癣及肠寄生虫所致之荨麻疹等。

5. 毒　有一定的潜伏期，发疹前常有接触某种物质或服药、进食、毒虫叮咬史，皮肤红肿、糜烂，或痒或痛，轻则局限于接触部位，重则泛发全身，再次接触过敏原易复发或加重。皮疹为红斑、风团、水疱、水肿、糜烂等。常见于药物性皮炎、漆疮、虫咬皮炎等。

6. 血瘀　多见于慢性皮肤病。皮损表现为色暗、紫红、青紫，或见肌肤甲错，色素沉着，瘀斑，或有结节、肿块，舌紫有瘀点，脉弦涩。如结节性红斑、硬结性红斑、紫癜等。

7. 血虚风燥　多泛发全身，特征为干性，无渗出，病程较长，瘙痒，伴头晕目眩，面色苍白，舌淡，脉濡等，劳累后加重。皮损可呈干燥、粗糙、脱屑、肥厚、破裂、苔藓样变。常见于神经性皮炎、慢性湿疹、老年皮肤瘙痒症等。

8. 肝肾不足　肝藏血，其华在爪；肾藏精，其华在发。肝肾同源，精血互生。故肝肾不足，则阴血亏虚，生风化燥，肌肤、爪甲、毛发等失养。肝肾不足所引起的皮肤病，其特点是病程多呈慢性，皮损干燥、肥厚、粗糙、脱屑，或伴爪甲、毛发枯槁，脱发，色素沉着，可伴有腰膝酸软，苔少，脉细。常见于系统性红斑狼疮、硬皮病、口－眼－生殖器综合征。

此外，痰凝、冲任不调等引起皮肤病者，亦时有。

【常见临床症状】

一、皮肤损害

皮肤病有明显的皮肤损害，简称皮损或皮疹，是皮肤病辨证的主要依据。皮肤损害一般分原发性损害和继发性损害（图 23－1）。

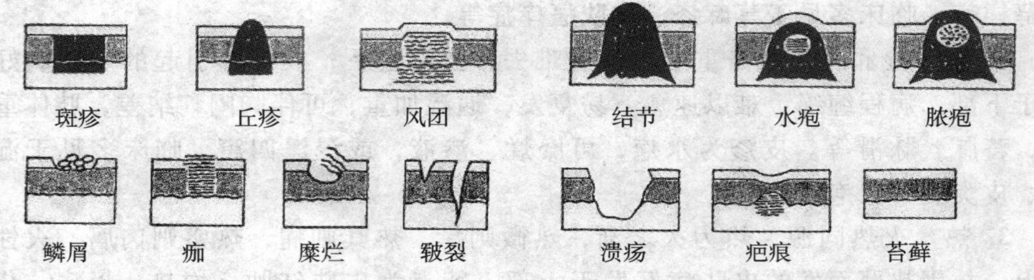

图 23－1　皮肤损害示意图

1. 原发性损害　指皮肤病在其病变过程中直接发生及初次出现的皮损。

（1）斑疹：为局限性皮肤颜色的改变，一般不突出皮面，大而成片的称斑片。按性质可分为炎症性、出血性及色素性几种。颜色有红、白之分。红斑（炎症性）属热，压之褪色属风热，压之不褪色多为血热夹瘀，红而带紫为热毒炽盛，紫黑斑（色素沉着）为瘀血凝滞。白斑多因气滞或血虚所致。

（2）丘疹：直径在 0.5cm 以下的突出于皮面的实性丘形小粒，触之碍手。若丘疹继发于红斑之上，称为斑丘疹。急性者其色红，多为血热、风热所致；慢性者色淡或深暗，为气滞或血瘀。丘疹顶端扁平的称为扁平丘疹，常见于神经性皮炎等。

（3）结节：直径在 0.5cm 左右突出皮面或隐于皮下的实质性损害，质较硬。多因气血凝滞或痰湿凝聚所致，常见于皮肤肿瘤、硬结性红斑等。

（4）风团：为一时性皮肤局限性水肿隆起，大小不等，形态不一，时隐时现。多由风邪引起，色白者属风寒，色红者属风热，常见于荨麻疹。

（5）水疱：为具有腔隙的突起，腔内为水液，小者如针尖或米粒大的称小水疱，直径大于 0.5cm 者称大疱。总属湿热或热毒所致，常见于手癣、足癣、湿疹等。水疱继发于丘疹之上者称丘疱疹。疱内含血样液体者称血疱。

（6）脓疱：为具有腔隙而内含脓液的突起。多由热毒所致，夏令则多因暑热，常见于化脓性皮肤病，如脓疱疮。

2. 继发性损害　由原发性损害演变而来或因机械性损伤而引起的皮损。

（1）鳞屑：为表皮角质层的脱落物，大小、厚薄不一。有糠皮状、落叶状、鳞片状。急性病后见之，多为余热未清；慢性病见之，多属血虚风燥；油腻性者，为湿热内蕴。

（2）糜烂：为局限性表皮缺损所显露的湿润面，愈后不留疤痕。其渗液清者属湿，黄者属湿热；凡渗液流注之处即有新疹发生者为湿毒。常见于湿疹、脓疱疮。

（3）溃疡：为深达表皮层以下的组织缺损，愈后留有疤痕。急性溃疡伴有红肿热痛、脓液稠厚者，为热毒；慢性溃疡脓液稀薄者，属寒湿，或气血亏虚；伴有青筋盘曲者属血瘀。常见于皮肤结核、深部脓疱疮、Ⅰ期梅毒、软下疳等。

（4）痂：由渗液、脓液或血液与脱落组织及药物等混合干燥后凝结而成。脓痂为热毒未清；湿痂为湿热；血痂为血热或血燥。

（5）皲裂：为皮肤组织的线形裂隙。多因血虚风燥或寒邪侵袭所致。常发生于掌跖和指趾间，多继发于手足癣、慢性湿疹等。

（6）抓痕：由搔抓所引起的皮肤线状损害。多由风盛、血虚风燥或血热所致。

（7）苔藓样变：皮肤增厚，纹理增宽加深呈席纹状，粗糙、干燥似皮革。常为某些慢性皮肤病，如慢性湿疹、神经性皮炎等的主要表现，因血虚风燥或长期搔抓刺激而成。

（8）色素沉着：由皮肤中色素增加所致，多呈褐色、暗褐色或黑褐色。原发性的见于黄褐斑、黑变病等；继发性的见于各种炎症病变后。

（9）疤痕：溃疡愈合后所形成的新生组织，缺少皮肤纹理，表面光滑发亮。多因肝肾亏损、气血不和所致。凹陷于皮面者为萎缩性疤痕，多见于红斑性狼疮；高于皮面者为肥大性疤痕，常见于瘢痕疙瘩。

二、自觉症状

局部自觉症状常见者有瘙痒、疼痛、灼热感、蚁行感和麻木感等。

1. 瘙痒　可由多种因素引起，一般急性皮肤病的瘙痒多由风邪所致，故有流窜不定、泛发的特点；也可为营血有热所引起，故有皮肤灼热，丘疹红斑，瘙痒剧烈，抓破出血等。慢性皮肤病的瘙痒，原因较多，除风邪外，寒、湿、痰、瘀、虫淫、血虚等均可致瘙痒。

2. 疼痛 多由寒邪或热邪或痰凝血瘀，阻滞经络所致，所谓“不通则痛”。

3. 灼热感 为热邪或火邪炽盛，炙灼肌肤所致，多见于急性皮肤病。

4. 蚁行感 由虫淫或气血不和所致。蚁行感与瘙痒感相同，但程度较轻。

5. 麻木感 麻为血虚，木属湿痰败血，经脉失养或气血凝滞所致。

【治疗】

皮肤病的治疗一般分为内治、外治两个方面，特别是外治法尤为重要。

一、中医内治法

1. 疏风清热 用于风热证（如风热证荨麻疹、急性湿疹、银屑病等）。方选消风散、银翘散、桑菊饮等。

2. 疏风散寒 用于风寒证（如冷性荨麻疹、寒冷性多型红斑）。方选麻黄汤、麻桂各半汤等。

3. 凉血解毒 用于热毒证（如药物性皮炎、接触性皮炎、脓疱疮、系统性红斑狼疮活动期等）。方选黄连解毒汤、化斑解毒汤、五味消毒饮、清瘟败毒饮等。

4. 清热利湿 用于湿热证和暑湿证（如湿疹、糜烂型手足癣等）。方选龙胆泻肝汤、茵陈蒿汤、萆薢渗湿汤等。

5. 健脾化湿 用于脾湿证（如慢性湿疹、天疱疮等糜烂渗液性皮肤病）。方选除湿胃苓汤、参苓白术散、二妙丸等。

6. 养血润燥 用于血虚风燥证（如银屑病、神经性皮炎、慢性湿疹、鱼鳞病、斑秃等）。方选四物汤、当归饮子等。血热风燥证，宜用消风散。

7. 活血化瘀 用于气血瘀滞证（如各种血管炎、血栓性静脉炎、紫癜、疣及赘生物等）。方选桃红四物汤、血府逐瘀汤、通络活血汤等。

8. 平肝潜镇 用于血虚肝旺证（如带状疱疹后遗神经痛、疣等）。方选天麻钩藤饮。

9. 益气固表 用于气虚证（如慢性荨麻疹、皮肌炎等）。方选四君子汤、玉屏风散等。

10. 通络除痹 用于寒凝皮痹证（如冷性荨麻疹、冻疮等）。方选当归四逆汤、阳和汤、独活寄生汤等。

11. 滋阴降火 用于肝肾阴虚证（如系统性红斑狼疮、眼－口－生殖器综合征等）。方选知柏地黄丸、大补阴丸等。

12. 温补肾阳 用于脾肾阳虚证（如硬皮病、皮肌炎等）。方选肾气丸、右归丸等。

13. 消痰软坚　用于痰瘀结块证（如皮肤结核、皮肤淀粉样变、瘰疬等）。方选海藻玉壶汤、消瘰丸等。

二、西医治疗

临床常用以下几种：

1. 抗组胺类

（1）作用与适应证：因含有乙胺基团，能与组胺竞争性争夺组织细胞上的组胺受体和某种酶底物，使组胺失活，从而减少渗出，减轻炎症，起到抗过敏、镇静止痒等作用，缓解或制止临床症状。本类药为对症治疗，常有以下两种：

①H_1 受体拮抗剂：包括苯海拉明、扑尔敏、赛庚啶、非那根等。主要用于Ⅰ型变态反应性疾病，亦可用于与Ⅱ～Ⅳ型变态反应有关的皮肤病及某些非变态反应性皮肤病。

②H_2 受体拮抗剂：包括甲氰咪胍、雷尼替丁。用于荨麻疹、血管性水肿、真性红细胞增多症、女性多毛症、带状疱疹等。

（2）禁忌证

①H_1 受体拮抗剂：禁用于昏迷状态或已服大量中枢神经系统抑制剂，青光眼，狭窄性胃溃疡，幽门、十二指肠梗阻及对抗组胺药过敏者；孕妇，患有肝、肾或脑病（癫痫）者，司机，高空作业及注意力需高度集中者慎用。

②H_2 受体拮抗剂：年老或肝肾功能障碍者易引起精神失常，宜减少用量；孕妇及哺乳妇女慎用。

（3）副作用

①H_1 受体拮抗剂：有中枢抑制作用（嗜睡、疲乏、眩晕等），类似阿托品作用（口干、心悸等），及胃肠作用（恶心、腹痛等）；亦可产生药疹；孕妇久服安太乐、安其敏可致畸胎。

②H_2 受体拮抗剂：有头痛、腹泻、肝肾功能异常及男性乳房发育、白细胞减少等。

2. 激素类药

（1）作用与适应证：具有抗过敏、抗炎、抗毒、抗休克、抗核分裂和免疫抑制作用。此外，可提高中枢神经系统的应激性，影响蛋白质、糖和脂肪代谢，影响水和电解质代谢，影响血细胞形成，增加胃蛋白酶及胃酸的分泌。适应证依用药方法不同而异。

①全身用药：主要用于过敏性休克、急性荨麻疹或血管神经性水肿伴喉头水肿、重症多型红斑、重症药疹、中毒性表皮坏死松解症、严重泛发性湿疹、系统性红斑狼疮、皮肌炎、疱疹性脓疱病等。

②局部用药：适于瘢痕疙瘩及增生性瘢痕、扁平苔藓、斑秃、结节性痒疹、局限性神经性皮炎、皮肤淀粉样变等皮肤病的小片早期损害。

（2）禁忌证

①系统用药：禁用于肾上腺皮质机能亢进症，急性病毒感染、细菌感染，活动期结核，糖尿病，胃及十二指肠溃疡，精神病及骨质疏松等。

②局部用药：禁用于皮肤结核、病毒性皮肤病及局部细菌感染。

（3）用法：皮肤科使用较多的激素类药有低效（可的松、氢化可的松）、中效（强的松、强的松龙、甲基强的松、去炎松）、高效（地塞米松、倍他米松）三种。

①全身用药：一般分阶段性使用，短程用药可分治疗和减量阶段，长程用药分治疗、减量、维持三个阶段。具体用药方法依治疗目的而定：a. 首次治疗者，多采用分次疗法；b. 减量及维持阶段，多采用隔日疗法；c. 激素常规治疗尚无效者，多采用冲击疗法，即短期内使用大剂量的激素，如用甲基强的松龙琥珀酸钠0.5～1g溶于5%葡萄糖注射液或生理盐水中，于3～12小时静滴，每日1次，3～5次为一疗程；冲击疗法结束后，立即改口服原剂量强的松。

②局部注射用药：常用2.5%醋酸强的松龙混悬液、1%去炎松混悬液，各0.3～0.5ml，加等量1%～2%普鲁卡因注射液混合均匀，在皮损处进行表皮内点状注射或真皮浅层内浸润注射，每周1～2次，共4～8次。对皮损较大、数目较多者，可分次、分区治疗，但每次注射总量不超过2ml为宜。

（4）副作用：长期用药可产生：类肾上腺皮质机能亢进症，如向心性肥胖、满月脸、皮肤变薄、萎缩、多毛、痤疮、无力、低钾、浮肿、糖尿病、精神欣快等；并发细菌、真菌、病毒感染，或使原有感染扩散；骨质疏松；肾上腺皮质功能抑制与减退。

3. 抗真菌药 为皮肤科常用的药物之一。除习用的二性霉素B、制霉菌素、灰黄霉素外，现已有许多高效抗真菌药：第一代为咪唑类衍生物，包括咪康唑、益康唑、克霉唑、爱尼康唑。第二代为唑类衍生物，以酮康唑为代表，既可口服，又可外用。第三代为三唑类衍生物，泰康唑只能外用，伊曲康唑可口服，氟康唑可口服，可静注。具体用法参考有关章节。

4. 钙剂、维生素C、硫代硫酸钠 具有减轻皮肤过敏性炎症反应的作用。常用药物有10%葡萄糖酸钙、5%溴化钙或氯化钙、维丁胶性钙、10%硫代硫酸钠及维生素C片剂和注射剂等。静脉注射钙剂时注意勿使药液溢出血管外。

三、外治法

皮肤病的外治法是指根据皮损情况选用不同的药物和剂型或其他各种方法在

体表局部进行治疗的一种方法，又称局部疗法。有些皮肤病单用外治法即可达到治疗目的，故此法在皮肤病治疗中十分重要。一般分药物外治法与其他外治法。

1. 药物外治法

（1）常用剂型及用法

①溶液：又称湿敷剂、水剂、熏洗剂。是药物有效成分的水溶液，或药物的煎出液、浸出液，具有清热解毒，收敛止痒，清洁疮面的作用。适用于多种急、慢性皮炎及瘙痒性皮肤病渗液较多者。常用药物如苦参、黄柏、野菊花、蒲公英等的煎出液，皮肤外洗一方，皮肤外洗二方，疥疮洗方，牛皮癣洗方，3% 硼酸水，0.2% ~0.5% 醋酸铅溶液，1∶5000 呋喃西林或高锰酸钾溶液等。使用时将消毒纱布浸于药液中，稍拧，敷于患处，一般隔 1 ~2 小时换 1 次即可，亦可视病情采取洗浴或熏洗。注意大疱性皮肤病及表皮剥脱者不宜使用。

②洗剂：又称水粉剂、混悬剂或振荡剂。是粉剂与水混合在一起的混悬制剂。具有散热、消炎、止痒、干燥等作用。适用于急性无渗出的皮肤病，如急性皮炎、单纯性皮肤瘙痒。常用药物有三黄洗剂、颠倒散洗剂、炉甘石洗剂、去头皮洗剂、痤疮洗剂等。使用时充分摇匀后外搽患处。有渗出及多毛处皮损不宜使用。

③浸泡剂：又称醋溶剂。为药物浸泡在醋液中而成的药液。具有祛风止痒、解毒杀虫、软化角质等作用。多用于手足癣及甲癣。常用药物有鹅掌风浸泡方、甲癣浸泡液、5% ~10% 冰醋酸溶液等。用时将手或足浸入药液中，浸泡 15 ~40 分钟，时间逐渐延长，疗程视病情而定。

④粉剂：又称散剂。是将一种或两种以上药物研成极细粉末的制剂。具有保护皮损，干燥散热，消炎止痒的作用。适用于急性、亚急性无渗液的皮炎类皮肤病及多汗皱褶处。常用药物有青黛散、六一散、石珍散、二妙散、滑石粉、止痒扑粉等。用时直接扑撒患处，每日 3 ~5 次；亦可用冷开水或醋调外搽。

⑤油剂：是将药物置于植物油中煎炸而成的油剂或用药粉与植物油调和成糊状的制剂。具有消炎、止痒、生肌、保护等作用。适用于有少量渗液的急性皮炎，或湿敷之间歇期。常用药物有青黛散油、二妙散油、紫草油、白花油、蛋黄油、氧化锌油等。用时直接外涂患处，每日 2 ~3 次。

⑥乳剂：又称霜剂。为水和油经过乳化而成，其优点为不油腻，易清洁。具有冷却、消炎、止痒作用。除有明显的红肿糜烂及化脓感染之外，一般均可用。常用药物有多种激素类霜、氧化锌霜、苯海拉明霜、润肤霜等。用法为外涂患处，每日 2 ~3 次。

⑦软膏：是将药粉与动物油或凡士林、蜂蜜等调匀成半固体状的剂型。具有保护、润滑、杀菌、止痒、去痂的作用。适用于一切慢性皮肤病出现结痂、皲

裂、苔藓样变的皮损及无明显渗液之溃疡创面。常用药物有青黛膏、四黄膏、生肌膏、疯油膏、硼酸膏、癣药膏、硫黄软膏、黑豆馏油软膏等。用法为每天外搽2~3次，或涂于消毒纱布上敷于患处，外加包扎。急性皮炎和渗液明显的皮损忌用。

⑧酊剂：是将药物溶解或浸泡在酒精或白酒中（7~30天）制成。具有消炎、杀菌、止痒及溶解角质等作用。适用于神经性皮炎、局限性皮肤瘙痒、癣、斑秃、白癜风等。常用药物有红灵酒、止痒酊、补骨脂酊、皮炎宁酊、复方土槿皮酊、1号癣药水等。用时以棉棒蘸药液，涂抹患处，每日1~3次。急性皮炎及皮肤黏膜交界处忌用。

⑨鲜草药：采用新鲜草药，洗净，捣烂外敷，或用其药汁外涂患处，每日1~2次。具有清热解毒、消炎止痛等作用，可用于多种皮肤病。常用药物如金银花、蒲公英、葎草、芙蓉叶、黄荆树叶等。

（2）外用药物使用原则：一般根据皮肤损害的表现选择适当的剂型和药物。

药物外治法的效果除药物的药理作用外，剂型的药理作用亦有重要影响，若剂型的选择和用药方法不当，常导致不良反应。一般而言，皮肤炎症在急性阶段，主要表现红斑、丘疹、水疱而无明显渗液，可选用洗剂、粉剂、乳剂；如果明显渗液或红肿，宜用溶液湿敷。亚急性阶段渗液少，红肿减轻，则用油剂为宜。慢性阶段皮损肥厚，使用软膏为主。常见皮损的剂型选择详见表23－1。

表23－1　外用药物剂型选择应用表

皮肤损害	选用剂型	皮肤损害	选用剂型
斑	洗剂、软膏	痂、鳞屑	油剂、软膏
丘疹	洗剂	抓痕	洗剂
水疱	粉剂、洗剂	糜烂	溶液湿敷(用于渗液多)、洗剂（用于渗液少）
脓疱	粉剂、洗剂		
结节	软膏	皲裂	软膏
风团	洗剂	苔藓样变	软膏、酊剂

2. 其他外治法

（1）针刺疗法：用针直接刺激皮损或特定穴位，达到治疗皮肤病或调整身体机能的目的。

针刺：常选皮损处及天井、血海、曲池、合谷、外关、风门等穴，针刺时用泻法，如治疗荨麻疹、鸡眼。

梅花针：弹刺治疗斑秃、神经性皮炎等。

耳针：治疗酒渣鼻，常于肺、内分泌、外鼻穴点刺。

（2）*艾灸疗法*：利用燃烧的艾绒，直接毁坏增殖性的皮肤损害。如治疗寻常疣，用艾炷直接灸之。

（3）*拔火罐*：利用拔罐的吸引作用吸出病损部位的毒液。常用于毒虫、毒蜂及蜈蚣咬蜇伤后。

（4）*热烘疗法*：在病变部位涂药后，再加热烘的一种治疗方法。可疏通腠理、流畅气血。常用治慢性湿疹、神经性皮炎等。方法为每次10～20分钟，每日1次，2周为一疗程。

（5）*刮疣疗法*：局部消毒后，用刮匙或器械刮去疣体的一种疗法。

（6）*液氮冷冻疗法*：液氮系目前最常用的冷冻剂。适用于寻常疣、尖锐湿疣、盘状红斑狼疮、瘢痕疙瘩、皮肤癌等。常用冻融与喷冻两种方法。

（7）*激光疗法*：目前皮肤科多采用二氧化碳气体激光治疗器。适用于各种疣、鸡眼、结节性痒疹、色素痣、疣状痣、皮脂腺痣、血管瘤、纤维瘤、皮肤癌等。

第二节　带状疱疹

带状疱疹（herpes zoster）是由水痘－带状疱疹病毒感染所引起的急性疱疹性皮肤病。以皮损红斑，痛如火燎，簇集性水疱，沿周围神经呈带状性分布为特征。本病多发于春秋季节，可发生任何年龄，以中老人多见，大部分患病后很少复发。属于中医“蛇串疮”、“缠腰火丹”、“抱头火丹”“赤游风”等范畴。

【病因病理】

本病是感染水痘－带状疱疹病毒（varicella － zoster virus，VZV）引起的，该病毒由呼吸道入侵，经血液和淋巴系统播散至全身，并产生毒血症，VZV对神经有很强的亲和力，且持久潜伏于周围神经。当机体免疫功能低下时，VZV被激活，在细胞内大量繁殖引起水疱，因病变沿感染神经支配的皮肤呈带状分布，故称带状疱疹。初次感染病毒时，由于细胞免疫力强，可引起广泛的细胞损伤，可并发严重的病毒性肺炎。若细胞免疫缺陷，则易成重症水痘，并发肺炎、脑炎等致死性疾病。

中医认为，本病病位在肝、脾，主要因外感湿热邪毒所致。因情志内伤，肝气郁滞，久而化火，循肝经而发；或脾经湿热内蕴，蕴久外泛肌肤，再兼感受湿热邪毒而发本病。湿毒蕴于血分则发为红赤斑片，壅阻肌肤则起水疱，阻滞经络不通则痛。年老体弱者，常因血虚肝旺，湿热毒盛，气滞血凝，以致病后疼痛剧烈，病程延长。

【临床表现】

1. 主要症状和体征 患者一般先有疲倦乏力，轻度发热，全身不适，以及局部皮肤感觉过敏、烧灼感或神经痛（胁痛为多见）等前驱症状。1～4天后，在一定神经分布区域发生不规则的红斑，继而出现簇集性的粟粒至绿豆大小的丘疱疹，疱疹之间皮肤正常，并迅速变为水疱，疱内溶液透明澄清，疱壁紧张光亮。数天后，疱内液可混浊，痂脱而愈。疱疹多发胸、背、腰、大腿皮肤。病程约2周至1个月左右。可留有色素沉着或暂时性淡红色斑，不留疤痕。一般疱疹不超过正中线，神经性疼痛是该病主要症状，可持续数个月之久。该病毒可侵犯三叉等神经，并产生相应症状。

2. 实验室检查

（1）病毒分离：早期疱液和某些患该病的脑脊液标本可分离出水痘－带状疱疹病毒。

（2）血象检查：患者的白细胞正常或偏低，淋巴细胞增高。

【诊断与鉴别诊断】

1. 诊断要点 ①春秋季常见，多发于成年人。②患者一侧突发红斑，继而出现疱疹，沿周围神经呈带状分布，一般不超过正中线。③水疱多为簇集性，疱内液清澄，疱壁紧张发亮，疱疹之间皮肤正常，多发于胸、背、腰、大腿皮肤。④神经性痛，皮损消失后，可遗留持续性刺痛，病程约2周至1个月左右。

2. 鉴别诊断 要与单纯疱疹相鉴别。单纯疱疹多发于皮肤与黏膜交界处，分布无一定规律性，多见于发热性疾病过程中，疱疹较小易破，疼痛不明显，易复发。

【治疗】

一、西医治疗

以抗病毒治疗为主，选用阿昔洛韦（无环鸟苷）、病毒唑等抗病毒药物，可缩短病程，减轻神经痛。如阿昔洛韦200mg，口服，每日3～5次，连服5～7天。同时，可采取提高机体免疫力、止痛和营养神经疗法（如使用维生素B族药）等。病情严重者，可使用皮质类固醇激素，减轻炎症及遗留性神经痛。

局部治疗以消炎、防止感染、止痛、干燥、收敛为原则，可选用2%龙胆紫溶液、复方地榆氧化锌油、阿昔洛韦软膏等外涂。

二、中医治疗

（一）辨证论治

1. 肝经郁热证

证候：皮肤潮红，水疱紧张，痛如火灼，以胸胁处为多发，伴口苦咽干，急躁易怒，大便干，小便黄，舌质红，苔黄腻，脉弦滑数。

治法：清肝火，利湿热。

方药：龙胆泻肝汤加减。发于颜面部者，加菊花；发于胸胁部者，加郁金、川楝子、延胡索；发于腹部、下肢者，加黄柏、苍术。

2. 脾虚湿蕴证

证候：皮损色淡，疱壁松弛，痛轻，伴腹胀、纳差，大便时溏，舌质淡，苔白腻，脉缓滑。

治法：健脾利湿。

方药：除湿胃苓汤加减。

3. 气滞血瘀证

证候：患处皮损大部分愈合，但疼痛不减或隐痛，每遇情志不畅加重，伴胁肋疼痛，心烦不宁，舌质暗紫，苔白，脉细涩。

治法：理气活血，重镇止痛。

方药：桃红四物汤加减。

（二）外治法

1. 初起宜用玉露散麻油调敷，或六神丸口服并外用。
2. 水疱不破，可用针挑破，使疱液流出，以减轻胀痛；外搽高锰酸钾液。
3. 遗留性神经痛，可采用雄黄解毒散外搽。

第三节　疣

疣（verruca）系人类乳头瘤病毒所引起的表皮良性赘生物。临床上根据皮损形态和部位分为寻常疣、扁平疣、跖疣、尖锐湿疣及传染性软疣，分别属中医“疣目”、“扁瘊”、“掌跖疣”、“臊疣”和“鼠乳”的范畴，其中尖锐湿疣属性传播疾病，单列一节介绍。

【病因病理】

疣由人类乳头瘤病毒（HPV）所引起，人是唯一的宿主，宿主细胞为皮肤和黏膜上皮细胞。人类乳头瘤病毒有 40 余种类型，其中 2、4、7 型常引起寻常疣，1、3 及 4 型常引起跖疣，3、5、8、9、10、11 型常引起扁平疣。疣主要通过直接接触传播，或通过污染物间接传播。一般认为人体免疫缺陷或免疫功能降低及外伤等时，易感染人类乳头瘤病毒而患疣。该病毒侵犯表皮，使表皮角化亢进，棘层肥厚，呈乳头瘤样或网簇状增生。

中医认为，本病多由风热毒邪搏结于肌肤而生；或由怒动肝火，肝旺血燥，筋气不荣，肌肤失润所致。跖疣常由局部气血凝滞，或外伤、摩擦诱发而成。

【临床表现】

1. 寻常疣 多见于儿童和青少年。初起为针尖大小的丘疹，逐渐扩大到豌豆至黄豆大的乳头状角质隆起，质硬，呈灰褐、黄色或正常皮色，表面干燥、粗糙，顶端可分裂呈刺状。初为单个，以后因自身接种而多发，稍有压痛。好发于手足背、手指、足缘或甲廓等处，也可见于头面部。常因碰撞、搔抓、摩擦而易出血。病程缓慢，可自愈，愈后不留痕迹。有时可表现为丝状疣、指状疣和甲周疣等几种特殊类型。

2. 扁平疣 多发于青少年及儿童。皮损为米粒至黄豆大小扁平丘疹，表面光滑，质硬，呈淡褐色或正常肤色，数目多，散在或密集，有的互相融合，常因搔抓呈线状排列。对称性好发于颜面、手背及前臂等处，轻度瘙痒。有时可自行消退，但可复发。

3. 跖疣 青壮年多见，好发于足底、趾侧及手掌。皮损为灰褐或污灰色角化性丘疹，表面粗糙，中央稍凹，外周有稍带黄色高起的角质环，除去表面角质后，可见疏松的白色乳头状角质物，掐或挑破后易出血，数目多时可融合成片。压痛明显。常发生于受外伤的部位，足部多汗者易患本病。

4. 传染性软疣 多见于儿童。皮损为半球形丘疹，米粒至豌豆、黄豆大小，中央有脐凹，表面有蜡样光泽，挑破顶端，可挤出白色乳酪样物质，数目不定，数个到数十个不等，散在或密集，但不相互融合。好发于躯干和面部。轻度瘙痒。有轻度传染性。

【诊断与鉴别诊断】

1. 诊断要点 临床根据发病年龄、皮损部位和皮损特征即可诊断。

2. 鉴别诊断

（1）*扁平苔藓*：与扁平疣相鉴别。本病多发于四肢伸侧、背部及臀部；皮疹为暗红色多角形扁平丘疹，表面有蜡样光泽，可融合成斑片；瘙痒较重。

（2）*鸡眼*：与跖疣相鉴别。皮损为单个淡黄色的圆锥形角质栓，外围透明黄色环，形似鸡眼，中心处皮纹消失；多发生于足缘或足趾受压部位；步履疼痛，垂直压痛明显。

（3）*胼胝*：与跖疣相鉴别。胼胝好发于掌跖部；皮损为蜡黄色、不规则形角化斑片，中厚边薄，范围较大，表面光滑，皮纹清晰；疼痛不甚。

【治疗】

本病以外治法为主，包括外用药物、刮疣法、电灼、冷冻、激光疗法等措施，目的是去除疣体。皮疹广泛者，常结合内治法，西医常使用抗病毒制剂，中医则辨证论治。

一、西医治疗

多用于扁平疣，或数目较多，久治不愈者。以选用抗病毒药和免疫调节剂为原则，如左旋咪唑、转移因子、聚肌胞、板蓝根注射液等。

二、辨证论治

1. 风热血燥证

证候：结节如豆，坚硬粗糙，色黄或红；舌红，苔薄，脉弦数。

治法：养血活血，疏风清热。

方药：治瘊方加减。

2. 热毒蕴结证

证候：皮疹淡红，数目较多，伴口干不欲饮，身热，大便不畅，尿黄；舌红，苔白或腻，脉滑数。

治法：清热解毒。

方药：马齿苋合剂加板蓝根，去桃仁、红花。

3. 热蕴血瘀证

证候：病程较长，皮疹黄褐或暗红，可有烦热；舌暗红，苔薄白，脉沉缓。

治法：清热活血化瘀。

方药：桃红四物汤加生黄芪、板蓝根、大青叶、紫草、马齿苋、生薏苡仁。

三、外治法

1. 外用药物 可选用10% ~20%水杨酸或乳酸、三氯醋酸、冰醋酸、0.7%斑蝥素等溶于弹性火棉胶或含二甲基亚砜的膜剂中，或将10% 5-氟尿嘧啶与5%水杨酸配成弹性火棉胶剂，或鸦胆子泥等外敷皮损处，使疣脱落。适用于寻常疣、跖疣及扁平疣。扁平疣及寻常疣可外涂0.1% ~0.3%维甲酸酒精、凝胶剂或霜剂、二甲基亚砜溶液等，亦可用1:1000新洁尔灭溶液湿敷或浸泡。

2. 洗揉法 各种疣均可选用板蓝根、马齿苋、木贼草、香附、苦参、大青叶、白鲜皮、红花等中药，煎汤先熏后洗，边洗边揉，每天2次，每次10~15分钟，可使皮疹脱落。

3. 刮疣法 散在的寻常疣及扁平疣，可用锐匙刮除，然后涂以5% ~10%福尔马林，压迫止血，包扎（扁平疣无须包扎）。

4. 推疣法 适用于头大蒂小，明显高出皮面的疣。在疣的根部用棉花棒与皮肤平行或呈30°角向前推进，用力不可过猛，推除疣体后，创面涂以碘酊，压迫包扎止血。

5. 摩擦法 多用于寻常疣。用荸荠削去皮或菱角蒂摩擦疣体，每天3~5次，每次2~3分钟，摩擦至疣体角质层软化、脱落、微有痛感及点状出血为止，一般数天可愈。

6. 挑刺法 用于传染性软疣。局部消毒后，用针头或三棱针挑破软疣顶端，挤出乳酪样物质，再以碘酊点涂患处，常1次可痊愈。

7. 结扎法 丝状疣除采取推疣法外，亦可用细丝线或头发结扎疣的根部，数日后可自行脱落。

8. 电灼、激光、液氮冷冻疗法 适用于寻常疣、扁平疣、跖疣；对丝状疣及较小的指状疣，术前应先剪去疣体。

四、手术切除

常规消毒，局麻下先以刀尖修割疣体周围，然后用止血钳钳住疣体中央，向外拉出，可见一疏松的软芯，再敷以腐蚀药（如千金散或鸡眼膏），5~7天即可。

第四节 脓疱疮

脓疱疮（impetigo）是一种常见的由化脓性球菌引起的急性化脓性皮肤病。

其特征为浅在性脓疱和脓痂，自觉瘙痒，具有接触传染和自身接种的特性。属于中医“黄水疮”、“滴脓疮”等范畴。国家标准称之为“黄水疮”。

【病因病理】

病原菌主要为金黄色葡萄球菌，其次为乙型溶血性链球菌，少数为白色葡萄球菌，亦可混合感染。高温、潮湿、表皮受损（如痱子、虫咬皮炎、湿疹等）、机体抵抗力降低（如体弱、营养不良、贫血或患瘙痒性皮肤病等）及卫生条件欠佳等，是诱发脓疱疮的主要原因。

中医认为，夏秋季节，感受暑湿热毒，侵袭肌表，致气机不畅，疏泄障碍，熏蒸皮肤而成；若小儿体虚，肌肤娇嫩，汗多湿重，则更易受暑邪湿毒侵袭而发病，且可相互传染。反复发作者，邪毒久羁，可致脾气虚弱。

【临床表现】

1. 主要症状和体征　本病多发于夏秋季节，儿童多见，好发于头面、四肢等暴露部位，也可蔓延全身，有传染性。一般分为寻常型和大疱型。

（1）*寻常型脓疱疮*：又称接触传染性脓疱疮，皮损初为红斑及水疱，1～2天后迅速变为脓疱，粟粒至黄豆大小，界限分明，四周有轻度红晕，疱壁薄，内含透明液体，逐渐变成混浊。脓疱较大者，疱壁渐变松弛，由于体位关系，疱内脓液沉积为脓清及脓渣两层，形成半月状坠积性脓疱。疱壁破裂后，露出潮红的糜烂面，流出黄色脓水，干燥后结成脓痂，约5～7天痂皮逐渐脱落而愈，愈后不留疤痕。

自觉瘙痒，重者可有发热、口渴等全身症状。常因搔抓及脓流他处，而将细菌接种到其他部位，发生新的脓疱。病程长短不定，少数可延至数月。

（2）*大疱型脓疱疮*：亦好发于躯干，偶见于掌跖部。皮疹为散在性大疱，直径1～10mm或更大，壁薄，周围红晕不显，破裂后形成大片糜烂，干燥后结黄色痂皮呈清漆状，不易剥去。有时痂下脓液向周围溢出，在四周发生新的水疱，排列成环状或连环状，称为环状脓疱疮。本型好发于新生儿，又称新生儿脓疱疮。多发于出生后3个月内，传染性强，易在新生儿流行。发病急骤，脓疱进展迅速，很快累及全身，常伴高热、呕吐、腹泻、精神萎靡等。本病可并发淋巴结炎、急性肾炎、败血症等。

2. 辅助检查　血象中白细胞总数及嗜中性粒细胞升高。泛发病例者，血沉、黏蛋白增高。由链球菌引起者，抗链“O”一般增高，可达2500U/ml。脓液培养，可发现病原菌。

【诊断与鉴别诊断】

1. 诊断要点 ①发于儿童，夏秋季节多见。②多发于颜面、四肢等暴露部位。易接触传染，有自身接种的特点。③皮损为脓疱，周围绕以红晕，有半月形积脓现象，易破溃、糜烂、结脓痂，脱痂后遗留淡褐色色素沉着。④自觉不同程度的瘙痒，可伴附近淋巴结肿大。

2. 鉴别诊断

（1）水痘：冬春季多见；全身症状明显；皮疹主要为绿豆至黄豆大、大小较一致的水疱，向心性分布，化脓与结痂现象轻微；口腔黏膜亦常受累。

（2）脓疱性湿疹：呈弥漫性潮红，境界不清；皮疹呈多型性、湿润性，经过缓慢；自觉剧痒；与年龄、季节无关；无一定好发部位。

【治疗】

治疗本病主要是抗感染，中医治则为清热解毒利湿。局部治疗以杀菌、消炎、收敛、干燥为原则。全身症状重者，酌情给予抗生素或磺胺类药物。同时注意隔离、消毒，避免传染他人。

一、西医治疗

1. 一般治疗 保护皮肤，注意清洁卫生；居处应干燥通风，局部避免搔抓，做好隔离、消毒工作。

2. 抗生素 如青霉素 G（每日 80 万～240 万 U，肌注，小儿 2.5 万～5 万 U/kg，分 2～4 次给药）、新青霉素Ⅱ、氨苄西林钠、头孢氨苄等。对青霉素过敏者，可口服红霉素（0.25～0.5g，每日 3～4 次，小儿 25～50mg/kg，分 3～4 次服用）、螺旋霉素、麦迪霉素等。对重症患者，应做脓液培养及药敏试验，选用敏感性高的抗生素。

3. 支持疗法 对重症新生儿脓疱疮，除给予敏感性高的抗生素外，还应加强支持疗法及护理，包括适量输注血浆、全血或肌注丙种球蛋白，以防止毒血症或败血症的发生。

二、辨证论治

1. 暑湿热蕴证

证候：脓疱密集，色黄，周围有红晕，破后糜烂面潮红，多伴有发热，口干，便干，尿黄；舌红，苔黄腻，脉濡滑数。

治法：清暑利湿解毒。

方药：清暑汤加蚤休、菊花等。

2. 脾虚湿蕴证

证候：脓疱稀疏，色淡白或淡黄，糜烂面淡红不鲜，多伴有面色萎黄，纳呆，便溏；舌淡，苔薄微腻，脉濡细。

治法：健脾渗湿。

方药：参苓白术散加减。

三、外治法

1. 脓疱未破　外搽5%硫黄软膏、1%樟脑炉甘石洗剂、绿药膏、红霉素软膏、氯霉素软膏等，一日多次。如脓疱较大者，先用消毒针刺破疱壁，以消毒棉球吸干脓液后再搽药。

2. 脓疱已破　脓液少者，用三黄洗剂加入5%九一丹混合均匀外搽，或外涂0.5%新霉素溶液、颠倒散洗剂等，每日3～4次。脓液多者，选用马齿苋、蒲公英、野菊花、千里光、黄柏、明矾等煎水外洗或湿敷。

3. 糜烂、结痂　糜烂者，外涂青黛散油、2%龙胆紫溶液，或外扑青黛散、冰硼散。结痂者，可选用5%白降汞软膏、复方新霉素软膏、红霉素软膏、5000U/g杆菌肽软膏、百多邦软膏等外搽；痂皮多者，可外敷5%硫黄软膏或红油膏掺九一丹。

4. 新生儿脓疱疮　可采用暴露干燥疗法，外涂1%龙胆紫溶液或外敷紫草油纱布，每日更换1次，促进局部及早结痂。

第五节　癣

癣（tinea）是发生在表皮、毛发、指（趾）甲的浅部真菌皮肤病。癣是一种传染性皮肤病，常见的癣病有头癣、手足癣、体癣、股癣、甲癣和花斑癣等。

头　癣

头癣（tinea capitis）是指头皮和毛发的皮肤癣菌感染。其特点为好发于儿童，瘙痒明显，不痛，日久则发焦脱落，传染性较大。头癣分黄癣、白癣、黑点癣三种，以前二者居多。属于中医“白秃疮”、“肥疮”、“癞头疮”和“蛀发癣”等范畴，国家标准称黄癣为“肥疮”，白癣为“（白）秃疮”。

【病因病理】

黄癣主要为许兰黄癣菌，白癣主要为铁锈色及羊毛状小孢子菌，黑点癣主要为紫色毛菌及断发毛菌引起。头癣通过直接接触患者或患癣病的猫、狗等动物而传染，也可通过理发工具、梳子、帽子、头巾及枕巾等物品间接接触而传染发病。头癣菌感染头皮后，在表皮角质层内发芽，逐渐伸长、分枝、分隔，在毛发角质部生活、繁殖，破坏毛发，并将真菌随病发带出毛囊。儿童抗病力较弱，故易发病。

中医认为，本病多因接触患者枕、帽、理发工具等感染虫毒而生；或感受风湿热邪，郁于腠理，或饮食不节，湿热内蕴，致湿热生虫，淫于发肤所致。气血不荣，则皮肤毛发干枯。

【临床表现】

1. 主要症状和体征 主要发生于儿童，尤以乡村多见。

（1）*黄癣*：最常见的头癣类型。初起毛发根部皮肤发红，继而发生脓疱，干后变成黄癣痂。随后皮损增大而互相融合，黄癣痂变厚，有黏性，边缘翘起，中心微凹，上有毛发贯穿，形如碟状，黄豆大小，质脆易碎，有特殊的鼠尿臭味。除去黄癣痂，其下为鲜红湿润的糜烂面或浅溃疡，如不及时治疗，可因毛囊破坏形成萎缩性疤痕，遗留永久性秃发。头发常呈干枯弯曲状。病程慢性，自觉瘙痒。

（2）*白癣*：初起为灰白色鳞屑性局限斑片，其上头发变为灰暗，稍有痒感，如不治疗，可逐渐扩大，其周围可出现卫星样小鳞屑性斑片，可再融合成片，但界限清楚。病发失去光泽，外围绕以白套样菌鞘，常在距头发 0.5cm 左右处折断而参差不齐。青春期可自愈，秃发可再生，不留瘢痕。

（3）*黑点癣*：很少见。初起为散在性、局限性点状红斑，继而发展为大小不等的圆形或不规则形灰白色鳞屑斑，边缘清楚。病发长出头皮后即折断，远望形如黑点，轻度瘙痒。毛囊可被破坏而形成疤痕。病程很长，进展缓慢，少数成人亦罹患。

2. 辅助检查 检查真菌常有以下几种方法：

（1）*直接镜检*：取几根病发及少许皮屑做 10% 氢氧化钾涂片。黄癣：发内型菌丝，痂内亦有菌丝及孢子。白癣：发外孢子，多为小圆形密集的小孢子。黑点癣：发内成串孢子，较白癣孢子大。

（2）*滤过紫外线（Wood 灯）检查*：须在暗室内检查，黄癣在灯下呈暗绿色荧光，白癣呈亮绿色荧光，黑点癣无荧光。

（3）培养检查：将病发接种在沙氏培养基上，2 周后可长成菌落，以明确菌种。

【诊断与鉴别诊断】

1. 诊断要点 多见于儿童，根据黄癣、白癣和黑点癣的临床特征即可初步诊断，真菌检查有助于确诊。

2. 鉴别诊断

（1）头皮脂溢性皮炎：多见于青壮年；鳞屑油腻，皮损有炎症、结痂，痒感明显，无黄癣痂及白鞘，无断发，干性者鳞屑弥漫散在，界限不清；真菌镜检阴性。

（2）头皮银屑病：在红色斑片上有较厚的云母状的银白色鳞屑，刮屑试验阳性；头发呈束状，但无断发与发鞘；真菌检查阴性。

【治疗】

头癣一般采取西医治疗与外治法为主，皮损广泛或兼感染者，结合中医辨证论治。施外治疗法时宜注意：①剪发，治疗前用剪刀将病灶区的头发剪去（切忌刀剃，以免感染扩散），以后每周剪发 1 次；②洗头，每天搽药前选用 10% 明矾水或温肥皂水、2% 蛇床子水洗头。

一、西医治疗

1. 灰黄霉素 每日成人 1g，儿童 15 ~ 20mg/kg，分 3 次口服，连续服用 15 ~ 20 天。服药期间多食脂肪类食物，以促进药物的吸收。若同时服用茵陈煎剂（每日 30g，水煎），则灰黄霉素的剂量减半，可减少灰黄霉素对肝脏的毒害作用。

2. 酮康唑 每日成人 200mg，儿童 3. 3mg/kg，最好与早餐一起服下。一般疗程为 1 ~ 3 个月。适用于对灰黄霉素过敏或无效者。

亦可酌情选用氟康唑、伊曲康唑、疗霉舒等广谱抗真菌药物。

二、辨证论治

虫毒湿聚证

证候：皮疹泛发，蔓延浸淫，或大部分头皮毛发受累，患处皮肤红肿，痂厚；舌红，苔黄腻，脉滑数。

治法：祛风除湿，杀虫止痒。

方药：苦参汤加减。

三、外治法

1. 外敷药物 常选用5% ~10% 硫黄软膏、雄黄软膏（雄黄、氧化锌各30g，凡士林300g调制而成）、2% ~5% 碘酊、复方苯甲酸软膏、10% 水杨酸软膏、1% ~3% 克霉唑软膏、2% 达克宁霜等外敷患处，早、晚各1次，涂药后戴帽子或用布包扎，连续2个月。

2. 拔发疗法 皮损面积较小，或用药1周后头发较松动者，可用镊子逐根拔除病发，范围超过病区，每周1次，连续3~4次。

3. 中药外洗 多选用苦参、百部、地肤子、大风子、苦楝皮、硫黄、蛇床子等杀虫止痒中药煎水外洗。

手足癣

手足癣（tinea manus）是指致病性皮肤丝状真菌在手、足部位引起的皮肤病。我国南方尤为常见，足癣多于手癣，夏季发病者多，且手、足癣可互相传染。属于中医“鹅掌风”、“脚湿气”、“臭田螺”、“田螺疮”等范畴，其中，国家标准称手癣为“鹅掌风”，足癣为“脚湿气”。

【病因病理】

手足癣的病原菌主要是红色毛癣菌、石膏样毛癣菌、絮状表皮癣菌、玫瑰色毛癣菌及白色念珠菌、其他酵母菌等。发病与密切接触传染有关。手足部皮肤角质层厚，汗腺丰富，出汗多，掌跖部又无皮脂腺，缺乏抑制真菌生长的脂肪酸，均为皮肤真菌提供了有利的生长、繁殖的条件。

中医认为，本病多因外受风湿热邪，凝聚肌肤，日久化燥伤血，气血不荣，皮肤失养而致鹅掌风；脾胃湿热下注，或久居湿地、水中作业，水湿浸渍，感染湿毒，或共用拖鞋、浴盆传染虫毒而致脚湿气。

【临床表现】

1. 主要症状和体征 好发于成人，病位多在手足掌跖处及指（趾）间，夏秋病重，冬春较轻，常迁延多年。依其皮损表现可分三型。

（1）浸渍型：趾（指）间皮肤潮湿发白，易于剥脱，常因剧痒搔抓摩擦后而致皮肤糜烂，并有特殊臭味，可引起淋巴管炎、丹毒等继发感染。好发于第3、4趾间。多夏重冬轻。

（2）水疱型：初起为成群或散在的针头大小疱，不易破裂，干燥后疱顶表皮脱落，形成点状鳞屑，新的皮损陆续出现，互相融合，形成多环状，边缘较清楚，自觉瘙痒。皮损多见于手掌面、足缘、跖部及指（趾）侧面，可继发感染而形成脓疱并自觉疼痛。多发于夏季。

（3）鳞屑角化型：主要表现为脱屑，角质增厚，皮肤粗糙干燥。皮损多发生于手掌面、足跟部，裂口深者可引起疼痛及继发感染。老年人多见。

2. 辅助检查 刮取皮屑作真菌涂片镜检，可见菌丝或孢子；真菌培养阳性。

【诊断与鉴别诊断】

1. 诊断要点 ①成人多见，病位多在手足掌跖处及指（趾）间，夏重冬轻。②临床表现浸渍型、水疱型或鳞屑角化型皮损，伴瘙痒。③真菌镜检、培养阳性。

2. 鉴别诊断

（1）手足部湿疹：常对称发生；皮损呈多型性、湿润性，境界不清，瘙痒剧烈，并反复发作；真菌检查阴性。

（2）掌跖角化病：多从幼年开始发病；手掌、足底有对称性的角化和皲裂，无水疱；真菌检查阴性。

【治疗】

以外治法为主。一般只要坚持每天搽药，疗程足够，并彻底消毒接触物和同时治疗同居的同病患者，本病即可治愈。

一、西医治疗

1. 酮康唑 200mg，口服，每日 1 次，疗程 2～8 周，适用于顽固性患者。应定期做肝功能检测。

2. 伊曲康唑 每日成人 100mg，儿童 3～5mg/kg，进餐时一起口服，30 天为一疗程。用于顽固性患者。

二、外治法

1. 鳞屑角化型与水疱型 可选下列药剂外涂：1%～3% 克霉唑软膏、达克宁霜、新脚气膏、2% 酮康唑乳剂、1% 白呋唑乳剂、2% 咪康唑软膏、1% 益康唑软膏、复方水杨酸软膏等。每日 2 次，连续 4 周以上。有皲裂者，用雄黄膏或 5%～10% 硫黄软膏外搽。亦可先用鹅掌风液浸泡后，再选用上述药物外搽。

2. 浸渍型 一般先用中药液或 3% 硼酸溶液、0.1% 利凡诺溶液外洗或湿敷，然后再撒上足癣粉、1% 白呋唑粉。待皮肤干燥后改用上述抗真菌药膏外搽。

3. 有渗出、感染化脓者 外用1:2000黄连素液或1:8000高锰酸钾液泡洗患处，或用马齿苋、生地榆、黄柏、枯矾煎水外洗，然后外用抗生素药物，如复方雷佛奴尔软膏、新霉素软膏、青黛膏等控制感染后，再使用抗真菌药剂；同时内服广谱抗生素药。

体癣与股癣

体癣（tinea corporis）是指发生于除头皮、胡须、掌跖、甲板以外的光滑皮肤上的一种皮肤癣菌感染。仅局限于腹股沟、会阴和肛周者称为股癣（tinea cruris）。属于中医"圆癣"、"铜钱癣"、"金钱癣"、"阴癣"等范畴，其中国家标准称体癣为"圆癣"，股癣为"阴癣"。

【病因病理】

病原菌主要为红色毛癣菌、石膏样毛癣菌、许兰毛癣菌、紫色毛癣菌、絮状表皮癣菌及铁锈色小孢子菌、石膏样小孢子菌、羊毛样小孢子菌等；有时白色念珠菌亦侵犯腹股沟部位。可通过直接接触而发病，集体生活者，可通过毛巾、内衣、浴盆等物品间接接触而患病；或由患者原有的手足癣、头癣蔓延而来。

中医认为，生活、起居不慎，或接触虫毒，或感受风湿热邪，或肤热多汗，洗浴不勤，湿热内蕴，致风湿热虫侵袭皮肤而生。

【临床表现】

1. 主要症状和体征 多发生于夏季，青壮年及男性多见，多有手足癣病史。

皮疹好发于颜面、颈部、躯干、股内侧等处，亦可发于四肢。为圆形或钱币形红斑，指甲至钱币大小，数目不定，病灶中央常自愈，周边稍隆起，呈活动性，有炎性丘疹、水疱、痂皮、鳞屑等，可形成环形，有时亦可互相融合成多环形，或损害中央发生新皮疹而形成同心环形，自觉瘙痒。股癣由于患部多汗潮湿，易受摩擦，故瘙痒明显，发展较快，皮肤损害基本同体癣。

病情多在夏季发作或加重，入冬痊愈或减轻。

2. 辅助检查 刮取皮屑作真菌检查发现菌丝及孢子；真菌培养阳性。

【诊断与鉴别诊断】

1. 诊断要点 ①多见于青壮年，夏季发病，常有手足癣病史。②具有体癣或股癣的上述主要症状和体征。③真菌镜检、培养阳性。

2. 鉴别诊断

（1）玫瑰糠疹：一般颈部以上不发病；为红色斑疹，呈椭圆形，有边缘鳞屑，皮疹长轴与皮肤纹理一致，常先出现母斑，无中央自愈倾向；真菌检查阴性。

（2）银屑病：好发于四肢伸侧及关节面；有时皮疹呈环形，但基底部淡红色，上覆以多层银白色鳞屑，刮去鳞屑后有薄膜现象和点状出血；镜检真菌阴性。

（3）红癣：为股内侧不太规则的大片淡红色斑，边缘无丘疱疹；镜检为微细棒状杆菌，而无真菌。

【治疗】

以外治法为主，皮损广泛或兼感染者，结合内治法。

1. 西医治疗　全身泛发性体癣及皮损严重者，可口服抗真菌制剂：如酮康唑，每日 200mg，与早饭一起服；伊曲康唑，每日 100mg；灰黄霉素，每日 0.6g，疗程 2～3 周。

2. 外治法　可选 1%～3%克霉唑霜、1%益康唑霜剂或溶液、2%咪康唑霜、10%～30%冰醋酸、复方苯甲酸酒精、10%十一烯酸酒精或乳剂、10%硫黄乳剂、1号癣药水、2号癣药水等其中一种，每天早晚各搽1次，连续2～3周。

股癣注意勿用刺激性强的外用药，若皮损有糜烂疼痛者，宜用青黛膏。

甲　癣

甲癣（tinea unguium）是指由皮肤癣菌感染甲板所引起的甲病。属于中医“灰指（趾）甲”范畴，国家标准称之为“灰指（趾）甲”。

【病因病理】

甲癣主要由红色毛癣菌、石膏样毛癣菌及絮状表皮癣菌等引起，趾甲癣多由足癣直接传播，指甲癣则可能从手癣传播或经常抓足而感染。

中医认为，本病多因患手足癣日久蔓延指（趾）甲，或接触病人传染而得。

【临床表现】

1. 主要症状和体征　多见于成人，常有手足癣病史。

根据真菌侵入的部位不同，临床上可分为两型：

（1）甲下型甲癣：初起时指（趾）甲的远端侧缘变形，甲板逐渐增厚、变脆，失去光泽，呈灰黄色或灰白褐色，凹凸不平，翘起，前端蛀空如虫蚀状，残缺不整，久之甲板全被破坏。病程极端慢性，如不医治，可终身不愈。

(2) 浅表型白色甲癣：初起时甲板表面出现不整形白色混浊斑，久者亦常致甲板变形、增厚、变脆。受累指（趾）甲多少不一，轻者1~2个，重者大部分或全部指甲受累。病程慢性，常多年不愈。

2. 辅助检查 刮取碎甲或甲下碎屑镜检或培养真菌阳性。

【诊断与鉴别诊断】

1. 诊断要点 ①多见于成年人，常有手足癣病史。②有甲癣的上述主要症状和体征。③真菌镜检、培养阳性。

2. 鉴别诊断 甲癣应与先天性厚甲症（出生时指、趾甲即有肥厚和变色等变化）、先天性白甲症（幼年时所有甲板即已整个变白）、银屑病、湿疹、梅毒、扁平苔藓的指（趾）甲改变相鉴别，前者真菌检查阳性，后者均为阴性。

【治疗】

本病患者以外治为主，重症患者需结合内治。内治西药疗效较好，但应注意疗程、药物剂量及毒副反应。

1. 西医治疗 可选用灰黄霉素、酮康唑、氟康唑、伊曲康唑、三并萘芬等抗真菌药物，口服。如伊曲康唑，每次0.2g，每日2次，餐后服，7天为一个疗程，每月服一疗程。

2. 外治法

(1) 可选用30%冰醋酸、6%水杨酸、12%乳酸、95%酒精、10%碘酊或与10%乳酸各半等外涂；亦可用10%冰醋酸液浸泡病甲，每日1次，连续用药3~6个月以上。涂药前先用小刀将病甲刮薄，则疗效较好。涂30%冰醋酸等强刺激性药物时，注意保护甲周正常皮肤。

(2) 40%尿素软膏包敷（指甲用药1周，趾甲用药2周）后，刮除病甲。以后每日外涂1%酮康唑软膏或1%白呋唑霜2次。

(3) 白凤仙花、鲜羊蹄根各半，捣烂后包敷病甲部，每日1次，坚持数月。

花斑癣

花斑癣（tinea versicolor）俗称汗斑，是由圆形糠秕孢子菌引起的一种慢性无症状的皮肤浅表性真菌病。以色素减退或增深的糠秕状脱屑斑为临床特征。属于中医“紫白癜风”范畴，国家标准称之为“汗斑”。

【病因病理】

病原菌为一种嗜脂酵母菌——圆形或卵圆形糠秕孢子菌。此菌系正常皮肤的寄生菌，仅在某些特殊情况下如高温潮湿、局部多脂多汗、卫生条件不佳等，糠秕孢子菌寄生密度增加，由腐生酵母菌转化为菌丝型方可致病。CO_2 浓度增高是主要诱发因素，其次为妊娠。

中医认为，本病多因机体被风湿侵袭，郁于皮肤腠理，或因汗衣着体，复因日晒，暑湿浸渍毛窍所致。

【临床表现】

1. 主要症状和体征　多见于湿热地区，患者以多汗体质青年男性居多，可在家庭中互相传染。

好发于胸背、面颈、肩胛等多汗部位。初起为围绕毛孔的圆形点状斑疹，逐渐发展至甲盖大小，边缘清楚。相邻皮损可融合成大片形，表面附有少量的糠秕样鳞屑，极易剥离，呈灰色、褐色或棕黄色等，如花斑状。皮疹无炎性反应，微痒，病程缓慢，夏重冬轻，次年又发。

2. 辅助检查　鳞屑直接镜检，可发现大量菌丝及成团糠秕孢子菌。皮损在滤过紫外线灯照射下，呈黄褐色荧光。

【诊断与鉴别诊断】

1. 诊断要点　①成年男性多见，夏重冬轻。②出现花斑癣上述的主要症状和体征。③真菌镜检、培养阳性。

2. 鉴别诊断

（1）白癜风：皮损为纯白色斑片，白斑中毛发亦白，边缘可有色素沉着；一般无鳞屑，无痒感，无出汗过多加重史；无传染性；镜检真菌阴性。

（2）玫瑰糠疹：皮损为淡红色椭圆形斑，中央有糠秕样鳞屑，损害长轴与皮纹方向一致；初期有母斑，瘙痒较甚；真菌检查阴性。

【治疗】

一般仅外治即可。重症、反复发作者，可口服抗真菌药。

1. 西医治疗　重症、顽症患者可口服酮康唑或伊曲康唑。

2. 外治法

（1）抗真菌制剂：咪唑类如克霉唑、咪康唑、益康唑、伊曲康唑、白呋唑冷霜等外用制剂，任选一种外用。

（2）用含角质松解剂的冷霜、软膏或洗剂、3% ~6% 的水杨酸等，可达到剥脱角质、抑菌的目的。

（3）其他如 25% 硫化硒、25% 硫代硫酸钠、3% 稀盐酸、50% 丙二醇溶液、10% 土槿皮酊等外涂，或密陀僧散干扑。

第六节 疥 疮

疥疮（scabies）是由疥螨引起的一种接触传染性皮肤病。易在家庭和集体生活环境中传播。中医亦称疥疮。

【病因病理】

疥螨俗称疥虫，疥疮主要由人型疥螨引起。疥虫大约 0.2 ~0.4mm，呈扁平椭圆形，类似甲鱼，黄白色，有 4 对足。雄虫体小，常在交配后不久死亡，而雌虫受精后钻入皮肤角质下层在表皮内挖掘隧道，并在其中啮食角质组织、生活、繁殖。疥螨的致病作用主要为：①在角质层内产生机械性损害；②疥螨分泌的毒素刺激皮肤而引起剧烈瘙痒；③疥螨粪便、死虫躯体等引起变态反应。疥螨由卵演变为成虫约需 7 ~14 天，离开人体后还可存活 2 ~4 天，常通过直接接触（如同卧、握手）或污染衣被等而传染他人。寄生于动物的疥螨，如兔、羊、狗疥螨等偶可传染至人，但症状较轻。

中医认为，本病发生由于湿热之邪郁于肌肤而致。

【临床表现】

1. 主要症状和体征 有接触传染史，常在家庭和集体生活的人群中流行。

好发于皮肤薄嫩处，如指缝、腕屈侧、肘窝、腋窝、妇女乳房下部、下腹部、股内侧、外生殖器等部位。婴幼儿可波及头面、掌跖部。

皮疹主要为淡红色针头大小丘疹、丘疱疹、隧道及小水疱、结节和结痂。丘疹、丘疱疹散在分布；水疱多见于指缝、腕部等处；隧道为疥疮的特异性皮疹，呈淡灰色或浅黑色弯曲线纹，长约 3 ~15mm，微隆起，末端与丘疹或水疱相连接，为疥螨隐藏的地方；疥疮结节常发于外生殖器、股内侧等处，为绿豆至黄豆大半球形炎性硬结。自觉奇痒，夜间或遇热更甚。久则出现遍身抓痕、结痂、黑色斑点及湿疹样变，甚至继发脓疱、毛囊炎、疖、淋巴结炎、急性肾炎等。

2. 辅助检查 刮取水疱、丘疹或隧道内容物，置载玻片上，用低倍镜观察，可发现成虫、幼虫、卵壳或椭圆形黄褐色虫卵。

【诊断与鉴别诊断】

1. 诊断要点　①有接触传染史。②好发于皮肤薄嫩处，皮损主要为丘疹、丘疱疹、水疱、隧道、结节等，剧烈瘙痒。③皮损处找到疥螨或虫卵。

2. 鉴别诊断

（1）寻常痒疹：好发于四肢伸侧，丘疹较大；多数自儿童时期发病，经过缓慢，秋冬季加重；常并发腹股沟淋巴结肿大。

（2）丘疹性荨麻疹：多发于腰腹以下及暴露部位；为散在性、纺锤形小丘疹、丘疱疹及水疱，搔抓后可形成小风团，风团消失后仍为小丘疹；患儿多系过敏体质，常伴有胃肠功能紊乱及扁桃体肿大；易复发，常有虫咬史。

（3）虱病：主要表现为躯干部皮肤（如腋窝、两胁、腰部、阴部等处）瘙痒、抓痕及血痂，指缝无皮损；在衣缝处常可找到虱及虱卵。

（4）皮肤瘙痒症：自觉皮肤瘙痒，而无原发性皮疹，可继发抓痕、血痂、苔藓样变；发无定处，指缝少见；发病常与情绪波动、内脏疾病、更年期等有关，无集体发病的特点。

【治疗】

以局部外治杀虫为主。若皮损广泛或兼感染者，结合内治法。

1. 西医治疗

（1）瘙痒剧烈者，可选用扑尔敏、苯海拉明、息斯敏、特非那丁等。剧痒夜眠不安者，可用安定5mg，于睡前口服。

（2）继发感染者，可加用抗生素。

2. 外治法

（1）硫黄软膏：为治疗疥疮的特效药物。儿童用5%～10%浓度，成人用10%～15%浓度，如病程长，可用20%浓度。

搽药方法及步骤：①沐浴：搽药前先用花椒9g、地肤子30g煎汤外洗，或用温水、肥皂洗涤全身后，再搽药。②搽药：一般先搽好发部位，再从颈以下遍搽全身，每天早、晚各1次，连用4天为一疗程；搽药期间，不洗澡换衣。③更衣、消毒：1个疗程结束后，仍以前法沐浴，浴后换用消毒衣被，并将换下的衣被床单进行煮沸或暴晒消毒处理。浴后若发现新皮疹，再重复第二个疗程。

（2）可选用1%丙体六六六霜、25%苯甲酸苄酯乳剂、30%硫代硫酸钠溶液及1%优力肤霜、0.1%芙氯菊酯乳剂、30%肤安软膏等，每日搽药1～2次。妇女、儿童及皮肤有破损者，忌用丙体六六六霜，因该药虽为杀螨药物，但有潜在性中毒的危险。

（3）疥疮结节的处理：可采取肤疾灵膏外贴、外用激素类药膏、局部封闭或液氮冷冻疗法等措施。

第七节 荨麻疹

荨麻疹（urticaria）是一种常见的皮肤黏膜过敏性血管反应性皮肤病。以一过性局限性水肿性风团伴瘙痒为特征。中医称之为“瘾疹”，俗称“风疹块”。

【病因病理】

引起荨麻疹的病因复杂，约3/4的患者不能找到病因，尤其是慢性荨麻疹。主要病因有：食物如鱼、虾、蟹、蛋类、奶类等或其他属于蛋白质类的食物；药物如菌苗、血清制品、青霉素、痢特灵、阿司匹林、磺胺药等；吸入物如花粉、动物皮屑、粉尘、烟雾、真菌孢子和某些挥发性物质等；感染包括寄生虫、细菌、病毒、真菌等；内脏疾病如风湿热、类风湿性关节炎、系统性红斑狼疮、胃肠道疾病、恶性肿瘤、代谢障碍、内分泌紊乱等；其他如昆虫叮咬、接触某些植物等，均可引起或诱发荨麻疹。

发病机理主要有变态反应和非变态反应两种。变态反应性荨麻疹主要是Ⅰ型变态反应，少数为Ⅱ型或Ⅲ型变态反应，急性荨麻疹大多数属此种反应。非变态反应性荨麻疹则为刺激因子如某些药物、食物、理化物质及组织损伤等直接刺激肥大细胞释放组胺、激肽等血管活性物质而引起。此外，某些特发性荨麻疹或血管性水肿与先天遗传素质有关。

中医认为，本病总由风邪引起。患者禀赋不耐，卫外不固，或因风寒、风热之邪客于肌表；或因过食膏粱厚味、鱼虾荤腥等助火动风之物，致湿热郁于肌肤；或因气血不足，虚风内生；或因情志内伤，冲任不调，肝肾不足，而致风邪与气血搏结于皮肤，发生风团。

【临床表现】

1. 主要症状和体征 本病可发生于任何年龄、季节。根据病程一般分为急性和慢性两类。

（1）急性荨麻疹：常突然发病，先有皮肤瘙痒，随即出现大小形状不一的风团，呈鲜红、苍白或正常肤色，边缘清楚，数目不定，可局限，可泛发全身，可融合成大片。风团持续数分钟至数小时迅速消退，不留痕迹，但可反复发作，有时一日可发作多次。自觉灼热、瘙痒剧烈。消化道黏膜受累时，可有恶心、呕吐、腹痛、腹泻。若累及喉头及支气管黏膜，则出现胸闷、气喘、呼吸困难，甚至窒息。如伴高热、寒战、脉数等全身症状时，应特别注意有无感染。

（2）慢性荨麻疹：反复发病持续3个月以上者为慢性荨麻疹。全身症状较轻，风团时多时少，反复发生，常达数月或数年之久。有的有时间性，如晨起或临睡前加重；有的则无一定规律。大多数患者难以找到病因。

此外，尚有一些特殊的临床类型。①皮肤划痕征：亦称人工荨麻疹，可发生于任何年龄；用钝器划过皮肤或搔抓后，沿抓痕出现条状隆起性风团，伴瘙痒，不久消退。②血管性水肿：常发生于眼睑、口唇、耳垂、外阴等组织疏松部位，皮损为局限性肿胀，边界不清，淡红色或苍白色，稍痒，常夜间发生，醒时发现，多持续2~3天才消退。③寒冷性荨麻疹：多见于青年女性，分家族性与获得性两种。前者少见，后者常自儿童期开始发病，突然遇寒冷后，于暴露部位发生瘙痒性风团，持续半小时或3~4小时；可伴头痛、心悸、晕厥等全身症状。另外还有胆碱能性荨麻疹、蛋白胨性荨麻疹、日光性荨麻疹、压迫性荨麻疹、血清病性荨麻疹等。

2. 辅助检查 急性荨麻疹，血常规检查嗜酸性粒细胞增高；如有感染则白细胞总数和中性粒细胞增高。

【诊断与鉴别诊断】

1. 诊断要点 临床根据发病情况，皮损特点（风团）、瘙痒和其他伴随症状进行诊断。注意区分急性与慢性。

2. 鉴别诊断 丘疹性荨麻疹多见于儿童，常在春秋季节发病；好发于暴露部位如双下肢；皮疹为散在的丘疹性风团，或风团上有针头大小的水疱，瘙痒剧烈；数日后才消退，留有暂时性浅褐色色素沉着斑。

【治疗】

首先应查找病因，去除发病因素。但荨麻疹的病因常难以发现，故目前对本病的治疗主要是抗过敏，对症治疗。中药辨证论治，常以祛风、止痒为原则。

一、西医治疗

1. 急性荨麻疹 轻者可口服扑尔敏、苯海拉明、息斯敏、赛庚啶。较重者可加用10%葡萄糖酸钙注射液10ml，维生素C 0.5g，缓慢静脉注射，每日1次。严重者给皮质激素治疗，如泼尼松，每日30~40mg，分3次口服；氢化可的松100~200mg或地塞米松5~10mg，维生素C 1~3g，加入10%葡萄糖注射液500ml中静脉滴注，每日1次，待症状控制后逐渐减量至停药。对喉头水肿而致呼吸困难者，应立即皮下注射0.1%肾上腺素0.5～1ml，必要时行气管切开术。由感染引起者，应使用有效抗生素或磺胺药控制感染。

2. 慢性荨麻疹 一般以抗组胺药治疗为主，可用1种或2种，也可加用H_2受体拮抗剂，如口服西咪替丁0.2g，每日3次；脑嗌嗪25mg，每日2次。维生素K，每日5～10mg，口服；或维生素B_{12}每日或隔日肌内注射0.25～0.5mg，对慢性荨麻疹有效。也可选用一些非特异性疗法，如自血疗法、封闭疗法或注射组胺球蛋白、抑肽酶。但不宜使用皮质激素。

3. 皮肤划痕征 羟嗪（安泰乐）25mg，口服，每日3次。

4. 血管性水肿 可试服6－氨基己酸，有预防和减少发病的功效；急性发作时输入新鲜血浆以补充C_1酯酶抑制物。

5. 寒冷性荨麻疹 可口服赛庚啶2mg，每日3次，或口服安替根；组胺球蛋白2～4ml，肌内注射，每日1～2次，6～8次为一疗程；长期大剂量口服维生素E，亦有一定疗效。

二、辨证论治

1. 风热犯表证

证候：风团鲜红，灼热剧痒，遇热加重，得冷则减，多夏季发病，伴发热恶寒，咽喉肿痛；苔薄黄，脉浮数。

治法：疏风清热。

方药：消风散加减。

2. 风寒束表证

证候：皮疹色白，遇风寒加重，得暖则减，多冬季发病，口不渴；舌淡，苔薄白，脉浮紧。

治法：疏风散寒。

方药：桂枝汤或麻黄桂枝各半汤加减。可酌加荆芥、防风。

3. 血虚风燥证

证候：风疹块反复发作，迁延日久，午后或夜间加剧，伴心烦口干，神疲乏力，手足心热；舌淡少津，脉沉细。

治法：养血祛风润燥。

方药：当归饮子加减。

4. 肠胃湿热证

证候：发疹时伴有脘腹疼痛，神疲纳呆，大便秘结或泄泻，甚至恶心呕吐；苔黄腻，脉滑数。

治法：清热化湿，疏风解表。

方药：防风通圣散合茵陈蒿汤加减。

5. 冲任不调证

证候：多在月经前数天出现风团，经后消失，呈周期性发病，常伴有痛经或月经不调；舌质淡，苔薄，脉弦细或细弱。

治法：调摄冲任，养血祛风。

方药：当归饮子合二仙汤加减。

三、外治法

1. 药物外搽 2%石炭酸、1%麝香草酚、1%～2%薄荷脑等外搽，日光性荨麻疹局部使用遮光剂。

2. 中药熏洗 香樟木、蚕砂、艾叶、苍耳草、凌霄花、冬瓜皮、明矾等，任选2～3味适量煎水熏洗。

第八节　湿　疹

湿疹（eczema）是由多种内、外因素引起的浅层真皮及表皮的过敏性炎症性皮肤病。其特点为对称分布，多型损害，倾向湿润，剧烈瘙痒，反复发作，易成慢性。男女老幼皆可罹患。泛发全身者，属中医“浸淫疮”、“血风疮”、“粟疮”等范畴；发于局部者，依发病部位不同中医又称“旋耳疮”、“肾囊风”、“四弯风”、“乳头风”、“脐疮”等；婴儿湿疹中医俗称“奶癣”。现国家标准统称为“湿疮”。

【病因病理】

湿疹的病因复杂，一般认为是各种内、外因素共同作用引起的迟发型变态反应。主要与下列因素有关：

1. 内因 过敏体质是本病的主要因素，如体内病灶感染、肠道寄生虫病、内分泌失调、代谢障碍、月经及妊娠等；神经精神因素如精神紧张、过度疲劳、失眠、忧虑等都可诱发本病或使病情加重。

2. 外因 常见的食物如鱼、虾、蟹、蛋、牛羊肉等，吸入物如花粉、尘螨、动物皮毛等，生活环境如日光、寒冷、湿热、干燥、多汗、摩擦等，化学品如化妆品、染料、人造纤维等，均可诱发湿疹。

中医认为，总由禀赋不耐，饮食失节，嗜酒或过食辛辣鱼腥发物、动风之品，损伤脾胃，湿热内蕴，又兼外感风湿热邪，相互搏结，浸淫肌肤而发病；或因脾胃虚弱，湿邪内蕴所致；或因血虚风燥，肌肤失养所致。急性者以湿热为主，亚急性者与脾虚湿恋有关，慢性者多因血虚风燥。

【临床表现】

湿疹多见于过敏体质者。按皮疹表现可分为急性、亚急性、慢性三种。但三者之间无明显界限，可以互相转变，也可同时存在。

1. 急性湿疹 急性发病，多见于面、耳、手、足、前臂、小腿、阴部、肛门等处，常对称分布，自觉剧烈瘙痒。皮疹表现为多型性，在红斑的基础上出现密集的粟粒大小的丘疹、丘疱疹或水疱，基底潮红，疱破后形成点状渗出与糜烂面，皮损逐渐向周围蔓延，境界不清，渗液干燥后则结痂。如继发感染，可出现脓疱、脓液及脓痂，相应区域淋巴结肿大。由于搔抓、热水烫洗及饮酒使皮疹加重，瘙痒增剧。病程2~3周，愈后有复发倾向。若处理不当，则转为亚急性或慢性湿疹。

2. 亚急性湿疹 急性湿疹炎症减轻后即进入亚急性阶段。皮损较急性湿疹轻，以丘疹、结痂、鳞屑为主，仅有少量丘疱疹，或小水疱及糜烂，可有轻度浸润，仍觉剧烈瘙痒。

3. 慢性湿疹 常由急性及亚急性期迁延而成，也可一开始即呈慢性湿疹。皮损多局限于某一部位，如小腿、手足、肘窝、股部、外阴、肛门等处。表现为患部皮肤浸润肥厚，表面粗糙，嵴沟明显，呈苔藓样变，暗红色或褐色，皮损表面常附有糠皮样鳞屑，伴有抓痕、血痂及色素沉着。部分皮损可出现新的丘疹或水疱，抓破后流少量渗液。发生于手足及关节者，常易出现皲裂、疼痛而影响活动。

自觉阵发性瘙痒，夜间或精神紧张、饮酒、食辛辣发物时瘙痒加剧。病程缓慢，时轻时重，常反复呈急性或亚急性发作，可延续数月或数年。

4. 婴儿湿疹 是发生于婴儿头面部的一种急性或亚急性湿疹。常在出生1个月后发生，轻者面颊、额部有轻度红斑及小丘疹，群集或散在；重者可发展为大片红斑、丘疹、丘疱疹，因搔抓、摩擦可出现糜烂、渗液、结痂，甚至继发感染，可延及头颈、躯干部，伴局部淋巴结肿大，有阵发性瘙痒。多在2岁左右痊愈。

【诊断与鉴别诊断】

1. 诊断要点 主要根据病史、皮损特点及病程进行诊断，注意区分急性湿疹、亚急性湿疹和慢性湿疹。

2. 鉴别诊断

（1）接触性皮炎：与急性湿疹鉴别。有接触过敏物病史；发生于接触部位，皮损单一，境界清楚；病程短，去除病因后较快痊愈。

（2）神经性皮炎：与慢性湿疹鉴别。多发于颈、肘、尾骶部，常不对称；有典型苔藓样变，无多型皮损，无渗出表现。

【治疗】

治疗本病要尽可能寻找病因，去除过敏原，减少外界刺激因素，避免食用致敏性食物，消除各种可疑的致病因素。同时使用中西药物内外结合治疗，西药以消炎、止痒、镇静为主，中药辨证论治。外治法应根据皮损情况选用适当剂型和药物以消炎、抗菌、止痒、收敛。

一、西医治疗

1. 抗组胺药 抗组胺药可选用1～2种口服，如扑尔敏、赛庚啶、苯海拉明、息斯敏、特非那丁、盐酸吡咯吡胺等。注意嗜睡等副作用。

2. 非特异性脱敏疗法 可选用5%溴化钙或10%葡萄糖酸钙或10%硫代硫酸钠10ml，静脉注射，每日1次，10次为一疗程。或维生素C 1g静注，或500mg口服，每日3次。

3. 抗生素 出现广泛继发感染者，宜选用有效的抗生素。

4. 皮质类固醇激素 对多种疗效不佳的急性泛发性湿疹患者，可考虑短期应用皮质激素。成人可用强的松，每日30～40mg，清晨顿服或分次服，症状控制后应逐渐减量至停药。

5. 婴儿湿疹 可选用抗组胺药、维生素C、钙剂口服。

二、辨证论治

1. 湿热浸淫证

证候：发病急，皮损潮红灼热，瘙痒，糜烂，渗液，结痂，浸淫成片，伴身热，心烦，口渴，大便干，尿短赤；舌质红，苔薄黄，脉滑或数。

治法：清热利湿。

方药：萆薢渗湿汤合三妙丸加减。发于上部者，加菊花、蝉衣、防风；发于中部者，加龙胆草、山栀、黄芩；发于下部者，加车前子、泽泻；瘙痒甚者，加地肤子、白鲜皮。

2. 脾虚湿蕴证

证候：发病较缓，皮疹潮红，瘙痒，抓之糜烂、渗出、结痂，可见鳞屑，伴纳少神疲，腹胀便溏；舌淡胖，苔白或腻，脉弦缓。

治法：健脾利湿。

方药：除湿胃苓汤或参苓白术散加减。

3. 血虚风燥证

证候：病久，皮疹色暗红或色素沉着，粗糙肥厚，苔藓样变，痒甚，脱屑，伴口干不欲饮，纳差腹胀；舌淡，苔白，脉细弦。

治法：养血润肤，祛风止痒。

方药：当归饮子或四物消风饮加丹参、鸡血藤、乌梢蛇。瘙痒难眠者，加珍珠母、生牡蛎、夜交藤、酸枣仁。

三、外治法

1. 急性湿疹 无渗出或渗出不多时可用炉甘石洗剂、氧化锌油剂；渗出较多时可用3%硼酸溶液、1∶5000～1∶8000高锰酸钾溶液冷湿敷，当渗液减少时可选用含有皮质类固醇激素的霜剂外涂与湿敷交替使用。中药可选用苦参、黄柏、地肤子、生地、野菊花、马齿苋、蛇床子等煎汤，或10%黄柏溶液、三黄洗剂等外洗、外搽或湿敷。

2. 亚急性湿疹 一般常选用糠馏油、黑豆馏油和含有皮质类固醇激素的乳剂与糊剂等。为防止和控制继发感染，可在前述药物中加入新霉素等抗生素。中药可用青黛散麻油调涂，或外涂黄连膏。

3. 慢性湿疹 常用糠馏油、黑豆馏油、煤焦油和皮质类固醇激素软膏或霜剂，也可将这类药物制成硬膏或涂膜剂，如醋酸去炎松软膏、恩肤霜、皮炎宁、肤疾宁硬膏等。中药制剂可选用青黛膏、5%硫黄软膏等，或加用热烘疗法。此外，对局限性肥厚皮损可选用皮质类固醇激素作局部皮内注射，每周1次，4～6次为一疗程。

4. 婴儿湿疹 渗出较多者，参照急性湿疹治疗；渗出少者可外搽蛋黄油（鸡蛋煮熟，去白存黄，文火熬油）或3%～6%黄连油。

第九节　接触性皮炎

接触性皮炎（contact dermatitis）是指皮肤或黏膜接触某些外界致病物质后，在接触部位所发生的皮肤炎症反应。以在接触部位发生境界清楚的红斑、肿胀、丘疹、水疱，多为单一形态，自觉灼热瘙痒，甚或灼痛为临床特点。中医所称的“漆疮”、“膏药风”、“马桶癣”等属于本病的范畴。

【病因病理】

本病的发生可分为原发性刺激和接触性致敏两类，临床上以后者为主。

原发性刺激即接触物本身具有强烈的刺激性或毒性，如强酸或强碱等化学物质，任何人接触该物质后均可立即发生皮炎。皮肤炎症的轻重、发病快慢与所接触物质的刺激性、浓度和接触的时间长短等有密切关系。

接触性致敏是典型的迟发性Ⅳ型变态反应，具有过敏性的机体，接触某些致敏物质（如漆、花粉、染料、化妆品、药物、塑料制品等）后，经过一定的潜伏期，首次接触一般为4～5天，再次接触一般在24～28小时内，在接触的皮肤或黏膜处发生炎症反应。

中医认为，本病多由于禀赋不耐，皮肤腠理不密，接触某些物质后，毒邪侵入皮肤，蕴郁化热，邪热与气血相搏而发病；病久则阴血亏虚，感风化燥。

【临床表现】

发病前有明确的接触史。除原发性刺激可立即发病而无潜伏期外，大多经过一定的潜伏期，第一次在4～5天，再次接触在1～2天内发病。发病的部位即所接触的部位，临床上以暴露部位为多见。

皮损一般为红斑、丘疹、水疱，疱破后则形成糜烂；严重时红肿、渗出明显，有时甚至发生局部皮肤坏死。皮损边界清楚，形状与接触物大抵一致。若发生在组织疏松部位，如眼睑、包皮、阴囊等处，常有明显肿胀，边界多不清楚。

自觉局部瘙痒、烧灼感，重者疼痛。一般无全身症状。

有时由于接触物的刺激性较弱，或浓度较低，或机体的敏感度不高，则症状发生缓慢，皮损可仅表现为淡红色斑和丘疹。有的于长期反复接触后发病，局部皮肤呈慢性湿疹皮炎样损害，皮损现轻度增厚、脱屑及苔藓样变。

病程有自限性，即去除接触物并经积极治疗，一般于1～2周内痊愈，若不再接触即不再复发。

【诊断与鉴别诊断】

1. 诊断要点 ①有明确的接触史和一定的潜伏期。②皮损局限于接触部位，境界清楚，常呈现急性皮炎改变，伴自觉灼热、灼痛、瘙痒。③斑贴试验可协助诊断。④病程有自限性。

2. 鉴别诊断

（1）急性湿疹：无明显接触史；皮损为多型性、湿润性、对称性，边界不清；病程较长，有复发倾向，易转变为慢性。

(2) 丹毒：无接触史；皮疹自觉灼热痛，色鲜红，无瘙痒，但局部触痛明显；附近有原发病灶；血象白细胞增高。

【治疗】

本病治疗的关键在于寻找致敏物质，并脱离接触，然后进行中西医两法治疗。全身治疗一般常采用抗组胺类药和中药辨证论治；病情较重者，可短期配合应用皮质类固醇激素。局部治疗，用药宜简单、温和，避免外用刺激性药物。

一、西医治疗

苯海拉明或安其敏，25mg，口服，每日 2 次。亦可用其他抗组胺药如扑尔敏、阿司咪唑（息斯敏）等。皮损广泛者，可短期配合应用皮质类固醇激素治疗，并可配合使用钙剂和维生素 C。

若继发感染，宜加用相应的抗生素。

二、辨证论治

1. 热毒湿蕴证

证候：起病急骤，皮损鲜红肿胀，其上有水疱，疱破后则糜烂渗液，自觉灼热，瘙痒，伴发热，口渴，大便干结，小便黄短；舌红，苔黄，脉弦滑数。

治法：清热利湿，凉血解毒。

方药：化斑解毒汤合龙胆泻肝汤加减。

2. 血虚风燥证

证候：病情反复发作，皮损肥厚干燥，有鳞屑，或呈苔藓样变，瘙痒较甚，有抓痕及结痂；舌淡红，苔薄，脉弦细数。

治法：清热祛风，养血润燥。

方药：消风散合当归饮子加减。

三、外治法

1. 急性期，以潮红、丘疹、水疱为主者，可选用炉甘石洗剂或三黄洗剂等外搽，每日数次。若红肿或渗出明显者，可选用黄柏、马齿苋、蒲公英等组方煎水，或 3% 硼酸溶液湿敷。

2. 亚急性阶段，以糜烂、结痂为主者，可选用锌氧油、三石散糊剂等外搽，每日 2 ~ 3 次。

3. 皮损肥厚粗糙，有鳞屑，或呈苔藓样变者，选用青黛膏或皮质类固醇激素软膏及霜剂等外敷，或肤疾宁外贴。

第十节　药物性皮炎

药物性皮炎（drug reactions），亦称药疹，是指药物通过内服、注射、吸入或外用等途径进入人体内，而引起皮肤黏膜的急性炎症反应。其特点是发病前有用药史与一定的潜伏期，皮损形态多样，可泛发或局限。中医称为“药毒”。

【病因病理】

引起药物性皮炎的药物很多，常见的有以下几类：①抗生素，青霉素居首位，其次为链霉素、四环素等；②磺胺类，如复方新诺明；③解热镇痛药，如氨基比林、安乃近、保泰松等；④催眠药与抗癫痫药，如苯巴比妥、眠尔通、苯妥英钠等；⑤抗毒素与血清，如破伤风抗毒素、蛇毒免疫血清、狂犬病疫苗等；⑥中草药，如板蓝根、穿心莲、鱼腥草、地龙、蟾蜍、六神丸、云南白药、牛黄解毒片等。

本病的发病机理复杂，一般分为变态反应与非变态反应两大类，以前者为主。有些药物是大分子物质（血清及生物制品），为完全抗原；多数药物属于低分子量化合物或其代谢产物，为半抗原，需在体内与高分子量的载体（蛋白质、多糖、多肽）通过共价键结合，形成完全抗原，使机体发生变态反应。非变态反应如毒性作用、蓄积作用、光感作用、菌群失调及酶系统紊乱或竞争现象等，亦是不可忽视的因素。

中医认为，本病由禀赋不耐，药毒内侵所致。风热之邪侵袭腠理，入里化热，热入营血，血热妄行，溢于肌肤而发丘疹、红斑、风团；或禀血热之体，受药毒侵袭，火毒炽盛，燔灼营血，外发皮肤，内攻脏腑；或禀湿热之体，受药毒侵扰，体内湿热蕴蒸，郁于肌肤而致皮肤肿胀、潮红、水疱、糜烂、流水；病久药毒灼伤津液，气阴两伤，肌肤失养而见脱屑。久病阴液耗竭，阳无所附，浮越于外，病重而危殆。

【临床表现】

发病前有用药史，去除原因后容易治愈。有一定的潜伏期。第一次发病多在用药后 5 ~20 天内，重复用药常在 24 小时内发病，短者甚至在用药后瞬间或数分钟内发生。

发病突然，自觉灼热瘙痒；重者伴发热头痛，纳差乏力，便干尿赤等全身症状。

皮疹突然发生，形态多样，除固定型及荨麻疹型药疹外，多对称分布，进展较快。临床常见以下类型：

1. 固定型药疹 最常见。好发于口唇、口周、外阴等皮肤黏膜交界处，皮损特点为圆形或椭圆形的水肿性紫红色斑，边界清楚，直径为2~4cm，其上可发生大小不等的水疱。停药1周余红斑消退，留有灰黑色色素沉着斑，经久不退。如再服该药，在原药疹处又出现同样皮疹，且常较前扩大。病程约1~2周。常由磺胺药、解热镇痛药或巴比妥类等药引起。

2. 荨麻疹型药疹 较常见。皮损以大小形状不一的风团为主，但较一般荨麻疹色泽更红艳，持续时间长，瘙痒剧烈，全身症状明显，可伴刺痛、触痛，并可出现血清病样症状，如发热、关节痛、淋巴结肿大等。常由青霉素、呋喃唑酮、血清制品及水杨酸盐类等引起。

3. 麻疹样或猩红热样药疹 较常见。多突然发病，皮损鲜红灼热，针尖至米粒大小的丘疹或斑丘疹，分布稀疏或密集，有自上而下的发疹顺序，以躯干为多，瘙痒，类似麻疹或猩红热，但较前者鲜明，常伴畏寒、发热等全身症状。停药1~2周，皮疹逐渐消退，有糠秕状脱屑。多由抗生素类、解热止痛类及巴比妥类等药物引起。

4. 多形红斑型药疹 好发于躯干、四肢伸侧，对称分布，自觉痒痛。皮损类似于多形性红斑，为豌豆至蚕豆大小圆形或椭圆形水肿性红斑、丘疹，中心常有水疱，紫红色。重者眼、鼻、口腔、外生殖器黏膜受累，可出现大疱及糜烂，可伴有高热、关节痛、腹痛等全身症状。常由磺胺类、巴比妥类、解热镇痛类等药物引起。

5. 剥脱性皮炎型药疹 较少见，为严重型药疹。其特点为：①初次发病潜伏期长，多在20天以上，病情呈进行性加剧；②皮损初为麻疹样或猩红热样红斑，逐渐形成大片水肿性红斑，尤其是面、颈部，常有明显红肿、渗出，口唇及口腔黏膜可发生大疱、糜烂，眼结膜充血、水肿，分泌物增多；③2周后，全身皮肤出现片状或落叶状脱屑，手、足脱屑呈手套、袜套状，重者毛发和指（趾）甲均可脱落；④全身症状重，常伴畏寒、高热、全身淋巴结肿大、肝肾功能及呼吸系统损害。病程长达1~3个月或更长。常由巴比妥类、磺胺、保泰松、青霉素、链霉素、砷剂等药物引起。

此外，尚有大疱性表皮松解型、湿疹型、紫癜型、痤疮样及光感型等药疹。

【诊断与鉴别诊断】

1. 诊断要点 药物性皮炎症状多样，表现复杂，临床常根据用药史、皮损特点及其伴随症状进行诊断。

2. 鉴别诊断

（1）麻疹：应与麻疹样药疹鉴别。麻疹呈流行性发病，全身症状较重，先有上呼吸道症状及怕冷、发热等，2～3天后颊黏膜上出现科泼力克（Koplik）斑，继后成批出疹，出疹5～7天后体温下降，皮疹自然消退。

（2）猩红热：应与猩红热样药疹鉴别。猩红热无服药史；瘙痒轻微，先有咽痛，全身症状明显，如发热、头痛、恶心、呕吐、杨梅舌、口周苍白圈等。

【治疗】

首先立即停用一切可疑致敏药物及结构近似药物，鼓励病人多饮水，必要时输液以加速体内致敏药物的排泄，注意交叉过敏或多源过敏。治疗以抗过敏、支持疗法及防止继发感染或其他并发症为原则；外治法原则为消炎、保护、收敛、干燥，用药必须温和无刺激，禁用轻粉、升丹等含汞的药物。

一、西医治疗

1. 抗过敏　抗组胺药如扑尔敏、赛庚啶、特非那丁、阿司咪唑（息斯敏）等口服；维生素C口服或注射；10%葡萄糖酸钙或硫代硫酸钠静脉注射。

2. 皮质类固醇激素　轻型药疹，必要时口服中等量的强的松（每日30～60mg），等皮疹消退后，逐渐减量以至停药。重型药疹，及早静脉给药，一般用氢化可的松200～400mg或地塞米松15～20mg加入葡萄糖注射液中静脉滴注，每日1次，待体温下降，皮疹颜色减淡，无新皮损发生，症状缓解后逐渐减量并改用口服剂。

3. 支持疗法　对重型药疹患者，应补给高热量、高蛋白、多种维生素，视病情需要可给予能量合剂、输新鲜血或血浆，注意水、电解质的平衡。

4. 防治感染及并发症　有感染者，酌情选用与致敏药物无关的抗生素。如并发肝损害，应加强保肝疗法。同时加强护理，防止发生褥疮。

二、辨证论治

1. 湿毒蕴肤证

证候：皮损处呈红斑、水疱，甚则糜烂渗液，表皮剥脱，剧痒，伴烦躁，口干，大便燥结，小便黄赤，或有发热；舌质红，苔薄白或黄，脉滑或数。

治法：清热利湿解毒。

方药：萆薢渗湿汤加黄连、黄芩、银花、连翘等。

2. 热毒入营证

证候：皮疹鲜红或紫红，泛发全身，甚则出现紫斑、血疱，高热神昏，口唇焦燥，口渴不欲饮，大便干，小便短赤；舌绛，苔少或出现镜面舌，脉洪数。

治法：清营解毒。

方药：清营汤加减。神昏谵语者，加服紫雪丹或安宫牛黄丸等。

3. 气阴两伤证

证候：皮疹消退，伴低热口渴，气短乏力，便干尿黄；舌红少苔，脉细数。

治法：益气养阴清热。

方药：增液汤合益胃汤加减。

三、外治法

1. 无渗出者，用青黛散干扑，或选用复方炉甘石洗剂、三黄洗剂、马齿苋煎汤等外搽或外洗，亦可外搽皮质激素霜剂。

2. 红肿渗液者，用3%硼酸溶液或生理盐水湿敷。继发感染时应外用抗生素软膏。

3. 糜烂者，用青黛散麻油调涂，或紫草油、甘草油、氧化锌油等外搽，以保护皮肤。对大疱性表皮松解型药疹的糜烂面，以暴露皮疹，保持创面干燥为宜，可暴露于温度适宜而干燥的红外线灯罩下，外用0.2%硝酸银液、紫草油或含地塞米松及有效抗生素的气溶胶喷洒。

4. 干燥结痂者，外涂青黛膏；痂厚者，用棉签蘸麻油或甘草油霜揩痂皮。

第十一节　神经性皮炎

神经性皮炎（neurodermatitis）是一种常见的慢性皮肤神经功能障碍性皮肤病。临床以皮肤苔藓样变和阵发性剧痒为特征。属于中医“牛皮癣”、“摄领疮”范畴，国家标准称之为“摄领疮”。

【病因病理】

病因尚不十分清楚，一般认为与下列因素有关：神经精神因素，如精神紧张、忧郁、急躁、失眠、思虑过度、过度疲劳等；胃肠功能障碍及饮食情况，包括消化不良、便秘、过食辛辣鱼腥、饮酒等；内分泌失调；慢性病灶感染；局部刺激，如毛纺织品等物刺激、硬质衣领摩擦、搔抓等；生活环境，如日晒、多汗、热水烫洗等。以上均可促发本病，或使病情加重。而搔抓、摩擦是诱发本病导致苔藓样变的重要条件。

发病机理可能是大脑皮质兴奋和抑制功能失调，周围神经受上述理化及机械性刺激而发生神经营养功能障碍所致。

中医认为，情志内伤、风邪侵扰是诱发本病的因素，营血失和、经脉失畅、气血凝滞为其病机。初起多为风湿热邪阻滞肌肤，或颈项多汗，硬领摩擦刺激所引起，或由心绪烦扰，忧思郁闷，肝郁化火，致气血运行不畅，郁滞肌肤而成。病久则耗阴伤血，血虚生风生燥，肌肤失养。

【临床表现】

根据病变范围大小，可分为局限型和泛发型。

1. 局限型　最常见。多见于青壮年，好发于易受摩擦的部位，如颈项部、骶尾部，其次是背部、股内侧、肘部、上眼睑、腘窝、外阴、肛周及四肢伸侧等处。初起时觉局部瘙痒，经反复搔抓或摩擦后，出现针尖至粟粒大的圆形或多角形扁平丘疹，密集成群或散在，呈正常肤色或淡褐色，表面光滑或有少许鳞屑。日久丘疹逐渐融合成片，粗糙肥厚，皮纹沟嵴明显，呈类圆形或不规则形苔藓样变斑块，边界清楚，表面间有抓痕、血痂及色素沉着。自觉阵发性奇痒，夜间尤甚，受摩擦、汗渍或情绪波动时瘙痒加剧。病情时轻时重，夏季加剧，冬天缓解。

2. 泛发型　此型多见于中老年人，皮损特征同局限型，多数呈苔藓样变，散发全身多处，有时边界不清。

本病病程慢性，迁延难愈，容易复发，可因搔抓继发毛囊炎、疖及淋巴结炎等。

【诊断与鉴别诊断】

1. 诊断要点　根据皮损形态为扁平丘疹、苔藓样斑片，好发部位，阵发性剧痒，慢性病程等，即可诊断。

2. 鉴别诊断

（1）皮肤瘙痒症：多见于老年人；早期仅有瘙痒、抓痕、血痂等继发感染，而无原发皮疹；病久者可出现苔藓样变。

（2）慢性湿疹、原发性皮肤淀粉样变：鉴别要点见表23－2。

表 23-2　神经性皮炎与慢性湿疹、原发性皮肤淀粉样变鉴别表

	神经性皮炎	慢性湿疹	原发性皮肤淀粉样变
病史	常有精神刺激和衣领摩擦史	常由急性演变而来，可急性发作	家属中可有本病患者
部位	颈部及上睑、骶尾、四肢伸侧	好发生手足、小腿、躯干及外阴等处	两小腿伸侧及上背部等
皮损	苔藓样变明显，边缘可见正常皮色扁平丘疹	暗红，浸润肥厚，色素增加，外周可有小丘疹、丘疱疹	绿豆大的圆顶丘疹，紫褐色，质较硬，密集成片而不融合

【治疗】

本病治疗以外治法为主，以止痒为原则，消除一切不良刺激，促使皮疹逐渐消退。全身治疗可酌情选用抗组胺药、镇静剂及调节神经功能药，结合中医辨证论治。同时应让病人树立治疗疾病的信心，消除紧张情绪，尽可能减少搔抓、摩擦和热水烫洗等刺激，以利病情缓解。

一、西医治疗

瘙痒剧烈者，可给予抗组胺药，如扑尔敏、非那根、阿司咪唑（息斯敏）、特非那丁等。有神经衰弱症状者，给服地西泮（安定）、利眠宁等镇静药，并可用谷维素及多种维生素以调节自主神经功能。

泛发型神经性皮炎可行静脉注射疗法，用 0.25% 普鲁卡因 10～20ml 加维生素 C 0.5g，静脉注射，每日 1 次，10～15 天为一疗程，用药前须做普鲁卡因皮试。若泛发且经久不愈者，可用雷公藤多苷片，或短期应用小剂量皮质类固醇激素，皮损好转后渐减量至停药。

二、辨证论治

1. 肝郁化火证

证候：皮损色红，心烦易怒，失眠多梦，眩晕，心悸，口苦咽干；舌边尖红，脉弦数。

治法：清肝泻火。

方药：龙胆泻肝汤加减。

2. 风湿蕴肤证

证候：皮损呈淡褐色片状，粗糙肥厚，剧痒时作，夜间尤甚，可伴少许糜

烂、湿润；苔薄白或薄黄，脉濡而缓。

治法：疏风利湿。

方药：消风散加减。

3. 血虚风燥证

证候：病程较长，皮损干燥、肥厚、粗糙，有鳞屑，色淡或浅褐色，伴心悸怔忡，失眠健忘，女子月经不调；舌淡，苔薄，脉沉细。

治法：养血祛风润燥。

方药：四物消风饮或当归饮子加减。

三、外治法

1. 外用药物

（1）焦油类制剂：如5%～10%黑豆馏油、糠馏油、松馏油、煤焦油软膏等。或选用1%～3%蒽林软膏、10%～20%福尔马林溶液、升汞酒精及复方硫黄软膏等外搽。

（2）皮质类固醇激素：软膏、霜剂或溶液均有疗效，如恩肤霜、倍他米松软膏、地塞米松软膏等。若加用包封治疗，效果更好。

（3）止痒剂：常用1%达克罗宁、5%苯唑卡因、1%冰片乳剂等外涂。

（4）苔藓样变明显者：可用各种皮质类固醇或焦油类硬膏外贴，如肤疾宁、皮炎灵等；或皮质类固醇乳剂局部封包；或皮质类固醇加尿素，如0.1%醋酸去炎松、10%尿素软膏等。前两者夏季不宜久用，因多汗不适。

2. 局部封闭疗法　常选用强的松龙25mg或去炎松混悬液40mg加适量2%普鲁卡因，作局部皮损内或皮下注射，每10天1次；亦可用2%苯甲醇溶液10～20ml局部浸润注射，每周1次，疗效好，无副作用。

3. 疯油膏加热烘疗法　局部涂疯油膏后，用电吹风等热烘10～20分钟，烘后即擦去药膏，每天1次，4周为一疗程。用于苔藓化明显者。

四、其他疗法

1. 物理疗法　对一般疗法无效的顽固性病例，可选用浅层X线照射，放射性核素^{32}P、^{90}Sr敷贴，液氮冷冻，及磁疗、蜡疗、矿泉浴、糠浴等治法，有较好疗效。

2. 针灸疗法

（1）针刺：广泛型者，取曲池、血海、大椎、足三里、合谷、三阴交、阿是穴等，中、强刺激，每日1次，留针15～30分钟。

（2）梅花针：苔藓样变明显者，用梅花针在患处来回移动叩击，每天1次。

第十二节　皮肤瘙痒症

皮肤瘙痒症（pruritus）系指无原发性皮肤损害，而以瘙痒为主的感觉神经机能异常性皮肤病。中医称为“风瘙痒”。

【病因病理】

本病病因复杂，发病机理目前尚不清楚。致病因素分内因和外因两类：内因常与系统性疾病有关，如肝胆疾病、肾脏疾病（如慢性肾衰）、内分泌和代谢性疾病（如糖尿病、甲亢）、血液病（如缺铁性贫血）、感染性疾病、妊娠、自身免疫性疾病、肿瘤、变态反应、自体中毒、神经精神机能障碍等；外因刺激如气候变化、皮肤干燥、外用药物、饮酒或食辛辣食物、毛纺织品及尘螨等，皆可引发皮肤瘙痒症。

局限性皮肤瘙痒除上述各种因素外，常与局部因素有关，如局部摩擦、潮湿，真菌、寄生虫、白带刺激，痔疮、肛裂、前列腺炎及某些性传播疾病等。

中医认为，禀性不耐，血热内蕴，复感风热，内外合邪可致痒；或由年老体弱，气血亏虚，风邪外袭，肌肤失养而成；或因过食辛辣厚味，湿热内生，化热生风，郁于腠理而发本病；或因情志抑郁，五志化火，血热生风而致瘙痒。

【临床表现】

好发于老人及青壮年，冬季多见，其特点是皮肤阵发性瘙痒，搔抓后常出现抓痕、血痂、色素沉着及苔藓样变等继发性损害。根据瘙痒范围，可分为全身性和局限性两种。

1. 全身性瘙痒症　瘙痒初发局限于一处，继而扩展至全身，或开始即为全身性瘙痒，夜间加剧，尤其在睡前脱衣及热水浴、饮酒、进食辛辣刺激性食物后更剧，无原发性皮肤损害。由于经常搔抓，患处常继发抓痕、血痂、色素沉着及表皮剥蚀，日久可出现苔藓样变及湿疹样变。常伴有头晕、失眠、精神不振等症状。老年人因皮肤腺体功能减退，皮肤萎缩、干燥、粗糙，易泛发全身瘙痒，称老年皮肤瘙痒症。瘙痒与季节关系明显者（如冬季或夏季发病或加重），称季节性瘙痒症。

2. 局限性瘙痒症　好发于肛门、阴囊、女阴、头皮及小腿等处，其中以肛门和外阴部最多见。肛门瘙痒症多见于中年男性，常觉肛门阵发性瘙痒，亦可波及会阴、阴囊等处，因长期搔抓，可见肛门皱襞肥厚、皲裂、浸渍、糜烂。外阴瘙痒症多见于中年人，男性主要发生于阴囊及邻近皮肤，女性以大小阴唇为主，瘙痒剧烈，病程迁延，局部常呈苔藓样变或湿疹样变。

【诊断与鉴别诊断】

1. 诊断要点　全身性或局限性皮肤瘙痒，仅有继发改变而无原发性皮肤损害者，即可诊断。

2. 鉴别诊断

（1）神经性皮炎：苔藓样变明显，且出现较早；好发于颈项、尾骶、肘部及小腿伸则。

（2）虱病：可发生于躯干、阴部及头部；能找到虱及卵。

【治疗】

首应追查病因及原发疾病，并进行相应治疗。治疗本病的原则主要是抗过敏、止痒。常选用抗组胺药物、镇静止痒剂及中药辨证论治，局部用药以止痒为原则。

一、西医治疗

1. 一般治疗　根据病情选用抗组胺药、钙剂、维生素 C、硫代硫酸钠及镇静催眠药物。对全身性或剧痒者，可静脉注射葡萄糖酸钙或硫代硫酸钠等，亦可用盐酸普鲁卡因 100～250mg，加入 5% 葡萄糖注射液 500ml 中，静脉滴注，每日 1 次，15 次为一疗程。继发感染者，应用抗生素。

2. 性激素　主要适用于老年皮肤瘙痒症。男性用丙酸睾酮 25mg，肌注，每周 2 次，或口服甲睾酮 5mg，每日 2 次；女性可服己烯雌酚 0.5mg，每日 2 次，或肌注黄体酮 10mg，每日 1 次。注意掌握剂量与疗程，避免发生明显全身性激素作用。

二、辨证论治

1. 风热血热证

证候：青年患者多见，病属新起，皮肤瘙痒剧烈，遇热更甚，抓破后有血痂，伴心烦，口干，小便黄，大便干结；舌红，苔薄黄，脉浮数。

治法：疏风清热凉血。

方药：消风散合四物汤加减。血热盛者，加丹皮、紫草；风盛者，加全蝎、防风；夜间痒甚者，加蝉衣、牡蛎。

2. 湿热蕴结证

证候：瘙痒不止，抓破后渗液，伴口干口苦，胸胁闷胀，便秘尿赤；舌红，苔黄腻，脉滑数。

治法：清热利湿止痒。

方药：龙胆泻肝汤加减。

3. 血虚肝旺证

证候：老人多见，病程较久，皮肤干燥，抓破后血痕累累，伴头晕眼花，失眠多梦；舌红，苔薄，脉细数或弦数。

治法：养血柔肝，祛风润燥。

方药：地黄饮子或当归饮子加减。年老体弱者，重用黄芪、党参；瘙痒甚者，加全蝎、地骨皮；皮肤肥厚脱屑者，加阿胶、丹参。

三、外治法

1. 外用药物 一般瘙痒不甚者，外用1%石炭酸或1%麝香草酚炉甘石洗剂。瘙痒较重者，可选用1%薄荷脑软膏、1%达克罗宁洗剂或乳剂、1%冰片乳剂。周身瘙痒者，可外搽百部酊、苦参酒等。有渗液者，外搽三黄洗剂。苔藓化明显者，外用3%达克罗宁霜及皮质类固醇激素软膏或霜剂（继发感染者忌用）。

2. 药浴或熏洗 可选用苦参、白鲜皮、百部、蛇床子、地肤子、地骨皮、花椒等煎水作全身熏浴或行矿泉浴等。

3. 局部封闭 局限性瘙痒，可用确炎舒松、地塞米松或强的松龙等药物作局部封闭；亦可用维生素 B_{12}、苯海拉明或异丙嗪穴位注射。

四、其他疗法

全身性瘙痒可行紫外线照射、皮下输氧、淀粉浴、糠浴或矿泉浴；局限性瘙痒可采取放射性核素^{32}磷、^{40}锶或浅层X线照射等物理疗法。

第十三节 银屑病

银屑病（psoriasis）是一种常见的慢性复发性皮肤病。其临床特点为红色丘疹或斑丘疹上覆有多层银白色鳞屑，刮去鳞屑可见点状出血，病程长，变化多，在自然人群中发病率为0.1%～3%，时轻时重，不易根治。属中医“白疕”、“白壳疮”、“松皮癣”、“风癣”等范畴，国家标准称之为“白疕”。

【病因病理】

银屑病病理生理的一个重要特点是基底层角朊细胞进入增生池的较正常明显增多，且细胞增殖加速，丝状分裂周期与表皮通过时间均缩短，而临床上出现成层的银白色鳞屑。目前一般认为与下列因素有关：如遗传、感染病灶（如扁桃体炎）、内分泌障碍（如月经、妊娠病）、自身免疫病、变态反应、代谢障碍、外伤、预防接种、季节变换、精神紧张、焦虑、忧郁等，均可引起或诱发本病。

中医认为，本病常由营血亏损，化燥生风，肌肤失养所致。初起多为素体内热，感受外邪，入里化热，以致营卫不和，气血阻于肌表而生；或兼饮食不节，湿热蕴积肌肤；或情志失调，五志化火，血热毒盛，生风化燥；或肝肾亏虚，营血不足，气血不畅，瘀阻肌表而发病。病久则气血耗伤，血虚风燥，肌肤失养，病情更为显露。

【临床表现】

可发生于任何年龄，以青壮年多见，男性略多于女性，多冬重夏轻，易反复发作，病史长者无明显季节性。根据皮损特点临床分为寻常型、脓疱型、关节病型、红皮病型四种。

1. 寻常型银屑病　最常见。皮损为红色丘疹或斑丘疹，边界清楚，表面覆有银白色鳞屑。轻轻刮去鳞屑，可见淡红色发亮的薄膜，称为“薄膜现象”。刮去薄膜后可见筛状出血，称点状出血现象，即 Auspitz 征。白色鳞屑、薄膜现象及点状出血为银屑病的特征性表现。皮损好发于头皮及躯干、四肢伸侧，初起常呈小点状分布，以后皮损不断扩大、增多，可呈点滴状、钱币状、花瓣状、地图状、带状等多种形态。发生于头皮者，皮损鳞屑一般较厚，使毛发成束状，但不导致脱发。皮损累及指（趾）甲可使甲板出现点状凹陷，甲板无光泽，变形及剥蚀。发生在皱襞部者，鳞屑较薄，常因汗渍、搔抓而出现湿疹样变。

自觉瘙痒，病程缓慢，反复发作。病程一般三期：①进行期：皮疹不断增多、扩大，色鲜红，鳞屑增多，针刺、搔抓及外伤可在受损部位引起新的皮损，称为同形反应；②稳定期：病情稳定，皮损经久不消，炎症减轻，新皮疹少；③消退期：皮损缩小，逐渐消退，可遗留暂时性色素减退或沉着斑。

2. 脓疱型银屑病　较少见。皮损多局限于刺激部位，常发于掌跖部。皮损为红斑上有针头至粟粒大小的脓疱，10～14 天消退后，再发新脓疱，重者泛发全身，伴有发热、关节疼痛等。

3. 关节病型银屑病　又称银屑病性关节炎。除具有典型的皮损外，主要为非对称性外周小关节炎，以腕、手、足等小关节特别是指（趾）末端关节多见。

轻者关节红肿疼痛轻微，轻度变形；重者可累及膝、踝、肩、髋、脊柱等大关节，关节红肿疼痛，强直变形，功能明显障碍；严重者伴有发热、贫血等全身症状。

4. 红皮病型银屑病 为少见的严重银屑病。多因治疗不当或外用强烈刺激性药物引起，亦可由寻常型的进行期发展而来。皮损表现为弥漫性皮肤潮红、紫红，甚至肿胀浸润，大量脱屑，仅有少数片状皮肤正常，犹如岛屿状。常伴发热、畏寒等全身不适及浅表淋巴结肿大。预后较差。脓疱型、关节病型与红皮病型又统称为特殊型银屑病。

【辅助检查】

1. 血象 白细胞计数升高，见于红皮病型、脓疱型及关节病型银屑病。

2. 血沉加快，血钙降低，见于关节病型、脓疱型银屑病。

3. X线检查 关节病型银屑病受累关节边缘可被侵蚀，重者可有骨溶解或肥大性关节炎改变，大趾趾骨末端常有侵袭性破坏或骨端消失，骨膜可有绒毛状骨膜炎。

【诊断与鉴别诊断】

1. 诊断要点 寻常型银屑病根据好发部位、层层银白色鳞屑、薄膜现象、点状出血，即可诊断。脓疱型、关节病型与红皮病型银屑病结合临床特点和相关辅助检查进行诊断。

2. 鉴别诊断

(1) 慢性湿疹：多发生于肢体的屈侧；剧烈瘙痒，鳞屑少，且不呈银白色，皮肤肥厚、苔藓样变及色素沉着等同时存在。

(2) 脂溢性皮炎：发于头皮的寻常型银屑病应与脂溢性皮炎相鉴别。后者皮损为片状鳞屑红斑，浸润较轻，境界不清，鳞屑小而薄，呈油腻性，带黄色；刮除后无薄膜现象及点状出血，毛发不呈束状；常合并有脱发。

(3) 玫瑰糠疹：好发于躯干及四肢近端；皮损为多数椭圆形淡红色斑，其长轴与皮纹一致，上附糠秕样细小鳞屑；病程仅数周，不复发。

【治疗】

本病治法虽多，但尚无特效疗法，只能缓解症状，不能防止复发。治疗原则：①勿滥用药物，寻常型银屑病是一种良性的皮肤病，不应轻易采用可能导致严重毒副反应的药物，如皮质类固醇激素或抗肿瘤制剂。②进行期的外用药治疗应温和，可用安抚保护剂，禁用刺激性药物。③对局限性银屑病损害，以局部治疗为主。④皮损广泛、病情较重者，宜采取中、西药物全身疗法。

一、西医治疗

1. 免疫抑制剂 皮损泛发而外用药物疗效不佳者，可选用甲氨蝶呤（MTX）、乙亚胺、羟基脲等。常采用甲氨蝶呤36小时疗法，即每12小时服2.5mg，连服3次，开始每周服7.5mg，待皮疹控制后渐减至每10～14天服7.5mg。该类药物可引起造血系统及肝功能障碍，须严格控制剂量。孕妇禁用。

2. 维甲酸 一般选用芳香维甲酸。寻常型用量为0.5～1mg/（kg·d），脓疱型用较大剂量为0.75～2mg/（kg·d），口服，3～4周后可明显见效，以后每1～3周减量1次。该药的毒副作用主要是致畸作用，孕妇及怀孕前2年内禁用；其次可致唇炎、脱发、掌跖皮肤脱屑及高甘油三酯血症等。

3. 抗生素 常用青霉素类。适用于急性点滴状银屑病伴有扁桃体炎或咽峡炎者。对泛发性脓疱型银屑病可试用大剂量氯唑西林或先锋霉素。

4. 皮质类固醇激素 可用于红皮病型、关节病型或泛发性银屑病使用其他药物无效时。寻常型银屑病忌用。

5. 维生素类 可选用维生素 B_{12}、维生素 C、维生素 D_2、维生素 B_6 等。

6. 其他 瘙痒明显者，可酌情给予镇静剂与抗组胺药。

二、辨证论治

1. 血热内蕴

证候：皮损鲜红，皮疹不断出现，红斑增多，刮去鳞屑后可见发亮薄膜、点状出血，有同形反应，伴心烦口渴，便干尿赤；舌质红，苔黄或腻，脉弦滑或数。

治法：清热解毒，凉血疏风。

方药：犀角地黄汤或凉血地黄汤加减。

2. 血虚风燥证

证候：皮损色淡，部分消退，鳞屑较多，伴口干，大便干；舌淡红，苔薄白，脉细缓。

治法：养血祛风，滋阴润燥。

方药：四物汤合消风散加减。

3. 瘀滞肌肤证

证候：皮损肥厚浸润，颜色暗红，经久不退；舌质紫暗或有瘀斑、瘀点，脉涩或细缓。

治法：活血化瘀。

方药：桃红四物汤加三棱、莪术、半支莲、鸡血藤等。

4. 湿毒蕴阻证

证候：多发于腋窝、腹股沟等屈侧部位，红斑糜烂、瘙痒，或掌跖部有脓疱，或阴雨季节加重，伴胸闷纳呆，神疲乏力；苔薄黄腻，脉濡滑。

治法：清热利湿，和营通络。

方药：萆薢渗湿汤加减。

5. 火毒炽盛证

证候：多属红皮病型或脓疱病型，全身皮肤发红，或呈暗红色，甚则稍有肿胀，鳞屑不多，皮肤灼热，或弥散有小脓疱，伴壮热口渴，便干溲赤；舌质红绛，苔薄，脉弦滑数。

治法：凉血清热解毒。

方药：清营汤加减。

三、外治法

1. 角质促成剂 可选用焦油制剂如5%～10%黑豆馏油、糠馏油、煤焦油软膏等，5%水杨酸软膏，5%白降汞软膏，0.1%～0.5%蒽林软膏等。其中蒽林软膏刺激性较强，急性进展期及有肝肾疾病者禁用。

2. 皮质类固醇激素 可使用霜剂、软膏或硬膏，适用于小面积皮损。含氟制剂如倍他米松、去炎松、地塞米松等疗效好，可外涂或加封包或加于焦油类药中。长期外用可引起皮肤萎缩、毛细血管扩张和皮肤感染等副作用。

3. 其他西药 可酌情选用低浓度（0.1%）维A酸软膏、尿素软膏、氮芥溶液及软膏等。

4. 中药制剂 黄连软膏、5%～10%硫黄软膏、雄黄膏、疯油膏、黄柏膏、青黛膏、京红软膏等外搽。

四、其他疗法

1. 浴疗 常采用硫黄浴、糠浴、焦油浴、矿泉浴、海水浴、泥浴、沙浴、中草药浴等。

2. 光疗 主要为紫外线疗法，即用中波紫外线，从最小红斑量开始，每日或隔日1次，逐渐增加照射剂量。若加药物内服或外涂，或再加水疗，效果更佳。

3. 光化学疗法 口服8－甲氧补骨脂素（每日0.5～0.6mg/kg），2小时后再用长波紫外线照射，方法同光疗。

第十四节　白癜风

白癜风（vitiligo）是一种常见的后天局限性色素脱失性皮肤病。主要表现为局限性或泛发性色素脱失斑。中医称之为“白驳风”。

【病因病理】

病因尚不完全清楚，目前有以下几种学说：

1. 遗传　本病常有家族史，多为常染色体显性遗传或多基因遗传。

2. 自身免疫学说　有些白癜风患者血清中可找到抗甲状腺、胃壁细胞、肾上腺组织抗体，在活动性白癜风患者血清中可检出抗黑色素细胞抗体，其抗体滴度与病变活动性、皮损面积呈正相关。该抗体在体外可通过补体介导的细胞毒性作用选择性地溶解黑色素细胞。

3. 神经介质学说　有些白癜风患者皮损呈神经节段分布，部分患者发病与精神创伤有关，均提示本病可能是某些神经介质损伤或抑制黑色素细胞所致。

4. 黑色素自身破坏学说　黑色素细胞在代谢过程中可能产生一些高活性的中间产物，存在于黑色素小体内，如黑色素小体膜不完整，该物质漏入细胞浆，导致黑色素细胞损伤或破坏；此外，酪氨酸或其他酶活性的异常也可对其造成损伤。由于上述几种因素，患部黑色素减少或消失而产生白癜风。

中医认为，本病多因外感风邪，郁于肤腠，复因忧思郁闷，情志不遂，肝气郁结所致；或肝肾不足，气血失和，肌肤失养而成。

【临床表现】

可发生于任何年龄、任何部位，但以青壮年多见，好发于面、颈、头、腰、腹部等处。皮损为局限性、圆形或不规则形色素脱失斑片，界限清楚，呈乳白色，毛发亦可变白。病情进展期白斑可逐渐扩大或融合，甚至波及全身，有时机械性刺激（如压力、摩擦）、烧伤、外伤后也可继发白癜风。静止期皮损不再扩大，边缘色素加深，有的皮损中可出现散在的毛孔周围岛状色素区。白斑处皮肤光滑，无萎缩，无脱屑，无自觉症状。病程缓慢，可持续终生，亦可自行缓解。

临床根据皮损范围及大小可分为局限型、泛发型和混合型三型。

1. 局限型　包括：①局灶型：白斑限于一处，一片或数片，但非节段性排列；②节段型：为一片或数片白斑沿皮神经走向分布。

2. 泛发型　包括：①面肢型：白斑发生于面部及肢端，对称；②寻常型：

皮损散发于全身各处，对称或不对称；③全身型：全身或几乎全身皮肤变白，仅剩小量正常皮肤。

3. 混合型 可为节段型兼寻常型或面肢型。

【诊断与鉴别诊断】

1. 诊断要点 临床主要根据好发部位、皮损特点进行诊断。

2. 鉴别诊断

（1）单纯糠疹：多见于儿童，好发于面部；为色素减退斑，边界不清，斑上附有细小鳞屑；可伴轻度瘙痒。

（2）花斑癣：皮损为棕色或淡红色，斑上有糠状鳞屑，瘙痒，出汗后明显；真菌检查阳性。

【治疗】

治疗本病目前较困难，疗程长，治愈率低，疗效差别大，易复发。无论采取何种治法，均需长期治疗。一般皮损面积小者，以局部治疗为主；皮损面积大及病情较严重者，常配合全身治疗与中医辨证论治。

一、西医治疗

1. 补骨脂素及其衍生物 使用此类药物结合紫外线或日光照射可刺激黑色素生成。常用 8 - 甲氧补骨脂素（8 - MOP），20 ~ 40mg，或三甲补骨脂素（TMP），30 ~ 40mg，口服，服药 1 ~ 2 小时后用长波紫外线照射（PUVA，即光化学治疗），适用于泛发型白癜风。皮损局限者，可外涂 0.1% ~ 0.5% 8 - MOP 后，照射长波紫外线或阳光。在治疗过程中尤应注意眼的防护。无论内服或外用此类药物，均需坚持数月。

2. 皮质类固醇激素 对泛发型、寻常型或进展较快者，可口服强的松，每日 15 ~ 30mg，2 ~ 4 周后逐渐减至维持量，每日 5mg，连服数月。

3. 制斑素（补骨脂提取液） 1 ~ 2 支，肌内注射，每日 2 次。

4. 其他 亦可口服维生素 E、复合维生素 B、烟酸、泛酸钙、硫酸锌等。

二、辨证论治

1. 肝郁气滞证

证候：白斑淡红，多局限于一处或泛发，常与思虑过度、精神抑郁有关，女性多见，常伴有月经不调；舌淡红或红，脉弦。

治法：疏肝解郁，活血增色。

方药：逍遥散加减。急躁易怒，加丹皮、蚤休；乳房胀痛，加延胡索、王不留行。

2. 肝肾不足证

证候：病程较长，白斑局限或泛发，静止而不扩大，斑色纯白，境界清楚，斑内毛发变白，伴头昏，腰酸，肢倦；舌淡，脉细。

治法：补益肝肾，养血祛风。

方药：六味地黄丸。

中成药可选服白驳片（6g，每日 3 次）、白蚀丸、白癜风丸（1 丸，每日 2 ~3 次）等。

3. 气血瘀滞证

证候：多有外伤，病程长，白斑局限或泛发，边界清楚，局部或有刺痛；舌质紫暗或有瘀斑、瘀点，苔薄白，脉涩。

治法：活血化瘀，通经活络。

方药：通窍活血汤加减。

三、外治法

1. 常用 30% 补骨脂酊、0.05% 氮芥酒精、25% ~50% 三氯醋酸、斑蝥酊、敏白灵、白癜风搽剂等外涂，每日 1 次。可同时配合日光照射 5 ~10 分钟，或紫外线照射 2 ~3 分钟，每日 1 次。适用于小片皮损。

2. 皮质类固醇制剂可选涂地塞米松霜、适确得霜、肤轻松霜、去炎松霜、恩肤霜等。面部皮损宜用 0.05% 适确得霜。小片白斑可用强的松龙混悬液局部皮内注射，每 1 ~2 周 1 次，连续 3 ~4 次。长期使用激素可引起局部皮肤萎缩、毛细血管扩张等副作用，应予注意。

四、其他疗法

1. 静止期的小片皮损，可进行自体表皮移植。

2. 梅花针局部弹刺，配合外用药涂搽，每日 1 次。

第十五节 痤 疮

痤疮（acne）是青春期常见的一种慢性毛囊、皮脂腺炎症性疾病。临床以颜面、胸背部形成粉刺、丘疹、脓疱、结节、囊肿等损害为特征，常伴有皮脂溢出。本节主要讨论寻常痤疮。中医称为“（肺风）粉刺”，俗称“酒刺”。

【病因病理】

痤疮是一种多因素疾病，主要与雄激素、皮脂分泌、毛囊管角化过度、异常菌群和炎症产生有关。青春期雄性激素增多，皮脂腺扩大，皮脂分泌增多，同时毛囊皮脂腺导管角化过度，皮脂淤积于毛囊形成脂栓，即粉刺。皮脂被毛囊中存在的痤疮棒状杆菌及白色葡萄球菌、卵圆形糠秕孢子菌分解，生成游离脂肪酸，刺激毛囊及毛囊周围组织而发生非特异性炎症反应。

此外，遗传、环境、饮食、情绪紧张及某些化学因子也与本病发病有关。

中医认为，素体阳热偏盛，复因青春之期，血气方刚，血热外壅，与风热相搏，熏蒸面部，郁阻肌肤而发本病；或由过食辛辣肥甘之品，肺胃积热，循经上熏；或积热久蕴不解，化湿生痰，痰瘀互结肌肤所致。

【临床表现】

多见于青春期男女，好发于颜面、颈部及胸、背等皮脂腺发达的部位。

初起为针头大小的毛囊性丘疹，呈正常肤色，内含角质素及皮脂，称为白头粉刺或封闭性粉刺；若毛囊开口明显，丘疹顶端呈黑色（系皮脂氧化及黑色素所致），易挤出头部发黑的黄白色脂栓物，称黑头粉刺或开放性粉刺，吸收后可遗留暂时性色素沉着。粉刺可发展为丘疹、脓丘疹或脓疱、结节、囊肿、瘢痕等多种损害。

自觉轻微瘙痒，病程慢性，此起彼伏，时轻时重，青春期后多可逐渐痊愈。

临床上根据皮损形态可分为7种类型：①丘疹性痤疮：主要为炎性丘疹和黑头粉刺。②脓疱性痤疮：以脓疱和炎性丘疹为主。③囊肿性痤疮：大小不等的囊肿内含有带血性黏稠脓液，破溃后可形成窦道及瘢痕。④结节性痤疮：大小不等、圆形或椭圆形的厚壁结节，有的可坏死或溃疡而遗留瘢痕。⑤萎缩性痤疮：丘疹或脓疱性损害破坏腺体而形成凹坑状萎缩性瘢痕。⑥聚合性痤疮：具有粉刺、丘疹、脓疱、囊肿、脓肿、窦道、瘢痕、瘢痕疙瘩等多种皮损，集簇发生。⑦恶病质性痤疮：久病体虚患者，可出现针头至蚕豆大小暗红色脓疱或结节，经久不愈。

【诊断与鉴别诊断】

1. 诊断要点 临床主要根据好发年龄、好发部位和皮损特点，即可诊断。

2. 鉴别诊断

（1）酒渣鼻：多见于中年人；好发于以鼻尖为中心的颜面部；患部潮红、充血，常伴有毛细血管扩张；无黑头粉刺。

（2）职业性痤疮：常发生于接触煤焦油、石蜡、机油的工人；皮损为丘疹，密集，伴毛囊角化；除面部外，手背、前臂等接触部位亦可发生。

【治疗】

本病的治疗应以中医辨证论为主，可适当配合西药辅助治疗，尽量避免使用激素类药，同时应调节饮食，保持局部皮肤清洁。

一、辨证论治

1. 肺经风热证

证候：粉刺色红，或有痒痛，颜面潮红，可伴口渴喜饮，大便秘结，小便短赤；舌红，苔薄黄，脉浮数。

治法：疏风清肺。

方药：枇杷清肺饮加减。脓疱多者，加紫花地丁、白花蛇舌草；经前加重者，加香附、益母草、当归。

2. 肠胃湿热证

证候：皮疹红肿疼痛，或有脓疱，口臭纳呆，便秘尿黄；舌红，苔黄腻，脉滑数。

治法：清热化湿。

方药：茵陈蒿汤加减。

3. 痰湿瘀滞证

证候：皮疹色红不鲜，反复发作，或结成囊肿，伴纳呆便溏，神疲乏力；舌暗红，苔薄腻，脉濡滑。

治法：化痰除湿，活血散结。

方药：二陈汤合桃红四物汤加减。伴囊肿成脓者，加贝母、穿山甲、皂刺、野菊花；伴结节、囊肿难消者，加三棱、莪术、皂刺、夏枯草。

二、西医治疗

1. 抗生素　常用四环素、红霉素类。如四环素，开始用量为每日2g，分次口服，炎症明显消退后减至每日0.25～0.5g，连服数周。

2. 维甲酸类　目前多用13－顺维甲酸，效果最好，剂量为每日0.5～1mg/kg，连服4～8周；或国产维胺脂25mg，每日3次，1个月为一疗程。

3. 维生素类　维生素B_2、B_6、复合维生素B及泛酸钙。维生素A每日5万～10万U，分3次服，或维生素E每日50mg，连服4～8周，对某些顽固性痤疮有一定疗效。

4. 激素制剂

（1）性激素：可选用己烯雌酚（在月经后第5天开始服用，每日1mg，连续2～3周）、绒毛膜促性腺激素，或黄体酮（月经前1周肌注黄体酮10mg）、避孕药等。大量时可减少皮脂分泌，适用于女性；但不宜长期使用，否则会引起一系列副作用。

（2）抗雄性激素：可酌情使用复方炔诺酮、安体舒通等。

（3）皮质类固醇激素：对严重的结节性、囊肿性及聚合性痤疮患者，内服强的松，每日30～40mg，常能获效。目前多主张强的松与女性激素或强的松与抗雄性激素联合应用治疗痤疮，疗效比单独使用时更好。

三、外治法

以粉刺、丘疹、脓疱为主的痤疮患者，可选用以下外治法。

1. 维甲酸类 可用0.05%的维甲酸霜或维甲酸酒精外搽，每日1～2次，如有明显刺激者可暂停1～2天，连用1～2个月。

2. 抗生素类 可选用2%红霉素软膏、1%红霉素酒精、1.5%红霉素洗剂或溶液、1%氯霉素雷琐锌酒精、2%氯霉素水杨酸硼酸酒精等，连用1～2个月。

3. 过氧苯甲酰 常用5%～10%过氧苯甲酰乳剂，外用1～2个月。

4. 锌制剂 1%～2%硫酸锌溶液外搽，连用2个月；若与红霉素制剂联合外用效佳。

5. 硫黄和雷琐锌制剂 常用的有复方硫黄洗剂、5%硫黄霜、硫新霜和2%雷琐锌酊剂等。

此外尚可用颠倒散洗剂、痤疮洗剂，外搽或外洗，每日3～5次。

四、其他治法

液氮冷冻喷雾法或点涂，适用于结节性及囊肿性痤疮。亦可采用药物面膜、石膏面膜等治疗方法。

第十六节 脂溢性皮炎

脂溢性皮炎（dermatitis seborrheica）是发生于皮脂溢出部位的一种慢性炎症性皮肤病。好发于青壮年，男性多于女性，乳儿期也有发生。临床以鲜红色或黄红色斑片，表面覆有油腻性鳞屑或痂皮，伴有不同程度的瘙痒为特征。中医称之为“面游风”。

【病因病理】

病因目前尚不清楚。其发病可能由于皮脂分泌增多和化学成分的改变，使原存在于皮肤上的正常菌群如卵圆形糠秕孢子菌等大量生长繁殖，原发或继发性侵犯皮肤，并在痤疮棒状杆菌的作用下，使皮脂分解出多量的游离脂肪酸，刺激皮肤引起炎症。引起皮脂溢出过多的诱因有遗传因素、精神因素、饮食因素、内分泌失调、维生素 B 族缺乏及饮酒等。

中医认为，本病由平素血燥之体，复感风热，郁久化燥，风燥热邪阻于皮肤，肌肤失养所致；或因过食肥甘、辛辣、酒类，损伤脾胃，生湿生热，湿热蕴结肌肤而成。

【临床表现】

多发生于皮脂腺丰富的头皮、面部、耳后、眉间及胸腋等处，常自头皮开始，逐渐向下蔓延，重者泛发全身。

1. 干性型 皮损为大小不一的斑片，基底微红，上有片状白色糠秕状鳞屑，在头皮部可堆叠很厚，头皮瘙痒剧烈，梳头或搔抓时头屑易于脱落，而呈白屑纷飞状，毛发干枯，伴有脱发。

2. 湿性型 多为皮脂分泌旺盛，皮损红斑、糜烂、流滋，有油腻性脱屑，常有臭味。在耳后和鼻部可有皲裂，眉毛因搔抓折断而稀疏，头部损害早期出油，或头屑多，瘙痒，继而头发细软、脱落、秃顶。严重者泛发全身，或为湿疹样皮损。

病程慢性，自觉不同程度的瘙痒。发于头皮者，常可引起脱发；面部皮损多与痤疮、酒渣鼻并发；皮疹泛发全身严重者，甚至可发展为红皮病。

婴儿脂溢性皮炎，常发生于出生后 1 个月。表现为头皮厚薄不等的油腻性灰黄色或黄褐色的痂皮或鳞屑，可累及眉区、鼻唇沟、耳后等处，无全身症状，微痒。一般在 3 ~4 周内痊愈。

【诊断与鉴别诊断】

1. 诊断要点 临床主要根据好发年龄、好发部位和皮损特点以及伴随症状进行诊断。

2. 鉴别诊断

（1）湿疹：皮疹呈多型性，常有渗出，界限不清，无油腻性痂皮及鳞屑；瘙痒显著。

（2）头部银屑病：皮损较鲜红，边缘清楚，鳞屑呈银白色，无油腻，刮去鳞屑有出血点，头部皮损处毛发成束状；病情常冬重夏轻。

(3) 白癣：多见于儿童；头部有灰白色鳞屑斑片，其上有长短不齐的断发，发根有白色菌鞘；真菌检查呈阳性。

【治疗】

本病以中医治疗为主。西药常使用维生素 B 族药，亦可酌情选用抗生素。同时应限制多脂多糖饮食，避免各种机械性刺激。

一、辨证论治

1. 风热血燥证

证候：皮疹肥厚，干燥脱屑，鳞屑较多，瘙痒明显，可伴口干口渴，大便干燥；舌红少苔，脉细数。

治法：祛风清热，养血润燥。

方药：消风散合当归饮子加减。皮损颜色较红者，加牡丹皮、金银花、青蒿；瘙痒较重者，加白鲜皮、刺蒺藜；皮损干燥明显者，加玄参、麦冬、天花粉。

2. 肠胃湿热证

证候：皮疹油腻或有渗液，轻度瘙痒，常伴胸闷口苦，食欲不振，大便或结或溏，小便短赤；舌红，苔黄腻，脉濡数或弦数。

治法：清热化湿。

方药：茵陈蒿汤合五味消毒饮加减。

二、西医治疗

口服维生素 B_6、B_2 和复合维生素 B。瘙痒剧烈时，可给止痒、镇静剂。若炎症明显，皮疹范围大，可短期使用抗生素和皮质类固醇激素，如四环素或红霉素 0.25g，口服，每日 3 次；强的松 10mg，口服，每日 3 次。

三、外治法

1. 选用颠倒散洗剂、硫化硒洗剂、硫黄洗剂、2% 酮康唑或煤焦油制剂等外洗，每周 2~3 次。头部皮屑多者，可用茶籽饼煎水或脂溢洗方（苍耳子 30g，苦参 15g，王不留行 30g，明矾 9g，煎水）洗头。

2. 外搽 1% 红霉素酒精、红霉素软膏、1% 氯霉素雷琐锌酊、5% 硫黄霜、硫新霜等，每天 2~3 次。干性型发于头皮者，可外搽白屑风酊或侧柏叶酊；发于面部者，亦可用痤疮洗剂或颠倒散洗剂外搽。湿性型者，外搽青黛膏后，扑三石散。严重者可局部短期应用皮质类固醇激素制剂，如肤轻松、地塞米松霜等，但面部则慎用。

第十七节 斑 秃

斑秃（alopecia areata）系一种突然发生的局限性斑片状脱发，俗称“鬼剃头”。临床以脱发区皮肤正常，无自觉症状为特征。中医称为“油风脱发”。

【病因病理】

本病病因尚未完全明确。一般认为神经紧张、精神创伤是常见诱因，遗传、免疫及细菌和病毒感染、内分泌紊乱、营养不良、血管机能障碍、个体素质差异等均与本病的发生有关。目前多倾向于本病是在一定遗传因素参与下，由精神等因素诱发，导致自身免疫功能紊乱，而骤然出现脱发。在斑秃处的毛囊下部有T淋巴细胞浸润，部分患者血清中可检出自身抗体如抗甲状腺、抗胃壁细胞等抗体。

中医认为，发为血之余，血气虚弱，不能濡养皮肤，复感风邪，以致风盛血燥而成本病；或情志抑郁化火，损耗阴血，血热生风，风热上扰，毛发失养而突然脱落；或跌仆创伤，瘀血阻络，清窍失养，发脱不生；或久病致气血两虚，肝肾不足，精不化血，血不养发，毛根空虚而发落成片。

【临床表现】

可发于任何年龄，但以青年多见。

头发突然出现圆形或椭圆形的秃发斑，数目不等，大小不一，小如指甲，大如核桃，局部皮肤无炎症现象，平滑光亮，无自觉症状，常无意中或被他人发现。进展期边缘外头发松动，易于拔下，拔出的头发在放大镜下可见近端萎缩，呈上粗下细的“惊叹号”（!）样。

病程可持续数月或数年，多数自愈，亦有反复发作，边长边脱者。恢复期始长新发，细软淡黄，逐渐变粗变黑，最后恢复正常。

少数病人脱发可进行性加重，在几天至几月内头发全部脱落，称全秃。严重者眉毛、胡须、腋毛、阴毛、毳毛等所有毛发都脱落，称普脱。

【诊断与鉴别诊断】

1. 诊断要点 临床根据头部突然出现圆形、椭圆形的脱发斑，而局部无自觉症状，即可诊断。

2. 鉴别诊断

(1) 假性斑秃：是一种炎症性瘢痕性脱发，常继发于头皮红斑狼疮、扁平苔藓等炎症性皮肤病；患部皮肤萎缩变薄，毛囊消失，边缘不规则，边缘毛发不松动。

(2) 男性型秃发：好发于青年脑力劳动者，常有家族遗传倾向，多伴皮脂溢出症状；脱发常自前额两侧开始，逐渐向头顶部蔓延。

【治疗】

去除可能的诱发因素，解除精神负担，是治愈的关键。对发病时间短、病变范围小者，多采取局部治疗，其原则为刺激局部毛囊，改善血液循环，促进毛发生长。病程长、范围大或精神因素较明显者，结合安抚治疗与中药辨证论治。

一、西医治疗

1. 安抚治疗 胱氨酸100mg，维生素 B_6 20mg，泛酸钙20mg，均口服，每日2～3次，有助于生发。对精神紧张、焦虑、失眠的患者，可口服三溴合剂(10ml，每日3次)、奋乃静等镇静剂。

2. 皮质激素 强的松，每日20～40mg，口服，1个月后逐渐减量。适用于病情严重者。

二、辨证论治

1. 血热风燥证

证候：突然脱发成片，偶有头皮瘙痒，或伴头部烘热，心烦失眠，急躁易怒；苔薄，脉弦。

治法：凉血祛风，养阴护发。

方药：四物汤合六味地黄汤加减。若风热偏胜，脱发迅猛者，宜养血散风、清热护发，方用神应养真丹加减。

2. 气滞血瘀证

证候：脱发，病程较长，或伴头痛、胸胁痛，夜难安眠，多噩梦；舌有瘀斑，脉沉细。

治法：通窍活血。

方药：通窍活血汤合逍遥散加减。

3. 气血两虚证

证候：多于病后或产后头发呈斑块状脱落，且逐渐加重，毛发稀疏枯槁，易脱，伴唇白心悸，神疲乏力，气短懒言；舌淡，脉细弱。

治法：益气补血生发。

方药：八珍汤加减。

4. 肝肾不足证

证候：病程迁延日久，甚至全秃或普秃，伴头晕目眩，耳鸣失眠，腰膝酸软；舌淡，苔剥，脉细。

治法：补益肝肾。

方药：七宝美髯丹加减。

三、外治法

1. 药物外搽　可选用10%辣椒酊、5%～10%斑蝥酊、2%敏乐定霜或溶液、0.5%蒽林软膏或霜剂、盐酸氮芥溶液、30%补骨脂酊等外搽，每日数次。

2. 外擦、湿敷　鲜毛姜或鲜生姜，切片，烤热后涂擦患处，每日数次。头皮发痒，脱发较重者，用海艾汤煎水湿敷，每天2～3次。

3. 局部注射　用强的松龙混悬液或去炎松混悬液1ml加等量1%普鲁卡因溶液作患部皮内或皮下注射，每次注射数点，每点注射0.1～0.2ml，每周1次，一般注射3～5次；亦可局部注射维生素E。

四、其他疗法

1. 光化学疗法（PUVA）　局部先外搽8－甲氧补骨脂素酊剂，45分钟后照射长波紫外线，开始每周2次，出现再生发时逐渐减少治疗次数。

2. 针刺　病程较长者，可用梅花针移动弹刺秃发区域，每日1次。

第十八节　红斑狼疮

红斑狼疮（lupus erythematosus）是一种可累及全身多脏器的自身免疫性结缔组织病。多见于15～40岁女性。临床主要分盘状红斑狼疮（DLE）和系统性红斑狼疮（SLE）。盘状红斑狼疮好发于面部，主要表现为慢性局限性皮肤损害；系统性红斑狼疮除有皮损外，同时出现多系统多脏器损害，病变呈进行性经过，预后较差，急性发作和重型病例可危及生命。前者属中医“红蝴蝶疮”、“蝶斑疮”范畴；后者中医称之为“蝶疮流注”。

【病因病理】

本病病因复杂，目前认为主要与遗传因素、内分泌因素、病毒感染、日晒、寒冷、药物（如肼屈嗪、普鲁卡因胺）、妊娠分娩、外伤、精神创伤等多种因素有关，其中遗传和环境因素对本病的诱发与发展起重要作用。研究发现，本病有明显的遗传倾向，系统性红斑狼疮患者家族发病率远高于正常人群，同卵孪生者两人同患本病者约占50%，一方患病，另一方抗核抗体阳性者占71%。其发病机理可能是在遗传的基础上，由于上述内外因素的作用，使其免疫功能发生紊乱或免疫缺陷，淋巴细胞的相互制约作用失调，导致B细胞功能亢进，产生自身抗体，在补体参与下，形成可溶性抗原－抗体原合物，沉积于各组织器官而引起炎症反应，使自身组织破坏而发病。

中医认为，本病主要由于先天禀赋不足，肝肾亏损而成。肝肾阴虚或七情内伤，致使阴阳气血失衡，运行不畅，气滞血瘀，阻隔经络；复因日光照射，感受外邪，热毒入里，燔灼营血，瘀阻脉络，内伤及脏腑，外阻于肌肤所致。热毒蕴结肌肤，上泛头面则生盘状红蝴蝶疮；热毒内传脏腑，瘀阻于肌肉、关节，则发系统性红蝴蝶疮。病情虚实互见，变化多端。病变中期，热邪伤阴，或气阴两伤；后期，阴损及阳，脏腑功能衰退。

【临床表现】

一、盘状红斑狼疮

1. 主要症状和体征 多见于20~40岁中青年男女，好发于面部。播散到躯干四肢者称播散型红斑狼疮。

皮损初发时为小丘疹或小斑片，逐渐扩大呈圆形或不规则形暗红色斑块，边界清楚，其上附有黏着性鳞屑，揭去鳞屑可见刺状毛囊角栓，拔除角栓后遗留扩大的毛囊口，日久皮损中央萎缩，边缘隆起成盘状，表面可见毛细血管扩张，色素沉着或色素脱失。皮损常见于颧、颊、鼻、唇、耳、颈、上胸、手背等处，颧部和鼻梁部的皮损常连接成蝴蝶状。如发生在口唇，则多为覆有灰褐色鳞屑的斑，可发生糜烂和萎缩。有轻度瘙痒，日晒可使皮损加重或复发，少数皮损可继发癌变。

病程慢性，一般无自觉症状，少数患者，尤其是播散型者可出现低热、关节痛、乏力等全身症状。

2. 辅助检查 播散型者有白细胞或血小板减少，血沉轻度增快，丙种球蛋白增高，类风湿因子阳性，血清补体降低，少数患者抗核抗体阳性。

二、系统性红斑狼疮

1. 主要症状和体征　多见于青中年女性，男女之比约为1:9。

病初患者常有不规则发热、关节痛、乏力、消瘦、口腔溃疡等全身症状。约80%的病人在发病过程中出现皮疹，约58%的病人有光敏感现象。

（1）皮损表现：皮疹特点为面部蝶形红斑，略呈水肿性，鲜红或暗红色，表面光滑，有灰白色鳞屑，边界清楚或不清楚，严重时可有渗出、水疱及结痂。消退后不留疤痕，亦无萎缩。皮损广泛者可发展至前额、颈部及四肢，日晒后皮损潮红加剧。少数患者可见盘状红斑狼疮样皮疹，或有口腔溃疡。另一特征皮损是甲周及指（趾）尖有冻疮样紫斑及瘀点，伴指（趾）尖点状萎缩，侧缘常可见紫红斑及毛细血管扩张，大小鱼际处有网状青斑。尚可有弥漫性或前额顶部参差不齐的短发（狼疮发）和毛发稀疏、坏死性血管炎、血栓性静脉炎、多型红斑、荨麻疹、紫癜及雷诺现象等。

（2）全身症状

发热：一般均有不规则发热，多数呈低热，急性活动期常出现高热，甚至可达40℃以上。

关节痛：90%的患者早期有关节痛和肌肉痛，表现为手指、腕、踝、膝关节疼痛，多为游走性，软组织可有肿胀，但很少发生积液和潮红。

肾脏损害：半数以上患者可发生肾脏损害，为较早的常见的重要内脏损害，可出现狼疮性肾炎，早期尿中有蛋白、管型和红、白细胞，后期可发展成尿毒症、肾衰竭，危及生命。

心血管病变：以心包炎及心肌炎、心包积液较常见。有时伴发血栓性静脉炎、血栓闭塞性脉管炎。

呼吸系统：主要表现为间质性肺炎、胸膜炎及胸腔积液，可有咳嗽，呼吸困难等。

消化系统：多见食欲不振，恶心呕吐，腹痛腹泻，便血等症状，少数患者可出现慢性肝炎样表现。

神经系统：见于后期，可有神经精神症状，表现为动作、情感障碍，抑郁，失眠，精神分裂症样改变，严重者可出现抽搐、症状性癫痫等。

其他：半数患者有局部或全身淋巴结肿大，质软不痛。少数病人可出现视网膜病变，女性患者可有月经紊乱及闭经。

2. 辅助检查　比较有意义的有贫血，全血细胞减少，血小板减少，血沉增快，γ球蛋白升高，白蛋白降低，类风湿因子（RH）阳性，蛋白尿，血尿及管型尿。活动期血清总补体和C_4、C_3、C_{1q}等明显降低，狼疮细胞（LE）阳性，抗核抗体（ANA）阳性，狼疮带试验（LBT）阳性等。

【诊断与鉴别诊断】

1. 诊断要点

（1）盘状红斑狼疮：根据皮损为暗红斑，有黏着鳞屑、角质栓及萎缩等特征即可诊断。必要时做组织学和免疫病理检查。

（2）系统性红斑狼疮：①主症：典型皮疹如颜面部蝶形红斑、甲周红斑或指（趾）远端甲下弧形斑、指（趾）尖红斑、出血或盘状损害，黏膜红斑、糜斑、溃疡；狼疮细胞阳性，ANA 滴度≥1∶80，血清补体下降。②辅症：发热，狼疮发，光敏，关节痛或关节炎，多器官受累。3 个主症具备 2 个即可确诊，1 个主症附加 3 个辅症才能确诊。

2. 鉴别诊断 系统性红斑狼疮应与风湿性关节炎、类风湿性关节炎和皮肌炎等相鉴别。

（1）风湿性关节炎：关节肿痛明显，可出现风湿结节；无系统性红斑狼疮特有的皮肤改变；对光线不敏感；抗链“O”多为阳性；红斑狼疮细胞及抗核抗体检查阴性。

（2）类风湿性关节炎：多累及小关节，可有关节畸形；无红斑狼疮特有皮损改变；红斑狼疮细胞及抗核抗体检查阴性。

（3）皮肌炎：多于面部开始，皮损为紫蓝色水肿性红斑，伴有血管扩张；多发性肌炎症状明显；尿肌酸含量异常。

【治疗】

盘状红斑狼疮一般不需全身治疗，以局部治疗为主，外用药原则为保护、避光、润肤。对播散型及病情活动期患者可给予氯喹类药物与中成药等治疗。

系统性红斑狼疮病情轻者，可选用氯喹结合非激素类抗炎药物治疗，或配合中药辨证论治；病重者选用足量的皮质类固醇激素；合并明显的重要脏器损伤者，应中西医结合治疗。

治疗时应注意：精神心理治疗。避免日晒，忌用有感光作用的药物。注重休息。生活规律，加强营养及维生素的补充，定期随访。

一、西医治疗

1. 氯喹类药 磷酸氯喹或羟基氯喹 0.2g，口服，每日 2～3 次，连用 4～6 周，病情好转后逐渐减量。氯化喹啉，每日不超过 0.375g。长期使用者，防止角膜及视网膜病变。

2. 皮质类固醇激素　泛发病例可口服小剂量强的松。系统性红斑狼疮病轻者，每日给予泼尼松20～40mg，顿服或隔日顿服；病重者每日用泼尼松40～80mg或120mg，口服或静脉滴注，待病情缓解后逐渐减量或给予其他免疫抑制剂；严重肾病者可试用冲击疗法，如用甲基强的松龙每日1g，3天为一疗程。

3. 非激素类抗炎药　①吲哚美辛（消炎痛）25～50mg，每日2～3次。②氯苯酚嗪，每日100mg，有皮肤红染的副作用。③反应停50～100mg，口服，每日2次，有效后减至25～50mg，连服3～5个月，对多数病人有效，但有致畸等副作用，孕妇忌用。④酞咪哌啶酮100mg，每日2次，有效后减为每日100mg，连续用药3～5个月。

4. 免疫抑制剂　多在使用激素药效果不佳或有禁忌证时应用。可单独使用，亦可与激素合用。常用的有环磷酰胺、硫唑嘌呤。如硫唑嘌呤25mg，每日2次；重症者可用冲击疗法。另外，也可使用免疫调节药物，如胸腺素、转移因子、左旋咪唑等。

二、辨证论治

1. 热毒炽盛证

证候：相当于系统性红斑急性活动期。面部现蝶形红色斑，色鲜艳，皮肤紫暗，有瘀斑，甲下和眼结膜有出血点，伴高热神昏，烦躁口渴，关节肌肉疼痛，便干尿赤；舌红绛，苔黄糙，脉弦滑或洪数。

治法：清热凉血，解毒化斑。

方药：犀角地黄汤合黄连解毒汤加减。高热抽搐，神昏谵语者，加服安宫牛黄丸或紫雪丹等。

2. 阴虚火旺证

证候：斑疹暗红，伴不规则发热或持续低热，手足心热，心烦乏力，自汗盗汗，面色潮红，关节痛，足跟痛，月经不调；舌红，苔少，脉细数。

治法：滋阴降火。

方药：六味地黄汤合大补阴丸、清骨散。

3. 气滞血瘀证

证候：多见于盘状局限型及亚急性皮肤型红斑狼疮。红斑暗滞，角栓形成及皮肤萎缩，伴倦怠乏力；舌暗红，苔白，或呈光面舌，脉沉细。

治法：行气活血化瘀。

方药：逍遥散合血府逐瘀汤加减。

4. 脾肾阳虚证

证候：红斑不显，低热肢冷，面色无华，眼睑、下肢浮肿，腹胀纳差，口干不渴，尿少或尿闭；舌淡胖，边有齿痕，苔少，脉沉细。

治法：温肾壮阳，健脾利水。

方药：附桂八味丸合真武汤加减。

5. 脾虚肝旺证

证候：皮肤紫斑，胸胁胀痛，腹胀纳呆，头昏头痛，失眠耳鸣，月经不调或闭经；舌紫暗或有瘀斑，脉细弦。

治法：健脾舒肝。

方药：四君子汤合丹栀逍遥散加减。

中成药可选用昆明山海棠片（0.5～0.75g，饭后服，每日3次）、雷公藤总苷片（每日1～1.2mg/kg，分2～3次饭后服）、青蒿丸、六味地黄丸等。

三、外治法

1. 可外搽白玉膏、黄柏霜、5%奎宁霜等。适用于盘状红斑。

2. 皮质类固醇激素软膏、霜剂外擦，或皮损内注射，1～2周1次；角化明显的皮损亦可外涂维甲酸乳膏。适用于盘状红斑狼疮。

第二十四章　常见性传播疾病

第一节　梅　毒

梅毒（syphilis）是由苍白螺旋体引起的一种全身性慢性性传播疾病。临床表现早期主要侵犯皮肤黏膜，晚期可造成骨骼、眼部甚或心血管和神经系统等多组织的病变。主要由性行为传播，亦可通过血液或胎盘传播。属中医“杨梅疮”、“霉疮”等范畴，国家标准中医亦称之为“梅毒”。

【病因病理】

梅毒的病原体为梅毒螺旋体，因其无色透明，不易染色，故又称苍白螺旋体。它是一种纤细的螺旋状厌氧微生物，其运动方式有旋转式、蛇行式及伸缩式三种。90%的梅毒患者是通过性交由皮肤黏膜破损处传染。梅毒孕妇在妊娠4个月时可通过胎盘传染给胎儿。接触病人污染的物品、接吻、输血、妇科检查、哺乳及握手等亦可传染。梅毒螺旋体侵入人体3~4周后，在皮损处形成硬下疳，附近淋巴结肿大，即一期梅毒。此后3~6周，机体产生大量抗体杀死大部分螺旋体，硬下疳消退。约经3~4周后，大量螺旋体再次进入血液循环而引起广泛性皮肤、黏膜和内脏损害，称为二期梅毒。再经过较长的潜伏期，引起组织坏死、破坏，发生三期梅毒。感染后2年内发生的一、二期梅毒合称早期梅毒；2年后发生的三期梅毒称晚期梅毒。

中医认为，本病主要系精化传染、气化传染及胎传染毒所致。精化传染由交媾不洁，毒气乘虚入里；气化传染是通过接吻、哺乳及接触患者污染的物品染触秽毒；胎传染毒是禀受母体之毒而发。一旦受邪，外攻肌表，则发杨梅痘、疹、斑等；内伤脏腑，可损伤筋骨空窍，或绝育不孕，或移患于子女。

【临床表现】

一、主要症状和体征

根据不同的传染途径，梅毒可分为后天（获得性）梅毒及先天（胎传）梅毒。依据病程变化常分为一期梅毒、二期梅毒与三期梅毒。

1. 一期梅毒 主要症状为硬下疳。多发生于不洁性交的3周左右，常出现在外生殖器、肛门、口唇及乳房等部位。皮损为单个圆形或椭圆形暗红色斑丘疹或丘疹，质硬，不痛不痒，约1cm大小，如溃破则形成四周坚硬突起、中间凹陷、基底平坦无脓水的溃疡面，上有少量分泌物，传染性大。附近淋巴结肿大，无压痛。约3~8周内硬下疳消失，不留痕迹。穿刺淋巴结与梅毒血清检查常呈阳性。

2. 二期梅毒 主要表现为梅毒疹（杨梅疮）。一般发生在感染后10周左右，为梅毒泛发期，传染性大。早期可出现发热、头痛、骨关节痛、咽喉肿痛等前驱症状，2~3天后出现皮疹，全身症状消失。

皮损常自胸部开始，渐及腰腹、四肢屈侧、颜面及颈部，最后至手部。初为0.5cm大小的圆形或椭圆形淡红色斑，广泛对称，疏散而不融合；以后可进一步发生丘疹、鳞屑性丘疹及脓疱疹等。黏膜处可见黏膜斑，掌跖部可出现脱屑性斑疹，外阴及肛门部可发生扁平湿疣，头发可呈虫蛀样脱落，浅表淋巴结肿大。可出现骨与关节梅毒、梅毒眼损害等。梅毒血清反应呈强阳性。

3. 三期梅毒 一般发生在感染2年后，典型表现为结节性梅毒疹和黏膜、骨骼树胶样肿，以口腔、鼻、舌、腭、唇等皮肤黏膜处多见。可侵犯内脏，特别是心血管系统受损，可见单纯性主动脉炎、主动脉瓣闭锁不全、主动脉瘤；神经系统受损可见梅毒性脑膜炎、麻痹性痴呆、脊髓痨等。一般无传染性，但破坏力强。

4. 胎传梅毒（先天梅毒） 系母体内梅毒螺旋体通过胎盘感染胎儿所致。根据发病时间的迟早可分为早期胎传梅毒（2岁内）与晚期胎传梅毒（2岁以上）。

（1）早期胎传梅毒：多发生于出生后3周至3个月内，常为早产儿。患儿消瘦，皮肤干枯，貌似老人，呼吸及吸乳困难，声音嘶哑，骨骼受损。皮疹基本同二期梅毒，表面有大量梅毒螺旋体，传染性大，口角放射性皲裂及瘢痕是其特有表现。尚可见肝脾肿大或梅毒性脑膜炎，死亡率高。

（2）晚期胎传梅毒：与后天三期梅毒皮损基本相似。表现为结节性梅毒疹和树胶样肿，上腭与鼻中隔穿孔，马鞍鼻，军刀胫及梭状指等。尚有哈钦森（Hutchinson）三联征，即基质性角膜炎、神经性耳聋和半月形门齿。

二、辅助检查

1. 梅毒螺旋体检查 适用于早期梅毒皮肤黏膜损害者。

（1）暗视野镜检：可见活动的梅毒螺旋体形态和运动特征。

（2）免疫荧光染色：梅毒螺旋体呈亮绿色荧光。

2. 梅毒血清学试验

（1）非特异性抗原梅毒血清试验：大多数梅毒患者可发生阳性血清反应。常用的有：性病研究实验室玻片试验（VDRL）；血清不加热反应素试验（USR）；快速血浆反应素环状卡片试验（RPR）。

（2）特异性梅毒血清试验：用梅毒螺旋体提取的抗原所作的血清学试验，敏感性与特异性均高，常作为证实试验。常用的有：荧光螺旋体抗体吸附试验（FTA－ABS）、梅毒螺旋体血凝试验（TPHA）、酶联免疫吸附试验（ELISA）。

3. 脑脊液检查　包括细胞计数、总蛋白测定、VDRL 试验及胶体金试验。主要用于神经梅毒的诊断及疗效判断。

【诊断与鉴别诊断】

1. 诊断要点　依据详尽的病史、体征，结合多项实验室检查，综合分析后作出诊断，并区分梅毒的不同时期。可疑梅毒患者，要定期进行临床及血清学检查。

2. 鉴别诊断

（1）软下疳：发病急，潜伏期短；炎症明显，基底柔软，溃疡较深，表面有脓性分泌物；疼痛剧烈，常多发；实验室检查可查到杜克莱（Ducrey）杆菌。

（2）玫瑰糠疹：皮损多呈椭圆形，附有糠状鳞屑，常可见较大母斑；局部瘙痒，淋巴结不大；镜检无病原菌，梅毒血清反应阴性。

【治疗】

梅毒的治疗原则是应尽早确诊，系统、正规治疗，定期追踪观察，彻底消除病原体，并对其配偶及性伴侣同时进行检查或治疗。目前治疗本病以青霉素为首选药物，其优点为疗效高、疗程短、毒性低；亦可使用中西医结合治疗。

一、西医治疗

1. 早期梅毒　包括一、二期及早期潜伏梅毒。普鲁卡因青霉素 G，每日 80 万 U，肌注，连续 10～15 天，总量 800 万～1200 万 U。或苄星青霉素 G240 万 U，分两侧臀部肌注，每周 1 次，共 2～3 次。对青霉素过敏者，可选用四环素（孕妇及小儿禁用）或红霉素，每次 0.5g，口服，每日 4 次，连服 15 天；或多西环素 100mg，口服，每日 2 次，共 15 天。

2. 晚期梅毒　包括二期复发、三期梅毒及心血管、神经梅毒等。给予普鲁卡因青霉素 G80 万 U，肌注，每日 1 次，共 20 天。或苄星青霉素 240 万 U，肌注，每周1次，共3次。心血管、神经梅毒只用普鲁卡因青霉素G80万U，肌注，每日1次，15天为一疗程，共2个疗程，疗程间停药2周。对青霉素过敏者，可用四环素或红霉素，每次0.5g，口服，每日4次，共30天；或多西环素100mg，每日2次，共30天。

3. 胎传梅毒 早期胎传梅毒，可用普鲁卡因青霉素G，5万U/kg，肌注，每日1次，共10天，总剂量一般在150万~300万U。或用苄星青霉素，5万U/kg，1次肌注。晚期胎传梅毒，按成人的相应病期进行治疗。对青霉素过敏者，用红霉素，每日7.5~12.5mg/kg，分4次口服，共30天。

使用青霉素抗梅毒注意事项：①先做青霉素过敏试验；②必须早期、足量、正规、按计划完成；③要求维持血清浓度高于0.03U/ml（以杀灭螺旋体），维持7~10天（梅毒螺旋体繁殖一代的时间是30~33小时）；④防治吉海（Jarisch Herxheimer）反应，表现为发热、无力、皮损加重、肌肉及骨骼疼痛等，可口服强的松避免或减轻吉海反应。

二、辨证论治

1. 肝经湿热证

证候：阴部或乳房等处出现红斑、丘疹、小结节，红肿灼热，质坚韧，或胸腹、腰部、四肢屈侧及颈部发生杨梅疹、杨梅斑，伴口苦纳呆，便秘尿赤；舌红，苔黄腻，脉弦滑。

治法：清肝解毒，利湿化斑。

方药：龙胆泻肝汤加土茯苓、丹皮、赤芍。

2. 痰瘀互结证

证候：疳疮紫红，四周硬突，或横痃坚韧不痛，或霉疮结节紫暗，或肝脾肿大；舌淡紫，苔腻，脉滑或细涩。

治法：化痰祛瘀，解毒散结。

方药：二陈汤合消瘰丸加土茯苓、桃仁、红花、夏枯草。

3. 脾虚湿蕴证

证候：疳疮破溃，色淡，或结毒遍生，皮色暗褐，或皮烂渗液，或腐肉败脱，久不收口，伴面黄肌瘦，倦怠纳呆，食少便溏，骨节酸痛；舌胖润，苔腻，脉濡缓或滑。

治法：健脾化湿，解毒祛浊。

方药：芎归二术汤。

4. 气阴两虚证

证候：病程日久，低热不退，皮肤干燥，溃面干枯，久不收口，失眠脱发，伴口咽干燥，头晕目眩，视物模糊；舌淡红，苔少，脉细数无力。

治法：益气养阴，补肾填精。

方药：生脉散合大补阴丸加土茯苓、地骨皮、菊花、银柴胡。脊髓痨者，加服地黄饮子。

三、外治法

1. 皮损处溃烂时，外用鹅黄散、珍珠散或五五丹撒于疮面，每日 3 次。

2. 梅毒淋巴结肿大，未溃用冲和膏酒、醋各半调敷，每日 2 次；已溃用五五丹提脓祛腐，后用生肌散收口，或外盖玉红膏，每日换药 1 次，直至愈合。

第二节　淋　病

淋病（gonorrhea）是因性接触感染淋病双球菌而引起的泌尿生殖器黏膜传染性化脓性炎症疾病。临床特点是以尿频、尿急、尿道刺痛或尿道溢脓，甚至排尿困难为主要表现。属中医“淋证”、“淋浊”、“房淋”等范畴，国家标准称之为“花柳毒淋”。

【病因病理】

本病病原菌为淋病双球菌，又称奈瑟淋球菌。在完全干燥状态下 1～2 小时死亡，在微湿衣被等物品中可生存 10～74 小时。使用一般消毒剂即可杀灭淋球菌。淋病主要通过不洁性交直接传染，且感染率与性交次数成正比，轻症和无症状淋病患者是主要传染源。也可通过接触被患者污染的衣服、床单、浴巾、浴盆等物品间接感染。产妇患淋病，可经产道传染而引起新生儿淋菌性结膜炎及口腔炎。

人是淋球菌的唯一天然宿主，主要侵犯黏膜。感染后淋菌侵入男性前尿道、女性尿道及宫颈等处，黏附到柱状上皮细胞的表面，并沿生殖道上行，通过柱状上皮细胞的吞噬作用而进入细胞内繁殖、致病，引起局部急性炎症，出现充血、水肿、化脓和疼痛，使黏膜糜烂、脱落，形成典型的尿道脓性分泌物。如不及时治疗，淋球菌可逐渐向上蔓延，严重者可经血液播散全身。淋球菌可长期潜伏于腺组织深部，反复发作而成为慢性淋病。黏膜坏死后由鳞状上皮或结缔组织代替，引起尿道瘢痕性狭窄，输卵（精）管狭窄、梗阻，可继发宫外孕和男女不育。

中医认为，本病多由不洁性交，染受秽毒所致。湿热秽毒侵入溺、精二窍，气血郁滞，湿热熏蒸，精败肉腐，气化失司，故有典型的精、溺窍受累症状。湿热秽毒久羁，耗津伤气，瘀结内阻，反复发作，而成本虚标实之证。

【临床表现】

一、主要症状和体征

潜伏期为1~14天，多为2~5天，女性不易确定，有症状者可能已感染10天。

1. 男性淋病 主要表现为化脓性尿道炎，可有发热、头痛、周身不适等全身症状。根据病程可分为急性和慢性两种。

(1) *急性淋菌性尿道炎*：初起为尿道内刺痒、灼热，尿道口红肿，尿液中有丝状物，称淋丝。约2天后症状加剧，出现尿频、尿急、尿痛，尿道口溢脓，脓液呈深黄色或黄绿色，入夜常有阴茎痛性勃起，此系急性前尿道炎。急性前尿道炎2周后，约有60%的患者转为急性后尿道炎，表现为尿频、尿急及急性尿潴留，夜尿多，尿末刺痛或疼痛加剧，偶有终末血尿，1~2周症状逐渐消失。尿两杯试验，如第一杯混浊，第二杯澄清为前尿道炎，两杯均混浊系后尿道炎。

(2) *慢性淋菌性尿道炎*：尿道炎持续2个月以上或反复发作者，称为慢性尿道炎。症状轻微，表现为尿道刺痒、灼热，轻度尿痛及排尿无力，尿流变细，尿后余沥，尿中可见淋丝浮游，晨起尿道口有分泌物及其结痂。挤压阴茎根部可有稀薄黏液流出。常因饮酒、劳累、频繁性交等诱因而使症状加重，甚至急性发作。未经治愈者，约5~10年后可发生尿道狭窄。

常见的男性淋病并发症有尿道周围炎、前列腺炎、精索炎、附睾炎、精囊炎及膀胱炎等。

2. 女性淋病 其特点为症状轻微，约60%无症状，易漏诊，急、慢性症状不易区别。根据其解剖特点，可分为泌尿生殖器下段和上段淋病。

(1) *泌尿生殖器下段淋病*：常见为子宫颈炎、子宫内膜炎、尿道炎、尿道旁腺炎及前庭大腺炎等。临床表现为尿频、尿急、尿痛，排尿困难，外阴红肿，尿道口及前庭大腺口红肿并有脓性分泌物，宫颈水肿、糜烂，白带增多，常伴下腹痛。

(2) *泌尿生殖器上段淋病*：淋菌性宫颈内膜炎向上发展可致输卵管炎、卵巢脓肿、盆腔脓肿及腹膜炎等症状，常引起下腹痛、压痛、脓性白带增多、双侧附件增厚以至发热、全身乏力等症状。慢性输卵管炎可引起输卵管粘连、阻塞、积液而造成不孕症。

幼女淋菌性外阴及阴道炎表现为外阴红肿、灼痛，阴道及尿道有脓性分泌物。

播散性淋病常出现淋菌性关节炎、淋菌性败血症、脑膜炎、心内膜炎及心包炎等。

其他部位的淋病主要有新生儿淋菌性结膜炎、淋菌性咽炎、淋菌性直肠炎等。

二、辅助检查

1. 涂片 取尿道或宫颈分泌物涂片检查，发现多形核白细胞内有革兰阴性淋病双球菌。慢性淋病患者，亦可取前列腺液涂片检查，以提高检出率。

2. 培养和药敏试验 对症状不明显，涂片阴性的可疑淋病患者，应作细菌培养检查及药敏试验以指导临床选择敏感抗生素。

【诊断与鉴别诊断】

1. 诊断要点 根据感染史、症状和体征、分泌物涂片及培养结果作出本病的诊断。

2. 鉴别诊断

(1) 非淋菌性尿道炎：有冶游史及明显性传播接触史；但潜伏期长，多为7~21天；尿道炎症较轻，尿道分泌物少，呈稀薄黏液状；无全身症状；分泌物查不到淋病双球菌。

(2) 包皮龟头炎：龟头红肿，包皮内有多量脓性分泌物，无排尿改变；分泌物涂片及培养无革兰阴性淋病双球菌。

(3) 滴虫性阴道炎：亦有不洁性交史，潜伏期多为4~28天；分泌物为泡沫状白带，恶臭；涂片检查可见阴道毛滴虫。

【治疗】

淋病的治疗主要是使用有效抗生素杀灭淋球菌，其治疗原则是及时、足量、彻底。无合并症淋病应常规单剂大量给药，以使血中药物浓度足够杀死淋菌；有合并症淋病则宜连续用药，保持足够的治疗时间。同时配合局部外治与中药辨证论治，力争尽早彻底治愈。

一、西医治疗

1. 无并发症的急性淋病 普鲁卡因青霉素G480万U，1次分两侧臀部肌注；或氨苄西林3.5g，1次口服或肌注；同时1次顿服丙磺舒1g。对青霉素过敏者，可用四环素（孕妇及儿童禁用）或红霉素，每次0.5g，口服，每日4次；或强力霉素，每次0.1g，口服，每日2次，连服7天。

2. 有合并症及耐青霉素淋球菌淋病 须用壮观霉素（淋必治），每次 2g，肌注；或头孢三嗪（菌必治）250mg，肌注；同时口服丙磺舒每日 1g，治疗 5 ~ 7 天。或氟哌酸（淋得治）800mg，1 次口服；或氧氟沙星（氟嗪酸）400mg，1 次口服，共服 10 天。

二、辨证论证

1. 湿热毒蕴证（急性淋病）

证候：尿急，尿频，尿痛，淋沥不止，尿液混浊如脂，尿道口红肿、溢脓，附近淋巴肿痛，女性宫颈及前庭红肿热痛，并有脓液，可伴发热、全身不适等；舌红，苔黄腻，脉滑数。

治法：清热利湿，解毒化浊。

方药：龙胆泻肝汤加土茯苓、萆薢等。

2. 正虚毒恋证（慢性淋病）

证候：小便短涩，淋沥不畅，日久不愈，五心烦热，神疲纳差，酒后或疲劳易发，女性白带多；舌淡，苔白腻，脉沉细。

治法：滋阴降火，利湿祛浊。

方药：知柏地黄丸加土茯苓、萆薢等。

3. 毒邪流窜证（有合并症者）

证候：前列腺肿痛、拒按，小便溢浊或点滴淋沥，腰酸坠胀，女性下腹隐痛、按痛，外阴瘙痒，白带多，或有低热，周身不适；舌红，苔薄黄，脉滑数。

治法：清利湿热，解毒化浊。

方药：龙胆泻肝汤加土茯苓、红藤、鹿衔草等。

三、外治法

1. 局部红肿、糜烂者，可用 1∶5000 高锰酸钾溶液或 1∶500 肤阴洁、洁尔阴溶液浴洗；或用土茯苓、地肤子、苦参、芒硝各 30g，煎水外洗，每日 2 ~ 3 次，表面可涂青黛油、紫草油或龙胆紫溶液。

2. 慢性前列腺炎经抗淋治疗后，仍有前列腺增生及尿道不适者，可做前列腺按摩治疗（每周 1 ~ 2 次）及前列腺微波治疗。

第三节　非淋菌性尿道炎

非淋菌性尿道炎（non - gonococcal urethritis，NGU），是由性接触为主要传播途径，以尿道炎症为主要病理改变的一种泌尿生殖道炎症。患者多为青壮年，女性患者多于男性。临床以尿频、尿急，尿道内轻微灼痒、疼痛，尿道口有稀薄分泌物为主要症状。属于中医传统“淋证”范畴。

【病因病理】

主要病原体为沙眼衣原体和解脲支原体，少数可由阴道滴虫、兰氏鞭毛虫、念珠菌、疱疹病毒等引起。沙眼衣原体是一种寄生于细胞的微生物，对热敏感，56℃～60℃能存活5～10分钟，在-70℃可保存数年，对多数消毒剂敏感，其中75%的乙醇在半分钟即可灭活。衣原体侵入机体后，一般先在杯状细胞或柱状上皮细胞内生长繁殖，然后在单核巨噬细胞内增殖。它在细胞内繁殖除损害寄生的细胞外，尚能逃避宿主免疫防御清除，得到间歇性保护。人体感染衣原体后，可获得特异性免疫，但免疫力不强，很短暂，因此常造成持续感染、隐性感染和反复感染。

解脲支原体是一种极微小的珠杆状微生物，无细胞壁及前体，细胞器极少。它对外界的抵抗力较差，在45℃仅生活15～30分钟，55℃15分钟即可灭活，一般消毒剂可立即杀死，低温或冷冻干可长期保存。支原体不侵入组织和血液，只能附在呼吸道或泌尿生殖器的上皮细胞表面的受体上，它通过损伤细胞，产生大量有毒物质，吸附于精子、卵细胞及巨噬细胞表面而引起相应的症状，而且解脲支原体吸附于精子表面后，除可阻碍精子的运动外，还可产生神经氨酸酶样物，干扰精子和卵子的结合，导致不育症。

沙眼衣原体和解脲支原体主要通过性接触传染。无性接触的女性，生殖道内找不到支原体，而性生活越乱者，则支原体的阳性率越高。新生儿可经产道感染，导致新生儿的眼结膜炎和肺炎。

中医认为，本病多因贪恋女色，房室不洁，感染湿浊疫毒之气，由溺窍或阴户而入，阻滞下焦，蕴结膀胱，化热化火，导致膀胱气化不利，肝经气机不畅，甚或气血瘀阻，而生诸症。湿热秽毒久恋不解，化火伤阴，或素体阴虚，复感湿热秽毒，致阴虚湿热，虚实夹杂，病情反复，迁延难愈。

【临床表现】

1. 主要症状和体征 衣原体及支原体感染后具有慢性过程和非典型症状的临床特点。潜伏期1～3周，多数感染者呈隐匿性过程，无明显临床不适表现，常因此而失去及时治疗的机会。

(1) 男性非淋菌性尿道炎：起病缓慢，或是在诊断淋菌性尿道炎治愈后仍有不适的症状，症状较轻，可见尿道刺痒、烧灼感及排尿困难，少数有尿道分泌物溢出，晨起首次排尿前易于发现，或仅在尿道口处有一薄层浆痂（封口现象）。

（2）女性非淋菌性宫颈炎及尿道炎：女性衣原体及支原体感染以宫颈为中心，可见白带增多，子宫颈水肿或糜烂，或有下腹疼痛，但临床症状多不明显。合并或单独发生尿道炎，可有尿道灼热或尿频症状，尿道口充血、微红或正常，挤压常见有分泌物溢出，不少患者无任何不适症状。

（3）合并症：主要因为失治、误治、未经彻底治疗所致。男性最常见的并发症有附睾炎、前列腺炎，女性合并症主要有输卵管炎、子宫内膜炎及宫外孕等。男女相关的并发症主要是不育和不孕。极少数男性可出现 Reiter 综合征（表现有尿道炎、关节炎、角膜炎、结膜炎和银屑病样皮疹）。

2. 实验室检查 衣原体、支原体感染的诊断主要靠实验室检测。尿道、宫颈分泌物涂片革兰染色，高倍显微镜视野下，多形核白细胞数大于 5 个，淋球菌检查及培养阴性。有条件可分离培养衣原体、支原体等病原微生物。

【诊断与鉴别诊断】

1. 诊断要点 根据患者有性传染可能，尿道炎或宫颈炎症状发生感染后 1～3 周，淋球菌镜检和培养检查阴性，尿道分泌物涂片中每个高倍镜视野有中性粒细胞 5 个以上，即可初步诊断。有条件的应做衣原体和支原体血清检查及培养等，作进一步确诊。

2. 鉴别诊断

（1）淋病：淋病的潜伏期较短，平均 3～5 天；尿道炎症状明显，尿道分泌物呈脓性；可查见细胞内革兰阴性淋病双球菌。

（2）非特异性尿道炎：常由泌尿生殖系统或邻近脏器炎症的蔓延以及由导尿和尿道探查等引起的继发感染，与性接触无关，根据病史，容易鉴别。

【治疗】

本病的治疗原则是早期诊断，药物足量，足够疗程，综合治疗。针对病原体使用有效抗生素进行治疗，以四环素类和大环内酯类疗效好，一般 β 内酰胺类无效。中西医结合治疗对提高临床疗效，特别是对慢性复发性或兼有前列腺、盆腔炎的患者，疗效较好。

一、西医治疗

衣原体及支原体感染均可首先四环素，每次 0.5g，每日 4 次，共 7 天；然后每次 0.25g，每日 4 次，再服 14 天，共需 21 天。孕妇应选用红霉素治疗，剂量同前。或用强力霉素、二甲胺四环素（美满霉素），均每次100mg，每日2次，连服10天。对衣原体感染，亦可用氧氟沙星，每日300～600mg；或环丙沙星250～500mg，每日2次。对支原体感染，可用壮观霉素2g，肌内注射，每日1次。

大环内酯类抗生素阿奇霉素（舒美特）疗效较好，由于其半衰期长达68小时，在最后一次药后的第5～7天组织中仍维持有效抗菌浓度，一般一次口服即可达到治疗目的，但国内主张用量为每日250mg，连用6日，首次剂量为500mg。

如患者患有淋病，则先按淋病治疗，然后再治疗本病，或同时进行治疗。

二、辨证论治

1. 湿热阻滞证

证候：尿道刺痒、疼痛，尿道口轻微红肿，有稀薄黏液样分泌物，排尿不畅，兼见下腹痞满不适，口干；舌质红，苔薄黄腻，脉濡或滑数。

治法：清热利湿，化浊通淋。

方药：程氏萆薢分清饮或八正散加减。

2. 肝气郁滞证

证候：尿道刺痒、疼痛，阴部、会阴、腰骶部疼痛或不适感，排尿不畅，兼见下腹部不适，精神抑郁；舌质淡红，苔薄白腻，脉弦或弦数。

治法：疏肝理气化浊。

方药：橘核丸加减。湿热较甚，可用龙胆泻肝汤加虎杖、乌药、橘核、郁金、延胡索等。

3. 阴虚湿热证

证候：尿道刺痒、疼痛，尿黄而热，余沥不尽，尿道口偶有少许分泌物，或晨起见尿道口粘封结痂，兼见口干咽燥，头晕耳鸣，腰膝酸软；舌质红，苔少或薄黄而腻，脉细数。

治法：滋阴补肾，清热利湿。

方药：知柏地黄丸加萆薢、菖蒲、木通等。

三、外治法

选用黄柏、土茯苓、地肤子、白鲜皮、苦参、苍术、千里光、蒲公英等各30g，煎水，每日洗阴部2次。

第四节　软下疳

软下疳（chancroid）是由杜克雷嗜血杆菌引起的一种性传播疾病，既往发病率居梅毒、淋病之后，故又称第三性病。本病主要由性交传播，男多于女。以外生殖器上发生多个痛性溃疡，可伴腹股沟淋巴结化脓性炎症为特征。中医将本病与梅毒硬下疳统称为“疳疮”。

【病因病理】

本病的病原菌是杜克雷嗜血杆菌，或称软下疳菌，为需氧性革兰阴性菌，呈短棒状，两端圆。耐温热力弱，在43℃～44℃环境中20分钟即可死亡；37℃中可存活6～8天；耐低温，5℃冰窖中能生存1周，冻干可生存1年。取溃疡边缘渗出物涂片，用姬姆萨、革兰或多色美蓝染色，可见成双行、平行、链状排列（鱼群色）的杆菌，少数见于白细胞内。此菌常常由性交传播，借局部微小损伤侵入，病变部位主要在外阴部。

中医认为，本病多因寻花问柳，不洁性交后，感受湿热秽毒之邪，侵入肝经，下注阴器，郁阻气血，下疳溃烂，局部疼痛；或内注旁流，横痃肿痛溃破。如溃口经久不愈，则耗气伤血；热毒久恋，伤及阴液，致阴虚火旺，故后期气阴两虚，湿热秽毒未尽，虚实夹杂，而见疮形干陷，久治难愈。

【诊断与鉴别诊断】

一、诊断

1. 有不洁性交史。潜伏期为1～10天，多数为2～5天。

2. 患者男性较多，症状明显；女性少见，且症状可轻或无症状。

3. 病变好发于男性的阴茎冠状沟、龟头、尿道口、包皮系带两侧小窝内及包皮外侧；女性的损害多见于阴唇、阴蒂及肛门等处，少数见于尿道口、子宫颈及尿道内。

4. 皮损初起为为一红色丘疹，1～3天后成脓疱，呈圆形、椭圆形或不规则形溃疡，直径约1～2cm，边缘不整齐，深约2～3mm，呈潜蚀性或穿凿状，周围皮肤充血潮红，基底有灰黄色污秽脓性渗出物，触之柔软、剧痛，易出血。

5. 可因自家接种，于原发损害周围出现2～5个成簇的卫星溃疡，亦可于腹部、会阴、大腿内侧、手、乳头、口唇等处出现相同溃疡。一般10～60天后愈合，遗留明显瘢痕。

6. 可并发单侧（左侧多见）腹股沟淋巴结炎，淋巴结肿痛，可形成单腔脓肿。红肿热痛，有波动感，即软下疳横痃，破溃后呈“鱼口”状。女性较少形成溃疡和淋巴结炎。

7. 实验室检查　首先需除外梅毒，做暗视野显微镜检查，至少查苍白螺旋体3次阴性，梅毒血清反应阴性。确诊必须从生殖器溃疡边缘潜行处取脓性分泌物分离出杜克雷嗜血杆菌，或革兰染色涂片查到细菌。

二、鉴别诊断

1. 梅毒硬下疳　潜伏期较长，一般仅有一个无痛性浸润性浅糜烂面，分泌物为浆液；暗视野可检出梅毒螺旋体，梅毒血清反应阳性。

2. 腹股沟肉芽肿　又称性病性淋巴肉芽肿，潜伏期1～12周，平均17天，其原发损害为较小而浅的溃疡，很快愈合；腹股沟淋巴结出现较早，1～4周后肿大，形成瘘孔；病程迁延，出现恶病质；涂片作姬姆萨或瑞氏或甲苯胺蓝染色，可见多诺万小体。

3. 生殖器疱疹　主要表现为群集小水疱，发作较急，破后成浅表性糜烂、疼痛；可自愈，易复发。

4. 急性女阴溃疡　多见于青年女性，小阴唇反复发生小溃疡，疼痛；与性交无关。

三、中医分型

1. 湿热毒蕴　外生殖器红肿，溃烂流脓，灼热疼痛，或胯腹横痃，兼口干口苦，小便短涩、疼痛，大便秘结；舌红苔黄腻，脉滑数。

2. 气阴两虚　疮口溃烂日久，迁延难愈，疳口肉芽晦暗，疮形平塌，根脚散漫，脓水稀少或带有血水，疼痛剧烈，兼头晕纳呆，倦怠无力，低热盗汗；舌红苔少，脉细数。

【治疗】

一、中医治疗

1. 内治法

（1）*湿热毒蕴*：治当清热利湿，解毒泻火。方用龙胆泻肝汤合黄连解毒汤加减。

（2）*气阴两虚*：治宜益气养阴，清热解毒。方用竹叶黄芪汤加天花粉、金银花。

2. 外治法

（1）黄柏15g，苦参20g，蒲公英30g，大黄20g，煎水外洗患处；或以十大功劳叶30g，散血草20g，煎水外洗。

（2）疮溃有脓者，以黄连膏外敷；脓尽不收口者，外敷生肌膏。

二、西医治疗

1. 全身治疗 磺胺药为首选。复方新诺明每次2片，每日2次，共10～20天；或磺胺甲基异噁唑每次1g，每日4次，共服10～15天。或四环素每次0.5g，每日4次，共10～15天；或红霉素每次0.5g，每日4次，共10～15天。也可选用链霉素、阿奇霉素、羟苄青霉素、头孢三嗪、环丙沙星，与庆大霉素联用可提高疗效。与梅毒并存者，同时行驱霉治疗。

2. 局部治疗 用1∶4000高锰酸钾冲洗患处，外用红霉素软膏；对化脓性淋巴结不必切开，予局部抽脓并注入磺胺药。

第五节 尖锐湿疣

尖锐湿疣（condyloma acuminatum），是由人类乳头瘤病毒引起的皮肤黏膜良性赘生物。临床以局部典型的疣状增生为主要特征。现阶段在我国性病中，发病率仅次于淋病。属中医“臊瘊”、“臊疣”、“千日疮”、“疣目”、“枯筋箭”等范畴，国家标准称之为“臊疣”。

【病因病理】

本病病原体为人类乳头瘤病毒（HPV）6型、11型、24型及18型。主要通过性接触直接传播，少数可通过日常生活用品如内裤、浴巾、浴盆而传染。HPV感染人体后，潜伏在基底角朊细胞间，在表皮细胞层复制，侵入细胞核后，可使细胞迅速分裂增生，同时病毒颗粒播散、繁殖而形成乳头瘤。

中医认为，多因房事不节，寻花问柳，感触秽浊之毒，毒邪蕴聚，酿生湿热，下注阴器而发臊疣。湿、毒、热互结，皮烂流滋，迁延难愈。

【临床表现】

1. 主要症状和特征 与尖锐湿疣患者有性接触史。潜伏期1～12个月，平均3个月。

男性好发于阴茎龟头、冠状沟、包皮系带、尿道口；女性多发生于大小阴唇、阴蒂、宫颈、阴道口和肛周；同性恋者常见于肛门和直肠。患包茎及白带过多者尤易感染或复发。损害初起为淡红色疣状丘疹，逐渐增大增多，表现凹凸不平，呈乳头状、鸡冠状或菜花状，表面污灰色，湿润质软，触之易出血。部分患者可有疼痛及瘙痒，继发感染时糜烂、渗液，伴有恶臭。妊娠期疣体生长快。约4.7% ~10.2%的宫颈尖锐湿疣及5%的外阴尖锐湿疣发展为癌。

2. 辅助检查

（1）醋酸白试验：用3% ~5%醋酸溶液湿敷皮损5~10分钟，如皮损发白为阳性。

（2）组织病理学检查：棘层上部及颗粒层有凹空细胞，真皮乳头内血管增生。

【诊断与鉴别诊断】

1. 诊断要点　根据病史、发病部位、典型的临床表现，可作出初步诊断，醋酸白试验可做常规筛选，PCR检测、免疫细胞检测、细胞学观察可以确诊。

2. 鉴别诊断

（1）扁平湿疣：系二期梅毒疹，疣体较大，表现扁平，质韧；分泌物中有大量梅毒螺旋体，梅毒血清反应强阳性。

（2）假性湿疣：好发于青壮年女性小阴唇；皮疹为淡红色密集小丘疹，表现光滑，宛如鱼子状，触之有颗粒感及柔软感；偶有瘙痒；组织病理学检查可鉴别。

（3）阴茎珍珠状丘疹：多见于青壮年；为环绕冠状沟的小珍珠状丘疹，半透明，色白或淡红，呈球形、圆锥形或不规则形，沿冠状沟排列成一行或数行；无自觉症状。

【治疗】

局部治疗为主，以去除疣体为原则。病情较严重者，可配合中药辨证论治及全身治疗。

一、西医治疗

1. 聚肌胞，2ml，肌注，隔日1次，连用1~3个月；或吗啉胍，200mg，口服，每日3次，共服10~30天，以增强机体细胞免疫力。

2. 干扰素，100万U，肌注，每日1次，连用10天。

二、辨证论治

1. 湿毒下注证

证候：阴部或肛门出现乳头样疣状增生，灰褐色或淡红，质软，触之易出血，糜烂时渗液，恶臭，小便黄；苔黄腻，脉滑或弦数。

治法：利湿清热，消疣解毒。

方药：萆薢化毒汤加黄柏、苦参、土茯苓、大青叶。

2. 火毒炽盛证

证候：阴部或肛门疣呈菜花或鸡冠状增生，淡红色，易出血，表面有大量秽浊黄白渗液，恶臭，自觉瘙痒、疼痛，口渴，小便短赤，大便干结；舌红，苔黄，脉滑数。

治法：泻火解毒，化浊消疣。

方药：黄连解毒汤合五神汤加减。

三、外治法

1. 可选用10% ~25%足叶草酯（孕妇禁用）、5%氟尿嘧啶软膏、3%肽丁胺霜、30% ~50%三氯醋酸及5%秋水仙碱、5%阿昔洛韦（无环鸟苷）、0.25%疱疹净等外涂，每日2次。注意保护正常皮肤黏膜。

2. 疣体小而分散者，可在局麻下刮除疣体，外涂银灰散或青黛散；或用鸦胆子油或五妙水仙膏点涂疣体，去除疣体后用土茯苓、大青叶、苦参、百部、明矾各30g，煎水熏洗，每次15 ~20分钟，每日2次，洗后外搽六一散或青黛散。

四、其他疗法

疣体较大者，可在局麻下行手术切除，或采用二氧化碳激光、电灼及液氮冷冻疗法等。

第六节　艾滋病

艾滋病（acquired immunodeficiency syndrome，AIDS），是获得性免疫缺陷综合征的简称，是由人类免疫缺陷病毒通过性接触或血及血制品等传染，引起人体细胞免疫严重缺陷，从而导致顽固性的条件致病菌感染和肿瘤发生的综合症状群。该病传播迅速，死亡率极高，不仅已成为严重威胁我国人民健康的公共卫生问题，且还影响到经济发展和社会稳定。根据其病因与症状，属于中医“瘟疫”、“虚劳”等范畴。

【病因病理】

本病病原体为人类免疫缺陷病毒（HIV），目前已知的有 HIV－Ⅰ与 HIV－Ⅱ两种，是一种反转录病毒。该病毒对热敏感，在56℃时30分钟可被杀死，50%乙醇、0.2%次氯酸钠、0.1%家用漂白粉、0.3%双氧水、0.5%甲酚皂溶液处理5分钟即可灭活，但对紫外线不敏感。

传染源为艾滋病患者及 HIV 携带者，无症状的 HIV 抗体阳性者传染性最强。主要通过性交传染，其次通过输血、血制品、静脉吸毒及母婴传染等途径传播。

HIV 是一种嗜T细胞和嗜神经细胞病毒，由皮肤破损处或黏膜进入人体血液，选择性地攻击T辅助细胞及脑组织细胞、脊髓细胞和周围神经细胞，主要在T辅助细胞或 T_4 淋巴细胞内寄生和繁殖，然后脱壳进入宿主细胞，在胞浆内经病毒反转录酶作用，以病毒 RNA 为模板，合成 DNA 互补链，再以此为模板，形成互补的 DNA 双链，然后整合于宿主细胞染色体 DNA 中，成为前病毒，感染进入潜伏期。一旦受感染细胞被激活，前病毒 DNA 通过转录，复制大量新病毒，同时合成病毒各种结构蛋白，以芽生方式从细胞表面释放出来，继续攻击其他 T_4 淋巴细胞，使之破裂、溶解、消失，造成 T_4 淋巴细胞的耗竭，细胞免疫功能下降，而诱发顽固的条件致病菌感染和恶性肿瘤。

中医认为，本病主要由于恣情纵欲，不洁交媾，或吸毒成瘾，沾染疫毒，侵入血脉，内蚀脏腑，耗伤气血而发病。脏腑虚损，气血不足，易感外邪，邪入气分，内陷营血，而出现外感热病的病理转化过程。病久可致脉络损伤，瘀血凝滞，或内生痰浊。最后，虚实夹杂，脏腑功能衰竭，变证迭出，阴阳离决，而致死亡。

【临床表现】

1. 主要症状和体征　有 HIV 感染史或艾滋病患者接触史。潜伏期一般为6个月～5年，平均2年半，最短者6天，最长者达10年以上。

艾滋病的临床表现十分复杂，且无特异性，主要表现为免疫功能缺陷综合症状群，条件致病菌感染和恶性肿瘤征象。1990年3月世界卫生组织提出按病程临床分为四期的建议。

（1）临床一期：无症状，迁延性全身淋巴结肿大，正常活动。

（2）临床二期：体重减轻 <10%；轻度皮肤黏膜表现；近5年来发生过带状疱疹；上呼吸道反复感染；虽有症状，但能正常活动。

（3）临床三期：即中期中型疾病。体重减轻 >10%；不明原因的慢性腹泻

>1 个月；原因不明的长期发热 >1 个月；急性口腔白色念珠菌病；口腔黏膜白斑病；去年发生过肺结核；严重细菌感染；功能活动Ⅲ级，上个月卧床天数 <50%。

（4）临床四期：晚期严重疾病（相当于艾滋病）。有 HIV 消耗症状群，包括体重轻 >10%，原因不明的慢性腹泻（>1 个月），伴持续原因不明的发热（>1 个月）；卡氏肺囊虫性肺炎；脑弓形虫病；隐孢子虫腹泻（>1 个月）；肺外隐球菌病；肝、脾或淋巴结外器官发生的巨细胞病毒感染；单纯疱疹感染；皮肤黏膜感染 >1 个月，或发生内脏感染；进行性多灶性白质脑病；播散性地方真菌病；食管、气管、支气管及肺部白色念珠菌病等；播散性非典型的分枝杆菌病；非伤寒沙门氏菌败血症；肺外结核；淋巴肉瘤；Kaposi 肉瘤；HIV 脑病；不明原因的日常活动发生进行性障碍及运动障碍；功能活动Ⅳ级，上个月卧床天数 >50%。

艾滋病最常见的条件致病菌感染是卡氏肺囊虫性肺炎，约占肺部综合征的 80%，是主要致死原因。恶性肿瘤中 30% 以上有 Kaposi 肉瘤，主要表现为皮肤青红色或紫色的斑块结节，可很快导致病人死亡；其次常见的肿瘤是非何杰金淋巴瘤。

2. 实验室检查

（1）艾滋病毒检测：常用外周淋巴细胞进行病毒培养，阳性率可达 95% 以上。检测方法有：①细胞培养分离病毒；②检测病毒抗原；③检测病毒核酸；④检测反转录酶。

（2）艾滋病毒抗原检测：常用酶联免疫吸附试验夹心法检测 P_{24} 抗原。

（3）艾滋病毒抗体检测：HIV 抗体各期均呈阳性反应。

①筛查试验：酶联免疫吸附试验（ELISA）是目前最常用的方法之一，敏感性与特异性均好，需重复 2 次阳性方可确定为阳性；间接免疫荧光试验（IIF）；明胶凝集试验（PA）。

②确诊试验：主要测定病毒结构蛋白，特异性较强。常用放射免疫沉淀试验（RIP）与蛋白印迹法。

（4）免疫学检查：T_4 淋巴细胞减少，外周血淋巴细胞显著减少，常低于 $1\times10^9/L$；$T_4/T_8<1$（正常为 1.75～2.7）；自然杀伤细胞（NK）活性下降，B 淋巴细胞功能失调。

（5）病原体检查：包括卡氏肺囊虫、白色念珠菌、新型隐球菌、弓形虫、隐孢子虫等条件致病菌的检查。

【诊断与鉴别诊断】

1. 诊断要点　AIDS 的诊断需结合流行病史、临床表现和实验室检查等进行综合分析，慎重作出诊断。诊断 AIDS 必须是 HIV 抗体阳性（经确认试验证实），而 HIV RNA 和 P_{24}抗原的检测有助于 AIDS 的诊断。

2. 鉴别诊断　艾滋病须与原发性或继发性免疫缺陷病、特发性 CD_4^+T 淋巴细胞减少症、自身免疫性疾病、淋巴细胞肿大性疾病、AIDS 恐惧症及中枢神经系统疾病鉴别。鉴别的关键是这些疾病的 HIV 抗体均为阴性，而 AIDS 的 HIV 抗体呈阳性；原发性或继发性免疫缺陷病多由皮质类固醇、化疗、放疗或原已经存在的恶性肿瘤及严重的蛋白质－热能性营养不良所引起。

【治疗】

首先对艾滋病人应进行隔离治疗，注意休息疗养，加强支持疗法，改善患者的进行性消耗。迄今无特效疗法，主要采用抗病毒、增强免疫、抗感染、抗肿瘤与中医药综合治疗。

一、西医治疗

1. 抗病毒制剂　齐多夫定（AZT），为目前最有效的制剂，能延长病人的存活期，剂量每次 100～500mg，肌注，每 4 小时 1 次；2 周后改为口服，每 4 小时 200～300mg，连服 4 周。副作用有头痛、骨髓抑制、粒细胞减少和贫血等。也可用双脱氧肌苷（DDI）、双脱氧胞苷（DDC）、苏拉明等药物。临床多采取 AZT 与 DDC 交替治疗。

2. 免疫疗法　可选用白细胞介素－2、γ－干扰素、转移因子、胸腺素、丙种球蛋白等。中药如香菇、丹参、黄芪和甘草酸，亦有调整免疫功能之效。

3. 条件性感染治疗　卡氏肺囊虫性肺炎可选用复方新诺明，每日 20～100mg/kg，分 4 次口服；或用羟乙基磺胺戊双脒，每日 4mg/kg，肌注或静注；或二药合用，疗程 2～3 周。

4. 肿瘤的治疗　Kaposi 肉瘤，可试用 γ－干扰素等免疫调节剂、手术、化疗及放疗等。常用的化疗药物有长春新碱、博莱霉素、阿霉素等。

5. 支持疗法　如给予高蛋白、高维生素营养食品等。

二、辨证论治

1. 急性感染期　此期治疗的原则是尽快透邪外出，消除急性感染的症状。

（1）风热证

证候：身热，头痛，咽痛，微恶风，咳痰黄稠，自汗出；舌苔薄白或黄，脉浮数。

治法：辛凉解表。

方药：银翘散加减。

中成药可用板蓝根冲剂、VC银翘片。

(2) 风寒证

证候：恶风、恶寒明显，头痛剧烈，身热汗不出，周身肌肉疼痛；舌苔薄白，脉浮紧。

治法：辛温解表。

方药：荆防败毒散加减。

中成药可用川芎茶调散、正柴胡饮。

2. 潜伏期（无症状HIV感染） 此期的治疗原则是尽量增强机体的免疫功能，调整全身的功能状态，使正邪处于平衡状态，尽量延缓发病时间。

(1) 气血两亏证

证候：平素体质虚弱，面色苍白，畏风寒，易感冒，声低气怯，时有自汗；舌质淡，脉虚弱或细弱。

治法：气血双补。

方药：八珍汤或归脾汤加减。

中成药可用人参归脾丸。

(2) 肝郁气滞火旺证

证候：平素性格内向，情感脆弱，情绪易抑郁，得知自己感染HIV后，更是焦虑恐惧，胸胁胀闷，失眠多梦，不能控制自己的情绪，甚至产生轻生念头，妇女可有月经不调，乳房、少腹结块，查体可较早出现淋巴结肿；舌苔薄白，脉弦。

治法：疏肝理气。

方药：柴胡疏肝散加减。

中成药可用丹栀逍遥丸。

(3) 痰热内扰证

证候：平素饮食不节，或嗜食辛辣厚味，心烦急躁，口苦吞酸，呕恶嗳气，失眠，目眩头晕；苔腻而黄，脉滑数。

治法：化痰清热，理气和中。

方药：温胆汤加减。

3. 发病期 此期的治疗原则是减轻患者的症状，提高生存质量，延长生命，降低死亡率。

(1) 热毒内蕴、痰热壅肺证

证候：咳嗽，喘息，痰多色黄，发热、头痛，胸痛，口干口苦，皮疹或疱疹，或大热，大渴，大汗出，日晡潮热；舌红，苔白或兼黄，脉浮数或弦数。艾滋病机会性感染的上呼吸道感染、肺炎可参考此证论治。

治法：清热解毒，宣肺化痰。

方药：清金化痰汤合麻杏石甘汤加减。

中成药可用羚羊清肺散、二母宁嗽丸。

(2) 气阴两虚、肺肾不足证

证候：低热盗汗，五心烦热，干咳少痰，痰稠黏难咳出，乏力，口干咽燥，午后或夜间发热，或骨蒸潮热，心烦，少寐，颧红，尿黄，或面色白，气短心悸，头晕，咳嗽无力，咳痰困难或夹血丝，或恶风，多汗，皮肤受风后起痒疹，如粟粒或成片状；舌质干红，少苔，脉细数。艾滋病呼吸系统机会性感染可参考此证论治。

治法：补肺益气，滋肾养阴。

方药：生脉散合百合固金汤加减。

中成药可用生脉饮口服液或胶囊、养阴清肺丸。

(3) 气虚血瘀、邪毒壅滞证

证候：乏力气短，躯干或四肢有固定痛处或肿块，甚至肌肤甲错，面色萎黄或黯黑，口干不欲饮，午后或夜间发热，或自感身体某局部发热，或热势时高时低，遇劳而复发或加重，自汗，易感冒，食少便溏，或肢体麻木，甚至偏瘫，或脱发；舌质紫暗或有瘀点、瘀斑，脉涩。艾滋病见周围神经炎、带状疱疹后遗症、脂溢性皮炎等可参考此证论治。

治法：益气活血，化瘀解毒。

方药：补中益气汤合血府逐瘀汤加减。

中成药可用血府逐瘀口服液成胶囊、补中益气丸。

(4) 肝经风火、湿毒蕴结证

证候：疱疹，口疮，不易愈合，皮肤瘙痒或糜烂、溃疡，或有小水疱，疼痛，灼热，或发于面部躯干，或发于口角、二阴，口苦，心烦易怒；苔腻质红，脉滑数。艾滋病见带状疱疹、单纯性疱疹、脓疱疮、脂溢性皮炎、药疹等可参考此证论治。

治法：清肝泻火，利湿解毒。

方药：龙胆泻肝汤加减。

中成药可用龙胆泻肝丸、皮肤病血毒丸或防风通圣丸，冰硼散、锡类散、湿毒膏外涂患处。

(5) 气郁痰阻、瘀血内停证

证候：瘰疬肿块，抑郁寡欢，病情常随情绪而变化，善太息，按之不痛或轻痛，胸胁胀满，梅核气，或大便不爽，妇女可见月经不畅或痛经或兼血块；舌淡红，苔薄白，脉弦。

治法：利气化痰，解毒散结。

方药：消瘰丸合逍遥丸加减。

中成药可用内消瘰疬丸、牛黄解毒片。

(6) 脾肾亏虚、湿邪阻滞证

证候：腹泻便溏，脘闷食少。大便如稀水，间歇发作，或持续不断而迁延难愈；或泄泻清稀，甚则如水，腹痛肠鸣，恶寒发热，泻下急迫；或腹痛，大便不爽，粪色黄而臭，肛门灼热，烦热口渴，小便短黄；或泻下粪臭如败卵，得泻而痛减，伴不消化之物，脘腹痞满，嗳腐酸臭；或大便时溏而泻，时发时止，日久不愈，水谷不化，稍进油腻等难消之物或凉食则发，食少腹胀，面色萎黄；或五更泄泻，甚则滑泄不禁，迁延反复，形寒肢冷，腰膝酸软，腹痛绵绵，下腹坠胀，脱肛；或恶心，呕吐，食欲不振，腹痛腹胀，泄泻频多，经久不愈；或伴腰酸腿软，消瘦痿弱，毛发疏落，耳聋耳鸣。舌淡苔白或黄腻或厚腻秽浊，脉沉细或滑数，或濡缓。艾滋病以消化道为主的各种慢性疾病可参考此证论治。

治法：和胃健脾，利湿止泻。

方药：参苓白术散加减。

中成药可用参苓白术丸、葛根芩连微丸、四神丸。

(7) 元气虚衰、肾阴亏涸证

证候：消瘦脱形，乏力身摇，水谷难入。四肢厥逆，神志似清似迷，冷汗淋漓，或喘脱息高；耳鸣重听，齿摇发脱，排尿困难，鸡鸣泄泻，下利清谷或洞泄不止；或口腔舌面布满腐糜；或面色苍白，疲惫腰酸，两耳不聪，小便频数，夜尿增多，甚至失禁；女子月经不行，带下清稀，或子宫脱垂，口干咽燥，声音嘶哑。舌苔灰或黑，或舌光剥无苔，脉沉弱，或虚大无力，或脉微欲绝。艾滋病晚期恶病质可参考此证酌情治疗。

治法：大补元气，滋阴补肾。

方药：补天大造丸加减。

中成药可用参麦注射液合六味地黄丸或左归丸。

附录 常用方剂

二画

二陈汤（《太平惠民和剂局方》） 陈皮 半夏 茯苓 甘草

二妙丸（《丹溪心法》） 苍术 黄柏

二母散（经验方） 贝母 知母 生姜

十全流气饮（《外科正宗》） 陈皮 赤苓 乌药 川芎 当归 白芍 香附 甘草 青皮 木香 生姜 大枣

九华膏（经验方） 滑石 月石 龙骨 川贝 冰片 朱砂

九华栓（经验方） 即九华膏制成栓剂

九一丹（《医宗金鉴》） 熟石膏（9 份） 升丹（1 份）

七三丹（经验方） 熟石膏（7 份） 升丹（3 份）

八二丹（经验方） 煅石膏（8 份） 升丹（2 份）

八宝丹（《疡科大全》） 珍珠 牛黄 象皮 琥珀 龙骨 轻粉 冰片 炉甘石

三画

三石散（经验方） 制炉甘石 熟石膏 赤石脂

三黄洗剂（经验方） 大黄 黄柏 黄芩 苦参 医用石炭酸

三妙丸（《医学正传》） 苍术 黄柏 牛膝

三品一条枪（《外科正宗》） 白砒 明矾 雄黄 乳香

土槿皮酊（经验方） 土槿皮 酒精

大承气汤（《伤寒论》） 生大黄 枳实 厚朴 芒硝

万灵丹（《医宗金鉴》） 茅术 何首乌 羌活 荆芥 川乌 乌药 川芎 甘草 川石斛 全蝎 防风 细辛 当归 麻黄 天麻 雄黄 朱砂

千捶膏（经验方） 蓖麻子肉 嫩松香粉 轻粉 铅丹 银朱 茶油

小升丹（经验方） 水银 白矾 火硝

四画

五五丹（经验方） 熟石膏（5份） 升丹（5份）

五倍子汤（《疡科选粹》） 五倍子 朴硝 桑寄生 莲房

五倍子散（《医宗金鉴》） 五倍子 轻粉 冰片

五味消毒饮（《医宗金鉴》） 银花 野菊花 紫花地丁 天葵子 蒲公英

五神汤（《外科真诠》） 茯苓 银花 牛膝 车前子 紫花地丁

太乙膏（《外科正宗》） 玄参 白芷 归身 肉桂 赤芍 大黄 生地 土木鳖 阿魏 轻粉 柳枝 槐枝 血余炭 铅丹 乳香 没药 麻油

内疏黄连汤（《医宗金鉴》） 黄连 山栀 黄芩 桔梗 木香 槟榔 连翘 芍药 薄荷 甘草 归身

牛蒡解肌汤（《疡科心得集》） 牛蒡子 薄荷 荆芥 连翘 山栀 丹皮 石斛 玄参 夏枯草

升丹（《医宗金鉴》） 水银 火硝 白矾 雄黄 朱砂 皂矾

六味地黄丸（《小儿药证直诀》） 熟地 山萸肉 干山药 丹皮 白茯苓 泽泻

六磨汤（《世医得效方》） 大槟榔 沉香 木香 乌药 枳壳 大黄

止痛如神汤（《外科启玄》） 秦艽 桃仁 皂角刺 苍术 防风 黄柏 当归尾 泽泻 槟榔 熟大黄

少腹逐瘀汤（《医林改错》） 小茴香 干姜 延胡索 当归 川芎 官桂 赤芍 蒲黄 五灵脂

五画

玉露散（经验方） 芙蓉叶

玉露膏 凡士林 玉露散

平胬丹（《外科诊疗学》） 乌梅肉（煅存性） 月石 轻粉 冰片

右归丸（《景岳全书》） 熟地黄 山药 山茱萸 枸杞子 杜仲 菟丝子 制附子 肉桂 当归 鹿角胶

四物汤（《太平惠民和剂局方》） 熟地 归身 白芍 川芎

四君子汤（《太平惠民和剂局方》） 人参 茯苓 白术 甘草

生肌散（经验方） 制炉甘石 滴乳石 滑石 血珀 朱砂 冰片

生肌玉红膏（《外科正宗》） 当归 白芷 白蜡 轻粉 甘草 紫草 血竭 麻油

生肌白玉膏（经验方） 尿浸石膏 制炉甘石

白降丹（《医宗金鉴》） 朱砂 雄黄 水银 硼砂 火硝 食盐 白矾 皂矾

白屑风酊（经验方） 蛇床子 苦参片 土槿皮 薄荷脑

六画

托里消毒散（《医宗金鉴》） 人参 川芎 当归 白芍 白术 银花 茯苓 白芷 皂角刺 甘草 桔梗

回阳玉龙膏（《外科正宗》） 草乌 干姜 赤芍 白芷 南星 肉桂

如圣金刀散（外科正宗） 松香 生白矾 枯矾

冲和膏（《外科正宗》） 紫荆皮 独活 赤芍 白芷 石菖蒲

异功散（《太平惠民和剂局方》） 人参 白术 茯苓 炙甘草 陈皮

阳和解凝膏（《外科正宗》） 鲜牛蒡子根叶梗 鲜白凤仙梗 川芎 川附 桂 麝香 冰片 白及 南星 姜黄 炒甲片 樟冰 轻粉 胆矾 铜绿 青黛

阴毒内消散（《药蔹启秘》） 麝香 轻粉 丁香 牙皂 樟冰 腰黄 良姜 肉桂 川乌 炒甲片 胡椒 制乳没 阿魏

红灵丹（经验方） 雄黄 乳香 煅月石 青礞石 没药 冰片 火硝 朱砂 麝香

红油膏（经验方） 凡士林 九一丹 东丹

补中益气汤（《脾胃论》） 黄芪 人参 炙甘草 归身 橘皮 升麻 柴胡 白术

八画

青黛散（经验方） 青黛 石膏 滑石 黄柏

金黄散（《医宗金鉴》） 大黄 黄柏 姜黄 白芷 南星 陈皮 苍术 厚朴 甘草 天花粉

金黄膏 凡士林 金黄散

肾气丸 （《金匮要略》） 熟地 山药 山萸肉 茯苓 丹皮 泽泻 附子 桂枝

青蒿鳖甲汤（《温病条辨》） 青蒿 鳖甲 生地 知母 丹皮

苦参汤（《疡科心得集》） 苦参 蛇床子 白芷 银花 菊花 黄柏 地肤子 大菖蒲

参苓白术散（《太平惠民和剂局方》） 白扁豆 人参（或党参） 白术 白茯苓 炙甘草 山药 莲子肉 桔梗 薏苡仁 缩砂仁

九画

荆防败毒散（《医宗金鉴》） 荆芥 防风 柴胡 前胡 羌活 枳壳 炒桔梗 茯苓 川芎 甘草 人参 生姜或薄荷

枯痔散（经验方） 白砒 白矾 月石 硫黄 雄黄

咬头膏（经验方） 铜绿 松香 乳香 没药 生木鳖 蓖麻子 杏仁 巴豆 白砒

香贝养荣汤（《医宗金鉴》） 香附 贝母 人参 茯苓 陈皮 熟地 川芎 当归 白芍 白术 桔梗 甘草 生姜 大枣

复方土槿皮酊（经验方） 土槿皮酊 苯甲酸 水杨酸 酒精

独活寄生汤（《备急千金要方》） 独活 桑寄生 人参 茯苓 川芎 防风 桂心 杜仲 牛膝 秦艽 细辛 当归 白芍 地黄 甘草

疯油膏（经验方） 轻粉 东丹 朱砂

疯杨膏（经验方） 疯油膏 水杨酸

活血散瘀汤（《外科正宗》） 当归尾 赤芍 桃仁 大黄 川芎 苏木 丹皮 枳壳 瓜蒌仁 槟榔

枯痔液（经验方） 明矾 石炭酸 黄连 枸橼酸钠 甘油

枯痔钉（经验方） 红砒 明矾 朱砂 雄黄

十画

桂麝散（《药蔹启秘》） 麻黄 细辛 肉桂 牙皂 生半夏 丁香 生南星 麝香 冰片

桃花散（《先醒斋医学广笔记》） 白石灰 大黄

逍遥散（《太平惠民和剂局方》） 柴胡 白芍 当归 白术 茯苓 炙草 生姜 薄荷

透脓散（《外科正宗》） 当归 生黄芪 炒山甲 川芎 皂角刺

益胃汤（《温病条辨》） 沙参 麦冬 细生地 玉竹 冰糖

消痔散（经验方） 煅田螺 煅咸橄榄核 冰片

消痔膏 凡士林 消痔散

消痔灵注射液（中国中医研究院经验方） 鞣酸（由五倍子提出） 硫酸钾铝（医用明矾） 枸橼酸钠 低分子右旋糖酐 甘油 三氯叔丁醇 蒸馏水

润肠汤（《证治准绳》） 当归 甘草 生地 麻仁 桃仁泥

十一画

黄柏溶液（经验方） 黄柏流浸膏 蒸馏水 尼泊金

黄连膏（《医宗金鉴》） 黄连 当归 黄柏 生地 姜黄 麻油 黄蜡

黄连解毒汤（《外台秘要》） 黄连 黄芩 黄柏 山栀

萆薢渗湿汤（《疡科心得集》） 萆薢 苡仁 黄柏 赤苓 丹皮 泽泻 滑石 通草

银翘散（《温病条辨》） 银花 连翘 牛蒡子 桔梗 薄荷 鲜竹叶 荆芥 淡豆豉 生甘草 鲜芦根

清骨散（《证治准绳》） 银柴胡 鳖甲 炙甘草 秦艽 青蒿 地骨皮 胡黄连 知母

清营汤（《温病条辨》） 犀角 生地 玄参 竹叶心 银花 连翘 黄连 丹参 麦冬

清咽利膈汤（《证治准绳》） 玄参 升麻 桔梗 甘草 茯苓 黄连 黄芩 牛蒡子 防风 芍药（炒）

萆薢化毒汤（《疡科心得集》） 萆薢 归尾 丹皮 牛膝 防己 木瓜 苡仁 秦艽

麻子仁丸（《伤寒论》） 麻子仁 芍药 枳实 大黄 厚朴 杏仁

痔疮宁栓（经验方） 消炎痛粉 颠茄 痢特灵 冰片 红古豆醇酯

痔疮栓（经验方） 柿叶 冰片 大黄 芒硝 田螺壳 橄榄核（炒炭）

十二画

葱归溻肿汤（《医宗金鉴》） 独活 白芷 当归 甘草 葱

黑虎丹（《外科诊疗学》） 磁石 母丁香 公丁香 全蝎（炒过） 炒僵蚕 炙甲片 炙蜈蚣 蜘蛛 麝香 西黄 冰片

黑退消（经验方） 生川乌 生草乌 生南星 生半夏 生磁石 公丁香 肉桂 制乳没 制甘松 硇砂 冰片 麝香

鹅掌风浸泡方（经验方） 大风子肉 烟膏 花椒 五加皮 皂荚 地骨皮 龙衣 明矾 鲜凤仙花 米醋

犀角地黄汤（《备急千金要方》） 犀角 生地 丹皮 芍药

十三画

槐角丸（《疡医大全》） 槐角子 槐花 槟榔 黄芩 刺猬皮

槐角地榆丸（《外科大成》） 槐角 白芍 枳壳 荆芥 地榆炭 椿皮 栀子 黄芩 生地黄

新六号枯痔注射液（研制方） 氯化钙 氯化铵 注射用水

十四画以上

豨莶丸（经验方） 豨莶草 黄酒

熨风散（《疡科选粹》） 羌活 防风 白芷 当归 细辛 芫花 白芍药 吴茱萸 官桂

颠倒散洗剂（经验方） 硫黄 生大黄 石灰水

增液汤（《温病条辨》） 玄参 麦冬 细生地